D1697226

HELMUT VOGT
DAS BILD DES KRANKEN

Das Bild des Kranken

DIE DARSTELLUNG
ÄUSSERER VERÄNDERUNGEN DURCH INNERE LEIDEN
UND IHRER HEILMASSNAHMEN
VON DER RENAISSANCE BIS IN UNSERE ZEIT

VON

HELMUT VOGT

ZWEITE, UNVERÄNDERTE AUFLAGE

MIT 500 ABBILDUNGEN IM TEXT
UND 13 FARBIGEN TAFELN

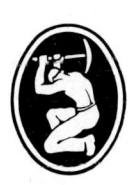

J. F. BERGMANN VERLAG 1980

Professor Dr. med. Helmut Vogt
Liliencronweg 6, D-239 Flensburg

ISBN 3-8070-0319-3 J. F. Bergmann Verlag München
ISBN 0-387-00319-3 Springer-Verlag New York Heidelberg Berlin

CIP-Kurztitelaufnahme der Deutschen Bibliothek

Vogt, Helmut:
Das Bild des Kranken: Die Darstellung äußerer Veränderungen durch innere Leiden und ihrer Heilmaßnahmen von der Renaissance bis in unsere Zeit/ Helmut Vogt. —
2. unveränderte Aufl. — München Bergmann, 1980
1. Aufl. im Verl. J. F. Lehmanns, München 1969
ISBN 3-8070-0319-3 (Bergmann)
ISBN 0-387-00319-3 (Springer)

Das Werk ist urheberrechtlich geschützt. Die dadurch begründeten Rechte, insbesondere die der Übersetzung des Nachdruckes, der Entnahme von Abbildungen der Funksendung, der Wiedergabe auf photomechanischem oder ähnlichem Wege und der Speicherung in Datenverarbeitungsanlagen bleiben, auch bei nur auszugsweiser Verwertung, vorbehalten.

Bei Vervielfältigung für gewerbliche Zwecke ist gemäß § 54 UrHG eine Vergütung an den Verlag zu zahlen, deren Höhe mit dem Verlag zu vereinbaren ist.

© by J. F. Lehmanns Verlag München 1969

© by J. F. Bergmann Verlag München 1980

Printed in Germany

Die Wiedergabe von Gebrauchsnamen, Handelsnamen, Warenbezeichnung usw. in diesem Werk berechtigt auch ohne besondere Kennzeichnung nicht zu der Annahme, daß solche Namen im Sinne der Warenzeichen- und Markenschutz-Gesetzgebung als frei zu betrachten wären und daher von jedermann benutzt werden dürften.

Satz und Druck: E. Mühlthaler's Buch- und Kunstdruckerei München
Einband: Großbuchbinderei Grimm & Bleicher München
2329/3321-543210

MEDICINAE FACULTATI
ALMAE MATRIS ALBERTINAE
REGIOMONTANAE
MDCXLIV - MCMXLV
IN MEMORIAM

Inhalt

Allgemeiner Teil

Zur Einführung 11
Probleme der Krankenabbildung 14
Grundlagen und Werdegang der medizinisch-wissenschaftlichen Abbildung
    Die Anfänge 23
    Das 16. Jahrhundert 29
    Das 17. Jahrhundert 35
    Das 18. Jahrhundert 42
    Die erste Hälfte des 19. Jahrhunderts 47
    Die zweite Hälfte des 19. Jahrhunderts 54
    Unsere Zeit 57
Wandel der Krankheiten 64

Spezieller Teil

Seuchen
    Die Pest 74
    Lepra 87
    Die Pocken 101
    Die asiatische Cholera 110
Überkommene Heilmaßnahmen
    Der Aderlaß 118
    Das Schröpfen 127
    Öffentliche Badeanstalten und häusliche Behandlungsmaßnahmen 132
    Heilbäder 139
Mißgeburten 149
    Monstra per excessum 151
    Monstra per defectum 158
Ernährungsbedingte Krankheiten
    Fettleibigkeit und Magerkeit 163
    Die Gicht 170
    Vitaminmangelkrankheiten · Rachitis und Osteomalazie 176
        Skorbut 181
        Pellagra 183
        Beriberi 187
Endokrine Krankheitsbilder
    Kropf — Kretinismus — Myxödem 189
    Die Basedowsche Krankheit 200
    Akromegalie und Riesenwuchs 204
    Kastraten 208
    Zwitter 212
    Pubertas praecox 216
    Übermäßige Behaarung 219
    Addisonsche Krankheit 224
Neue Heilmaßnahmen
    Die Injektion 225
    Die Bluttransfusion 228
    Punktionen 232
    Elektrotherapie 234
Krankheiten der Bewegungsorgane
    Gelenkrheumatische Erkrankungen 239
    Chondrodystrophie und andere Zwergwuchsformen 244
    Ostitis deformans (Paget) 250
Kreislaufleiden
    Die Ohnmacht 251
    Wassersucht und Ödeme 255
    Periphere Durchblutungsstörungen 257
Die Physiognomik in ihrer Beziehung zum Krankenaspekt 261
Tuberkulose 275
Syphilis 284
Nervenkrankheiten 292
Die Hysterie
    Laienbilder aus vier Jahrhunderten 303
    Fachmedizinische Darstellungen 311
Geisteskrankheiten
    Irrenhäuser und Irrenpflege 318
    Der Wahnsinn 329
    Melancholie und Manie 336
Kontemplative Rückschau 343
Schrifttumsverzeichnis
    Kurze Bibliographie des illustrierten medizinischen Buches (geordnet nach Jahrhunderten) . 347
    Sonstiges Schrifttum 362
Verzeichnis der Personennamen 370
Medizinisches Sachregister 377

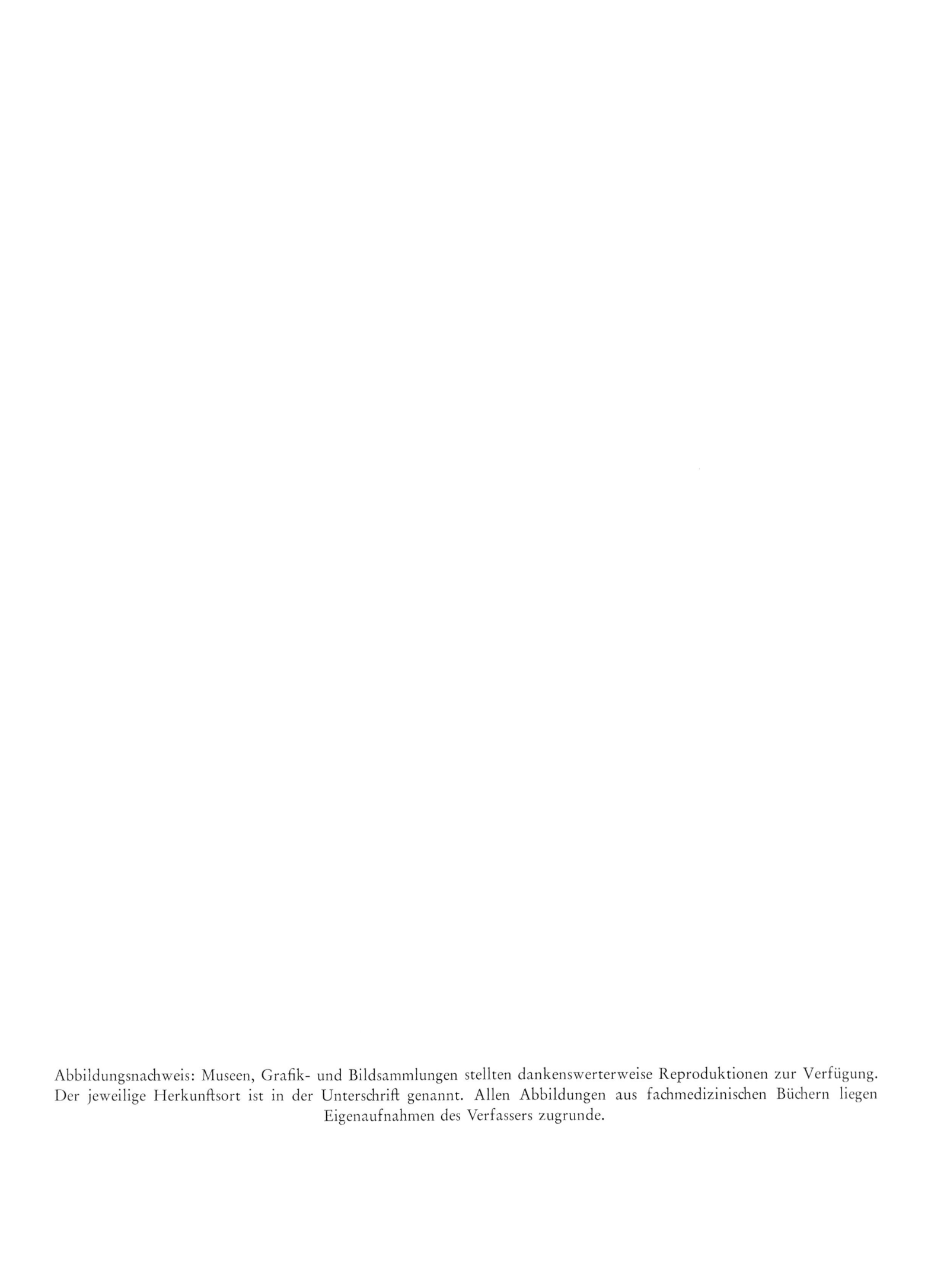

Abbildungsnachweis: Museen, Grafik- und Bildsammlungen stellten dankenswerterweise Reproduktionen zur Verfügung. Der jeweilige Herkunftsort ist in der Unterschrift genannt. Allen Abbildungen aus fachmedizinischen Büchern liegen Eigenaufnahmen des Verfassers zugrunde.

Vorwort

Diese retrospektive Schau umfaßt Bildmaterial aus einem halben Jahrtausend. Erstmalig wurde hier der Versuch unternommen, die seit der Renaissance entstandenen Darstellungen von innerlich Kranken und von Heilmaßnahmen sichtend ausgewählt der ärztlichen Allgemeinheit zugänglich zu machen.

In der heutigen, allem Historischen beziehungsarm gegenüberstehenden Zeit könnte ein solches Unterfangen abwegig und unzeitgemäß erscheinen. Aber auf vielen Gebieten greift ja unsere bildenthusiastische, „optische" Epoche sammelnd in den Schatz früherer Darstellungen. Für die Medizin vor allem sollte man das zur Vergangenheit leitende Band der Tradition fester knüpfen, da es bei der sprunghaften Aufwärtsentwicklung unserer Wissenschaft leicht zu zerreißen droht. Die klinische Abbildung befindet sich überdies heute — wie in den ersten Kapiteln näher dargelegt — in dem Prozeß einer Wandlung und Umorientierung. Solche Wendemarken aber bieten sich an als Standpunkt für eine umfassende Überschau. Die Entwicklungslinien der Zukunft gewinnen bereits Gestalt, und doch behaupten die Konturen der Vergangenheit sich noch klar genug.

Die Vergangenheit hat der ärztlichen Wissenschaft manches geschenkt, was diese Ikonographie vor dem Vergessen bewahren will, vor dem Begrabensein in verstaubten Bibliotheksregalen. Es sind vor allem Illustrationen der heute nicht mehr oder selten auftretenden Leiden sowie furchtbarer, kaum noch gesehener Endzustände; es sind graphische Erstpublikationen von Krankheiten und endlich die großartigen Darstellungen aus dem 19. Jahrhundert. Von deren Eigenart und Niveau hat der heutige, nur mit mäßigen Krankenphotographien traktierte Arzt kaum noch eine Vorstellung. Diese Bilderwelt spiegelt auch den langen Entwicklungsgang zum jetzigen Wissensstande. Und liegt nicht in der Aufmerksamkeit, mit der wir uns in sie vertiefen, unsere Achtung vor dem mühevollen Vortasten unserer Kollegen-Vorfahren?

Soweit die Abbildungen medizinischen Büchern entstammen, wurde nach Umreißen der historischen Situation der dazugehörige Text — vielfach in gekürzter Form — beigefügt. Die jeweilige Fassung von Vorgeschichte und Befund läßt die besondere Schreibweise einer Epoche erkennen. So entstand, mehr nebenbei, eine Art Anthologie der Krankengeschichte. Bei künstlerischen, arztunabhängigen Krankendarstellungen mögen kultur- und kunstgeschichtliche Bemerkungen das Bildverständnis vertiefen.

Die jahrelange literarische Sammlungs- und photographische Reproduktionsarbeit des Verfassers war nur durch das verständnisvolle Entgegenkommen zahlreicher in- und ausländischer Stellen möglich. Folgenden Bibliotheks- (bzw. Abteilungs-) leitern bin ich außer für die Möglichkeit, in ihren Buchbeständen arbeiten zu dürfen, auch für die fördernde Hilfe verbunden:

Herrn KOENE
 Universitäts-Bibliothek Amsterdam,
Frau Dr. BERKENHAGEN
 Kunstbibliothek Berlin-Charlottenburg,
Herrn BODE
 Universitäts-Bibliothek Göttingen,
Herrn POYNTER
 Wellcome Historical Medical Museum and Library London,
Herrn Dr. HAHN und Frau DUMAITRE
 Bibliothèque de la Faculté de Médecine Paris,
Herrn HALSTRÖM
 Bibliotheca Walleriana Uppsala.

Zu danken habe ich den Direktoren folgender Bildsammlungen für Durchsichtserlaubnis und Unterstützung:
Frau DE HOEP-SCHEFFER
 Prentenkabinet im Rijksmuseum Amsterdam,
Herrn Dr. MÖHLE
 Kupferstichkabinett Berlin-Dahlem,
Frau Dr. FLEMMING-RASMUSSEN
 Medizinhistorisches Museum Kopenhagen,

Herrn HALM
  Staatliche Graphische Sammlung München,
Herrn ZUNK
  Germanisches Nationalmuseum Nürnberg,
Herrn Prof. ACKERKNECHT
  Medizinhistorisches Institut Zürich.

Dankbar sei weiterhin der Bereitwilligkeit gedacht, mit der die Flensburger Stadtbücherei (Direktor: Dr. JOHANNSEN) über den deutschen Leihverkehr, die Dansk Centralbibliotek for Sydslesvig (Oberbibliothekar GLAHN) über den nordischen Leihverkehr mir bei der Herbeischaffung von Büchern behilflich waren. Herr Antiquar H. DOMIZLAFF, München, gab für die Frühzeit des graphischen Buches manchen freundlichen Hinweis. Last not least danke ich meiner lieben Frau für das Erstellen des Literaturverzeichnisses und das Lesen der Korrekturen.

Flensburg, im Juni 1967

Zur Einführung

Eine Zusammenstellung der Krankenabbildungen älterer medizinischer Bücher sucht man vergeblich. Das an Vielfalt und Umfang doch so reiche medizinische Schrifttum hat von den illustrativen Bestrebungen unserer ärztlichen Vorfahren nur sporadisch Notiz genommen und nie die Entwicklung der fachlich-wissenschaftlichen Abbildung zusammenhängend verfolgt. Diese Feststellung betrifft das Betreuungsgebiet der inneren Medizin, zu dem hier aus historischen Gründen Pädiatrie und Psychiatrie kommen. Es ist der Bereich der Medizin im engeren Sinne, und nur für diesen wird das Wort (wie auch sein Adjektiv medizinisch) weiterhin verwandt. Unberücksichtigt bleiben also die chirurgischen und die theoretischen Disziplinen, vor allem die Anatomie. Deshalb liegen zum Beispiel historische Übersichten von anatomischen Abbildungen schon außerhalb unserer Begrenzung. Solche gibt es bereits längere Zeit. Für die normale Anatomie schrieb 1852 LUDWIG CHOULANT (1827—1900), Bibliotheksdirektor der medizinisch-chirurgischen Akademie zu Dresden, die *„Geschichte und Bibliographie der anatomischen Abbildung"*, wobei er sich auf die reichhaltigen Leipziger und Dresdener Sammlungen von Büchern und Kunstdrucken stützte. Den illustrativen Werdegang in der pathologischen Anatomie schilderte EDGAR GOLDSCHMID in einem gepflegt ausgestatteten Werk (*„Entwicklung und Bibliographie der pathologisch-anatomischen Abbildung"*, Leipzig 1925). Als Prosektor des Frankfurter Pathologischen Instituts konnte er auf die reichhaltige Senckenbergsche Bibliothek zurückgreifen. Überdies existiert ein Beitrag aus der Frauenheilkunde als einem der Morphologie eng verbundenen Gebiet der praktischen Medizin: WEINDLER, FRITZ: *„Geschichte der gynaekologisch-anatomischen Abbildung"*, Dresden 1905. Während der Drucklegung erschien R. HERRLINGER: *„Geschichte der medizinischen Abbildung"*, Bd. I. Von der Antike bis um 1600. München 1968.

Unabhängig vom fachmedizinischen Schrifttum wurden kranke Personen und medizinische Szenen von bildenden Künstlern in einer Vielzahl von Gemälden, Holzschnitten, Kupferstichen, Lithographien und Zeichnungen dargestellt. Das Interesse an diesen überall in Galerien und Sammlungen verstreuten Tafeln und Blättern erwachte in der zweiten Hälfte des letzten Jahrhunderts. Als erster hat 1861 der vielseitige RUDOLF VIRCHOW die auf einem Münchener Bilde von HANS HOLBEIN d. Ä. erkennbaren knotigen Hautveränderungen analysiert und als leprös gedeutet.

In Frankreich sammelte der künstlerisch begabte JEAN MARIE CHARCOT mit seinem Schüler PAUL RICHER Bilder von Hysterikern, die lange auch im Mittelpunkt seiner praktischen Tätigkeit und wissenschaftlichen Arbeit standen (*„Les Démoniaques dans l'Art"*, Paris 1887). Später dehnte sich sein Interesse auf die Darstellungen von Mißbildungen und Krankheiten aus (*„Les Difformes et les Maladies dans l'Art"*, Paris 1889). Nach Charcots Tode (1893) setzte RICHER das Kompilieren fort und krönte sein Bemühen durch ein die bisherigen Publikationen einschließendes Sammelwerk (*„L'Art et la Médecine"*, Paris 1901). Um dieselbe Zeit arbeitete der Berliner Chirurg EUGEN HOLLÄNDER an einer ähnlichen, etwas später veröffentlichten Zusammenstellung (*„Die Medizin in der klassischen Malerei"*, Stuttgart 1903). In der Folge hat HOLLÄNDER auch noch die Werke der Bildhauerei auf medizinische Besonderheiten durchmustert (*„Plastik und Medizin"*, Stuttgart 1912).

Die Frauenheilkunde war auch hier besonders rührig und interessiert. Kurz nacheinander erscheinen zwei gut illustrierte Veröffentlichungen. Auf *„Die Wochenstube in der Kunst"* (Stuttgart 1904) des Berliner Facharztes ROBERT MÜLLERHEIM folgt 1906 *„Die Mutterschaft in Malerei und Graphik"* des Kunsthistorikers und Sammlers A. M. PACHINGER (München). Der Vollständigkeit halber sei erwähnt, daß vor einigen Jahren das Thema von den Franzosen PECKER und ROULLAND (*„L'accouchement au cours des siècles"*, Paris 1958) ohne Nennung ihrer deutschen Vorgänger wieder aufgegriffen wurde. Um die Jahrhundertwende fand das verbreitete Interesse an mediko-artistischen Themen auch in Zeitschriftenartikeln seinen Niederschlag. In der auf Charcots Initiative gegründeten „Nouvelle Iconographie de la Salpêtrière" (1888—1919) publizierten außer dem erwähnten PAUL RICHER u. a. HENRY MEIGE und GILLES DE LA TOURETTE. Weitere Autoren (z. B. LAIGNEL-LAVASTINE, J. AVALON und P. BELLUGUE) folgten in der ab 1911 erscheinenden, vorzüglich illustrierten Monatsschrift „Aesculape". Doch ebbte das Interesse nach zwei Dezennien ab. Seit dem ersten Weltkrieg wurden solche amphibischen, Medizin und Kunst verschmelzenden Arbeiten seltener.

Soweit die Monographien und Zeitschriftenaufsätze das medizinische Gebiet betreffen, fanden sie nachstehend Berücksichtigung. Eine Nutzung ihres Bildmaterials war wegen der Verschiedenheit des Modus procedendi nur begrenzt möglich. RICHER und HOLLÄNDER gingen von der darstellenden Kunst aus und sammelten dort medizinische Motive. Ich ging von den Krankheiten aus und nahm eine Darstellung nur auf, wenn ihre semiotischen Details kritischen Ansprüchen genügten. Jene Autoren reproduzierten vorzugsweise das ganze Bild, wodurch das pathische Substrat meist zu klein geriet und schlecht zu erkennen ist. Hier überwiegen Ausschnitte, die das Krankhafte ohne ablenkendes Beiwerk zeigen. Aus besonderen Gründen S. 16) wurden Skizze, Zeichnung und Druckgraphik dem Ölbild vorgezogen.

*

Bisher sonderte man in mediko-artistischen Publikationen die künstlerischen, ärztlich unbeeinflußten Krankenbilder säuberlich von den Illustrationen medizinisch-wissenschaftlicher Werke ab. Hier stehen die beiden Bildkategorien neben- und durcheinander. Dieses Vorgehen sei vorweg begründet. In der Frühzeit des Buchdruckes beobachten wir ein Hin und Her zwischen Laiendarstellungen und fachlicher Illustration, ein wechselseitiges Geben und Nehmen. Von dieser historischen Situation, dieser geschichtlich gewirkten Verflechtung muß man ausgehen. Hier liegt die Nahtstelle zwischen vorwissenschaftlichem Keimen und Sprießen und dem wissenschaftlichen Anfang; sie wird erkennbar, wenn man das Vorher und das Nachher zeigt. Noch lange liefen viele Fäden an dieser Nahtstelle herüber und hinüber — wie Beispiele im speziellen Teil erweisen. Da wurden Laienprodukte leicht oder gar nicht verändert als wissenschaftliche Darstellung in Fachbücher aufgenommen (z. B. S. 126), da waren manche als genuine Kunstprodukte geltende Bilder als Abbildungen eines Wissenschaftswerkes vorgeplant (S. 322), da vermochte ein ärztlich unbeeinflußter Maler die seelischen Auswirkungen eines Leidens eindringlicher als jedes Fachbuch im Krankenportrait wiederzugeben. — Dies war die Ausgangssituation. Heute klafft eine weite Dehiszenz zwischen künstlerischem und wissenschaftlichem Abbild. Ein zunächst kaum erkennbarer Spalt weitete sich im Laufe der Jahrhunderte mit wachsender Subjektivität der Kunst und der strengeren, wissenschaftlich exakten Ausrichtung der Medizin immer mehr.

Etliche Laiendarstellungen geben dem Krankenbilde eine fachmedizinisch nicht erreichte — und auch nicht erstrebte — vielschichtige Mannigfaltigkeit. Die heutigen Nosographien bilden nur Personen mit typischer Krankheitsausprägung vor indifferentem Hintergrunde ab, und unsere auf den diagnostisch-therapeutischen Gesichtskreis eingeengte Ärztegeneration vermißt nicht einmal das Drum und Dran des Krankseins. Dies aber bringen meisterhaft manche Laiendarstellungen; wenn sie etwa die Atmosphäre der Krankenstuben oder das genüßliche Schlemmen eines Gichtkranken schildern, den Horror und das große Sterben der Pandemie oder den Furor der Massenhysterie. Fraglos gehört Derartiges, gehört das Milieu mit seinen soziologischen und psychologischen Faktoren auch zum Bilde des Kranken. Sie runden den Aspekt ähnlich ergänzend ab wie heute überwundene Etappen der Krankenpflege und -behandlung: das Improvisierte und Unsaubere der Heilbäder, die manchmal letale Gefährlichkeit der Injektionen und Bluttransfusionen, die Primitivität der frühen elektrischen Behandlung und das Martyrium asylierter Geisteskranker. Dies alles gehört meines Erachtens hierher. In dem Streben nach Vielseitigkeit gelangten auch einige Karikaturen in das Werk. Ein verstehender Humor, auch emotionale Stimulantien wie Ärger und Spott vermögen dem Phänomen der Erkrankung noch andere unerwartete Aspekte abzugewinnen.

*

Bald nach Beginn meiner Sammlungsarbeit sah ich mich vor dem folgenden Dilemma: Dem Kliniker schwebte vor, Abbildungen von Kranken aus Fachpublikationen vergangener Jahrhunderte zusammenzusuchen, sei es als typische Krankheitsausprägung, sei es in einer extremen Entwicklungsstufe oder in einer heute nicht mehr beobachteten Form. Bald zeigte sich, daß es so etwas bis auf einige Ausnahmen erst seit Beginn des 19. Jahrhunderts gab. Bei Verharren auf dem ursprünglichen Vorhaben wäre also nur Illustriertes aus einer relativ kurzen Zeitspanne in Betracht gekommen und das Ganze etwas einseitig geraten. Aber das sich ansammelnde Material ließ zweierlei erkennen.

Wie eben erwähnt, zeigten sich recht enge Beziehungen zwischen den fachwissenschaftlichen Abbildungen und den unabhängig davon durch Künstlerhand geschaffenen Krankendarstellungen, so daß es wünschenswert erschien, derartige Laienbilder mit heranzuziehen. Zum andern schälte sich aus dem Material für das 15. bis 18. Jahrhundert ein merkwürdig gewundener Werdegang des Krankenbildes heraus, der streckenweise den allgemeinen Entwicklungsweg der Medizin widerspiegelte. Manchen Darstellungen hafteten sozusagen noch jene Eierschalen an, welche die mächtig wachsende Wissenschaft erst langsam abstreifte. Es finden sich gewisse, aus der griechisch-arabischen Tradition erklärbare Abbildungsfehler; es demonstrieren Laßmann und Zodiakus die allbeherrschende Influenz der Gestirne; es treffen in den frühen physiognomischen und den metoposkopischen Tafeln die Einflüsse der Magie, des Aberglaubens mit denen der Astrologie zusammen. Diese Bilddokumente der Irr- und Abwege sind nicht allein von einer oft bizarren Interessantheit, sie geben auch die Grundlagen der späteren ikonologischen Entfaltung. Ihnen folgte illustrativ zunächst eine öde Wegstrecke mit nur zwei etwas häufiger auftretenden Bildkategorien: Monstren und Heilmaßnahmen. Jede von ihnen zeigt eine Besonderheit der darstellerischen Entwicklung. Bei den Monstren gehen die fabulösen, biologisch unmöglichen Phantasieprodukte langsam in morphologisch genau registrierte Mißbildungen über. Bei den Heilmaßnahmen — Schröpfen, Zur-Ader-lassen, Klistieren — wird die anfänglich naive Genreschilderung durch ein exaktes Situationsprotokoll abgelöst. Bildbeispiele all dieser Entwicklungen wurden aufgenommen. Sie markieren den Weg zum typischen semiotischen Krankenbild und bereichern die Sammlung mit dem Illustrationsgut mehrerer Jahrhunderte.

Die Hinweise sind auch als Kommentar zur Gliederung des speziellen Teils gedacht. Sie war zunächst lehrbuchmäßig nach Krankheitsgruppen geplant und ist es im Gerüst geblieben. Da sich aber die erwähnten Stoffgebiete zur Schilderung der geschichtlichen Illustrationsentwicklung als unerläßlich erwiesen, sind sie unter den Titeln „Monstren", „Überkommene Heilmaßnahmen" und „Neue Heilmaßnahmen" eingeschoben. Das Kapitel „Physiognomik" steht aus Gründen der Übersichtlichkeit im speziellen Teil; bei einer Einarbeitung in den allgemeinen „Werdegang" hätte die kontinuierliche Entwicklung in Jahrhunderte zerstückelt werden müssen. Da bei den Seuchen die Laienbilder am stärksten überwiegen, rückten diese in der Gruppierung an den Anfang.

Mancher Kollege wird in dem Werk gewisse Krankheiten, ja Krankheitsgruppen vermissen. Das Primat des Bildes begründet dies. Es fehlen alle Leiden ohne charakteristische äußere Symptomatik, aber auch solche, deren Semiotik nur gelegentlich und erst in der späten photographischen Ära festgehalten wurde. Die Beschränkung auf das historisch und nosologisch Wesentliche, der *„bewußte Wille zum Torso"* (EGON FRIEDELL), möge das Streben nach Vollständigkeit aufwiegen.

*

Das Wort *„Bild"*, das dem Sprachschatz des Mittelhochdeutschen entstammt, impliziert nach dem Deutschen Wörterbuch der Gebrüder GRIMM etwa zehn differente Sinninhalte. Hier kursiert es im Sinne des Abbildes, der gestalteten zeichnerischen oder malerischen Wiedergabe des äußeren Aspektes (eines Kranken). Doch steht es auch für das Erscheinungsbild, die lebendige Gestalt selbst, die gebildet und durch die Krankheit umgebildet ist. Zwischen Erscheinungsbild und Abbild liegt die Tätigkeit des Zeichners, Malers oder des Photographen, hat sich eingeschoben ein Mensch mit seiner individuellen Reaktion und sensuellen Unzulänglichkeit. Damit ist zu klären, in welchem Maße die Reproduktion einer Realität dokumentarisch noch genau ist, inwieweit ein Bildner die krankhaften Veränderungen überhaupt zu erkennen und wiederzugeben vermag. Dies wird im nächsten Kapitel versucht. Verfolgt werden die Auswirkungen von Tradition, Zeitströmungen und der in die graphische Fixierung eingreifenden individuellen Momente. Erstrebt werden gewisse Richtlinien für die Erkennung des Realitätsgehaltes von Abbildungen.

Der darauffolgende Entwicklungsabriß der medizinischen Illustration ist als Einführung zum speziellen Teil zu verstehen. Eine analysierende Betrachtung sollte außer der ärztlich-wissenschaftlichen Situation Stil und Niveau der zeichnerischen Wiedergabe sowie die jeweilig verfügbaren graphischen Reproduktionsverfahren beachten. Jeder Faktor war im Laufe der Entwicklung mannigfachen Änderungen unterworfen, was, dem Gang der Jahrhunderte folgend, kurz geschildert wird. Medizinhistorisches ist nur soweit erwähnt, als es die bildliche Darstellung — hemmend, fördernd oder modifizierend — beeinflußt hat. Da in wissenschaftlichen Zeichnungen selten eine höhere künstlerische Leistung steckt, kann man von einer kunstgeschichtlichen Betrachtungsweise nur mit Einschränkungen sprechen. Immerhin spüren wir in jeder Zeit den Einfluß von Geschmack und Stilrichtung. Die Auswirkung des Technischen, der unterschiedlichen Reproduktionsverfahren auf Zahl und Größe der Abbildungen und auch auf Preis und Auflagenhöhe der Publikationen ist ein viel vernachlässigter, aber beachtenswerter Faktor.

Bei der Durcharbeitung des Bildmaterials beeindruckte das Phänomen des Krankheitenwandels so sehr, daß ihm ein eigenes Kapitel gewidmet wurde. Das Krankenpanorama wechselt durch die Jahrhunderte ständig, mannigfach ändern sich Art und Schwere der Leiden. Man kann dies mangels statistischer Unterlagen nur grob und ungenau erkennen, doch bereits das Wenige ist biologisch hochinteressant. Dieser Wandel macht manche früheren Krankenillustrationen elektiv wertvoll und diese Bildsammlung zu einer Dokumentation des Unwiederbringlichen.

Zu den allgemeinen Kapiteln gehört endlich das allerletzte des Buches. Noch einmal überblickt der Leser und Betrachter das Diskontinuierliche und Fragmentarische der Entwicklung in geraffter Form und gewinnt Verständnis für das Warum des bisherigen Fehlens einer historischen Zusammenstellung medizinischer Bilder.

Probleme der Krankenabbildung

„Es ist durchaus nicht natürlich, daß jeder sieht, was da ist." Dieses Aperçu des Kunsthistorikers HEINRICH WÖLFFLIN hat die psycho-physiologische Forschung vielfach und exakt bestätigt (Zusammenstellung bei GREGORY). Jäger erkennen die Vogelart an ihrer Flugweise auf große Entfernung; indem sie kleinste Flugbildunterschiede zu werten gelernt haben, offenbart sich ihnen, was anderen Menschen verschlossen bleibt. Kunsthistoriker lesen aus Bildern vergangener Zeiten unendlich viel mehr heraus als Ungeschulte. Auch versierte Mediziner vermögen pathische Stigmata noch zu sehen, wenn sie Laien nicht auffallen, sei es, daß sie zu diskret oder durch Eklatantes überdeckt sind. Laien sind zumeist auch die Zeichner und Maler medizinischer Bilder. Da man nur das festhalten kann, was man sieht, ist zunächst zu prüfen, wieweit sie eigentlich ohne die redigierende Assistenz eines Arztes die Erscheinungen einer Krankheit wiedergeben bzw. wiedergeben können.

Es dreht sich also um die individuelle Modifizierung der optischen Realität. Das skizzierte sensorielle Unvermögen ist nur eines der in Betracht kommenden Momente. Gemeinsam mit dem optischen System greift der Intellekt in die Aufnahme und Wiedergabe der Wirklichkeit ein. Die so bedingten verschiedenen Alterierungsmöglichkeiten der Dokumentation können von unbewußten Fehlleistungen bis zu beabsichtigten Übersteigerungen, vom Überspielen der Realität durch die Phantasie bis zu groben Täuschungsmanövern gehen. So ist jedesmal bei einem Krankenbild der Vergangenheit zu fragen und zu prüfen, in welchem Umfang solche Faktoren modifizierend im Spiele waren. Die Wichtigkeit dieser Frage motiviert die nachfolgenden Ausführungen.

I.

Besonders grob wich man vor allem auf den sogenannten Einblattdrucken von der Naturtreue ab. Diese mit einer Abbildung und auch Text bedruckten Blätter brachten den vielen Analphabeten die einzige Kunde von der weiten Welt. Sie wurden im 15. bis 18. Jahrhundert auf Jahrmärkten und sonstigen Ansammlungen verkauft. Mustert man in Graphiksammlungen solche Drucke, kann man nur den Kopf schütteln und ist vom Unverstand der Käufer und Betrachter tief beeindruckt. Welch hanebüchener Blödsinn galt als Wirklichkeit! Geburten von 10, ja 44 Kindern auf einmal, oder gar Tieren — Verwandlungen von Mensch in Tier, vom Tier in einen Menschen — Zwittergeschöpfe wie Menschen mit Kopf und Hals des Vogels Strauß oder Hundekörper mit Menschenkopf und anderes mehr. All dieses wurde anstandslos geglaubt. Beklommen fragt man, wie so etwas möglich war. Es kann seine Wurzel nicht nur in einer mangelhaften Weltkenntnis haben, in der Unerfahrenheit der Analphabeten. Das dem Publikum Zugemutete stand in so offensichtlichem Gegensatz zu der umgebenden Natur, daß erst eine bestimmte Geisteshaltung diese kritiklose Wundergläubigkeit verständlich macht. Eine solche geistige Ausrichtung erfolgte durch den Klerus. Der Kirchenbesucher jener Tage hatte fast täglich die gemalten Wunder der Heiligengeschichte vor sich und wurde streng gehalten, an sie zu glauben. Jede Diskussion der Möglichkeit dieser von der Theologie als göttlich deklarierten Wunder verbot sich von selbst. Doch dieses gedankenlose Hinnehmen von Bild und Wort wirkte sich, wie auf manch anderem, so auch auf dem Gebiet der fabulösen Einblattdrucke aus. Was immer der Zeichner sich einfallen ließ — es wurde hingenommen. Der Kritiklosigkeit erlag auch die gebildete Schicht. Wie später an einigen Beispielen gezeigt wird, tauchen Fabelwesen aus diesen Einblattdrucken als Illustrationen in den Werken selbst renommierter Mediziner auf. Der französische Chirurg AMBROISE PARÉ (1510—1590) bildet sie zwischen biologisch möglichen Mißgeburten ab und führt ihre Entstehung auf Dämonenzauber zurück. Man erkennt, wie eng der morphologische Wunderglaube mit einer maligneren Abart der Kritiklosigkeit zusammenhängt, dem Dämonen- und Hexenglauben. Daß selbst geistig Hochstehende wie Martin Luther davon nicht frei waren, verrät seine Vorstellung, Hexen könnten aus Türpfosten, Hellebarden und anderem Gerät Milch melken (zit. nach Holländer).

Persönliche Schwindeleien eines geltungsbedürftigen, geschäftstüchtigen Zeichners sind im allgemeinen leicht zu erkennen und abzutun. Interessant ist die S. 151 verfolgte Entwicklung, wo den künstlerischen Phantasiegebilden eines Hieronymus Bosch von Nachzeichnern der Stempel der Realität aufgedrückt wurde. Andere Bilder sind Ausdruck des Aberglaubens. Soweit er die Medizin beeinflußte, ist ihre Wiedergabe hier gerechtfertigt (z. B. der Zodiakus S. 121). Manchmal ist die Entscheidung über Fabel oder Verkennung einer Realität nicht leicht. Da sind z. B. die Darstellungen von Personen mit Fischschuppen von Kopf bis Fuß. Selbstredend hat es derartige Menschen nie gegeben. Es könnte sich aber um eine Ichthyosis congenita gehandelt haben, die gelegentlich in grotesken Formen auftritt. Ohne genau hinzuschauen und ohne Tendenz zur Exaktheit im Detail hat der Zeichner vielleicht die ihm und dem Betrachter geläufige Form der Fischschuppen genommen. Damit ersparte er seinem Käufer die zweifelnde Unruhe über Unbekanntes und sich selbst Unbequemlichkeiten. Jedoch sind zweifelhafte Fälle selten. Im allgemeinen läßt sich unter Zuhilfenahme des Textes das Unglaubwürdige mit genügender Sicherheit aussondern. Dazu gehören u. a. alle klerikal-moralisierenden Darstellungen, jene *„erschröcklichen Nachrichten, die Leser und Betrachter reinigen und zur Buße aufpeitschen sollen"*.

Daß solche graphischen Schwindeleien sich in Grenzen hielten und meist nur auf der sozial unteren Ebene erstellt und gekauft wurden, ist dem künstlerischen Ideal der Renaissance zu danken. Die mittelalterliche Kunst, im Wesen abstrahierend, in der Form stilisierend, hatte zum Realen keine engere Beziehung. Nach 1400 änderte sich dies. Mit der zunehmenden Erschütterung und Abwertung des theozentrischen Weltbildes schärfen Wißbegier und kritisches Denken den Blick des Menschen für das Diesseitige. Auf allen Gebieten bemerken wir ein nachdrückliches, ja leidenschaftliches Streben nach Realität, ein Beobachten, Erleben und Einverleiben der Außenwelt. Kraft des unmittelbaren Schauens wird die umgebende Natur, werden Pflanzen, Tiere und Menschen mit einem bis in die kleinsten Details gehenden Wahrheitsfanatismus abgebildet. Als Höhen dieser Entwicklung leuchten die Zeichnungen Leonardo da Vincis, die Aquarelle Albrecht Dürers und die Portraittafeln Hans Holbeins d. J. bis in unsere Zeit. Dies Ideal der bildlichen Akribie wirkt bei den holländischen Meistern der ersten Hälfte des 17. Jahrhunderts weiter. Später wurde es durch andere Strömungen überspielt, und seitdem entfernt sich die Kunst in zunehmendem Maße von dem Streben nach naturhafter Darstellung (H. Kühn). Bei allen seit 100 Jahren einander ablösenden Kunstrichtungen, mögen sie untereinander noch so divergieren, steht schließlich stets der subjektive Erlebnisgehalt, nie aber die objektive Wirklichkeit im Vordergrund. — Es ist zu resümieren: Die Darstellung der Realität erreicht zur Zeit der Renaissance und der Blüte der holländischen Malerei einen einmaligen, weder vorher noch nachher gekannten Höhepunkt.

Wie wirkt sich dieser Aspekt der kunstgeschichtlichen Entwicklung auf die vorliegende Bildersammlung aus? Günstig und gut. Das 16. und 17. Jahrhundert bringen nur wenig medizinisch-wissenschaftliche Illustrationen. Doch kann man auf die Kunsterzeugnisse der Zeit vermöge ihres gediegenen Realitätsgehaltes ohne große Bedenken zurückgreifen. Für das 19. Säkulum ist bei der Wiedergabe von Künstlerarbeiten wegen der ausgeprägteren Subjektivität Vorsicht am Platze. Für diesen Zeitraum können wir ihrer aber im wesentlichen entraten, da genügend medizinisch-fachliche Abbildungen zur Verfügung stehen.

II.

„Was ist das Schwerste von allem? Was Dir am leichtesten dünkt:
Mit den Augen zu sehen, was vor den Augen Dir liegt."

Dieser Vers Goethes drückt — antithetisch pointiert — etwa dasselbe aus wie der eingangs zitierte Satz Wölfflins. Auch andere Denker haben den Sachverhalt formuliert, beginnend mit dem Heiligen Augustinus: *„Die Reinheit der Wahrheit ist von den leiblichen Sinnen nicht zu erwarten."* Sie haben weiter gefragt, was denn zur lückenlosen und genauen Registrierung der Außenwelt fehlt. Prägnant formuliert das ein Diktum von Kant: *„Anschauungen ohne Begriffe sind blind."* Durch das bloße optische Perzipieren ohne begriffliche Verstandestätigkeit ist also dem Menschen die genaue Erfassung der Außenwelt nicht möglich. Führend und leitend muß der Intellekt hinzukommen. Diesem wiederum sind nur mit Hilfe und Stütze der Sinnenwelt wesentliche Aussagen möglich: *„Begriffe ohne Anschauungen sind stumm."* — Auch Goethe hat in dieser Richtung weitergedacht. Jungen Künstlern legte er ein genaues Studium der Anatomie und Physiologie ans Herz, denn *„Was man weiß, sieht man erst"* (zit. nach Chamberlain). Das Wissen ist also die Vorschule des Sehens. Anstelle des Wissens hat Charles Darwin die gedankliche Verknüpfung durch eine Hypothese gesetzt:

„Without hypothesis there can be no usefull observation."
Nach GOETHE braucht eine Hypothese jedoch nicht vorgefaßt zu sein, sondern kann sich aus dem vom Intellekt überwachten Beobachten ergeben. Am ausführlichsten hat er dies im Vorwort zur Farbenlehre niedergelegt: *„Denn das bloße Anblicken einer Sache kann uns nicht fördern. Jedes Ansehen geht über in ein Betrachten. Jedes Betrachten in ein Sinnen. Jedes Sinnen in ein Verknüpfen. Und so kann man sagen, daß wir bei jedem aufmerksamen Blick in die Welt theoretisieren."*

Diese allgemeinen erkenntnistheoretischen Ausführungen implizieren gewisse Nutzanwendungen für den vorliegenden Sonderfall. Wenn bestimmte Begriffe, eine Hypothese, ja ein festes Wissen vorhanden sein müssen, um mit genügender Sicherheit eine gegenstandsgetreue Anschauung (und damit auch bildliche Wiedergabe) zu gewährleisten, so steht es schlecht um den dokumentarischen Wert von Kunsterzeugnissen. Schließlich weiß ohne ärztliche Erläuterung kein Künstler, worauf es speziell bei einer Krankendarstellung ankommt, somit kann er nur grobe, in die Augen fallende Abweichungen registrieren; intime, manchmal pathognomonische Details dürfen wir von ihm nicht erwarten. Mit den Abbildungen der medizinischen Bücher des 16. bis 18. Jahrhunderts ist es kaum anders.

M. Grünewald · Ausschnitt aus der Versuchung des heiligen Antonius · 1515 · Isenheimer Altar, Colmar

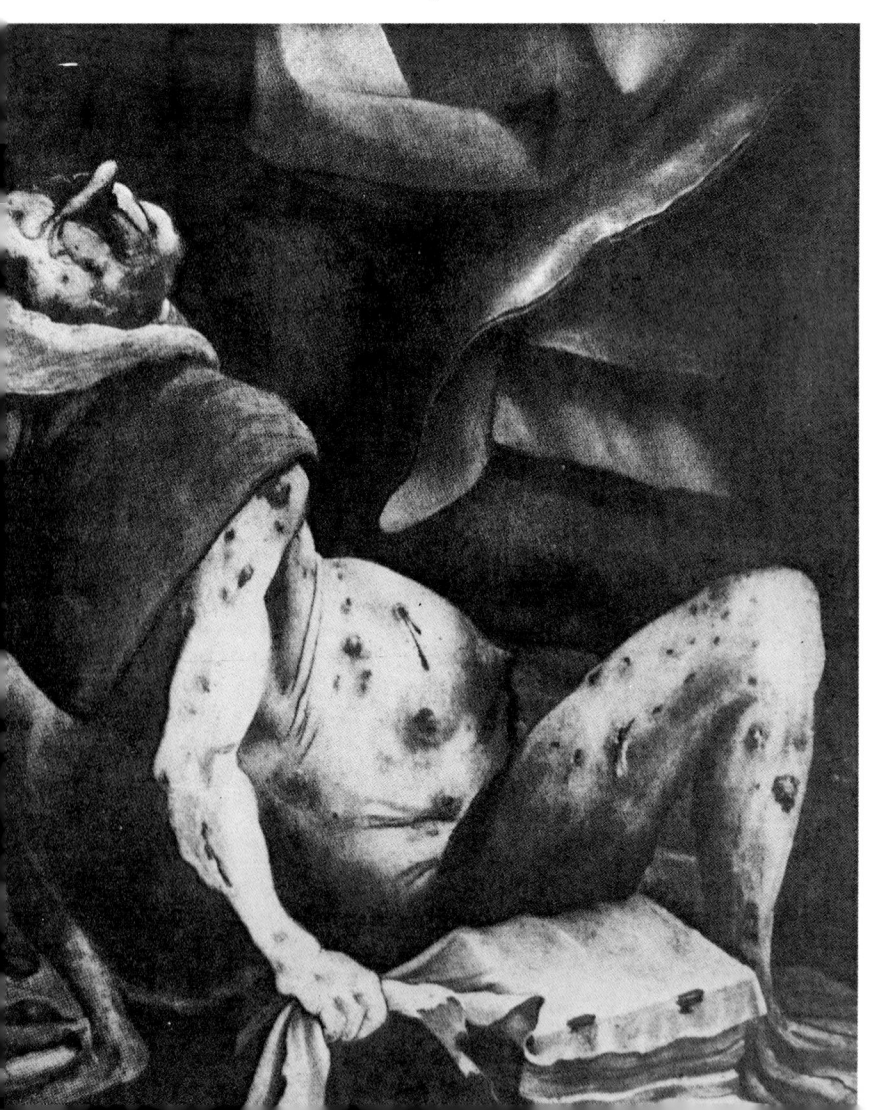

Man wußte ärztlicherseits ja viel zu wenig, um den Zeichnern präzise Hinweise geben zu können. Allgemeine Folgerung: Die kennzeichnende Abbildung einer Krankheit setzt deren genügende nosologische Kenntnis voraus. Eine solche war meist erst im 19. Jahrhundert gegeben.

Außer der unbewußten, auf medizinischer Unkenntnis beruhenden Fehlleistung des Künstlers ist weiterhin die emotional bedingte Veränderung der Realität zu berücksichtigen. Beispiele hierfür sind jedem geläufig. Eine charmante Frau wirkt im Bilde noch strahlender, einem vom Alter gezeichneten Gesicht sind die Runzeln noch tiefer eingegraben. Jeder Kenner von Alpenbildern weiß, daß Künstler die Berge auf Stichen und Gemälden beträchtlich schlanker und steiler darstellen, als sie das Objektiv der Kamera registriert. Das kann man bei den altdeutschen Meistern (etwa in der „Alexander-Schlacht" von ALBRECHT ALTDORFER) genauso beobachten wie bei den Romantikern (etwa den Watzmann-Darstellungen von LUDWIG RICHTER oder CASPAR DAVID FRIEDRICH) oder den Expressionisten (z. B. KOKOSCHKA „Tal von Chamonix", E. L. KIRCHNER „Davos").

Die Gefahr der emotionalen Deformierung der Realität ist jedoch für die Darstellung medizinischer Sachverhalte nicht groß. Manchen Tafeln von einer ausgedehnten Gangrän oder von generalisierten Hauterscheinungen meint man den Ekel des Künstlers anmerken zu können; möglich, daß dies die Darstellung alteriert. In Pestbilder ist vielfach die Angst des Zeichners mit einbezogen und hat gewisse Züge übersteigert. Vielleicht ist die bildliche Darstellung einer Behandlungsmaßnahme auch heute noch gefühlsbetont. Vorher muß der Kranke elend und marode, nachher strahlend und gekräftigt aussehen.

Auch intellektuell kann eine solche Veränderung der optischen Realität erfolgen, wenn man mit einer vorgefaßten Lehrmeinung an die Außenwelt herangeht. Dies hat in der klinischen Medizin nicht jene Bedeutung wie in der pathologischen Anatomie. Nicht selten griff hier eine bestehende Doktrin in die Darstellung zumal mikroskopischer Sachverhalte bestimmend ein. GOETHE erkannte diese Gefahr: *„Weder Fabel noch Geschichte, weder Lehre noch Meinung halte uns ab zu schauen."*

Die Auswirkungen dieser verschiedenen Faktoren, die den Wirklichkeitsgehalt einer Darstellung ungünstig beeinflussen, werden bei unmittelbarer Konfrontation von Künstler und Objekt am geringsten sein. Daher sind uns jene graphischen Überlieferungen am wertvollsten, in denen wir eine unmittelbare Abbildung des Modells erkennen oder vermuten, also Skizzen und Zeichnungen (Feder, Silberstift, Rötel, Kreide und Bleistift). Ein Mehr an subjektiver Interferenz kommt schon bei der Übertragung der Zeichnung auf einen Holzstock oder eine Kupferplatte hinzu. Und in Ölbildern wird sie sich noch bestimmender auswirken, da hier vieles zugunsten gewisser Prinzipien von Aufbau, Form und Farbe modifiziert wird. Grosso modo ergibt sich: Der Realitätswert eines Kunstwerkes nimmt ab in der Reihenfolge Skizze und Zeichnung — Holzschnitt und Kupferstich —, Fresko und Tafelbild.

Da der Künstler Einzelkomponenten aus verschiedenen Beobachtungen zu einer neuen irrealen Einheit zusammenfügen kann, ist jede Krankendarstellung in dieser Beziehung zu überprüfen. Ein Beispiel möge erläutern, wie wesentlich das ist. MATTHIAS GRÜNEWALD (um 1470 bis 1528) hat auf der „Versuchung des Heiligen Antonius" (Isenheimer Altar, 1515) in die linke untere Ecke einen halbnackten, mit geschwürigen Pusteln übersäten Kranken gesetzt. Liegt eine Lepra oder eine Lues vor? KELLER, der als erster das Gemälde medizinisch wertete, glaubte, mit Sicherheit einen Luetiker erkennen zu können. CHARCOT und RICHER schlossen sich mit gewissen Bedenken seiner Ansicht an. HENRY MEIGE aber sah in dem Mann einen Leprösen. Dafür spräche vor allem der mutilierte linke Arm. Hiergegen wandte HOLLÄNDER ein, daß die bravourös geschilderten Schmerzparoxysmen keinesfalls zu der schmerzlos verlaufenden Lepra passen. Die Diskussion ist m. E. irrelevant. Sicherlich hat der Maler solche harten, hochgeröteten oder eitrig aufgebrochenen Knoten an Kranken gesehen. In Isenheim betreuten Antoniter ein Hospital, das, zunächst für Kranke mit Mutterkornbrand (Antoniusfeuer) gedacht, späterhin allgemein zugänglich war (WEIXLGÄRTNER). Doch packte der frühe Expressionist GRÜNEWALD zur Erzielung eines bestimmten Ausdruckseffektes Heterogenes zusammen: die Abzehrung, den eklen Hautausschlag und die Züge des quälenden Schmerzes. Auch zeigt er keinen Menschen, sondern einen Dämon aus der Schar der Peiniger, der ST. ANTON ein Buch samt Beutel entrissen hat. Froschartige Schwimmhäute deuten auf seine amphibische Provenienz. Merkwürdigerweise fand dies aufschlußreiche Bilddetail bei früheren medizinischen Interpreten keine Beachtung.

III.

Die Frage nach dem Realitätsgehalt der Bilder braucht nicht, wie im Vorstehenden, von kunsttheoretischen Überlegungen auszugehen. Man kann auch rein visuell — ohne des Gedankens Blässe — prüfen, in welchem Maße rekonstruierbare Tatbestände vom Künstler korrekt wiedergegeben wurden und wieweit überhaupt er Unbekanntes zu erfassen vermochte.

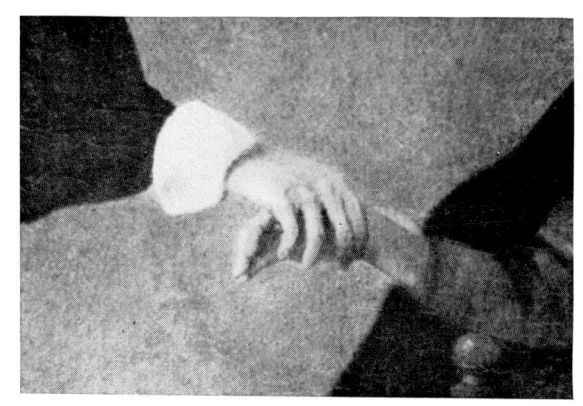

A
Q. Brekelenkam
Louvre, Paris

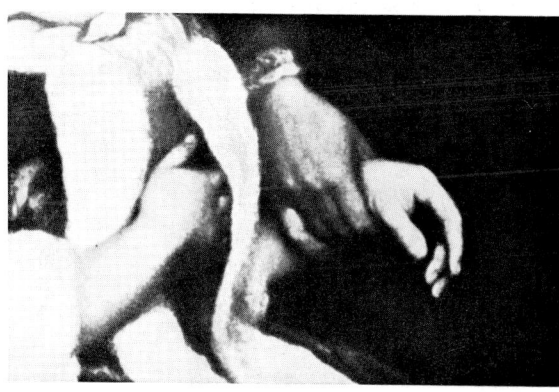

B
G. Dou
Royal Gallery
Buckingham Palace

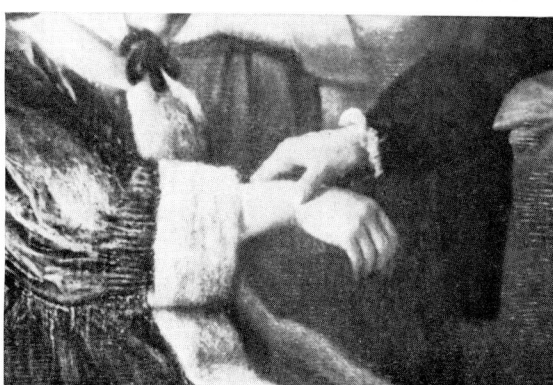

C
Jan Steen
Mauritshuis
Den Haag

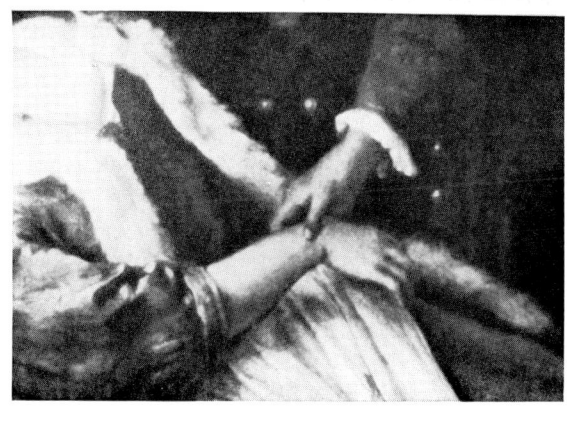

D
Jan Steen
Eremitage
Leningrad

Handhaltung des pulsfühlenden Arztes I · Details aus Gemälden niederländischer Maler des 17. Jahrhunderts

E
Jan Steen
Alte Pinakothek
München

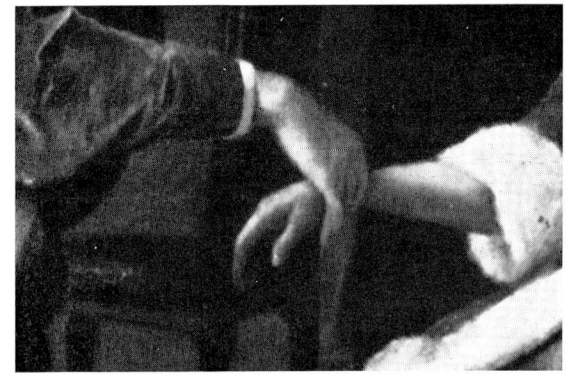

F
J. Toorenvliet
Museum der
schönen Künste
Budapest

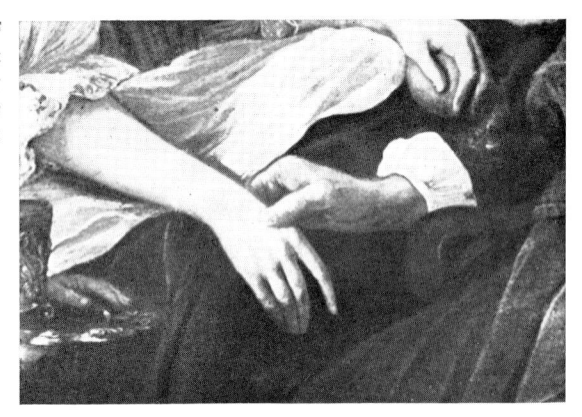

G
Jan Steen
Rijksmuseum
Amsterdam

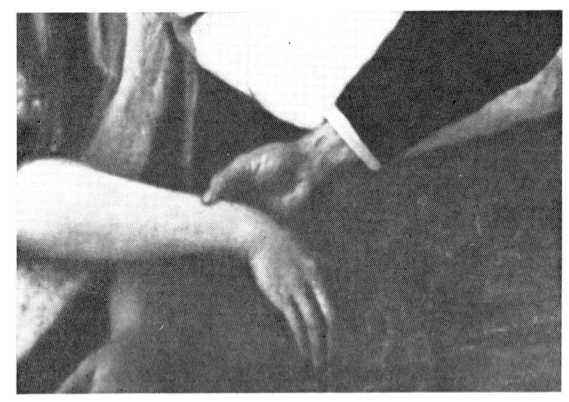

H
Fr. Mieris
Kunsthistorisches
Museum, Wien

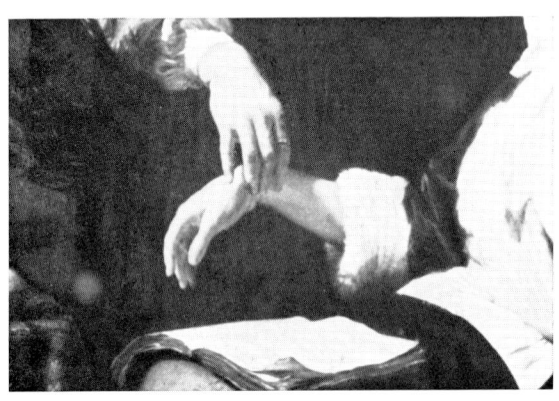

Handhaltung des pulsfühlenden Arztes II · Details aus Gemälden niederländischer Maler des 17. Jahrhunderts

Als Test für die Wiedergabe überprüfbarer, weil nachvollziehbarer Situationen diene die Darstellung des Pulsfühlens. Sie findet sich grob und unrichtig bereits auf einigen Holzschnitten des 15. und 16. Jahrhunderts. Wir betrachten sie hier auf acht Arztbildern der holländischen Schule, die, zwischen 1650 und 1670 entstanden, im Ausschnitt reproduziert sind. Der Zeitpunkt ist bedeutungsvoll. Nach der Entdeckung des Blutkreislaufes durch WILLIAM HARVEY (publiziert 1628) brachten die Ärzte der Feststellung der Arterienpulsation so großes Interesse entgegen, daß dies ihre kennzeichnende Attitude wurde. Den Künstlern wird die sachgemäße Ausführung der Palpation der Radialisarterie an der Plantarseite, etwas distal vom Radiusköpfchen, unbekannt gewesen sein. Wie haben sie sie abgebildet? Wir finden teils völlig falsche Darstellungen. Bei QUIRIN VAN BREKELENKAM (gest. 1668) ist die Hand des Arztes so weit über die Mittelhand des Patienten geschlagen, daß sein zweiter bis fünfter Finger fast bis zur Ulnarseite reichen (Detail A). Auch bei GERARD DOU (1613 bis 1675) haben sich die fühlenden Finger bis zur Ellenseite geschoben und scheinen den dorsal umgreifenden Daumen fast zu berühren; die Arzthand liegt dabei so weit armwärts, daß das Handgelenk des Kranken frei bleibt. Bei JAKOB TOORENVLIET (B) ist die Stellung der Palpationshand genauer, aber die Finger sind noch weit auf die Beugeseite geschoben und stehen fast senkrecht zum Arm des Kranken (F). Ähnlich ist auf dem Haager, Leningrader und Münchner Bild des JAN STEEN (1626—1679) die Handstellung, nur daß die Arzthand hier etwas höher am Unterarm aufliegt (C, D, E). Auf dem Amsterdamer Bild desselben Meisters hat sie einen anderen Platz; vielleicht eine Spur zu weit ulnarwärts, sonst aber in der eleganten Haltung genau; richtig gesehen ist auch der locker entspannte Mädchenarm (G). Schließlich stellt FRANZ VAN MIERIS eine Pulspalpation dar, die in allen Einzelheiten der Handstellung des Kranken und des Arztes übersichtlich und absolut korrekt ist (H).

So finden wir etwa gleich häufig genaue, ungenaue und falsche Darstellungen. Ebenso verhält es sich bei weiteren holländischen Bildern. Jedenfalls sehen wir, daß es dem Künstler möglich war, das Wesentliche der Pulspalpation zu erkennen. Auf dem Titelkupfer eines medizinischen Buches dieser Zeit (F. DECKERS, *Praxis Barbettiana*, 1669) finden wir den pulsfühlenden Kollegen ebenfalls. Die Handhaltung des Arztes ist ähnlich unrichtig wie auf den ersterwähnten Bildern. Auch dies erweist den geringen Einfluß, den die damaligen Ärzte auf eine Bebilderung ihrer Druckwerke hatten. Selbst da, wo in einem Aufsatz über das Pulsfühlen das Vorgehen bildlich verdeutlicht wird (Ephemeriden 1705), ist die Haltung der palpie-

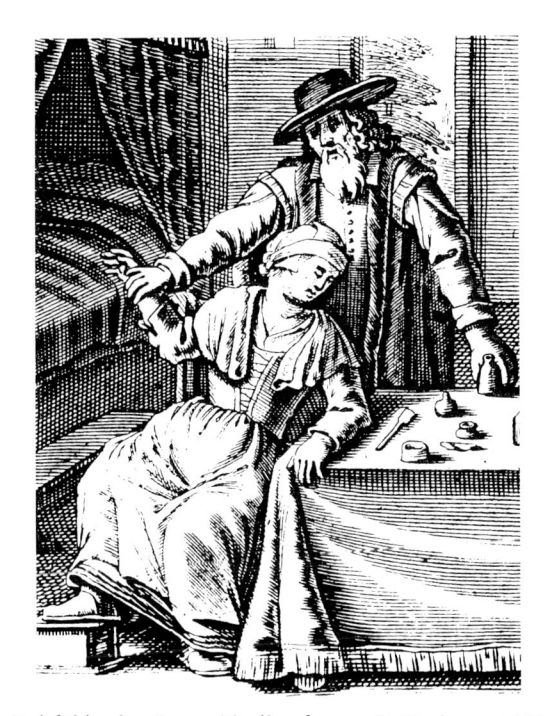

Pulsfühlender Arzt · Titelkupfer aus F. Deckers · 1669

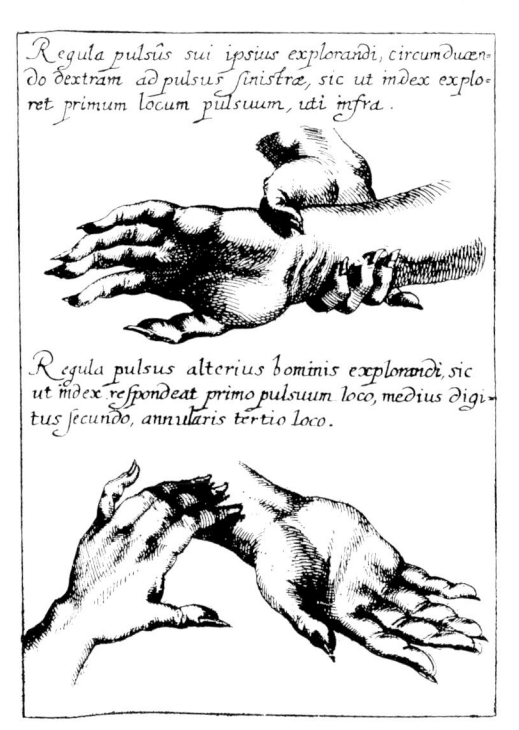

Handhaltung beim Pulsfühlen · Aus Ephemeriden · 1705 · Kupfertafel

renden rechten Hände ungenau. Bei der Eigen- wie auch bei der Fremdpalpation liegen die perzipierenden Fingerbeeren nicht in der radialen Senke, sondern weiter ulnarwärts.

Ob Künstler etwas Unerwartetes abzubilden vermögen, soll an dem Babinskischen Zehenphänomen des Säuglings geprüft werden. Bekanntlich reagiert das Neugeborene auf Streichen der Fußsohle oder Drücken des Fußes mit einer Dorsalflexion der Großzehe, eventuell unter gleichzeitigem Spreizen aller Zehen. Bei angestrengter Körperbewegung zeigt sie sich auch spontan. Das auf die ersten Lebensmonate beschränkte, rasch und selten auftretende Phänomen kann nur ein genauer und schneller Beobachter erfassen. ROGIER VAN DER WEYDEN (1393—1464) war ein solcher. An dem sich zur Brust drehenden Kinde seiner Brüsseler Madonna erkennt man deutlich die Dorsalflexion der rechten Großzehe und das Spreizen der vier anderen Zehen. Hinzu kommen die übrigen Komponenten der von FOERSTER aufgezeigten sogenannten Beugereflexsynergie: supinatorische Kantung des Fußes, Flexion des Unter- und Oberschenkels sowie Außenrotation der Hüfte. Die Darstellung ist typisch genug für die Illustration eines neurologischen Lehrbuches. Ebenso könnte man das Babinskische Zeichen auf dem Londoner Madonnenbild des Leonardo-Schülers GIOVANNI BOLTRAFFIO (1466—1516) nehmen. MARIA hat mit der rechten Hand den linken Fuß des Kindes so umfaßt, daß ihr dritter Finger die äußere Fußkante streichelnd berührt und eine prächtige isolierte Dorsalflexion der Großzehe evoziert. Auch dem leidenschaftlichen Beobachter ALBRECHT DÜRER (1471—1528) war dieses merkwürdige Zehenspiel des Säuglings nicht entgangen. Auf der „Anbetung der Heiligen Drei Könige" beugt sich das Kind unter Torsion des Rumpfes energisch zu dem knienden König, und die rechte (einzig sichtbare) Großzehe richtet sich auf. LAIGNEL-LAVASTINE hat erstmalig 1905 und erneut 1936 über die Darstellung des Großzehenphänomens publiziert, freilich ohne Hinweis und Rückschluß auf die erstaunliche Beobachtungsgabe der frühen Künstler. Er bringt als weitere Beispiele die Dorsalflexion auf Bildern der Anbetung der Könige (Weisen) von HANS MEMLING im Johannes-Hospital zu Brügge und im Prado, Madrid, von dem Spanier BERRUGUETE in Burgos sowie von SANDRO BOTTICELLI in Florenz. Auch auf einem Madonnenbilde (National Gallery, London) zeigt BOTTICELLI sie und nach ihm RAFFAEL (Madonna della Sedia, Pitti, Florenz). Überdies fand ich sie bei einer Madonna des LUCAS VAN LEYDEN im Rijksmuseum, Amsterdam.

Also bejahen diese Bilder vom Babinskischen Phänomen unsere Frage. Sicherlich gehören konzentriertes Schauen und eine gewisse innere Sicherheit des Künstlers

vor der Darstellungstreue der Künstler, so erhält sie beim genaueren Ansehen von Gestalt und Proportionen der abgebildeten Säuglinge einen argen Dämpfer. Auf allen drei Bildern ist der Säugling zu groß geraten, bei BOLTRAFFIO hält die Madonna ein veritables Riesenbaby auf den Knien. Noch auffälliger ist die Unrichtigkeit der Proportionen. Normalerweise übertrifft wegen der unverhältnismäßigen Größe des Neugeborenenkopfes der Umfang des Schädels um 3 bis 4 cm den der Brust (SALMI); nicht auf unseren Bildern, wo es deutlich umgekehrt ist. Bei DÜRER wirkt das Neugeborene als verkleinertes Abbild seiner Mutter. Das erweisen auch die Längenproportionen. Durchschnittlich macht beim Erwachsenen der Kopf ein Achtel, beim Säugling ein Viertel der Körperlänge aus (STRATZ). Versucht man eine Ausmessung auf den Bildern, kommt man bei DÜRER auf ein Kopf-Körper-Verhältnis 1 : 8. Bei van der WEYDEN und BOLTRAFFIO liegt es bei 1 : 5 bzw. 1 : 6, was den Verhältnissen 3- bis 6jähriger Kinder entspricht.

Dieses Versagen der Maler ist erstaunlich. Es müßte doch einfacher sein, die stets präsenten Proportionen der Säuglinge richtig zu erfassen als einen gelegentlichen Reflex. Andere damalige Neugeborenen-Darstellungen sind ebenfalls verkehrt, was sich nur sehr zögernd im 17. Jahrhundert ändert. Ein machtvoller Einfluß hatte bis dahin das Streben nach Wirklichkeitstreue überspielt: die Tradition. In einem seit den Tagen der Gotik überlieferten, für ganz Mitteleuropa gültigen Kanon bildete man Säuglinge stets in etwa Erwachsenenproportionen ab. Eine Er-

G. A. Boltraffio · Madonna · Um 1500 · Ölbild · National Gallery, London

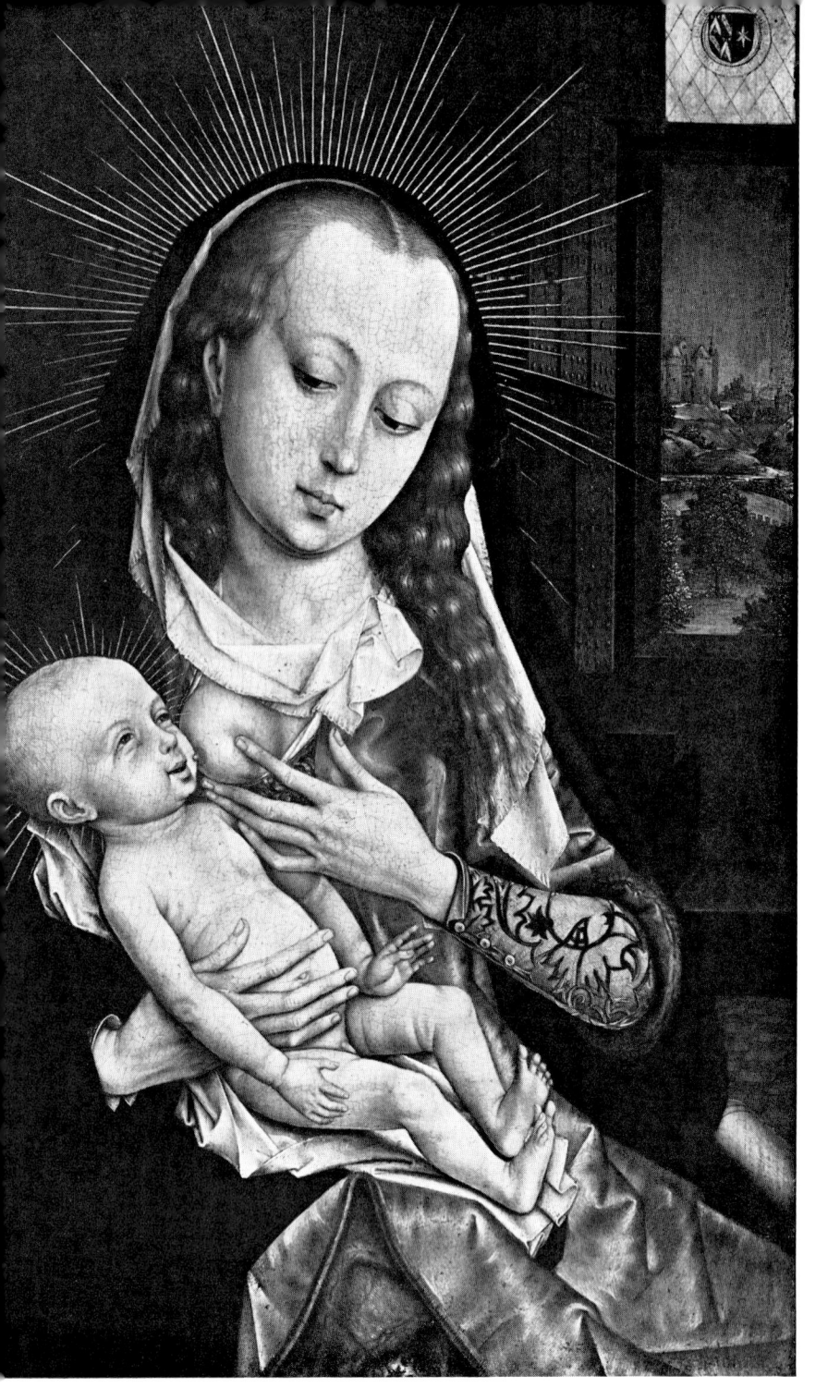

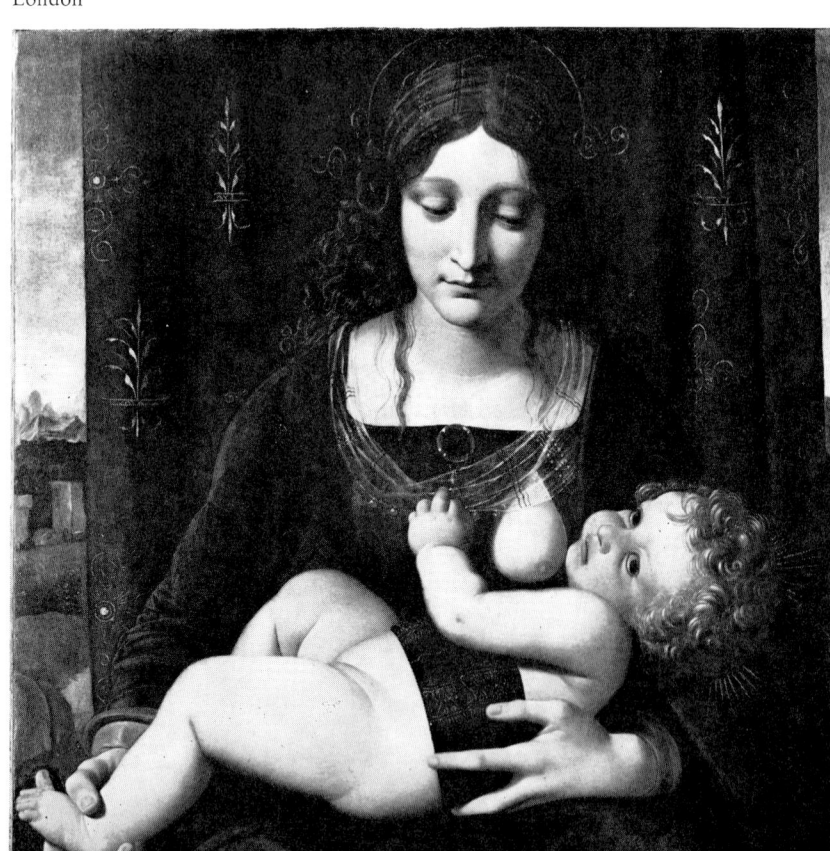

R. van der Weyden · Stillende Madonna · Um 1450 · Tafelbild · Königliches Museum der schönen Künste, Brüssel

dazu, Unbekanntes und Unvorhergesehenes zu erfassen und niederzulegen. Das erwähnte Goethewort „Was man weiß, sieht man erst", gilt also nicht in jedem Falle. Das gibt uns eine gewisse Chance, auf frühen Krankenabbildungen auch medizinisch damals unbekannte Details anzutreffen. — Wuchs mit dieser Feststellung unsere Achtung

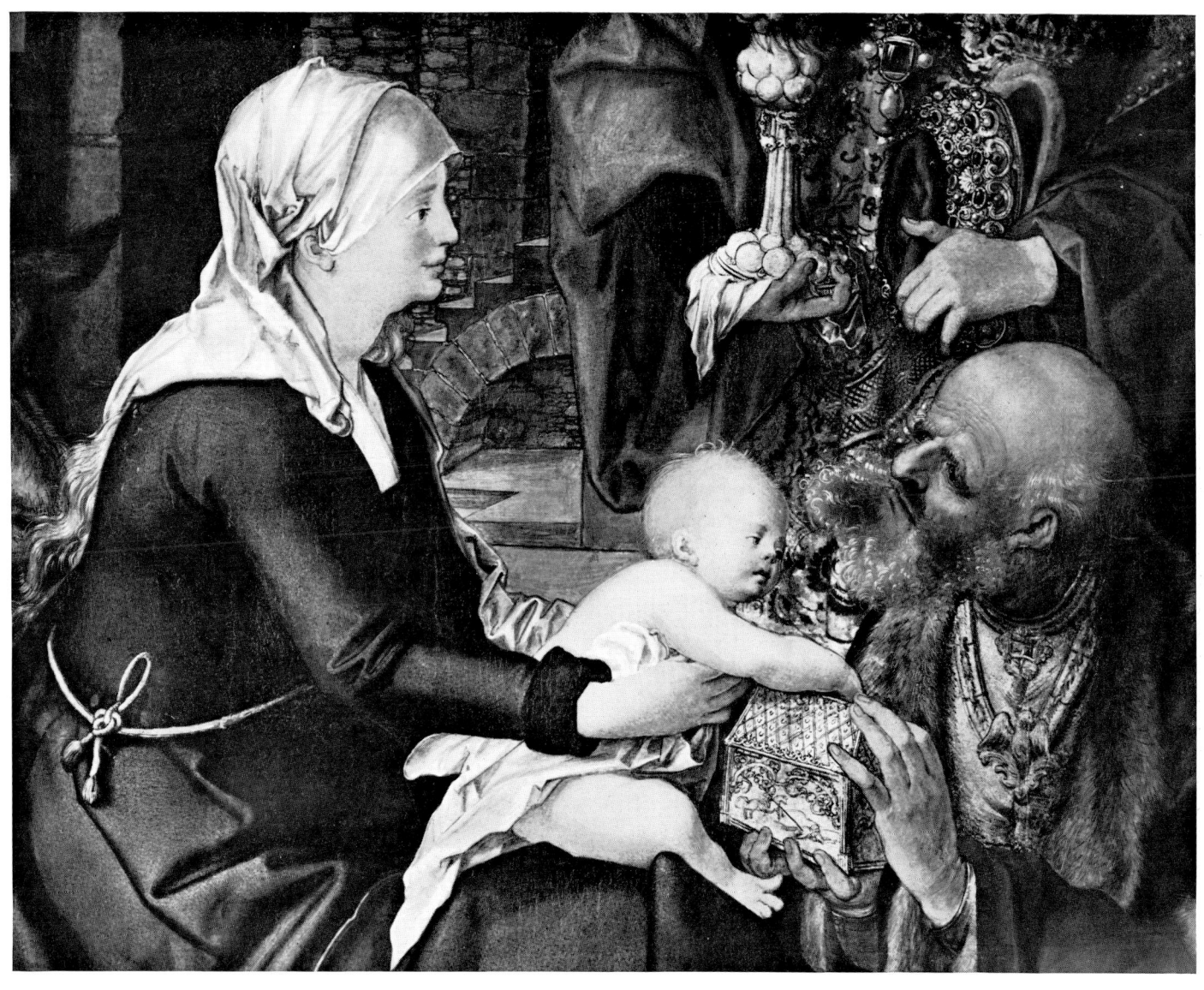

A. Dürer · Anbetung der Könige (Ausschnitt) · 1504 · Tafelbild · Uffizien, Florenz

klärung hierfür blieb uns die Kunstgeschichte bisher schuldig (mündliche Mitteilung Fräulein Dr. REDLEFSEN). Der Dominanz dieses Einflusses vermochte selbst Dürer sich nicht zu entziehen: all sein Beobachtungseifer und Wirklichkeitsfanatismus konnten ihn aus den Fesseln der Tradition nicht lösen.

Altüberkommene Formen prägten auch manche medizinische Bilder des 16. und 17. Jahrhunderts. Wider besseres Wissen und wider neuere Erkenntnisse blieben die Zeichner vielfach in den ausgefahrenen Bahnen. Im speziellen Teil wird das an einigen Beispielen gezeigt werden.

VI.

Unter den Bildern dieses Buches finden sich auch einige Karikaturen. Da manchem Betrachter die Hineinnahme der ironischen Zerrbilder in eine wissenschaftliche Ikonographie sonderbar oder deplaziert vorkommen wird, sei einiges zur Begründung vorausgeschickt.

Die Bezeichnung für diese im ausgehenden 16. Jahrhundert entstandene Zeichnungsart leitet sich ab von caricare = beladen, übertreiben. Die Karikatur bezweckte zunächst eine Verspottung von Personen, später auch von politischen und sozialen Mißständen, durch Hervorkehrung des Lächerlichen und Häßlichen. Sie wurde zuerst von italienischen Künstlern ausgeübt, bald aber in England aufgegriffen. Ihr erster großer Meister WILLIAM HOGARTH (1697—1764) hat im Hohlspiegel seiner Kunst die schrankenlose Willkür und Sittenlosigkeit der damaligen Gesellschaft eingefangen und in Bilderfolgen wie „Weg einer Buhlerin", „Leben eines Wüstlings" wiedergegeben (S. 320). Medizinische Themen beschäftigten ihn nur gelegentlich. Unter seinen Nachfolgern hat am häufigsten THOMAS ROWLANDSON (1756—1824) den Arzt auf die satirische Zeichenfeder gespießt. Wir erfahren von ihm vieles korrekt Gesehene über dessen Kostümierung, über das Drum und Dran der Kranken, das Arrangement im Krankenzimmer usw. Sein Zeitgenosse JAMES GILLRAY (1757—1815) verschrieb seine größere intellektuelle Beweglichkeit der vorzugsweise gegen Napoleon gerichteten politischen Karikatur. Medizinische Blätter von ihm sind seltener und bei aller Wirklichkeitsnähe von kaustischem Witz. — Die zahlreichen französischen Karikaturisten des 19. Jahrhunderts werden an Bedeutung und Können weit überragt von HONORÉ DAUMIER (1808—1878). Er erhob die Karikatur zum vollgültigen künstlerischen Darstellungsmittel. In einzigartiger Weise vermochte er in Gestik, Gesichtsschnitt und Mimik den Charakter der Dargestellten zu umschreiben — und bloßzulegen. Die seit LAVATER weitverbreiteten physiognomischen Bestrebungen waren hier von Einfluß. In seinem ungewöhnlich reichen Lebenswerk ist die Medizin spärlich vertreten. Am ausführlichsten hat er sich bei der Illustration der satirischen *„Némésis médicale"* mit ihr beschäftigt, zu der er 30 Holzschnitte lieferte (S. 115).

Diese großen Karikaturisten zeigen uns aus dem Alltag des Kranken vieles, was bei der künstlerischen oder wissenschaftlichen Darstellung zu kurz kommt. Ihre Zeichnung muß nicht unbedingt eine Verzerrung oder Übersteigerung sein. BAUDELAIRE sieht in DAUMIER nicht einen Menschen der zeichnerischen Übertreibung, sondern *„de la triviale et terrible réalité"*, sicherlich zu Recht; denn DAUMIER gibt die gemeine, schreckliche Wirklichkeit ohne Steigerung, wohl aber unter besonderem Blickwinkel und im charakteristischen Augenblick. Dadurch wird u. a. das soziale Milieu des Kranken scharf herausgehoben. Gelegentlich ergänzen die Karikaturisten die lückenhafte Pathographie vergangener Jahrhunderte. Was wüßten wir heute noch von der Ubiquität der Gicht im England des 18. Jahrhunderts, von der Art der Lebensführung der Erkrankten, wenn nicht die Blätter eines ROWLANDSON und eines GILLRAY (S. 172 ff.) so beredte Zeugen wären? Wo findet man außer in den Lithographien von GAVARNI, DAUMIER und CHAM etwas über die vegetativen Wehwehchen der Pariser aus der Mitte des letzten Jahrhunderts? Einige der Zeichner waren selbst lange krank, und man glaubt, ihre seelische Not zu spüren. Manche Karikaturen lassen auch etwas hinsichtlich der Arzt-Patienten-Beziehung ahnen. — Die Darstellungsmöglichkeiten der Erkrankten erfuhren durch diese Spottzeichnungen eine Ausweitung zur satirisch-kritischen wie zur emotionalen Seite hin; eine neue, farbige Facette blitzt auf und bereichert das Bild des Kranken.

Grundlagen und Werdegang der medizinisch-wissenschaftlichen Abbildung

Die Anfänge

Schriftdruck und Bilddruck der frühen Bücher haben in der „Model" denselben Ahnherrn. Das ist ein würfelförmiges Holzstück, auf dessen glatter Seite ein ornamentales Motiv eingeschnitten war. Indem es mit Farbe bestrichen und in schematischer Regelmäßigkeit neben- und untereinander gedruckt wurde, gewann man Muster auf Stoffen und Tapeten. Die Ornamente der Decken und Vorhänge des Mittelalters sind durch solche Druckmodeln entstanden. Figurenmotive kamen hinzu, auf Stoff gedruckte Christusdarstellungen. Bis zum Abklatsch eines solchen eingefärbten Holzstockes auf Papier (Pergament nahm zu schlecht die Farbe an) war es nur ein kleiner Schritt, als es nämlich genügend saugfähig und auch preiswert fabriziert wurde. Dies war im Anfang des 15. Jahrhunderts in Deutschland der Fall, und so entstanden hier die ersten abendländischen Holzschnitte.

Ihre Technik war einfach. Eine umrißmäßige, linienhafte Zeichnung wurde auf eine glatte Holzplatte aufgetragen und die unbezeichnete Fläche — das Weiße — mit dem Messer vertiefend herausgehoben. So gewann man ein über dem Grunde erhabenes Relief aus Lieniensstegen, den Druckstock. Bei den frühen Holzschnitten sind die Formen auf die Umrißlinien zurückgeführt (KETHAM, S. 28). Später kam eine Innenmodellierung durch Strichlagen dazu. Nach Einfärben der Linien des Druckstockes wurde ein angefeuchtetes Papier darübergelegt und die Farbe durch kräftiges Reiben seiner Rückseite übertragen. Je härter und zäher das verwandte Holz, desto größer war die Zahl gleichmäßiger Abdrücke von dem Stock, bei sorgfältigem Vorgehen einige hundert. Die Beschränkung auf wenige saftige, energisch geführte Linien gibt dem Holzschnitt etwas volkstümlich Derbes, doch gewinnt seine Knappheit in der Hand des Könners eine ungewöhnliche Eindringlichkeit.

Diesen Bilddrucken wurde ein erläuternder Begleittext zunächst handschriftlich beigefügt. Später kam man darauf, ähnlich wie das Bild auch den Text aus der Platte zu schnitzen. Aus der Vereinigung mehrerer Bild- und Textseiten entwickelte sich schließlich das Blockbuch, bei dem jede Seite, also Bild und Text, von einer Holzplatte einseitig abgedruckt war. Solche Blockbücher entstanden zwischen 1420 und 1470. Es gilt als das Verdienst des JOHANN GENSFLEISCH, genannt GUTENBERG, von diesem umständlichen Blockdruck zum Druck mit mobilen Metallettern übergegangen zu sein. Er wirkte zwischen 1450 und 1457 in Mainz und neben ihm PETER SCHÖFFER (SCHOIFFER). Von der rheinischen Bischofsstadt aus verbreitete sich die Erfindung über Mitteleuropa. Rasch erhielten andere deutsche Städte ihre Druckpressen: 1458 Straßburg, 1461 Bamberg und 1465 Köln. Zwei Schüler von SCHÖFFER gingen 1465 nach Italien, dessen üppig blühendes literarisches Leben zu einer Vervielfältigung drängte. Einige Jahre später waren in Rom, Florenz und Venedig Druckereien von hohem handwerklichem Rang entstanden. 1470 verließ auch in Frankreich das erste Buch eine von drei Deutschen installierte Druckpresse.

Ehe wir uns den ersten Büchern zuwenden, sei auf eine parallellaufende Entwicklung hingewiesen. Neben dem Buchdruck pflegten die Drucker auch den der Einblattholzschnitte weiter, deren Menge zur Zeit der Reformation ins Unübersehbare stieg. Diese Einblattdrucke kamen der Neugierde und Bildgläubigkeit der Masse entgegen. Zu ihnen gehörten Ablaßbriefe und Türkenbriefe genauso wie Nachrichten von fremden Ländern und seltenen Begebenheiten wie auch die Darstellung von Monstren und Mißgeburten. Auch sonstiges Medizinische war darunter: Aderlaßkalender und „Laßmänner" (S. 118 f.) in größerer Zahl. Ein solches, nachträglich koloriertes Blatt ist hier wiedergegeben. Darstellungen ärztlicher Verrichtungen umrahmen den Tierkreiszeichenmann: Aderlaß, Schröpfen, die Verabreichung eines Medizintrunkes. (Zwei darunter befindliche heraldische Löwen mit Wappen sind hier fortgelas-

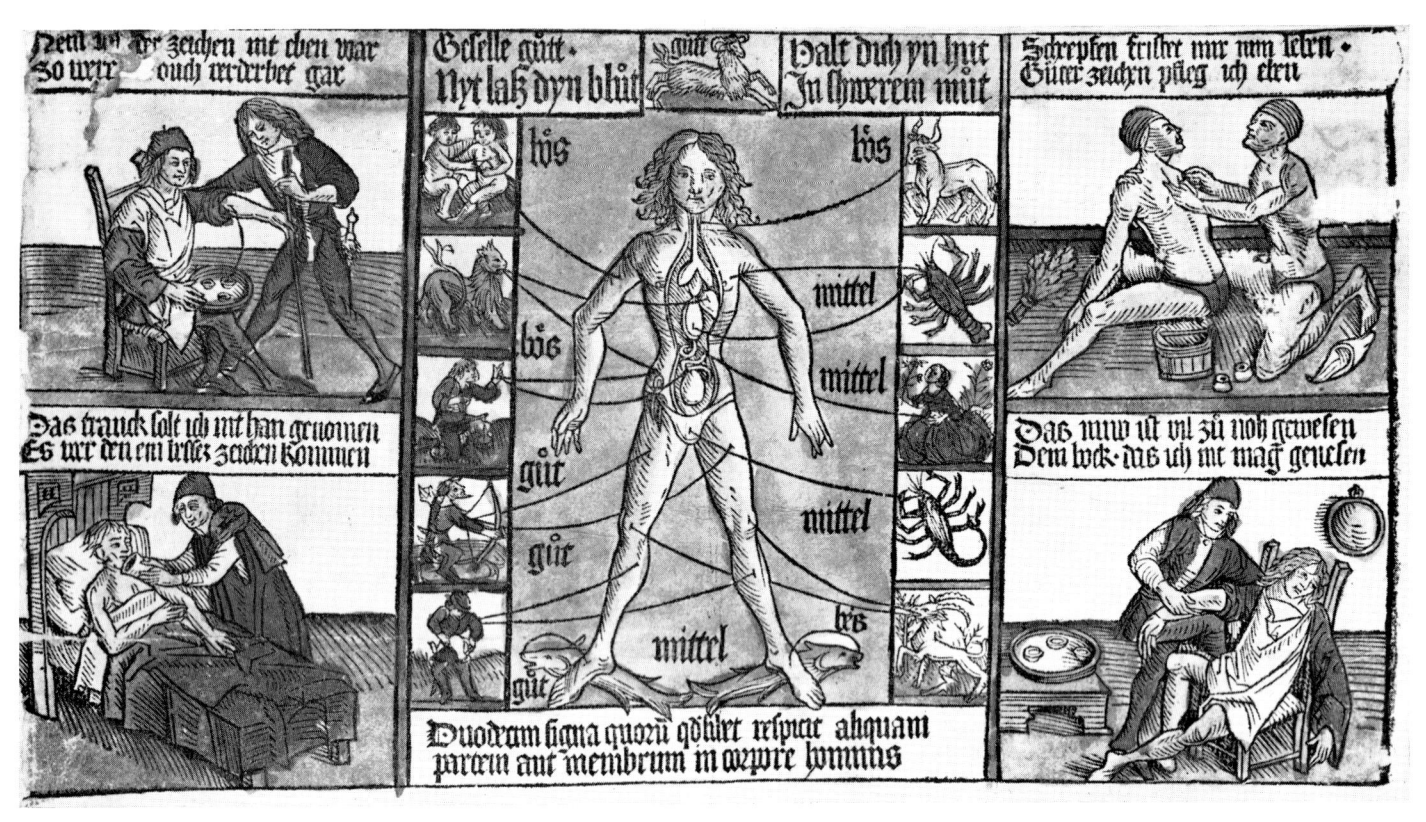

Laßmann, umrahmt von Darstellungen ärztlicher Eingriffe · Deutscher Flugblattholzschnitt · XV. Jahrhundert · Graphische Sammlung München.

sen.) — Weiterhin finden wir Ratschläge zur Behandlung der bildlich dargestellten Verletzungen und Gebrechen, schließlich Pestblätter. Diese sollten einen Schutz gegen die vielfach aufflackernden, kleineren Epidemien darstellen. HEITZ (1901) hat sie gesammelt, gesichtet und in Auswahl reproduziert. Sie betreffen vor allem zwei Formenkreise, den Gotteszorn und die Pestheiligen. Da entsendet der erzürnte Gottvater Pestpfeile, bildliches Symbol der Annahme, daß solche Seuchen die Strafe des Himmels seien. Pestheilige waren der pfeilgespickte St. Sebastian sowie St. Rochus — ein um 1350 in oberitalienischen Seuchenherden aufopferungsvoll tätiger Arzt, der selbst der Krankheit erlag.

Nun zu den Büchern. Die vor 1500 erschienenen Werke — die Wiegendrucke oder Inkunabeln — waren zumeist religiöse Schriften. Unter denen profanen Inhalts ist der Anteil der medizinischen recht beachtlich. ARNOLD KLEBS („*Incunabila scientifica et medica*") zählte 800 medizinische Publikationen. Nur wenige sind illustriert. Bei den Abbildungen erscheinen viele Motive der Einblattdrucke wieder. Sehr gefragt waren populärwissenschaftliche Werke mit dem „Laßmann", Tierkreisdarstellungen und astrologischen Figuren, aus denen der auf sein körperliches Wohl bedachte Leser sich die günstigsten Daten für Aderlässe und Purgationen errechnen konnte. Andere bebilderte Bücher wandten sich an Ärzte. Zweck und Art dieser medizinischen Illustrationen der Frühzeit treten bei isolierter Betrachtung einzelner Werke klarer hervor. Daher sei auf den „*Ortus sanitatis*" sowie auf das Pest- und Chirurgiebuch des HIERONYMUS BRUNSCHWIG etwas genauer eingegangen, ebenfalls auf die verlegerischen Besonderheiten dieser Zeit.

Der in Mainz bei PETER SCHÖFFER 1485 erschienene „*Ortus sanitatis*" des Frankfurter Stadtarztes JOHANN VON KUBA gehört hierhin, da nicht nur der Titel des „*Gesundheitsgartens*" (man schrieb damals „Ortus" statt „Hortus") auf Medizinisches weist, sondern auch der Inhalt. In einem Anhang werden die Farben des Harnes und deren diagnostische Bedeutung behandelt, außerdem verfolgt das Buch noch einen besonderen ärztlichen Zweck. Mönche hatten mit ihrer durch die Jahrhunderte des Mittelalters weitergereichten und erweiterten Erfahrung eine Reihe von Heilkräutern ausfindig gemacht und in den Klostergärten angepflanzt. Um deren Kenntnis den Medizinern zu vermitteln, brachte PETER SCHÖFFER 1484 unter dem Titel „*Herbarius*" ein lateinisches Kräuterbuch in Kleinquartform heraus, im folgenden Jahre den deutsch geschriebenen „Ortus sanitatis". Etwa 150 Pflanzen sind hier zumeist nach dem Leben, manchmal nach getrockneten Exemplaren gezeichnet und in Holz geschnitten. Die Abdrucke geben zwar steif, aber klar und genau Konturen und Aufbau der Pflanzen wieder. Das Buch spiegelt den Geist der neuen Zeit. Mit bisher ungekanntem Enthusiasmus für die Realität registriert man die organische Welt, die Bauelemente der Pflanzen. Beide Kräuterbücher hatten große Resonanz, ein Beweis, wie sehr sie der Zeitströmung entsprachen. Oft wurden sie nachgedruckt, die Zeichnungen geschickt oder linkisch nachgeschnitten. Bis 1585 zählte SCHNEIDER insgesamt 99 derartige, meist ohne Einvernehmen mit dem Schöfferschen Verlag erfolgte Drucke. Diese Nach-, besser Raubdrucke sind ein Charakteristikum der Zeit. Geistige Leistungen waren damals ungeschützt und vogelfrei. Gefragte Bücher wurden häufig unmittelbar nach Verlassen der Druckpressen woanders eilends gesetzt und herausgebracht. Das Schöffersche Original des „Ortus sanitatis" erschien am 28. März 1485, der erste Nachdruck von HANS SCHWENSPERGER in Augsburg knapp 5 Monate später am 22. August desselben Jahres. Dabei mußte das Buch erst einmal bis Augsburg gelangt sein, der Papiermüller in Tätigkeit treten, es mußten alle Holzstöcke neu geschnitten (wobei die Bilder modifiziert wurden) und der Drucksatz mühselig von Hand zusammengesucht werden. — Diese „Gesundheitsgärten" bringen gelegentlich auch medizinische Genre-Szenen, z. B. den hier wiedergegebenen Badknecht mit Zuber, Aderlaßmesser und kennzeichnender Kopfbedeckung.

Diese botanischen Illustrationen könnten auch in einem heutigen Pflanzenbuch stehen und unterscheiden sich damit wesentlich von der Abbildungsart der rein medizinischen Frühdrucke. Das sei an Werken des HIERONYMUS BRUNSCHWIG dargetan, vor allem an dem 1500 erschienenen Pestbuch, dem 1497 ein Chirurgiebuch vorausgegangen war. Beide Bücher sind von HANS GRÜNINGER, dem bedeutendsten Straßburger Drucker, herausgebracht. BRUNSCHWIG (auch BRUNSWIG, BRUNSCHWYGK oder BRAUNSCHWEIG) war Wundarzt der „kayserlichen fryen stat" Straßburg, sein Tätigkeitsbereich erstreckte sich jedoch bis Bayern, Franken und rheinabwärts bis Köln. Pestbücher waren damals häufig. KLEBS zählte unter den Inkunabeln 145 Druckangaben (inklusive Nachdrucke und Varianten) von 40 Autoren. Von ihnen ist das Brunschwigsche Buch als einziges illustriert. Ginge man mit den heutigen Vorstellungen und Erwartungen an das Bildmaterial heran, so müßten sie enttäuschen. Das Buch („Liber pestientialis de venenis epidemie. Das buch der Vergift der Pestilentz") besteht aus 5 Traktaten über die Beulenpest.

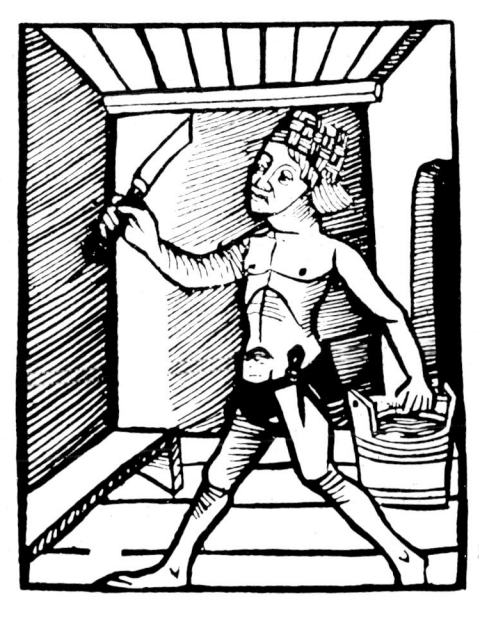

Badeknecht · Aus Ortus sanitatis · Straßburg 1498 · Holzschnitt

Aderlaß · Aus H. Brunschwig, 1500 · Holzschnitt · (Ungleichmäßiger, rechts unten ungenügender Abdruck!)

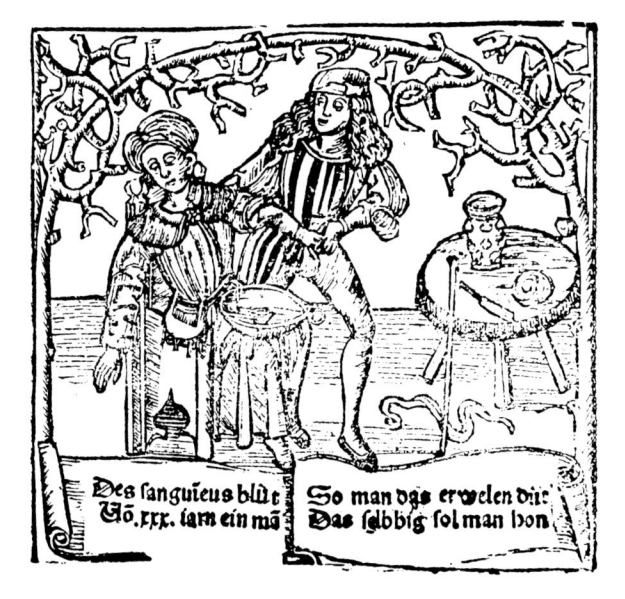

Darein hat BRUNSCHWIG ungeniert Ausführungen aus dem Pestbuch des Ulmer Stadtarztes HEINRICH STEINHÖWEL (1473) übernommen (SUDHOFF). *Er erwähnt als Erkennungszeichen „großer inbrünstiger hitz inwendig" einen „stinkenden athem", der Patient „begert küles luffts und zucht dem schwerlich an sich mit großer begirde mit grossen unrüw und angsten".* Dazu kommen *„grosser durst und drückne des munds und leffzen"* sowie *„das hertz clopfft und zittert".* Als Lokalsymptom der hochfieberhaften Infektion werden genannt: *„das eyn menschen erschynen drüsen oder geschwer an den halsz hynder den ohren und den armen od an den beynen by dem gemecht. oder aber es kumpt mit eyner blattern am anfang und sich schnel grössen ist, die schwarz, grüen oder wiszfahr sind".* An einer anderen Stelle wird sozusagen die Differentialdiagnose der Pestbeule genauer besprochen, von Apostema, Karbunkulus, Bubo und Anthrax unterschieden und auf die äußeren Verschiedenheiten derselben eingegangen. Auch auf die Syphilis weist er bereits hin: *„Von den yetzigen doctors genannt malefrancose oder malum mortum".* — Von dieser recht guten Kenntnis des äußeren Erscheinungsbildes der Pest hätte manches dem Leser graphisch deutlich gemacht werden können. Doch als Themen der 25 Holzschnitte des Buches finden wir vieles andere, nur das nicht! Nirgends ist ein Pestkranker zu entdecken! Wir finden religiöse Darstellungen (Christus und Maria in einer Wolke vor einer betend erschauernden Gruppe: die vom Himmel gesandte Pest; den pfeildurchbohrten HEILIGEN SEBASTIAN zusammen mit dem HEILIGEN ROCHUS), Gruppen von disputierenden, tafelnden oder im Freien spazierenden Männern. Das sind die gewöhnlichen Genre-Bilder der Straßburger Gruppe, aus zwei oder drei Holzschnittstöcken zusammengesetzt. Ein Beispiel sei wiedergegeben. Man kann erkennen, daß Arzt mit Uringlas, Kapuziner mit Rosenkranz und Kranker im Sitzbett von drei Holzstöcken abgezogen wurden, die durch eine kräftige Einfassungsleiste zusammengehalten sind. Dieses Vorgehen ermöglichte beliebige Kombinationen. Auf einem Blatt des Schloßmuseums Gotha stehen z. B. neben einer turmgekrönten Burg unser Arzt mit Harnglas und die auf Seite 25 wiedergegebene Venaesectio. Diese Szene eröffne eine Serie von Aderlaßbildern, worin der Eingriff bis ins 19. Jahrhundert mit jeweils zeittypischer Darstellung verfolgt wird. Hier herrscht auf dem Holzschnitt in der Kleidung wie im umrahmenden Geästornament noch der gotische Stil vor. Der Arzt ist durch eine flache Rundkappe kenntlich; er nimmt die Prozedur (wie damals stets) am sitzenden Patienten vor.

Doch zurück zu den Pestbuch-Illustrationen! — Wir finden ferner einen Mann mit einer merkwürdigen Blätterkrone auf dem Kopf vor dem Lesepult, zunächst im größeren Format (135 × 140 mm), später etwas modifiziert im kleineren (80 × 85 mm). Diese Abbildung wiederholt sich noch zweimal, da anscheinend gegen Buchende dem Drucker das Illustrationsmaterial ausgegangen war. Das Bild stammt aus dem drei Jahre früher erschienenen Chirurgiebuch, ebenso wie ein weiteres Blatt (dozierender Lehrer mit drei Schülern). Ärztliche Szenen bieten allein: das kleine Aderlaßbild (70 × 80 mm) und ein ähnlich kleines Bild, auf dem der Arzt dem Kranken einen Arzneitrunk reicht. Nimmt man noch zwei längliche Darstellungen (80 × 150 mm) hinzu, die bereits erwähnte, auf der Arzt mit Uringlas, Mönch bzw. Angehöriger das Krankenbett umstehen, und eine quadratische (140 × 145 mm) mit drei Personen am Bett eines Halbentblößten — so ist das Medizinische erschöpft. Also: bei 25 Abbildungen fünf mit Kranken, davon nur zwei eindeutig medizinischen Inhalts!

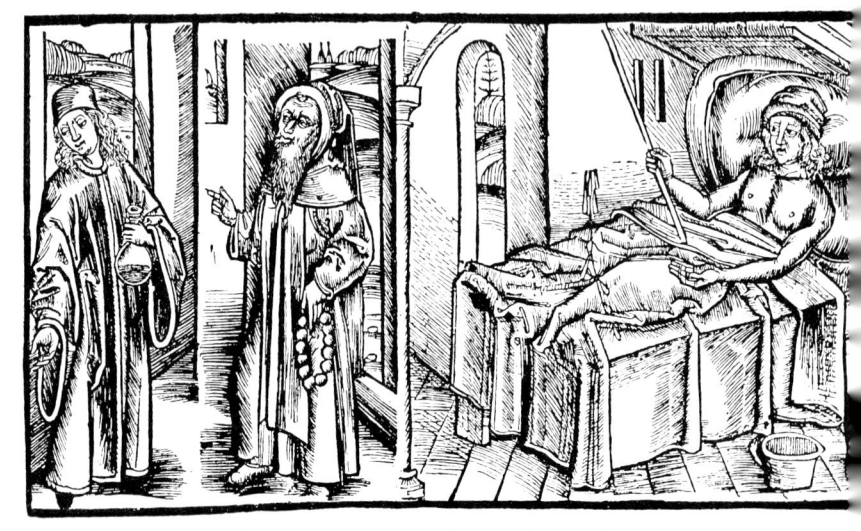

Kranker mit Arzt und Kapuziner · Abdruck von drei Holzschnittstöcken aus H. Brunschwig, 1500 · Holzschnitt

Vorbilder für die Illustrierung medizinischer Werke existierten damals noch nicht. Die Schriften der späteren griechischen Mediziner beschränkten sich auf grobe anatomische Zeichnungen, und die der arabischen waren fast ohne Abbildungen. Somit konnte BRUNSCHWIG auf keiner Tradition fußen. Und da er weder das Bedürfnis zur illustrierenden Untermalung seiner Symptomschilderung hatte noch dafür eine Notwendigkeit sah, blieben derartige Abbildungen weg. Dagegen beziehen sich die 46 Illustrationen des drei Jahre älteren Chirurgiebuches (*„Buch der Chirurgie oder Handwirkung der Wundartzney"*) besser auf den Text. Zwar finden wir auch hier Genre-Szenen, überdies die Abbildung von Apothekeneinrichtungen, und beobachten die Salbenzubereitung. Doch viele Personen im Bett sind mit eingezeichneten Wunden dargestellt. Die Holzschnittbilder wiederholen sich auch hier, zum Teil mehrfach. So sind die Abbildungen 17, 19, 30, 34 und 41 identisch. Speziell bringt es höchst zweckvollen chirurgischen Anschauungsunterricht: eine Tafel mit Instrumenten, eine weitere mit einem Mann, an dem die Wirkung aller möglichen Schlag- und Stoßwaffen gezeigt wird, eine andere mit Winden zum Einrenken der Schulterluxation, Manipulationen bei einem Beinbruch und schließlich einen Kranken mit eröffneter Bauchhöhle. Man spürt die Tendenz, einen chirurgischen Eingriff bildlich zu verdeutlichen. Kein Zufall, wenn die einzige eindeutig medizinische Darstellung des Pestbuches eine kleine operative Verrichtung, nämlich den Aderlaß, betrifft.

Ein Bild aus diesem Chirurgiebuch möge eine andere Besonderheit der typographischen Frühzeit illustrieren, nämlich die weitgehende Ummodelung von Abbildungen. Es gehört zu dem Kapitel *„Von den wunden der vergiffte thier beisen, es sey von ainem wütenden hund, schlangen oder skorpion"*. Die erste Darstellung stammt aus dem Erstdruck vom Juli 1497. Im Dezember desselben Jahres erschien bereits in Augsburg bei Hans Schönsperger ein bemerkenswert guter Raubdruck, der sogar Fehler des Originals richtigstellte. Während in Straßburg das Buch noch zweimal, 1497 und 1513, herausgebracht wurde, hat es in Augsburg Alexander Weyssenborn erneut 1534 und 1539 aufgelegt. Da Titelbild und einige Textbilder die Initialen H. B. führen, dürfte dies ihnen stilgleiche zweite Bild auch von Hans Bosamer stammen, der damals in Augsburg wirkte. Auf dem älteren Druck spielt die Szene in einem ummauerten Garten vor den Toren der turmreichen Stadt. Der von der Schlange Gebissene sitzt auf einem Schemel. Die Viper ringelt sich um das entblößte Bein, und der Mann versucht, ihr mit einem Messer beizukommen. Ihn umgeben die anderen Tiere mit giftigem Biß: Skorpion, Spinne und Hund. Diese Tieransammlung wirkt in der Augsburger Variante unmotiviert, da die Handlung in einen Innenraum verlegt wurde. Die schlichte Tracht wich einer bürgerlich-prächtigen. Die zunächst sachlich gegebene Szene erhält durch eine zusätzliche, fünfte Person — das die Hände ringende, vollblütige Weib mit aufgelöstem Haar — dramatische Akzente. Derartige Umzeichnungen finden wir in den Ausgaben des 16. bis 18. Jahrhunderts vielfach. Einmal hängen sie mit der raschen Abnutzung der Holzdruckstöcke zusammen, so daß sie bei späteren Auflagen desselben Verlegers bereits erneuert werden mußten. Zum andern standen ja bei den vielfachen Nachdrucken in anderen Städten die Druckstöcke der Abbil-

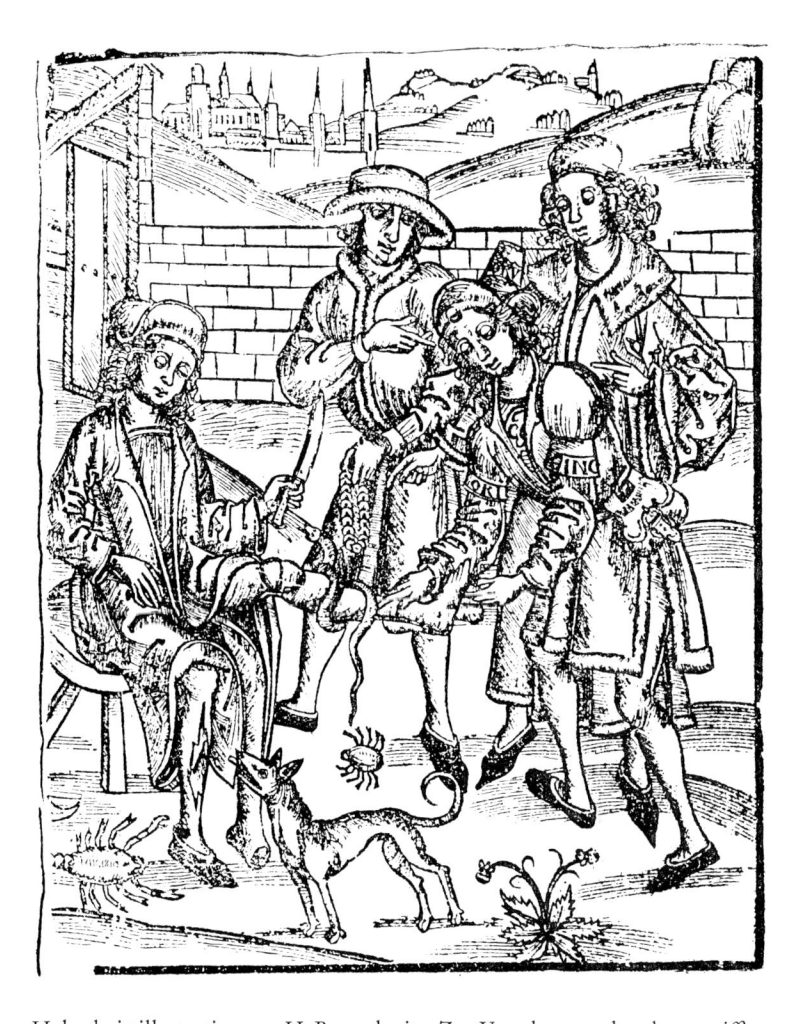

Holzschnittillustration aus H. Brunschwig · Zu: Von den wunden der vergiffte thier beisen · Ausgabe Straßburg 1497 · (Der Abdruck von dem verbrauchten Holzstock ist körnig und schmierig) · Ausgabe Augsburg 1539 · Umzeichnung wahrscheinlich durch H. Bosamer

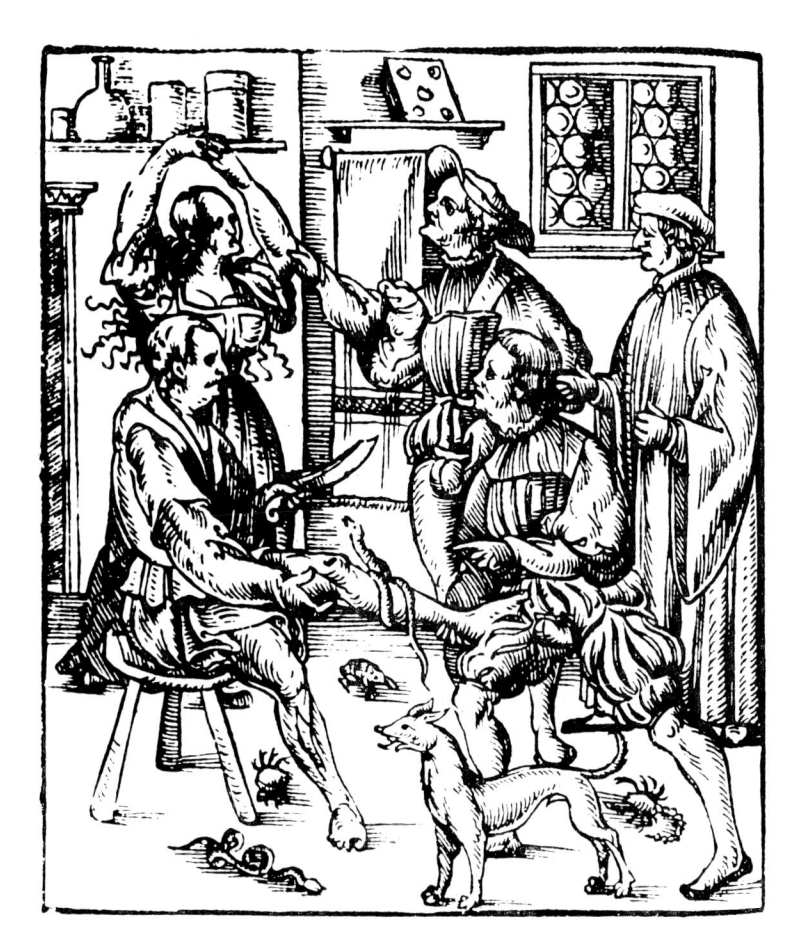

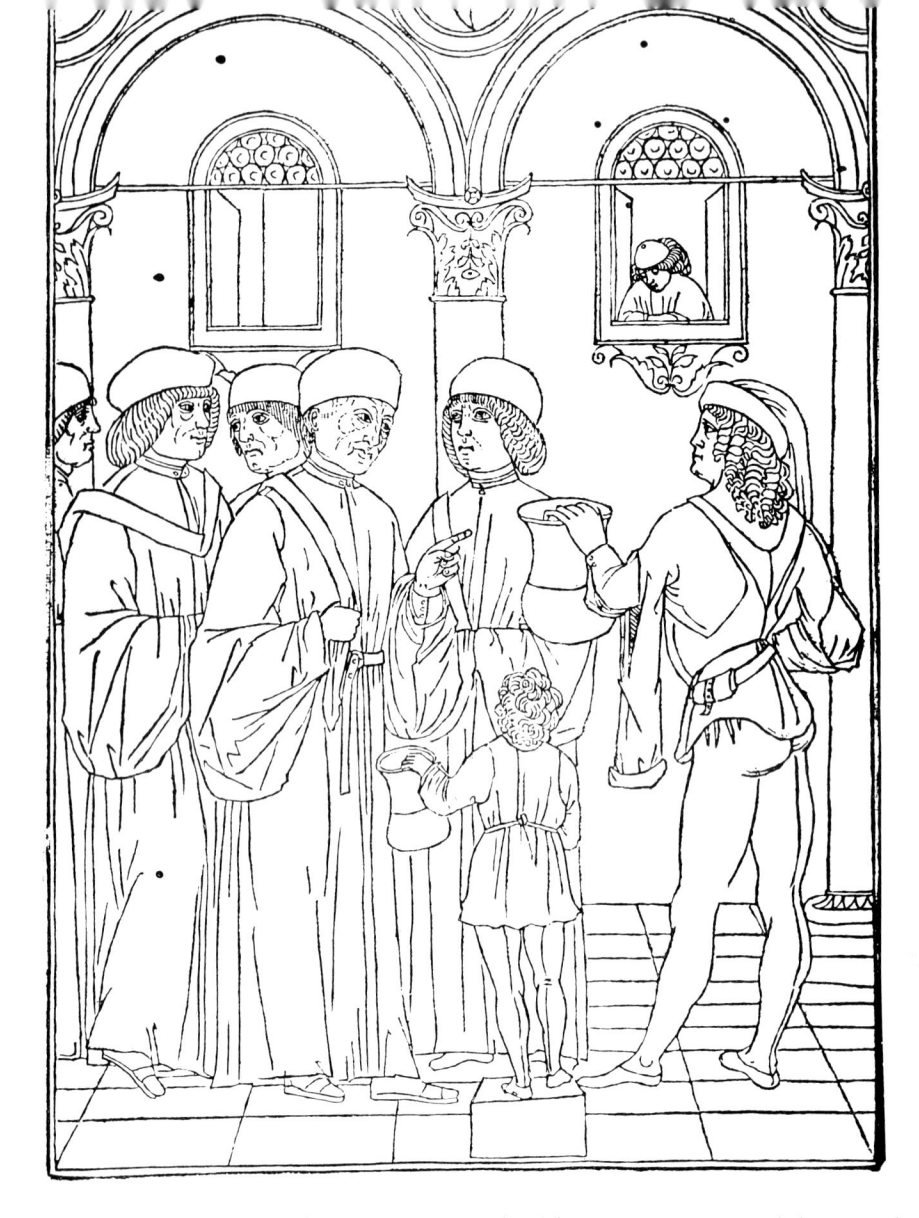

Ärztliche Unterweisung · Aus J. Ketham, 1493 · Konturholzschnitt

dungen nicht zur Verfügung. Die Nachzeichnungen gerieten im allgemeinen gröber und plumper. Überdies kann man — so wie hier — auch beobachten, daß bei späteren Nachdrucken dem Zeichner seine Vorlage unmodern vorkam, dem Stilgefühl der Zeit nicht mehr genügte, und er deswegen zu einer willkürlichen Improvisation schritt.

Aus Italien sei ein einzig schönes Dokument dieser typographischen Frühzeit erwähnt. Dieser „*Fasciculus medicinae*" des JOHANN VON KETHAM erschien in Venedig bei GIOVANNI und GREGORIO DEI GREGORII. Der Autor ist in einer späteren Auflage als „Doctorem Ketham Alemanum" bezeichnet, also als deutscher Arzt (alemannische Abkunft?). SUDHOFF vermutet, daß er mit dem zwischen 1445 und 1470 in Wien lehrenden Professor JOHANNES DE KIRCHHAM (oder KIRCHAIM) identisch ist. Nicht so sehr die fünf anatomischen Tafeln der ersten (lateinischen) Auflage von 1491 bedingen seinen Ruhm, als vielmehr die vier zusätzlichen der zweiten (italienischen) Auflage von 1493. Es sind neben einer Tafel des Chirurgielehrers von Padua (PETRUS DE MONTAGNANA), umgeben von Büchern und einigen Patienten, und einer weiteren von einer anatomischen Sektion die hier und auf Seite 77 wiedergegebenen Tafeln. Die vorstehende schildert eine Beratung unter Ärzten, wie sie sich in dem damaligen Venedig zugetragen haben mag. In einem Peristyl mit harmonischen, von einem Medaillonfries umgrenzten Arkaden diskutiert ein Professor mit vier Schülern; ein Knäblein in Rückansicht und ein junger Mann mit lockiger Haarpracht halten jeweils ein Harnglas zum Anschauen hin. Die Ärzte tragen dieselbe lang wallende Robe und rundliche Kappe wie auf der Tafel des Pestkranken. Der Schöpfer der Darstellungen ist unbekannt; doch kann man „in der Zeichnung des Ganzen jene Festigkeit der Konturen und jenen gewissen Zug zur Monumentalität erkennen, der den Einfluß Andrea Mantegnas auf die venezianischen Künstler kennzeichnet" (EUGÈNE PIOT, zit. nach HAHN und DUMAITRE). Die ohne jeden Schatten in rein linearer Manier gegebenen Szenen sind in der Ausgewogenheit ihres Ausdrucks und der Eleganz ihrer Komposition wohl das Schönste, was die Medizin der Kunst des Quattrocento zu danken hat.

Das 16. Jahrhundert

Unter dem belebenden Geisteshauch der Renaissance spürt man im ärztlichen Denken und Schaffen einen vielseitigen Aufschwung. Hatte im 15. Jahrhundert noch die starre Fessel des arabisierten Galenismus weitgehend die ärztliche Gelehrtenwelt beherrscht, so wehte jetzt der Geist des wiedererweckten Hippokrates. An die Stelle der scholastischen Grübelei tritt die unbefangene, entdeckungsfreudige Beobachtung der Natur, an die Stelle der doktrinären Bearbeitung der Klassikerschriften die Erfahrungsmitteilung aus freier, voraussetzungsloser Forschung. Langsam kommt das kritische Denken zu seinem Recht und löst die Ärzteschaft aus dem Bann der starren Dogmen. „*O Jahrhundert, o Wissenschaften!*" konnte ULRICH VON HUTTEN begeistert ausrufen.

In der ersten Jahrhunderthälfte erlebte der Holzschnitt seine größte Verbreitung. Kaiser Maximilian veranlaßte nach 1510 mehrere große Illustrationsunternehmungen, deren bekannteste der „*Theuerdank*" und der „*Weißkunig*" sind. Eine weitere, die „*Heiligen der Sipp-, Mag- und Schwäherschaft Kaiser Maximilians*", des LEONHARD BECK bringt mannigfache Bilder von Leprösen (S. 92). Zu dieser Künstlergruppe zählt der sogenannte Petrarcameister. Er illustrierte „*De remediis utriusque fortunae*" des Florentiner Dichters und Philosophen FRANCESCO PETRARCA (1304—1374). 1517 bereiteten Augsburger Verleger von dem Buch, das praktische Ratschläge zur Lebensführung bringt, eine deutschsprachige Ausgabe vor; bis 1520 waren seine 261 Holzschnitte fertiggestellt. Doch erschien wegen verworrener Druckumstände erst 1532 „*Von der Artzney bayder Glück, der guten und widerwärtigen*". Später in „*Trostspiegel*" umbenannt, wurde es mit neun Auflagen bis zum 30jährigen Kriege eines der meistgekauften Bücher.

Die Holzschnitte sind unsigniert, und der Name des Künstlers wird im Text nicht erwähnt. Er gehört in den Kreis von HANS BURGKMAIR. Man identifizierte ihn eine Zeitlang mit HANS WEIDITZ, zweifelt dies neuerdings aber wieder an (W. SCHEIDIG). Wie dem auch sei, universell wie kaum ein anderer Künstler jener Zeit schildert er das Leben in seinen Schichten und Verästelungen. Unter dem Dutzend Bilder mit medizinischen Themen ist für uns manches aufschlußreich. Als ein Probebeispiel diene „*Von der Krankheit der Schienbeine*". Ein Patrizier hat sein entblößtes, geschwürig-geschwollenes Bein auf einen Scherenstuhl gelagert. Der Arzt mit Barett und breitem Pelzmantel trägt mittels Spatel Salbe auf, die sein links stehender Gehilfe anrührt. Schraffuren geben dem Innenraum Tiefe, wobei die Doppelschraffur der hinteren Wand dem Xylographen viel Mühe und Zeit kostete. Dem Künstler unterlief ein perspektivischer Lapsus: der rechtsseitige Vorhang hängt vor dem Kranken, aber seine Tragestange setzt an einem weit hinten stehenden Pfeiler an.

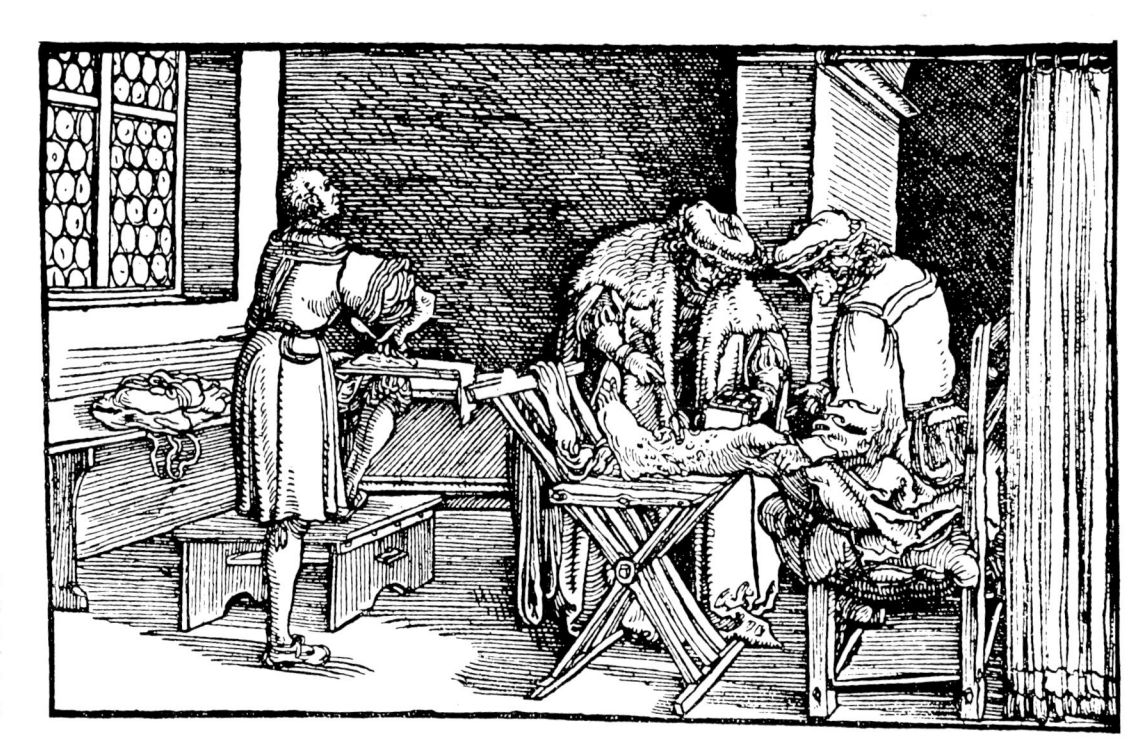

Petrarca-Meister:
Von der Krankheit der Schienbeine
Aus „Von der Artzney bayder Glück"
1532 · Holzschnitt

Die neugeschaffenen Drucklettern verbreiteten den Niederschlag der geistigen Produktivität. Die Anzahl der gedruckten Bücher stieg in der ersten Jahrhunderthälfte in unerhörter Weise an. Die Bildfreude der Zeit schuf auch viele illustrierte Werke. Da die Druckstöcke der Holzschnitte in den Letternsatz der Schrift eingefügt und beides zusammen vervielfältigt werden konnte, war der Zahl der Textillustrationen kaum eine Grenze gesetzt. Die 1537 erschienene Chronik der schauerlichen Ereignisse von LYCOSTHENES erreichte 1471 Holzschnittbilder, doch bereits 1493 hatte die Schedelsche Weltchronik — ein wundervolles Werk der Nürnberger Presse, u. a. mit großartigen Stadtpanoramen — auf 289 Seiten fast 1700 Bilddrucke gebracht. Wiederholungen, vielfache Abdrucke von demselben Holzstock, sind in diesen Büchern allerdings an der Tagesordnung.

Neben dem Holzschnitt taucht nach 1550 der Kupferstich auf, dessen Technik manche Besonderheiten der Bebilderung mit sich bringt. Auch diese Druckart war in Deutschland erfunden worden. Bereits die Goldschmiede des hohen Mittelalters gruben mit einer Nadel Zeichnungen in die Silberbeschläge kostbarer Buchdeckel. Füllte man die vertieften Linien mit flüssiger Schwärze und rieb die Oberfläche blank, dann ergaben solche Gravierungen auf Papier einen Abdruck, welcher die Zeichnung schwarz auf weißem Grunde wiedergab. Der Sprung bis zur Benutzung von Kupferplatten und eines tiefer eindringenden, gehärteten Stichels wurde in Deutschland in der ersten Hälfte des 15. Jahrhunderts getan. Im Gegensatz zum Hochdruck des Holzschnittes ist hier erstmalig ein Verfahren des Tiefdruckes ausgebildet. Da der Abzug von der Kupferplatte mit der eingravierten Zeichnung einen kräftigen Andruck in einer besonderen Presse erforderte, treffen wir solche Stiche auf eingefügten Bildtafeln. Damit fallen die Arabesken, Rankenornamente und kleinen Textabbildungen weg. Da überdies der Kupferstich teurer als der Holzschnitt war, reduzierte man mit Rücksicht auf den Buchpreis die Zahl der Abbildungen. Der Stich erlaubt eine weit bessere Wiedergabe des Zeichenstriches. Um eine gezeichnete Linie druckfertig zu machen, mußte der Holzschneider ringsum alle Partien mühselig aus einem Material wegschneiden, dessen Widerstand infolge der Maserung an jeder Stelle anders war. Dagegen ritzte der Kupferstecher seinen Strich einfach in die Metallplatte ein; kein Wunder, daß im folgenden Jahrhundert der Kupferstich den Holzschnitt fast völlig verdrängte. In der Exaktheit und Geschmeidigkeit der Strichführung, in der Wiedergabe eines komplizierten, engmaschigen Liniengefüges ist er ihm überlegen. Die jeweilige Oberflächenstruktur kann so viel besser als beim Holzschnitt charakterisiert werden. Doch wirkt er unpersönlicher, starrer und kälter als der Holzschnitt — was bei wissenschaftlichen Abbildungen kein Negativum zu sein braucht.

Allen andern medizinischen Disziplinen voran schritt die Morphologie. Das Rinascimento der Antike, das bewundernde Staunen über vorhandene und neugefundene griechische Statuen steigerte das Interesse an den Formen und Bauelementen des menschlichen Körpers so sehr, daß man von einem Jahrhundert der Anatomie sprechen kann. Wegbereiter waren die Künstler. MICHELANGELO und LEONARDO DA VINCI führten in kühnem Ergründereifer unter ärztlicher Mithilfe selbst Sektionen durch, LEONARDO schätzungsweise dreißig (GIUSEPPE FAVORO). Seine zumeist um 1510 entstandenen anatomischen Skizzen überragen in der Genauigkeit der Naturbeobachtung und der präzisen Sicherheit der Strichführung haushoch alle schematisch-primitiven anatomischen Holzschnittdarstellungen der Zeit. In ihnen herrscht derselbe Geist wie in den Bildern des „*Ortus sanitatis*". Nach der Oberflächenform der Pflanze wird jetzt die Innenform des menschlichen Körpers Gegenstand der Beobachtungsschärfe. Diese Zeichnungen, nicht durch Reproduktionen vervielfältigt, blieben jahrhundertelang unbekannt und ohne Einfluß auf die anatomische Wissenschaft. Von tiefgreifender Wirkung dagegen waren die Bildtafeln des ANDREAS VESAL. Sein erstmalig 1543 bei JOHANN OPORINUS in Basel erschienenes Werk „*De humani corporis fabrica*" enthält fünfundzwanzig anatomische Tafeln im Folioformat (20,5 × 34,5 cm), Holzschnittdrucke, die durch morphologische Exaktheit wie künstlerische Vollendung beeindrucken. Die Zeichnungen werden dem Tizian-Schüler JOHANN VON CALCAR zugeschrieben. Der Buchanfang ist anders geworden. Während die Inkunabeln die Namen von Autor, Drucker und Herausgeber wie auch das Entstehungsdatum meist am Schluß des Bandes in dem sogenannten Kolophon verzeichnen, rückt dies alles jetzt auf die Titelseite. Weiterhin stehen bei VESAL ein Autorenportrait und ein Titelbild (Frontispiz) am Anfang, ersteres als Ausdruck des in der Renaissance erwachten Selbstgefühls. Es blickt uns später auch aus Büchern der Barockzeit an und blieb vielfach die einzige Illustration des Buches. Das Frontispiz der „*Fabrica*" ist wohl ihre bekannteste Tafel. Es zeigt den Anatomen inmitten einer großen Menge Schaulustiger und Lernbegieriger bei einer Sektion. Derartige „*Anatomien*" zierten von nun ab für Generationen eine große Reihe weiterer Morphologiebücher. Medizinische Werke hatten durchweg andere Titelbilder: allegorische bzw. mythologische Themen, Portraits der griechischen und arabischen Klassiker, auch ärztliche Szenen aus dem Alltag. Der Titel des Buches stand entweder oberhalb des Frontispiz oder wurde in manchen anderen Fällen von ihm umrahmt.

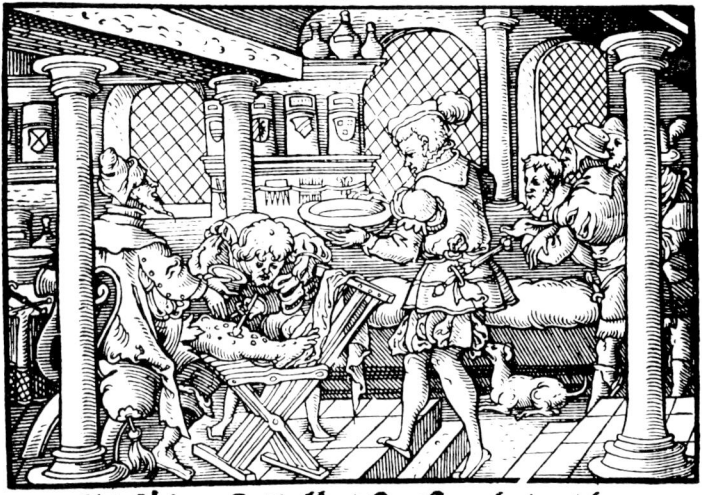

Neben Vesal haben Charles Estienne und nach ihm viele andere wie Realdo Colombo, Juan Valverde und Felix Platter (um nur einige zu nennen), mit großzügig und genau illustrierten Anatomiebüchern den Lern- und Nachfragebedarf einer wissensdurstigen Zeit gedeckt. Dieses reiche anatomische Bildmaterial spornte chirurgische Autoren zur Illustrierung ihrer Werke an. Wir erkennen das bei dem Franzosen Ambroise Paré (1510—1590), der Lagerungen zu Operationen, Schnittführungen oder Einrenkmanipulationen bei Luxationen u. a. m. abbilden ließ. Vor Vesal und der Blüte der Anatomie liegt das Werk des Straßburger Chirurgen Hans von Gersdorf. Er hatte 1517 in seiner Heimatstadt ein „Feldbuch der Wundartzney" herausgebracht, welches bis zum Ende des Jahrhunderts 11 Auflagen erlebte. Wie vor ihm Brunschwig, hatte er das Buch in seiner Muttersprache verfaßt — nicht wie die Anatomen in Latein. Der schöne Quartband enthält 23 Tafeln, Holzschnitte eines kräftigen, stets lebensnahen und lebensvollen, wenn auch manchmal etwas groben Duktus, die im allgemeinen Hans Wechtlin zugeschrieben werden. Außer den chirurgischen Darstellungen finden wir einen ein Uringlas beschauenden Arzt, den aussätzigen Heiligen Hiob sowie die „Besehung der uszetzigen" (S. 89).

Den weitgesteckten Rahmen der damaligen Medizin füllt wohl am ehesten der renommierte Theophrastus Bombastus von Hohenheim, genannt Paracelsus (1494 bis 1541) aus. In Zusammenhang mit ihm sei auf eine medizinhistorische Besonderheit hingewiesen. Unbewußt gliedern wir frühe Publikationen in unsere heutigen Umgrenzungen der Wissenschaften ein, ohne Rücksicht auf das damalige Fehlen solcher Limitierungen. Der an sich schon unscharfe Begriff der Medizin war seinerzeit durch Einbrüche anderer Disziplinen völlig verwaschen. Doch gerade durch möglichst allseitiges Wissen hoffte man, dem kranken Menschen helfen zu können. Paracelsus ist dafür ein Paradigma. Der Arzt habe Körper und Seele in die Harmonie zu bringen, welche einzig die rechte Gesundheit verbürgt. Das Zusammenführen ist Aufgabe der Religion, die sich ja vom lateinischen religiare = wiedervereinigen ableitet. In diesem Sinne habe der Arzt Theologe zu sein, zumal er dann die Nöte der Seele besser verstehe. Die Nöte des Körpers erkenne er als Anthropologe. Um gesund zu bleiben, müsse der Mensch versuchen, in Harmonie mit seinem wahren Selbst zu kommen; da dieser harmonische Zustand unter dem Einfluß der Sterne steht, sei der Arzt auch Astrologe. Als Alchimist begreife er die Wirkung der Substanzen, die sich in harmonischen Mischungen überall in der Weltmaterie finden. Schließlich werde er Mystiker, denn nur mit der Erkenntnis, daß auch Dinge jenseits der Logik existieren, vervollständige sich das System des Heilens.

All diese Parawissenschaften durchdrangen Paracelsus und trieben merkwürdige literarische Blüten. Deren krauseste ist wohl das „Prognostikon", eine kabbalistisch-dunkle Wahrsagungsschrift, übrigens das einzige Werk mit eingeplanten Illustrationen. Man tut aber diesem großen Geist unrecht, solche Seiten zu sehr zu betonen. Schließlich war er es, der die Empirie in den Mittelpunkt seines Arztseins stellte, der aus Protest gegen die sterilen Konventionen die Werke Galens öffentlich verbrannte und nicht aus staubigen Folianten, sondern aus eigenen Beobachtungen die wahre Natur der Dinge und Krankheiten erschließen wollte — schließlich war er es, der in genialer Weise manche Erkenntnisse und Gedanken der Psychiatrie, Biochemie sowie Chemotherapie vorwegnahm.

Paracelsus hat die visuelle Diagnostik hoch geschätzt: *„Und wenn du noch soviel liesest und wissest, so ist doch dein Wissen kein Wissen. Lasse die Augen deine Professoren sein!"* Die Konsequenz daraus in Form einer graphischen Fixierung seiner Krankenbeobachtungen zog er allerdings nicht. Die meisten seiner Werke sind ohne Abbildungen. „Große Wundarztney" (1536), die als einzige Ausgabe noch zu Lebzeiten des Autors erschien, enthält 22 teils ganzseitige Holzschnitte mäßiger Güte. Dargestellt sind anatomische Ansichten, chirurgische Geräte, Operationen, Apotheken und ähnliches. Spätere Nachdrucke haben z. T. hübsche Titelholzschnitte, wie der hier wiedergegebene des zweiten der drei Teile des Werks. Auf dem

Titelblatt des zweiten Teiles der großen Wundarznei des Paracelsus · Um 1550

unsigniertem Bild dieses nach 1550 entstandenen Nachdruckes verfolgt man die Behandlung von Beingeschwüren mit einem Stichel. Ein Gehilfe bringt eine Schüssel mit Wasser herein, Neugierige beugen sich vor. Zweifelsohne hat der Künstler das Thema (und sogar den Scherenstuhl) vom Petrarca-Meister übernommen (S. 29), doch Pose Kleidung und Innenarchitektur im Sinne des frühkapitalistischen Pomps der süddeutschen Hochrenaissance variiert. — Bemerkenswert gute Genrebilder von Kranken (8 mehrfach wiederkehrende Darstellungen) des Schweizers JOST AMMAN (1539—1591) bringt die Ausgabe von LECHLER, Frankfurt (1563, S. 94).

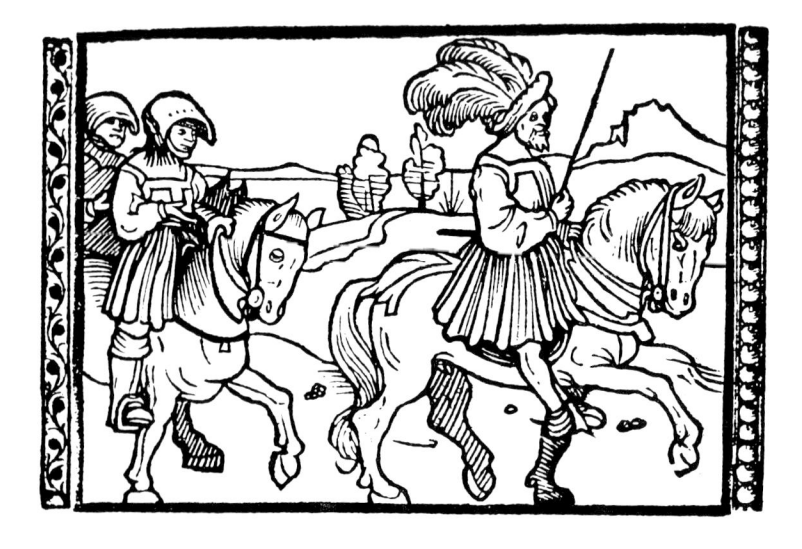

Der bei PARACELSUS gezeigte geistesgeschichtliche Standpunkt der unscharf begrenzten Medizin mit der Einbeziehung von vielerlei Artfremdem wirkte sich ganz allgemein auf die Bebilderung der ärztlichen Werke aus. Wir bemerkten es bereits für das Pestbuch von BRUNSCHWIG (S. 26). Bei Durchsicht einer größeren Zahl illustrierter medizinischer Bücher schälen sich gewisse Bildkategorien heraus. Da finden wir als Entlehnung aus dem „Ortus sanitatis" die Abbildungen von Heilpflanzen, welche bis ins 18. Jahrhundert hinein immer wieder übernommen wurden. Die grobe Darstellung eines Skeletts (gelegentlich dazu eines Brust- oder Bauchsitus) ist aus einem vorvesalischen Anatomiebuch hineingewandert. Neben dem Knochenmann steht öfters ein „Laßmann" (S. 118), und diese Kombination gehört zu den häufigsten Bildern jener Werke. Der Laßmann wird durch den Tierkreiszeichenmann ergänzt; mit ihm treten wir in den Bannkreis der Astrologie, die ja auch bei der Darstellung des Einflusses der Planeten

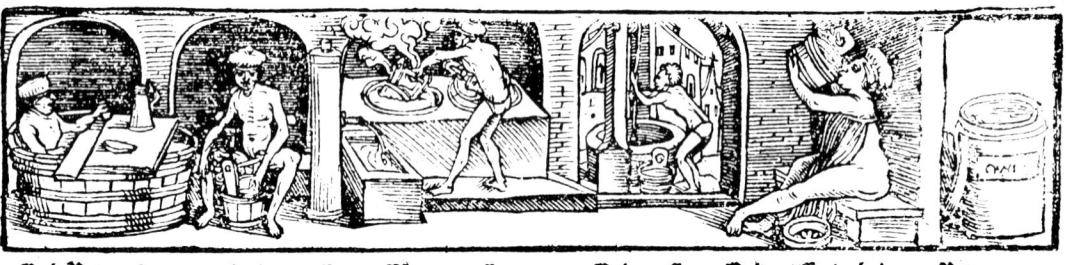

Buchseite aus dem Vanquete des Avila, 1531 · Mit einem Jörg Breu zugeschriebenen Holzschnitt

Zierleisten aus E. Elluchasem 1533 · Holzschnitte

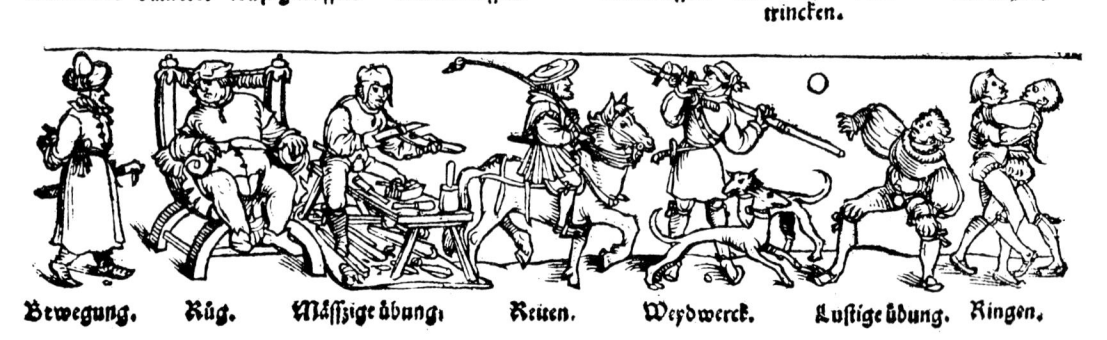

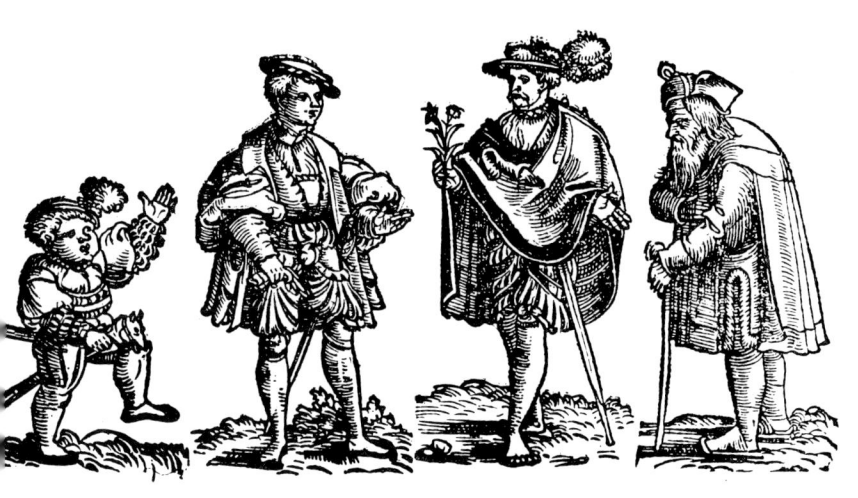

Hans Weiditz · Schlußbild (Die vier Lebensalter) aus Dryander · 1542

auf die Krankheit wirksam ist. Chiromantie und Metoposkopie spielten noch lange in ärztliche Überlegungen hinein. Überdies war es die Physiognomik (S. 261 ff.), deren empirisch wahrer Kern sich nur zögernd aus dem Wust von Spekulationen und Aberglauben herausschälte. Religiöse Darstellungen durften nicht fehlen, außer der der Pestheiligen ROCHUS und SEBASTIAN sind es noch mancherlei andere, sogar die Kreuzigung Christi. In eingefügten mythologischen Szenen spürt man den Geist des Humanismus. Auch das Alltagsleben ist eingefangen: die verschiedenen Lebensalter mit sorglosem Kinderspiel und den Mühen des Greises, die Arbeit der Bauern, die Pracht der Herrschenden, kurzum vieles Genremäßige. Einige medizinische Szenen kommen dazu: Apotheke, Zuraderlassen, Baden und Schröpfen.

Dieses Sammelsurium wird durch den gänzlich anderen Sinn des frühen Buchbildes verständlich. Wir Heutigen kennen für wissenschaftliche Bücher nur einen Illustrationszweck, die Veranschaulichung des Textes; das Bild soll das Wort ergänzen und unterstützen. Damals aber dienten die Bilder vornehmlich zur Augenfreude des Lesers. Sie sollten zum Kaufen anreizen, das Buch verschönern. Ohne besondere Absprache mit dem Autor fügte der Verleger nach Gutdünken ein, was ihm an Holzschnitten vorlag. — Das Gesagte sollen zwei Beispiele anschaulich machen. Die Randleisten stammen aus den „*Tacuini sanitatis*" des im 11. Jahrhundert tätigen Arabers ELLUCHASEM ELIMITHAR, die JOHANNES SCHOTT in Straßburg 1531 herausbrachte und denen er 1533 als „Schachtafeln der Gesundheyt" eine deutsche Ausgabe folgen ließ. Textlich ist das Werk interessant, da es in rot gedruckten, quadratisch-schachbrettartigen Tabellen Anweisungen über Diätetik, Heilmittel, Massage, Bäder usf. gibt. Die HANS WEIDITZ zugeschriebenen Holzschnitte bringen in strotzender, manchmal derber Vitalität Medizinisches aus dem Alltag. Die Buchseite aus dem „*Vanquete*" war nicht nur den Zeitgenossen Augenfreude und Ergötzung, sie ist es auch uns noch. Autor des Buches war der spanische Arzt AVILA, der Mediziner Karls V. HEYNRICH STEYNER in Augsburg hatte es 1531 mit 5 sehr hübschen Holzschnitten von HANS BURGKMAIR, HANS WEIDITZ und JÖRG BREU herausgebracht. Der wiedergegebene stolze Ritter in Konturholzschnitt hat, wie leicht erkennbar, zu dem Text kaum Beziehung.

Überdies waren Illustrationen medizinischer Bücher meist nicht für ein spezielles Werk bestimmt. Die im Besitz des Verlages befindlichen Druckstöcke wurden nach Gutdünken verwandt. Ich fand einen Holzschnitt der Offizin EGENOLPH, Frankfurt, aus einem frühen Kalender in Werken von DRYANDER, RYFF, PARACELSUS und ARNOLD NAUCCOMENSIS wieder. Es ist die wiedergegebene Szene aus einem öffentlichen Badehaus, wo in dem Heißluftraum ein Bader zwei Burschen bei der Fußwaschung behilflich ist. Hier wurde sie entnommen aus: „*Der gantzen Artzenei gemeynen Inhalt*" (1542), das JOHANN EICHMANN verfaßt hatte, der sich graezisiert DRYANDER nannte. Man zog noch keine scharfe Trennungslinie zwischen den Bildern in medizinischen und Laienbüchern oder Kalendern.

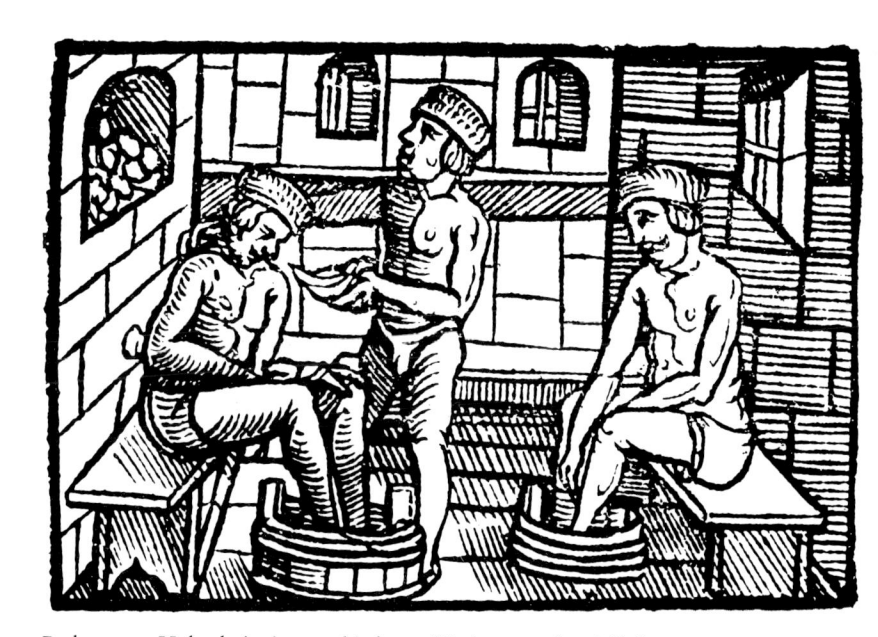

Badeszene · Holzschnitt in verschiedenen Werken aus der Offizin Egenolph, Frankfurt · 1520—1542

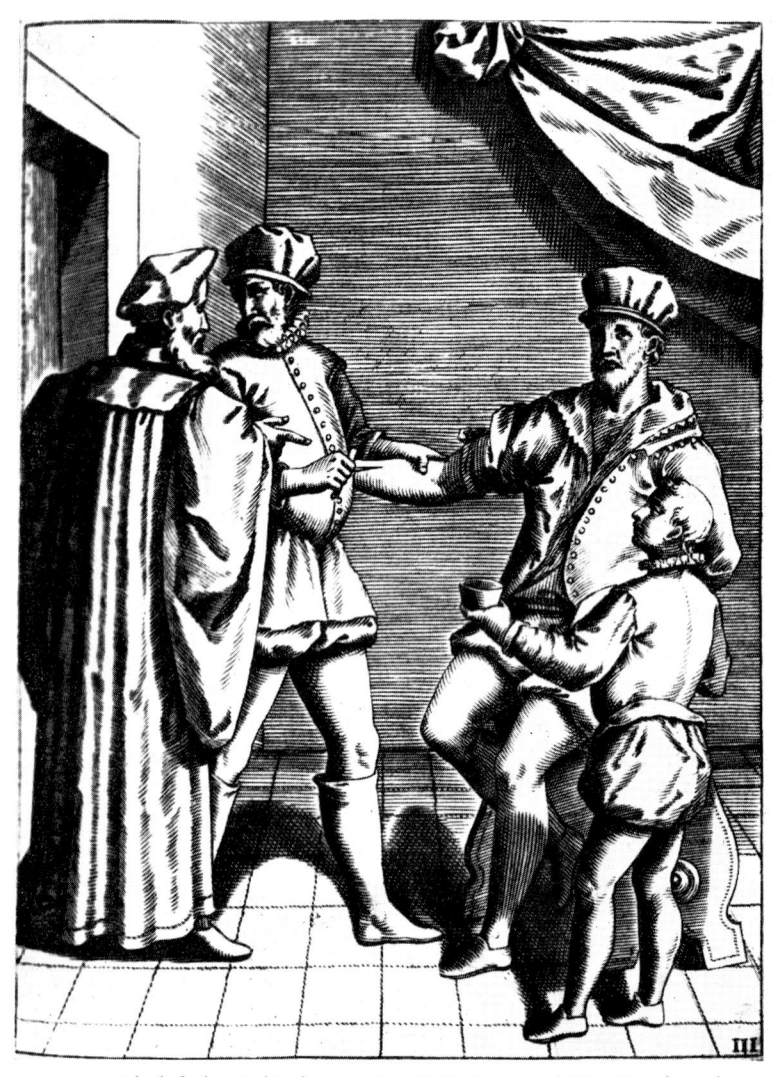

Aderlaß der Cubitalvene · Aus P. P. Magni · 1580 · Kupferstich

Mir ist aus dem Jahrhundert nur ein Beispiel bekannt, wo die Direktiven des Autors bei der Herstellung der Bilder zu spüren sind, nämlich in dem Aderlaßbuch des PIETRO PAOLI MAGNI (Rom 1589, S. 123). Aber die Venaesectio ist, genau genommen, ein chirurgischer Eingriff, und in chirurgischen Büchern griff der Autor in die Gestaltung der Bilder ein. Aus diesem Werk möge eine Wiedergabe des Aderlasses der Ellenbeugenvene den Stil des Seicento charakterisieren. Welch ein Unterschied zu dem Bilde bei BRUNSCHWIG! Alles ist hier ausgewogen und überschaubar. Das Formgefühl der Renaissance hat Arzt — Bader — Patient und assistierenden Knaben in klarer Statik der gegebenen Begrenzung eingefügt. Kontrastreich erhellt ein (nicht sichtbares) Licht die Handlung und wirft auf den Fliesenboden recht harte Schatten. Zur Illustrierung von Magnis Werk diente übrigens das in Mode kommende Kupferstichverfahren, welches wir hier zum ersten Mal antreffen.

Vielerlei sahen wir also in ärztlichen Büchern des 16. Jahrhunderts bildlich wiedergegeben, doch nicht das uns Wesentlichste: charakteristische Krankheitsaspekte. Diese finden wir damals fast nur unabhängig von der Medizin, und zwar — ein merkwürdiges Paradoxon! — in religiösen Darstellungen. Der spezielle Teil zeigt im einzelnen, daß und wo die Sakralkunst die frühesten Bilddokumente geliefert hat. In der Wissenschaft ist es noch ein weiter Weg bis zu der Erkenntnis, daß jeder Krankheit etwas Typisches innewohnt, und bis zur zeichnerischen Fixierung ihrer äußerlichen Manifestationen.

Das 17. Jahrhundert

Der stürmischen Ausweitung des morphologischen Wissens durch den schöpferischen Elan der Renaissance folgte im Zeitalter des Barock eine gewisse Umschichtung der Medizin. Die vertiefte Kenntnis der normalen Anatomie ermöglichte eine bessere Erfassung der krankhaften Abweichungen, und diese begann man zu sammeln, zu konservieren, auch zeichnerisch zu registrieren. Doch beschränkten Arzt und Naturkundler sich nicht allein auf die menschliche Pathologie. In den Sammlungen hingen bzw. standen außerdem in pittoreskem Durcheinander Reptilien und Vögel, Fische, Pflanzen und Steine. Neben der wissenschaftlichen Neugier mag eine dem barocken Lebensgefühl entsprungene Sammel- und Sensationslust mitgespielt haben. Ein reizendes Bildbeispiel ist die Titeldoppelseite der „Historia naturale" des FERRANTE IMPERATO (Venedig 1672). Welch ein tolles Gewimmel herrscht in diesem Panoptikum, diesem Zwitter von Museum und Bibliothek! IMPERATO konnte als Apotheker seiner Sammeltätigkeit viel Zeit widmen.

Auf medizinischem Gebiet konzentrierte sich, dem Zeitgeist entsprechend, das Interesse auf das Besondere, Kuriose, Bizarre und Absurde. Es ist die große Zeit der Kompilation und Publikation von Monstren, von Mißgeburten und Mißbildungen. Darüber erschien eine Vielzahl dünn- und dickleibiger Werke. Die bekanntesten erwähnt der spezielle Teil (S. 150). Hier sei nur das Frontispiz aus „De-

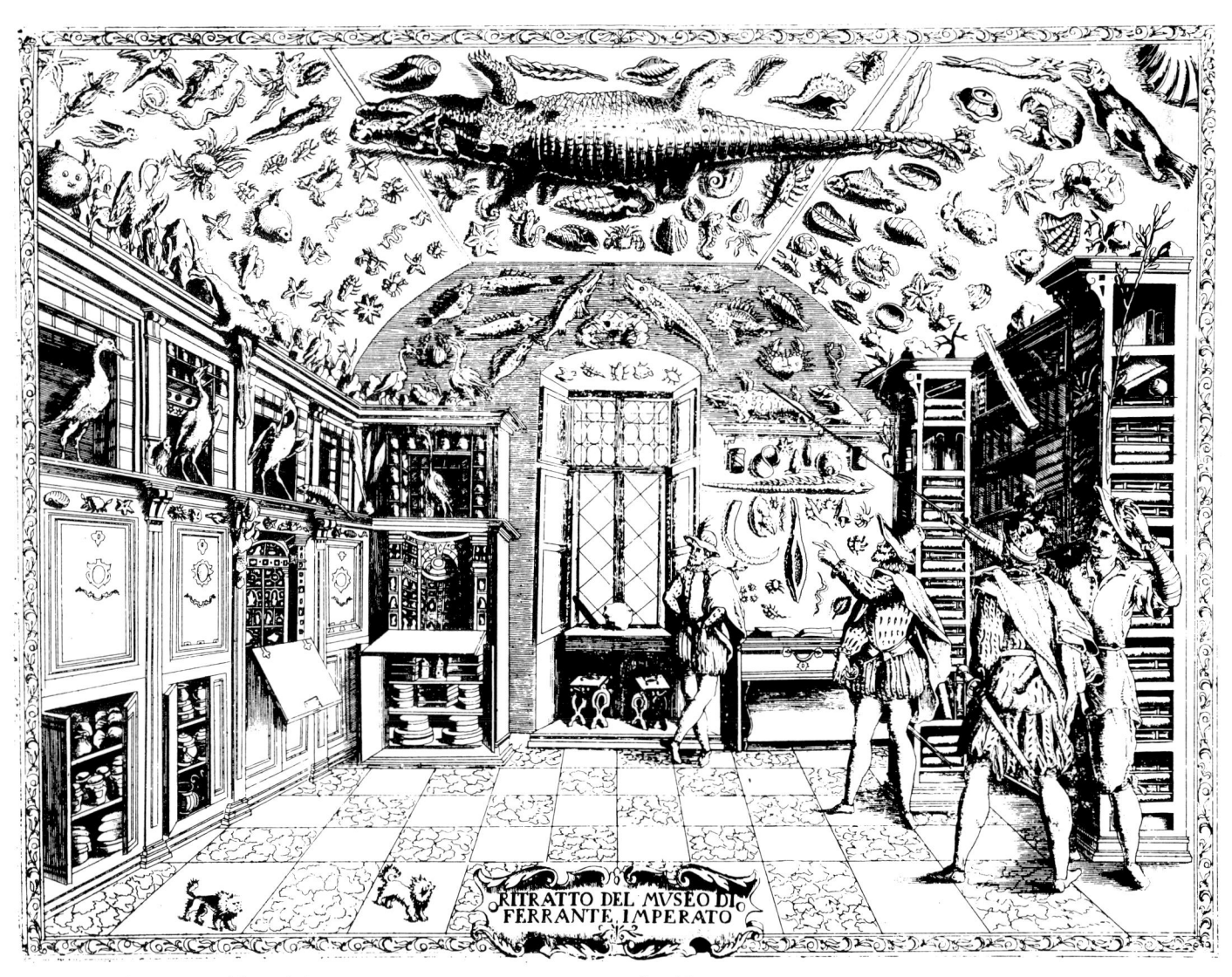

Naturalienkabinett · Titeldoppelseite aus Ferrante Imperato · 1672 · Kupferstich

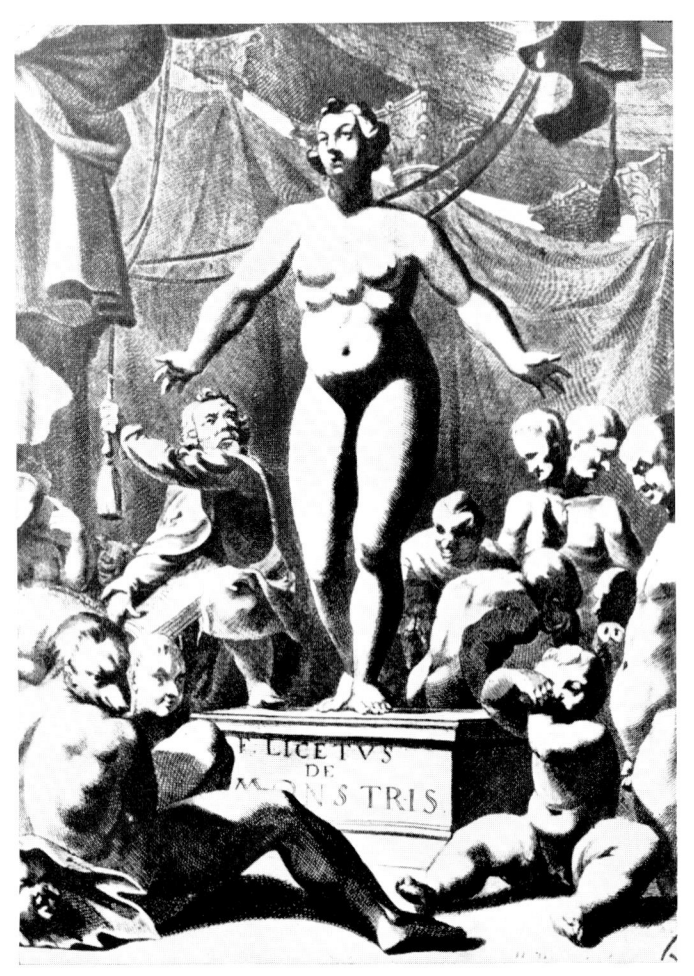

Titelkupfer zu F. Licetus · 1616

monstris" des FORTUNIUS LICETUS (1577—1657) gezeigt. Erstmalig erschien das Werk 1616 in Padua. Die lebendige Bewegtheit der dargestellten Mißgeburten gibt dem Bilde — zusammen mit den gerafften Vorhängen des Vordergrundes — etwas Theaterhaftes. Das linksseitig erkennbare Wesen aus Menschenleib und Hundekopf wurde damals für durchaus möglich gehalten. — Breite Zeitströmungen sind meist ohne Tiefgang und versanden bald, so auch das gesteigerte Interesse an Monstrositäten. In die Zukunft hingegen weisen einige einsame, selbständige Denker; drei unter ihnen sind in diesem Zusammenhang wichtig und sollen später näher besprochen werden.

Das 17. Jahrhundert brachte für Europens Kernlande endlose Kriege und Verwüstungen, Hungersnöte und Seuchen. Die Bevölkerung Deutschlands war nach dem Westfälischen Frieden auf die Hälfte reduziert, ihr Geldbesitz fast völlig geschwunden. Mit der sinkenden Macht der spanischen und österreichischen Habsburger und dem Aufkommen Frankreichs ändern sich auch die kulturellen Schwerpunkte. In Buchdruck und Illustration halten Deutschland und Italien nicht mehr ihren Vorrang. England beginnt jetzt mit dem Kontinent Schritt zu halten, und langsam tritt Frankreich in den Vordergrund. Doch zunächst entfalten sich nach Abstreifen des spanischen Joches die Niederlande. Von ihrer kulturellen Hochblüte zeugt wohl am beredtesten die darstellende Kunst. Auch medizinische Motive interessieren Zeichner und Maler; präzise und wirklichkeitsnah werden sie wiedergegeben (S. 171 und S. 176). Hier sei als Beispiel eine mit 1616 datierte Zeichnung von W. BUYTENWEGH (gegen 1580—1625) gebracht. Wieder beobachten wir einen Aderlaß. Der spanische Stil — mit Halskrause, steifem Mieder und Reifrock bei der Frau, Pluderhosen beim Manne — bestimmt noch die Kostümierung. Relativ steif ist auch, verglichen mit dem Magnischen Bilde, die Darstellung. Der entblößte Arm stützt sich auf einen langen Aderlaßstab. — Mit der eifrigen Pflege des Buchdruckes wuchs die Zahl der medizinischen Publikationen. Sie profitierten von der Blüte der Bilderkunst: die meisten illustrierten Arztbücher dieses Jahrhunderts sind in Amsterdam oder Leyden verlegt. Vor allem bringen sie die ersten genaueren Darstellungen einer Reihe therapeutischer Eingriffe.

Der Kupferstich hat sich völlig durchgesetzt und wird noch im folgenden Jahrhundert die fast ausschließliche

W. Buytenwegh · Aderlaß · 1616 · Silberstiftzeichnung · Teyler-Museum Haarlem

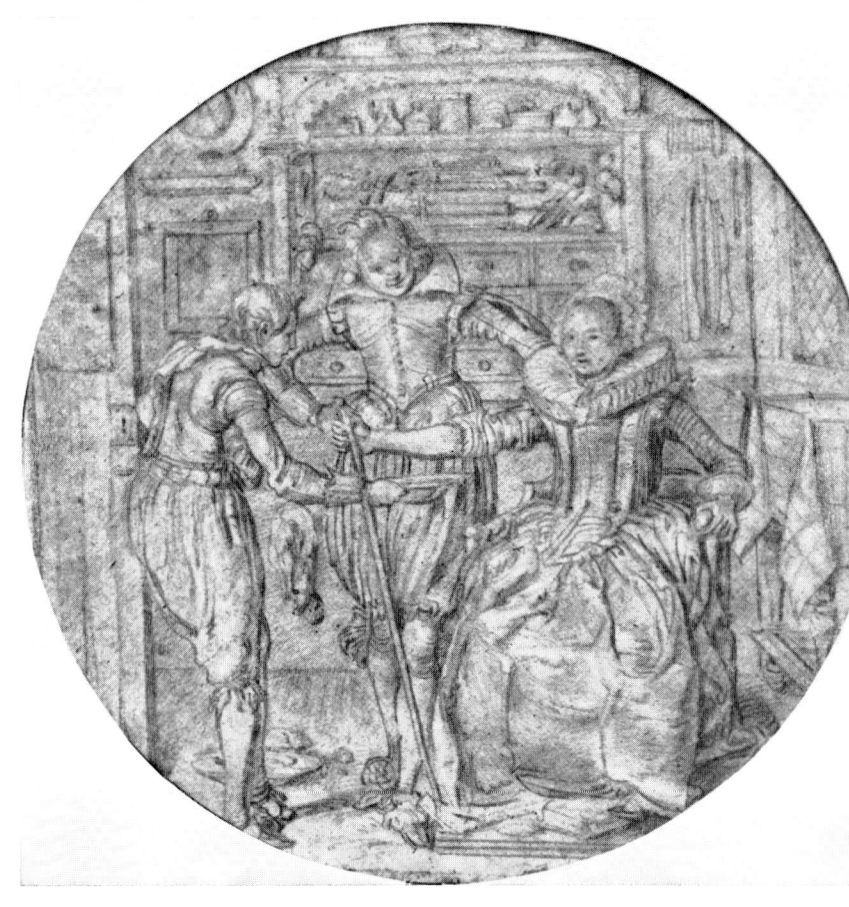

Pathos in ein Werk wie die geschwungene Prunktreppe in ein Barockschloß. Vorzüglich hierfür waren allegorische Figuren geeignet und sind auch am häufigsten verwandt. Wir finden sie im Titel der holländischen Ausgabe der Werke des englischen Anatomen und Physiologen Thomas Willis (1621—1675). Sein Name ist nicht nur mit der Beschreibung des XI. Hirnnerven verknüpft, sondern auch mit der geschmacklichen Erkennung der Zuckersüße des Harns bei manchen Polyurien, also beim Diabetes mellitus. — Gern stellte man auch die griechischen und arabischen Klassiker der Medizin dem Werke voran. Bezüge auf den Inhalt sind selten. Dafür ein Beispiel: das Titelblatt der „Observationes medicae" des Nicolas Tulp (1593—1674), die 1652 bei Elzevier in Amsterdam erschienen. Der Verfasser ist uns als Zentralfigur des Rembrandtschen Anatomiebildes gegenwärtig geblieben. Sein Frontispiz ist vielfigurig. Oberhalb des Titels führt ein am Kaminfeuer sitzender Mann sich mit Hilfe eines von hinten herumgreifenden Knaben einen Katether in die Blase ein. Rechts erkennt man unter einem Schimpansen (Tulp beschrieb als erster die Affenmorphologie) eine junge Frau, deren zystische Ovarialtumoren durch Herunterklappen der vorderen

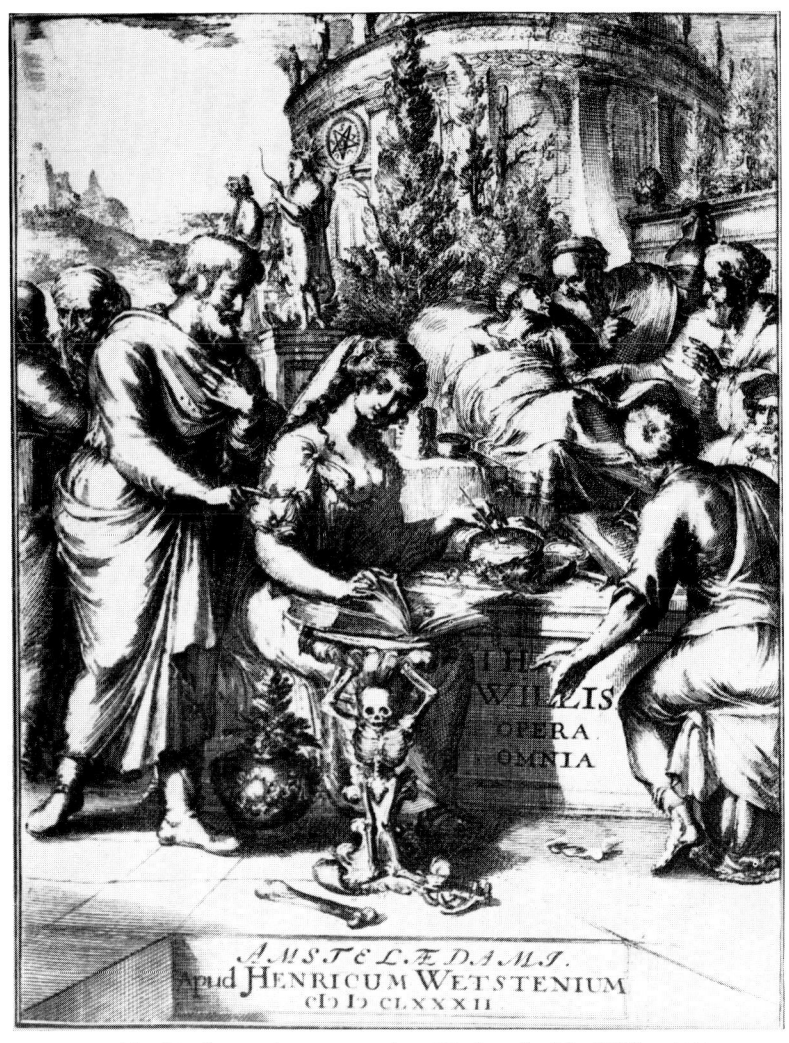

Titelkupfer zu den gesammelten Werken des Th. Willis · 1682

Titelseiten — Frontispiz und Autorenportrait — aus: N. Tulp · 1652 (Nachdruck 1739) · Kupferstiche

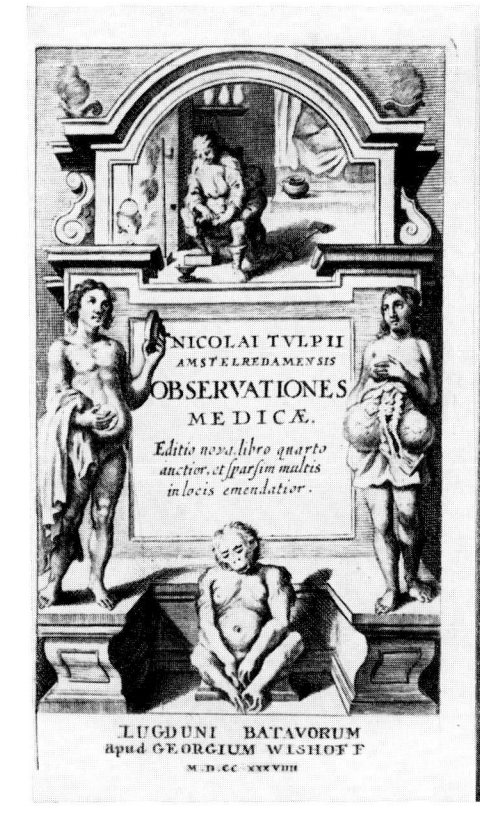

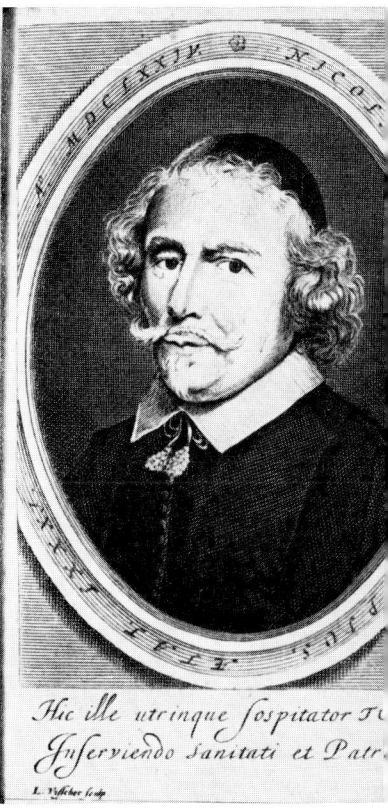

Darstellungsart bleiben. Seine kalte Härte und Exaktheit entsprechen dem Geist der Zeit, etwa der Mentalität eines Descartes (1596—1650) mit seiner Verstandesklarheit und seiner vom Gefühl abstrahierenden Logik. Eine Vielzahl illustrierter Bücher entsteht, etwa über Architektur und Hortikultur, über Militärwissenschaften und Pferdewesen, Astronomie und fremde Erdteile. Neue anatomische Atlanten erscheinen. Bei der relativ kleinen Käuferschicht bedeuten die höheren Entstehungskosten der Kupferdrucke den Ruin manchen Verlegers und Verfassers! Das gesteigerte Selbstgefühl der Zeit spiegelt sich in den zahlreichen, vielfach künstlerisch und technisch meisterhaften Autorenportraits. Besser noch symbolisiert der Titelkupfer dieses Jahrhundert, in dem er seine größte Entfaltung erlebte. Bei sehr vielen Werken bleibt solch ein Frontispiz die einzige Abbildung. Es leitet mit demselben repräsentativen

Bauchwand unmittelbar sichtbar gemacht sind. Links seitlich hält ein Mann mit Bauchwassersucht in Nabelhöhe ein rundliches Instrument, dessen Einzelheiten an einem ihm gleichen, in der Hand gezeigten zu erkennen sind. Genauer finden wir eine solche in Bauchmitte durchgeführte Punktion auf einer Zeichnung im Innern des Werkes erläutert (S. 233). — Am wichtigsten sind uns aber jene Titelkupfer, welche im Werk beschriebene Krankheiten abbilden. Deren wesentlichste — zumeist in den speziellen Kapiteln reproduziert — seien hier aufgezählt: JACQUES DUVAL (1612) Hermaphrodit, FRANÇOIS GLISSON (Leydener Ausgabe 1671) Rachitis, BUSSCHOF (1676), BLANKAART (1684), HEINSIUS (1698) Gicht, DAVID ABERCROMBY (1691, holländische Ausgabe) Pocken bzw. Lues. Diese ohne ärztliche Intention und Intervention entstandenen Genreszenen sind vielfach das früheste Bilddokument der Krankheit.

Als neuestes Reproduktionsverfahren kam seit etwa 1630 die Radierung dazu. Auch ihre Technik entsprang dem Handwerklichen. Harnischmeister und Plattner konnten bereits jahrhundertelang ornamentale Muster und Bildwerke in das blanke Eisen eintiefen. Sie überzogen es zunächst mit einer deckenden Schicht, entfernten die Kruste im Zeichnungssinne mit Stift oder Punze und ließen auf Flächen und Linien eine fressende Säure einwirken. Ähnlich erfolgte bei der Radierung die Eingrabung der Zeichnung auf die Kupferplatte, nicht mechanisch wie beim Stich, sondern chemisch durch Säureätzung. Angeregt durch das Vorbild eines Augsburger Ornamentstechers, griff bereits ALBRECHT DÜRER das Verfahren auf und führte 1515 bis 1518 eine Reihe von Eisenplattenätzungen durch (z. B. „Die Entführung auf dem Einhorn"). In den folgenden Jahrzehnten verwandten es ALTDORFER und HIRSCHVOGEL zu kleinformatigen Landschaftsdarstellungen. Bekanntlich hat ein Jahrhundert später REMBRANDT die Radierung zu einer großartigen künstlerischen Technik entwickelt (wobei jetzt Kupferplatten genommen wurden) und in Frankreich etwa gleichzeitig JACQUES CALLOT. Willig kam die Radierung den malerischen Tendenzen der Kunst des 17. Jahrhunderts entgegen. Von den beiden älteren Techniken unterscheidet sie die Freiheit der Strichführung. Die Radiernadel bewegt sich auf der Kupferplatte so ungebunden wie die Zeichenfeder auf dem Papier. Sie erfaßt die Zufälligkeiten der Erscheinung, ist skizzierend, andeutend, dynamisch. In den statisch solide ausgerichteten morphologischen Abbildungswerken finden wir sie daher selten, häufiger in den klinischen.

Nun zur inneren Medizin! Blickt man aus der Distanz der Jahrhunderte zurück, sieht man die wesentlichsten Entwicklungslinien von GALILEO GALILEI (1564—1642) ihren Ausgang nehmen. Bekanntlich führte der große Mathematiker und Astronom mit der induktiven Forschungsmethode Maß und Zahl in die physikalische Betrachtung ein. Sein ärztlicher Freund SANTORIO SANTORIO (1561—1636) hat dies von ihm übernommen. GALILEI lehrte von 1593—1610 Mathematik an der Universität zu Padua. SANTORIO kam etwa 1602 in die geistig höchst lebendige Stadt, nachdem er vorher 14 Jahre dem König von Polen gedient hatte. 1611 erhielt er eine Professur für Theorie der Medizin. Der Einfluß des Genies wirkte noch nach seinem Weggang nach Florenz (1610) auf den Mediziner weiter, der ihm 1615 mit der Übersendung der „Statica medicina" schrieb: *„Der Wert [des Buches] basiert auf zwei Prinzipien. Einmal ist die Medizin Addition und Subtraktion; man füge das, was fehlt, hinzu und ziehe Überflüssiges ab. Das zweite Prinzip aber ist das Experiment."* Ein Ausfluß dieser Geisteshaltung ist Santorios Lebenswerk, speziell auch die 1614 erschienene, in Aphorismen geschriebene *„Ars de statica medicina"*. Dieses dünne Bändchen sollte für ein ganzes Säkulum das am meisten verbreitete und gelobte medizi-

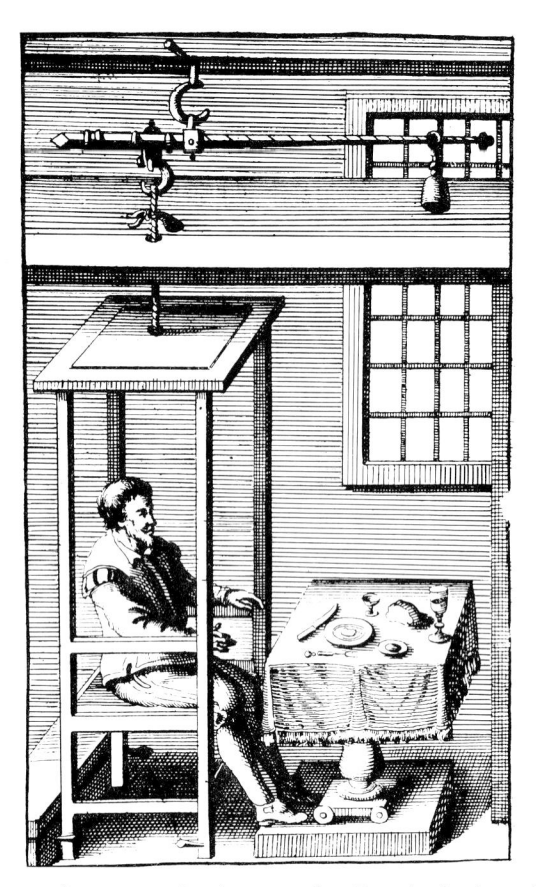

Versuchsanordnung zur Bestimmung der Perspiratio insensibilis · S. Santorio · 1614 · Kupferstich

nische Werk bleiben. Es erlebte 28 lateinische und jeweils eine Mehrzahl italienischer, französischer, holländischer, deutscher und englischer Ausgaben. Noch BOERHAAVE war von ihm begeistert: *„Kein medizinisches Werk ist mit solcher Perfektion geschrieben."* Daraus ist hier jene Abbildung der Versuchsanordnung wiedergegeben, die zur Entdeckung der Perspiratio insensibilis führte. Auf einer großen, oberhalb der Zimmerdecke ausbalancierten Waage saß der Proband, meist der Autor selbst. Seine aufgenommenen Nahrungsmengen wurden genau gewogen und andererseits auch die abgegebenen Exkrete. Stets ließ sich feststellen, daß das Gewicht der letzteren durchweg geringer war. Die Differenz erklärte SANTORIO durch den ausgeatmeten Teil des Nahrungsstoffes, durch die „Perspiratio insensibilis". Allerdings hat er sie zu hoch veranschlagt: *„wenn 8 Pfund Fleisch und Getränke an einem Tag genommen werden, ist die Charge, die durch die insensible Perspiration abgeht, 5 Pfund."* Doch machte ihn diese Konzeption zum Vater der Stoffwechselforschung, zum Ahnherrn einer Entwicklungsreihe, die bis zu VOIT, VON LEYDEN und KREHL reicht. — 1624 berichtete er über den medizinischen Gebrauch des Thermometers, dessen Prinzipien wahrscheinlich GALILEI entwickelt hat. Bisher hatte man über das Fieber nur mit der aufgelegten Hand spärlich Auskunft erhalten. Wie die Abbildung erkennen läßt, wird vom Patienten ein Glasballon im Munde gehalten bzw. angehaucht (in einer weiteren Modifikation wird er vom Kranken in der Hand gehalten). Fieber drängt den Inhalt des Röhrchens — grün gefärbtes Wasser — in das untere, kleine Gefäß. Es ist also noch ein sogenanntes offenes Thermometer. SANTORIO konstruierte auch andere Instrumente, z. B. eines zur Bestimmung der Luftfeuchtigkeit und ein weiteres zur Zählung der Pulse („Pulsilogium"). Die Freude am technischen Gerät, nicht an der medizinischen Beobachtung, war bei ihm der primäre Impuls; in keinem seiner Werke findet sich eine Notiz über selbst festgestellte Pulszahl oder Körperwärme des Kranken!

Paduas Ruf als Universität zog damals Studenten aus ganz Europa an. In einem Jahr waren auf dieser Hochschule der venezianischen Republik nicht weniger als 5 083 Deutsche immatrikuliert (H. MAJOR). Mit anderen englischen Studenten war aus Cambridge der eifrige WILLIAM HARVEY (1578—1657) gekommen. Er blieb fast ein Jahrzehnt, von 1593 bis zu seiner Promotion 1602. Besonders fesselte ihn FABRICIO D'ACQUAPENDENTE, welcher im großen Amphitheater Anatomie lehrte. Vor den Augen des wissendurstigen Briten demonstrierte er 1594 u. a. die von ihm gefundenen Venenklappen. Es ist wohl kein Zufall, daß nur zwei Kupfergravüren, die das Verhalten der Venenklappen zeigen, dem Werke Harveys über die Entdeckung des Kreislaufes beigegeben sind. Auch bewirkte kein Zufall, sondern der große geistige Schatten Galileis, daß Maß und Zahl ihn zur Entdeckung des Blutkreislaufes führten. Bisher gab die Wissenschaft auf die Frage nach der Bewegung des Blutes — deren Ausdruck offenbar der Puls war — keine eindeutige Antwort. HARVEY ging zunächst anatomisch vor. In jahrelanger Arbeit zergliederte er zahllose Tiere aus über 80 Arten. Er sah das Herz schlagen und fühlte es bei der Kontraktion Blut auswerfen. Wieviel Blut? Er schätzte die Menge auf 2 Unzen ($=$ 56,7 g). Bei 72 Herzschlägen in der Minute macht das für die Stunde eine Blutmenge von $2 \times 72 \times 60 = 8640$ Unzen (rund 250 kg). Das wäre etwa das Dreifache des Körpergewichtes! Diese ungeheure Menge konnte nicht ständig neu gebildet werden und in den Organen versickern — wie etwa GALEN es sich dachte. Es gab keine andere Möglichkeit, das Blut mußte aus dem Körper wieder zum Herzen zurückkehren, mußte kreisen. Und das Verhalten der Venenklappen war der Beweis, daß das Blut immer in einer Richtung lief. Bereits 1613 hatte er die Blutbewegung gefunden, die Entdeckung jedoch erst 15 Jahre später veröffentlicht. Das schmale Quartbändchen erschien 1628 in Frankfurt bei WILHELM FITZER: *„Exercitatio anatomica de motu cordis et sanguinis in animalibus."* Wahrscheinlich scheute der Autor eine Herausgabe des durch die Kühnheit der Aussage im wahrsten Sinne sensationellen Werkes in seinem Heimatlande und wählte dafür die weltaufgeschlossene Messestadt. Die (hier zusammen gedruckten) zwei Kupfergravüren sollen Venenklappen des Vor-

Fiebermessung im Mund und durch Anhauchen · S. Santorio · 1624 · Holzschnitt

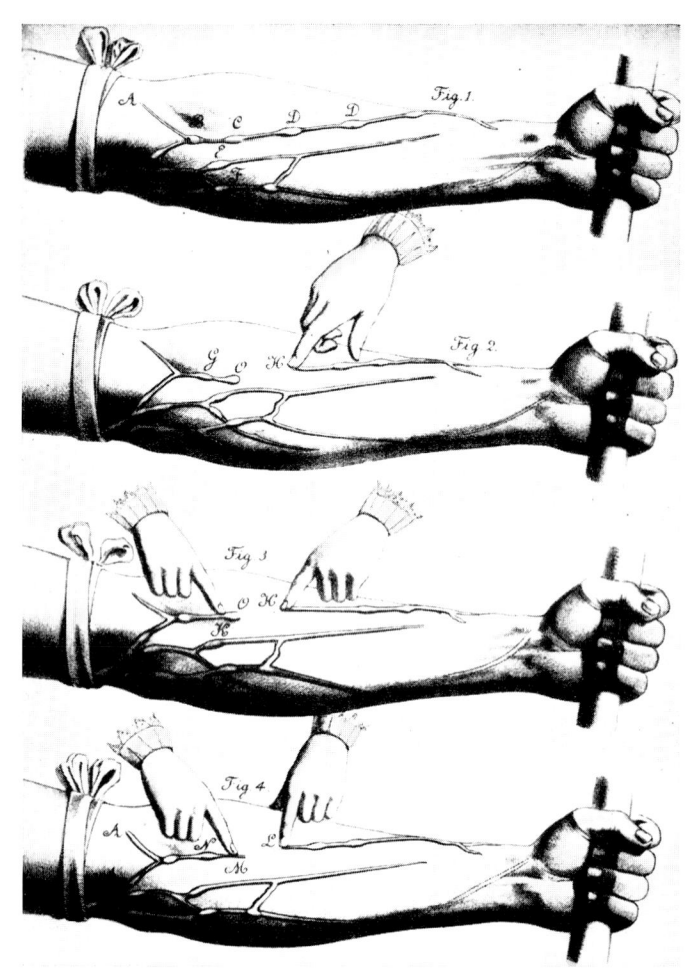

Venenknoten und Auswirkung der Venenkompression · Aus W. Harvey · 1628 · (Umzeichnung der 2 Kupfertafeln in eine bei J. H. Baas)

derarmes und deren Verhalten bei Abklemmung des Blutflusses demonstrieren. Die Zeichnung ist wenig geschickt; die komprimierenden Finger sind im Verhältnis zum Demonstrationsobjekt viel zu klein, die Handrücken ohne Oberflächenstruktur. Recht schwerfällig ist auch die textliche Erklärung der Tafel, deren erster Teil hier wiedergegeben sei (deutsche Übersetzung von Baas).

„Damit aber diese Wahrheit um so klarer einleuchtet, werde der Arm beim lebenden Menschen über dem Ellenbogen unterbunden, wie wenn man zur Ader lassen wollte. A A Es werden in Zwischenräumen gleichsam Knoten und Höckerchen B C DD E F zum Vorschein kommen, besonders bei Landleuten und Variкösen, nicht allein da, wo die Varikosität E F ist, sondern auch da, wo keine ist (C D), und jene Knoten rühren von den Klappen her. Wenn sie auf diese Weise am äußeren Teil der Hand oder des Cubitus zum Vorschein kommen, so wirst du, wenn du durch unterwärts vom Knoten mit dem Daumen oder Zeigefinger ausgeübten Druck das Blut aus jenem Knoten oder [jener] Klappe verdrängt hast (H. 2. Figur) sehen, daß (da die Klappe ganz und gar hemmt) kein [Blut] einfließen kann und daß der Teil der Vene (H. O. der 2. Figur) unterhalb des Knotens und des zurückgezogenen Fingers obliteriert, und daß sie dem ungeachtet oberhalb des Knotens oder der Klappe gefüllt genug (O. G.) ist, ja du wirst sehen, daß, wenn du das so verdrängte Blut H oder die leere Vene festgehalten und mit der anderen Hand wider den oberen gefüllten Teil der Klappen (O der 3. Figur) nach unten hin gedrückt hast (K der 3.), durch keine Gewalt [Blut] nach jenseits der Klappe (O) gedrängt oder eingetrieben werden kann."

Die Werke von THOMAS SYDENHAM (1624—1689) sind durchweg ohne Abbildungen. Dennoch ist sein Einfluß auf die bildliche Krankendarstellung größer als der der Vorgenannten. Er hat die Auffassung vom Kranksein so geändert, daß erst damit ein für die Krankheit typisches Bild erarbeitet und graphisch registriert werden konnte. Front machte er gegen den allbeherrschenden HIPPOKRATES. Der Grieche sah im Prinzip nur den speziellen Krankheitsfall, die einzelne erkrankte Person; Individuum und Krankheit verbanden sich zu einer einmaligen, unwiederholbaren Einheit. SYDENHAM dagegen bemühte sich erstmalig um eine Typisierung von Krankheiten. In jedem Kranken ist eine Krankheitsart wirksam, eine besondere Entität. Diese Art der Krankheit bestimmt überwiegend den Ablauf des persönlichen Leidens, das Individuum tritt in den Hintergrund. Zu ihrer klareren Erkennung sucht er im Wust der Symptome nach einer Ordnung. Er sieht in ihnen den Ausdruck des Kampfes zwischen der Krankheit und der Natur des Menschen. Da wirken zunächst die schädigenden Krankheitseinflüsse sich aus, Zerstörungen entstehen: Symptomata essentialia. Dann kommt die Reaktion des Organismus, die ihm innewohnende Heilkraft zum Zuge: Symptomata accidentalia sind ihr sichtbares Ergebnis. Diese ontologische Krankheitsauffassung sollte sich als höchst fruchtbar erweisen. Sie beflügelte das Streben nach möglichst präziser Erfassung des Typischen und seiner Manifestationen. Sie erst gab die logische Voraussetzung für eine monographische Bearbeitung von Krankheiten. SYDENHAM hat mit der Beschreibung der ihn selbst plagenden Gicht sowie der Chorea minor den Anfang gemacht; es folgten GLISSON (Rachitis), WEPFER (Apoplexie), MORTON (Phthisis) u. a. Und diese Krankheitsauffassung erst — das ist hier wichtig — führte im Zuge der diagnostischen Wertsteigerung charakteristischer Symptome zu dem Streben, sie möglichst typisch bildlich zu fixieren.

Werfen wir noch einen Blick auf zwei in unserem Zusammenhang wichtige Chirurgen. WILHELM FABRI (1560

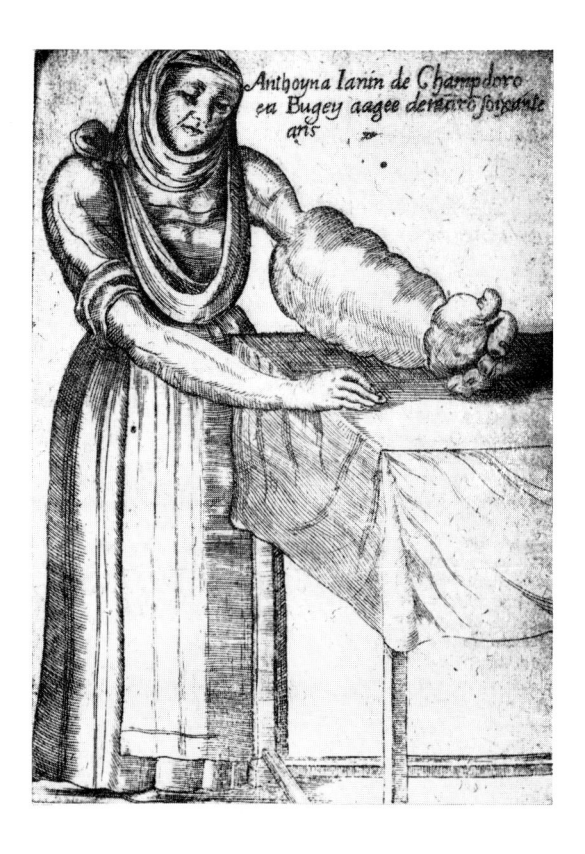

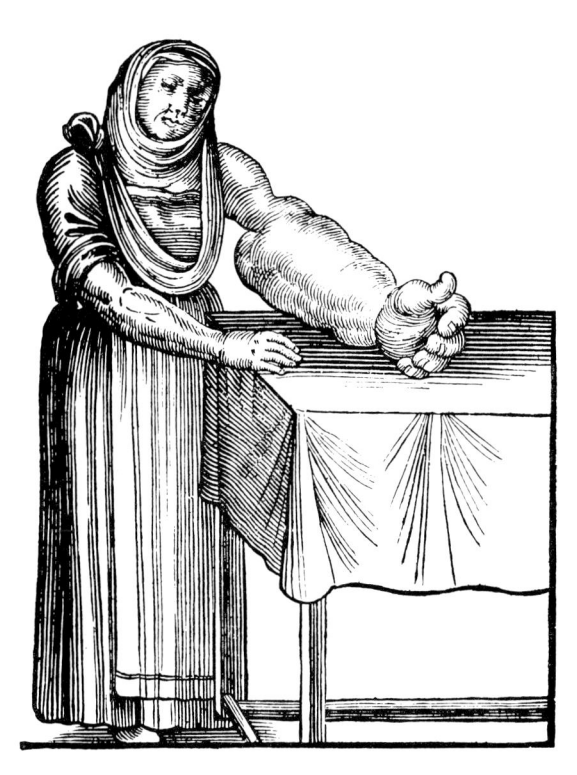

Frau mit Elephantiasis des linken Armes · Aus F. Hildanus
a) Kupferstich der lateinischen Ausgabe 1646
b) Holzschnitt der deutschen Ausgabe 1652

—1634), nach seinem Geburtsort Hilden bei Köln FABRICIUS HILDANUS genannt, Stadt- und Kantonalarzt in Bern, bringt in seinem „*New Feldarzneybuch von Krankheiten und Schäden*" (Basel 1615, L. KÖNIG) nur einige grobe Abbildungen von Instrumenten. Interessanterweise treffen wir in der 1646 erschienenen lateinischen Ausgabe „*Opera observationum et curationem medico-chirurgica*" im Text außer den Holzschnitten auf acht etwa ein Viertel der Seite bedeckende Kupferstiche. Bei der 6 Jahre später erschienenen deutschsprachigen Gesamtausgabe sind sie von dem Verleger JOH. BEYERS nicht übernommen. Diese Abbildungen (wie hier am Beispiel der Elephantiasis gezeigt) wurden vielmehr vom Xylographen neu geschnitten. Wahrscheinlich verfuhr man so wegen der einfacheren Druckweise. Die zusätzliche Arbeit für die unter größerer Preßkraft nachträglich eingefügten Kupferstiche war zeitraubender als das Schneiden neuer Holzstöcke, welche gleichzeitig mit dem Schriftsatz gedruckt werden konnten.

JOHANN SCHULTES (1595—1645), bekannter unter der latinisierten Namensform SCULTETUS, Stadtphysikus in Ulm, ist für uns mit seinem „*Armamentarium chirurgicum*" ergiebiger, einem prachtvoll gedruckten und ausgestatteten, seinerzeit hochberühmten Werk. In der ersten Auflage (1655 bei B. KÜHNEN, Ulm) enthielt es auf 43 Kupfertafeln allerdings nur Chirurgisches (vor allem Instrumente, Frakturen und deren Reponierung, Trepanationen usw.). Dagegen ist die 1671 in Amsterdam erschienene und von J. B. VAN LAMZWEERDE mit einem Appendix versehene Ausgabe durch eine Reihe von Abbildungen ergänzt, die medizinische Eingriffe zeigen. Man sieht die Selbstdurchführung eines Klistiers, die Bluttransfusion von einem Lamm, Punktion einer Vene, Ausführungen von Schwitzprozeduren, Katheterisieren, den Einschnitt zur Aszitespunktion und anderes mehr. Die Abbildungen sind von geübter Hand in der flüssigen Manier des holländischen Stils gegeben und zeigen überdies einiges aus dem Inventar der damaligen Krankenzimmer (S. 135 f., S. 171). Die Stiche der ursprünglichen deutschen Ausgabe, obschon recht plastisch, wirken dagegen vergleichsweise etwas ungelenk. Das Werk erlebte im Laufe eines Jahrhunderts eine beträchtliche Anzahl von Auflagen und Übersetzungen. Die daraus im speziellen Teil gebrachten Abbildungen stammen entweder aus der lateinischen Ausgabe von 1671 oder einer Ausgabe mit niederdeutschem Text von 1743.

Abschließend ist noch die früheste wissenschaftliche Zeitschrift zu erwähnen. 1652 stiftete L. J. BANSCHIUS in Wien die Academia Naturae Curiosum, die später zu Ehren der Kaiser LEOPOLD I. und CARL VII. Academia Caesarea Leopoldino-Carolina Germanica Naturae Curiosum benannt wurde. Ab 1670 gab sie in jährlicher Folge Berichte heraus („*Miscellanea curiosa Medico-Physica Academiae naturae curiosorum sive ephemeridum...*"). Die Verlagsorte wechselten, zunächst waren es vor allem Frankfurt und Leipzig, später Nürnberg; Stoffauswahl und Abbildungsweise dagegen blieben — bei Durchsicht der „Ephemeriden"-Bände bis 1735 — etwa gleich. In den meist kurzen Einsendungen werden beschrieben: seltene Pflanzen und Tiere, ungewöhnliche Pilze und Ausgeburten des Wunderglaubens, überdies bestimmte Gebiete der menschlichen Pathologie. Neben rein morphologischen Beiträgen, der illustrierten Beschreibung riesiger Arm- und Beingeschwülste und eines Ovarialcystoms sowie der von Mißgeburten interessieren vom klinischen Standpunkt die folgenden, deren Aufzählung zugleich einen Einblick in den damaligen Interessenkreis gibt. Pseudohermaphrodit (1670, S. 213), bärtige Frau, Hydrocephalus (1672), 115jähriger Mann (1673), Beinelephantiasis, anscheinend durch Filarien (1685), Kind mit großem versteinertem Unterbauchteratom (1689), riesiger Hydrocephalus (1696), Abhandlung über Pulsqualitäten (1705), fette Riesengeburt, Hydrocephalus, Hypospadie (1733). Die Bände haben außer den mit den Verlegern wechselnden, z. T. sehr hübschen Titelkupfern jeweils 10 bis 20 Abbildungstafeln, einfache, saubere Kupferstiche, gelegentlich auch Radierungen von befriedigendem Niveau. Die optischen nosologischen Tatbestände werden in nüchterner Realität ohne Zutaten der Phantasie gegeben. Den barocken Zeitgeist spürt man außer bei der Auswahl des Dargestellten gelegentlich in dem Schnörkelwerk der Bildumrahmungen.

Das 18. Jahrhundert

JOHANN HERMANN BAAS (1838—1909) sah im Dix-huitième *„das wesentlichste Jahrhundert in der Geschichte der Kultur und besonders der Wissenschaften"*; J. L. PAGEL (1851—1912) teilte diesen Enthusiasmus und ergänzte, daß damals die Wissenschaften durch die Befreiung von religiöser und politischer Herrschaft unbeeinträchtigt von äußerem Druck blieben. FIELDING H. GARRISON (1870—1935) schätzte die Zeit weniger: die Medizin sei von Theoretikern und Systemmachern übergeflossen, denen langweilige und platte Philosophen zur Seite standen. Auch in zeitlich größerer Distanz erscheint die Rolle des Jahrhunderts für die medizinische Wissenschaft nicht überragend. Eher möchte man sie als grundlegend ansprechen; hier wird die Matrix gelegt für die mit dem 19. Jahrhundert beginnende einzigartige Entwicklung. — Wie dem auch sei, wichtig ist eine numerisch gesicherte Tatsache: die Zahl der illustrierten medizinischen Bücher ist weit geringer als in den vorausgegangenen Jahrhunderten. Während die Bibliographie am Ende dieses Buches für das 16. Jahrhundert (inklusive der Inkunabeln des 15.) 123 registriert und für das 17. 113, zählen wir für das 18. nur 48 (jeweils ohne Nachdrucke).

Dieser Rückgang überrascht; denn in der Belletristik jener galanten Zeit war das bebilderte Buch sehr gefragt. Es spiegelt den behenden Geist und die frivole Erotik seiner Epoche, vor allem in der Publikation des typographisch führenden Frankreichs. In der Illustration herrschte die Vignette. Zunächst verstand man darunter nur ein durch die Weinrebe inspiriertes Ornament, später jede ornamental umrahmte Gravur. Dazu kamen in den Schriftsatz gestreute Kopf-, Titel- und Schlußstücke, welche mit dem Frontispiz und den Textvignetten oder etwaigen ganzseitigen Kupfertafeln eine beschwingte und geschmackvolle Verbindung eingingen. Auch in die Bildwelt der Medizin fand die Vignette Eingang. Die für dies Jahrhundert ausgewählte Aderlaßdarstellung zeigt es im Laienbild. Die Rokokoszene atmet den Geist graziöser Verspieltheit. Zwar ist sie unsigniert, entspricht aber ganz der Zeichenweise des Augsburger ESAIAS NILSON (1721—1788). Als wissenschaftliches Pendant steht ihr eine Kupfertafel aus dem 19. Bande (1706) der Ephemeriden gegenüber. Wirkt auch das Rahmenwerk schlichter und weniger verspielt, so drückt es doch — wie auch die Wolkendarstellung — dasselbe Stilempfinden aus. — Der Titelkupfer hat seine zentrale Bedeutung verloren. Auch sein Charakter wandelt sich; das düstere Pathos der früheren Zeit weicht klassizistischer, fast heiterer Ausgewogenheit, die ihren architektonischen Vorgänger in den Fronten repräsentativer

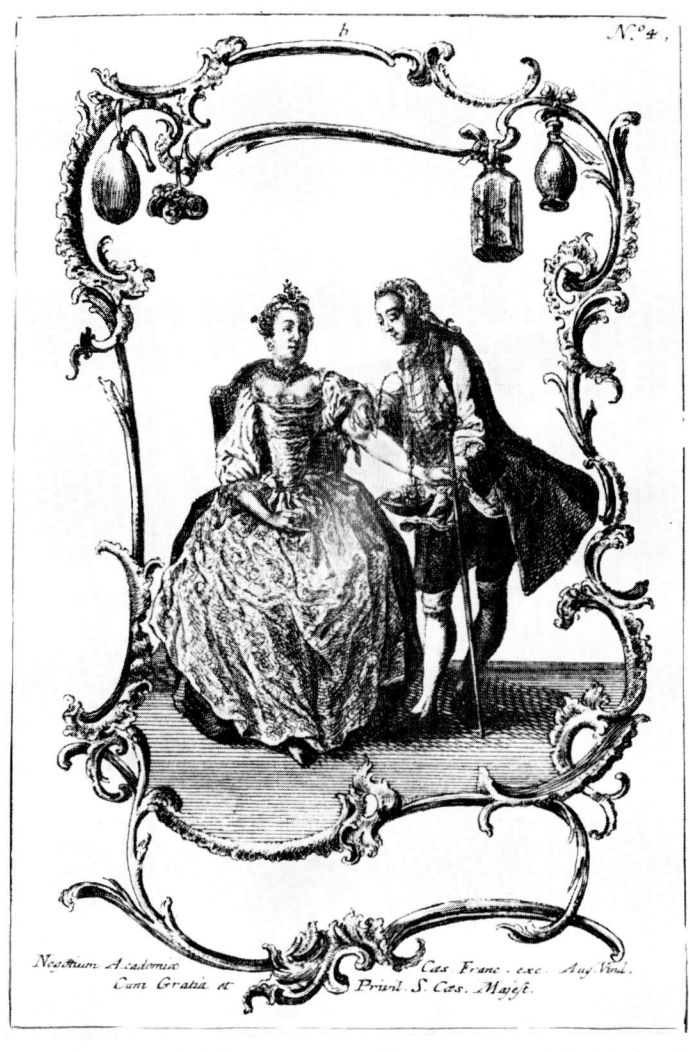

E. Nilson (?) · Aderlaß · Um 1760 · Radierung · Germanisches Nationalmuseum Nürnberg

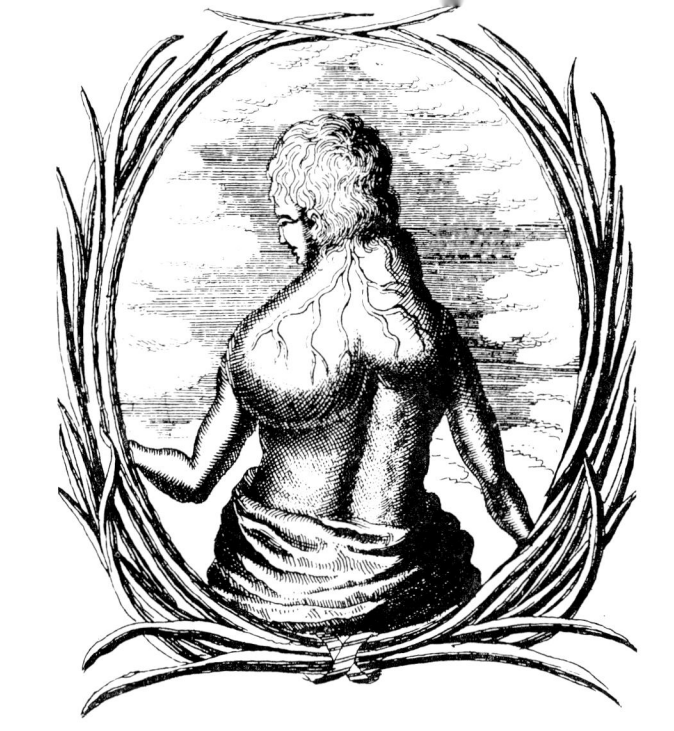

Nackengeschwulst eines elfjährigen Knaben · Aus Ephemeriden · 1706
Kupferstichtafel

Titelkupfer zu Cälius Aurelianus · 1709 · Amsterdam

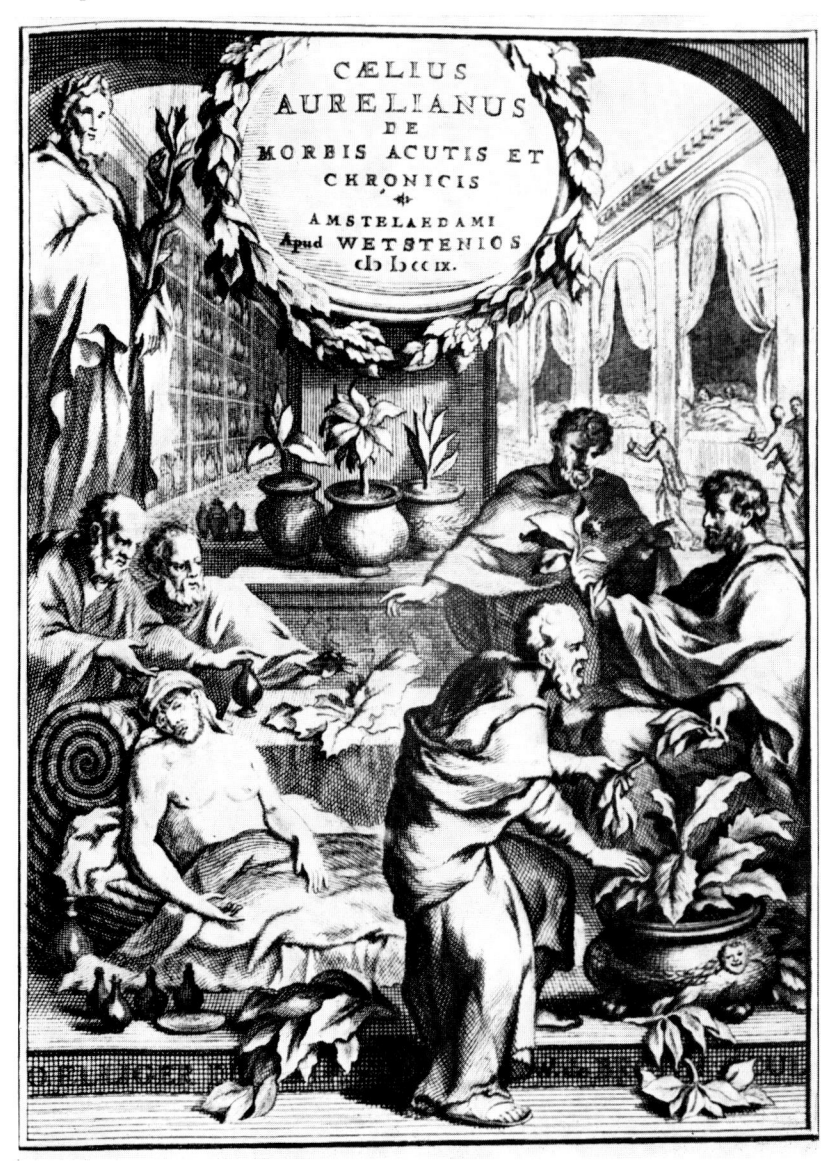

Bauten, wie in der von dem Arzt CLAUDE PERRAULT (1613–1688) entworfenen Ostfassade des Louvre hat. Als Beispiel stehe der holländische Titelstich (1709) des Werkes über akute und chronische Krankheiten. Dies stammte von dem hochgebildeten SORANOS VON EPHESOS (2. Jh. n. Chr.), und der im Titel erwähnte Cälius Aurelius übersetzte es im 6. Jahrhundert ins Lateinische. Der Geist der klassischen Autoren scheint auf Kleidung, Haltung und Gestik der Vordergrundpersonen übergegangen zu sein. — Interessanterweise liegen in den Wandnischenbetten des rechten Hintergrundes jeweils zwei Kranke.

Weiterhin ist der Rückgang der illustrierten medizinischen Bücher deswegen merkwürdig, weil der künstlerischen Tendenz zufolge eher eine Zunahme zu erwarten wäre. Wir spüren im 18. Jahrhundert eine wiederaufgekommene, lebhaft gepflegte realistische Darstellungsweise, eine neue Freude am Wirklichen, seinen Formen und Farben. Die Kunsthistoriker schenkten dem in ihrer Fixierung auf die große Malkunst der Ölbilder wenig Beachtung. Diese Wirklichkeitsfreude strahlt uns besonders aus Werken der Druckgraphik entgegen. Es sind jene prachtvollen Serien von Blumenstücken, Pferdekupfern, Segelschiffolgen und Soldaten- sowie Kostümdarstellungen, deren Bündelung in noblen Foliobänden heute zu bibliophilen Kostbarkeiten ersten Ranges gehören. Die Blätter waren vielfach bunt, wobei die Farbe zumeist in penibler Handarbeit auf den einfarbigen Stich gesetzt wurde. Doch kam damals die farbige Gravur hinzu. Ihr Erfinder ist der in Frankfurt geborene JACQUES CHRISTOPHE LE BLON (1667—1741). Er hatte die Idee, drei analog mit dem Stichel bearbeitete Kupferplatten gelb, blau oder rot einzufärben und die Abzüge übereinanderzudrucken. So entstand ein farbiges Bild, das durch eine vierte, schwarze Druckplatte noch an Abschattung und Festigkeit des Umrisses gewann. Auf diese Weise wurden in England die ersten farbigen Darstellungen, u. a. auch anatomische Bilder, gedruckt. Später siedelte LE BLON nach Paris über, wo ebenfalls Farbdrucke nach wissenschaftlichen, speziell anatomischen Zeichnungen entstanden. Seine Schüler LADMIRAL und GAUTIER D'AGOTY setzten die Arbeitsrichtung mit der Herausgabe größerer, ausschließlich farbig gedruckter Werke, darunter einiger anatomischer Atlanten, getreulich fort.

Im Zuge dieser realistischen Kunsttendenz nahm das Abbild von Kranken ungewohnt präzise Züge an. Die Illustrationen zu „La vérité des Miracles" (1737) stehen hier obenan. Wegen der Bedeutung dieses jansenistischen Werkes sei kurz auf seine interessante Geschichte eingegangen. Sein Verfasser, das Parlamentsmitglied CARRÉ DE MONTGERON (1686—1757), wurde einige Stunden nach Auftauchen des Bandes in den Auslagen der Pariser Buchhändler festgenommen und in der Bastille inhaftiert. — Der Jansenismus hatte speziell unter den Gelehrten Frankreichs zahlreiche Anhänger, wurde aber von den Jesuiten, die die Unterstützung des Königs genossen, heftig bekämpft. Die französische Intelligenz spaltete sich durch erbitterte Auseinandersetzungen in zwei Lager, und in diesen Streit brachte ein Grabstein überdies das Odium der Magie. Der Stein war auf dem Pariser Friedhof St. Médard dem Gedenken FRANÇOIS' DE PARIS (1690—1727) gesetzt worden, eines zeit seines kurzen Daseins in Frömmigkeit und Abgeschiedenheit lebenden jansenistischen Diakons.

Bald ereignete sich an dem Grabmal Seltsames: betende Kranke fühlten unvermittelt ihr Leiden weichen. Immer größere Menschenmassen strömten ihm zu, die unter Zittern und Krampfen singend Heilung erflehten. In dem Kapitel „Hysterie" ist S. 309 hierauf näher eingegangen. Dem zunehmend hektischen Treiben tat zwar 1732 die Schließung des kleinen Friedhofes durch den König Einhalt, doch wirkte unter den Jansenisten der Wunderglaube heimlich fort. Als Erinnerung brachte CARRÉ DE MONTGERON, der viele Heilungen mit angesehen hatte, seine Beobachtungen zu Papier und sammelte Augenzeugenberichte. Obwohl er sein Werk anonym in Holland drucken ließ, mußte er deswegen 20 Jahre bis zum Ende seines Lebens in Gefängnissen verbringen. — Die Kupferstiche des Werkes zeigen jeweils durch ein Bildpaar den Zustand vor und nach der Wunderheilung, die z. B. bei den 13 Fällen der ersten Abteilung neunmal Hysteriker betraf. Zumeist stammen sie von JEAN RESTOUT (1692—1768), einem der besten Zeichner seiner Zeit, der mit stupendem Können nicht nur das morphologische Substrat dokumentarisch genau bringt, sondern auch in Mimik und Gestik die seelische Not, innere Auflehnung oder theatralische Übersteigerung der Kranken erkennen läßt. Als Beispiel seien hier die Gra-

J. Restout · Die augenkranke Marie Carteri · Aus C. de Montgeron · 1737 · Kupferstichtafel

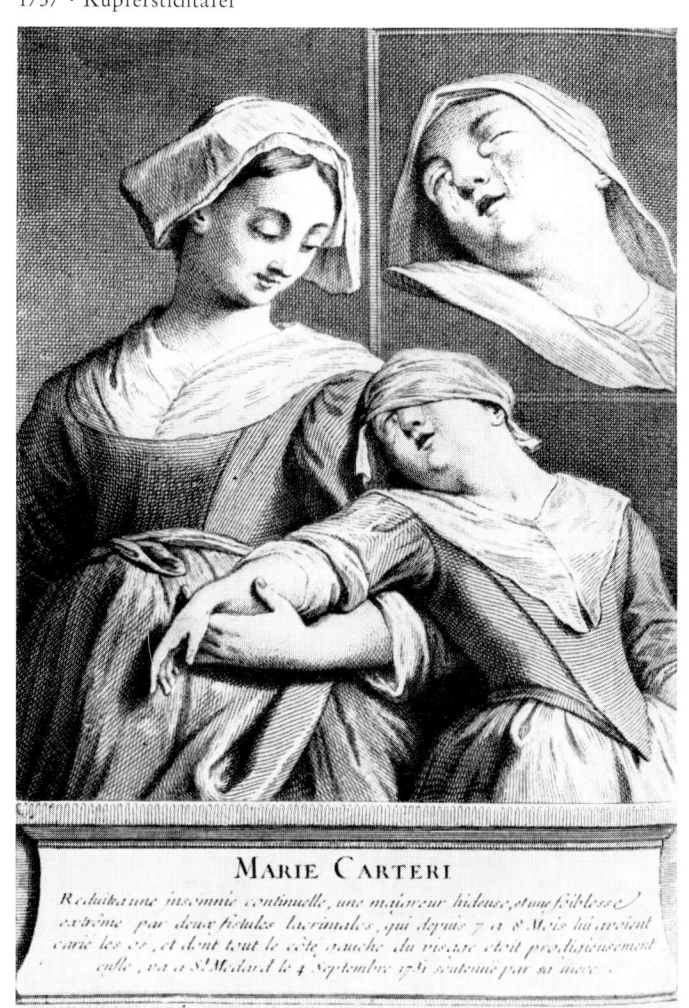

J. Restout · Die geheilte Marie Carteri · Aus C. de Montgeron · 1737 · Kupferstichtafel

vüren der an Tränengangsfisteln erkrankten MARIE CARTERI gezeigt. Das äußere Krankheitsbild ist auf dem gesondert vergrößerten Detail treffend wiedergegeben wie auch in dem gedunsenen, verschwollenen Gesicht der Ausdruck resignierenden Leidens. Die Darstellung der Tränensackeiterung ist nach ophthalmologischem Urteil fehlerlos. Die Heilung durch Besuch des wundertätigen Grabes ist zunächst — wie das zweite Bild erkennen läßt — nicht vollständig. Erst später verschwanden die Schwellungen ganz, so daß sie mit Kräften wie nie zuvor auf dem Felde arbeiten kann. — Andere der physiognomisch meisterhaften Bilder finden sich S. 306 und S. 307. Ohne Übertreibung kann man diese 36 Kupferstiche die besten Krankendarstellungen jener Zeit nennen.

Die Stiche des Mirakelbuches sind nicht der einzige Ausdruck dieser klinisch genauen Krankenschilderung. In Deutschland entstand (1746) das Bild vom Hamburger Pesthof, das, wie S. 86 ausgeführt, für manche seiner Kranken Diagnosen erlaubt. Aus Italien kamen die Hermaphroditenbilder von FELIX CAMPI (S. 215), aus England die Gichtbilder eines ROWLANDSON und GILLRAY, die man ungeachtet ihrer karikaturistischen Übersteigerung wegen ihrer Wirklichkeitsnähe (S. 173) auch hier einbeziehen kann. — An diese Konstatierung sei ein Gedanke geknüpft. Bekanntlich gilt die bildende Kunst als eine Art Kulturindikator; die sensiblen Antennen der Künstler perzipieren und registrieren als erste neuauftauchende Strömungen, etwa das romantische Naturgefühl des vorigen oder die deformierenden und destruierenden Tendenzen unseres Jahrhunderts. In diesem Sinne möchte ich die erwähnten Bilder werten. Erstmalig wird hier aus Laienkreisen eine Darstellungstendenz erkennbar, die in den medizinisch-wissenschaftliche Abbildungen des 19. Jahrhunderts ihre schönsten Früchte tragen sollte.

Von der Medizin des Jahrhunderts förderte nur weniges die wissenschaftliche Illustration. — Ein Systematisierungsbestreben, die Tendenz, das gesammelte Erfahrungsgut zu klassifizieren, wird in den Naturwissenschaften allenthalben spürbar; auch im philosophischen Geist des Jahrhunderts tritt das Bedürfnis nach Ordnung und Übersicht hervor. Der straffe Logiker CARL VON LINNÉ (1707—1778) ging im systematischen Ordnen des Pflanzenreiches voran. Sein Vorbild beeinflußte das ärztliche Denken hinsichtlich der Aufstellung natürlicher „nosologischer" Krankheitssysteme. Um die Jahrhundertmitte teilte FRANÇOIS BOISSIER DE SAUVAGES DE LACROIX (1706—1764) in Montpellier die Krankheiten in zehn verschiedene Klassen mit Untergruppen. Solch eine Systematik beeinträchtigte zwar den Blick für das individuell Einmalige des kranken Menschen, begünstigte aber die genaue Beobachtung und Beschreibung des Krankheitstypischen. Damit war auf dem von SYDENHAM beschrittenen Wege der Erkennung und Registrierung der äußeren Veränderungen ein weiterer Schritt getan.

Die Systematisierungsbestrebungen erfuhren von der aufblühenden Anatomie Kritik und Korrektur. GIOVANNI BATTISTA MORGAGNI (1682—1771) stellte die Ergebnisse der Sektion in den Dienst der Klinik und versuchte, sie für Diagnose, Prognose und Therapie nutzbar zu machen, worin ihm führende Hospitäler Europas bald nacheiferten. Grundlegende Voraussetzung zur Erkennung des Wesens der Krankheit wurde die sorgfältige Aufzeichnung der Symptome beim Lebenden und ihr Vergleich mit den Befunden an der Leiche. Erst in seinem 80. Lebensjahre erschien jenes Werk, das seinen Namen unsterblich machte: *„De sedibus et causis morborum"*. Es enthält keinerlei Abbildungen. Sie schienen dem großen Pathologen nicht zur Verdeutlichung der morphologischen Tatbestände notwendig. Doch gegen Ausgang des Jahrhunderts treffen wir auf pathologisch-morphologische Zeichnungen. Eduard Sandifort veröffentlichte in seinem *„Museum anatomicum academiae Lugdunae-Bataviae"* (1793) 127 Tafeln. Es sind in vorbildlich gestochenen Kupfern vor allem Knochenpräparate, dazu eine kleine Anzahl Eingeweidebilder. Monstren, Mißgeburten und der sonstige mittelalterliche Spuk treten in den Hintergrund. Kritisch und mit gutem künstlerischen Niveau gibt Sandifort das Neue so, daß Cruveilhier ihn als Vater der pathologisch-anatomischen Ikonographie feierte.

Im Werk des großen Physiologen der Zeit, des Schweizers Albrecht von Haller (1708—1777), finden sich außer den Abbildungen seiner anatomischen Bücher nur einige Titelkupfer. Dieses Universalgenie — das Begabung und Wissensdrang schon in früher Jugend erkennen ließ, mit 15 Jahren Student und mit 20 Jahren Arzt in seiner Vaterstadt Bern wurde, das mit 28 Jahren einen Ruf an die neu gegründete Universität Göttingen annahm — hat noch die gesamte Naturwissenschaft in den Kreis seiner Betrachtungen einbezogen. Durch sein Streben, mit Hilfe experimenteller Methoden in das Wesen der Lebensvorgänge einzudringen, wies er der Physiologie den Weg des Tierversuchs. Durch perfekte Technik der Gefäßinjektion hat er viel zur Kenntnis der Verästelungen des Gefäßsystems beigetragen (S. 227). In seinem 8 bändigen Hauptwerk (*„Elementa physiologiae corporis humani"*, 1757) bringt er überdies Beobachtungen und Untersuchungen über eine Reihe endokriner Krankheiten.

Unter den damaligen Klinikern war der Leydener Professor Hermann Boerhaave (1668—1738) sehr bekannt. Ein chinesischer Mandarin, der ihn konsultieren wollte, adressierte *„an Herrn Boerhaave in Europa"*, und der Brief kam an. Mathematisch hervorragend begabt, sah er in der physikalisch-mathematischen Durchforschung des Organismus den Weg zur Lösung vieler organischer Rätsel. Sein Hauptwerk *(A method of studying physic ... and the whole praxis of medica interna*, London 1719) enthält nur einige physikalische, keinerlei klinische Abbildungen; der Titelkupfer der holländischen Ausgabe (Leyden 1715) zeigt Boerhaave vor einem riesigen Auditorium von etwa 75 sitzenden und Hunderten von stehenden Studenten. Die Zeichnung ist perspektivisch inkorrekt; Boerhaave und auch die seitlich sitzenden Doctores erscheinen zu groß. Die Vorlesung war rein theoretisch, ohne jede Krankendemonstration. Alle Hörer behielten dabei den Hut auf, was dem erhöht stehenden Dozenten ein merkwürdiges Panorama geboten haben mag.

Ohne Abbildungen sind die Werke von William Heberden (1710—1801), der 1768 in klassischer Weise die Angina pectoris beschrieb. Der Italiener Giovanni Maria Lancisi (1654—1720), dem wir die genaue Schilderung des Aortenaneurysmas verdanken, bringt in seinem *„De motu cordis et aneurysmatibus"* (1738) zwar Kupfertafeln, doch ausschließlich anatomischen Inhalts. Ganz ohne Bebilderung war das Werk über die wesentlichste in diesem Jahrhundert gefundene diagnostische Methode: *„Inventum novum ex percussionae thoracis humani ..."*, Wien 1761, von Leopold Auenbrugger (1722—1809). Diese Mitteilung über die direkte Perkussion blieb zunächst ohne Resonanz. Sie erfuhr erst Anerkennung und Verbreitung, als Jahrzehnte später (1808) Corvisart dies Büchlein ins Französische übersetzte und Laënnec die Methode mit der Auskultation kombinierte.

Dagegen bedient sich kurz vor Ende des Jahrhunderts Eduard Jenner (1749—1823) in seiner Mitteilung über die Schutzwirkung der Kuhpockenimpfung der Illustration. *„An inquiry into the causes and effects of the variolae vaccine"* (London 1798) bringt vier zartfarbige Linienstiche, die in sauberer Zeichnung und charakteristischer Tönung menschliche Kuhpockeneruptionen an der Hand und am Oberarm darstellen (S. 105). Der praktische Sinn des englischen Landarztes hatte die Wichtigkeit, ja Notwendigkeit der bildlichen Veranschaulichung des Beschriebenen erkannt und in dem Streben nach wirklichkeitsnaher Dokumentation zu dem damals aufwendigsten Verfahren des Farbdruckes gegriffen. So trugen nicht nur der Text des schmalen Bändchens sondern auch seine Illustrierung dazu bei, eine neue Epoche der Medizin heraufzuführen.

Titelseite · Aus H. Boerhaave · 1715 · Kupferstich mit Eindruck

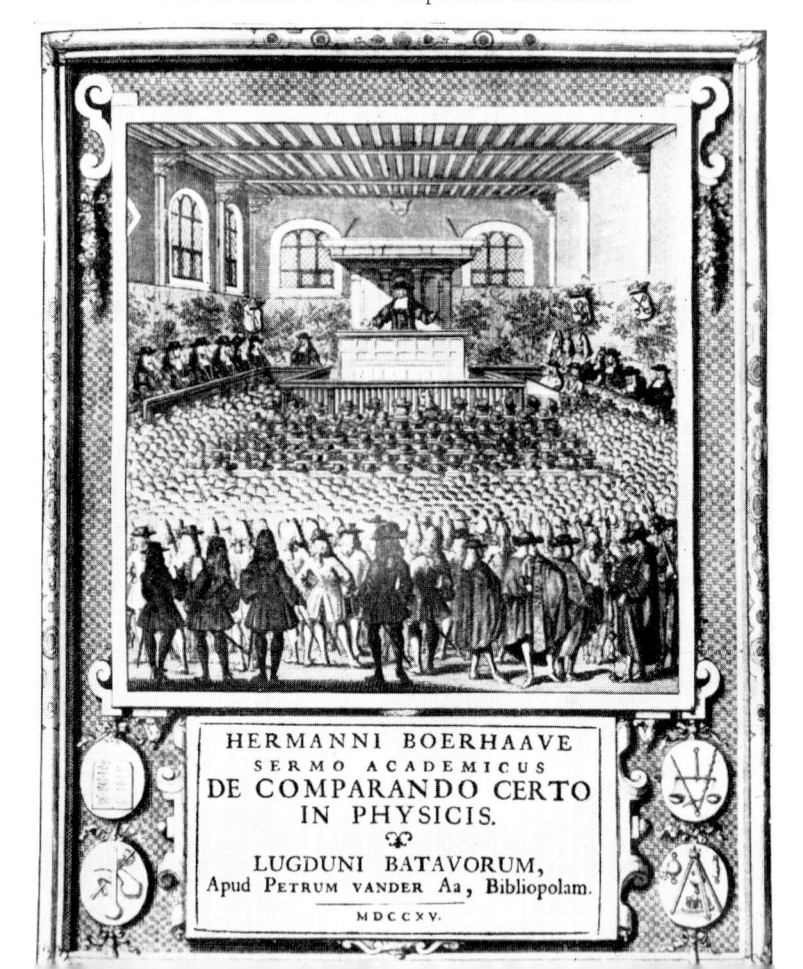

Die erste Hälfte des 19. Jahrhunderts

Das medizinische Wissensgut vermehrt sich während dieses Jahrhunderts stärker als in der ganzen Zeitspanne seit der Renaissance, die flache Kurve des Wissenszuwachses steigt steil an. Mehr und mehr zerfällt die Medizin in Teilgebiete. Etwa um 1850 beginnt die aufkommende Photographie, die Abbildungsweise grundlegend zu wandeln. Da dieser Termin auch medizinisch eine Wende markiert, sind beide Jahrhunderthälften getrennt abgehandelt, wodurch auch die Fülle des Stoffes übersichtlicher wird.

In der Zeit bis 1850 kommen zu den altgeübten graphischen Verfahren drei neue hinzu, davon zwei als technische Modifikationen der bisherigen. Die eine betrifft den Holzschnitt. Um 1795 hatte der Engländer THOMAS BEWICK den Einfall, die Holztafel nicht, wie bisher, aus der Längsrichtung der Fasern zu nehmen, wie beim Schneiden von Brettern („Langholz"), sondern dazu senkrecht, wie beim Sägen von Scheiben („Hirnholz"). So konnte der nicht mehr durch die Maserung des Holzes behinderte Xylograph — zumal bei Buchsbaumholz und feineren Strichen — die einzelnen Linien zarter und ihre Abstände enger gestalten. Nach 1815 verbreitete sich das auch „Holzstich" genannte Verfahren über ganz Europa. Da der Holzstock wieder bequem in den übrigen Drucksatz einzufügen war, tauchten allenthalben derartige Initialen, Textabbildungen und Vignetten auf. Sehr gefragt waren französische Buchillustratoren wie etwa GUSTAVE DORÉ. Das künstlerisch schönste Werk dieser Kategorie ist die von ADOLPH MENZEL (1840—1842) illustrierte Kuglersche Geschichte FRIEDRICHS DES GROSSEN, wo in geistvoller Weise die verschiedenen Möglichkeiten der Einstreuung von Abbildungen in den Text ausgenützt sind. — Überwiegend in England entwickelte man den aus Amerika stammenden Stahlstich, und zwar zunächst für den Banknotendruck. Der statt des Kupfers genommene härtere Stahl ermöglichte eine weitergehende Feinheit in den Details und eine ungleich größere Zahl von Abzügen. Sehr en vogue und viel gekauft waren um 1830 Stahlstiche mit romantischen Landschaftsmotiven, etwa der Schweiz.

Neu eingeführt wurde das von ALOIS SENEFELDER in München 1796 entdeckte Verfahren der Lithographie. Der unfertige Jurastudent und unzufriedene Schauspieler hatte zufällig das Verfahren gefunden, als er seine abzuliefernden Wäschestücke mit selbstgemischter Wachstinte auf einem geschliffenen Kalkstein notierte. Senefelder baute seine Entdeckung aus und ließ sie drei Jahre später durch ein bayerisches Privileg schützen. Das Bild wird mittels einer präparierten Lithographentinte oder -kreide auf eine glatt polierte Platte aus Solnhofener Kalk gezeichnet. Nur an diesen Zeichnungsstrichen hält die Oberfläche des Steines die später aufgetragene Druckfarbe fest und ermöglicht eine Vervielfältigung mit sehr hoher Auflagenzahl. Man zeichnet also auf der Kalksteinplatte wie auf Papier; Kurvenschwünge fließen aus dem individuellen Duktus der Hand. Die lithographische Kreide kann harte, scharfe Linien, doch auch wolkig verschwebende Konturen vermitteln, nur setzt die Druckart wegen der notwendigen Strichbreite größere Formate voraus. Zur künstlerischen und technischen Reife brachte Frankreich die Lithographie. DAUMIER und GAVARNI bedienten sich ihrer für Karikaturen, später TOULOUSE-LAUTREC für Plakate. Als Buchbild entstanden so die Faust-Illustrationen von EUGÈNE DELACROIX, über die sich GOETHE (im Gespräch mit ECKERMANN vom 29. 11. 1826) sehr zustimmend äußerte.

Zusätzlich sei hier die Wachsplastik erwähnt, die in jener Zeit für Institute und Kliniken recht gefragt war. Die Herkunft der Bossierung verliert sich in alter Zeit; Ende des 16. Jahrhunderts bedienten sich französische Künstler ihrer, im 18. Jahrhundert gelangte sie in wissen-

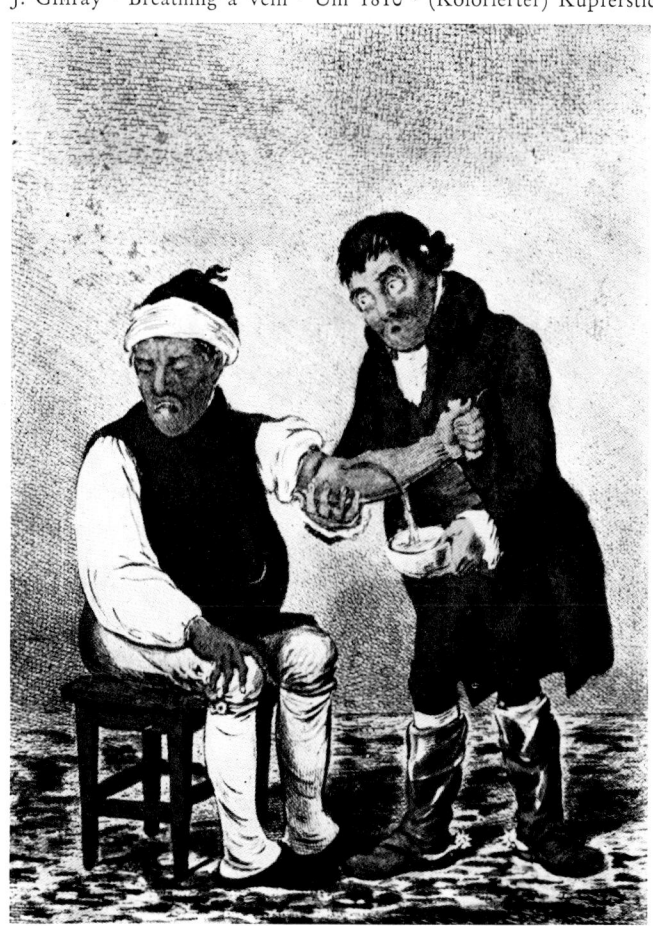

J. Gillray · Breathing a vein · Um 1810 · (Kolorierter) Kupferstich

schaftliche Sammlungen. Sie wurde allgemein bekannt, als Madame Toussaud zahlreiche Opfer der großen Revolution in Wachs modellieren mußte und nach ihrer Flucht die Portraits in London ausstellte. Ihr Museum existiert bekanntlich noch heute. In der Medizin waren im vorigen Jahrhundert dermatologische Moulagen technisch hochentwickelt. In der riesigen, noch bestehenden Sammlung des Pariser Hôpital St. Louis staunt man über ihre oft frappierende Naturtreue. Auch eine Reihe internmedizinischer Modelle ist dort zu sehen (S. 69). Wachsplastiken wurden sogar als Lehrbuchillustrationen farbig reproduziert.

Mit der zunehmenden wissenschaftlichen Exaktheit rückte die Medizin naturgemäß immer weiter von den populären Erkennungs- und Heilverfahren ab. Aderlaßdarstellungen treffen wir fast nur noch in simplen Volksalmanachen. Der Appenzeller Kalender für das Jahr 1811 zeigt z. B. die Szene in kernig-rustikaler Art (Sammlung Medizinhistorisches Institut Zürich). Darüber wurden sie zum Spottbild. Der Karikaturist James Gillray (1757—1815) verlegte seine Schilderung auch ins ländliche Milieu. Ein gestiefelter und gespornter Arzt ist zu einem Bäuerlein gekommen und läßt dessen Blut fließen. — In unserer Serie der Aderlaß-Darstellungen waren vier Jahrhunderte jeweils durch ein charakteristisches Bild vertreten. Diese Szene aus dem „Merry Old England" möge sie beschließen.

Die medizinische Illustration blühte auf. Das Abbilden von Krankheitserscheinungen erfolgte zielbewußt und systematisch. Das zeichnerische und künstlerische Niveau der Wiedergabe hob sich, und Reproduktionsverfahren standen in zunehmender Vielfalt zur Verfügung. Die Entwicklung wurde überwiegend von Frankreich getragen. Das scheint sich ohne weiteres aus seiner führenden Stellung in der darstellenden Kunst zu ergeben. Doch liegt der Grund wohl tiefer: er ist in dem herrschenden Sensualismus zu sehen. Eine Philosophie, die alle Erkenntnisse aus Sinneserlebnissen ableitet, wird diese sehr hoch, hingegen die selbstwirkende ratio gering werten. Cabanis: *„La sensibilité physique est la source de toutes les idées."* Da die Quelle aller Erkenntnisse nur dem sensoriellen Erleben zu entspringen schien, rückten in der Medizin das Wahrnehmbare, die sichtbaren Krankheitssymptome in den nosologischen Zentralpunkt. Folgerichtig strebte sie danach, diese in bildlicher Darstellung protokollarisch festzuhalten.

*

Am Beginn der Krankenbildentwicklung des Jahrhunderts steht Alibert. Von allen Ärzten der Neuzeit hat er sie wohl am nachdrücklichsten beeinflußt. Daher seien biographische Notizen der Besprechung seines Werkes vorangestellt. Jean Louis Alibert war der am 2. 5. 1768 geborene Sohn eines Staatsrates. Während seines Studiums war er 1795 Schüler von Pinel an der Salpêtrière und wurde 1800, im Jahre nach seiner Bestallung, Arzt am Hôpital St. Louis und Lehrstuhlinhaber. Dort entfaltete sich ein großartiger klinischer Lehrer mit Liebe zur Jugend, mit methodischer Klarheit und sprudelnder Eloquenz, dazu mit einem für Anekdoten schier unerschöpflichen Gedächtnis. Allerdings verführte ihn das Streben nach eindrucksvoller Darstellung leicht zu Übersteigerung und Pathos, für die Studenten einprägsam, für erfahrene Kollegen aber Anlaß zu Kritik.

Die rund 600 Krankenbetten des Hospitals wurden bisher sozusagen mit dem Abfall des Hôtel Dieu gefüllt. Lepröse, Skrofulöse, Skorbutiker, Syphilitiker und überhaupt alle ansteckenden oder unheilbaren Kranken, bei denen man sich häufig die Mühe einer Diagnosestellung

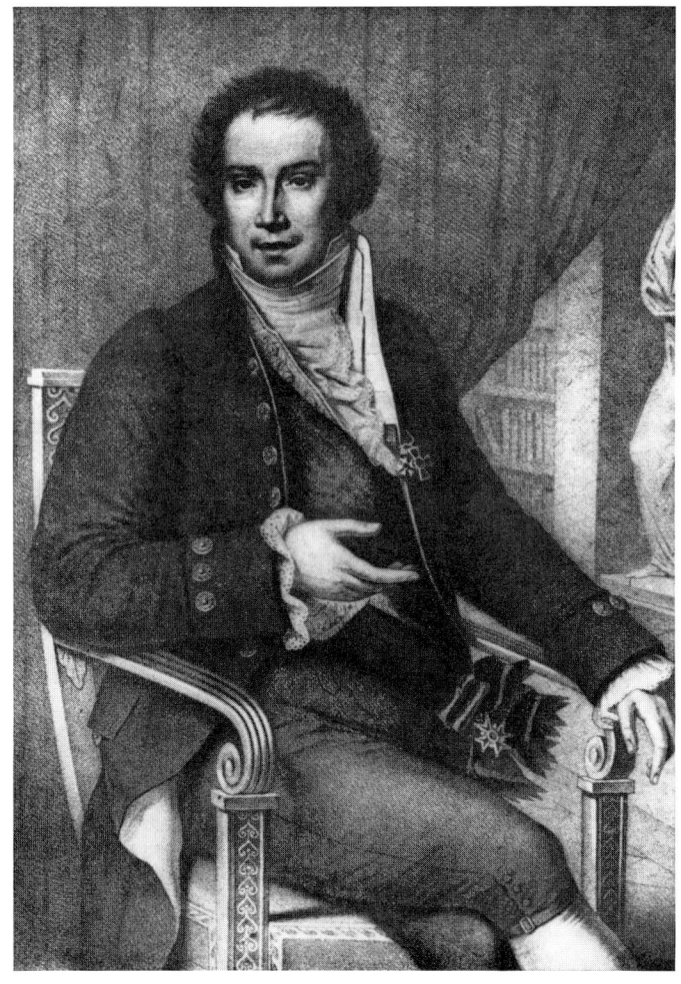

Der Baron Alibert · 1830 · Kupfergravüre

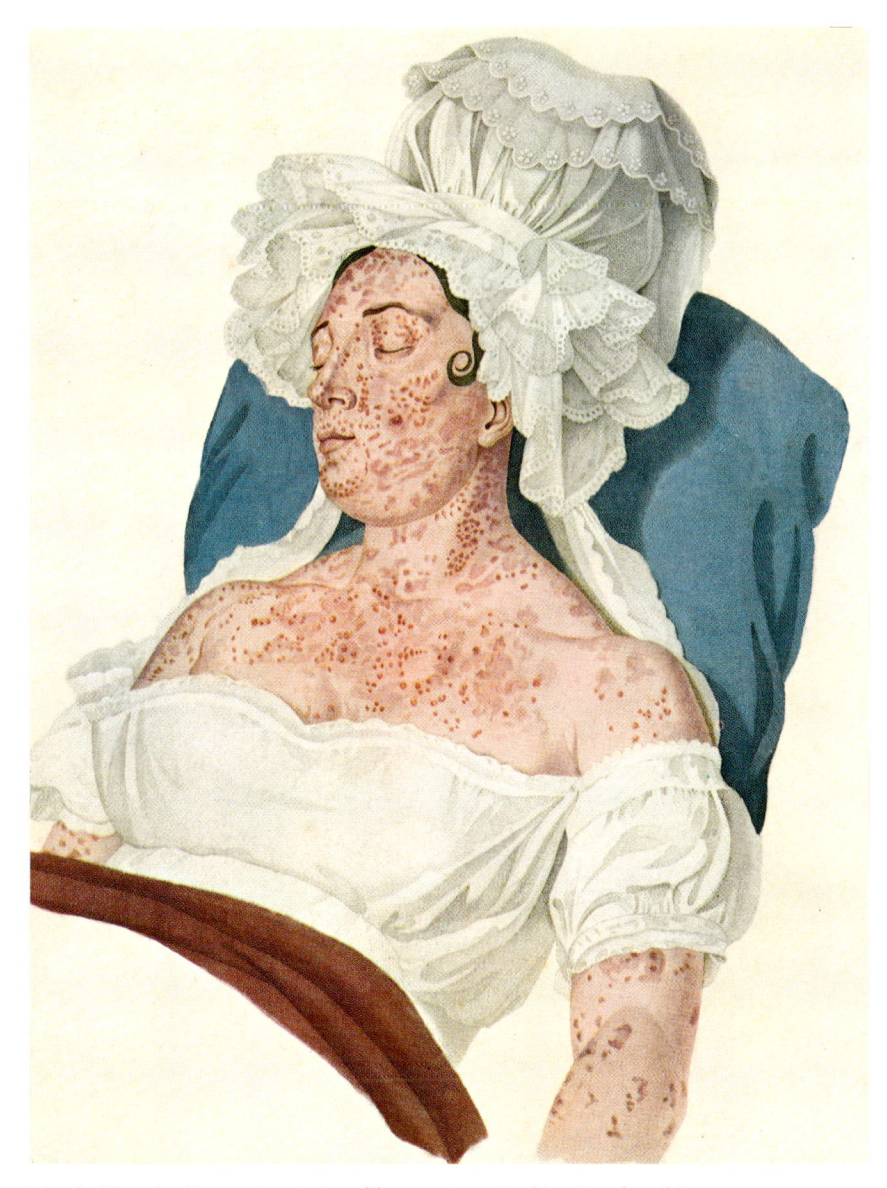

Scharlachkranke Frau · Aus J. L. Alibert · 1833 · Farbige Kupfertafel

gar nicht machte. In Paris erkrankte Fremde kamen dazu. *"L'Hôpital St. Louis est, en quelque sorte, l'égout de toutes les contrées du monde"*, konstatierte ALIBERT. Dieses riesige Krankengut ermöglichte, sorgfältig durchgearbeitet, das erste große Werk: *"Description des maladies de la peau"*. Es erschien zwischen 1806 und 1811 in 12 Lieferungen mit insgesamt 51 Tafeln und kostete 600 Franken. Eine exorbitante Summe, wenn man das Jahresgehalt von ALIBERT (*"Médecin en chef"*) mit 2 000 Franken oder das eines chirurgischen Medizinalassistenten (*"Elève en chirurgie"*) mit 500 Franken als Vergleichsmaß nimmt. Welcher Jünger Äskulaps würde heute 14 Monatsgehälter für ein wissenschaftliches Werk ausgeben? Dennoch war der Preis für das erstklassig herausgebrachte Werk nicht zu hoch. Der Verleger BARROIS, dessen Tochter ALIBERT geheiratet hatte, ließ es in Folioformat ausschließlich mit bunten Tafeln drucken. Hierdurch wuchsen die Kosten so sehr, daß auch die Mitgift von 100 000 Franken dabei draufging. Übrigens mußte ALIBERT die Summe nach dem frühen Tode der Ehefrau peu à peu zurückzahlen.

Erstmalig ALIBERT hat betont, welche Studienhilfe farbige Abbildungen sein können. *"Um dem Geschriebenen den Stempel der Authentizität aufzudrücken, um Wirkung und Ausdruckskraft meiner Worte zu ergänzen, um meinen Eindrücken Leben und Dauer zu verleihen, mußte ich die ingeniöse Kunst des Pinsels und Stichels zu Hilfe rufen. Durch die Abbildung der Krankheitsveränderungen wollte ich jene Eindrücke fixieren, die später für den Pathologen wertvoll sein konnten, wollte durch die schockierenden (effrayantes) Farben des Malers den ärztlichen Blick schulen; ich versuchte, den Charakter der Krankheiten besser und genauer herauszuarbeiten und ihre kleinsten Nuancen festzuhalten; kurz, ich wollte die Sinne meiner Leser aufpeitschen (frapper), um vor ihnen die verschiedenen Phänomene wieder lebendig werden zu lassen, welche meine Augen in Erstaunen versetzten."* — Seine Maler VAVIEL und MAURICE betreute er sorgsam, wies sie auf das Typische und auf leicht übersehbare Details hin. Da meist fortgeschrittene Ausprägungen der Krankheiten zur Reproduktion ausgewählt wurden, war deren Arbeit nicht angenehm. Als der Maler eines Leprakranken mit Lungengangrän den fötiden Atemgeruch nicht mehr aushalten konnte, zerstäubte ALIBERT ständig Essig während der fünf Tage der Bildfertigung.

Der Atlas brachte ihm hohes Ansehen und nach der Restauration den Leibarztposten bei LUDWIG XVIII. ein. Diesem widmete er sein zweites großes, 1817 erschienenes Werk *"Nosologie naturelle des maladies du corps humain distribuées par familles"*. Der Großquartband enthält 23 Farbtafeln, wiederum nach Vorlagen von VAVIEL und MAURICE und von dem Sizilianer TRESCA gestochen. Das Werk ist insofern ein sonderbares Unterfangen, als ALIBERT sich nicht nur an eine neue Klassifizierung, sondern auch an eine neue Namensgebung der Krankheiten herangewagt hatte.

Die sehr hohen Entstehungskosten bedingten einen Verkaufspreis von 135 Franken. Doch auch die relativ niedrige Auflage war dafür nicht abzusetzen, so daß ein geplanter zweiter Band nie gedruckt wurde. Auch die Hautkrankheiten systematisierte ALIBERT und veranschaulichte die Gliederung an einem „Baum der Dermatosen". Dieser entfaltete sein Geäst in der vermehrten Auflage der Hautkrankheiten, dem zwischen 1832 und 1834 erschienenen Folioband *"Clinique de l'Hôpital St. Louis"*. Es war das letzte größere medizinische Werk Aliberts, von dessen vielseitigen Interessen und agiler Produktivität überdies philosophische, psychologische, sogar lyrische Publikationen zeugen. Er starb 1837.

Was bedeutet ALIBERT für die internmedizinische Abbildung? Erstmalig zeigte er, was und wie eine klinische Illustration sein kann und soll. Formal und inhaltlich erreichte er ohne Vorbilder ein so hohes Niveau, daß der Aufschwung nur mit jenem der anatomischen Abbildung durch VESAL verglichen werden kann. Zwar wird man bei vielen seiner Tafeln nicht so sehr den typischen Krankheitsdurchschnitt, als vielmehr ein extremes Endstadium, und fast nirgends einen Krankheitsbeginn finden. Accessoires des täglichen Lebens — das Hemd, die Oberkleidung, eine riesige Kopfhaube oder ein Tuch im Haar — erhöhen die Realistik. Der Gesichtsausdruck spiegelt die psychische Situation des Kranken einfühlsam wider (siehe Farbtafel). Wir finden die akuten Exantheme wie Scharlach, Masern, Röteln, Windpocken und echte Pocken abgebildet, weiterhin Herpes-zoster-Eruptionen, verschiedene Erscheinungsformen von Leprakranken, Myxödem, Pellagra, ja einen Kranken, bei dem man eine Addisonsche Krankheit diagnostizieren kann. Noch heute erfreuen uns die Akkuratesse der Zeichnung, die Ausgewogenheit und Natürlichkeit der Farbgebung, vor allem die Genauigkeit der Darstellung des pathischen Substrates. Das Charakteristische der Effloreszenzen ist auf jedem Quadratzentimeter eines Blattes minutiös herausgearbeitet, und Oberflächenveränderungen treten mittels durchdacht geführter Beleuchtung plastisch hervor. Sein Werk bedeutet für die Krankenabbildung eine einmalige Pioniertat. Die meisterhaften Tafeln gaben eine Norm, wenn sie auch relativ wenig bekannt wurden.

Nachhaltig beeinflußte ALIBERT sein dermatologisches Fachgebiet, in allen Tafelwerken des Jahrhunderts ist sein Vorbild spürbar. Etwa bei DEVERGIE (*Clinique de la ma-*

ladie syphilitique, 1. Band 1826, 2. Band 1831), der auf 150 Farbtafeln in etwas plumper Zeichnung und nicht sehr natürlicher Kolorierung die manchmal furchtbaren Erscheinungsformen der Lues darstellen läßt. Weiterhin bei CAZENAVE, dessen „*Leçons sur les maladies de la peau*" 1836 auf 59 illustrierten Großfoliotafeln (kolorierte Kupferstiche) in Zeichnung und Farbe recht naturwahre Darstellungen bringen. Der Einfluß reicht bis zu dem Standardwerk der Wiener Dermatologen-Schule v. HEBRA, ELFINGER und HEITMANN: „*Atlas der Hautkrankheiten*", 1856 bis 1870. Die 65 nach der Natur gemalten Tafeln in Folioformat sind als Farblithographien vervielfältigt. In kräftiger, ja leuchtender Farbgebung wird der wesentliche Krankheitsbefund gut hervorgehoben, obwohl die Zeichnung der Gesichter etwas steif ist.

*

Auch die pathologische Anatomie erhielt damals ihr richtungweisendes Illustrationswerk. JEAN CRUVEILHIER (1797—1873), seit 1836 Inhaber des ersten Pariser Lehrstuhles für Pathologie, brachte in einer Reihe von Lieferungen zwischen 1828 und 1842 eine „*Anatomie pathologique du corps humain*" heraus. 220 Tafeln im Folioformat geben in großartigen farbigen Zeichnungen eine Sammlung pathologisch-anatomischer Präparate wieder, denen Krankheitsprotokolle beigefügt sind. Erstmalig in einem wissenschaftlichen Werk wurde die Farblithographie verwandt. Verhaltener als ALIBERT und ohne dessen Farbigkeit der Sprache und Schwung der Perioden setzt auch er sich mit Wesen und Nutzen der wissenschaftlichen Abbildung auseinander. „*Eine Beschreibung, und sei sie noch so vollendet, quält sich von Detail zu Detail und kann doch nur ein völlig ungenügendes Abbild nachzeichnen, dunkel, verwaschen und oft verzerrt von einer vorgefaßten Meinung des Beobachters. Eine getreue Zeichnung ist ewig wie die Natur, unabhängig vom Hin und Her der Systeme zeigt sie stets dasselbe Abbild; ruft dem einen, der das Bild schon sah, es wiederholt ins Gedächtnis zurück, und lehrt es den andern, der es noch nicht beobachtete, richtig erkennen; es macht das Lesen langweiliger Ausführungen überflüssig und vermittelt dem Geiste ebenso tiefe wie dauerhafte Eindrücke.*" CRUVEILHIER hat auch den Brückenschlag zwischen dem klinischen und dem pathologisch-anatomischen Bild getan und darzustellen versucht, was für morphologische Tiefensubstrate den am Kranken wahrnehmbaren Oberflächenveränderungen zugrunde liegen. Eine Farbtafel zeigt den Rumpf einer dreißigjährigen Frau, übersät mit hautfarbenen oder bläulich schimmernden Knoten verschiedenster Größe. Auf einer weiteren Tafel sieht man denselben Rumpf nach Entfernung der Haut. Dunkelblaue und gelbliche Massen eines Melanosarkoms haben sich aus den Muskeln und Fascien vorgewölbt und liegen frei vor dem Beschauer — eine unvergeßliche Konfrontation! In analoger Weise sind als Lithographien gegenübergestellt: eine Thoraxpartie mit Vorbuckelung der rechten Unterschlüsselbeingegend und das anatomische Präparat des Aneurysmas des Aortenbogens (S. 287) sowie die deformierte Hand eines Gelenkrheumatikers und ihr skelettiertes Gerüst mit arthritisch veränderten Mittelhandknochen und Phalangen.

Die imponierenden französischen illustrierten Tafelwerke wurden durch leistungsfähige Verlage ermöglicht. Sie aufzuzählen, würde zu weit führen, es sei hier nur das Haus Baillière erwähnt, das viele farbige Foliobände herausbrachte. Wenn auch die Ärzte langsam mehr Interesse und Gefallen daran fanden und mit der zunehmenden Prosperität die Edition nicht mehr ein so großes Risiko wie bei Aliberts Erstlingswerk bedeutete, so nötigt uns der Mut der Verleger und ihr konsequentes Streben nach qualitativ Hochwertigem doch hohe Anerkennung ab. Von den internmedizinischen französischen illustrierten Monographien erwähnen wir BONNET, der 1845 seinem Buch über Gelenkkrankheiten einen Atlas mit 16 Tafeln hinzufügt. Neben Zeichnungen von anatomischen Präparaten und deformierten Gliedmaßen finden sich auch fünf Bilder von Kranken, die trotz der einfachen Wiedergabe im Linienstich durch die Schwere der Gelenkveränderungen und die hochgradige Muskelatrophie erschüttern. Auch die Abbildungen in der 1852 erschienenen Rachitis-Monographie von BEYARD beeindrucken tief. Auf acht sauber gezeichneten und lithographierten Farbtafeln bringt er sechs Bilder von Rachitikern mit ungewöhnlich schweren Verbiegungen der Gliedmaßen.

Das bei BONNET erwähnte Überwiegen morphologischer Bilder war damals eher Regel als Ausnahme. Viele medizinische Publikationen begnügten sich ausschließlich mit pathologisch-anatomischen Abbildungen. Die Aufmerksamkeit der Internisten galt weniger den Krankheitsmanifestationen am Lebenden als vielmehr den postmortal gefundenen Veränderungen der Organe. In den Leichenkammern der Hospitäler und Kliniken wurde das Lebenswerk von MORGAGNI und XAVIER BICHAT (1771—1802) fortgesetzt und ausgebaut. Am Seziertisch des Guy-Hospitals in London erarbeitete sich RICHARD BRIGHT die Erkenntnisse über die verschiedenen Formen der Nephritis; sein 1827—1831 erschienenes Werk enthält nur morphologische Bilder, ähnlich wie das 1839—1841 erschienene „*Traité des maladies des reins*" des hervorragenden französischen Internisten RAYER (1793—1867). Der auch am Londoner

Guy-Hospital wirkende THOMAS HODGKIN (1798—1866) fand 1832 die Lymphogranulomatose bei der Sektion und brachte auch keine klinischen Abbildungen. Lediglich THOMAS ADDISON (1793—1860), der dritte große Arzt dieses Hospitals, veröffentlichte sogar farbige Abbildungen von Kranken. Allerdings betrifft seine Publikation („*On the constitutional and local effects of disease of the suprarenal capsules*", 1855) eine Krankheit, bei der eine Wiedergabe des so charakteristischen Hautkolorits absolut notwendig war. Näheres siehe Seite 224.

In Deutschland blieben die Zahl und meist auch die Qualität der illustrierten medizinischen Bücher geringer als in Frankreich. Der Sensualismus hatte bei uns nie recht Fuß fassen können; dem kritischen Empirismus Kants folgte unmittelbar die Philosophie der Romantik. — Ein Verlag nahm sich der wissenschaftlichen Abbildung besonders an, das unter Leitung von LUDWIG FRIEDRICH V. FRORIEP und später seinem Sohn ROBERT V. FRORIEP stehende Landes-Industrie-Comptoir in Weimar. 1794—1804 erschienen hier ein vierbändiges Anatomiewerk von LODER, 1820 bis 1847 die 95 Hefte der „*Chirurgischen Kupfertafeln*". Die 487 Tafeln in farbigem oder schwarz-weißem Stich bringen nichts Eigenständiges, nur eine Anthologie von Abbildungen, entnommen den bekanntesten Werken der Zeit: SCARPA, ESTLEY, COOPER, DUPUYTREN, LANGENBECK. 1828 bis 1837 folgten die ebenfalls von ROBERT V. FRORIEP herausgegebenen „*Klinischen Kupfertafeln*" (12 Lieferungen, 83 Tafeln mit kurzem Text). Neben Reproduktionen nach MORISON, BRIGHT, COOPER u. a. stehen einige eigene Bilder (Variolois und Varizellen, Blausucht, Lepra und vor allem Cholera). Im Gegensatz zu den französischen Werken sind die chirurgischen und klinischen Kupfertafeln kleinformatig (Quart) und waren wesentlich billiger. Vater und Sohn FRORIEP vermittelten so den deutschen Studenten und Ärzten der ersten Jahrhunderthälfte das ihnen sonst unzugängliche, zeitgenössische europäische Abbildungsgut und machten sie durch die bildliche Darstellung mit ihnen unbekannten oder selten gesehenen Krankheiten vertraut. Die Cholera-Bilder hatte FRORIEP vorher gesondert herausgegeben: „*Symptome der asiatischen Cholera im November und Dezember 1813 in Berlin*". Sie sind vielleicht der erste Versuch, die charakteristischen äußeren Manifestationen der Krankheit im Bilde festzuhalten. Der Autor hat eine Reihe von Cholerafällen gesehen. „*Ich bemerkte sofort, daß ich mir aus Beschreibungen ein anderes Bild zusammengesetzt hatte, als ich nun wirklich fand.*" Er aquarellierte die Kranken in der Hoffnung, „*andern diese Täuschung zu ersparen und ihnen dadurch einen Dienst leisten zu können, daß ich eine Beschreibung der Krankheit mit dem Pinsel statt mit der Feder versuchte*". Ausführlicher gehörte hier K. H. BAUMGÄRTNER abgehandelt. Mit seiner „*Krankenphysiognomik*" schuf dieser Freiburger Kliniker das einzige Werk der Zeit, das einigermaßen vollständig Kranke mit den damals bekannten inneren und psychischen Leiden abbildet. Der Maler KARL SANDHAAS hatte 72 vortreffliche, eindringliche Portraittafeln geliefert. Doch ist das Buch mit der allgemeinen Entwicklung der Physiognomik so eng verbunden, daß Werk und Autor nicht aus dem Zusammenhang des speziellen Kapitels gelöst wurden. Hier stehe als Hinweis auf Baumgärtners Bedeutung nur sein Portrait.

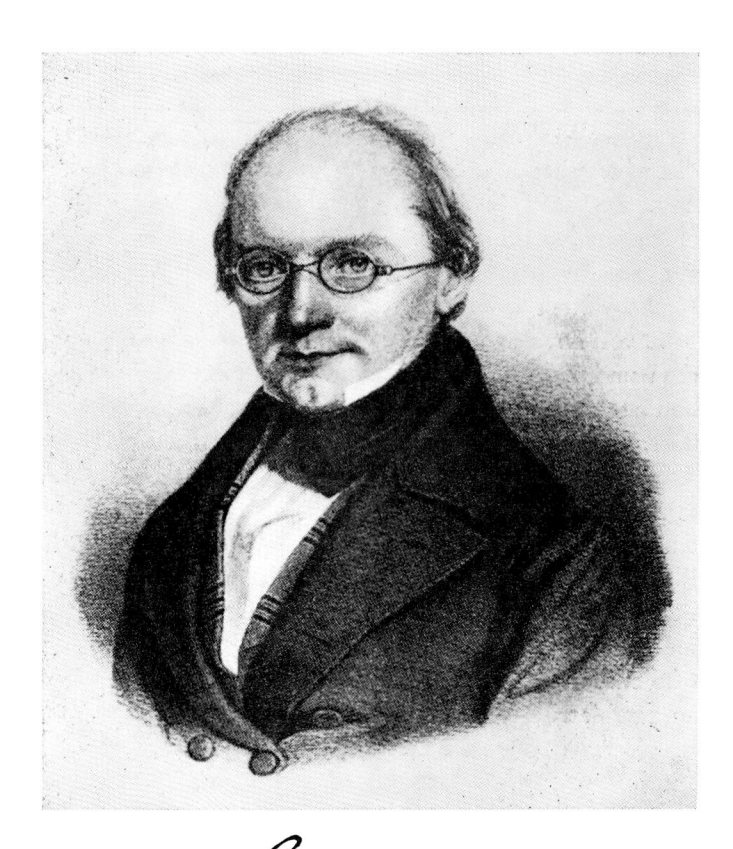

K. H. Baumgärtner · Um 1840 · Kupferstich

Die zweite Hälfte des 19. Jahrhunderts

Unversehens erwuchs in der zweiten Jahrhunderthälfte den bisherigen Darstellungsweisen in der Photographie ein Rivale eigener Art. Langsam, doch konsequent drängte er alle anderen Verfahren beiseite, so daß am Ausgange dieser Zeit sich seine Alleinherrschaft bereits abzeichnet. Hier schien erstmalig eine Möglichkeit gegeben, unabhängig von dem Medium des Zeichners die Außenwelt in absoluter Realität zu erfassen. ALEXANDER VON HUMBOLDT schrieb 1839 unter der Faszination der Erfindung von den Gegenständen, *„die sich selbst mit unnachahmlicher Treue malen"*, und im gleichen Jahr begeisterte sich der Kunsthändler FRIEDRICH SACHSE: *„Man könnte den Verstand verlieren, wenn man ein von der Natur gewissermaßen selbst geschaffenes Bild sieht."* Was Wunder, daß sich die Medizin diese bestechende Neuerung in zunehmendem Maße zunutze machte.

Daguerres Erfindung, die Außenwelt in einer Kamera auf versilberten und später Joddämpfen ausgesetzten Kupferplatten sich abzeichnen zu lassen, wurde bereits 1840 von Dr. ALFRED DONNÉ zur Photographie von Knochen und Zahnschliffen benutzt. Bald ging er sogar zusammen mit LÉON FOUCAULT zur Mikro-Daguerreotypie über. Mit erstaunlicher Schärfe und Genauigkeit wurden z. T. Blutpräparate und Harnsedimente aufgenommen. Für die Buchreproduktion mußten sie umgezeichnet werden. — 1852 veröffentlichte Prof. WOLF BEREND, Berlin, Photographien seiner orthopädischen Fälle vor und nach Behandlung. Dr. H. W. DIAMOND, London, arbeitete erstmalig mit der kürzere Belichtungen erlaubenden, nassen Cholodium-Platte und berichtete über seine Bemühungen an psychiatrischen Kranken 1856 der Royal Society. Um jene Zeit begannen die großen Pariser Hospitäler mit der Anstellung *„photographischer Künstler"*.

Von G. B. DUCHENNE DE BOULOGNE, dem Begründer der Elektrotherapie, stammt das erste mit photographischen Abzügen illustrierte Buch: *„Album des photographies pathologiques"* (Paris, Baillière, 1862). Die Abzüge der 17 Photographien, meist von Fällen mit lokalisierter Muskelatrophie oder von Muskeldystrophie, mußten noch von Hand in den Text eingeklebt werden. Als Titelbild stellte DUCHENNE sich selbst dar, wie er bei einem Kranken durch Faradisation den Stirnfacialis zur Kontraktur bringt. Dies ist in *„Mécanisme de la Physiognomie humaine"* (Paris, Baillière, 1862) weiter ausgebaut. 73 Photographien zeigen, daß und wie man durch elektrische Reizungen der vom N. facialis versorgten mimischen Muskulatur künstlich den Ausdruck von Gemütserregungen hervorrufen kann. *„Ich habe durch die Photographie die ausdrucksvollen Linien des Gesichtes während der elektrischen Muskelkontraktion dargestellt."* Bald tauchten die ersten Zeitschriften auf. *„Revue photographique des Hôpitaux de Paris"* begann 1869, hatte jedoch nur eine zehnjährige Lebensdauer. In ihr finden sich erste Photographien von einem Kretin, einem Basedowkranken und einem Hermaphroditen — schüchterne Versuche in der dürftigen frühen Technik. Während in London die medizinischen Arbeiten noch in dem allgemeinen *„Photographic Journal"* erschienen, publizierten ab 1870 in Philadelphia Ärzte wie F. MAURY und L. A. DUHRING in der spezialisierten *„Photographic Review of Medicine and Surgery"*. Mit der

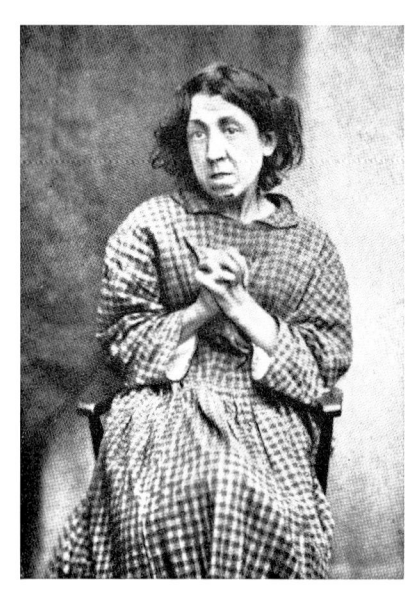

Geisteskranke aus dem Surrey County Asylum, ca. 1855 · Sehr frühe Photographie von H. W. Diamond · Aus A. Gernsheim

Entwicklung der Photographie ging die der Reproduktionstechnik Hand in Hand. 1868 fand man die Photogravüre (Heliogravüre), die ausgezeichnete Wiedergaben brachte. 1880 kam der Raster auf, welcher die Halbtöne des Lichtbildes in verschieden große Punkte zerlegte. Erst hierdurch konnten Druckformen für Hoch- und Flachdruck hergestellt und Vorlagen relativ billig reproduziert werden. Schließlich wurde 1893 das erste Vierfarbendruckverfahren entwickelt.

Auch in der Salpêtrière hatte die Photographie Eingang gefunden. Die Doktoren BOURNEVILLE und REGNARD übten sie aus. Unter der Förderung ihres Chefs CHARCOT brachten sie 1876/77 die „*Iconographie photographique de la Salpêtrière*" heraus. Die Photographien von Patienten mit Hysterie, Delirien und Halluzinationen sind wenig geglückt, oft blaß und unscharf. Während man hier die Abzüge noch einklebte, wurden in dem 1877/78 erschienenen zweiten Band die Kontaktabzüge durch Photolithographien ersetzt. Die Photos, wieder überwiegend von Hysterikern, sind mit besserer Tiefenschärfe, klarer und kontrastreicher aufgenommen. Der dritte Band schloß die Sammlung vorerst ab. 1882 hatte CHARCOT Dr. ALBERT LONDE zum Leiter des photographischen Dienstes der Salpêtrière gemacht. Er führte die neu entwickelten Trockenplatten ein, bastelte verschiedene Spezialapparaturen einschließlich einer kleinen Reflexkamera und gab 1893 das

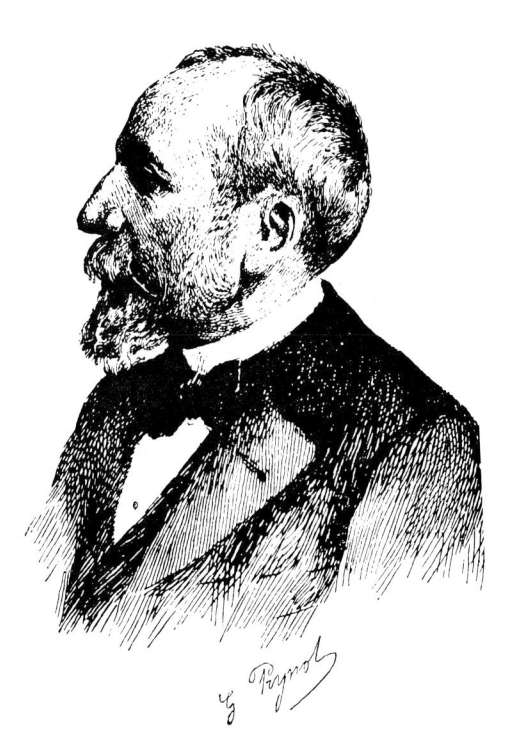

Paul Richer · Zeichnung von G. Prynot

erste Werk über die medizinische Photographie heraus. Da sämtliche neurologische Krankheitsfälle aufgenommen wurden, wuchs im Laufe der Jahre eine große Sammlung heran, deren beste Bilder CHARCOT publizieren wollte. 1888 begann die „*Nouvelle Iconographie de la Salpêtrière*" zu erscheinen, herausgegeben von CHARCOT, dem erwähnten ALBERT LONDE sowie PAUL RICHER und GILLES DE LA TOURETTE. Der Untertitel „*Clinique des maladies du système nerveux*" unterstreicht die Haupttendenz, doch sind viele mediko-artistische Abhandlungen eingestreut.

Die bis 1914 fortgeführten Jahrbücher beginnen mit mittelmäßigen Reproduktionen (Phototypie der Londeschen Photographien), die besser werden mit der zunehmenden technischen Vervollkommnung. Nachdem 1893 der mächtige Initiator CHARCOT verstorben war, sanken ihr hohes Niveau und universaler Geist langsam ab. — Besonders herausgestellt sei PAUL RICHER (1849—1933), wohl der bekannteste Künstler-Arzt, ausgezeichnet als Zeichner wie auch als Plastiker. Medizinisch war er zunächst als Laboratoriumschef der Salpêtrière, später an der Ecole des Beaux Arts als Anatomielehrer tätig. Er steuerte Illustrationen zu den Werken Charcots bei, stattete sein eigenes Werk über die Hysterie verschwenderisch mit Zeichnungen und Radierungen aus und war einer der großen Autoren der Mediko-Artistik.

In Deutschland erschienen 1894 die klinischen Abbildungen von HEINRICH CURSCHMANN. Der Direktor der Leipziger Medizinischen Klinik hat aus deren umfangreicher Sammlung photographischer Darstellungen „*eine Anzahl der lehrreichsten Stücke*" der Öffentlichkeit übergeben. Die 57 Tafeln (meist 12 × 18 cm groß) sind in Heliogravüre sauber und reich an Halbtönen gedruckt. „*In vollendeter Weise*" urteilte CURSCHMANN, und man kann dem auch heute noch beipflichten; es macht Freude, die mit guter Plastik aufgenommenen, sauber und tonreich reproduzierten Bilder zu betrachten. Jeder Tafel sind Angaben zur Anamnese und zum Befund beigegeben. Anscheinend ohne Kenntnis der französischen Entwicklung hat auch CURSCHMANN sich mit der Art und dem Wert der klinischen Abbildung auseinandergesetzt. „*Die Auswahl der Fälle für die bildliche Wiedergabe geschah von verschiedenen Gesichtspunkten aus. Vor allem war nicht die Seltenheit an sich bestimmend. Mehr noch waren maßgebend der Grad oder bestimmte Arten der Ausbildung des Zustandes, bezeichnende Stadien desselben sowie charakteristische Haltungen oder Bewegungen des Kranken.*" Den Nutzen sieht er besonders in Hinblick auf den klinischen Unterricht. „*Ich brauche nicht auszuführen, was es bedeutet, am Krankenbett die Darstellung des einzelnen Falles durch Abbildung gleicher, ähnlicher oder auch abweichender Zustände jeden Augenblick ergänzen und erweitern zu können.*" — In der Auswahl spiegelt sich das überwiegend neurologische Interesse Curschmanns. 40 Tafeln betreffen Nervenkrankheiten, vor allem striäre Syndrome, periphere Lähmungen sowie Muskeldystrophie, die restlichen 17 Tafeln anderweitige interne Kranke, darunter Basedow, Aortenaneurysma und Karzinome. Die sorgfältige und sachkundige Photographie mit guter, plastischer Beleuchtung (Tageslicht im Innenraum), bei Fehlen von unnötigem Beiwerk und neutralem Hintergrund hätte bei-

55

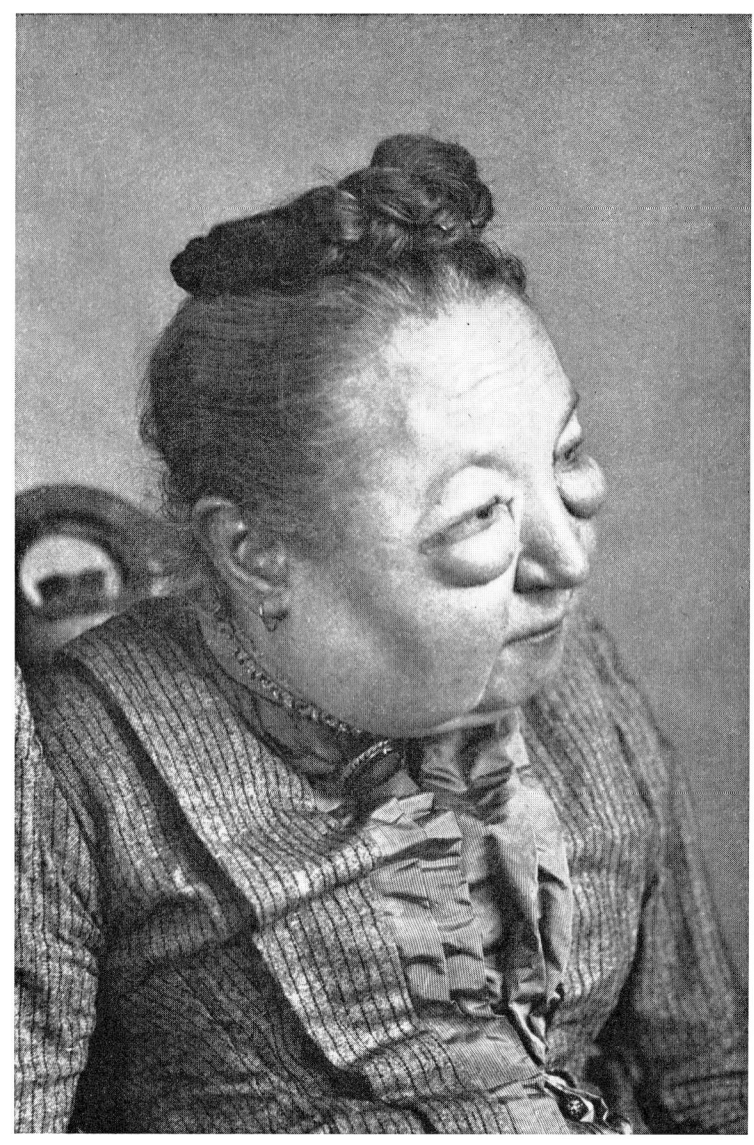

Stauung höchsten Grades im Gebiet der Vena cava superior · Aus H. Curschmann · 1894 · Heliogravüre

spielhaft, zukunftweisend werden können. Die 53. Tafel des Werks soll das Gesagte veranschaulichen: *„56jähriges Fräulein, welches sich früher stets wohl befand, seit einem Jahre aber über mehr und mehr zunehmende Athembeschwerden klagt unter Veränderung ihres Aussehens bis zu der im Bilde wiedergegebenen bedeutenden Entstellung. Die Abbildung zeigt besonders die Gedunsenheit und das Herabhängen der Wangengegend, das Oedem der oberen und unteren Augenlider, von denen die letzteren in Form zweier mächtiger Säcke das Gesicht bis zur Unkenntlichkeit verunstalten. Neben der ödematösen Schwellung des Gesichtes trug eine enorme Cyanose dazu bei, den Anblick der Patientin zu einem fast abschreckenden zu machen. Als Ursache der Stauung ergab sich eine sehr starke Kyphose der Rücken- und Halswirbelsäule. Letztere war dazu vollkommen unbeweglich geworden und hatte zu einer so starken Biegung des Kopfes nach vorn geführt, daß das Kinn dauernd gegen das manubrium sterni angedrückt und eine vorhandene Struma gegen die grossen Halsvenenstämme und die Trachea angepresst wurde. Die Luftröhre zeigte sich bei der Section säbelscheidenförmig abgeplattet und weich. Der Tod war plötzlich unter Erstickungserscheinungen eingetreten, als die Patientin gegen Verbot das Bett verlassen hatte (plötzlicher völliger Verschluss der Luftröhre)."*

Gegen Ende des Jahrhunderts steuerte auch England ein Sammelwerk bei. Zwischen 1892 und 1895 erschien in Edinburgh von EYRON BRAMWELL *„Atlas of clinical Medicin"*. 100 Tafeln nach Zeichnungen oder Aquarellen sind in verschiedenen Techniken reproduziert: Holzschnitte, ein- oder mehrfarbige Lithographien, Lichtdrucktafeln nach Photographien. Manche Abbildungen stammen von älteren Autoren, z. B. MORISON, die meisten sind selbst erstellt. Das Werk wirkt uneinheitlich. Manche Farbblätter und ebenso die Lichtdrucktafeln sind gut, die Schwarzweiß-Lithographien und Holzschnitte weniger geraten. Der Textdruck auf dem verwandten groben und heute vergrauten Holzpapier ist besonders dürftig, wie eine alte Tageszeitung. Auch ist der Text nicht sorgfältig redigiert. Manche Fälle sind durch seitenlange Krankengeschichten, andere über Gebühr kurz kommentiert. Hier wurde aber der nach BAUMGÄRTNER einmalige, nie wiederholte Versuch gewagt, die äußeren Veränderungen aller somatischen und psychischen Leiden lückenlos zu zeigen. Darin liegen Wert und Bedeutung dieses Atlas.

Bei der Beschäftigung mit dem Krankenbilde konzentriert man sich naturgemäß auf die illustrierten Publikationen und verliert ihre Proportion zu den nichtbebilderten leicht aus dem Blickfeld. Daher möge folgender Hinweis stehen. Heute hat dank der Photographie und des Rasterdruckes jedes Buch der inneren Medizin seine Abbildungen. Sie fehlten dagegen in den meisten Fachbüchern noch bis zum Ausgang des letzten Jahrhunderts. Wer nicht Französisch versteht, könnte einen solchen bilderlosen Band, etwa der in verschiedenen Serien herausgegebenen *„Clinique médicale"*, dem Aussehen nach eher für einen Roman halten. Selbst ein so repräsentatives Werk wie das um 1870 herausgegebene, vielbändige Handbuch von H. VON ZIEMSSEN war nur sehr dürftig mit einigen Kurven und anatomischen Zeichnungen versehen. Erst die Photographie befriedigte auf breiter Basis das Streben nach Anschaulichmachung äußerer Krankheitserscheinungen.

Fand die visuelle Ausrichtung zunächst nur in relativ wenigen Werken ihren graphischen Niederschlag, so trug schon die Betrachtung und Registrierung der äußeren Veränderungen reiche Früchte. In jenen Jahrzehnten wurden viele neue Krankheitsbilder entdeckt — mehr als jemals sonst. Sie gehören verschiedenen Organsystemen zu, und doch haben sie eines gemeinsam: einen charakteristischen, die Erkennung und Abgrenzung ermöglichenden Aspekt. Die meisten von ihnen wurden in Frankreich als dem in der optischen Ausrichtung führenden Land erkannt. Die wesentlichen seien mit den Entdeckern aufgezählt.

Hyperthyreose	R. J. Graves	1835
	C. A. von Basedow	1840
Poliomyelitis ant. acuta	J. von Heine	1840
Spinale Muskelatrophie	G. Duchenne	1849
	F. Aran	1850
Hypokortikose	Th. Addison	1855
Symmetrische Extremitätengangrän	M. Raynaud	1862
Kongenitale spastische Diplegie	W. J. Little	1862
Spinale Ataxie	N. Friedreich	1863
Multiple Sklerose	J. M. Charcot	1868
Tabische Arthropathie	J. M. Charcot	1868
Senile Chorea	G. Huntington	1872
Perniciöse Anämie	A. Biermer	1872
Spezielles Brustcarcinom	Sir J. Paget	1874
Amyotrophische Lateralsklerose	J. M. Charcot	1874
Spastische Spinalparalyse	W. Erb	1875
Myotonia congenita	A. Thomson	1876
Familiäre Teleangiektasie (sog. Oslersche Krankheit)	J. Legg	1876
Ostitis deformans	Sir J. Paget	1877
Myxoedem (Abgrenzung gegen Kretinismus)	W. Ord	1878
Chondrodystrophie (klinische Abgrenzung)	A. Parrot	1878
Neurofibromatose	v. Recklinghausen	1882
Syringomyelie	A. Morvan	1883
Juvenile Muskeldystrophie	W. Erb	1884
Cerebrale Kinderlähmung	A. Strümpell	1885
Akromegalie	P. Marie	1886
Neurale Muskelatrophie	J. M. Charcot und P. Marie	1886
Ostitis fibrosa generalisata	v. Recklinghausen	1891
Cerebellare Ataxie	P. Marie	1893

Dieser riesige nosographische Neuerwerb ist etwas Einmaliges, das sich nie wiederholen wird. Doch da die Zellularpathologie, die Bakteriologie und die sich sprunghaft entwickelnde Chirurgie in jener Zeit die dramatischen Akzente setzten, ist die Bedeutung dieses Zuwachses nie ganz in unser ärztliches Bewußtsein gedrungen.

Unsere Zeit

Während um 1850 — das vorausgegangene Kapitel wies darauf hin — die meisten medizinischen Bücher ohne Abbildungen erschienen, ist dies heutigentags undenkbar. Lehrbücher und Handbücher, Monographien über einzelne Krankheiten oder Teilgebiete, Wochen-, Monats- und Jahreszeitschriften, was einem immer in die Hände fällt: alles ist reichlich illustriert! Nimmt man noch die viel zu vielen, verschwenderisch bebilderten Hauszeitschriften der pharmazeutischen Firmen dazu sowie die zahllosen bildlichen Untermalungen bei Medikament-Anpreisungen, so sieht man die Medizin mitten im Strudel jener Bilderflut treiben, welche den modernen Menschen auf allen Gebieten mit einer vormals nie dagewesenen Masse von Darstellungen überschwemmt. — Zwar waren um die Jahrhundertwende die Reproduktionsmittel für den Massendruck bereits zwei Jahrzehnte eingeführt, doch plätscherte diese Flut zunächst bescheiden dahin, um dann aber hoch und höher zu steigen. Die erste Auflage (1894) des „Lehrbuch der Nervenkrankheiten" von H. Oppenheim schmückten 220 Abbildungen; mit dem Bilderschwall waren es in der 6. Auflage (1913) 523 Abbildungen und 14 Farbtafeln geworden. Das „Lehrbuch der speziellen Pathologie und Therapie der inneren Krankheiten" von A. Strümpell startete 1884 mit 84 Abbildungen in beiden Bänden, vorwiegend Kurven und mikroskopische Bilder. In der 29./30. Auflage (1930), aus der ich als Student Weisheit schürfte, war die Zahl auf 392 Textbilder, dazu 61 Bilder aus Tafeln, also mehr als das Fünffache angewachsen! Dem Steigen der Flut sekundierten Buchpublikationen über wissenschaftliche Photographie, über Reproduktion und Dokumentation (Croy) und ab 1951 eine Zeitschrift: „Medical and biological Illustration". Sie will — wie es in der Einführung heißt — die bisher weit verstreuten Publikationen über historische Aspekte und didaktische Anwendungs-

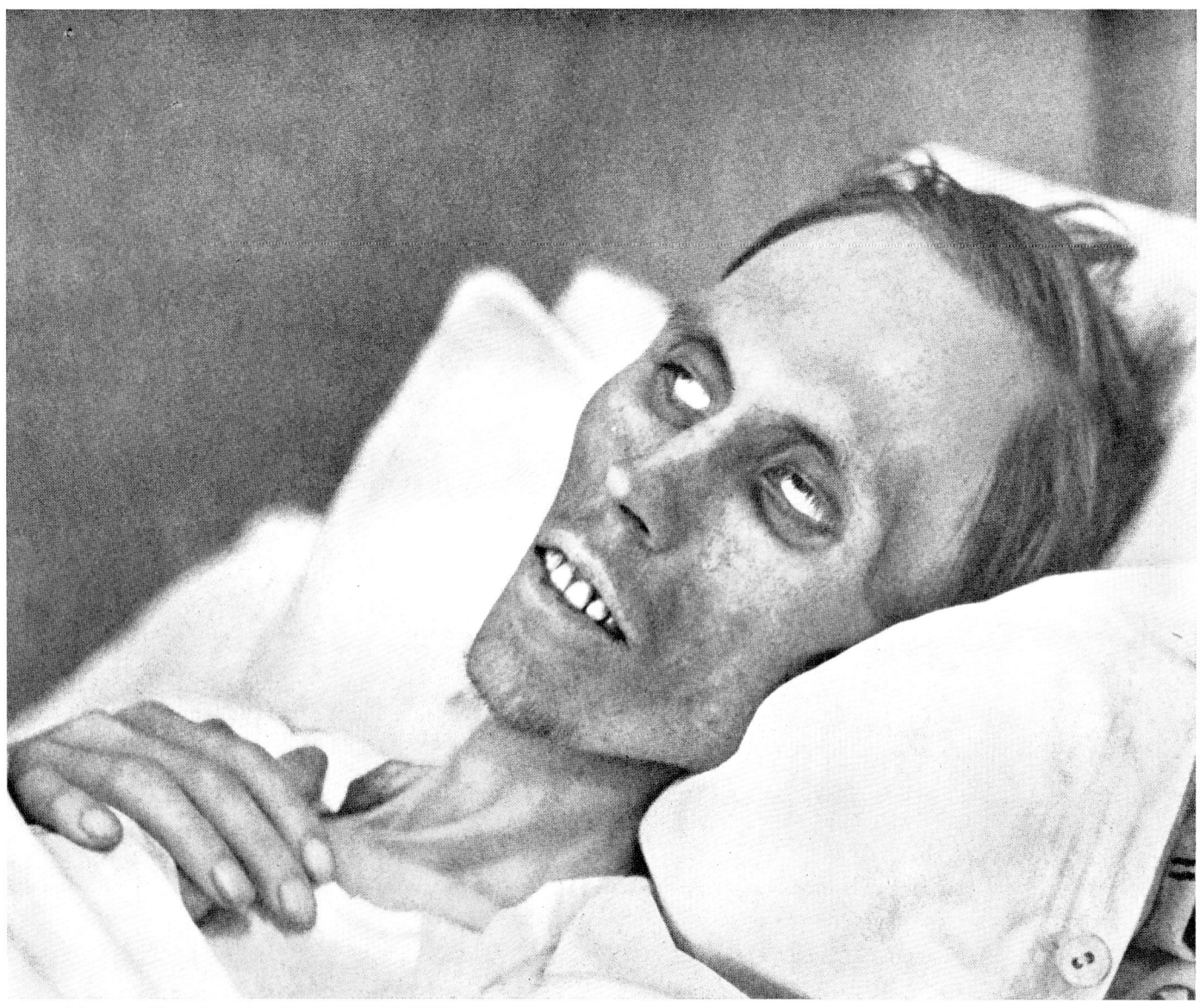

Inoperables juveniles Rektumkarzinom · Aus H. Killian · 1934

möglichkeiten der graphischen und photographischen Verfahren sammeln und eine klarere Übersicht ermöglichen.

Naturgemäß fehlt uns zum Aufzeigen der Entwicklungstendenzen der Gegenwart die wägende Distanz; das Ephemere trübt den Blick. Eine gewisse Übersichtlichkeit ist gegeben, wenn man getrennt die zeichnerischen Verfahren, die Schwarz-weiß-Photographie und die Farbphotographie betrachtet. Im Verfolg dieser Grundlinien ist jeweils auf einige hervortretende Werke hingewiesen.

Es wurde bereits erwähnt, daß im ausgehenden 19. Jahrhundert Kliniken von Renommee sich durch eigene Photographen und Laboratorien Bildsammlungen anlegten. Waren diese halbwegs komplett, drängten sie ans Licht der Publikation. Eine solche Sammlung von Bildern innerlich Kranker gab die Medizinische Fakultät von Nancy 1902 heraus (HAUSHALTER u. a., *Clinique médicale iconographique*). Die überwiegend noch im abgelaufenen Jahrhundert entstandenen Photos sind aufnahme- und reproduktionstechnisch nicht sonderlich geglückt, doch ist das Werk eindrucksvoll als Sammelbecken des Krankengutes jener Tage.

Den Münchener Verleger J. F. LEHMANN inspirierte das von überall reich zufließende Bildmaterial zur Herausgabe von Bildatlanten — ein umfassendes Unternehmen, dem andere Kulturnationen damals Analoges nicht an die Seite stellen konnten. Aus den verschiedenen Sondergebieten erschienen nach und nach 41 Handatlanten und 17 Quartatlanten; wesentlich sie vermittelten dem werdenden Mediziner in der Zeit vor dem 1. Weltkriege die visuelle Schulung.

Aus der schematischen technischen Routine stieß HANS KILLIAN in das Gebiet der bedachten künstlerischen Photographie vor. *„Facies dolorosa, Das schmerzensreiche Antlitz"* erschien 1934 mit 69 großformatigen Abbildungen (meist 16 × 19 cm). KILLIAN bleibt der Physiognomik eng verpflichtet, deren historischer Entwicklung er ausführlich nachgeht. „*Meine Bildersammlung reiht sich von selbst in die Bestrebungen ein, den ärztlichen Blick zu schärfen, und führt weit aus dem Bereich enger Laboratoriumsarbeit in das Gebiet einfachen Schauens und Erlebens am Krankenbett. Nicht die greifbar organischen Veränderungen im Bereich des Angesichtes wollte ich bildlich festhalten, sondern die seelischen Veränderungen der Kranken und ihre Auswirkungen auf die Physiognomie. Es sollte die Stimmung am Krankenbett und über dem Kranken eingefangen werden, um die feinen seelischen Wandlungen, welche die Krankheit in den Beziehungen des Patienten zu sich und der Umwelt verursacht, darstellen zu können.*" Die Aufnahmen wurden in diffusem Tageslicht mit einer anscheinend großformatigen Kamera gemacht. Dieses weiche Licht bringt das Oberflächenrelief nicht immer distinkt heraus. KILLIAN ist Chirurg, und dies bestimmt und begrenzt die Auswahl. Er bringt vor allem operative Leiden, Bilder von Krebskranken in allen Schattierungen vom Entwicklungsbeginn, der die Gesichtszüge noch nicht berührt, bis zur Agonie. Von internen Krankheiten sind Hyperthyreose, Kropf, Pleuraempyem, Lungentuberkulose und -gangrän vertreten. Hier wiedergegeben ist das 3. Bild der Serie eines 20jährigen mit inoperablem Dickdarmkrebs zusammen mit der — bei aller stilistischen Brillanz des Autors ein wenig romanhaft gefärbten — Kommentierung: „*Das letzte, erschreckende und packende Bild des allmählich erlöschenden Lebens erinnert an die realistischen Darstellungen unserer alten deutschen Meister, an jenen Christus Holbeins in der Basler Galerie, den er heimlich nach einer aus dem Rhein gefischten Leiche nachts gemalt hat. Diese Männer hatten noch den Mut zu derartigen Darstellungen in der Überzeugung, es dürfe sich kein Künstler den Forderungen entziehen, das Leben so wahrhaftig wiederzugeben, wie es eben ist. Dieses letzte Bild entstand einige Tage vor dem milden Ende und zeigt das erlöschende Antlitz eines armen Menschen, welches trotz seiner zur Häßlichkeit gesteigerten Abmagerung und anderer entstellender Symptome doch versöhnende Züge aufweist, gleichsam als Sinnbild der Vergänglichkeit alles Irdischen, allerdings aber auch allen Leides dieser Erde.*"

Ein technisch wie wissenschaftlich gleich vorzügliches Werk brachte 1962 MICHAEL HERTL: „*Das Gesicht des kranken Kindes. Physiognomisch-mimische Studie und Differentialdiagnose unter Bevorzugung des seelischen Ausdruckes.*" Seine Bilder sind, als Ganzes genommen — mit Ausnahme der einiger Berufsphotographen —, wohl die besten bisher vorliegenden Schwarz-weiß-Aufnahmen von Kranken. HERTL hat sich wie wenige Mediziner vor ihm genauer mit den Problemen der wissenschaftlichen Photographie auseinandergesetzt, mit den Voraussetzungen des Krankenportraits und den Wegen, „*um in der Gesichtsmorphe die Transzendenz des Psychischen festzuhalten.*" Abbildungsformate werden erörtert, Profil-, Halbprofil- oder Vollansicht auf ihre Ausdrucksmöglichkeiten geprüft, die Vorteile der Schwarz-weiß- und farbigen Wiedergaben gegeneinander abgewogen und Einzelheiten der Aufnahmetechnik überdacht. Vor allem ist HERTL von der seit 1950 sich einbürgernden Gewohnheit abgerückt, mit nur einer Blitzröhre zu belichten. Er arbeitet mit zwei seitlichen, in 1 m Entfernung von der Kamera angeordneten Blitzlampen, die linke in Augen-, die rechte über Scheitelhöhe. Seine meist randlos in Buchgröße (17 × 23 cm) wiedergegebenen Bilder zeigen bei genügend kräftiger Zeichnung viel Tonigkeit und ein großes Grauspektrum der Zwischenstufen zwischen Weiß und Schwarz. Als Beispiel seiner Abbildungsweise ist hier das Bild einer akuten Leukämie gebracht und

Paramyeloblasten-Leukämie · Aus M. Hertl · 1962

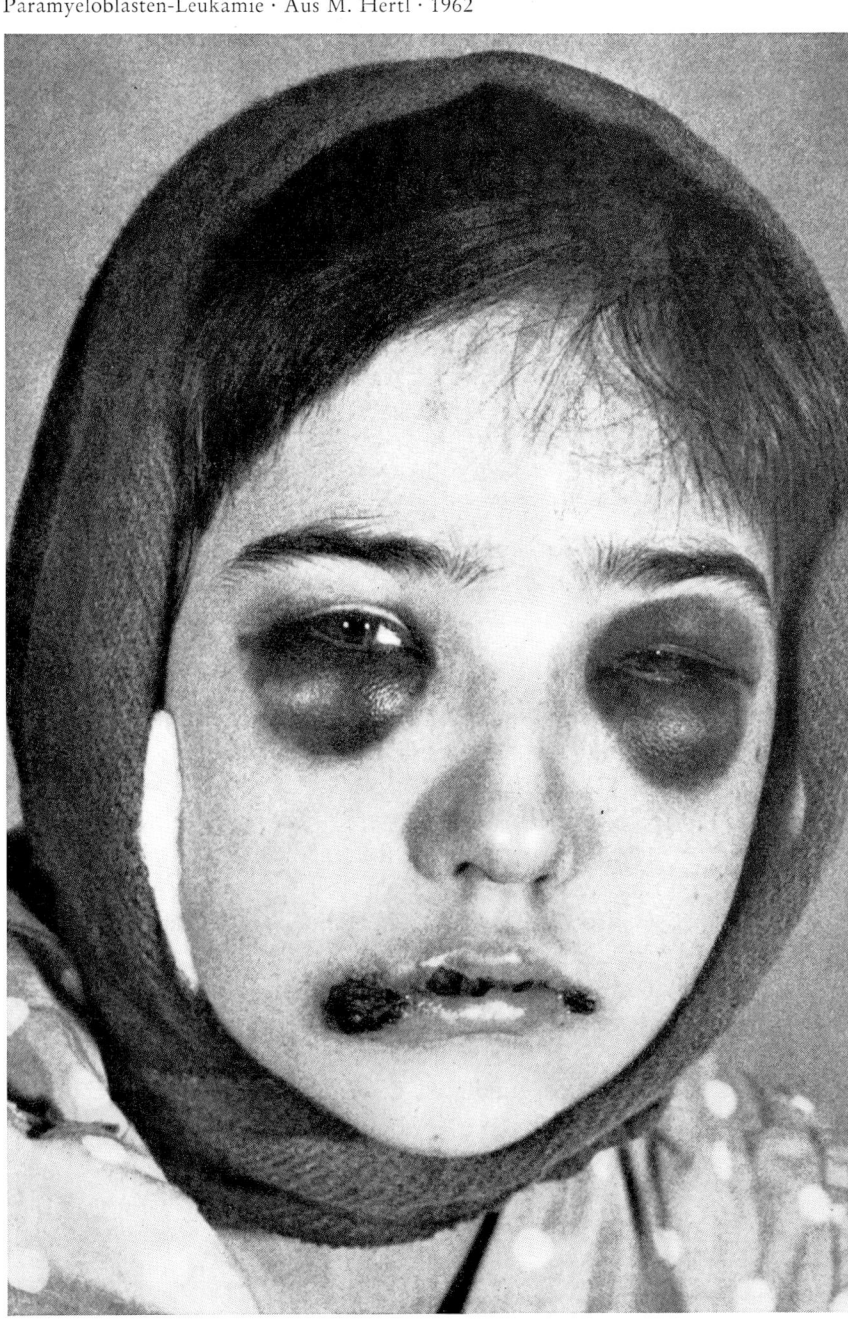

dazu der Kommentar: „*Resistenzschwäche: Stomatitis, Anguli infectiosi. Hämorrhagische Diathese: Brillenhämatom, subkonjunktivale Blutung, vor allem am linken Auge, Bluterbrechen. Schmerzhafte Bewegung der Lippen behindert Essen und Sprechen. Ein im Ausdruck hilflosen Ausgeliefertseins erstarrtes Gesicht, in dem allein die Augen noch lebendig erscheinen. Ungebrochen lebt hinter dieser Facies noch die seelische Größe dieses 13jährigen Mädchens. Geduldig und mit großem Verständnis für Eltern, Ärzte und Schwestern hat es bis zuletzt ausgehalten. Anämie, Leukozytose von 320 000, 100%/o Paramyeloblasten.*"

In der Mitte der Dreißiger Jahre war die Farbphotographie durch den Dreischichtenfilm zur Krankenabbildung technisch ausgereift. So weit ich sehe, zog erstmalig ein physiognomisch orientiertes Werk diese Konsequenz. „*Der menschliche Gesichtsausdruck und seine diagnostische Bedeutung*" (1942) wurde von DE CRINIS anhand von 43 Abbildungen nach Farbphotographien veranschaulicht. Die von Assistenten seiner Klinik angefertigten Aufnahmen wie auch ihre drucktechnische Wiedergabe sind von ungewöhnlicher, bis heute selten wieder erreichter Güte. Die Monographien von SCHMIDT-VOIGT („*Das Gesicht des Herzkranken*", 1958) sowie von KLOSTERMANN-SÜDHOF-TISCHENDORF („*Der diagnostische Blick*", 1964) lassen hinsichtlich der Aufnahme und Wiedergabe Wünsche offen. Fast ausschließlich ist mit nur einer Elektronenblitzlampe gearbeitet, was der Oberfläche die Plastik und stärker beleuchteten Stellen die Farbe nimmt, dafür aber knallharte Schlagschatten wirft. Der Farbton der Haut — etwa die Zyanose eines Herzkranken — wird selten befriedigend richtig reproduziert. Das ist nicht weiter verwunderlich: die Filme der einzelnen Fabrikate zeigen farbliche Unterschiede, und die Farbtemperatur der verschiedenen Elektronenblitzlampen differiert ebenfalls. Da sie im Durchschnitt 6000° bis 6500° K beträgt, liegt sie höher als die des Sonnenlichtes (4900° bis 5800° K), wodurch es bei der Kombination Tageslichtfilm - Blitz zu einem Überwiegen der Blautöne kommt (KISSELBACH und SCHEERER). Außerdem kann der Drucker bei Mehrfarbendrucken von Krankenbildern die Farbgebung nicht (wie etwa bei einem Gemälde) anhand des Originals einkorrigieren. — Besser hinsichtlich Beleuchtung und Farbqualität ist eine jüngste Industrieaussendung: „*Klinische Visite*", Bildtafeln THOMAE, 1966.

Trotz der Ubiquität der schnellen und bequemen Photographie haben sich zeichnerische Verfahren nicht nur gehalten, sondern werden, speziell in den USA, lebhaft kultiviert. Mehrere Schulen für medizinische Illustration vermitteln Begabten eine gediegene Zeichen- und Maltechnik sowie die Grundlagen der Anatomie und Physiologie. Die bekannteste an der John Hopkins Medical School geht auf den Deutschen MAX BRODEL zurück, der 1894 nach Amerika auswanderte und dort eine Reihe medizinischer Werke illustrierte. Unter den Händen so geschulter Medical artists entstanden jene morphologischen und Operationsdarstellungen, die uns in vielen chirurgischen und gynäkologischen Publikationen aus der neuen Welt entzücken. In das interne Gebiet greift P. Baileys Werk „*Die Hirngeschwülste*" (deutsche Ausgabe 1936). Da BAILEY ein möglichst preiswertes Buch herausbringen wollte, ließ er alle Abbildungen — Krankenportraits, makroskopische und mikroskopische hirnanatomische Darstellungen, Operationsskizzen, auch Röntgenaufnahmen — von G. McHUGH umzeichnen. Vergeblich sucht man im deutschen fachmedizinischen Schrifttum nach etwas der einprägsamen Klarheit dieser 137 Federzeichnungen Vergleichbarem. — Für Sonderzwecke eignen sich Zeichnungen besser als Photographien. A. E. CLARK-KENNEDY bastelte für „*Studenten, Schwestern und Praktiker*" sogenannte typische Krankengeschichten zusammen („*Patients as people*", „*Medicin in its human setting*") und wünschte sie durch entsprechend typische Bilder illustriert. Mit viel Geschick hat Medical artist SYLVIA TREADGOLD von der Medizinschule des Londoner Guys Hospital diese Aufgabe gelöst. Außer dem somatischen Krankheitszustand versuchte sie auch, den psychischen zu veranschaulichen, durch entsprechende Gesten, Zerstreutheit oder Schmerzen deutlich zu machen.

Das umfangreichste Illustrationswerk unserer Tage krönt die zeichnerische Entwicklungslinie. „*The Ciba Collection of medical illustrations*" erschien erstmalig 1953 mit einem Band über das Nervensystem, dem weitere über das reproduktive System (1954), den Digestionstrakt (1957) und das endokrine System inklusive Stoffwechselkrankheit (1965) folgten. Die grünen Quartformatbände (24 × 31 cm) sind von FRANK H. NETTER farbig illustriert. Der 1906 in Brooklyn, New York, geborene NETTER verband wie PAUL RICHER Arzttum und Künstlertum. Medizinische Ausbildung und Besuch einer Zeichenakademie liefen parallel. Einem Start als Chirurg in New York City folgte bald die Erkenntnis, daß Talent und Interesse mehr auf zeichnerischem Gebiet lagen, dem er sich dann völlig widmete. Die meist in Aquarelltechnik ausgeführten Bilder bringen von den Krankheiten praktisch alles, was visuell erkennbar oder ins Optische übersetzbar ist: normale und pathologische Anatomie, histologische Präparate, Krankenbilder, Röntgenphotographien, schematische Zeichnungen der Nervenbahnen ebenso wie der Prozesse des Intermediärstoffwechsels usf. Hier schuf ein Arzt sein Lebenswerk für andere Mediziner. Einem eidetisch begabten Studenten muß es Freude und Genuß sein, aus

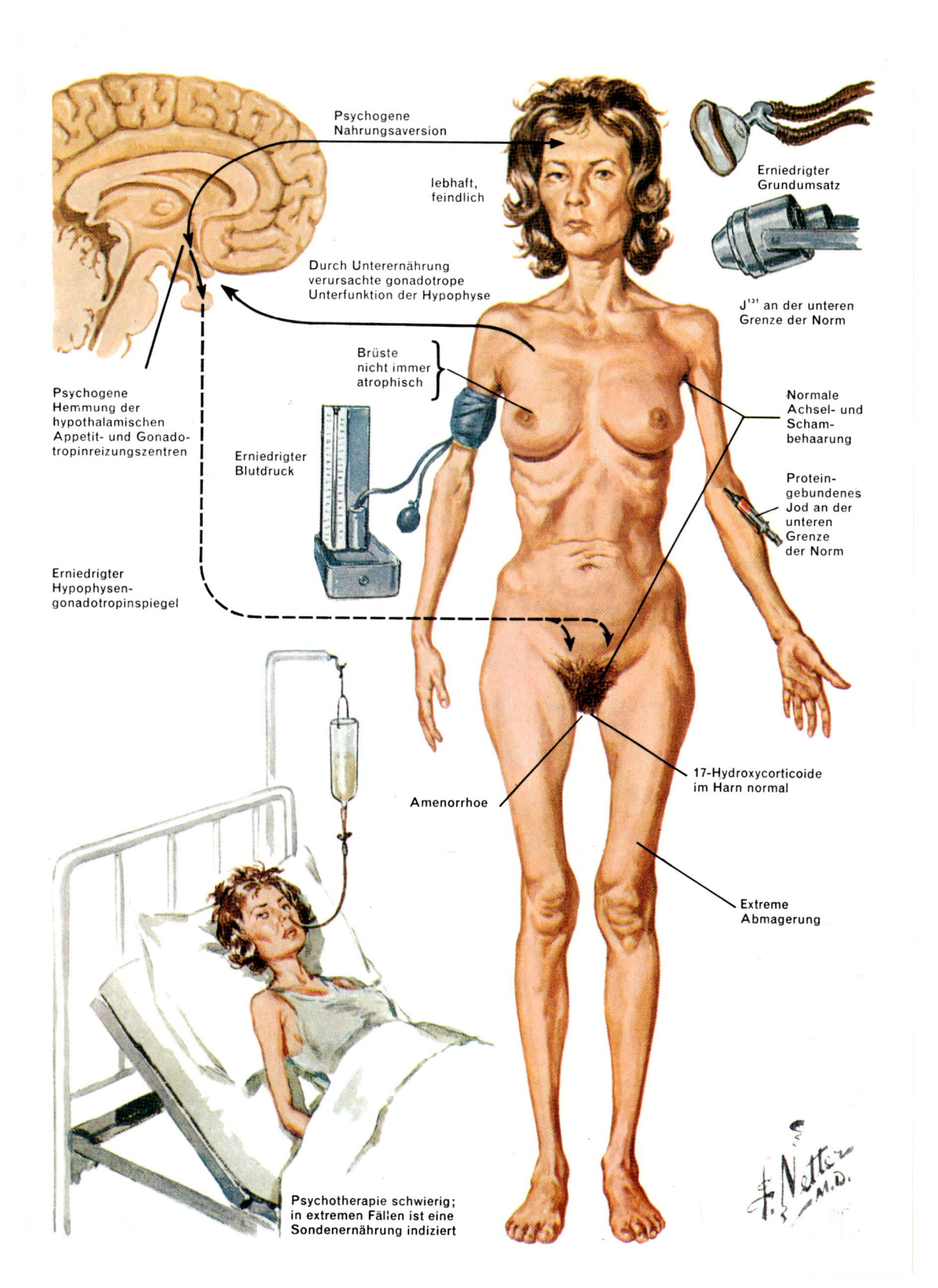

Anorexia nervosa · Aus F. Netter · CIBA-Collection 1965 · Farbdruck

diesen Bänden Wissen zu assimilieren. Für die Krankenabbildung ließ NETTER sich zusätzlich etwas Besonderes einfallen. Er versuchte synoptisch zu zeigen, woran man bei einem bestimmten Krankenaspekt denken soll und was man zur Findung und Umgrenzung der Diagnose erfragen und tun muß. Als Beispiel diene das Bild der Anorexia nervosa. Man kann außer dem Krankenaspekt — Abmagerung bei normaler Scham- und Achselbehaarung — der Farbtafel (vor S. 57) etwas über Ätiologie entnehmen (*„Psychogene Nahrungsaversion und Hemmung der hypothalamischen Appetit- und Gonadotropin-Reizungszentren"*), weiterhin über die Symptomatik (*„Amenorrhoe, erniedrigter Blutdruck"*) sowie Hinweise zur Abgrenzung gegen Schilddrüsen- und Nebennierenleiden (*„Erniedrigter Grundumsatz, J^{131} an der unteren Grenze der Norm, 17-Hydroxykortikoide im Harn normal"*), schließlich sogar über die Behandlung (*„Psychotherapie schwierig, in extremen Fällen ist nur eine Sondenernährung indiziert"*). Hier begnügte man sich nicht mit dem für sich allein stehenden und wirkenden Bild des Kranken. Der charakteristische Aspekt ist eingebaut in ein Netz ätiologischer, pathogenetischer, differentialdiagnostischer und therapeutischer Hinweissymbole. Aus der Wiedergabe des krankheitstypischen Erscheinungsbildes wurde eine mit großer Sachkenntnis kalkulierte, didaktisch sehr aufschlußreiche, nosologische Synopsis.

Weist dieser Weg in die Zukunft?

Wandel der Krankheiten

Verglichen mit der Zeit vor 400, ja vor 100 Jahren sind heute viele Krankheiten seltener, manche häufiger geworden, einige verschwunden, andere aufgetaucht; durchweg aber haben Schweregrad und Ausprägung der Leiden abgenommen. Das Ausmaß dieser Änderungen drang kaum in die Vorstellungswelt der heutigen Ärzte. Es ist aber für das Krankenbild in mehrfacher Hinsicht bedeutungsvoll genug, um genauer verfolgt zu werden. Zweckmäßigerweise trennt man die Änderung der Krankheitsgestalt von der des Krankheitspanoramas. Gestaltwandel der Krankheit (Pathomorphose nach Hellpach) bedeutet die Änderung einer umschriebenen nosologischen Einheit. Solch ein Wandel kann spontan auftreten wie bei der Grippe während der verschiedenen Epidemiewellen (Höring) oder bei den Pocken als leichte Alastrim-Form (de Rudder), aber auch therapeutisch durch die modernen, hochwirksamen Arzneien herbeigeführt werden (Doerr). Demgegenüber umschließt ein Krankheitspanorama (Henschen) das Gesamtbild der Krankheiten innerhalb eines umgrenzten geographischen Gebietes bzw. einer bestimmten Bevölkerung, und ein Panoramawandel (H. H. Berg) meint die Änderung aller dort vorkommenden Krankheiten.

Dem menschlichen Leben gleich zeichnen sich bei der Krankheit die Stufen des Entstehens, Entfaltens und Vergehens ab, auch wenn die zeitlichen Abläufe sich durch Jahrhunderte dehnen. Demnach müßten manche Krankheiten verstorben, heute verschwunden sein, was in der Tat der Fall und mit einer Reihe von Beispielen belegbar ist. 1485 tauchte in England nach der Schlacht von Bosworth eine Seuche auf, die wegen des profus fließenden, fötide riechenden Schweißes die Englische Schweißsucht genannt wurde. Hohe Infektiosität und Letalität bei nur kurzer Krankheitsdauer kennzeichneten sie. Kaum einer unter hundert blieb von der Seuche verschont, und die Hälfte der Betroffenen verstarb im Laufe eines Tages oder einer Nacht. Nach kurzer Steifheit erschlafften die Muskeln, die Körperkräfte schwanden mit einem Schlage dahin, eine zunehmende Somnolenz löschte die zunächst heftigen Schmerzen des Kopfes und Oberbauches aus. Nach und nach wurde England von 7 Epidemien heimgesucht, nie aber Schottland oder Irland. 1529 sprang der „Englische Schweiß" nach Hamburg über, wo in 22 Tagen 1100 Einwohner dahingerafft wurden. Die Todesdrohung kroch von hier über ganz Mitteleuropa: zu Augsburg verstarben in 6 Tagen von 1500 Erkrankten 800. Hecker ist diesen Epidemien des 15. und 16. Jahrhunderts historiographisch genau nachgegangen. Von 1529 stammt ein 6blättriges, von Euricius Cordus (1486—1535) verfaßtes und in Straßburg verlegtes Büchlein: *„Für die newe, hievor vnerhörte vnd erschröcklich tödtliche Krankheyt vnd schnellen todt, die Englisch schweyss sucht genannt, also das ein mensch inn 24 stunden gesundt vnd todt ist."* Sein kleiner Titel-

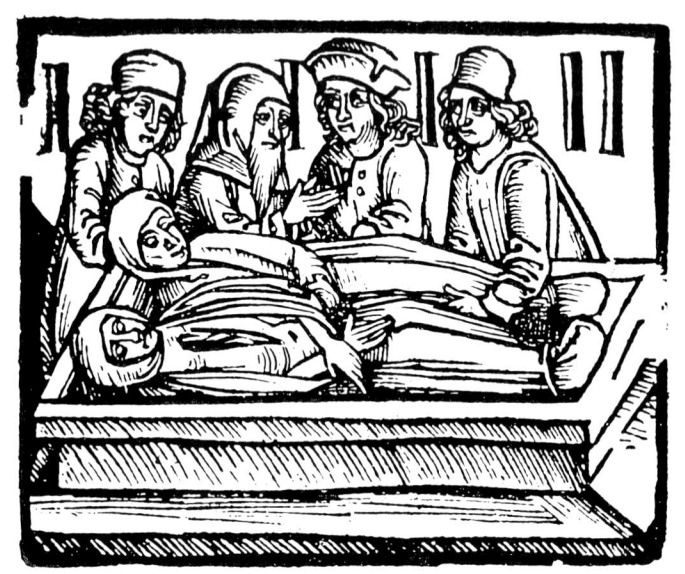

Englische Schweißsucht · Aus E. Cordus · 1529 · Titelholzschnitt

holzschnitt gibt über Krankheitszeichen keine weitere Auskunft. Offenbar sind die beiden Liegenden verstorben. Man hat sie in Leichentücher gewickelt, die am Fußende gerafft wurden. — In Italien beobachtete GIROLAMO FRACASTORO (1478—1553) das sogenannte Petechialfieber, welches dort in manchen Gebieten zeitweise sehr verbreitet war. Die Betroffenen lagen stumpf, mit blutunterlaufenen Augen auf dem Rücken. Ihr Urin trübte und rötete sich, sah aus wie Granatapfelwein. Zwischen dem 4. und 7. Krankheitstage schossen flohstichartige oder linsengroße, rote Flecke auf.

Während diese Infektionen später anscheinend nirgendwo mehr auftauchten, sind andere nur in Europa ausgestorben, haben sich aber außerhalb unseres Kontinents gehalten. Hierzu gehören die Pest, der in der Mitte des 14. Jahrhunderts ein Viertel der europäischen Bevölkerung zum Opfer fiel, sowie die Lepra, welche im Spätmittelalter auf dem europäischen Festlande in nicht weniger als 19 000 besonderen Pflegeheimen betreut wurde. Im 18. Jahrhundert suchten Pocken- und im 19. Cholera-Epidemien unseren Erdteil heim. Damals breitete sich auch die Diphtherie entsetzlich aus. Die typhösen Erkrankungen, Tetanus, Tollwut sowie Scharlach und Masern waren durch die Zeiten etwa gleichmäßig vertreten. Schon im 16. Jahrhundert haben die Bauern tollwütige Hunde verfolgt und getötet, wie mit infantiler Naivität ein französischer Holzschnitt zeigt. Die letzterwähnten Erkrankungen blieben uns noch, doch deutet ihre geringe Morbiditätsquote auf eine absteigende Entwicklungskurve hin. Aus der Tatsache der Abnahme der Infektionskrankheiten haben manche Kollegen wohlgefällig unserer Wissenschaft Lorbeerkränze geflochten. Sie sind meistens unverdient und fordern Kennern der Seuchenhistorie ein ironisches Lächeln ab. Lepra und Pest gehorchten in Mitteleuropa nie medizinischen Wünschen oder Maßnahmen und späterhin Cholera, Diphtherie und die akuten Exantheme höchstens sehr begrenzt. Die Änderungen der Pathomorphose waren tiefergreifend, der Genius epidemicus autonomer, als wir Ärzte es wahrhaben wollen. Auf Konto der Medizin kommen der Rückgang der Pocken durch Schutzimpfung und die Abriegelung Europas gegen asiatische Seuchen, weiterhin die therapiebedingte Rückdrängung der Syphilis. Die zahlreichen Tabiker, welche früher ganze Hospitalsäle bevölkerten oder als leichtere Fälle — im Offiziersjargon „Rückenmärkler" genannt — im Rollstuhl mit blauer Brille zum Straßenbild der Jahrhundertwende gehörten, haben erfreulicherweise nur wenige Nachfahren.

Neben dieser oft besprochenen Abnahme der Infektionskrankheiten beachtet man das Verschwinden der Avitaminosen vergleichsweise wenig. Die speziellen Kapitel bringen Näheres über die Verbreitung der Vitaminmangelleiden, über das schlimme Sterben an Skorbut nach Mißernten und bei längeren Segelschiffsreisen, sowie über die große Zahl der Pellagrakranken in den endemischen Herden Norditaliens. Für die meistverbreitete europäische Avitaminose, die Rachitis, fehlen leider genaue frühere Zahlen. In diesen allgemeinen Betrachtungen sei aber eines hervorgehoben. Man beachtete damals lediglich gehäuft auftretende Avitaminosen. Sporadische Fälle wurden diagnostisch kaum erfaßt, und zur Erkennung hypovitaminotischer Zustände fehlte jede Möglichkeit. Sie werden aber infolge der Essensgewohnheiten jener Tage sehr verbreitet gewesen sein. Wir wissen heute, daß selbst ein unterschwelliger Vitaminmangel sich modifizierend auf sonstige Leiden auswirkt. Das muß man für früher als häufig annehmen. Vielleicht werden Bilder wie der Wangenbrand (Wasserkrebs der Kinder, Noma), der besonders in Findel- und Waisenhäusern wütete, wegen der besseren Vitaminversorgung heute nicht mehr gesehen. Seine Beziehung zum Wirkstoffmangel ergibt sich aus dem mehrfach beobachteten Zusammentreffen mit Skorbut (RICHTER). Die wiedergegebene Abbildung stammt aus einer Monographie von 1828, der außer einem anderweitig beobachteten Fall drei eigene, tödlich verlaufende Fälle bei Kindern von 2, 2³⁄₄ und 8 Jahren zugrunde liegen. Das Bild zeigt den 2³⁄₄jährigen Jungen, *bei welchem sich am 6. Mai eine Schwellung der linken Wange entwickelte, die größer wurde, brandig zerfiel und unter septischen Erscheinungen am 12. Mai zum Tode führte.* Ein derart foudroyanter Verlauf dokumentierte die hochgradige Abwehrschwäche der Betroffenen.

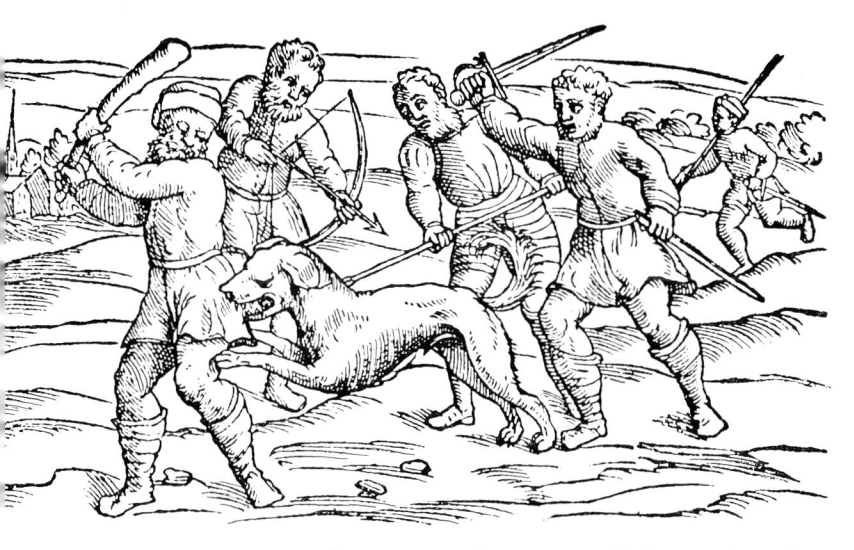

Bauern töten tollwütigen Hund · Aus Matthioli sur Dioscoride · Französischer Holzschnitt des 16. Jahrhunderts · Aesculape 1954

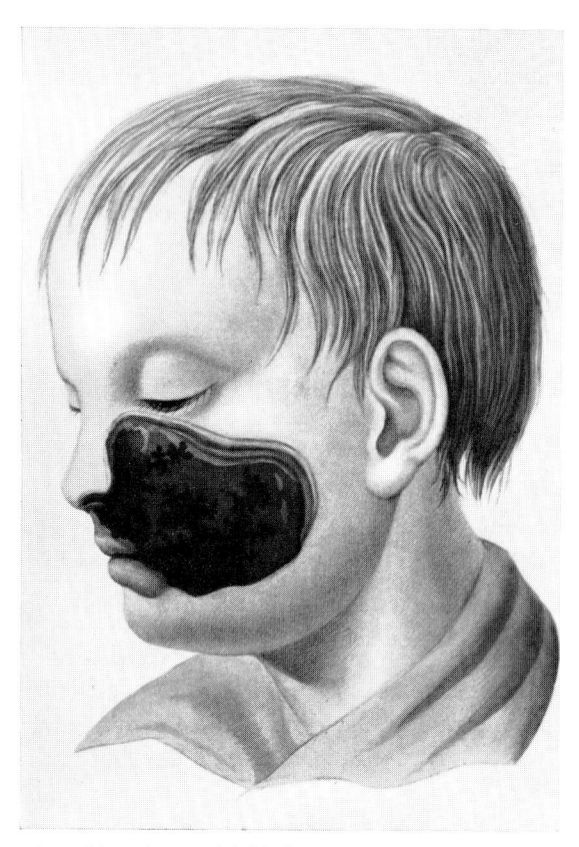

Wangenbrand bei einem Kleinkind · Aus A. L. Richter · 1828 · Farblithographie

In weiteren Fällen ist es auch nicht leicht, aus der Krankenbeschreibung und -abbildung zu einer Diagnose zu kommen. Da haben wir beispielsweise CLAUDE SEURAT, auch ein lebendes Skelett, über den der GRAF VON CISSÉ 1827 in einem kleinen Faszikel berichtete. *Der 1798 als Sohn bäuerlicher, normal konstituierter Eltern geborene Knabe begann ohne besondere Krankheit und bei normalem Wachstum seit seinem 4. Lebensjahr langsam und stetig abzumagern. Mit 24 Jahren betrug sein Gewicht bei 165 cm Größe 26,5 kg. Den Armumfang maß man mit 6,5 cm und den Schenkeldurchmesser mit 2,5 cm. Bei sonst ungestörten körperlichen Funktionen ermüdete er rasch. Nahrungs- und Flüssigkeitsaufnahme waren sehr gering, der Puls langsam (50/min) und schwach fühlbar.* — Schwer zu sagen, ob es sich hier um eine Myopathie handelt (woran MEIGE denkt), um eine diencephale Magersucht (als modernere Diagnose) oder um etwas ganz anderes.

Bei den Bildern der Frühzeit ist überdies der Wahrheitsgehalt zu prüfen. Ein Holzschnitt aus der Chirurgie von BRUNSCHWIG soll zeigen, *wie Kröten, Eidechsen, Schlangen und Nattern, die ihren Weg in den Magen gefunden haben, wieder zu entfernen sind. Man hänge den Menschen mit dem Kopf nach unten an einer Winde auf und stelle eine Schüssel mit Milch darunter. Der Wurm kommt aus dem Munde gekrochen und leckt an der Milch. Wenn man nun den Menschen langsam höher windet,*

Wenn man Krankheitsbeschreibungen und -abbildungen wie die folgende vor sich hat, möchte man ebenfalls an einen zusätzlichen Vitaminmangel denken. *Der arme JOSEPH SMITH laborierte bereits 4 Jahre an seiner sehr obstinaten Krankheit. 17 große, schmierige Ulzerationen hatten sich an den verschiedensten Teilen des Körpers gebildet und verbreiteten übelsten offensiven Geruch. Bewegungs- und hilflos lag er ohne Schlaf da, kaum daß er etwas Nahrung zu sich nehmen konnte. Mehrere Gesichtsknochen eiterten heraus, das Stirnbein absorbierte sich, der Gaumen schwand. Dazu wurde er taub und fast blind. Jedes Körpergelenk war entzündlich aufgetrieben und die gerunzelte Haut zwischen den Extremitätengelenken mit dem Knochen fest verklebt: ein lebendes Skelett!* — Selbstredend denkt man vor allem an eine Lues (S. 284). Doch wen erschüttert nicht dieses furchtbare Ausmaß der Zerstörung. Dem Kranken verhalf die geheimnisvolle Panazee von WILLIAM SWAIM aus Philadelphia zur Besserung der Wunden. Auch SWAIM erwägt die Syphilis und bemerkt, daß Quecksilber in solchen Fällen nur einige Erscheinungen zu bessern vermöge, während andere schlimmer würden.

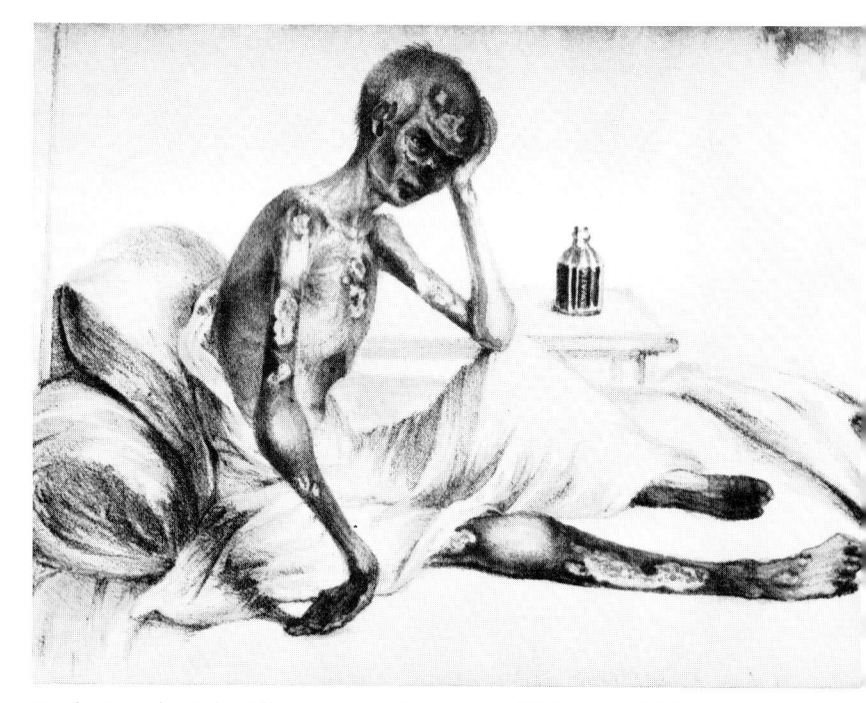

Geschwür-arthritische Allgemeinerkrankung · Aus W. Swaim · 1833 · Lithographie

66

sammen und besserte sich nach Jodzugabe zum Kochsalz. Wahrscheinlich beruht das Verschwinden der Bleichsucht der jungen Mädchen, der Chlorose, auch auf veränderten Essens- oder Lebensgewohnheiten. Sehr zurückgegangen ist weiterhin die Zahl der Gichtkranken. Leider fehlen uns für genauere Aussagen Zahlenangaben über das erhebliche Ausmaß dieser Volkskrankheit wie z. B. im England des 18. Jahrhunderts.

Eine weitere Gruppe erloschener Leiden wird man heute in das Gebiet der Neurosen bzw. der Massenhysterie einordnen. Hierzu gehört der Tarantismus, eine erst in Apulien, dann in den übrigen Landstrichen Italiens einige Jahrhunderte herrschende Volkskrankheit. Durch den Biß der Tarantel, einer Erdspinne (der realiter, da ungiftig, ohne Folgen bleibt), sollte es zufolge BAGLIVI *nach Herzangst und Atmungsbehinderung zu einem Excitationsstadium*

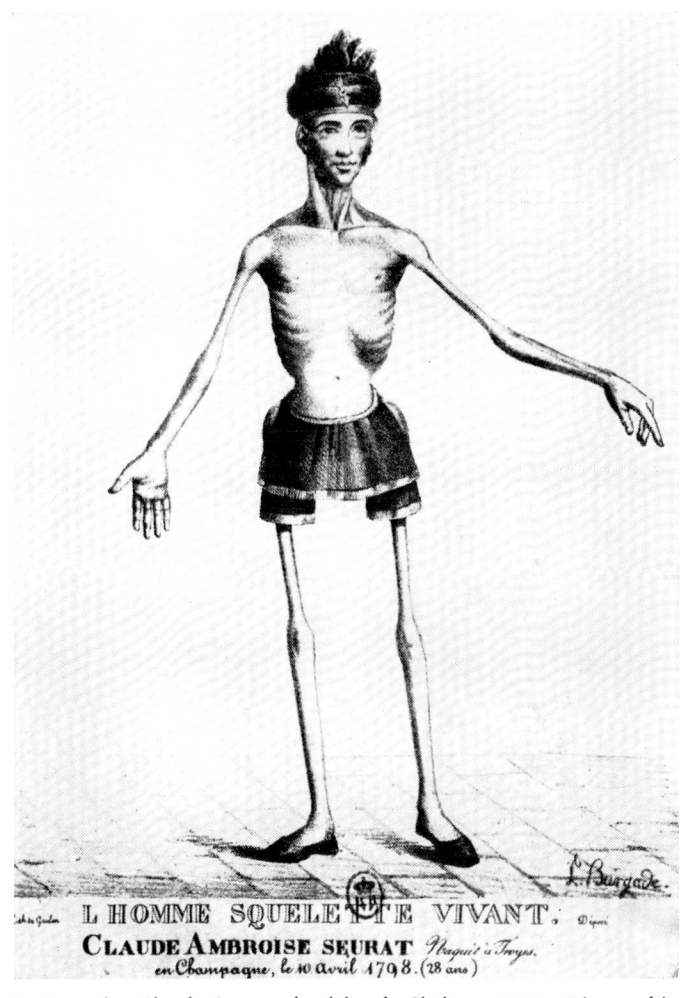

L. Burgade: Claude Seurat, das lebende Skelett · 1826 · Litographie von Gaulon · Cabinet des Estampes, Paris

schlängelt sich das Reptil pari passu in dem Bestreben, an der Milch zu bleiben, langsam aus dem Körper heraus. Heute ist schwer zu beurteilen, ob der sonst zuverlässige BRUNSCHWIG einem Volksaberglauben aufgesessen ist oder es ein solches Vorgehen wirklich gab. Wenn letzteres der Fall wäre: welch ein Wandel auch in der Therapie!!

Wie die Avitaminosen, von denen wir bei unserem Exkurs ausgingen, hängen noch einige heute ausgestorbene oder seltener gewordene Krankheiten mit der Ernährung zusammen. Fast ausgestorben ist der Ergotismus, die Vergiftung mit dem auf feuchtem Getreide wachsenden Mutterkornpilz, von welchem allein zwischen den Jahren 857 und 1547 28 Epidemien beschrieben sind (RIESMAN). In seinen verschiedenen Formen ist er S. 257 abgehandelt. Stark abgenommen haben in den Alpen Kropf und Kretinismus. Ihr endemisches Auftreten in manchen Tälern hing bekanntlich mit dem niedrigen Jodgehalt des Wassers zu-

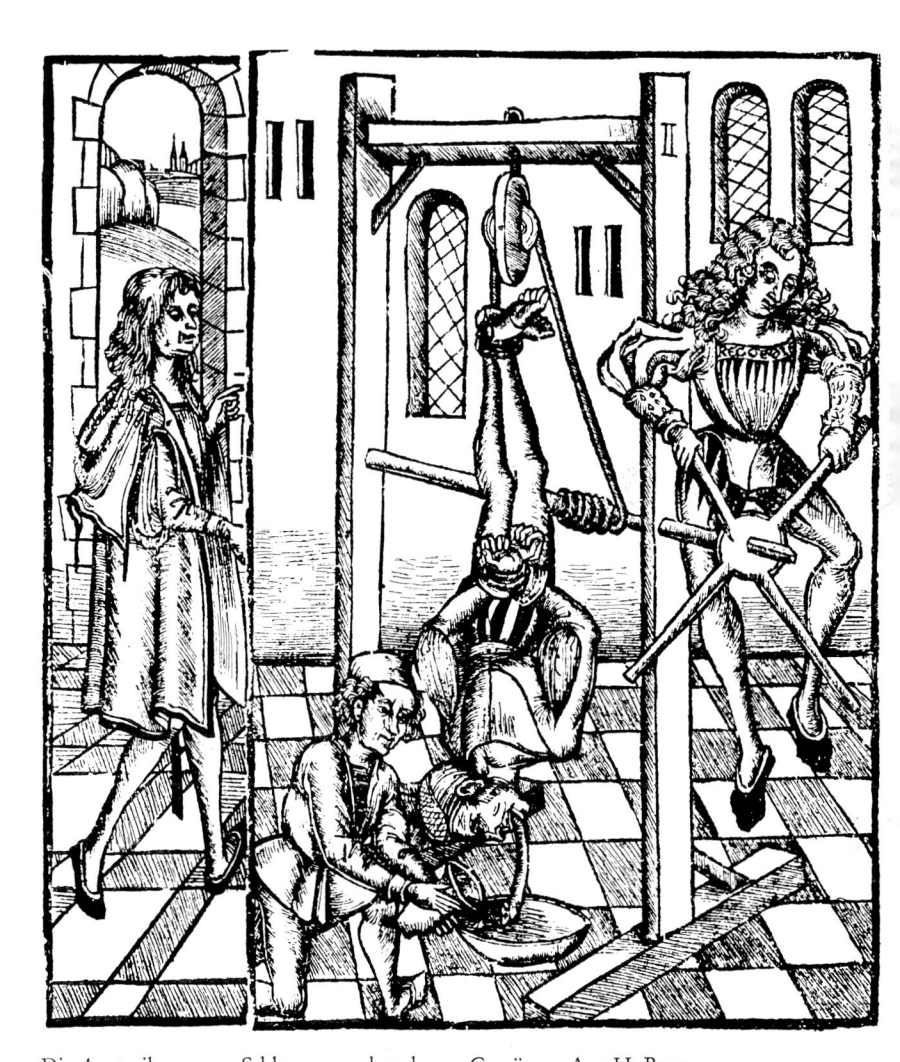

Die Austreibung von Schlangen und anderem Gewürm · Aus H. Brunschwig · 1497 · Textholzschnitt

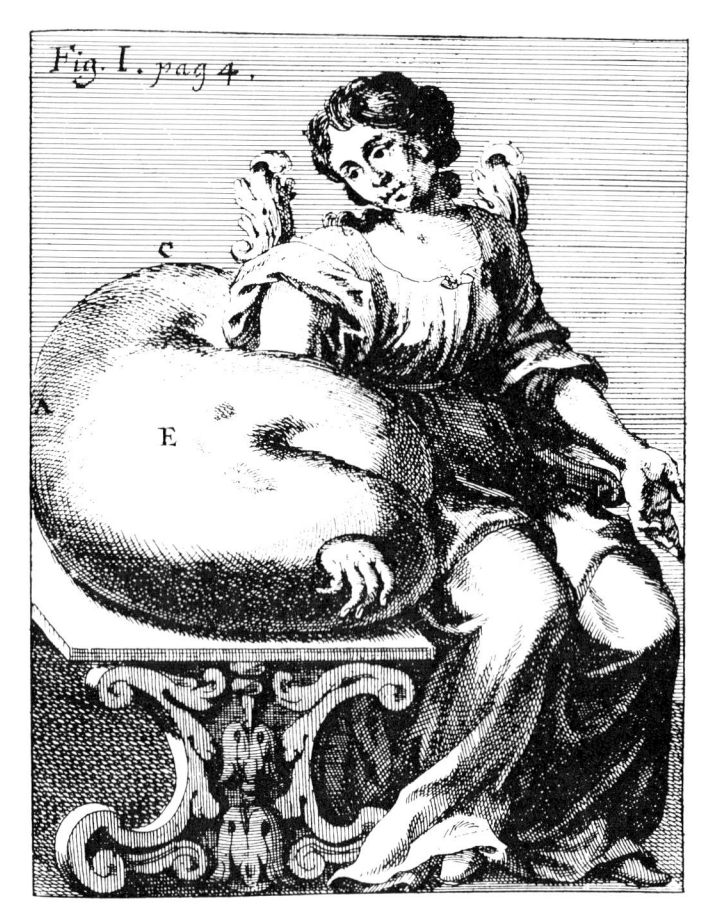

26jähriges Mädchen mit Armgeschwulst · Ephemeriden · 1712 · Kupferstichtafel

mit Jaktationen kommen. „Einige rennen mit großer Befriedigung umher. Manche Frauen rollen sich wie Schweine im Dreck." Wahrscheinlich hatte die Tarantella, ein noch heute üblicher Tanz, darin ihre Vorbilder. — In Schottland tauchte als Leaping ague ein ähnliches Leiden auf, wobei man das Tanzen, Hüpfen und Rennen am gründlichsten durch ein kaltes Bad zu kurieren wußte. Ausgedehnter waren die dämonischen Tanzwutepidemien, die von Zeit zu Zeit für 2½ Jahrhunderte bestimmte Landstriche Deutschlands und der Niederlande im Banne des Entsetzens hielten. Bei dem Aachener Ausbruch von 1374 sprach man noch vom Sankt-Johannes-Tanz. *„Hand in Hand schlossen sie Kreise und, ihrer Sinne anscheinend nicht mächtig, tanzten sie stundenlang in wilder Raserei; bis sie erschöpft niederfielen; dann klagten sie über große Beklemmung und ächzten, als stünde ihnen der Tod bevor, bis man ihnen den Unterleib mit Tüchern zuschnürte... Diese Einschnürung geschah wegen der Trommelsucht [Meteorismus], welche sich nach dem krampfhaften Toben einstellte, oft half man aber noch kunstloser mit Faustschlägen und Fußtritten auf den Unterleib."* (HECKER). Als die Tanzplage 1418 Straßburg heimsuchte, wurden die Besessenen zu Kapellen des Heiligen Veit gefahren, wonach der Name „Veitstanz" entstand. Einen der letzten Ausläufer der Tanzwut hielt BRUEGEL in einer Zeichnung fest. Diese bringt das Kapitel Hysterie. Dort ist auch von den übrigen bildlich registrierten Manifestationen berichtet, die heute sämtlich einschließlich der Grand-mal-Anfälle der Charcotschen Schule ausgestorben sind.

*

Anstelle dieser völlig oder weitgehend geschwundenen Krankheiten stehen heute andere, vor allem Kreislaufleiden und bösartige Geschwülste. Allein in der kurzen, statistisch genauer verfolgbaren Zeitspanne ab 1900 stieg der relative Mortalitätsanteil (Sterbefälle pro 10 000 Einwohner) für Kreislaufkrankheiten inklusive Gefäßstörungen des Gehirns bis 1953 von 20 auf 39 und für Malignome von 8 auf 19 an (zit. nach EVERS). Um 1800 war er wahrscheinlich in beiden Gruppen höchstens halb so hoch wie 1900. Bekanntlich hängt diese Zunahme mit der Erhöhung des durchschnittlichen Lebensalters zusammen und ermöglicht die besser ausgebaute Diagnostik eine genauere Erfassung der Leiden. Auch die intestinalen Krankheiten nahmen zu, was speziell auf das Konto der Geschwüre des Magens und Zwölffingerdarms kommt, während die Vermehrung der Fälle von Colitis ulcerosa, Ileitis terminalis und anderer Dünndarmkrankheiten wegen ihrer Seltenheit nicht sonderlich ins Gewicht fällt. Die Zahl der Zuckerkranken ist ebenfalls rasch angestiegen. Diese vier Gruppen stellen heute etwa zwei Drittel sämtlicher Sterbefälle. 1961 verstarben hieran im Bundesgebiet (ohne Berlin) 401 111 Personen, während auf alle infektiösen und parasitären Krankheiten zusammen nur 10 332 Todesfälle kamen (EVERS). Zugenommen haben schließlich die allergischen Krankheiten, voran Asthma bronchiale, Heufieber und medikamentös bedingte Exantheme, sowie Kollagenosen und Autoaggressionskrankheiten. Diese kurze Erwähnung mag hier genügen, denn all die Leiden sind dem modernen Mediziner durchaus geläufig.

Der Abnahme der hysterischen Reaktionen hält eine Zunahme der sogenannten vegetativen Dystonie die Waage. Viele Patienten klagen ohne nachweisbaren Organbefund über Beschwerden seitens des Herzens, Magens oder Dickdarmes; es war ein Fünftel all jener, welche Gesunden-Untersuchungsstellen aufsuchten (H. HOFF). Ihre Zahl wuchs im Laufe unseres Jahrhunderts ständig. Auch der Begriff ist jüngeren Datums; 1934 sprach erstmalig WIECHMANN von vegetativer Dystonie.

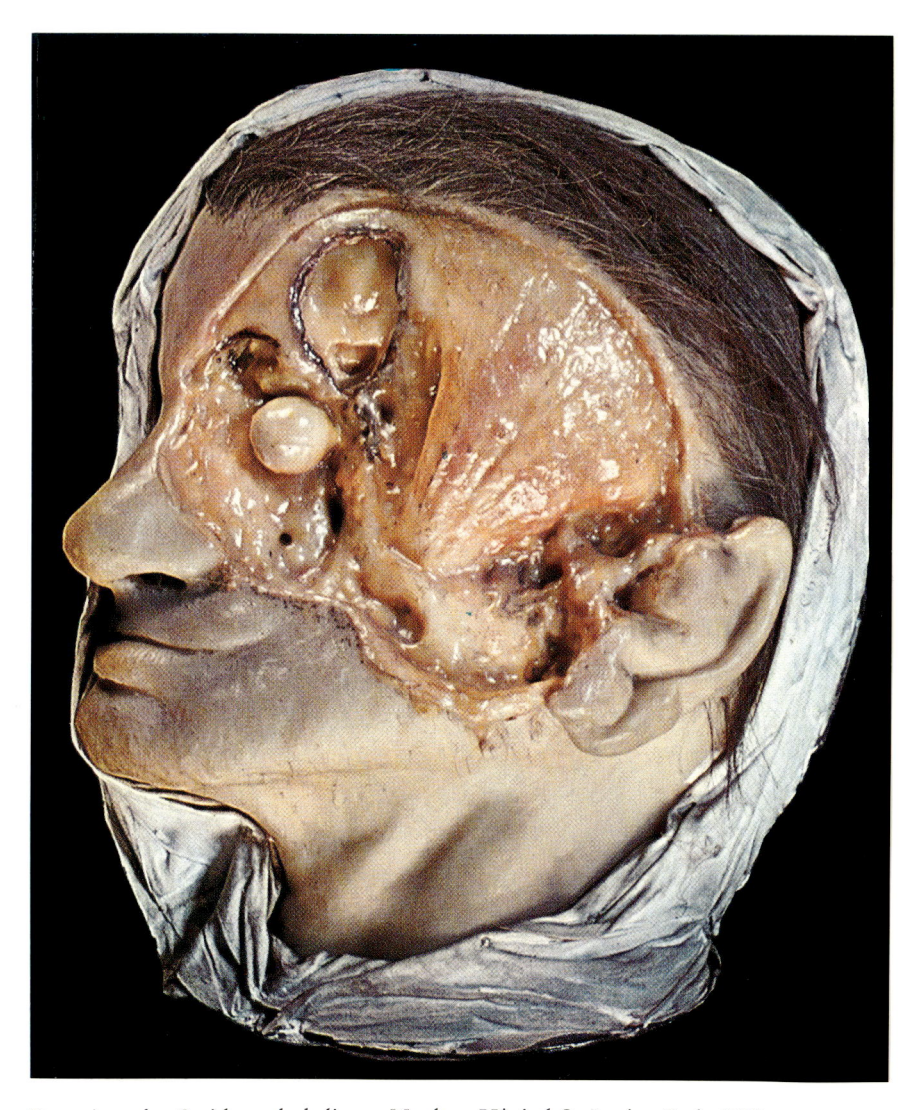

Destruierendes Gesichtsendotheliom · Moulage Hôpital St. Louis · Paris 1877

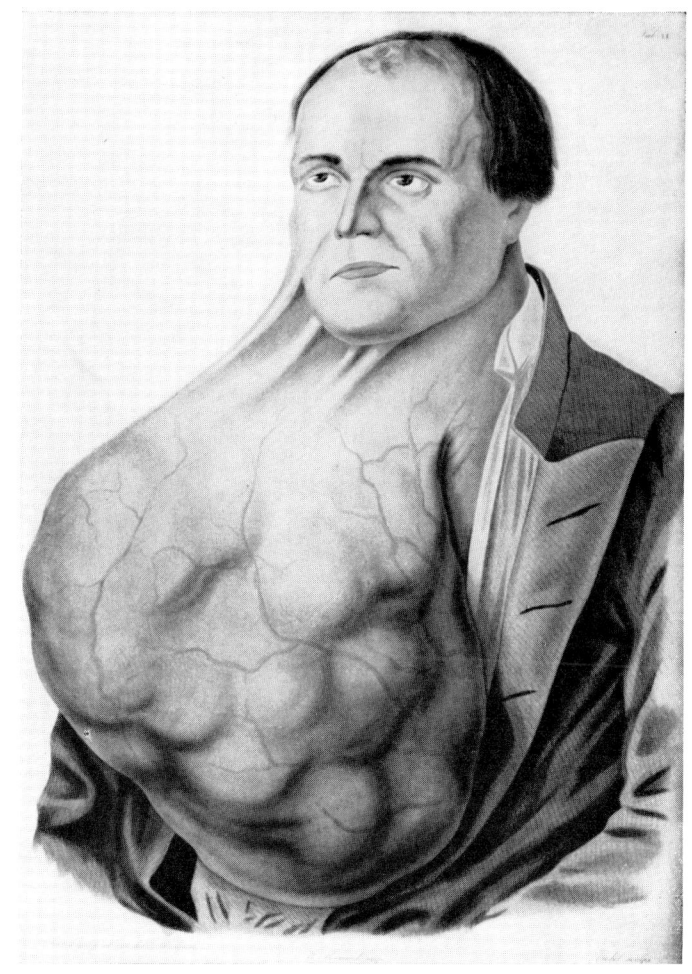

Riesige Fettgewebsgeschwulst des Halses · Aus A. Auvert 1848—1851
Im Original farbiger Kupferstich

körperchenüberfunktion ohne Skelettsymptome bereits an der biochemischen Konstellation (Hypercalcämie, Hypophosphatämie, Hypercalciurie und Hyperphosphaturie).

In gleicher Richtung wirkt die Röntgenologie. Wie selten kommt man noch aufgrund von Fieber und Abzehrung zu der Diagnose einer Lungentuberkulose oder durch himbeergeleeartigen Auswurf sowie cervikale Einflußstauung zu der eines Bronchialkrebses! Bereits bei den ersten uncharakteristischen Signalen einer Befindensstörung zeigt uns das Leuchtbild der transparenten Lungenfelder die pathologisch-morphologische Krankheitssilhouette. Der Röntgenbefund eilt sogar manchmal der Körperempfindung voraus. Gelegentlich wird ein Magengeschwür, eine Knochenzyste oder Lungentuberkulose zufällig bei völlig beschwerdefreien Personen anläßlich einer Routineuntersuchung gefunden.

Die Tendenz der Entwicklung ist eindeutig. Immer emsiger versucht die Medizin, Krankheiten in einem möglichst frühen Stadium zu fassen, also vor dem Auftreten von äußeren Erscheinungen und gröberen Störungen. Die pathischen Prozesse sollen im Keime erspäht und erstickt werden. Die ärztliche Aufgabe verlagert sich aus dem Krankheiten-Areal in die breite Zone des Prämorbiden. „Wehret den Anfängen!" Jede einsichtige Staatsführung wird dieses Streben auf das bereitwilligste unterstützen, da es die Allgemeinheit vor dem Ausfall vieler wertvoller Arbeitsstunden bewahrt.

Ziehen wir für das semiotische Bild aus dem Gestalt- und Panoramawandel die Konsequenz! Das Schwinden der großen Epidemien und der Avitaminosen bedeutet eine riesige Einbuße an äußeren Krankheitserscheinungen. Der erschütternde Aspekt der Pocken-Eruption bleibt uns ebenso erspart wie der des verstümmelten Leprösen, des foudroyant verfallenden Pest- oder des exsikkierten Cholerakranken. Die vielgestaltige Buntheit von Diphtherie, Scharlach und Röteln, früher uns Älteren eine Alltäglichkeit, ist den Jüngeren kaum mehr als durch Lehrbuchbilder bekannt. Mit der genügenden und geregelten Vitaminzufuhr versinken die Bilder der rachitischen Deformierungen, skorbutischen Haemorrhagien und Petechien, pellagrösen Hautveränderungen oder Beri-Beri-Ödeme in weiter Ferne. — Zusätzlich schränken bei den heute vorherrschenden, sowieso weniger zeichenbereiten Krankheiten eine frühe Erkennung und Behandlung das Erscheinen äußerer Symptome sehr ein. Früherkennung, mehr noch die zu erwartende Verlagerung der Diagnostik in die Zone des Prämorbiden implizieren mit dem Schwund der sichtbaren Zeichen eine Entwertung der Semiologie. Der Schwerpunkt der Diagnosenfindung rückt ab von dem optischen Aspekt; an die Stelle des mit den Sinnen Wahrnehmbaren treten die Ergebnisse der apparativen Methoden von Laboratorium und Röntgenstation. Nach der malerischen Vielgestaltigkeit verliert das äußere Bild des Kranken auch die diagnostische Aussagekraft.

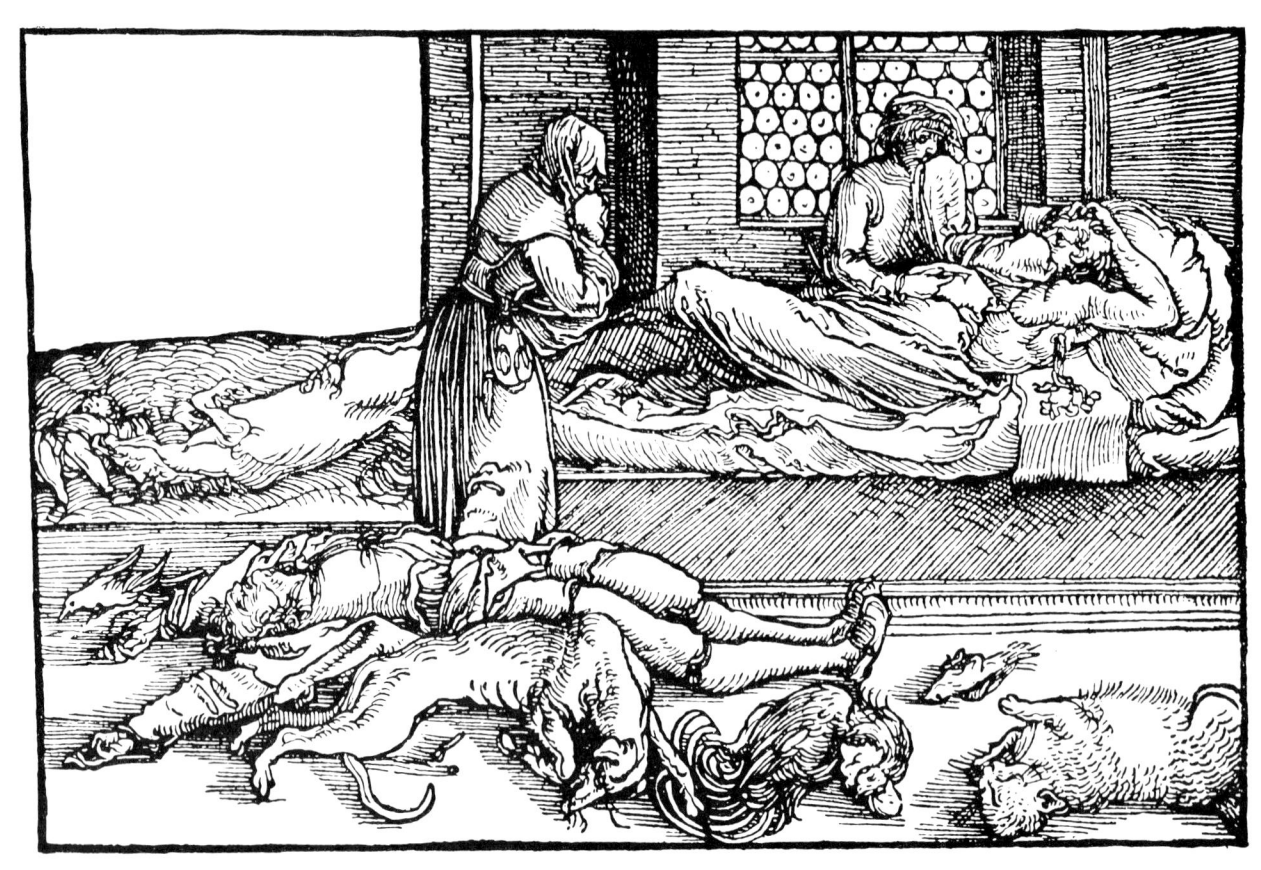

Petrarca-Meister: Von der Pestilenz Wirkung auf alle Kreaturen · 1532 Textholzschnitt

Seuchen

Die Pest

In packender Eindringlichkeit gibt der Petrarca-Meister jener grauenvollen Vorstellung Ausdruck, die seine Zeit mit dem Begriff der Pest verband. Nur einer der Betroffenen ist noch am Leben, der Schwerkranke auf dem Bett. Gerade hat sein Arzt mit einer Aderlaßfliete (S. 119) die Bubonen der entblößten linken Achselhöhle geöffnet. Auf ein daruntergelegtes Tuch fließt dickrahmiger Eiter. Alle übrigen „Verpesteten" sind gestorben. Tot liegt der Knecht neben seinem verendeten Pferd auf dem Misthaufen und der Bauer zwischen den Kadavern von Hund und Katze, Hahn und Taube auf dem Hausboden. Einsam steht die Frau des Schwerkranken in Bildmitte. — (Übrigens enthielt das leere Feld der linken oberen Ecke ursprünglich auf der um 1520 geschaffenen Darstellung die Pestheiligen St. Sebastian und St. Rochus. Da das Buch jedoch erst 1532, nach Ausbreitung der Reformation, erschien und der Verleger mit vorwiegend protestantischen Lesern rechnete, wurden sie getilgt [Scheidig]).

Wenige Jahre früher entstand eine im Motiv ähnliche Zeichnung Raffaels (1483—1520). Doch hat der Umbrier die bedrückende Realität des Süddeutschen zum Erhaben-Pathetischen sublimiert. Da das originale Blatt in den Uffizien (Florenz) im Laufe der Zeit vergilbte, ist hier ein früher Nach-Stich von Marco Antonio Raimondi gebracht. Im Stall liegen drei Schafe tot übereinander; an dem schlaffen Euter des einen saugt noch ein junges Lämmlein. Ein weiteres Schaf wird durch einen fackeltragenden Hirten von der Gruppe weggehalten. Im Gemach darüber bemühen sich zwei Pflegerinnen um den schwerkranken Hausherrn. Diesen nächtlichen Szenen sind auf der anderen Bildseite solche des Tages gegenübergestellt. Da ist gerade eine Frau verstorben, deren Kindchen noch nach der erkaltenden Brust der Mutter greift; hastig versucht sein Vater, es daran zu hindern. — Das Motiv stammt aus dem Altertum; es geht auf Aristides von Theben zurück, der allerdings eine tödlich Verunglückte neben ihrem nach Muttermilch verlangenden Kinde abbildet (Crawfurd). — Entsetzt gestikulierende Personen, zerfallene Gebäude und ein totes Pferd füllen die weitere Szenerie. Auf einem die Bildhälften abgrenzenden Piedestal liest man aus Virgils

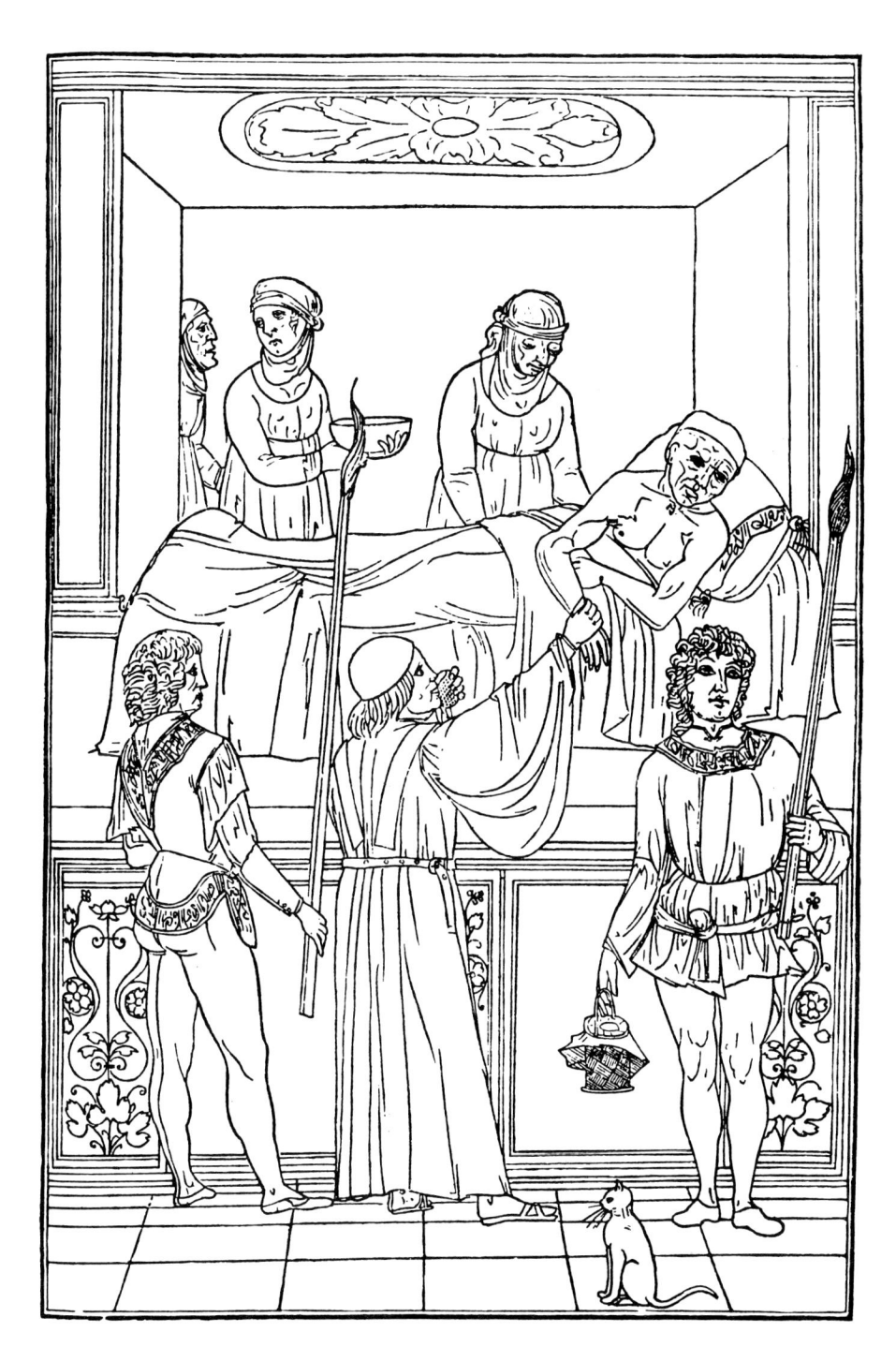

Arzt besucht einen Pestkranken · Aus J. de Ketham · 1493 · Holzschnitt

ziertem Wams. Mit Räucherungen in Wohnungen und dem Abbrennen großer Feuer auf Plätzen (siehe auch Abb. MIGNARD) und Wällen der Stadt hoffte man, die Luft von den Kontagien zu reinigen. Zeitweise wurde so übertrieben geräuchert, daß die Kanarienvögel in den Stuben erstickten und die Spatzen von den Dächern fielen (RATH). Über vielen Darstellungen von Pesthäusern und -städten lasten dunkle Wolken; man fragt sich, ob diese von solchen Räuchereien stammen oder als bildlicher Ausdruck der Luftverpestung durch die Kontagien gemeint waren. — Der Schwerkranke in unserem Bild, dessen entblößter Oberkörper durch untergeschobene Kissen aufgerichtet ist, wird außerdem von drei Frauen betreut, die anscheinend von einem Fenster aus an das Bett gelangen. Das reizende Kätzchen des Vordergrundes ist in späteren Auflagen verschwunden.

Im 16. Jahrhundert ist es mit der Abbildung von Pestkranken in medizinischen Werken nicht besser bestellt. Abgesehen von einigen uncharakteristischen (Heilige oder antike Ärzte zeigenden) Titelholzschnitten habe ich nur in drei Büchern Bilder finden können. Davon sind die Holzschnitte des Augsburger Nachdruckes des Bohamschen Pestbuches (um 1550) hochinteressant. Der junge Mediziner JOHANN VOGT hat dieser Auflage *"ainen Zedel mit Bil-*

77

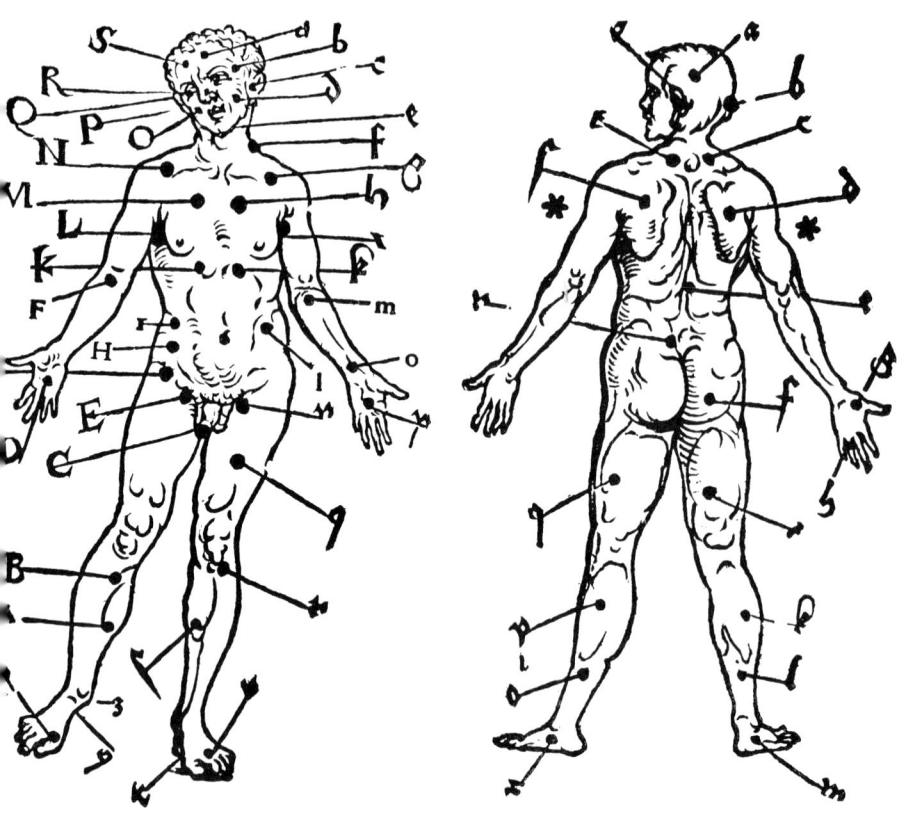

J. Vogt · Sitz der Bubonen bei Pestkranken · Aus Boham · Um 1550 · Textholzschnitte

dern" beigegeben. Dargestellt ist die Vorder- und die Rückseite eines Kranken mit *„Apostema und Blattern"*. Dies dürfte der früheste Versuch sein, äußere Krankheitsveränderungen in einem didaktisch instruktiven Bilde darzustellen. Sonst finden wir aus jener Zeit ja nur Genreszenen, in denen die Kranken manchmal — mehr nebenbei — die Kennzeichen eines bestimmten Leidens erkennen lassen. Hier wurde ein Bild des Kranken im klinischen Sinne versucht. Dieses Streben gehört herausgestellt, auch wenn es nicht ganz glückte. Bubonen haben als Schwellungen der Drüsen deren Lokalisation. Somit stehen die groben Punkte an Hals und Nacken, in den Achselhöhlen, Ellenbeugen und Leistengegenden zu Recht. Doch finden wir sie auf dem Männlein noch an vielen anderen, lymphdrüsenlosen Stellen. Man kann das mit der damals vielfach in medicinis grassierenden Phantasie erklären, doch sachlich auch folgendermaßen: Auf der Rückansicht tragen u. a. die beim Bettlägerigen aufliegenden Körperstellen wie Hinterhaupt, Schulterblätter, Gesäß und Waden Hinweispunkte. Vielleicht hatte unser Dr. Vogt dort bei Schwerkranken — die ja kaum betreut wurden — Dekubitalulzerationen beobachtet und sie für artgleich mit offenen Bubonen gehalten.

Banale oder spezifische Furunkel, etwa durch Schmierinfektion, können die anderen Punkte erklären. Wie dem auch sei, der Versuch des Autors der schematischen Verdeutlichung einer Krankheitserscheinung bleibt für jene Zeit einmalig.

Den *„Zwey Bücher von der Pestilenz"* des PARACELSUS ist in der Lechlerschen Ausgabe (1565) ein Titelholzschnitt des JOST AMMAN (1539—1591) vorangestellt, der — nach einem Holzfeuer zu urteilen — das Ausbrennen von Pestbeulen darstellen soll. Der fleckig gezeichnete Kranke ist jedoch durch eine Vordergrundfigur weitgehend verdeckt, und die ärztliche Manipulation bleibt unklar. — Auf dem Frontispiz des 1543 in Antwerpen herausgegebenen Kuckschen Pestbuches bringt eine Frau dem Pestkranken einen Trank. Er kann höchstens roborierend gewirkt haben. Vielleicht ist es der seit dem Altertum bekannte allheilende Theriak. Viele Arzneipflanzen wurden empfohlen — und wieder verworfen. Die Dreckapotheke lieferte die seltsamsten Mittel. PARACELSUS legte gedörrte Kröten auf die Wunden, damit so das Gift der Pestilenz ausgesogen würde. Interessant ist eine in Ostpreußen und Polen geübte Behandlungsart, eine Art aktiver Immunisierung mit abgetöteten Erregern. Die Bubonen Verstorbener wurden aufgeschnitten und in Pulverform den Kranken täglich zweimal mit Wein gegeben (zit. nach RATH). Da die Pestbazillen bei Austrocknung rasch absterben, war dies Verfahren relativ ungefährlich. Doch blieb im ganzen genommen das damalige therapeutische Rüstzeug derart, daß der

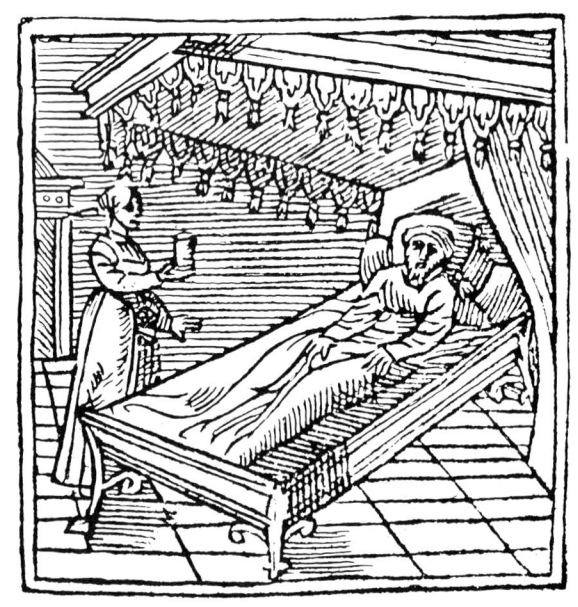

Pflege des Pestkranken · Aus G. van Kuck · 1543 · Titelholzschnitt

Lübecker JOHANN PALUDANUS, Leibarzt der dänischen Königin, 1565 mit gutem Recht schrieb: *"Haec pestis ridet nos et pharmaca nostra."*

Eine neuerliche große Epidemie überzog 1563 bis 1569 Europa. Von England aus verbreitete sie sich rheinaufwärts, Frankreich und die Schweiz einbeziehend. Einen ikonologisch bedeutsamen Ausdruck dieser Krankheitswelle habe ich nicht finden können. Dagegen hatte die nächstfolgende Pandemie, deren Vorläufer 1656 auftauchte und die unseren Kontinent 1663 bis 1668 heimsuchte, eine ausgesprochen lebhafte bildliche Resonanz. Die Vorwelle 1656 betraf überwiegend Italien, wobei in diesem Totentanze Neapel besonders hervortrat. Soldatenschiffe hatten die Seuche eingeschleppt, und innerhalb von sechs Monaten erlagen ihr etwa 400 000 Neapolitaner. Viele zu Tag- und Nachtzeiten abgehaltene Bußprozessionen dürften ihrer Ausbreitung Vorschub geleistet haben. Mit der Kontagiosität der Seuche — der man sich durchaus bewußt war — rechnete man natürlich erst vom Zeitpunkt deutlicher Krankheitszeichen. Dann allerdings wurde man sehr vorsichtig, so sehr, daß z. B. die Priester den Kranken das letzte Sakrament an einem langen Stock reichten. MICCO SPADARA (1612—1679) hat als Augenzeuge den Ausbruch im Bilde festgehalten. Er stellt die Piazza Mercatello dar, ein wahres Pandämonium von Sterben und Tod. Von der Gesundheitspolizei bestellte Totengräber (monatti) ziehen die Leichen mit Haken auf Karren, um sie zu den Beerdigungsplätzen zu bringen. Vor die Karren sind Galeerensklaven gespannt. Sklaven und Gefängnisinsassen wurden damals nicht selten zu Handreichungen bei Epidemien

M. Spadara (oder D. Gargina) · Die Pest in Neapel 1656 · Museo nazionale Neapel

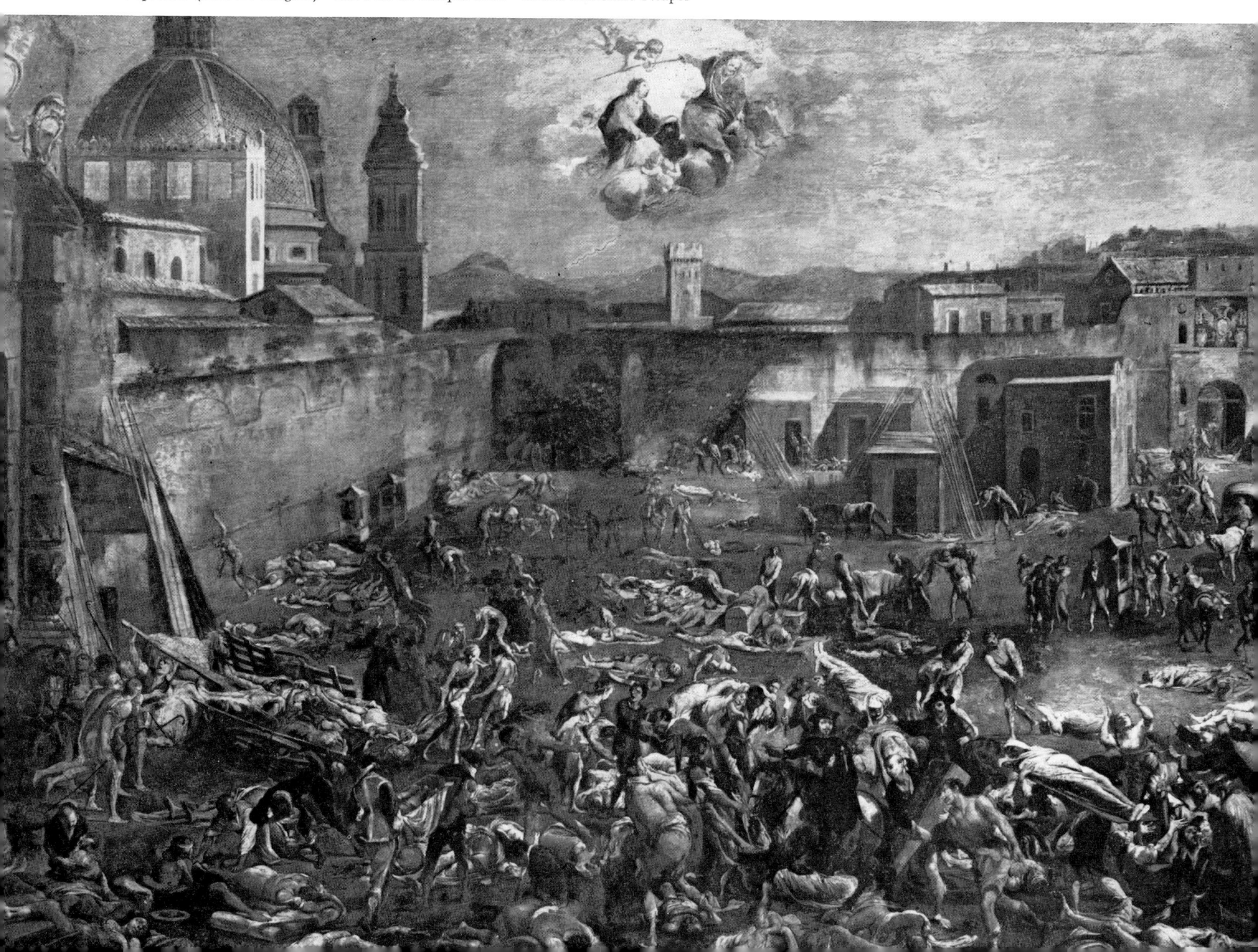

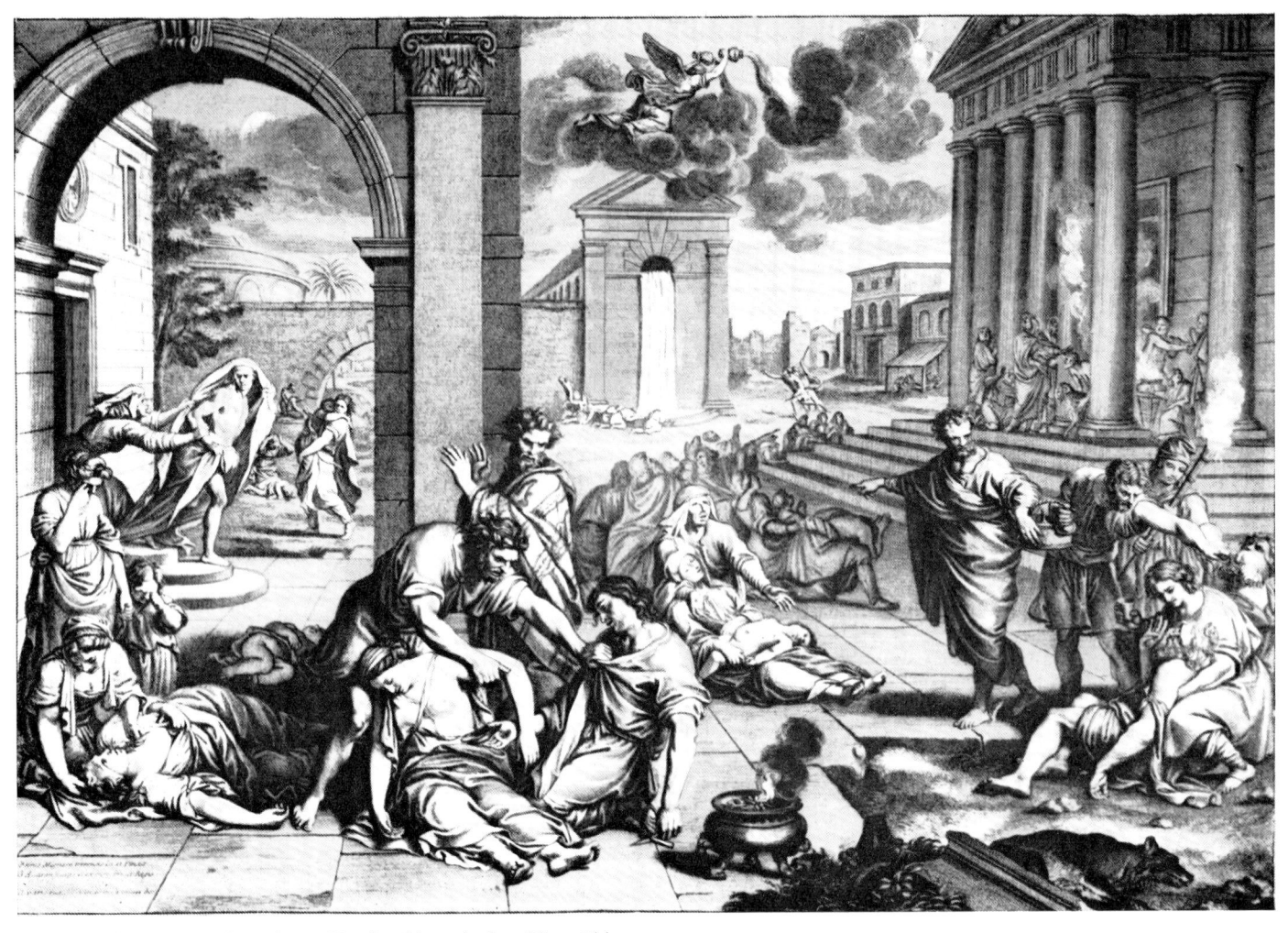

P. Mignard · Die Pest in Epiros · Kupferstich nach dem Ölgemälde

herangezogen. Hie und da erkennt man Sänften, die Kranke in die Lazarettos bringen sollen. Als Sänftenträger mußten ebenfalls Galeerensklaven und Zuchthäusler einspringen.

In Rom erlebte NICOLAS POUSSIN (1594—1665) diese Epidemie mit. Sie inspirierte ihn zu einem Gemälde in der ihm eigenen klassischen Manier: „Pest der Philister". Interessanterweise sind in der Umgebung eines Hauses zahlreiche Ratten zu erkennen. Dies geht auf die dem Bilde zugrunde liegende biblische Geschichte zurück — im 17. Jahrhundert dachte man sonst nicht an einen Zusammenhang zwischen Pest und Rattenplage. Auch sein etwas jüngerer Landsmann PIERRE MIGNARD (1610—1695) empfing damals seine Eindrücke. Anders als POUSSIN versucht er eine gewisse Krankheitsschilderung, und anders als SPADARA gliedert er das große Sterben in Einzelszenen. Auch er hat seiner Darstellung „Pest in Epiros" ein klassizistisches Gewand übergeworfen. — Auf beiden Seiten des Bildes wird den Erkrankten Medizin eingeträufelt. Viele vom Fieber Geschüttelte stürzen einer heiligen Quelle zu, aus der sie gierig trinken. Auf den Stufen des Tempels wird ein Widder geopfert. In Metallschalen qualmende Feuer sollen die Luft reinigen. In Vordergrundmitte spielt eine rührende Szene. Ein junger Arzt hat gerade den Achselbubo einer Frau geöffnet. Doch Skalpell und Schale sind seiner Hand entglitten, und er sinkt, selbst Opfer der Seuche, in sich zusammen. — Solch aufopfernde ärztliche Hilfsbereitschaft wurde damals nicht immer bezeugt. ERASMUS VON ROTTERDAM (1467—1536) klagte, an der Pest darniederliegend und von seinen Ärzten im Stich gelassen: „Caritas est mortua." Der Magistrat von Barcelona drohte 1558 den geflohenen Ärzten mit Entzug der Approbation, und während der Wiener Epidemie von 1679 wurden die Ärzte sogar gefesselt zu den Kranken zurückgeführt.

Ein Blick auf die Isolierung und Unterbringung der Pestkranken möge das damalige Bild von der Seuche bereichern. Im Laufe des 15. Jahrhunderts kamen in Italien die ersten Pestspitäler auf. In Venedig gab es dafür das „*Lazaretto vecchio*", während man das „*Lazaretto nuovo*" 1403 als Quarantänestation einrichtete. Die zunächst dreißigtägige Absonderung, die Trentina, war in Marseille um 1380 zur Quarantina erweitert worden, welche mittelalterliche Maßnahme ja noch im heutigen Sprachgebrauch lebendig ist. Auch sonst war Venedig in hygienischer Hinsicht führend. 1485 wurde ein „*Magistrato della sanità*" eingerichtet, eine in der Folgezeit von vielen Staaten übernommene gesundheitspolizeiliche Institution. RODENWALD hat auf das erstaunlich Moderne von Absperrvorschriften, Entseuchung und Lebensmittelüberwachung dieser venezianischen Gesundheitsmaßnahmen hingewiesen. — Das hier abgebildete Regensburger Pestlazarett entstand gegen Ende des 15. Jahrhunderts. (SCHÖPPLER). Die Abbildung ist allerdings jüngeren Datums. Die Anlage auf einer Insel am Einfluß des Regen in die Donau genügte dem Isolierungsbedürfnis. Eigene Vorratsräume, Absonderungs- und Ausschleusungsbaracken für die Rekonvaleszenten sprechen für eine durchdachte und relativ großzügige Gliederung des Lazaretts, das zufolge der Legende des Stiches nicht nur von einem Arzt, sondern von besonderen evangelischen und katholischen Geistlichen betreut wurde.

Doch zurück zur Pandemie von 1663 bis 1668. Sie überzog besonders den Norden Europas, wütete in England, vor allem in London, äußerst heftig. Durch einen glücklichen Umstand sind über die „Great Plague" von London halbwegs genauere Zahlen überliefert. Damals wurden

Bill of Mortality · London 1665

Wochenberichte der Todesfälle, „*Bills of Mortality*", veröffentlicht, die jedermann für einen Penny erstehen konnte. Ein solcher Wochenbericht aus der Akme der Seuche ist hier wiedergegeben. Verzeichnet sind 4237 Pesttodesfälle, wahrscheinlich kann man aber die 348 an „Fieber" Verstorbenen hinzuzählen. Demnach kamen von den 5568 Toten der Woche 4585 auf Konto der Pest! Insgesamt ver-

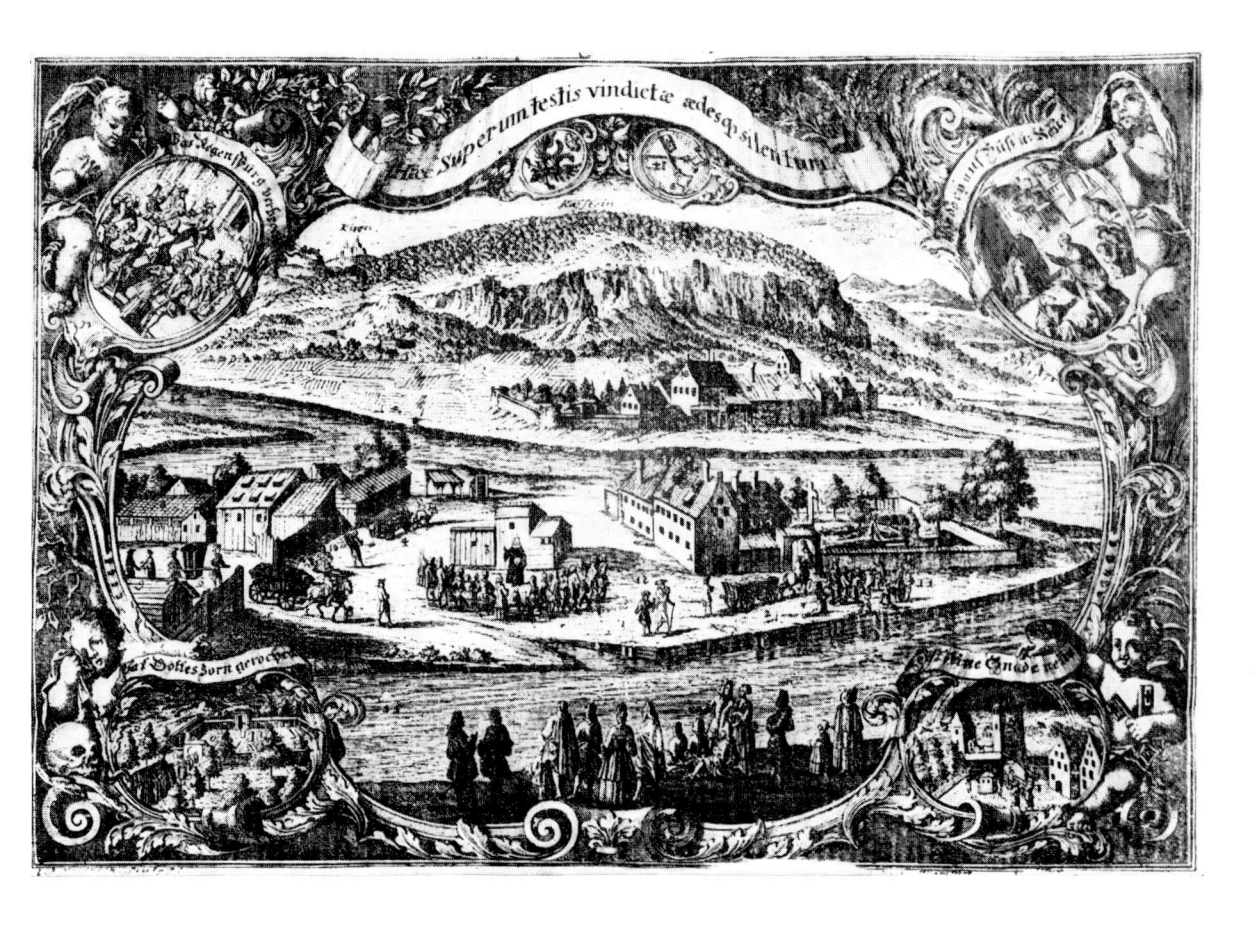

J. A. Friedrich
Regensburger
Pestlazarett
1713 · Kupferstich

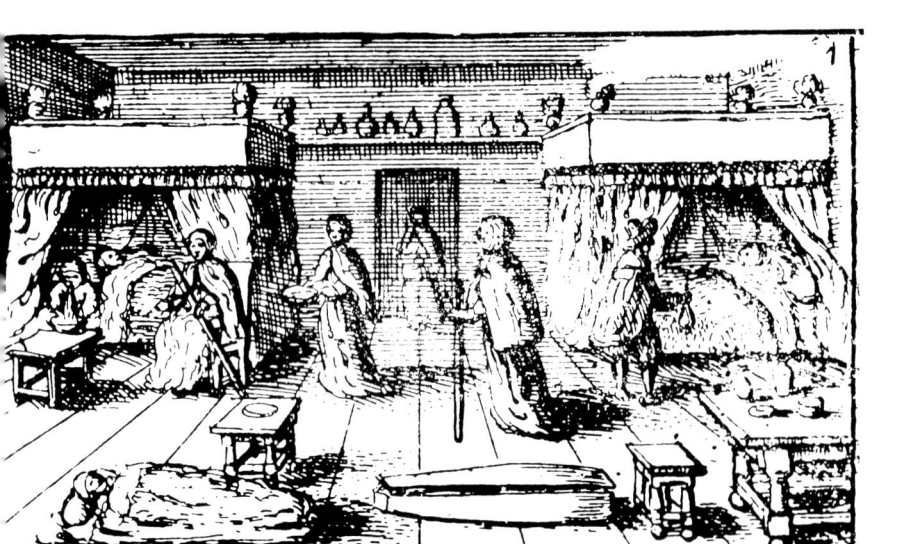

Pestkrankenstube

J. Dunstall · Pestszenen 1665/66 · Einblattdruck mit 9 Bildern · Nr. 1, 7 und 9 hier wiedergegeben · Im Besitz von W. G. Bell

starben zufolge der offiziellen Totenlisten in London und seinen Außenbezirken 97 306 Personen. Doch hat BELL nachgewiesen, daß die tatsächliche Zahl über 100 000 gelegen haben muß. Es würde mindestens einem Drittel der Bevölkerung entsprechen, da man für jene Zeit mit einer Einwohnerzahl von 250 000 bis 320 000 rechnet. (WILSON). — Daß die Leichenwagenfahrer und Totengräber nicht ausreichten, versteht sich von selbst, zumal auch von ihnen viele der Krankheit erlagen. Oft waren die Angehörigen der Verstorbenen so schwach, daß sie die Leichen nur vor die Haustür schleppten, wo diese manchmal erst nach Tagen abgeholt wurden. Andere konnten sie noch auf einem der provisorisch hergerichteten Friedhöfe vor den Toren der Stadt beerdigen. Die Stadtverwaltung hatte dort Massengräber ausheben lassen, wo die Seuchenopfer teils eingesargt, teils in Leinentücher gehüllt nebeneinander gelegt wurden. Unser Bild zeigt einen solchen provisorischen Bestattungsplatz. Dieser Holzschnitt stammt aus der Darstellungsserie eines jener Einblattdrucke, die nach Erlöschen der Seuche auftauchten. Bei dem lebhaften Bedürfnis des Volkes, sich die Schrecken noch einmal ins Gedächtnis zu rufen, waren sie sehr gefragt. Gewiß kann man sich bei den nachfolgend wiedergegebenen Teilbildern nicht des Eindrucks einer gewissen Übertreibung erwehren. Aber die literarischen Dokumente schildern Ähnliches, so daß nicht allzuviel vom Zeichner dazugetan sein dürfte. (DANIEL DEFOE hat zwar sein „Journal of the Plague Year [1722] über 50 Jahre nach dem Schreckensjahr — das er als Vierjähriger erlebte — geschrieben, doch stützt er sich recht genau auf zeitgenössische Quellen — BRYN —). — Ein Bild zeigt die Krankenstube eines infizierten Hauses. In jedem der beiden Betten liegen zwei Pestkranke zusammen. Rechts bemüht sich ein Arzt um sie, links vomiert der vorn Liegende. Eine Pflegerin bringt Essen. Zwei weitere Frauen, geschwächte Rekonvaleszenten, können sich nur auf Stöcken fortbewegen. Einen Verstorbenen hat man auf den Fußboden gezogen; auf ihn wartet der bereitstehende, sehr primitive Sarg. — Schließlich wird das Zurückströmen der Bevölkerung in die Stadt nach dem Erlöschen der Pest gezeigt. Auf anderen Bildchen des Flugblattes wie auch sonstigen Darstellungen (z. B. bei WILSON reproduziert) sieht man dieselbe Massenbewegung beim Auftauchen der Seuche in umgekehrter

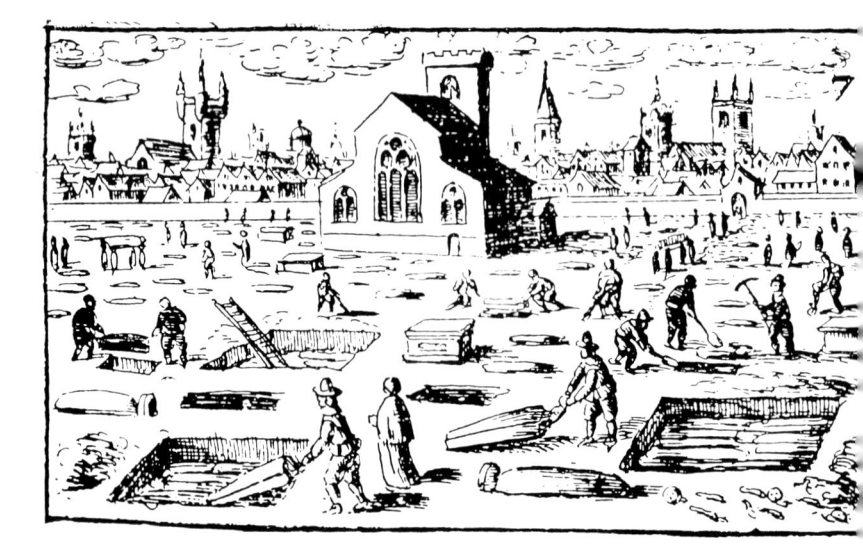

Pestfriedhof

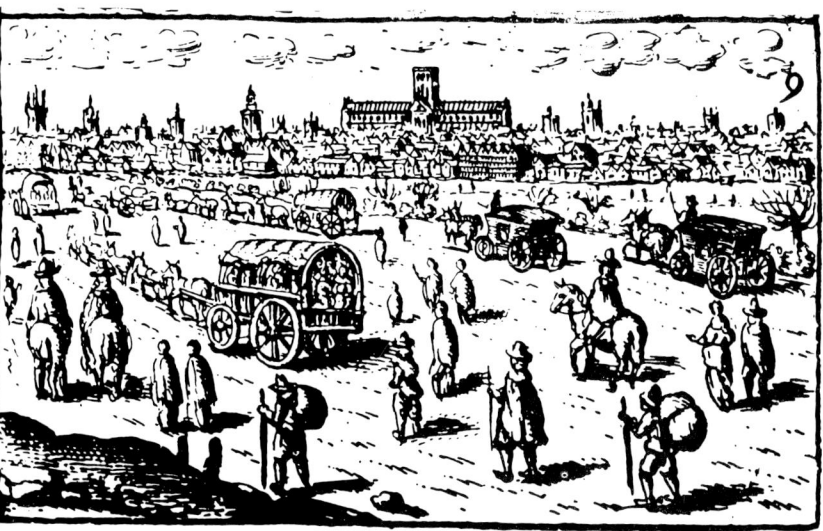

Rückkehr nach Erlöschen der Seuche

Richtung. Man floh zu Fuß, zu Roß oder Wagen, auch in großen Ruderkähnen auf der Themse aus den verpesteten Vierteln der Innenstadt. Übrigens waren selbst die Ärzte von dieser Massenbewegung ergriffen. 1665 verließen sie fast alle London, so auch THOMAS SYDENHAM. Nur sechs Kollegen widerstanden der allgemeinen Panik, unter ihnen FRANCIS GLISSON, THOMAS WHARTON und NATHANIEL HODGES, der Schilderer dieser Epidemie. Gewiß war die Flucht damals das wirksamste Vorbeugungsmittel. Der erwähnte Nürnberger Meistersinger HANS VOLZ brachte den alten Rat des RHAZES (850—923), *„cito, longe et tarde"*, vor der Pest zu fliehen, in folgende Verse:

„*Fleuch pald, fleuch ferr, kum wider spot!*
das sind drey krewter in der not
für all apptecken und doctor!"

Österreich und vor allem Wien wurden 1678—1681 von der Pest befallen. Viele Wiener und der kaiserliche Hof flohen. Der Dudelsackpfeifer MAX AUGUSTIN sang in der Kneipe „Zum roten Dachl" vor den leeren Stühlen seiner dahingerafften Freunde „*Oh, du lieber Augustin, alles ist hin*". Dann wurde er selbst im Kummerrausch aus der Gosse auf einen Totenkarren geladen und in die Pestgrube geworfen. — ABRAHAM A SANTA CLARA hielt seine berühmten Pestpredigten. Wenn er grollte, daß von den Geistlichen viele, von den Ärzten wenig stürben, braucht man doch den Vorwurf mangelnder Fürsorge nicht zu akzeptieren. Dank der italienischen gesundheitspolizeilichen Vorschriften verstanden es die Mediziner recht gut, sich vor der Infektion zu schützen. — Es mangelte an Ärzten und Pflegepersonal, und die Hospitäler reichten bei weitem nicht aus. Auch der wiedergegebene Stich mit dem halbfertigen Haus als provisorischem Lazarett läßt darauf

Inneres des Pesthospitals in Wien 1679
Kupfergravüre
Historisches Museum Wien

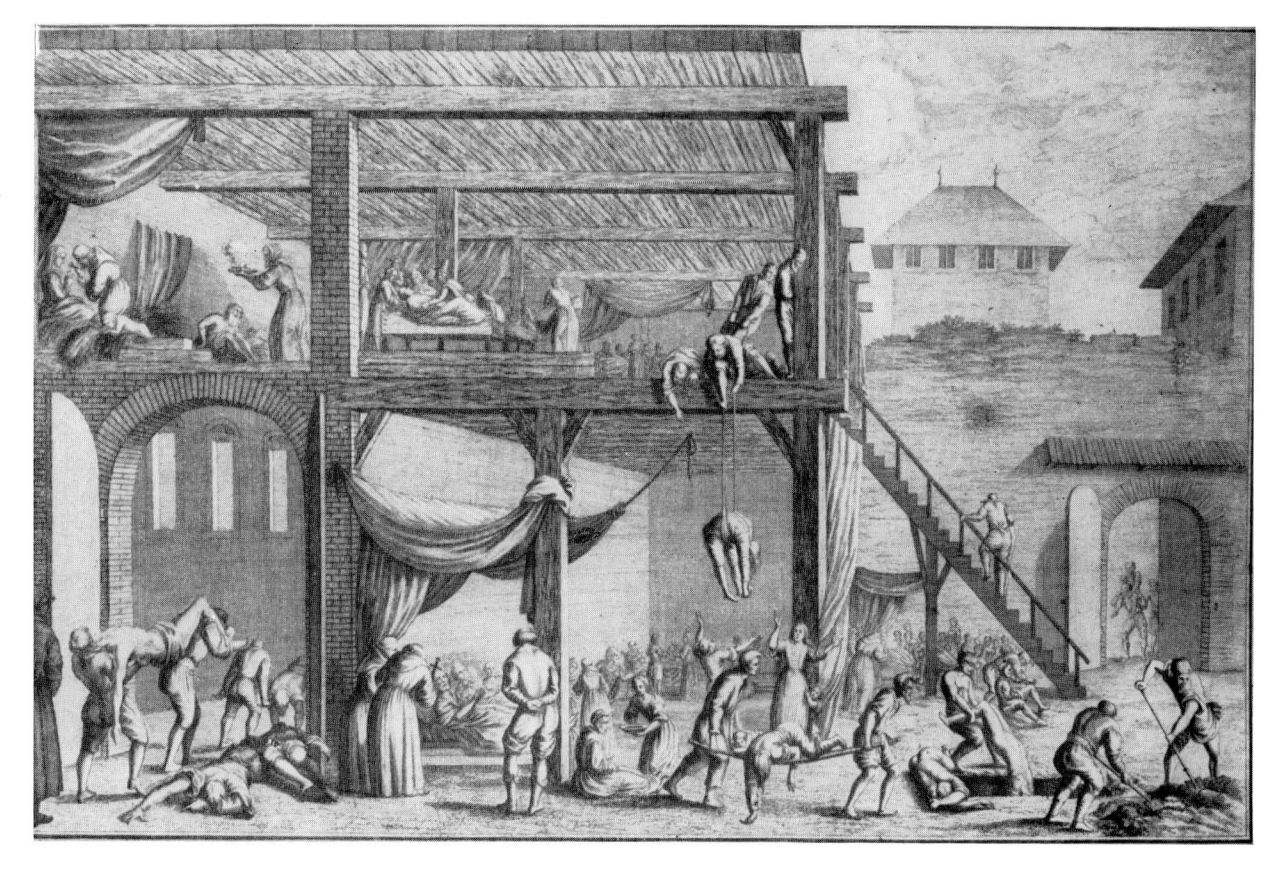

häufig mit Pestkranken in Berührung kamen, solche weißen Stöcke tragen (SALZMANN). Aus der Nasenmaske qualmt „ein die Pest vertreibendes Rauchwerk". Um diese Zeit wurde übrigens auch das Tabakrauchen als Schutz gegen die Ansteckung empfohlen.

Den letzten großen Pestausbruch erlebte Europa 1720, wobei die Provence und vor allem Marseille am schlimmsten heimgesucht waren. Furchtbar wütete die Seuche in der dortigen Altstadt. Aus den engen Straßen wurden die Leichen nicht mehr abtransportiert und türmten sich mit getöteten Hunden und Katzen zuhauf. Anfang September waren es mehr als 2000. Außerdem lagen über 1000 Tote auf der La Tourette genannten Esplanade zwischen Häuser-

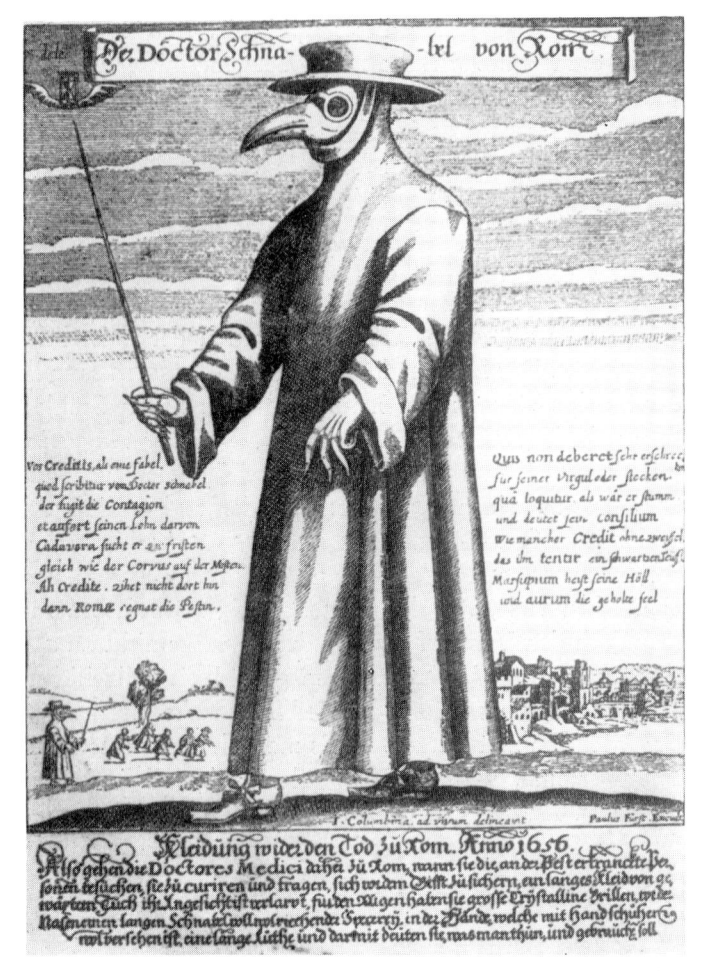

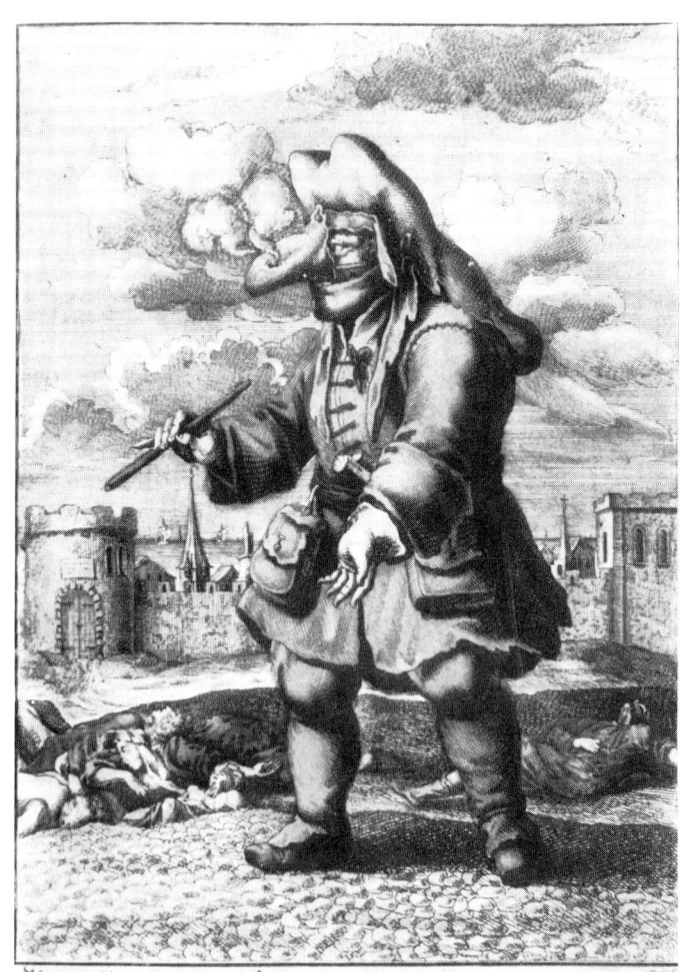

P. Fürst · Pestarzt mit Schutzkleidung · Rom 1656 · Kupferstich · Graphische Sammlung, München

schließen. Tote werden hier an Seilen vom 1. Stock herabgelassen und unter den Augen der im Raum zusammengepferchten Kranken auf dem Hof verscharrt.

Im 16. Jahrhundert kam in Italien für die Ärzte eine besondere Pestkleidung auf, deren spätere Form vor allem auf CHARLES DELORME (1584—1678), den Arzt LUDWIGS XIII., zurückgeht und die besonders während der Epidemie in Marseille getragen wurde. Zwei Beispiele mögen dies veranschaulichen. An dem Blatt von BARTOLIN (1661) fällt die schnabelartige Nasenmaske besonders ins Auge. Sie war mit Riechsubstanzen gefüllt. Nach MANGET mußten die enganliegenden Hosen in den Stiefeln stecken und wie das Hemd aus einem Stück Maroquinleder gefertigt sein. Das groteske Bild des Marseiller Pestarztes (welches REBER dem Schweizer MELCHIOR FUESSLIN zuschreibt) zeigt ihn mit einem kleinen Handstöckchen, welches vom Zeichner in der Legende wohl zu Unrecht als zum Pulsfühlen angegeben wird. Nach der Polizeivorschrift mußten alle Personen, die

Pestarzt in Marseille 1720 · Augsburg um 1730 · Unsignierter Kupferstich · Germanisches Nationalmuseum, Nürnberg

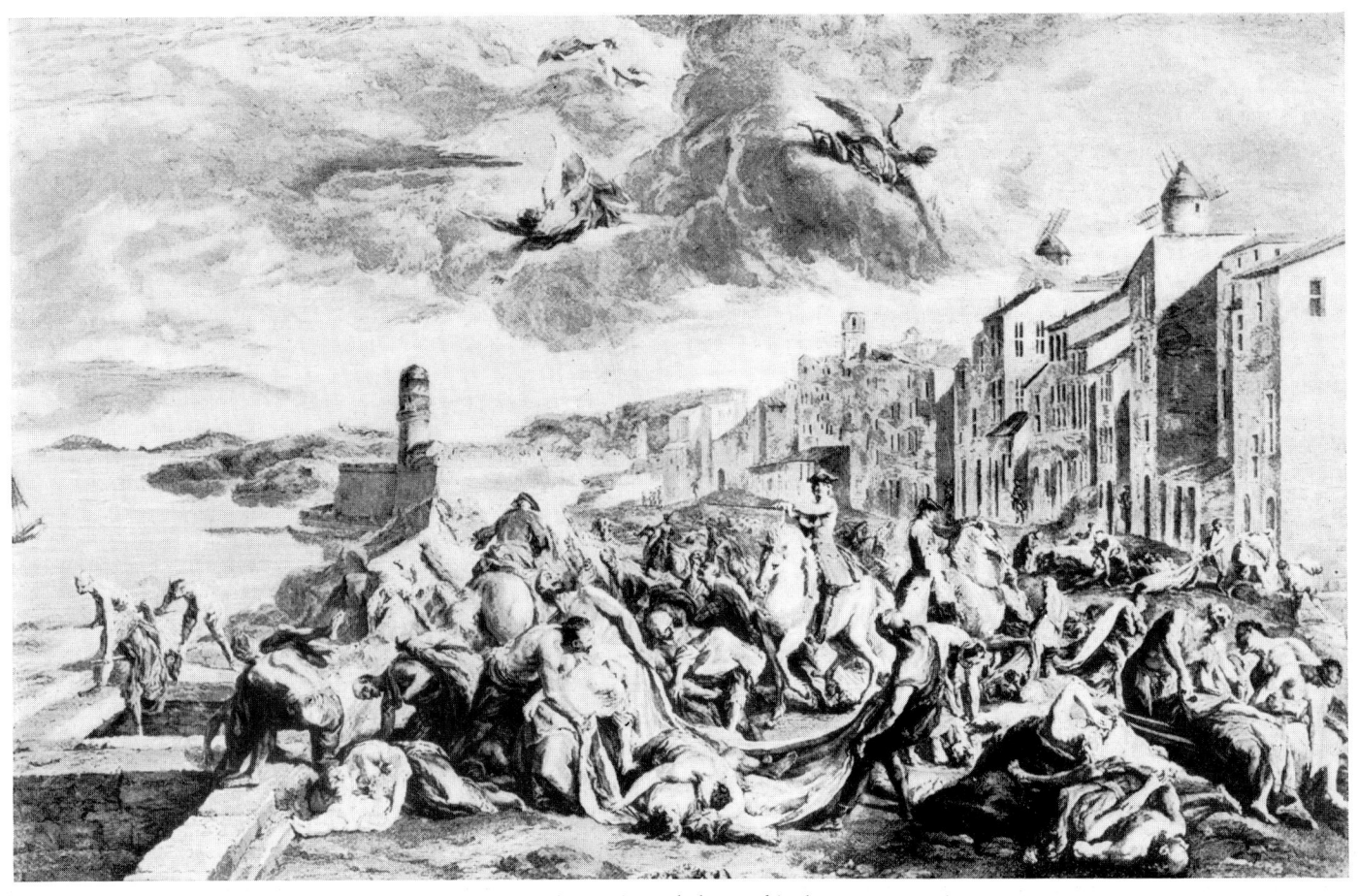

J. F. de Troy · Die Pest in Marseille 1720 · Gravüre von Thomassin · Chalcographie des Louvre, Paris

zeile und Stadtwall; sie lagen hier wochenlang in Sonne und Regen und verbreiteten einen entsetzlichen Gestank. Fast sämtliche Ärzte waren im August geflohen; nur dem umsichtigen Chevalier ROSE war es zu danken, daß dies chaotische Inferno eingedämmt wurde (GAFFAREL und DURANTY). Er ließ zwei große Kellergewölbe der alten Esplanade-Bastionen durch Abheben ihrer Dächer eröffnen und die Leichen von La Tourette hineinwerfen. Dies verrichteten etwa hundert Galeerensklaven mit essiggetränkten Tüchern vor Mund und Nase in fliegender Eile. Danach mußten sie auch noch die Straßen von den faulenden menschlichen und tierischen Kadavern befreien, die in Barken geladen und ins Mittelmeer versenkt wurden. — J. F. DE TROY D. J. (1679—1752) hat als Augenzeuge die Szene von La Tourette auf Bestellung des Chevalier ROSE 1722 in einem dramatisch bewegten Bilde festgehalten. Der Chevalier dirigiert ruhig auf einem Schimmel sitzend die Arbeit der Sträflinge, wobei er von einem ebenfalls berittenen Bürgermeister unterstützt wird. Die überall verstreut liegenden Leichen werden in das gähnende Deckenloch des Kellergewölbes geschleppt. Den trotzigen Gesichtern der hektisch arbeitenden Galeerensklaven sieht man an, daß sie sich der Gefahr ihrer Fron bewußt sind.

Danach kam es in Europa nicht mehr zu größeren Pesteinbrüchen. Es bleibt eines der vielen medizinischen Rätsel, warum sich der „Schwarze Tod" von Europa abwandte. Hypothesen, das Wegbleiben von infizierten Ratten und Rattenflöhen durch bessere Hygiene und größere Sauberkeit erklären zu wollen, sind mehr als fadenscheinig. Jeder einigermaßen kulturgeschichtlich Bewanderte weiß, wie jämmerlich es noch im 18. Jahrhundert um die körperliche Reinlichkeit bestellt war.

Aus einem besonderen Grund möge ein Kupferstich „Pesthof in Hamburg" (1746) diese Serie beschließen. Es sind hier die Kranken bezüglich ihrer Leiden besser als auf allen vorausgegangenen Bildern charakterisiert, so gut, daß man bei den allermeisten die Diagnose „Pest" — ausschließen kann! Die Amputation (Vordergrund rechts) scheint wegen einer peripheren Gangrän vorgenommen zu werden. Daneben wird einer Frau der Star gestochen. Ein wenig weiter links bewegt sich ein doppelseitig Amputierter mühsam mittels einer Stelzbank vorwärts. Die ganz rechts vorn

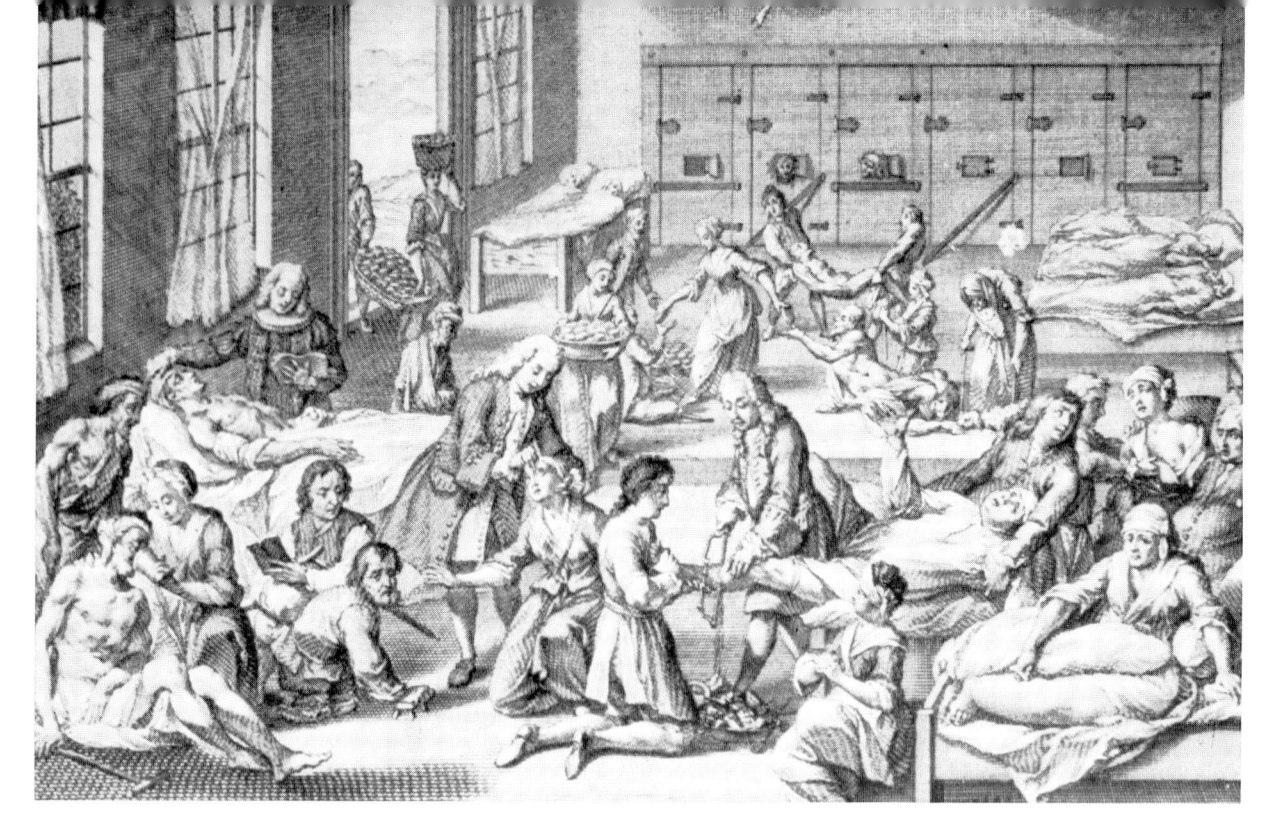

Pesthof in Hamburg 1746
Unsignierter Kupferstich
Germanisches Nationalmuseum, Nürnberg

im Bett sitzende Frau hat bei prallen, fast elephantiastischen Beinödemen einen eher exsikkierten Oberkörper. Sie hat sich, um besser Luft holen zu können, aufgesetzt. Die Verteilung der Ödeme und die Orthopnoe lassen eine stärkere Herzinsuffizienz vermuten. Der vom Priester betreute Sterbende ist an Brust und Armen mit einem schorfig-geschwürigen Ausschlag bedeckt (Variola vera? Lues?). Daß es hier keine Pestkranken gibt, bringt auch das als Unterschrift mitgestochene Gedicht zum Ausdruck:

„Verzehrung, Wassersucht, Schlag, Lähmung, Angst am Herzen,
Geschwüre, Wunden, Krampf, den jammervollen Tod.
So sehnlich mancher dort um seine Glieder fleht,
Erfordert doch die Noth die Lösung, Schnitt und Brand."

Außerdem wird eine größere Zahl Geistesgestörter dazwischen gewesen sein. Die sechs Türen des Hintergrunds führen zu Zellen für unruhige Kranke (sogenannte Tollkoven). Aus zwei Türluken glotzen die Eingesperrten. Auch diese Krankenkategorie charakterisiert das Gedicht:

„Der eine schreyt und brüllt mit einem weiten Rachen;
Der andre schäumt und knirscht und speyt und wirfft und schilt.
Der dritte sucht sich selbst das Leben kurz zu machen;
Der vierdte ist mit Grimm und Blut-Durst angefüllt."

Anzeichen einer ordnenden Pflege sucht man auf dem Stich vergebens. Die schrecklichen Zustände der hier untergebrachten *„achthundert Armen"* vermerkt der empörte Gedichtschreiber mit deutlicher Spitze gegen die Obrigkeit:

„Erbarmt diß Hamburg nicht, so wird es Gott erbarmen."
— Da Lebensmittel frei in den Raum hereingebracht werden (links hinten), können die Kranken nicht infektiös gewesen sein. Es dürfte sich nur um ein ehemaliges Pestlazarett handeln, das nach den letzten kleinen Seuchenzügen im Beginn des 18. Jahrhunderts anderen Zwecken zugeführt wurde. Ähnlich war in Paris das Hospital St. Louis zunächst zur Aufnahme von Pestkranken erbaut worden, nahm aber nach deren Ausbleiben alle möglichen anderen Kranken auf.

Beim Rückblick über die Abbildungsserie erkennt man: Das sozialhygienische Moment der Pest — die Dramatik des schnellen Krankheitsablaufes, die Unzulänglichkeit der Hospitäler, das Grauenvolle der Leichenhaufen, die Massengräber, die panische Flucht aus den befallenen Ortschaften usw. — wird eindrucksvoll vor Augen geführt. Dagegen vermissen wir weitgehend die diagnostische Abbildung, angefangen von der relativ einfachen Darstellung der Bubonen. Nur ein paarmal fanden wir diese ungenau angedeutet. So bleibt es bis zur letzten Epidemie von 1720. Derartige Darstellungen wären im 15. bis 18. Jahrhundert sehr nützlich gewesen und hätten der Ärzteschaft helfen können, sporadische Fälle frühzeitig zu erkennen und die Ausbreitung der Seuche zu verhindern. Selbst die Fassung des Krankheitsbegriffes bleibt unpräzise. Der Ausdruck „Pest" galt oft auch für andere Krankheiten, ja, mitunter meinte man keine spezifische Diagnose, sondern lediglich ein Synonym für Seuche. — Da, wie wir sahen, erst das 19. Jahrhundert typische Krankheitserscheinungen zu zeichnen verstand und um diese Zeit die Pest in Europa wegblieb, fehlen ihre Bilder im medizinischen Schrifttum.

Lepra

Nun merckt ir frummen cristen leut
Ob das nicht etwas gutes bedeut
Daß die von Nuremberg fleyßiglichen
Alle jare den armen sundersichen
So kostlich essen und drincken geben
Und tuch zu kleidern auch do neben
Hat man den selben mann und frauen
Zwen doctor die sie fleyssig schauen
Welches sey siech oder gesundt
Man predigt in und thut in kundt
Sie sollen enpfahen peicht und puß.

Auf dem mit 1493 datierten Nürnberger Einblattholzschnitt kommentieren diese rechts unten stehenden Verse das jährliche Spendenmahl der Sondersiechen. Man sorgte in den deutschen Reichsstädten verantwortungsbewußt für solche Kranke. Die Bürger haben hier außer dem Essen eine ganze Wagenladung Stoffballen gestiftet, und der Magistrat entsandte einen Seelsorger und zwei Mediziner. Man sieht den Priester das Abendmahl austeilen und die Versammelten zur christlichen Geduld mahnen (rechts Mitte und oben). Die beiden Ärzte — an der weichen Rundkappe kenntlich — untersuchen die Neuankömmlinge und weisen Kranke mit anderen Leiden — etwa mit Frostbeulen — ab:

Freunt du pist nicht sundersiech
Du hast wol sunst verwarlast dich
Bist erfrorn in dem kallten winter
Laß ander herzu drit du hinhinter.

Zumeist wurden diese Sondersiechen, also die abgesondert lebenden Siechenkranken, als Aussätzige bezeichnet. Es sind Lepröse, wie auf dem Holzschnitt an ihren Symptomen erkennbar. Ein paar haben fleckige Gesichtsausschläge, andere den ganzen Kopf verbunden, bei manchen liegen als Zeichen der Gehbehinderung Stöcke unter den Bänken, und bei einigen bemerkt man sogar eine sattelförmig deformierte Nase. Die Aussätzigen galten als ansteckend, daher hält der in Bildmitte sitzende Arzt zum Schutze ein Tuch vor das Gesicht. Alle Heiminsassen tragen am Gürtelband eine rhombische Klapper. Der folgende kleine Textholzschnitt zeigt solch eine Klapper in Tätigkeit. Stets mußte der Lepröse sie mitführen und bei der Annäherung von Gesunden lärmen. Die Klappern waren nach dem neutestamentlichen LAZARUS benannt, dessen Schwären man als leprös bedingt deutete. Auch der die Leprapflegeheime betreuende Orden hieß nach ST. LAZARUS und das Heim selbst Lazaretto, welcher Name erst später verallgemeinert wurde. — Die Form der Lazarus-Klapper war regional verschieden: quadratisch, rhombisch oder

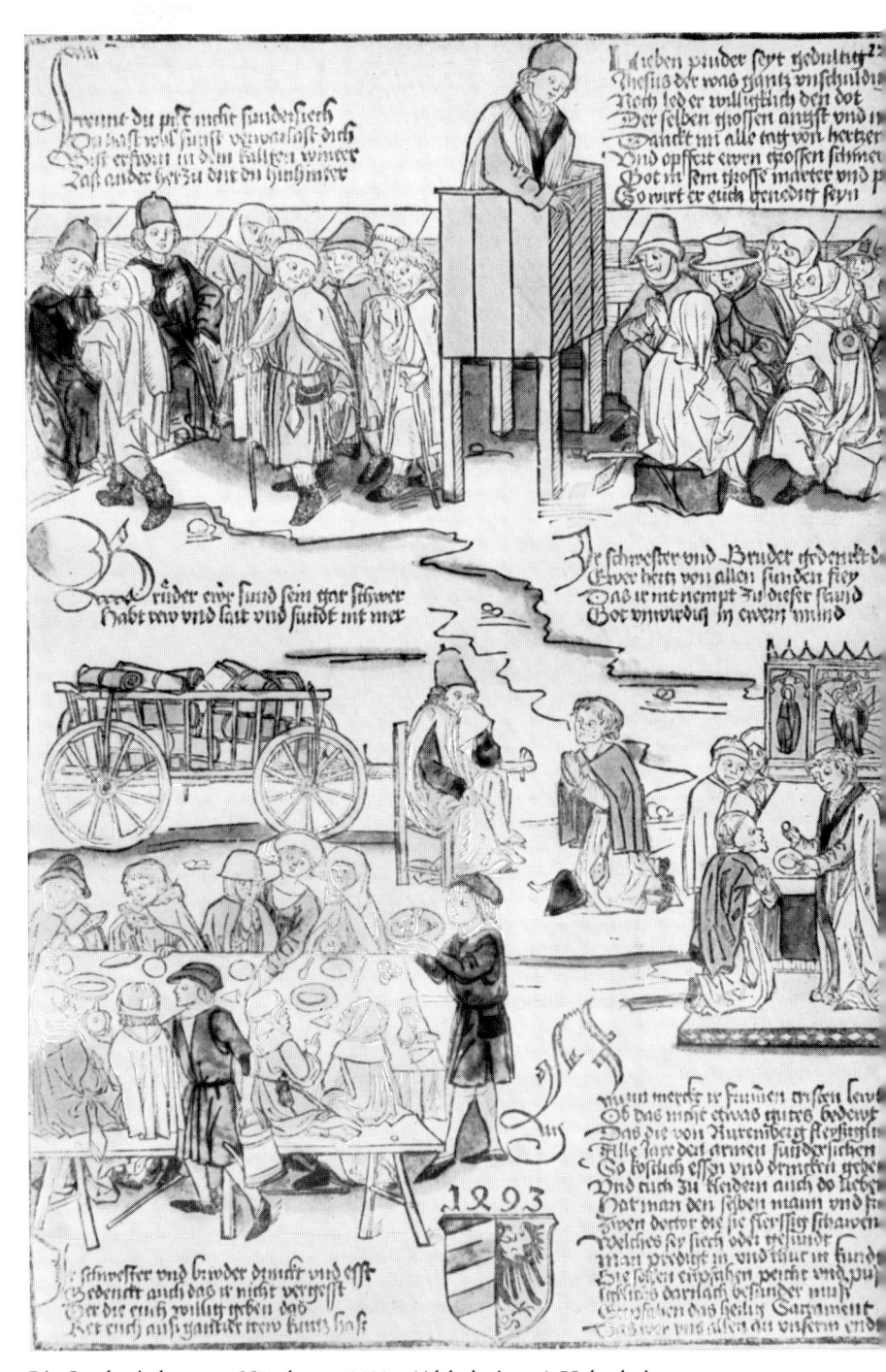

Die Sondersiechen von Nürnberg · 1493 · (Altkolorierter) Holzschnitt
Schloßmuseum, Gotha

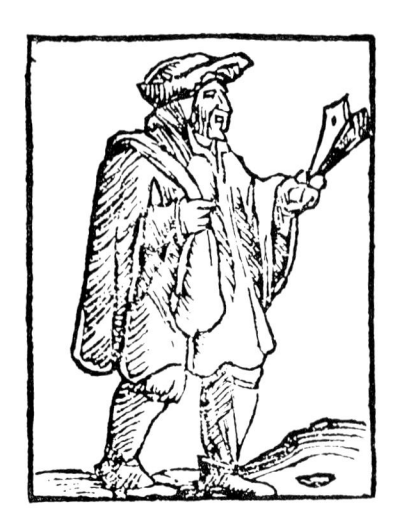

Aussätziger mit Klapper · 1543 · Buchholzschnitt · Germanisches Nationalmuseum, Nürnberg

rundlich; an ihrer Statt schrieben andere Territorien ein Glöcklein oder eine Ratsche vor.

Erstmalig treffen wir im mitteleuropäischen Raum bereits vor der Jahrtausendwende auf die Darstellung fleckig-knotiger Hautveränderungen. Auf einem Buchgemälde des Evangelienbuches der Domkirche zu Bamberg sind sie recht deutlich. Dort trägt der Kranke noch keine Klapper, sondern ein Warnhorn. Sanitäre Lepraverlautbarungen gibt es schon zu Zeiten Karls des Großen. Die Zahl der Aussätzigen scheint zunächst begrenzt gewesen zu sein, stieg aber um die Zeit der Kreuzzüge rapide an. Dies läßt sich an der Zunahme der Lepraheime ablesen. Die ersten wurden um das Jahr 1050 in Spanien gegründet, und um 1250 waren es in Mitteleuropa etwa 19000! (HIRSCH). In Frankreich stiftete allein LUDWIG VIII. während seiner kurzen Regierungszeit (1224—1227) 2000 Leprosorien. In Deutschland entstanden sie aus der Initiative der Städte. Zwischen dem 13. und 16. Jahrhundert unterhielten einige der größeren freien Reichsstädte bis zu vier. Sie lagen meist stromabwärts und unweit der Ausfallstraßen. RUDOLF VIRCHOW ist ihren Spuren in einer weitgespannten Untersuchung nachgegangen.

Vor der Aufnahme in das Lepraheim waren bestimmte Formalitäten zu erfüllen. Deren erste zeigt ein HANS WECHTLIN zugeschriebener Holzschnitt. Bei dieser „Besehung der Ußsetzigen", den knotenförmige Effloreszenzen auf Kopf Brust und Unterschenkel kennzeichnen, sind drei Ärzte am Werk. Einer betrachtet den Urin, ein anderer umgreift zwecks genauer Inspektion einen Stirnknoten. Der linksseitige Bader wäscht Binden aus, die wieder um die

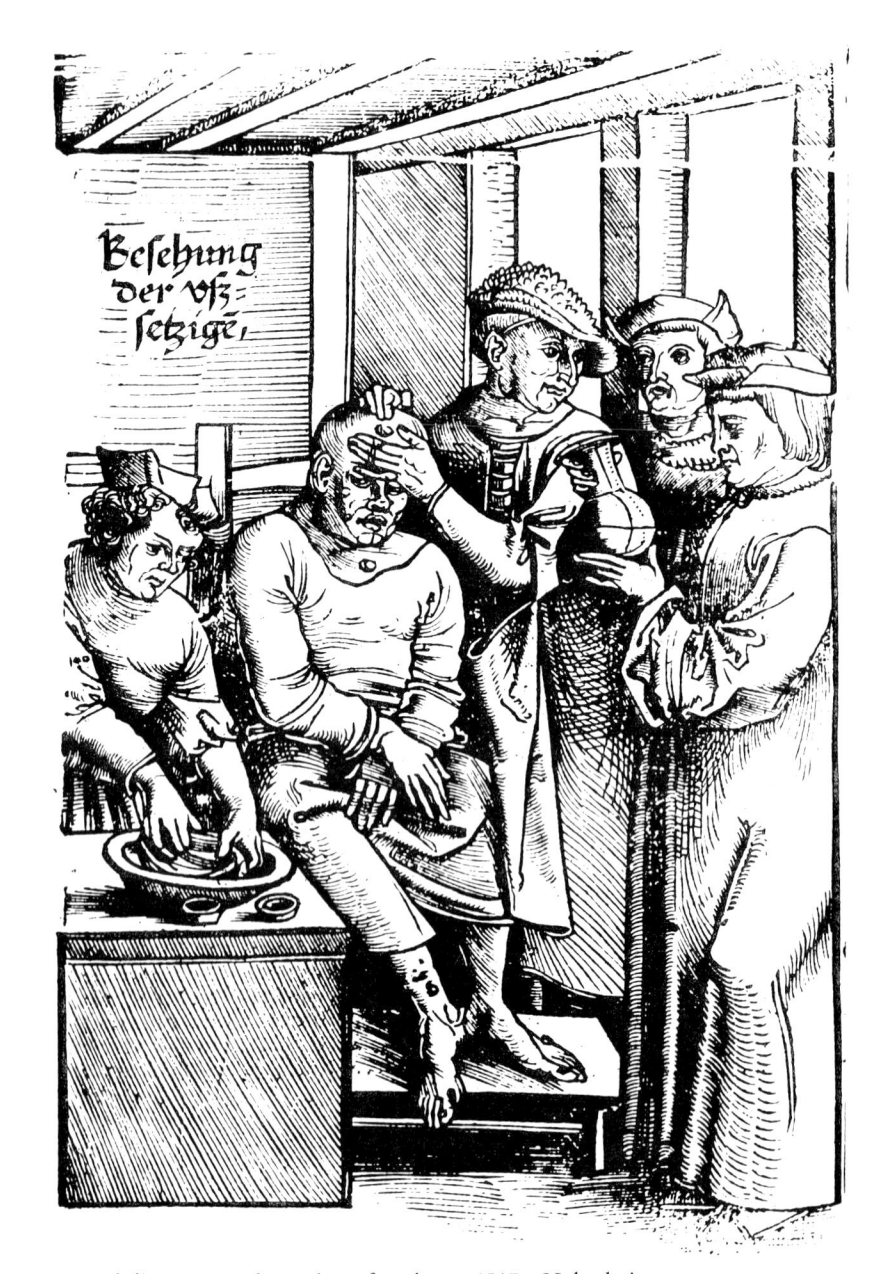

H. Wechtlin (?) · Besehung der Ußsetzigen · 1517 · Holzschnitt

Schwären des Kranken gewickelt werden sollen. Nach ärztlicher Bestätigung der Diagnose wurde der Kranke aus der Gemeinschaft, die sich die christliche nannte, ausgestoßen. Das erfolgte durch eine Art Totenmesse: „Separatio leprosorum". Die solcherart Isolierten erhielten meist etwas Kleidung (einen Rock, zwei Hemden), die Klapper und die sonstigen regional üblichen Aussatzkennzeichen.

Der Holzschnitt findet sich in Druckwerken des Straßburger Verlegers JOHANNES SCHOTT, u. a. in dem 1517 erschienenen „*Feldtbuch der Wundarzney*" des HANS von GERSDORF. Eine weitere Lepradarstellung hat sich dort hinzugesellt. HIOB ist als Aussätziger gezeigt, von einem teuflischen Dämon mit Ruten gepeitscht und von seiner Frau mit den Worten „Preise Gott und stirb" („Benedice deo et morere") nicht eben zartfühlend getröstet. Wirklichkeitsgetreu kommen die Hautleprome als rundlich-ovale, flächige Knoten zur Darstellung. — Man hielt den Propheten wegen eines Übersetzungsfehlers der Septuaginta für leprakrank. Eher hatte er aber nach Buch Hiob 2, 7 eine stark schilfernde Hauterkrankung: „*... und er nahm eine Scherbe und schabte sich und saß in Asche*". — Dieser ebenfalls HANS WECHTLIN zugeschriebene Holzschnitt ist wohl die ergreifendste Wiedergabe jener alttestamentarischen, im ganzen Mittelalter quälend lebendigen Vorstellung, daß Krankheit, da durch eigene Schuld heraufbeschworen, von Gott als Prüfung gesandt oder vom Teufel herbeigezaubert sei. —

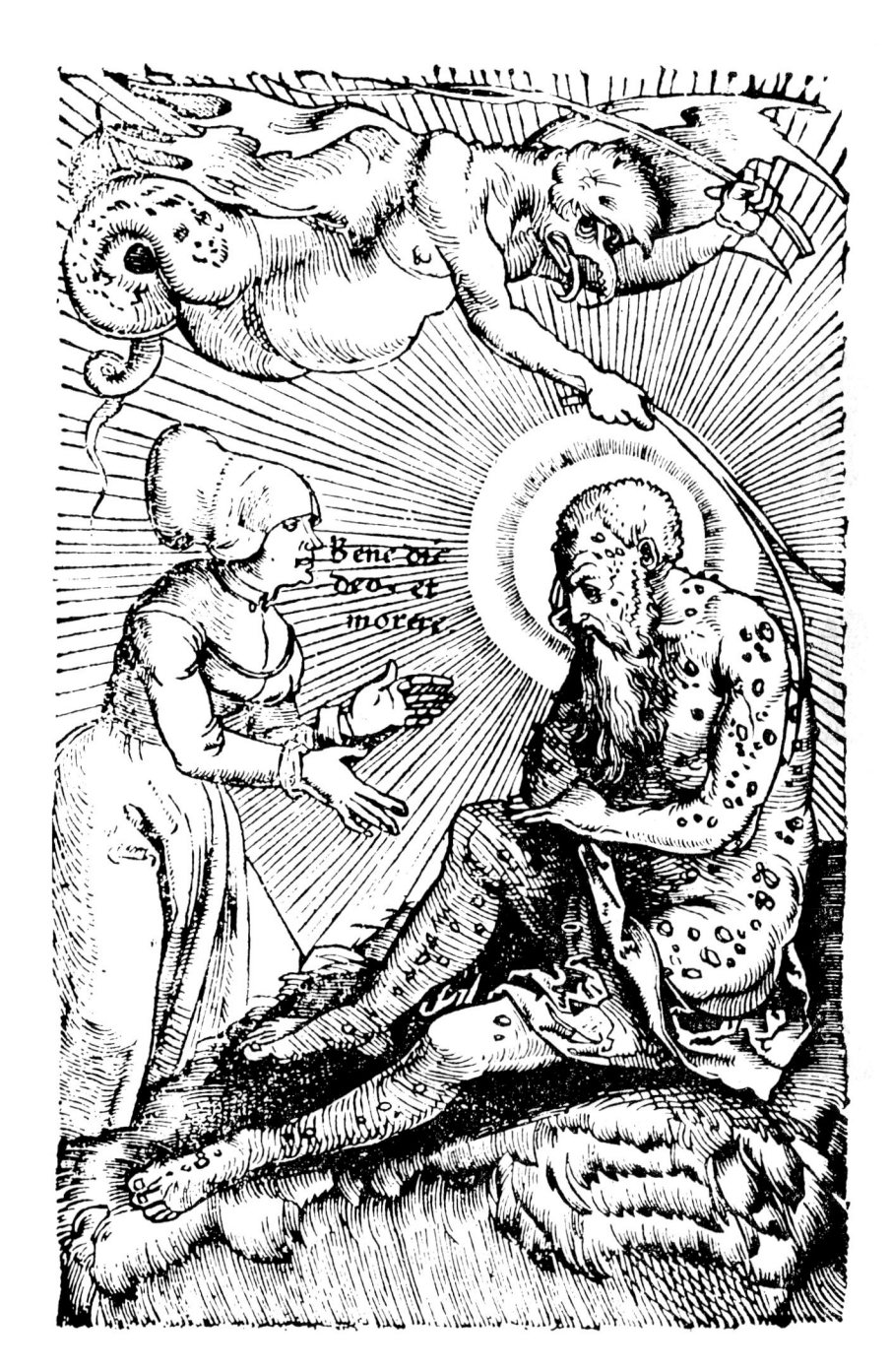

H. Wechtlin (?) · Hiob als Aussätziger · 1517 · Holzschnitt

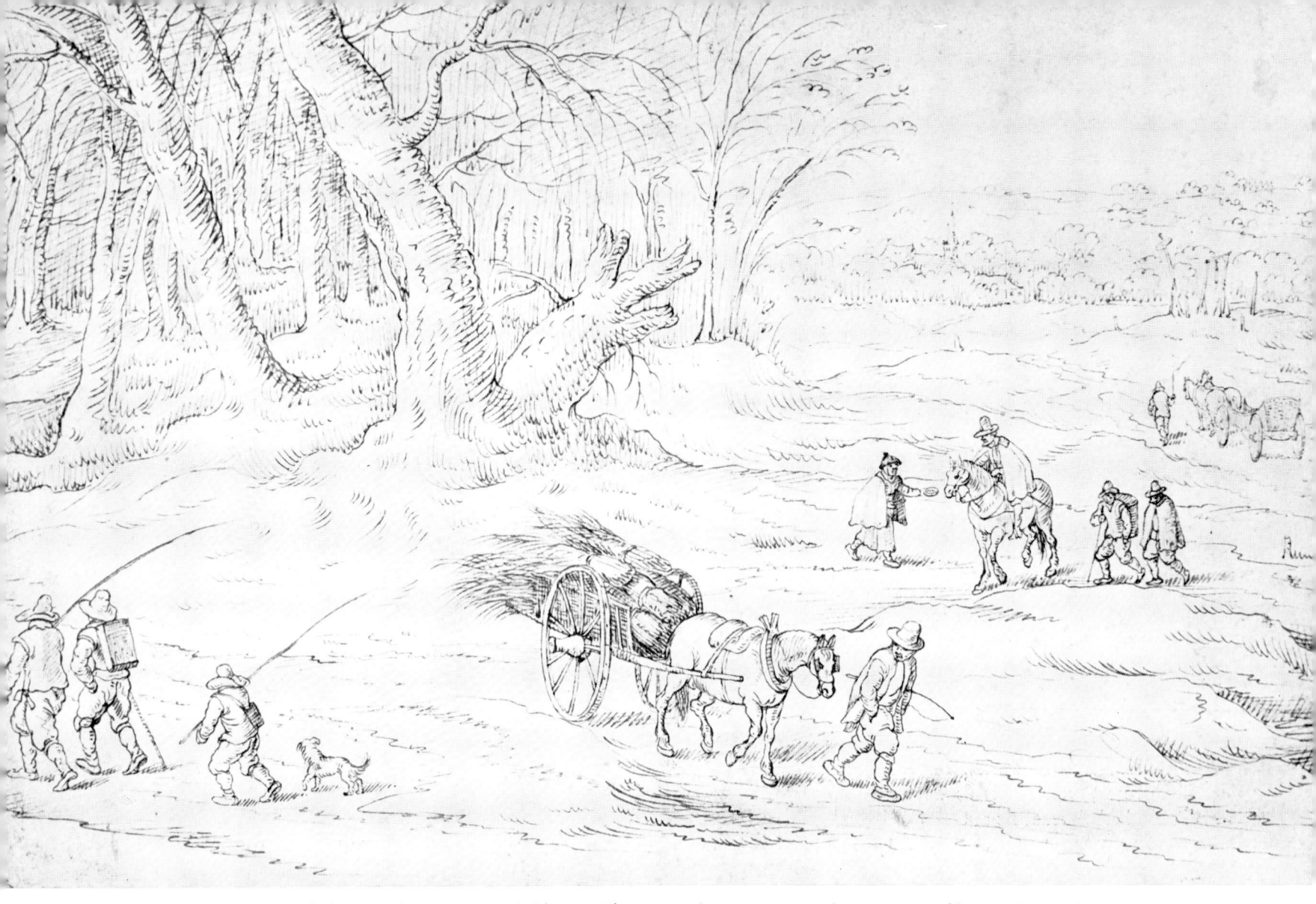

P. Brueghel (?) · Bettelnde Aussätzige · Um 1530 · Zeichnung · Ehem. Sammlung Dr. J. van der Hoeven, Eefde · Jetziger Besitzer Dr. Nauta

Die Aussätzigen blieben in ihren Heimen nicht inhaftiert. Zu bestimmten Zeiten durften sie sich frei bewegen und bettelnd an die Stadttore, manchmal sogar vor die Kirchenportale kommen. Aber streng waren sie angewiesen, nicht andere Menschen oder Lebensmittel zu berühren oder aus öffentlichen Brunnen zu trinken. Da streift eine Bettelfrau durch die Weite der flandrischen Landschaft. Durch die Klapper in der rechten Hand und eine charakteristische Kopfbedeckung ist sie als Aussätzige gekennzeichnet. Bei dieser PIETER BRUEGEL d. Ä. (um 1520—1569) zugeschriebenen Zeichnung war dem Medizinhistoriker TRICOT-ROYER sogar eine genaue Identifizierung der Örtlichkeit möglich. *„Wir befinden uns auf der von Tirlemont nach Louvain führenden Straße, auf dem malerischen „de Mol" genannten Platz. In der Ferne erkennt man im Kranze der Hügel die reizende Silhouette der Stadt Louvain mit dem Kirchturm der Abtei; rechts erhebt sich der ‚Galgenberg' mit seinen Marterinstrumenten".*

Durch das bettelnde Herumstreifen gerieten die Aussätzigen in den Gesichtskreis darstellender Künstler; man trifft sie auf manchen Werken des 15. und der ersten Hälfte des 16. Jahrhunderts. PAUL RICHER fand auf etwa 30 Gemälden italienischer, deutscher und holländischer Meister Personen mit Leprasymptomen. Meist sind es rötliche Knoten, gelegentlich so wenig kennzeichnend, daß man die Diagnose etwas hineinsehen muß. Einige besondere Werke der deutschen Schule seien näher erwähnt.

Kein geringerer als RUDOLF VIRCHOW hat nach einem Besuch der Münchener Alten Pinakothek auf dem Tafelbilde der HEILIGEN ELISABETH von HANS HOLBEIN DEM ÄLTEREN (um 1460—1524) die rötlichen Knoten der knieenden Bettler als leprös bedingt angesprochen. 1861 berichtete er darüber in seinem Archiv. Der peinlich genaue Morphologe konstatierte außer den Bettlern ein lepröses Knie (links), welches (wie auch die darauf liegende mutilierte Hand) keiner der dargestellten Personen zugeordnet werden kann. Die Virchowsche Schilderung stützt sich hinsichtlich der äußeren Symptomatik auf die Monographie von DANIELSSEN und BOECK und schließt auch differentialdiagnostische Erwägungen ein, speziell gegen die Syphilis.

Die großartigste graphische Darstellung eines Leprösen danken wir ALBRECHT DÜRER. Sie entstand 1513, nach der Kupferstichpassion (1507—1512), mit welcher er die höchste Meisterschaft des Grabstichels erreichte. In der subtilen Klarheit seines Feinstichstils gibt er auch in *„Petrus und Johannes vor dem Tempel"* Körper und Gewandungen voller plastischer und stofflicher Realität. In dem vom biblischen Text (Apostelgeschichte 3, 1—19) als *„lahm vom Mutterleibe"* Erwähnten erkennt man unschwer einen Leprakranken mit lepromatösen und nervalen Veränderungen. Knotige Infiltrate bedecken das rechte Handgelenk

H. Holbein d. Ä. · Heilige Elisabeth, Detail · Um 1510 · Tafelbild · Alte Pinakothek, München

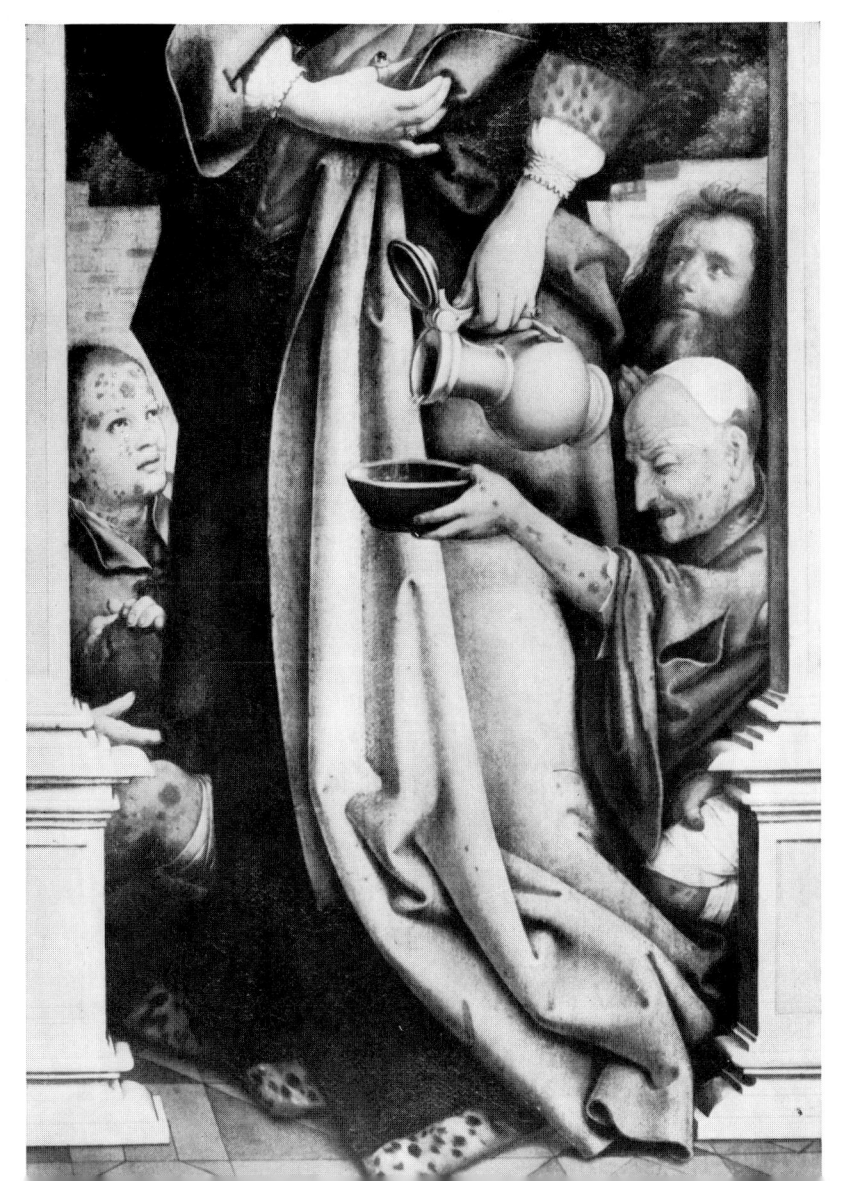

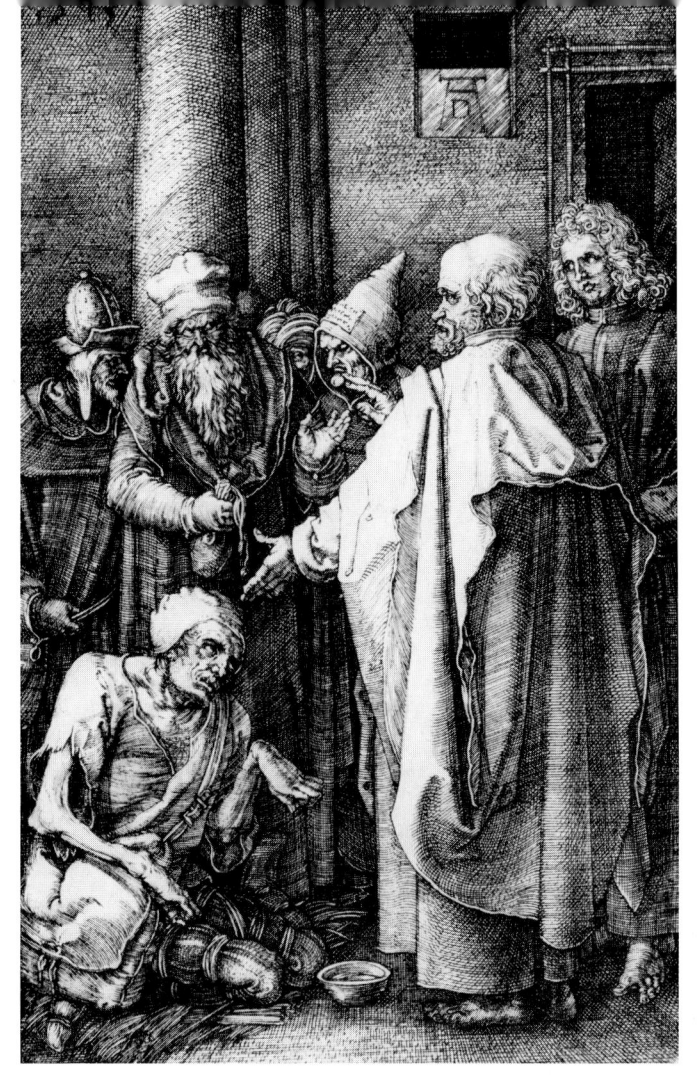

A. Dürer · Die Heilung des Gelähmten durch Petrus und Johannes · 1513 · Kupferstich · Kupferstichkabinett, Berlin

und den Kopf, wo sie eine eng anliegende Kappe unregelmäßig ausbeulen. Ein Knoten der Oberlippe scheint ulzeriert; die merkwürdig starre dreifache Nasolabialfalte läßt an die versteiften Mimikzüge einer Facies antonina denken. Alle erkennbaren Muskelgruppen sind deutlich atrophisch und zwar mehr, als es dem allgemein dürftigen Ernährungszustand entsprechen würde. Auf ein Kranksein der Beine weist außer der Umwicklung mit Binden auch die verdrehte Stellung des linken Fußes hin. Scharf hebt sich linksseitig die „Krallenhand" einer älteren Ulnaris-Parese gegen den Hintergrund ab, wobei wohl der Nervus radialis (Handgelenksbeugung!) in die Lähmung einbezogen ist. — Es ist höchster Bewunderung wert, wie der beobachtende Künstler eine im Entstehungsmechanismus ihm unklare bizarre Handhaltung präzis wiedergegeben hat. Der rechte Arm ist weniger von der Lähmung betroffen; doch erscheinen der Kleinfinger subluxiert und die anderen Finger verkrümmt.

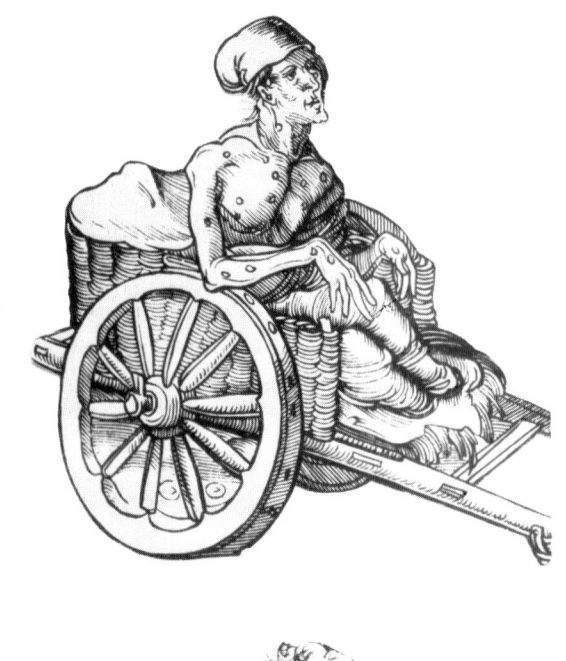

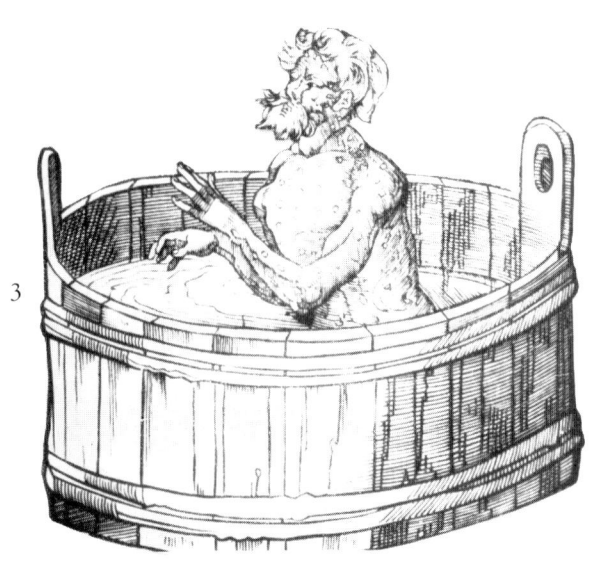

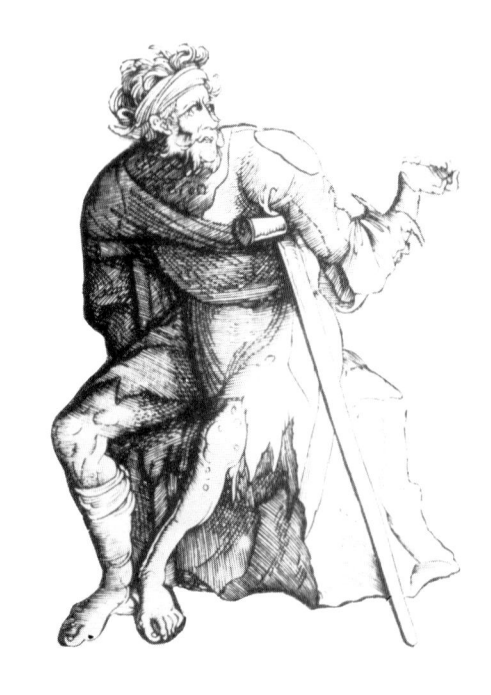

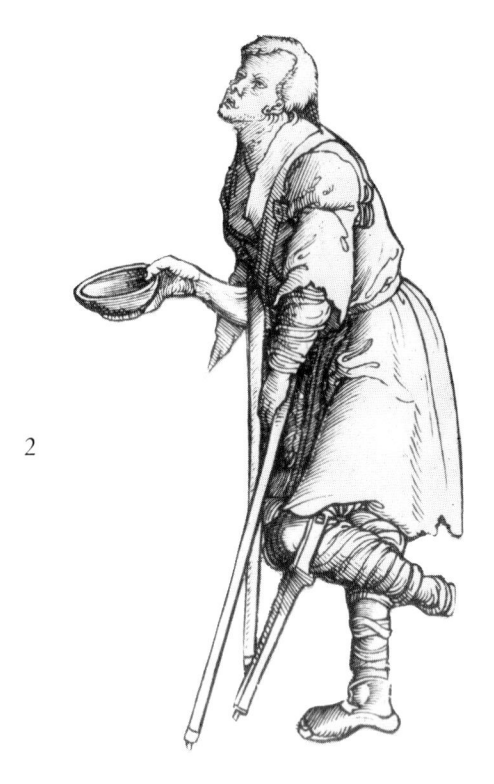

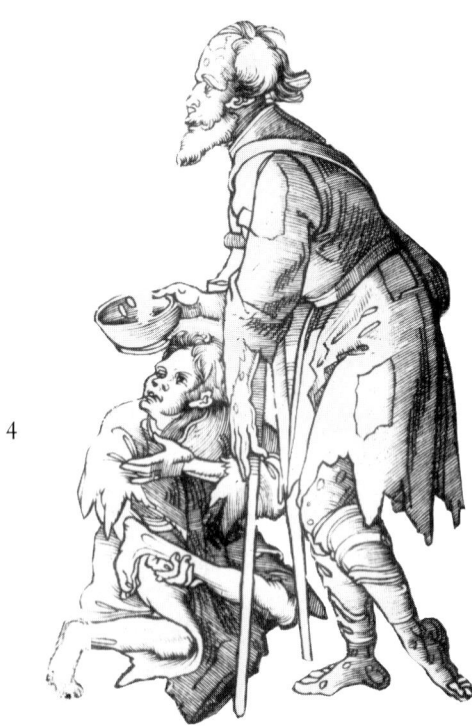

Leprakranke · Ausschnitte aus Blättern der Holzschnittfolge: Die Heiligen der Habsburgischen Familie · 1518 · Unsigniert, Leonard Beck zugeschrieben

1 Aus Nr. 32 Wandrillus
2 Aus Nr. 49 St. Adelhardus
3 Aus Nr. 17 St. Sigolina
4 Aus Nr. 110 St. Eadmundus
5 Aus Nr. 39 St. Iduberga

Die Holzschnitte der sog. Maximiliansheiligen geben besonders die Mannigfalt der Erscheinungsformen des Aussatzes wieder. Dieses Werk gehört zu den großen Holzschnittfolgen, die Kaiser MAXIMILIAN um 1518 in Auftrag gab; es sollte die 120 heilig Gesprochenen der „Sipp-Mag- und Schwägerschaft" der Habsburger im Bilde festhalten. Als Autor der nicht signierten Bilder galt lange HANS BURGKMAIR — und gilt er noch heutigentags im medizinischen Schrifttum. Doch hat bereits 1887 der Kunsthistoriker SIMON LASCHITZER in einer gründlichen Enquête nachgewiesen, daß BURGKMAIR aus stilistischen, technischen wie auch zeitlichen Gründen hierfür nicht in Frage kommt. Es dürfte vielmehr LEONARD BECK sein. Ein kennzeichnendes Beispiel übrigens für das heute so beziehungslose Nebeneinanderhergehen der einzelnen Wissenschaftssparten!

Da alle Heiligen in adäquater Tätigkeit, also bei Werken der Nächstenliebe, gezeigt werden, sind Kranke relativ häufig ihr Objekt. Wir erkennen Dystrophiker, Epileptiker, Hysteriker und Geistesgestörte, wir erkennen weiterhin eine Anzahl Lepröser. Da alle Heiligen — in Reminiszenz an die gotische Manier — übergroß gegen die Begleitpersonen dargestellt sind, kommen pathische Details bei der üblichen verkleinernden Wiedergabe dieser etwa 25 × 35 cm großen Drucke nicht gut heraus. Daher werden die Kranken von fünf der Bilder als Ausschnitt gebracht. So sieht man bei dem von der heiligen SIGOLINA betreuten Badenden deutlich die Leprome an Kopf und Oberkörper. Denselben bärtigen Strubbelkopf findet man auf dem Blatt des HEILIGEN ODO in einer Gruppe von 3 Bettlern wieder. Mindestens noch zwei weitere Kranke erscheinen wiederholt, darunter auch der nächstbetrachtete. Dies weist m. E. darauf hin, daß der Künstler keine Phantasiegestalten, sondern reale Kranke dargestellt hat. Auf dem Blatt ST. WANDRILLUS sind die Knoten seltener, durch Lähmung die Arme atrophisch und die Hände fallend, überdies die Beine so paretisch, daß der Bettler auf einem Weidenkarren geschoben werden muß. Blatt Nr. 39 ist dadurch interessant, daß neben der Atrophie des linken Beines und der mutilierenden Kontraktur der linken Hand die Hautzeichnung des rechten Oberschenkels ein lepröses Erythema annulare pigmentosum erkennen läßt. Der Stehende des Bettlerpaares des Bildes Nr. 110 zeigt dieses Erythema annulare auf der Stirn. Bei seinem sitzenden Genossen bedingen wohl Lähmung und Anästhesie der Lepra nervosa die bizarre Beinhaltung. Schließlich wird da der heilige ADELHARDUS von einem auf Stelzen gestützten Krüppel angebettet, dessen linkes Bein im Kniegelenk rechtwinklig versteift und in der Knöchelgegend mutiliert ist.

Ein Skelett in derselben Stellung mit rektangulär versteiftem linken Kniegelenk, kompensatorischer Wirbelsäulenskoliose, allerdings weniger mutiliertem Fuß zeigt die nächstfolgende photographische Abbildung. Eine makabre Parallelität! Während indes der Holzschnittmann im Donauraum bettelte, stammt das Skelet von einem zwischen 1450 und 1550 angelegten Aussatzfriedhof in Dänemark und wurde vor etwa 15 Jahren von MØLLER-CHRISTENSEN freigelegt. Der dänische Arzt stieg durch seine an über 400 Skeletten und Schädeln von Leprösen durchgeführten Studien vom Praktiker zum renommierten Osteoarchäologen auf. Bemerkenswerterweise entdeckte er auch, ohne vorher einen lebenden Leprösen gesehen zu haben, Frühsymptome der Krankheit, nämlich in 67% seiner Ausgrabungen eine Atrophie des Nasendorns und in 66% eine solche des maxillaren Alveolarfortsatzes. Kollegen aus tropischen Lepraheimen bestätigten ihm dann, daß dies tatsächlich oft die ersten sicheren Krankheitsanzeichen sind.

Die etwa rechtwinkelige Kniegelenksversteifung — bei der nach MØLLER-CHRISTENSEN zur Nervenlepra cutane und artikuläre Infektionen, auch Osteomyelitiden dazugekommen waren — finden wir in einer Reihe weiterer Darstellungen. Auf einem Bilde der Kölner Schule des aus-

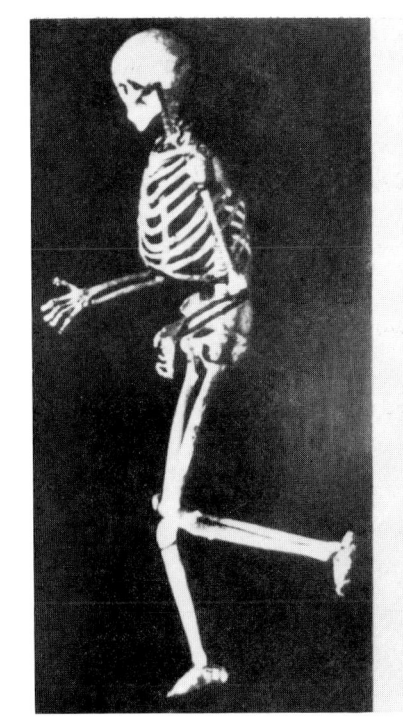

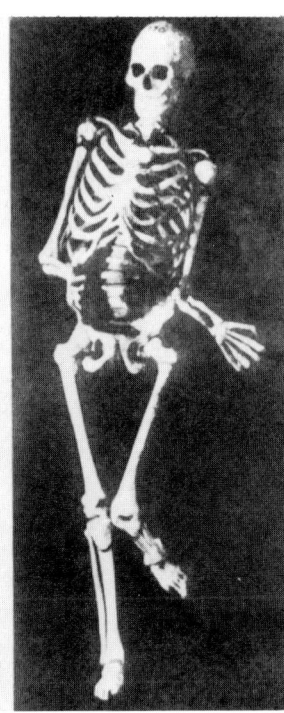

Skelett eines Leprakranken, freigelegt in Naestved, Dänemark · Aus Møller-Christensen · 1961

Aussatzes und der Franzosenkrankheit (Lues). Mit beidseitigen Krücken und Stelzen bewegt sich der Ankylosierte am linken Bildrand des Mittelgrundes noch einigermaßen aufrecht fort, während der Beingelähmte sich durch Armkraft mittels zweier Gehbänkchen nur jammervoll kriechend weiterschiebt.

In einer „Die Krüppel" benannten Zeichnung des HIERONYMUS BOSCH (um 1450—1516) finden sich ähnliche Figuren. Man hat mit ihnen weder von kunsthistorischer Seite (z. B. STIX) noch von medico-artistischer (z. B. HOLLÄNDER) etwas Rechtes anzufangen gewußt. Sicherlich sind es Abzeichnungen der Wirklichkeit; der Künstler hat die seine kleine Heimatstadt Hertogenbosch durchziehenden Krüppel und Bettler mit dem Silberstift festgehalten. — Bei einer medizinischen Einordnung dieser Jammergestalten ist differentialdiagnostisch abzuwägen: Knochentuberkulose, Polyarthritis, Osteomyelitis, Lues, Lepra, neurologische Leiden und Kriegsverletzungen. Doch

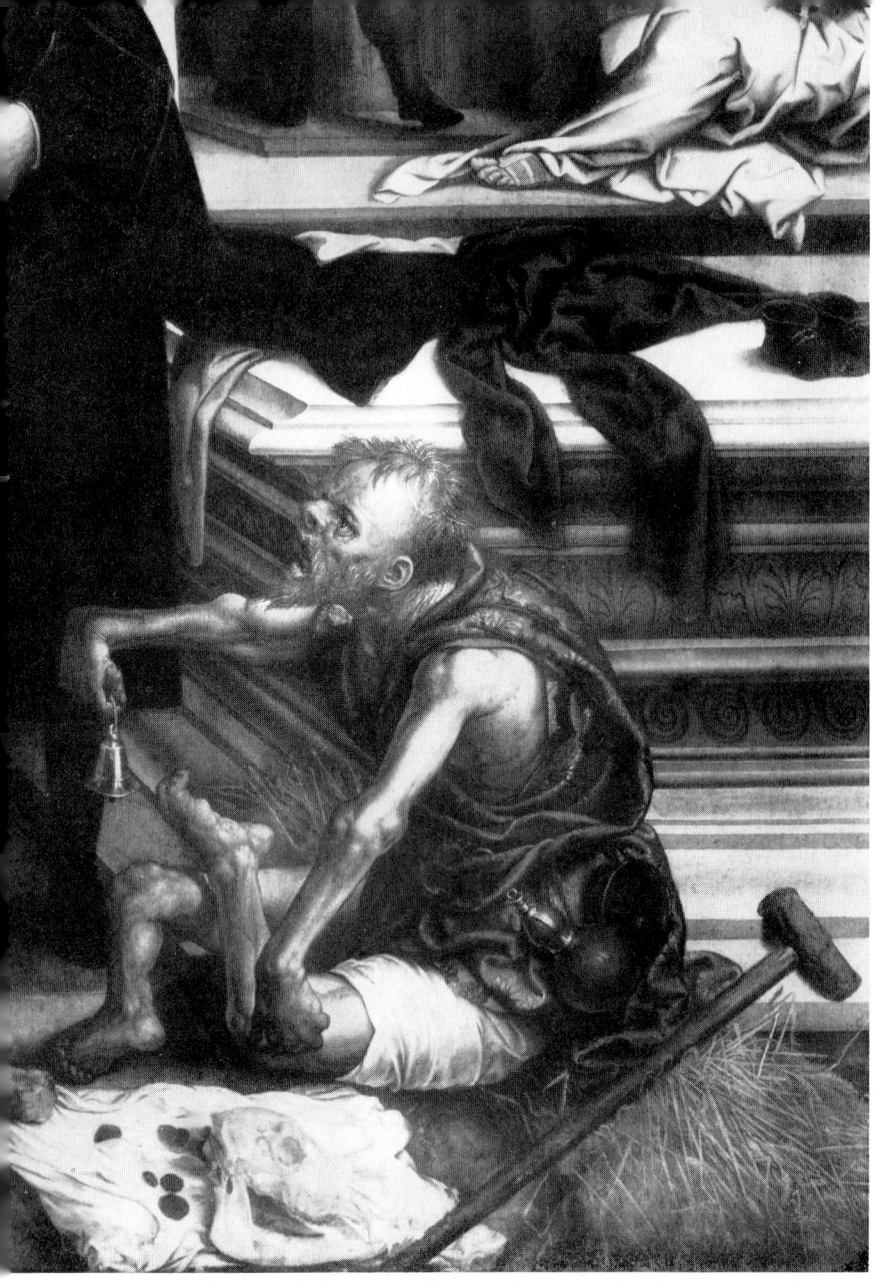

B. van Orley · Detail aus „Sieben Werke der Barmherzigkeit" · Um 1520 · Tafelbild · Königliches Museum der Schönen Künste, Antwerpen

J. Amman · Buchholzschnitt zur Lechlerschen Paracelsus-Ausgabe 1565

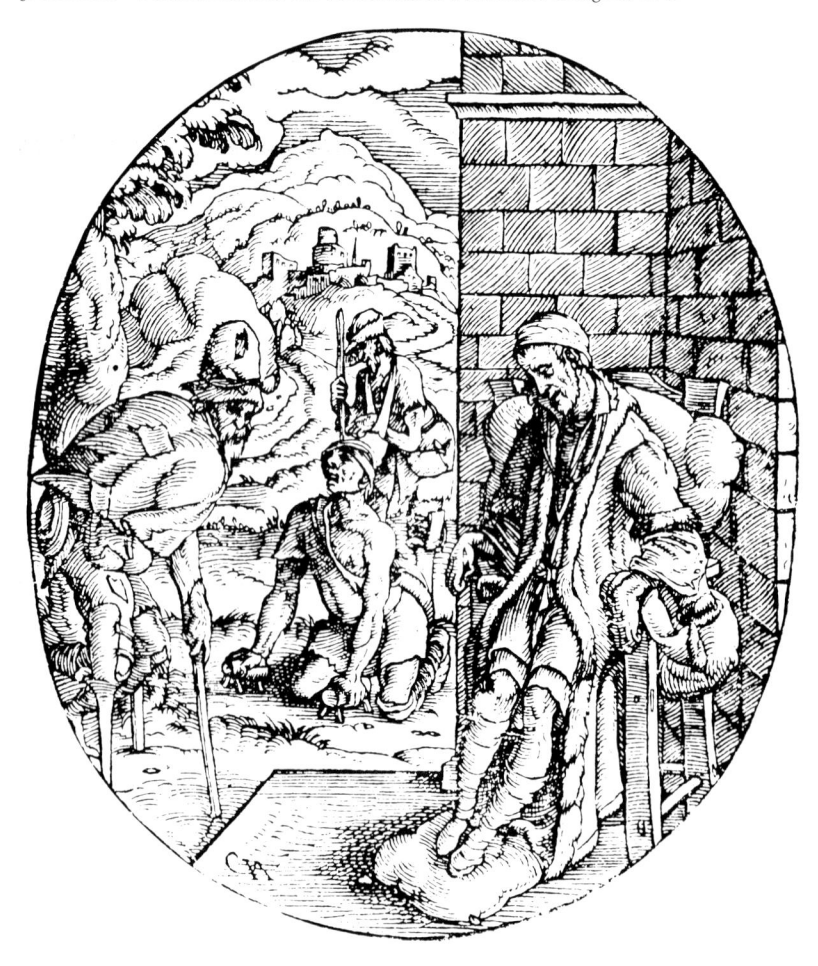

gehenden 15. Jahrhunderts (Museum Köln) mit linksseitiger rektangulärer Beinankylose ist die Statik durch einen rechtsseitigen Spitzfuß noch weiter gefährdet. Bei dem Bettler auf einem Auferstehungsbilde des BAREND VAN ORLEY (1520) scheinen beide Beine rechtwinklig versteift. In der realistischen Darstellung erweisen die vielfachen Hautknoten, Sattelnase und Oberlippengranulom den Aussätzigen, und überdies macht ihn ein Glöckchen kenntlich. Daß trotz doppelseitiger Kniegelenksankylose eine gewisse Fortbewegung möglich war, kann man einem Holzschnitt des kernigen Schweizers JOST AMMAN (1539—1591) entnehmen. Er findet sich in der Lechlerschen Ausgabe der großen Wundarzney des PARACELSUS (Frankfurt 1565) bei der Besprechung der *Blattern, Lähme, Beulen, Löcher* des

1–5

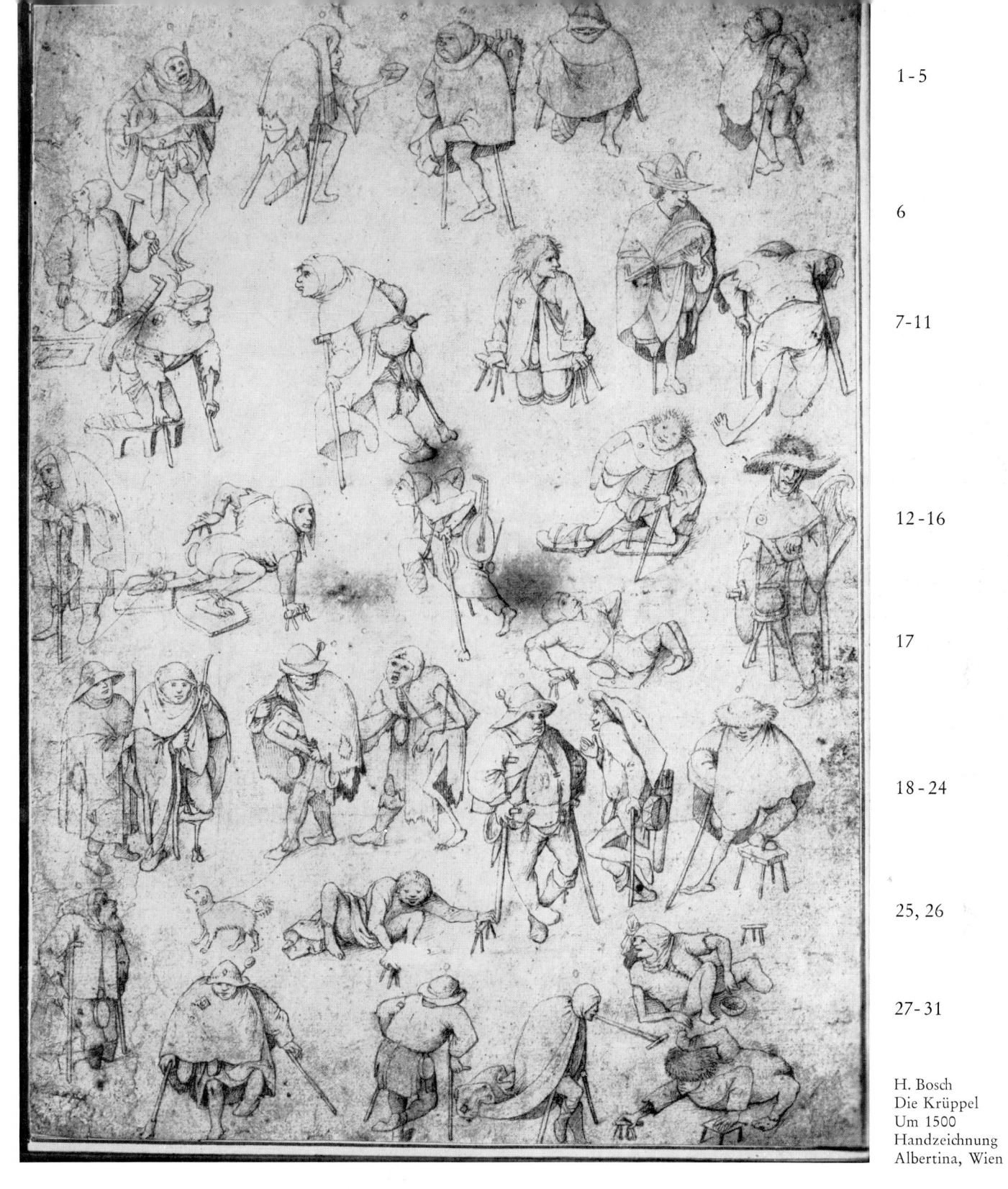

6

7–11

12–16

17

18–24

25, 26

27–31

H. Bosch
Die Krüppel
Um 1500
Handzeichnung
Albertina, Wien

drängt sich nach Überdenken all dieser Möglichkeiten die Überzeugung auf, daß bei den meisten von ihnen eine überwiegend nervale Form der Lepra vorliegt. Einige tragen außer der hölzernen Eßschale auch die Lazarus-Klapper. Die meisten haben sie wohl deshalb nicht, weil oft die reine Nervenform dem Aussatz nicht zugerechnet wurde. Vielfach finden wir auf dem Blatt Kniegelenksversteifungen, teils isoliert (in einer von links oben beginnenden Zählung bei den Figuren 5, 8, 16, 19, 23, 24, 27, 29 und 30), teils mit Fußmutilation kombiniert (Figuren 2, 3, 4, 8, 14, 19 und 28), Nr. 7 und 9 haben eine doppelseitige Kniegelenksankylose. Bei anderen Gestalten erkennt man eine erhebliche einseitige Muskelatrophie, teils mit Genu recurvatum: Figur 11, 19, 21 und 24, bei weiteren eine völlige oder fast völlige Beinlähmung, z. T. mit Verstümmelungen: Figur 13, 15, 17, 25, 26 und — als erschütterndstes Beispiel — 31.

Eine derartige Häufung erlaubt Rückschlüsse auf die damals noch starke Verbreitung der Krankheit. Man hat — m. E. zu hoch — die Morbiditätsquote mit 5% der Bevölkerung veranschlagt (FISCHER). Kurz nach der Ära dieser Bilder nahm jedoch die Krankheitshäufigkeit rapide ab. In Italien hatte bereits im 15. Jahrhundert der Rückgang begonnen und vollzog sich von Süden nach Norden über Europa (HIRSCH). In dessen mittleren Teilen dürfte er bereits um 1530 beträchtlich gewesen sein. Dieser hochinteressante, ätiologisch völlig ungeklärte Krankheitsschwund hat sich dreieinhalb Jahrhunderte später in Nordeuropa wiederholt. Weil darüber für Norwegen schon statistische Unterlagen existieren, habe ich nach den mir dankenswerterweise vom Osloer Sozialdepartment zur Verfügung gestellten Zahlen das Phänomen in einem Diagramm verdeutlicht. Es sank die Krankenzahl von 2850 im Jahre 1854 auf 28 im Jahre 1940 bzw. relativ für 100 000 Einwohner von 204 auf 0,9. Die untere Kurve läßt erkennen, daß die Asylierung auf dieses Schwinden ohne Einfluß war.

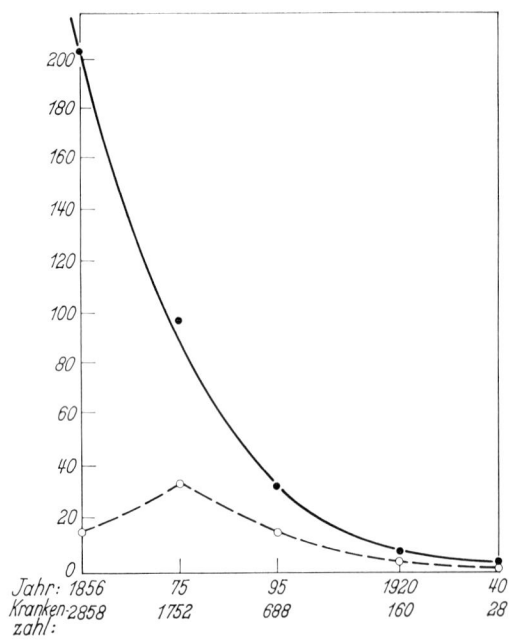

Rückgang der Lepra in Norwegen 1856—1940
—— Lepröse pro 100.000 Einwohner;
— — — davon asyliert

Der hier so genau verfolgte Rückgang wurde aber in der Renaissancezeit kaum bemerkt. An die Stelle der Leprösen waren jetzt die symptomatisch ähnlichen Luetiker getreten.

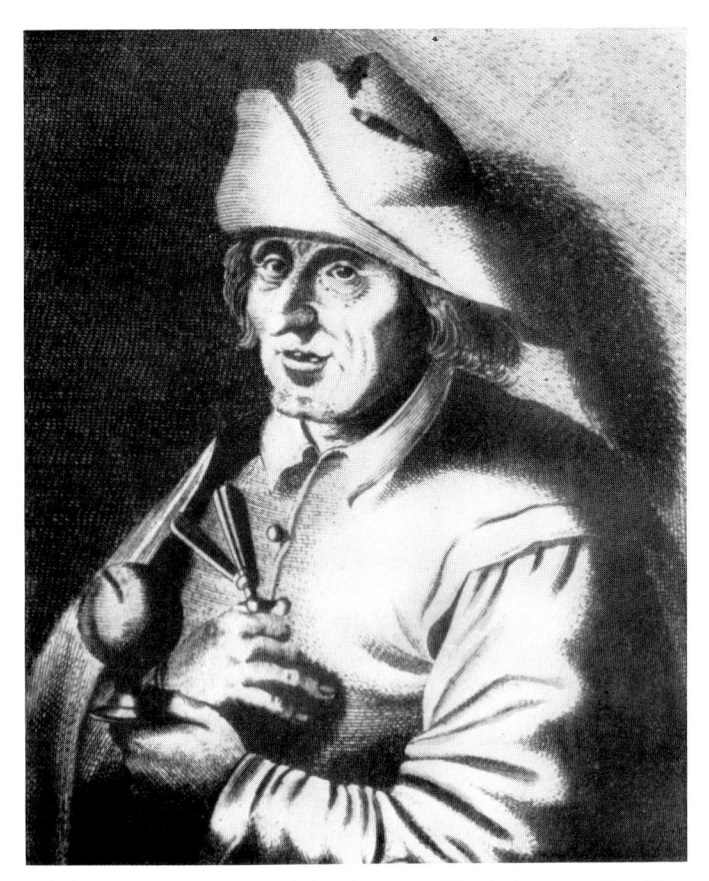

Falscher Lepröser · 17. Jahrhundert · Holländischer Kupferstich · Cabinet des Estampes, Paris

Mit dem Beginn des 16. Jahrhunderts hatte ja in vermehrtem Maße die Syphilis vom Westen und Süden her den Kontinent überzogen.

Für mehr als ein Jahrhundert ergeben sich aus dieser Konstellation interessante sozialmedizinische Konsequenzen. Die Bettler mit der Klapper blieben — nur waren es keine Leprösen mehr. Um Mittellosen die Möglichkeit zu bescheidenem Gelderwerb zu öffnen, fälschten die Behörden auf den zum Betteln berechtigenden Aussatzattesten die Diagnose. Ein solches 1608 in Haarlem ausgestelltes Dokument bewahrt das Amsterdamer medizinisch-pharmazeutisch-historische Museum auf (abgebildet bei GOLDHAHN). Weit mehr noch aber dürften die Bettler von sich aus getäuscht haben. Lues-, Ekzem- oder Krätzekranke gaben sich als Aussätzige. Solch einen falschen Leprösen stellt ein holländischer Stich aus dem Beginn des 17. Jahrhunderts bloß. Die Unterschrift besagt u. a.: „Ich lärme mit der Klapper, um den Sparpott voll zu kriegen, ich täusche so die Leute und stehle ihnen das Geld." Die Leprosorien bestanden ebenfalls weiter. Der Pariser Anthropologe

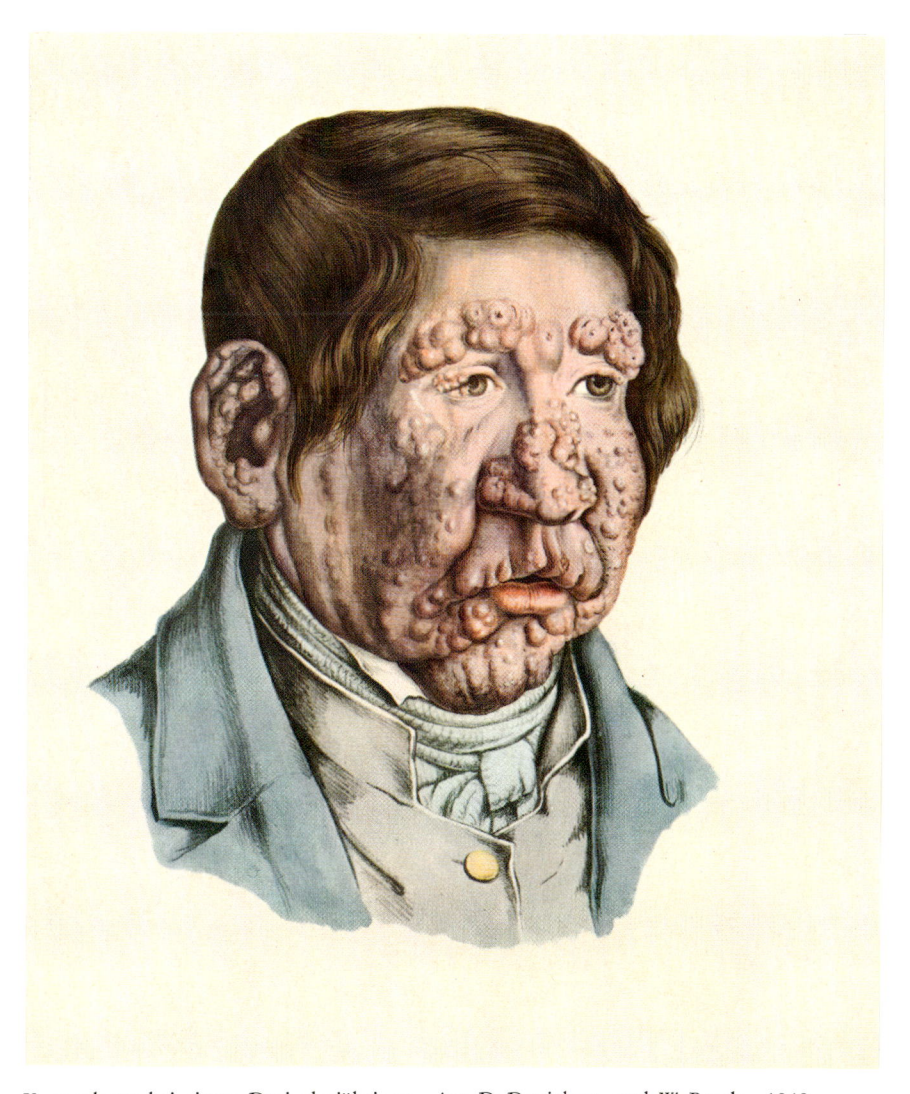

Knotenlepra bei einem Dreizehnjährigen · Aus D. Danielssen und W. Boeck · 1848

PIERRE PAUL BROCA untersuchte um 1860 den Friedhof eines ehemaligen Lepraheims und fand bei einem Großteil der Schädel luetische Veränderungen. Doch nicht nur die Lues füllte die Asyle. Es genügte eine Denunziation, um etwa einen Psoriatiker auf Lebenszeit dort hinein zu verbannen. «La lèpre était parfois quelque chose comme la lettre de cachet de ce temps lâ» (VOLTAIRE). Doch wurde die Isolierung längst nicht mehr so streng gehandhabt. Auf einem holländischen Stich von 1608 gehen Lepraheiminsassen sogar in einem Fastnachtsumzug mit. Eine Rotte Kinder schiebt sich dazwischen, eines von ihnen hat ohne Scheu die Klapper eines Kranken ergriffen und lärmt damit. — In Holland und Deutschland bestanden die Leprosorien zumeist bis zum Ausgang des 17. Jahrhunderts, in Frankreich wurden sie eher abgeschafft. LUDWIG XIII. (1614—1643) beauftragte 1626 die Mediziner DAVID und JUSTUS LAIGNEAU mit einer Inspektion aller Heime. Diese frühen Vertreter des Standes der Vertrauensärzte sollten die Möglichkeit einer Verringerung ihrer Zahl überprüfen. Damals eine fruchtbare Aufgabe! Obwohl alle Leprosorien vollauf belegt waren, fanden die Laigneaus nirgends einen einzigen Leprakranken! Auf ihren Rat ließ der König sämtliche Heime schließen (BORDIER).

Mit dem Rückgang der Lepra hört auch ihre Darstellung in Genrebildern auf. Ein Blick über das Bisherige ergibt als bemerkenswert: Zur Zeit der weiten Verbreitung des Aussatzes entstand von dieser so symptomreichen Krankheit zwar eine Reihe von Laien-Darstellungen, aber kein ärztlich initiiertes Bild. Die WECHTLIN zugeschriebenen beiden Holzschnitte sind mehr zufällig in die Gersdorfsche Chirurgie geraten. Zwar gibt GERSDORF, basierend auf arabischen Autoren, eine treffliche, ins Einzelne gehende Schilderung der äußeren Krankheitssymptome, angefangen von dem allgemein gleichen Aussehen und dem Foetor der Atemluft bei detaillierter Beschreibung der Hauterscheinungen und der Facies leonina (unter diesem Namen!) über die Anaesthesie („unenpfindtlicheit der uszwendigen glyderen, so man sye mit nodelen rürt"), die Atrophie („das muselfleisch ist verzert und findet man die statt lär, die die mußel erfüllen solten") und die Paralyse bis zu den elephantiastischen Veränderungen („Elephantiana"), den Geschwüren und peripheren Verstümmelungen („freßende Cancer"), er fühlt sich aber nicht veranlaßt, diese zum Teil schwierig zu schildernden Veränderungen — schwierig zumal in dem damalig ungelenken Deutsch — irgendwie bildlich wiedergeben zu lassen. Die Situation liegt hier ähnlich wie bei BRUNSCHWIG und der Pest (S. 26): in dem sonst so bildfreudigen 16. Jahrhundert bestanden weder Streben noch Bedürfnis nach der Darstellung der äußeren Veränderungen innerer Leiden.

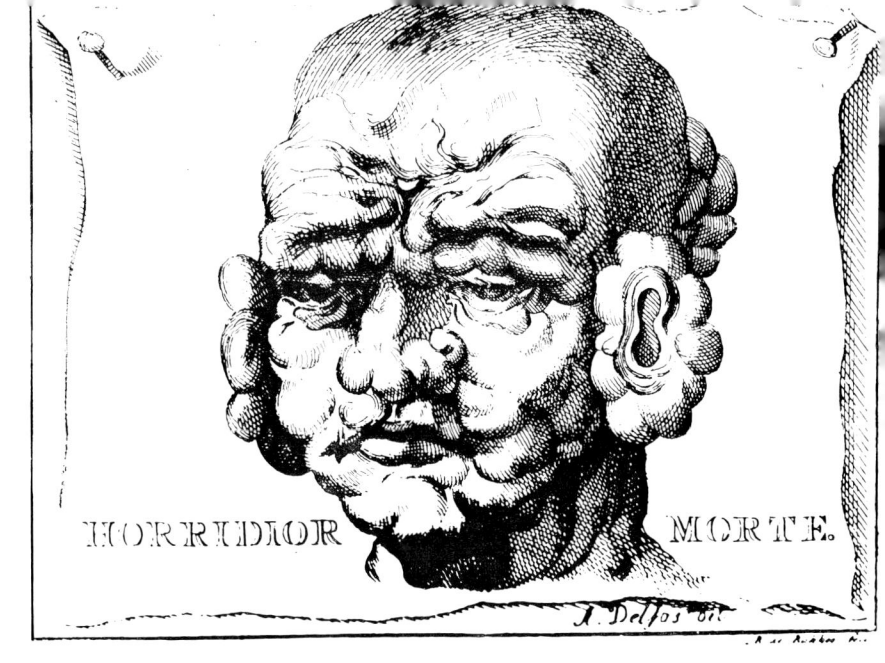

Titelkupfer aus G. Schilling, 1778

Die Ära der medizinisch-wissenschaftlichen Abbildung beginnt auch hier erst kurz vor dem 19. Jahrhundert. Da finden wir ein kleines Bildchen (6 x 9 cm) auf dem Titelblatt des von G. C. SCHILLING verfaßten, in Leyden erschienenen „De lepra commentationes" (deutsche Auflage 1778). Die Wulstungen der Gesichtshaut sind formgerecht wiedergegeben, aber die Verhältnisse am linken Ohr nicht klar erkennbar und wahrscheinlich unrichtig. Der Autor hatte Kranke nur in den niederländischen Kolonien gesehen. ALIBERT (1806) bringt zwei Portraits von Leprösen. Die Darstellungen erreichen nicht das sonstige Niveau seiner Abbildungen, wirken recht steif. Die supraorbitalen Leprome des einen Bildes erinnern an eine Holzperlenreihe. Lebensnäher sind die Farblithographien

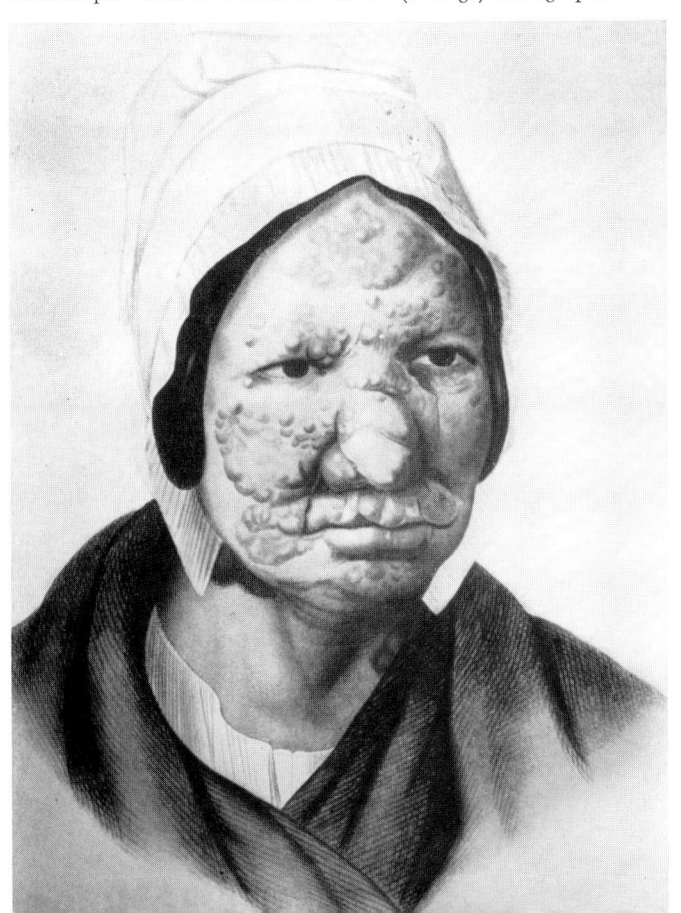

Knotenlepra · Aus A. Cazenave · 1845 · (Farbige) Lithographie

bei seinem Schüler ALPHÉE CAZENAVE, der zu den „*Leçons sur les maladies de la peau*" (1836) einen Atlas mit 54 ungewöhnlich schönen Großfoliotafeln herausbrachte. Vier dieser Tafeln zeigen Bildnisse von Leprakranken in etwa $^3/_4$ Lebensgröße. Bereits die wiedergegebene Schwarz-weiß-Reproduktion vermittelt einen Eindruck, wie lebenswahr und in allen Einzelheiten substratgerecht, doch auch künstlerisch einwandfrei die Farblithographien ausgeführt sind.

Weiterhin erschienen in diesem Jahrhundert drei umfangreiche, mit ein- und mehrfarbigen Illustrationen verschwenderisch ausgestattete Monographien. Niemals wurde bei irgendeiner anderen Krankheit die Semiotik so detailliert festgehalten. Sicherlich fordert die bunte Polymorphie der leprösen Erscheinungen dazu heraus, vielleicht trug auch ihre Grenzstellung zwischen innerer Medizin und Dermatologie mit dazu bei.

„Eines der schönsten und vollendetsten Abbildungswerke, das uns zu Gesicht gekommen ist", lobt GOLDSCHMID zu Recht den 1848 gleichzeitig in Norwegen und bei BAILLIÈRE in Paris erschienenen Atlasband zu „*Traité de la Spédalskhed ou Elephantiasis des Grecs*". Spedalskhed ist der norwegische Name für Lepra. Buchautoren sind DANIEL DANIELSSEN, Chef des Lepra-Hospitals zu Bergen, und WILHELM BOECK, Professor für Dermatologie an der Universität Christiania (nicht identisch mit dem Beschreiber des Sarkoids; dieser, CAESAR BOECK, gehörte einer späteren Generation an). Das Werk basiert auf Beobachtungen in dem St.-Georgs-Hospital zu Bergen. Von 1841 bis 1846 waren dort stets 150 Leprakranke asyliert, wobei Zugänge und Todesfälle (im Durchschnitt 20 pro Jahr) sich die Waage hielten. Die durchschnittliche Krankheitsdauer der Knotenlepra lag bei 9$^1/_2$, die der Nervenlepra bei 18$^1/_2$ Jahren. — Die 24 Tafeln in Großfolio zeigen pathologisch-anatomische Präparate und Portraits von Leprakranken. Die strukturelle Wiedergabe der Epidermis und ihrer Veränderungen ist in Zeichnung und Farbe ausgezeichnet. Die Kommentierung der Abbildungen bezieht sich meist nur auf den dermatologischen Befund, lautet z. B. für die hier wiedergegebene Farbtafel: „*13jähriger Knabe mit weit entwickelten Knoten. An manchen Stellen sind sie zusammengeflossen, und viele beginnen zu erweichen. Schwund der Lidhaare. Krankheitsbeginn im Alter von 6 Jahren*". — Keiner würde ohne diesen Kommentar in den krankheitsentstellten Zügen das Gesicht eines Dreizehnjährigen vermuten!

1886 erschien das Werk von HENRY LENOIR, Dermatologe der Universität Lille. Sein Interesse an Leprösen führte ihn in alle Teile der Welt, so daß er nach und nach 900 von ihnen zu Gesicht bekam. Der voluminöse Textteil bringt u. a. die Krankengeschichten der bildlich Dargestellten sehr ausführlich. Ein gesonderter Atlas zeigt auf 23 Tafeln Chromolithographien und Photographien von Kranken. Qualitativ bleiben die Farblithos spürbar hinter denen der norwegischen Monographie zurück. Erstaunlich gut sind aber die als Heliogravüren wiedergegebenen frühen Lichtbilder. Bei einem Fall von Nervenlepra finden wir eine dem Dürerschen Kupferstich genau entsprechende Handstellung wieder. Die hier gezeigte Photographie eines 54jährigen Mannes erschüttert durch das Krankheitsresumee: „*Vollbild einer gemischten Lepra mit 41jährigem Verlauf. — Das früher vorhandene knotige Exanthem ist seit 28 Jahren verschwunden. — Seit 30 Jahren doppelseitige Facialisparese, Verlust des Sehvermögens, Zerstörung der knöchernen Nase, gräßliche Gesichtsdeformierung. — Erhebliche Muskelatrophie an Armen und Beinen mit Krallenhand und Spitzfuß. — Vor etwa 30 Jahren völliger Gefühlsverlust im Gesicht und an den Gliedmaßen. — Erhaltenbleiben der Intelligenz, des Appetits, der Lebens-*

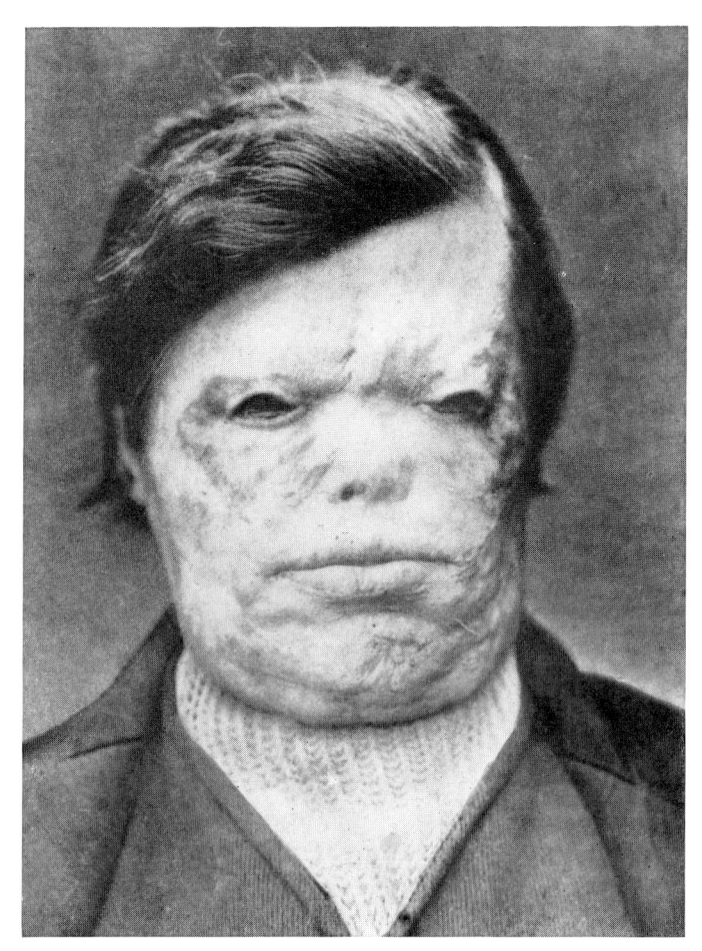

Erblindeter Lepröser · Narbenstadium · Aus H. Leloir · 1886 · Frühe Photographie

freude. — Der Vater des Kranken war Lepröser; die von der Krankheit unbehelligte Mutter gebar sieben Kinder, von denen fünf an Lepra erkrankten."

Das ausgehende Jahrhundert brachte das 1898 von der Akademie der Wissenschaften und der Medizinischen Fakultät zu Paris prämierte Werk des in Frankreich ausgebildeten türkischen Arztes ZAMBACO *„Lepreux ambulants de Constantinople"*. In der Laudatio vor der Akademie charakterisierte BESNIER: *„Der Verfasser, ein begeisterter und militanter Antikontagionist, möchte hier urbi et orbi verkünden, daß mehr als 400 Lepröse in Konstantinopel frei herumlaufen, viele Handwerksarten ausüben, in einer Unzahl von Familien verkehren und anscheinend noch niemals eine einzige Person angesteckt haben. Von diesen 400 stammt ein Teil aus Gebieten mit endemischer Lepra, ein anderer Teil sind spanische Juden, deren Vorfahren während der Zeit der Inquisition Spanien verließen."* Selbst der Verfasser bedauert die schlechte Qualität der 47 größtenteils farbigen Tafeln des Buches, und man wird ihm darin nicht widersprechen. Manche dieser Türkenknaben mit rotem Fez wirken wie eine kitschige Ansichtspostkarte.

Bei Durchsicht der zahlreichen Abbildungen dieser drei Monographien fällt auf, daß Krankheitsformen wie auf den frühen Bildern, also mit Muskelatrophien und rektangulärer Kniegelenksankylose, kaum noch abgebildet sind. Hat sich die Pathomorphose der Krankheit geändert? Dies ist eines der vielen ungelösten Rätsel um die Krankheit und deren merkwürdigstes wohl ihr seuchenhaftes Hochschnellen im frühen Mittelalter und Schwinden nach der Renaissance-Zeit.

Die Pocken

Während wir in der Renaissance- und Barockzeit die Pest in zahlreichen Szenen geschildert sahen und Leprakranke auf vielen Bildern finden konnten, sucht man vergeblich nach einer eindeutigen Abbildung der Pocken. Es existiert, soweit ich sehe, keine Darstellung, aus der man eine Variola-Erkrankung mit genügender Sicherheit herauslesen kann. Mit dem wiedergegebenen Titelholzschnitt beginnt zwar *„een Boeck van den Pocken"*, doch vermißt man bei dem Sitzenden deren Kennzeichen. Dargestellt sind Hiob und sein Weib. Der sonst (S. 89) als leprös gedachte Prophet ist hier für die Pocken beansprucht. Diese beiden bereits von den arabischen Ärzten präzis unterschiedenen Leiden wurden im Europa des 16. Jahrhunderts nicht immer genau getrennt. — Auf der Darstellung des Petrarca-Meisters könnte der unter dem Baum zusammengesunkene Mann möglicherweise in der Fremde an Pocken erkrankt sein. Der Ausschlag ist kleinknotiger gezeichnet als bei den Lepradarstellungen, die Krankheit scheint unvorhersehbar rasch gekommen zu sein, anderenfalls wäre der Dargestellte wohl in häuslicher Pflege geblieben. (Allerdings weiß PETRARCA noch einen anderen Grund und kommentiert die Situation recht familienfeindlich: *„Bist du in der Fremde krank, dann plagen dich nicht deine Frau und deine Kinder ... In der Fremde kannst du genesen, weil sich keiner dort deines Todes freuen oder auf dein Erbe warten wird."*) Doch kommt man bei dem Holzschnitt über eine diagnostische Vermutung nicht hinaus, und eine Abgrenzung gegenüber dem häufig dargestellten Aussatz ist

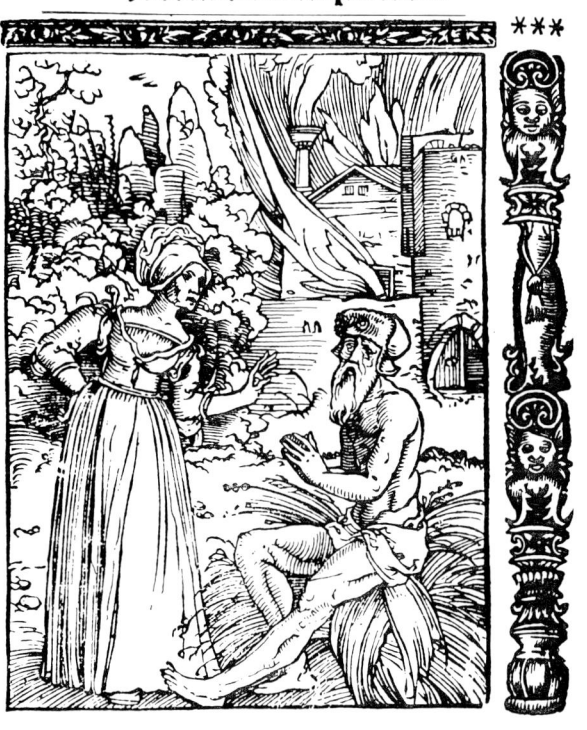

Titelholzschnitt eines Pockenbuches · Um 1520 · Germanisches Nationalmuseum Nürnberg

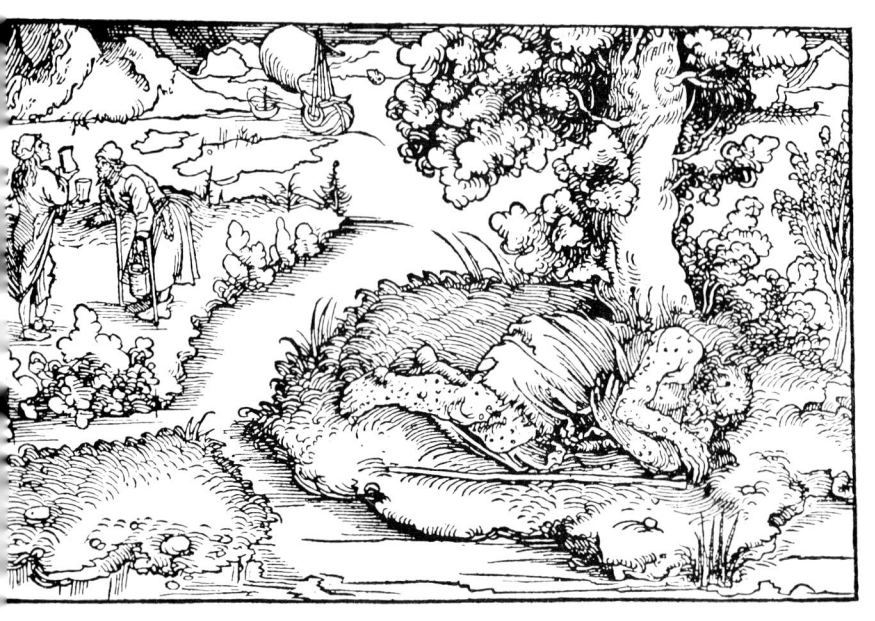

Petrarca-Meister „Von dem, der außerhalb des Vaterlandes krank ist" · Aus: Von der Artzney bayder Glück · 1532 · Textholzschnitt

nicht möglich. Übrigens gibt sich der am Bildrande links erkennbare, schwertbegürtete Arzt nicht eben hilfsbereit. Ein lahmer Wanderer hat ihn zu dem Kranken gebeten. Doch gönnt er diesem keinen Blick, sondern eine hochmütige, kurze Urinbeschau muß zur Verabfolgung eines Heiltrankes ausreichen.

Entgegen spärlich-unsicheren Darstellungen war die Blatternseuche im 16. Jahrhundert durchaus nicht selten; kein Landstrich, selbst nicht Island und Grönland, blieb von ihr verschont. Heftiger noch wütete sie im 17. Jahrhundert. Eine Pandemie überzog, von Asien und Nordafrika kommend, 1611—1620 ganz Europa bis hin nach Sibirien, dessen Bevölkerung fast völlig ausstarb. Zwischen 1660 und 1669 gingen mehrere Epidemiewellen über England hinweg; SYDENHAM hat sie miterlebt und beschrieben.

Zur gefürchtetsten Menschheitsgeißel wurden die Pocken im 18. Jahrhundert nach dem Ausbleiben der Pest. Periodisch wiederkehrende Seuchenzüge markierten ihre ebenso verheerende wie hartnäckige Herrschaft. Bis zum neuerlichen Aufflackern verging meist kein Jahrzehnt, und als frische Beute fiel ihr außer den Verschontgebliebenen die nachgewachsene Kinderwelt zu. In besonders schwerer Form verlief sie zwischen 1750 und 1800. Wenn RHAZES (um 850—923), der arabische Beschreiber dieser „unvermeidlichen Krankheit, der keiner entgehen kann", sie (bis auf die ganz gelegentlichen Augenkomplikationen) für weniger gefahrvoll als die Masern hielt, paßt diese Einstufung für das ausgehende 18. Jahrhundert so wenig, daß man an eine Pathomorphose der Seuche denken muß. Der Berliner Pastor SÜSSMILCH, der Begründer der Bevölkerungsstatistik, wies um 1765 nach, daß zu Epidemiezeiten die Pocken in den deutschen Gebieten den 6. Teil aller Todesfälle verursachten und berechnete, daß insgesamt der 12. Teil des damaligen Menschengeschlechtes daran zugrunde ging. Zahlenangaben aus anderen Ländern lauten entsprechend. In London verstarb zwischen 1721 und 1780 ein Zehntel aller Einwohner an Pocken (CREIGHTON), und in Schweden erlag von den zwischen 1749 und 1765 Geborenen während des späteren Lebens jeder Zehnte der Seuche (ROSENSTEIN), von den zwischen 1774 und 1800 Geborenen jeder Zwölfte.

Daß von dem eindrucksvollen Bilde der Pockenefloreszenzen vor Jenner keine eindeutige Darstellung existiert, bleibt sonderbar, auch wenn man einige Gründe dafür ins Feld führen kann. Das sich rasch wandelnde, relativ kurzfristige Exanthem war wegen seiner Ansteckungsmöglichkeit gefürchtet; daher wurden die Kranken von Außenstehenden weitgehend gemieden — somit auch von Zeichnern und Malern. Im übrigen hatte die Ubiquität der Seuche („*Von den Pocken und der Liebe bleibt keiner verschont*", sagte man damals) ihr jenen Darstellungswert genommen, der in der Rarität liegt. — Auf den Portraits jener Zeit findet man selbst die Relikte ausgedehnterer Gesichtsblattern, die Pockennarben, nur ganz selten und in Andeutungen.

Die ersten Bilder von Pockenpusteln bringt jenes schmale Büchlein, das die Nachricht von der Anwendung der Vakzination 1798 in die Welt trug; „*An Inquiry into the causes and effects of variolae vaccinae*". JENNER muß bei seiner ausgeprägt praktischen Intelligenz die Wichtigkeit der bildlichen Weitergabe seiner Beobachtungen sehr hoch eingeschätzt haben. Nur so versteht man die für jene Zeit ungewöhnliche Hinzufügung von vier farbigen Abbildungstafeln. Sorgfältige, klare Zeichnungen von Kuhpockeneruptionen sind in zartfarbigem Linienstich vervielfältigt. Im gleichen Jahr erschienen die Abbildungen auch im „*Medical and Physiological Journal*".

Bekanntlich hatte der liebenswürdig-bescheidene EDWARD JENNER (1749—1823) in seiner Landpraxis Berkeley, Grafschaft Gloucestershire, jene Schutzwirkung verfolgt, welche die Pocken der Kuh und die Mauke der Pferde nach Übertragung auf den Menschen gegenüber der Variola ausübten. Bereits 1788 festigte sich in ihm in steter Beobachtung und Überlegung die Annahme, daß Überimpfung des Kuhpockensaftes auf den menschlichen Organismus vor der Blatterninfektion schütze und also gerechtfertigt sei. Doch erst am 14. Mai 1796 vollzog er an dem 8jährigen Knaben JAMES PHIPPS die erste Impfung. Er verwandte dazu aber nicht den Inhalt einer Kuhpocke, sondern den einer Pustel, welche sich die Viehmagd SARAH NELMES beim Melken kranker Kühe zugezogen hatte, er nahm somit humanisierte Lymphe. Die erste Abbildung seines Büchleins zeigt diesen „Melkerknoten". Dazu ist unter Fall 16 berichtet (deutsche Übersetzung von H. v. FOSSEL): „SARAH NELMES, *eine Viehmagd in unserer Nachbarschaft, wurde im Mai 1796 von den Kühen des Gehöftes mit Kuhpocken infiziert. Die Ansteckung ergriff gerade eine Stelle an der Hand, wo sie sich kurz zuvor mit einem Dorn geritzt hatte. Eine große, geschwürige Pustel gesellte sich zu den übrigen Symptomen der Krankheit. Sie bot den ausgesprochenen Charakter der Kuhpocken, wie sie auf den Händen aufzufahren pflegen, so daß ich auf der beifolgenden Tafel das Bild wiedergegeben habe. Die zwei kleinen Pusteln am Handgelenk entsprangen auch von der Einwirkung des Virus auf die unbedeutenden Hautabschürfungen ... Die Pustel am Zeigefinger zeigt die Krankheit in einem früheren Stadium. Sie war tatsächlich nicht auf der Hand des jungen Weibes aufgetreten, sondern wurde einer anderen Kranken entnommen und in der Absicht beigefügt, um die Krankheit zu veranschaulichen, wie sie frisch entstanden war."*

Das zusätzliche Experiment der Inokulation am Zeigefinger läßt die Experimentierfreude, doch auch die bereits erworbene Erfahrung Jenners erkennen. Die Impfung von JAMES PHIPPS glückte, wie in Fall 17 berichtet wird. Zwei folgende Blatterninokulationen konnten dem Jungen nichts mehr anhaben, er blieb gesund. JENNER bildet weiterhin die Oberarmimpfpustel eines 3jährigen Knaben ab (Fall 20), bei dem der Kuhimpfstoff schon eine Menschenpassage (Fall 19) durchgemacht hatte. Die Veränderungen sind ähnlich, doch nicht so eindrucksvoll wie auf dem dritten Bilde, welches sich auf die Impfung mit humanisierter Mauke-Lymphe bezieht.

Trotz Abratens der Royal Society, der ältesten englischen wissenschaftlichen Akademie, hatte der Landarzt sein Büchlein publiziert. Zwei weitere, 1799 und 1800 erschienene Abhandlungen ergänzten es. Der Erfolg gab ihm recht. Entgegen manchen Widersachern brach sich die Methode der Vakzination zunächst langsam und regional, dann rascher und über ganz Europa hin bahn. Auf dem Festlande begann ihr Siegeszug in Hannover, das, mit England durch das gemeinsame Herrscherhaus verbunden, bereits zu Beginn des Jahres 1800 Kuhlymphe erhalten hatte. Im Juni 1802 würdigte das britische Parlament Jenners Verdienste mit einer Dotation von 10 000 Pfund Sterling, dem es 1807 als weitere Ehrengabe 20 000 Pfund hinzufügte.

Der „Inquiry" Jenners folgte eine Reihe weiterer Erfahrungsberichte über die Vakzination. Fast alle bringen sie auf farbig gedruckten oder nachträglich kolorierten

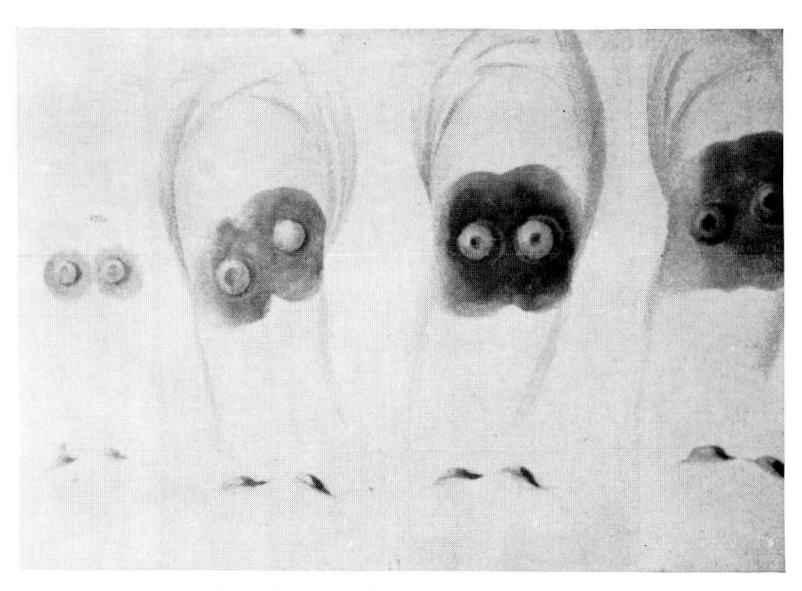

Entwicklung der Impfpusteln vom 7. bis 11. Tag · Aus Bremer · 1802 · Farbiger Kupferstich

Kupferstichen Darstellungen der Entwicklung der Kuhpocken. Erstmalig in der medizinischen Publizistik ist in den Veröffentlichungen das einhellige Streben nach Illustrierung der besprochenen Phänomene zu spüren. Die Reihe beginnt in England mit AIKIN (1. Aufl. 1800, 2. Aufl. 1801), dazu kam später ADAMS (1807). Auf dem Festland publizierten die beiden hannöverschen Hofärzte BALLHORN und STROHMEYER ihre Erfahrungen (Paris 1801). In Frankreich folgten die Pariser Ärzte DEZOTEUX und VALENTIN, in Preußen der Berliner Impfarzt BREMER und in Schottland der Edinburgher GEORGE BELL, deren Werke sämtlich 1802 erschienen. Sicher wirkte hinsichtlich der Illustrierung in allen der Impuls von Jenners „Inquiry" nach. Es sind die Impfpusteln nicht nur präzise abgebildet, sondern auch ausführlich beschrieben. Als Beispiel seien aus dem Büchlein von BREMER (2. Aufl. 1804) Passus und Abbildungen der Impfpustelentwicklung vom 7. bis 12. Tage gebracht. — In der Beschreibung der ersten Tage nach der Impfung wird vermerkt, daß sich zunächst ein rotes Pünktchen zeigt und am 3. und 4. Tag ein Knötchen entwickelt, welches am 5. größer wird, in der Spitze eine kleine Pustel oder ein Bläschen bildet und in der Mitte eingedellt ist. BREMER nennt das „eingedrückt" und fährt fort: *„Den 6. Tag ist die Pustel größer, der Eindruck merklicher, so daß rundum eine Randzone hervorsteht. Die umgebende Röthe hat sich mehr ausgebreitet und ist dicht um die Pustel her dunkler. Den 7. oder 8. Tag hat die Pustel nach Verhältnis an Größe schleuniger zugenommen, sie ist ganz mit wasserklarer Lympe gefüllt, die zur Impfung jetzt sehr wirksam ist. — Den 10. und 11. Tag hat die Pustel ihre höchste Größe erreicht, der Eindruck ist verschwunden, der*

Mittelpunkt ist so erhaben als der Rand und bildet eine gleiche, glatte, glänzende Oberfläche, die hart anzufühlen ist ... Die umgebende Röthe ist sehr lebhaft und hat, wenn zwey Stiche gefaßt haben, zwey bis drey Zoll im Durchmesser. Ich sah sie zuweilen zwey Drittel des Oberarmes einnehmen, man fühlt sie hart geschwollen und wulstig hervortreten. Zuweilen umgibt die Röthe in einiger Entfernung die Pustel, als wenn der Mond mit einem Hof erscheint."

Nach einem Abflauen der Publikationen illustrierter Vakzinationsbücher markiert sich zwei Jahrzehnte später eine neue Welle mit erweitertem Abbildungsprogramm. BERGERON (Paris 1821) zeigt den Segen der Pockenschutzimpfung an einer Gegenüberstellung zweier junger Mädchen. Durch Vakzination bleibt die eine geschützt und ihr hübsches Gesicht ohne Narben; an ihrem Arm erkennt man vier Impfpusteln. Bei der anderen, trist dreinblickenden Ungeimpften ist das Gesicht voller Pockennarben und das linke Auge erblindet. PETZHOLD (Leipzig 1836) bringt außer den Pusteln gute pathologisch-anatomische Tafeln. Mit 35 kolorierten Stichen ist das Werk von ROBERT CEELY, Arzt in Aylesbury, Buckinghamshire (London 1840, deutsche Ausgabe 1841), am reichsten illustriert. Kuhpocken und Menschenpocken der verschiedensten Regionen und Entwicklungsphasen sind mit monotoner Genauigkeit wiedergegeben.

Auch in Laienkreisen hatte die Vakzination weite Resonanz. Pseudowissenschaftliche Vulgärschriften tauchten auf. Es entstand eine Vielzahl von Stichen mit einer mehr oder weniger realistischen Schilderung des Vorganges. Meist erkennt man die Impfutensilien: ein Fläschchen mit Lymphe und ein Lanzettmesser. Auf einer französischen, um 1805 entstandenen Radierung wird das zu impfende Knäblein durch einen Hampelmann von der schmerzhaften Prozedur abgelenkt, die ein modisch à la directoire gekleideter Arzt ausführt. Anscheinend hat er die Lymphe einer Pustel der linkssitzenden, dicklichen Frau entnommen.

Die Darstellung ist karikaturistisch überspitzt. In jener Zeit entstanden viele Impfkarikaturen als Ausdruck des gelegentlich heftigen Widerstandes gegen den Eingriff. Zeitweilig standen sie zahlenmäßig den politischen Karikaturen kaum nach. Wohl die interessanteste stammt aus der Zeichenfeder des geistvollen JAMES GILLRAY (1757—1815). Ins Impfambularatorium einer Londoner Vorstadt drängt die Menge. Jeder erhält zunächst die „*opening mixture*", das vor der Impfung übliche Abführmittel. Impfarzt ist der portraitgenau dargestellte JENNER. Gerade impft er eine rundliche Frau, Miss Britannia persönlich. Rechtsseitig zeigt sich die Wirkung der Impfung. Die wegen der verwendeten Kuhpockenlymphe damals in Laienkreisen

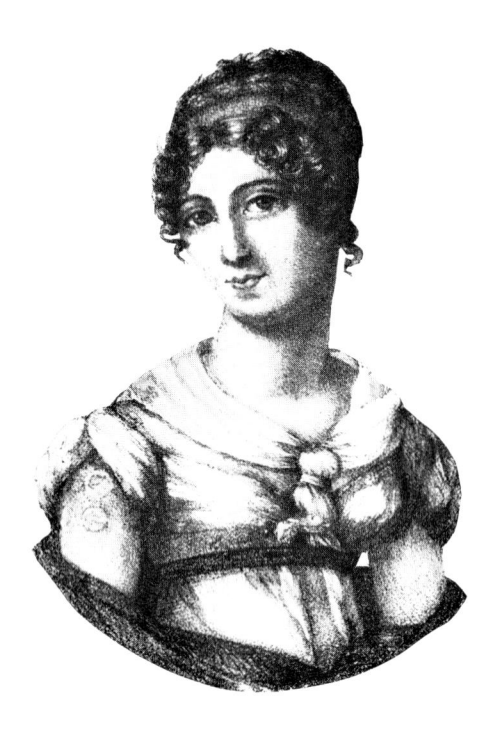

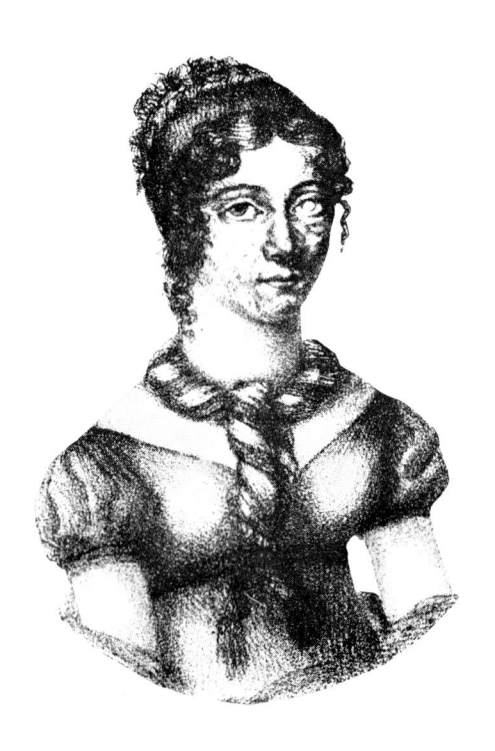

Gegenüberstellung der Pocken und der heilsamen Schutzimpfungswirkung · Aus J. P. Bergeron · 1821 · Lithographien

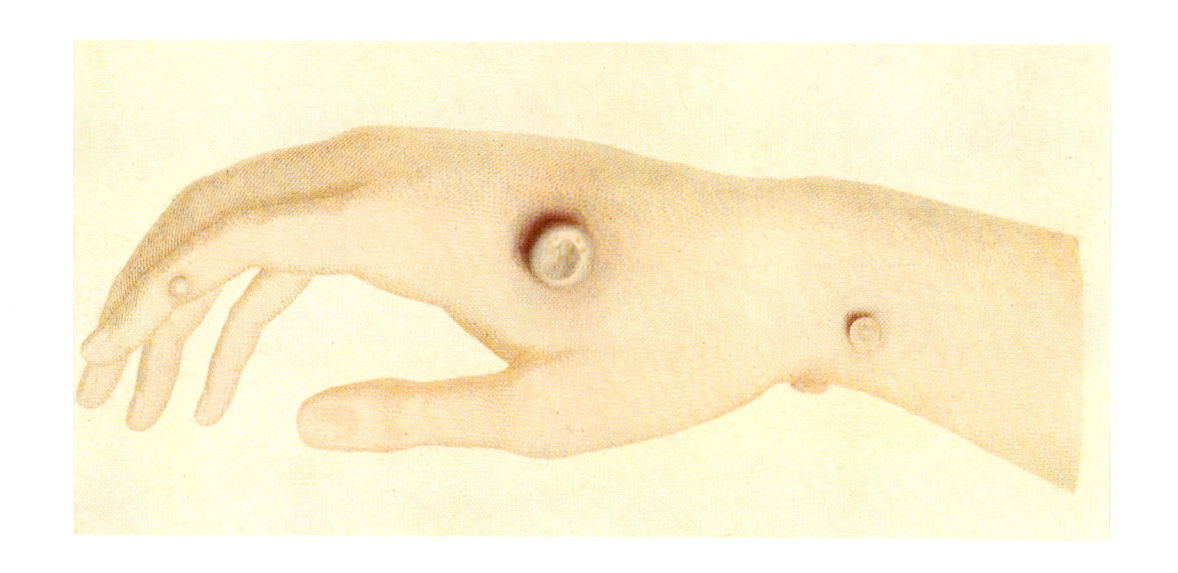

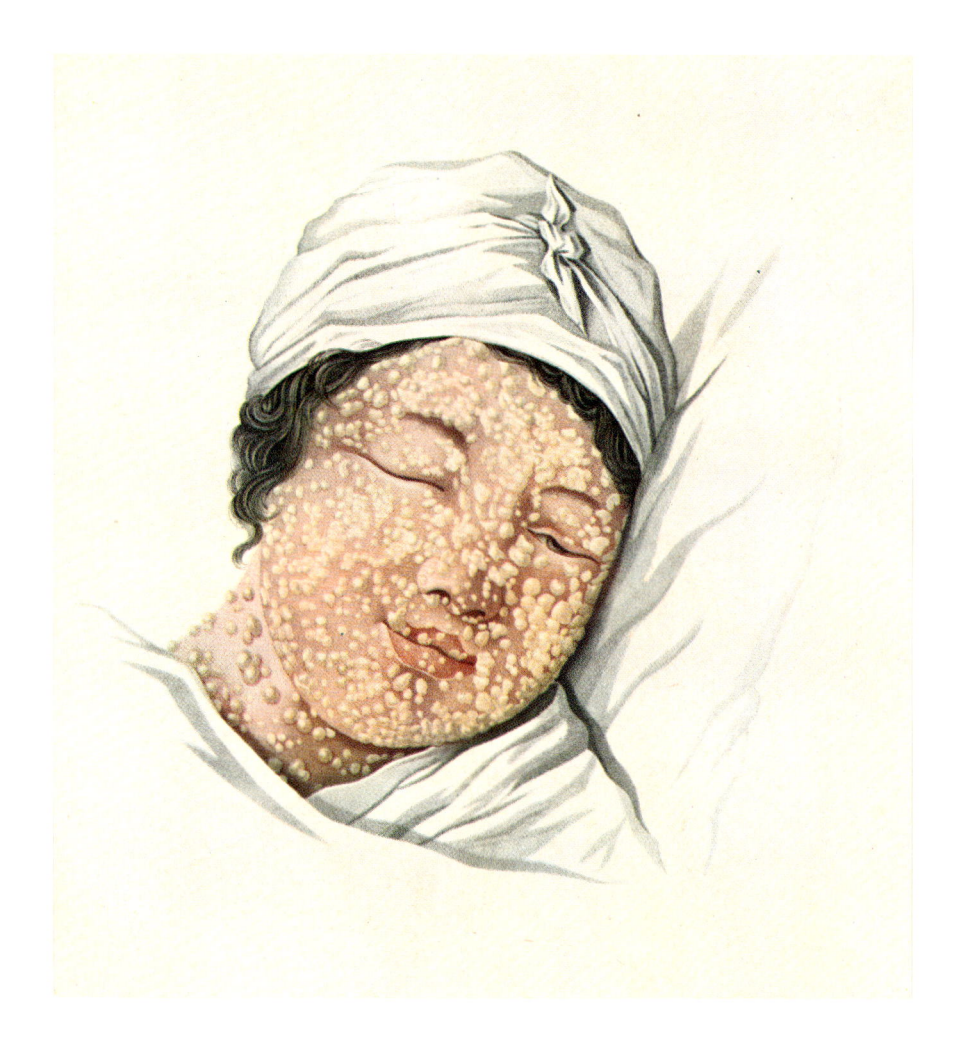

Kuhpocken auf der Hand der Viehmagd Sarah Nelmes · Aus Ed. Jenner · 1798

Variola vera · Aus J. L. Alibert · 1833 · Farbiger Kupferstich

gefürchtete Annäherung an die Tierwelt, die Verkuhung, wird für GILLRAY zum Angelpunkt seiner Groteske. Bei allen Impflingen bricht an den Stellen ihrer menschlichen Schwäche eine kleine Kuh hervor: bei dem alten Klatschweib auf der Zunge, bei dem Neugierigen auf der Nase und im Gesäß bei dem verdutzt dorthin greifenden Straßenkehrer.

Dieser rüpelig-vulgären Szene sei eine 60 Jahre später entstandene traulich-idyllische gegenübergestellt. Laut geht es auch dort zu, und die Mütter bemühen sich eifrig, ihre weinenden Kinder mit Schnullern, Schaukeln oder einer kleinen Trompete zu beruhigen. Aber im ländlichen Milieu einer Gasthausstube wirkt doch alles gemütlich. Die Kleinsten des Ortes sind zur Erstimpfung beordert; der Gendarm kontrolliert anhand seiner Liste das vollzählige Erscheinen. In Bayern war ja schon 1809, in Preußen 1835 die allgemeine Impfung durch Erlaß eingeführt worden. Ein Arzt nimmt die Impfung vor, ein anderer untersucht vorher die Kinder und prüft die beigebrachten Atteste. Die durch das Bauern-Genre eines DEFREGGER oder VAUTIER beeinflußte Darstellung dürfte das Drum und Dran der dörflichen Impfung wirklichkeitsnah wiedergeben. — In ein noch anderes Milieu führt die dritte Szene. Vornehme Pariser Ärzte in Gehrock und Zylinder übertragen auf einer Großstadtstraße die Lymphe eines Kalbes unmittelbar auf Kleinkinder und Jugendliche. Da Frankreich keine Impfpflicht kannte, kam es immer wieder zum Aufflackern der Pocken. Durch heftig propagierte Straßenimpfung erhoffte man Eindämmung.

Diese Folge der Vakzinationsdarstellungen hat uns so weit ins 19. Jahrhundert geführt, daß wir zur chronologischen Betrachtung der Blatternabbildungen um einige

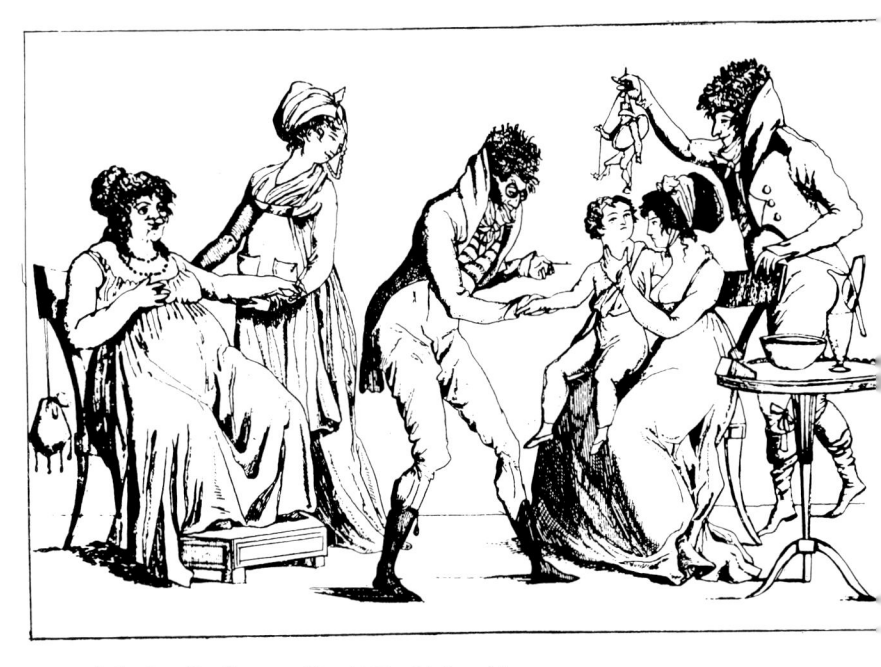

Französische Impfkarikatur · Um 1800 · Linienstich

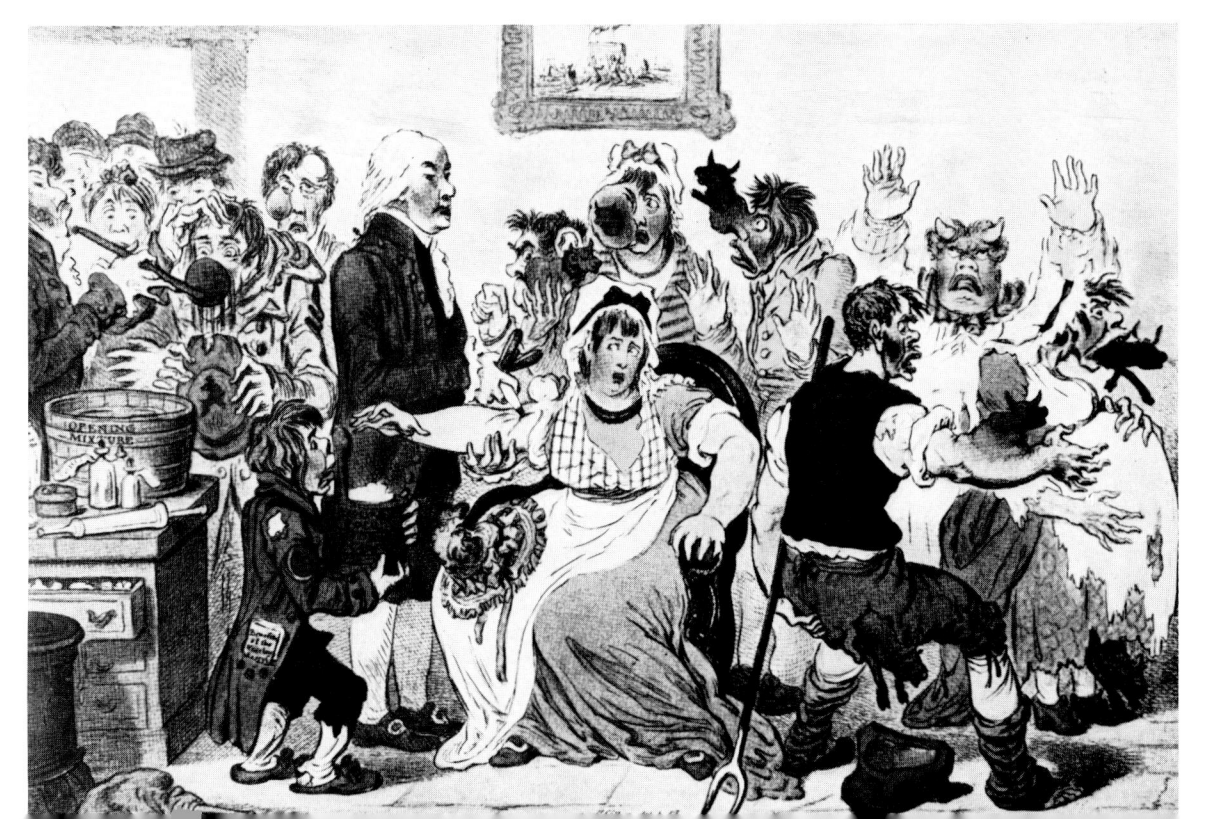

J. Gillray · The Cow-Pock or the wonderful Effects of the new Inoculation · 1802 · Kolorierter Stich

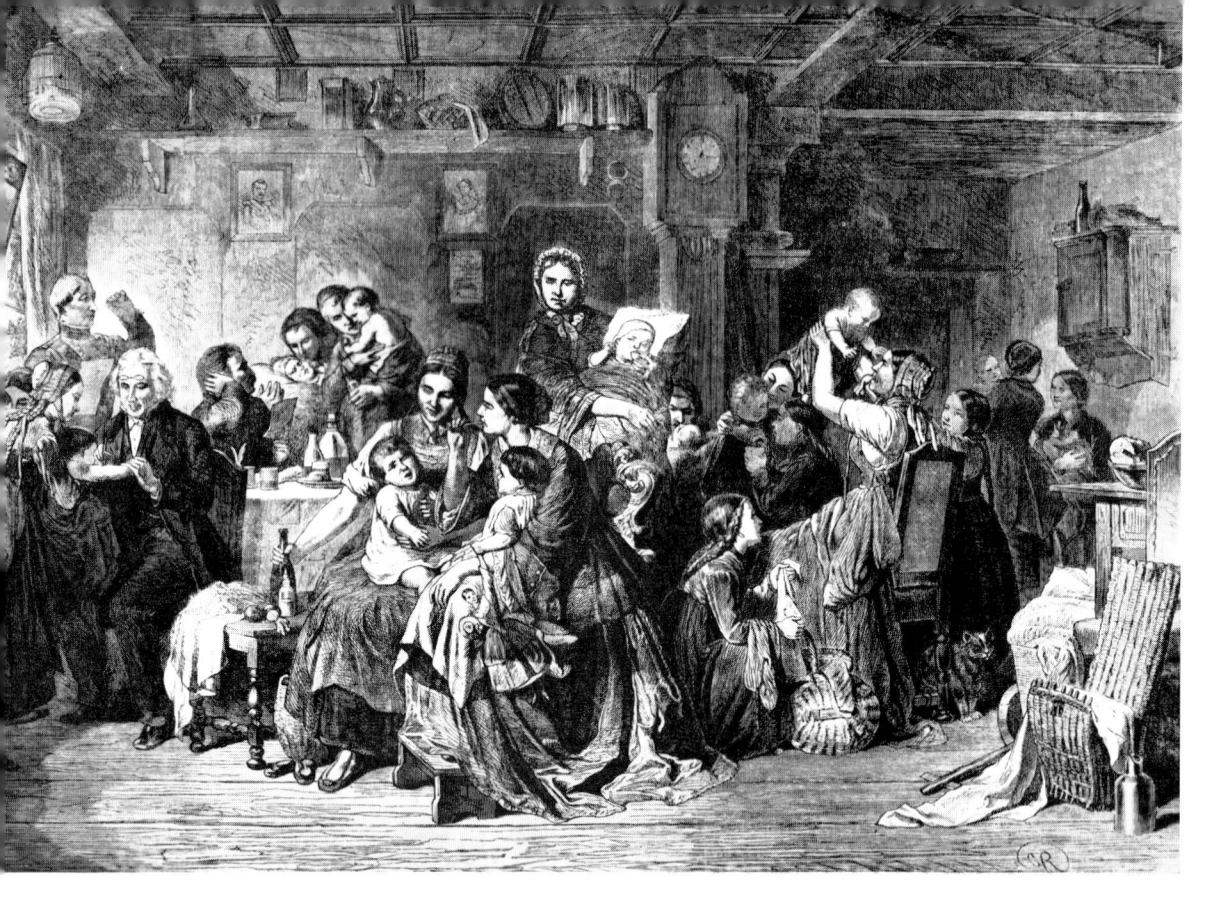

A. Zimmermann · Impfstube 1864
Radierung nach dem Gemälde
Historisches Bildarchiv Handtke

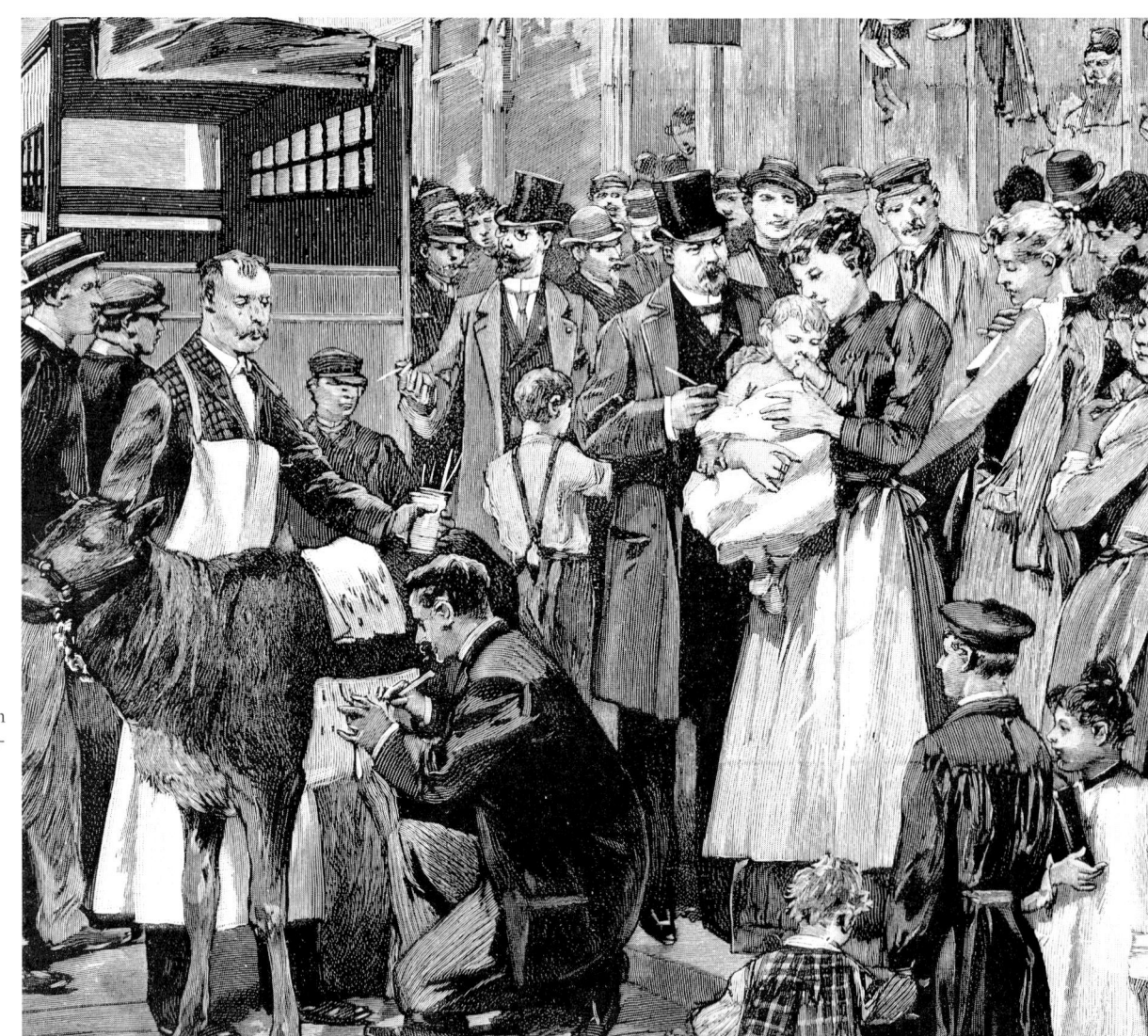

Notimpfung auf den Straßen von
Paris · Um 1880 · Zeitschriften-
Holzstich · Medizinhistorisches
Institut Zürich

Zeit zurückgehen müssen. Die Tafel bei ALIBERT (1806) steht am Anfang — und in ihrer Qualität auf einsamer Höhe. Selten zeigt ein Krankenportrait so naturgetreu die äußeren Veränderungen und den trotz der Verquollenheit des Gesichtes gequälten Ausdruck der Hochfiebernden. Mit der Genauigkeit der Zeichnung korrespondiert die präzise, metapherreiche Schilderung. Eine kleine Probe sei der Passus über das abgebildete Stadium.

„In dieser dritten Periode, der konfluierenden Variola, ist alles bemerkenswert. Die multilokulären Knötchen liegen so dicht, daß die Oberfläche der Haut wie übersät erscheint. Sie fließen derart ineinander, daß man kaum noch die sie sonst trennenden Demarkationslinien erkennen kann. Je eitriger die Bläschen im Gesicht werden, umso häufiger entstehen Plaques, auf denen die Bläschen sich zu größeren Blasen zu vereinigen streben. Inmitten der Ansammlungen von beieinander, fast aufeinander stehenden Pusteln beobachtet man auch schlaffe, wenig erhabene, fast spannungslose Bläschen. Sie sind Getreidekörnern vergleichbar, die, reichlich auf einem Landstück ausgesät, im Keimen erstickten; oder aber Früchten, die, in zu großer Zahl an einem Baumzweig hängend, zum Teil klein geblieben sind. Im Zenit der Eruption erscheinen Augen und Brauen schrecklich geschwollen und das Gesicht von einer alle Faltenzüge tilgenden Verquollenheit. Es gleicht nur noch einer perlmutterartig weißen Maske. — Am Stamm und an den Extremitäten konfluieren die Pusteln weniger." —

Die Abbildung bei ALIBERT war beispielgebend für die Bilder in einer Reihe weiterer dermatologischer Atlanten des 19. Jahrhunderts. Da diese nichts Neues bieten, übergehen wir sie. Wiedergegeben seien Bilder aus dem Werk von BRAMWELL (1891). Auch er schildert im Text die Haut-

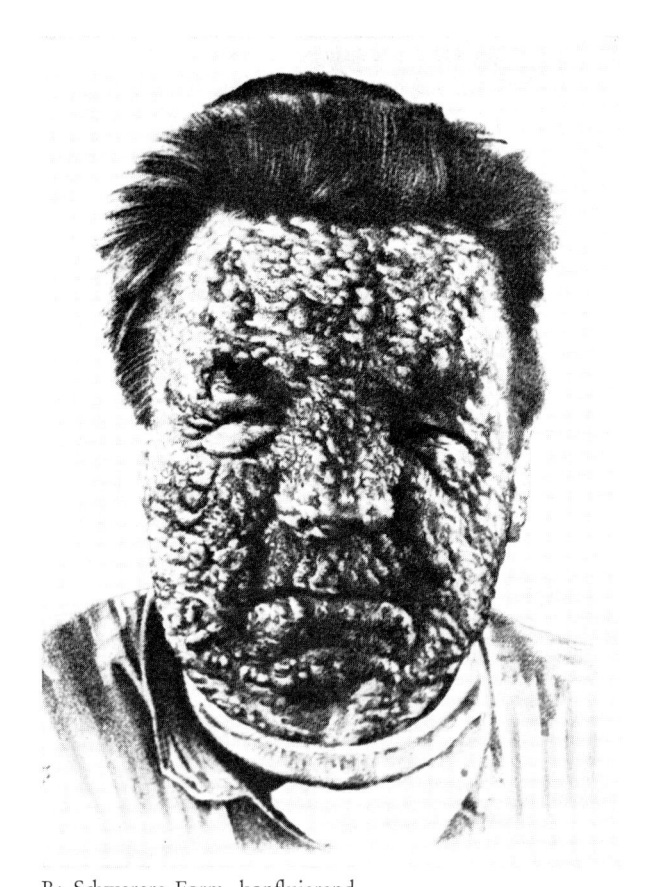

B: Schwerere Form, konfluierend

C: Narbenstadium mit Erblindung · Heliogravüren

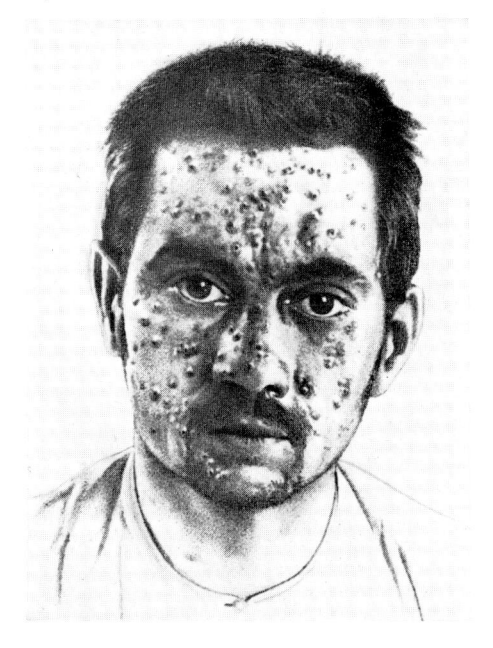

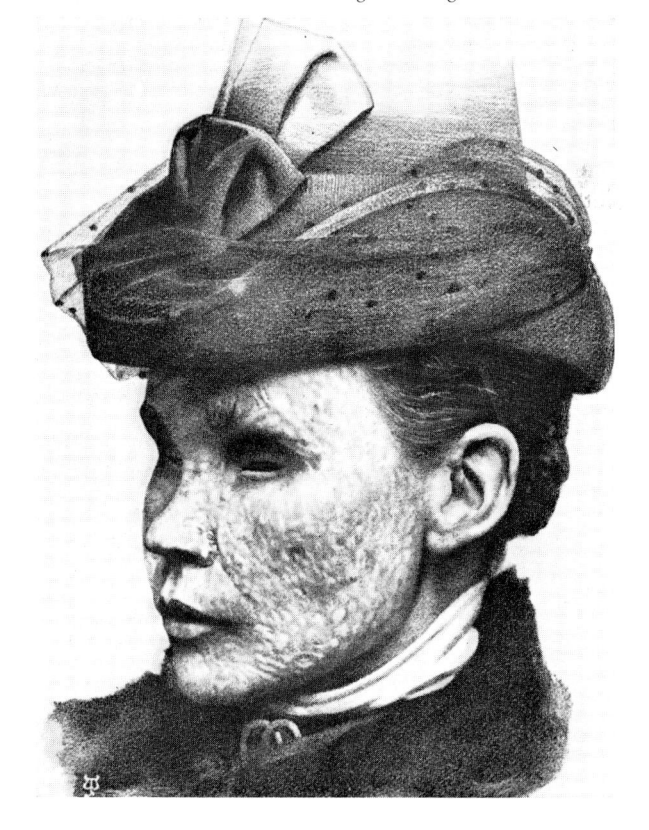

Drei Pockenbilder aus Bramwell · 1891 ·
A: Diskrete Form

erscheinungen, aber längst nicht so detailliert und anschaulich wie ALIBERT. Die ersten beiden Abbildungen sind frühe Photographien. Im Text werden sie nur durch den Herkunftshinweis kommentiert (Dr. MUMBY, Portsmouth). Zur dritten wiedergegebenen Abbildung ist vermerkt: *„Diese Tafel zeigt die Folgen der Pocken. Die Narben des Gesichtes sind gut erkennbar. Das Sehvermögen beider Augen war völlig zerstört, und einige Jahre nach der Erkrankung wurden wegen örtlicher Beschwerden und Kopfschmerzen die Augäpfel durch Dr. ARGYLL ROBERTSON entfernt."*

Die asiatische Cholera

Das Abbild der Cholera nimmt eine Sonderstellung ein. Bereits beim ersten Auftauchen in Europa wird ihr typischer Aspekt — der toxisch-exsikkotische Verfall des Körpers, vor allem des Gesichts — von Ärzten selbst oder nach ihrer Anweisung bildlich festgehalten und der medizinischen Welt demonstriert. Hier wirkte sich als glückliche Konstellation aus, daß das Bekanntwerden der Seuche (1831) in die Zeit des Strebens nach einer charakteristischen bildlichen Wiedergabe der Krankheit fiel. Daneben entstanden genremäßige Darstellungen der blitzartig von der Seuche Betroffenen oder des Hospitalbesuchs hoher Persönlichkeiten wie auch eine größere Zahl von Karikaturen.

Die vom Gangesdelta durchschnittene indische Provinz Bengalen gilt als die Heimat der Cholera. Dort war sie von jeher endemisch, berührte zwar gelegentlich die Nachbarschaft, ergriff aber vor dem 19. Jahrhundert niemals entfernter gelegene Gebiete. Aus irgendeinem geheimnisvollen Antrieb brach sie jedoch 1817 aus ihrem Stammgebiet auf und überzog in mehreren Epidemien fast den ganzen Erdball; ihre *„welthistorische Bedeutung"* (HIRSCH) hatte begonnen. Zunächst wurde ganz Indien heimgesucht; die Menschen starben wie die Fliegen. Bis 1828 blieb sie auf Asien beschränkt, sprang dann entlang der Schiffahrtswege und Karawanenstraßen auf Europa über. Durch Arabien und Ägypten gelangte sie zu den Häfen des Mittelmeers und andererseits über Astrachan die Wolga aufwärts nach Zentralrußland und in die baltischen Ostseeprovinzen. 1830/1831 begünstigten die Massenbewegungen des russisch-polnischen Krieges die weitere Verschleppung nach Mitteleuropa. Dabei floß ein die polnisch-preußische Grenze überflutender Seuchenstrom mit einem von Danzig kommenden zusammen. Dorthin hatte ein russisches Kriegsschiff die Infektion gebracht. Vereint zogen die Seuchenströme westwärts, wobei Stettin, Küstrin, Potsdam und Berlin vor allem betroffen wurden. Die Sterblichkeit war entsetzlich. In Berlin starben von den 2274 zwischen September 1831 und Januar 1832 Erkrankten 1423, also 63%.

Blitzschnell aus scheinbar heiterem Himmel fiel die Seuche die Menschen an und konnte in Tagen, ja Stunden unter prasselnden Diarrhoen und schwerster Kreislaufschwäche zum Tode führen. Angst und Entsetzen beherrschten die Einwohner der heimgesuchten, nicht weniger die der bedrohten Städte. Man spürt in dem damaligen, lawinenartig rasch angeschwollenen Laienschrifttum über die Cholera noch den panischen Schrecken. In den medizinisch-wissenschaftlichen Werken treffen wir indessen bereits in den ersten Nosographien auf Abbildungen, auf Porträts von Kranken. Eine derartig frühe semiotische Illustration ist absolut einmalig. Wie in der allgemeinen Einleitung dargetan, war nun das medizinische Streben so weit gediehen, daß die zeichnerische Wiedergabe des charakteristischen Aspektes eines Kranken als notwendige Ergänzung des Wortes empfunden wurde.

Während der Berliner Epidemie versuchte der Arzt ROBERT FRORIEP die äußere Erscheinung der Krankheit in kolorierten Zeichnungen festzuhalten. *„Möge der Eifer denen, welche die asiatische Cholera noch nicht gesehen haben, ein bestimmteres und lebhafteres Bild dieser neuen Krankheit geben."* — Der etwas ungelenk gezeichnete Kopf eines Cholerakranken ist hier in der originalen, allerdings wenig überzeugenden Farbigkeit reproduziert, außerdem Finger und Fuß von anderen Kranken in Schwarz-Weiß (nach laviertem Stich). Zur Bilderklärung lasse ich dem Autor das Wort: *„Portrait eines 36jährigen Mannes, welcher seit 4 Tagen an der asphyktischen Form der asiatischen Cholera litt und 8 Stunden, nachdem er gemalt worden war, starb. — Dem Tode gingen blutige Stuhlgänge voraus. Das Gesicht zeigt alle charakteristischen Erscheinungen, ist aber daneben noch besonders durch einen schwärmerischen Ausdruck ausgezeichnet, welcher am meisten die Idee eines seeligen Märtyrers hervorruft. Dieser*

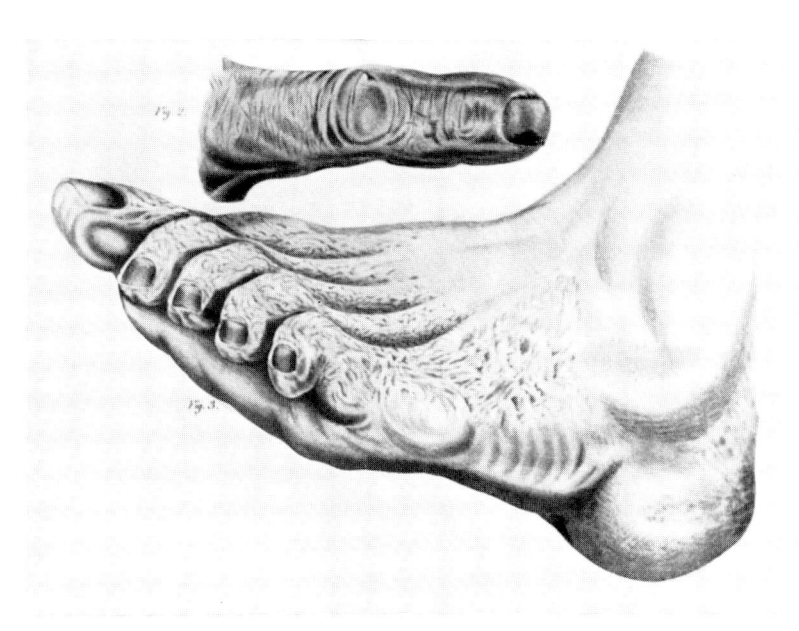

Fuß und Finger eines Cholerakranken · Aus R. Froriep · 1832 · Kupferstich

Ausdruck hat den Wert eines prognostischen Zeichens, indem er immer dem Eintritt blutiger Darmentleerungen vorausgeht und somit ein sicheres Zeichen des baldigen Todes ist. — Als der Cholera eigenthümliche Erscheinung ist folgendes an dem vorliegenden Kopfe besonders hervorzuheben. Die oben breite, nach unten zugespitzte Form des Gesichtes; die beiden nach dem Kinn zusammenlaufenden Seiten desselben werden durch die Anspannung der Mm. zygomatici gebildet. Durch diese Anspannung entsteht von der Höhe der Wangenbeine nach den Mundwinkeln hin eine erhabene Linie, zu deren beiden Seiten die Wange eher eingefallen ist. Hinter und unter dem Unterkiefer sind ebenfalls die Weichteile sehr zusammengefallen, so daß der Rand des Unterkiefers scharf herausragt. Im einzelnen bemerkt man noch folgendes: Die Gesichtsfarbe ist livide, schwärig-gelblich und bleifarben, die Stirn etwas blau-röthlich verfärbt. Die Augenbrauen sind gegeneinandergezogen und bilden über der Nasenwurzel einige Runzeln. Der Rücken der Nase ist besonders scharf, auch erkennt man an ihm sehr deutlich die Teilungslinie der beiden Nasenknorpel bis zur Spitze hin. Die Augen sind tief zurückgesunken, um sie herum geht ein violett-bläulicher Ring. Die Augäpfel sind gespannt, stark gewölbt, sehr klar und etwas nach oben gerichtet. Die halb über den Augäpfeln herabgesunkenen Augenlider sind am Rande auch etwas bläulich-roth verfärbt. Die Oberlippe ist besonders in der Mitte etwas in die Höhe gezogen, dadurch ist die obere Zahnreihe halb entblößt. Die Halsmuskeln sind, durch das Zusammensinken des

Zellgewebes deutlich abgegränzt, durch die Haut hindurch zu unterscheiden." „Finger eines 40jährigen Arbeitsmannes mit asphyktischer Cholera, dessen Hände mit besonders derber, harter Haut versehen waren. Breite Längsfalten sind an der Plantarfläche wie auch an der Dorsalfläche ausgebildet. Eine solche Haut sieht aus, als wenn die Haut zu weit wäre für die unterliegenden Theile. — Fuß einer jungen Frau mit asphyktischer Cholera. Auf dem Fußrücken ist die Haut livid, gegen die Zehen und den Fußrand hin wird sie blau, auf den Zehen sind die Wölbungen der Runzeln blaß, fast weiß, so daß sie wie abgestorben aussehen. Die Runzelung und Faltung der Haut ist in diesem Falle sehr stark. Zu beachten ist noch die den Cholerakranken eigenthümliche Stellung der Zehen. Die große Zehe ist ruhig in ihrer halbgestreckten Lage, während die übrigen Zehen stark gegen den Fußrücken hin zurückgezogen sind, wobei die Sehnen des extensor communis longus hinter den Zehen die Haut in die Höhe heben und mehrere bemerkbare Erhöhungen bilden."

Aus Budapest hatten POLYA und GRÜNHUT in einem lateinisch verfaßten Buch über ihre während der Sommermonate 1831 gemachten Erfahrungen berichtet. Auf fünf Kupfertafeln sind hier Portraits von Kranken und Aspekte von Leichen wiedergegeben. Der Zeichner hat das Charakteristische weniger gut als FRORIEP herausgearbeitet. Eine Tafel zeigt eine seltene Komplikation, ein junges Mädchen mit peripherer Gangraen. BAUMGÄRTNER hat sie wie folgt kommentiert: „Das Gesicht ist mit Totenblässe übergossen,

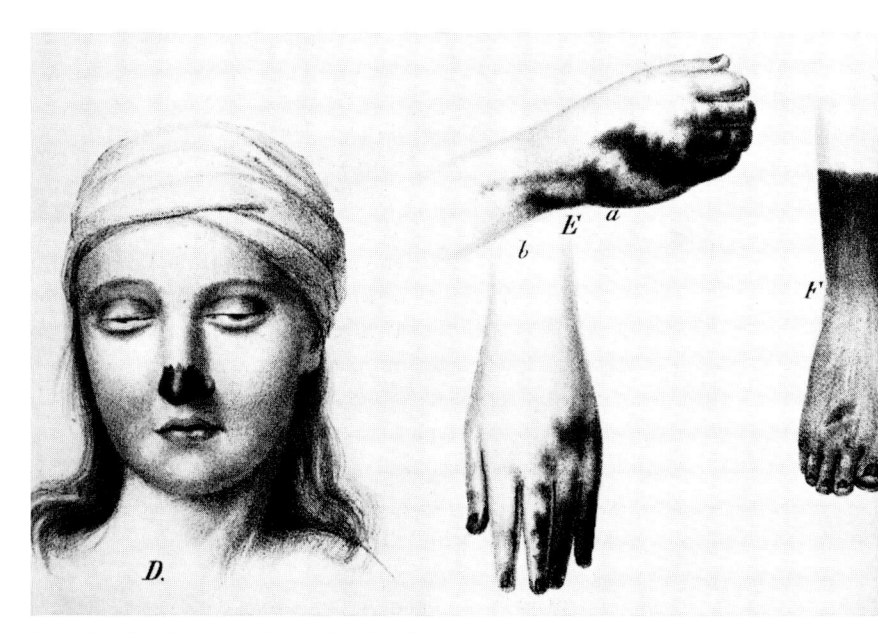

Gangrän des Unterschenkels, der Hände und der Nasenspitze bei Cholera · Aus J. Polya und J. Grünhut · 1831 · Lithographie

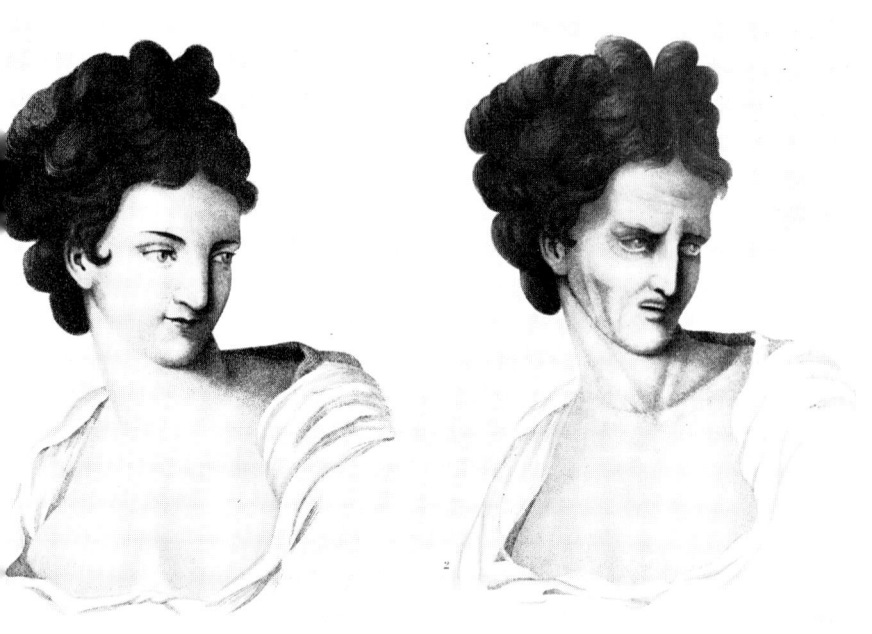

Bildnis einer 23jährigen Wienerin vor und eine Stunde nach Krankheitsbefall · Aus A. Gerardin und Gaimard · 1832 · Kolorierter Kupferstich

theilweise mit violetter Färbung, insbesondere die Augenlider und die benachbarte Haut unterhalb der Augen; die Nasenspitze aber ist schwarz von eingetretenem Brande. Die Augen liegen tief in den Höhlen und sind etwas nach oben gekehrt, und die Augenlider halb geöffnet. Der Schmerzausdruck im Gesicht hat sich größtentheils verloren, und insbesondere ist schon um den Mund die Ruhe verbreitet, welche der Tod, der Besänftiger aller Seelen- und Körperschmerzen, mit sich führt. — Es ist dieses das Bild eines jungen Mädchens, bei welchem während der Cholera die Nase, drei Finger jeder Hand nebst einem Theile der Mittelhand und der untere Theil beider Füße bis 2½ Zoll über der Fußwurzel vom Brande ergriffen wurden."

Wie rasch ein von der Cholera Betroffener sein Aussehen verändern kann, haben GERARDIN und GAIMARD zu zeigen versucht. Sie bilden eine 23jährige liebreizende Wienerin ab, und zwar einmal vor der Krankheit und zum anderen eine Stunde nach Beginn einer höchst foudroyanten, in weiteren dreiviertel Stunden zum Tode führenden Infektion. Koloristisch ist das Blatt nicht sonderlich geglückt. Es wird da nur der Unterschied zwischen dem rosigen und dem blau-cyanotischen Teint gezeigt. Eine Schwarz-Weiß-Wiedergabe bringt das Wesentliche. Wie ist doch durch die Exsikkose das Gesicht verschmälert und in seinen Zügen verhärtet!; wie scharf treten Nasensteg, Jochbein und Halsmuskeln hervor!

Nachdem die Seuche die deutschen Staaten durchzogen und im Februar 1832 London erreicht hatte, sah man in Paris ihrem Einbruch mit Bangen entgegen. Als in der dritten Märzdekade an verschiedenen Stellen der Stadt Diarrhoen auftraten, glaubte man noch nicht an die Choleradiagnose. Vielfach hielt man die ersten Krankheitsfälle für Vergiftungen und fahndete nach Schuldigen. Personen wurden durchsucht, und wehe, wenn ihre Taschen Verdächtiges enthielten. HEINRICH HEINE berichtet: *„Auf der Straße Vaurigard, wo zwei Menschen, die ein weißes Pulver bei sich gehabt, ermordet wurden, sah ich einen dieser Unglücklichen, als er noch etwas röchelte und eben die alten Weiber ihre Holzschuhe von den Füßen zogen und ihm damit so lange auf den Kopf schlugen, bis er tot war. Er war ganz nackt und blutrünstig zerschlagen und zerquetscht; nicht bloß die Kleider, sondern auch die Haare, die Scham, die Lippen und Nase waren ihm abgerissen, und ein wüster Mensch band dem Leichnam einen Strick an die Füße und schleifte ihn damit durch die Straßen, während er beständig schrie: Voilà, le choléra-morbus! Ein wunderschönes, wutblasses Weibsbild mit entblößten Brüsten und blutbefleckten Händen stand dabei und gab dem Leichname, als er ihr nahekam, noch einen Tritt mit den Füßen ... Des anderen Tages ergab sich aus den öffentlichen Blättern, daß die unglücklichen Menschen, die man so grausam ermordet hatte, ganz unschuldig gewesen, daß die verdächtigen Pulver, die man bei ihnen gefunden, entweder aus Kampfer oder Chlorüre oder sonstigen Schutzmitteln gegen die Cholera bestanden."*

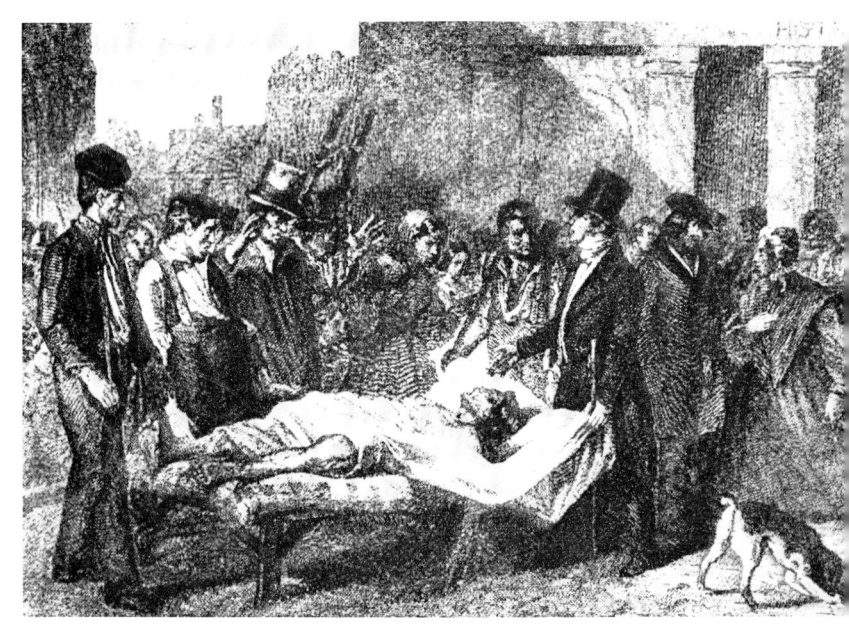

Jeanron · Cholera in Paris · Lithographie

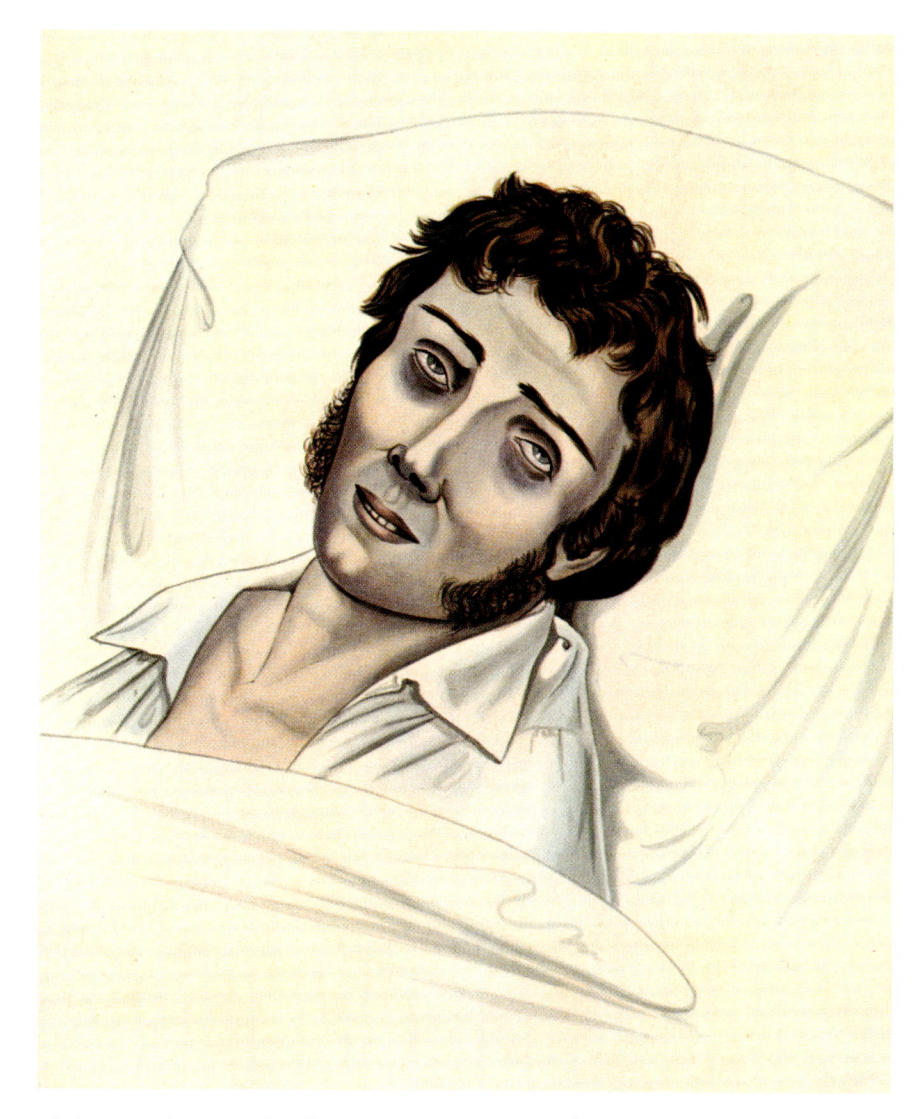

Cholera-Kranker · Aus K. H. Baumgärtner · 1842 · (nach R. Froriep 1832)

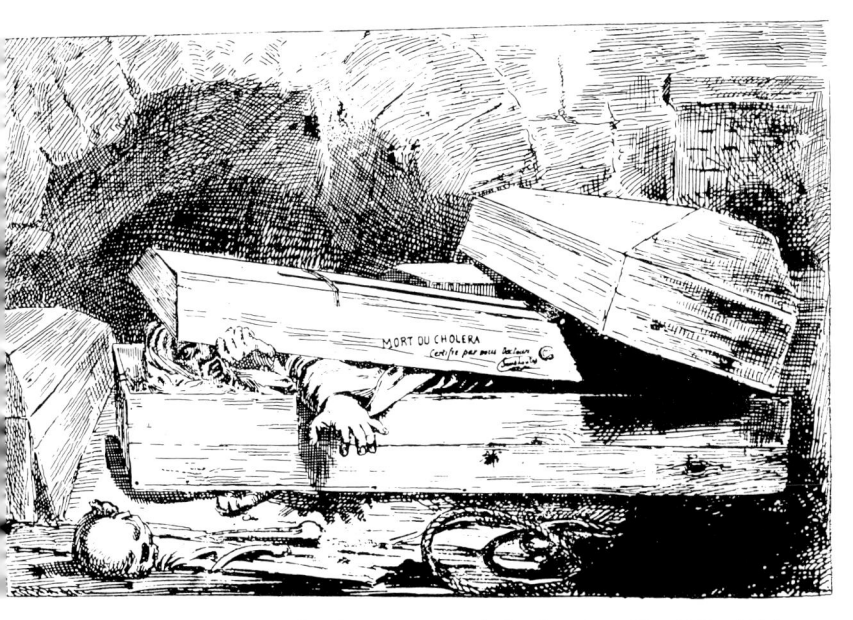

A. Wiertz · Lebend eingesargter Cholerakranker · Um 1840 · Zeichnung

Eine weitere, hierhin gehörende Begebenheit hat Jeanron im Bilde festgehalten. Ein für das Hôtel Dieu bestimmter verhüllter Kranker wird auf dem Transport von der Menge umringt und seine Trage abgedrängt. Daraufhin reißt der begleitende Arzt das bedeckende Leinentuch von Kopf und Brust. „Ihr glaubt nicht an die Cholera, hier seht ihr sie!" Entsetzt starrt die Menge in ein livides, eingefallenes Gesicht mit glanzlosen Augen und klaffendem Mund, weicht zurück und gibt den Weg frei.

Trotz dieser beängstigenden Einzelerscheinungen wurde am 29. März noch das Fest der Mi-Carême (Mittfasten) gefeiert. Bei sonnigem Wetter vergnügte sich auf den großen Boulevards wie gewöhnlich eine Unzahl Maskierter. Am Abend waren die Ballsäle überfüllt. Man erhitzte sich beim chahut und erfrischte sich durch eiskalte Getränke. Plötzlich riß einer der Tänzer, ehe er ohnmächtig zurücksank, seine Maske ab. Die Menge starrte in ein blaß-blaues, eingesunkenes Gesicht. Da spürten plötzlich auch andere die Krankheit im Gedärm. Voll banger Eile drängten sie in die Droschken, und Wagen um Wagen fuhr von der Redoute zum Hôtel Dieu. Viele der Tänzer verstarben in derselben Nacht und steckten bei der hastigen Beerdigung noch in den bunten Narrenkleidern. Diese Ballkatastrophe ist verschiedentlich u. a. von Heinrich Heine geschildert worden. Im Hôtel Dieu sollen in dem anfänglichen Durcheinander manche kollaptisch Pulslose als Tote eingesargt worden sein. Anscheinend unterlief dies gelegentlich auch bei späteren Epidemien. Wenigstens durchzog die Angst, bei der Cholera lebendig begraben zu werden, die zweite Hälfte des vorigen Jahrhunderts. Antoine Wiertz verwertete dieses Motiv für eine Zeichnung. Der ärztliche Leichenbeschauer hat dort den Tod noch besonders auf dem Sarge vermerkt.

Über das Grauen hinaus schwang sich der französische Esprit zum Spott über die Seuche auf. Zahlreiche Karikaturen entstanden, deren künstlerische Spannweite zwei Beispiele abgrenzen mögen. Das Blatt von Honoré Daumier ist erst 1840 als Holzschnittillustration zu der „Némésis médicale" herausgebracht. Im Grunde hat sein beklemmender Realismus nichts Satirisches, sondern zeigt lediglich in nuce die furchtbare Wahrheit jener Monate. Eine textliche Parallele dazu finden wir in der Schilderung eines Geistlichen, der die Seuche 1831 in Saratow an der Wolga erlebte. „Überall Kranke, Sterbende, Leichen. Die Straßen und Häuser, die Flure und Stuben von den mitten im Alltag vom Brechen und Durchfall Überraschten verschmutzt, so daß man durch den Cholerastuhl durchwaten mußte, ein pestilenzialischer Gestank und Beerdigung über Beerdigung." Dagegen ist das Blatt von Grandville, das 1832 in dem Journal „La caricature" publiziert wurde, geistvoll vom Realen ins Politische transformiert. Auf den ersten Blick bemerkt man lediglich eine Gruppe von Cholerakranken; der eine von ihnen hängt ohnmächtig im Stuhl, ein anderer sinkt herunter, zwei weitere erbrechen; entsetzt drängen sich die Umgebenden durch die Tür

H. Daumier · Cholera · Aus Némésis médicale · 1840

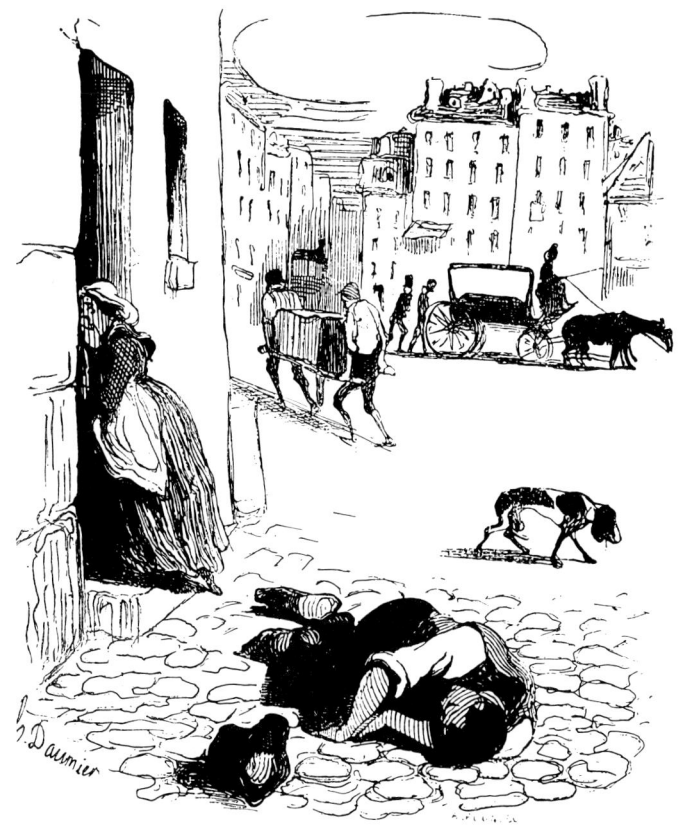

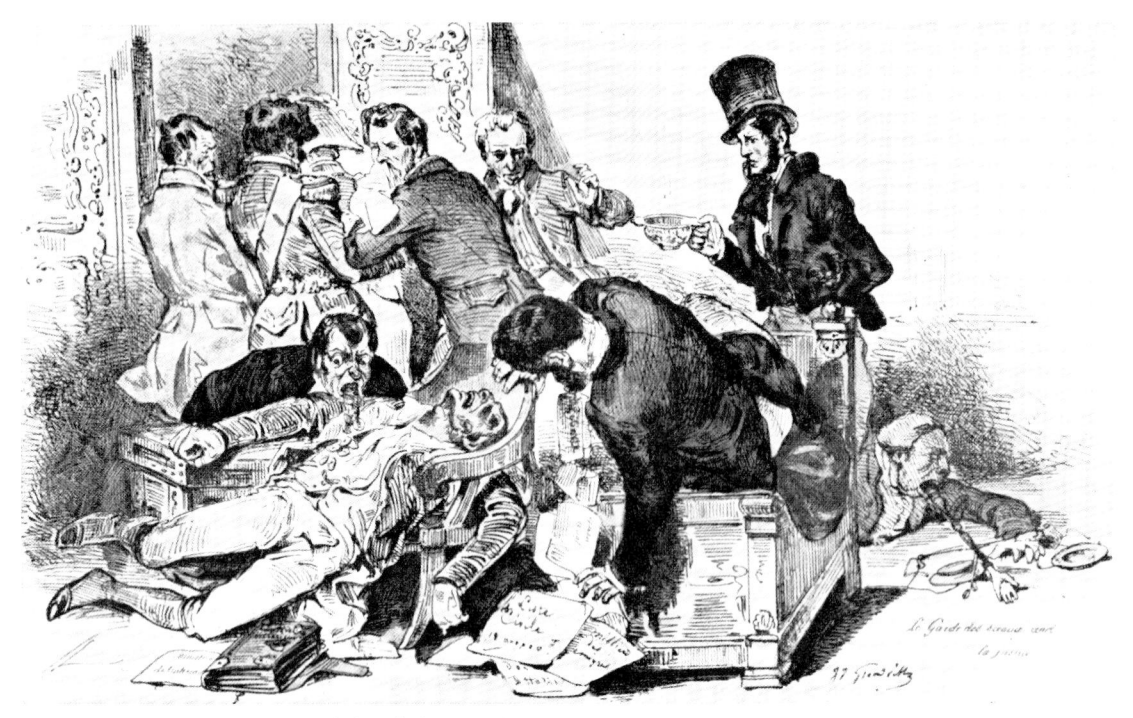

Grandville · Le ministère attaqué du Cholera morbus ·
Aus La caricature · 1832 · Lithographie

aus dem Raum. Doch ist das Ganze eine infame Verspottung der Regierung des Bürgerkönigs Louis Philippe. Die miserable innere Verwaltung verkörpert der entseelt in den Stuhl gesunkene Minister des Innern, das ständig erschöpfte Bauerntum der Dukaten von sich gebende Landwirtschaftsminister, die parteiische Rechtsprechung der Justizminister, der die Waage der Gerechtigkeit erbrochen hat. Die anderen Minister fliehen. Louis Philippe verschwacht auf der Thronbank, seiner Hand entgleitet die Zivilliste von 18 Millionen Franken. Der aufrecht und unerschrocken dastehende Bürger hat ein Brechmittel für seinen König in der Hand: Dieser soll die liberté wieder von sich geben!

Zum zweiten Male breitete sich 1846—1861 die Cholera weltweit aus. Wiederum kam sie von Indien über Rußland nach Mitteleuropa, wobei diesmal die Skandinavischen Länder die Mittlerrolle übernahmen. In Frankreich überzog 1854—1855 die Seuche fast das ganze Land. Ein Bild aus dieser Epidemie hatte einen recht bekannten Initiator und Besitzer: Dr. Paul Gachet, jenen Talente aufspürenden Arzt, der Förderer von Cézanne, Renoir, Pissaro und vor allem von van Gogh wurde. Während seiner Assistentenzeit hatte er sich freiwillig 1854 zur Bekämpfung einer schweren, das Jura-Gebiet verheerenden Cholerawelle gemeldet. Drei Ärzte aus Dôle, die mit ihm wirkten, erlagen bald der Seuche. Auch er wurde infiziert, genas aber wie durch ein Wunder. Als er 1855 an die Pariser Salpêtrière zurückgekehrt war, fertigte ihm der Schulfreund Armand Gautier nach seinen Schilderungen diese Zeichnung an. In einem kahlen ländlichen Raum will Dr. Gachet gerade einem Cholerakranken Medizin

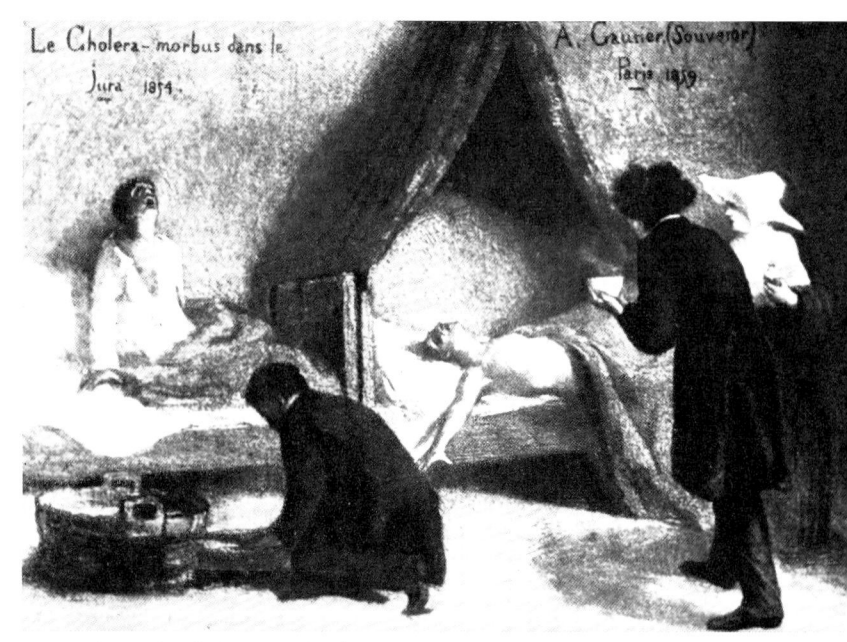

A. Gautier · Die Cholera 1854 im französischen Jura · 1859 · Zeichnung

116

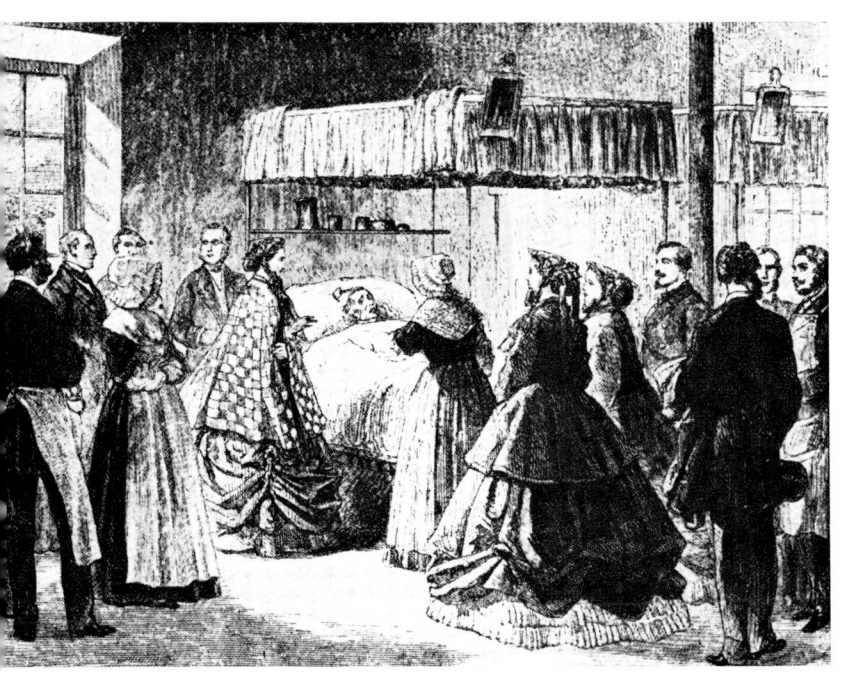

Paris 1855 · Besuch des kaiserlichen Paares im Hôpital St. Antoine · Zeitgenössische Zeitschriftenillustration

reichen. Wieweit die bizarre Haltung beider Kranker der Realität entspricht, möge dahingestellt bleiben.

Paris wurde 1855 stärker befallen. Man hatte aus dem ersten Seuchenzug gelernt; die Kanalisation war verbessert worden und die Beseitigung der Hausabfälle hygienisch einwandfrei. NAPOLEON III., der repräsentationsfreudige und popularitätshungrige Kaiser, ließ es sich angelegen sein, zusammen mit seiner Gemahlin, der bildschönen EUGENIE, die Pariser Cholera-Hospitäler zu besuchen. Sicherlich schwebte ihm dabei das Bild des ersten Napoleon vor, der auf Jaffa einst die Pestkranken aufsuchte. Diese Szene verherrlichte der Baron GROS (1771–1835) in einem Kolossalgemälde, welches die Pariser im Louvre vor Augen hatten. Unser Bild ist nur ein schwacher bürgerlicher Nachhall jener heroischen Szenerie. Der spitzbärtige NAPOLEON III. verharrt recht weit im Hintergrund, während die Kaiserin sich bis zum Krankenbett vorwagt. Bemerkenswerterweise tragen die Ärzte hier schon Leinenschürzen.

Während die dritte Ausbreitungsperiode 1864–1875 ohne wesentlichen bildlichen Niederschlag blieb, existieren von dem darauffolgenden Seuchenzug (1883–1895) bereits photographische Dokumente. Deutschland wurde weitgehend ausgespart; nur in Hamburg und Altona kam es zu einem explosionsartigen Ausbruch. Während aber auf Hamburg vom 16. 8. bis 23. 10. 1892 18 000 Erkrankungen mit 8 200 Todesfällen kamen (auf 1 000 Einwohner 14,2), waren in dieser Zeitspanne in Altona 516 Personen erkrankt (von diesen 220 Hamburger Ursprungs) und 316 gestorben (2,1 Personen auf 1 000 Einwohner). ROBERT KOCH war es, der mit Bestimmtheit diese Unterschiede auf die Wasserversorgung zurückführte. Altonas Leitungen wurden durch Brunnenwasser gespeist. Hamburg hingegen entnahm der Elbe zu Trink- und Brauchzwecken mangelhaft gereinigtes Wasser, und in die Elbe mündete auch der Stammsiel der Entwässerung. Auch hier war die Epidemie der Anlaß zum Bau einer neuen hygienisch einwandfreien Wasserleitung. — Illustrierte Unterhaltungsjournale brachten viele Reportagebilder der Massenerkrankungen und Schutzmaßnahmen in der seit der Jahrhundertmitte üblichen Holzstichtechnik. Wiedergegeben ist hier die Überführung von Kranken einer Altstadtgasse ins Hospital. Sie werden in Decken oder Laken gehüllt zu einer der requirierten Droschken teils geleitet, teils getragen. — Vierzig Kolonnen waren damals ständig unterwegs, um mit Kalkmilch, Seifenwasser und Lysollösung gewaltsam und oberflächlich zu desinfizieren. Man besprengte die Straßen, auf denen die Leichenzüge zum Zentralfriedhof zogen, reinigte Kutschen und Begleiter von Choleratransporten und traktierte in den Wohnungen auch Möbel, Bilder und Spiegel. Dafür wurde aber das Bettstroh, auf dem cholerakranke Schiffsleute gestorben waren, kurzerhand über Bord in die Elbe geworfen. Ging man auch mit der Desinfektion zunächst *„dilettantisch bis zur Lächerlichkeit"* (RICHTER) vor, die bakteriologische Ära mit ihrer präventiven Seuchenhygiene hatte begonnen und verbannte die großen Epidemien endgültig aus Europa.

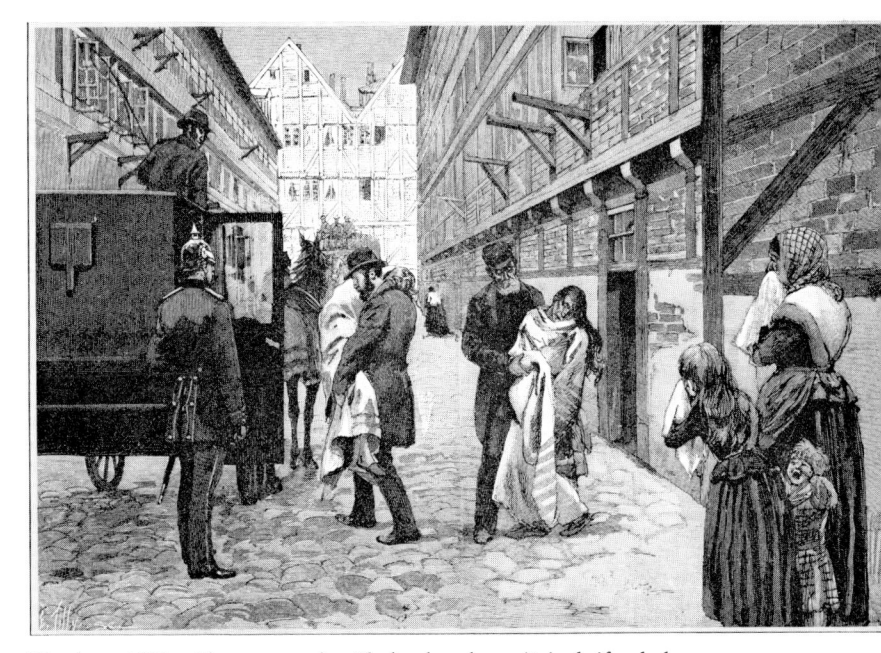

Hamburg 1892 · Abtransport der Cholerakranken · Zeitschriftenholzstich · Medizinhistorisches Institut Zürich

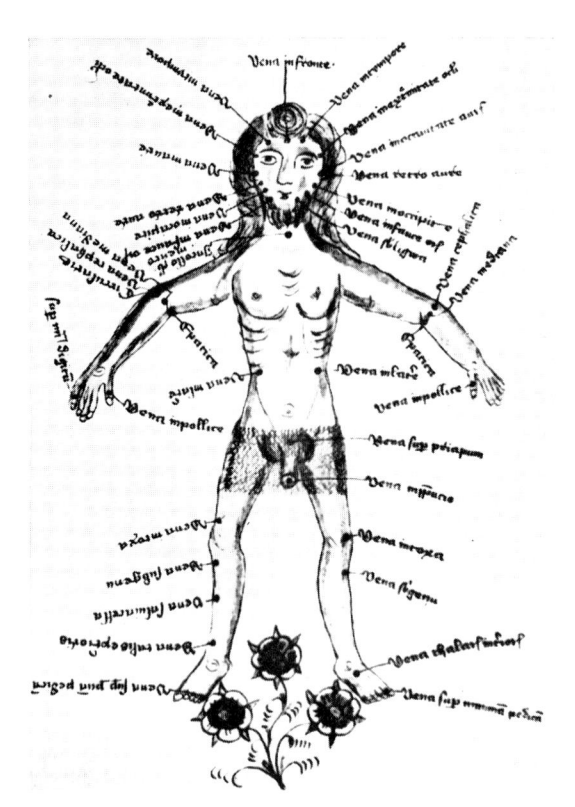

Um 1432 · Süddeutschland · Kolorierte Federzeichnung · Staatsbibliothek München

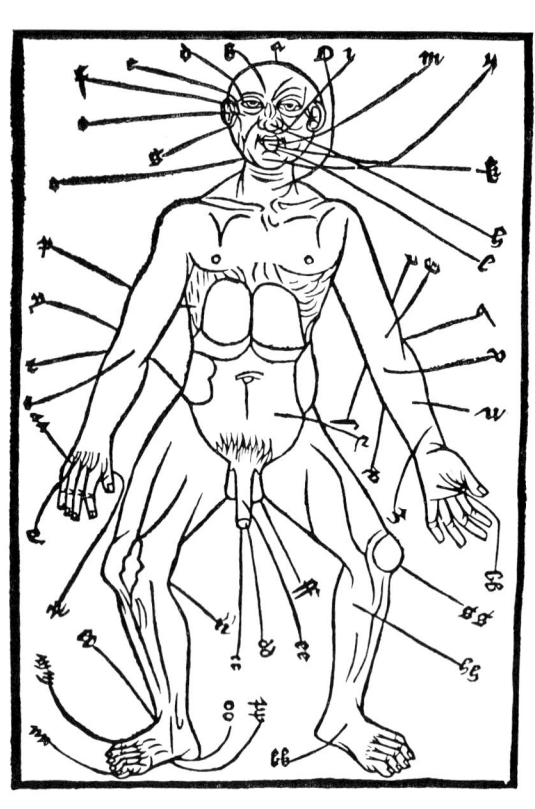

1500 · Lyon · Holzschnitt · Aus V. de Taranta

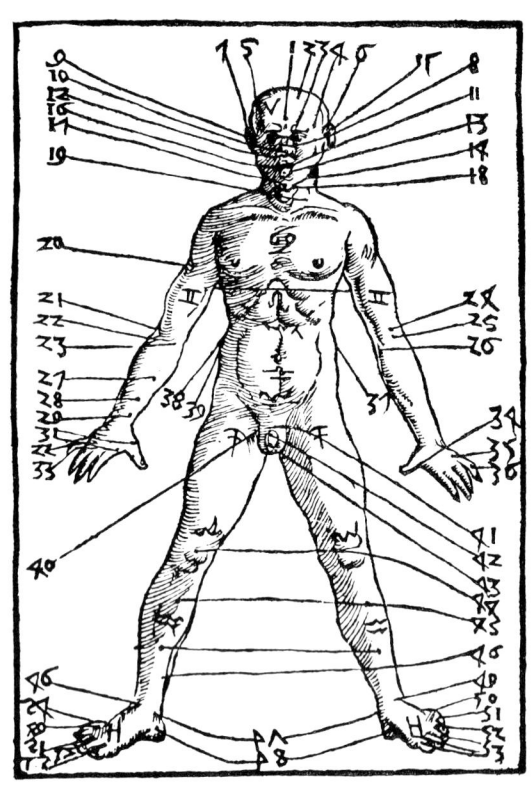

Um 1530 · Straßburg · Holzschnitt · Aus „Ein newe Badenfahrt"

Laßmann-Darstellungen I

Überkommene Heilmaßnahmen

Der Aderlaß

Es war einmal eine schöne Königstochter, die tat eines Tages vom hohen Söller des väterlichen Schlosses einen schweren Sturz. Vergeblich mühten sich die besten Ärzte des Landes um ihre Rettung. Da sandte ein Hirte dem König die Kunde, er habe nach einem Unwetter einen jungen Fremdling gerettet, und dieser könne alle Leiden heilen. Der verzweifelte Vater ließ den Schiffbrüchigen kommen und versprach für die Gesundung der Tochter jede Belohnung. Der Jüngling öffnete der Bewußtlosen mit einem Messer die Adern beider Arme. Während das Blut floß, schlug die Prinzessin die Augen auf und war wie durch ein Wunder genesen. Der König aber hielt sein Versprechen und gab ihm die Tochter zur Frau und den Cher-

sones als Morgengabe. — Dieser glückliche, so großzügig für den Aderlaß honorierte Kollege war der Grieche PODALEIRIOS, ein Sohn des AESKULAP, der nach der Belagerung Trojas auf einem kleinen Segler seinem Heimatlande zustrebte. Doch soll PODALEIRIOS nicht den Aderlaß erfunden haben. Sein großer Vater kannte ihn von den Ägyptern, und diese hatten ihn, PLINIUS zufolge, vom — Nilpferd gelernt. Wenn dieses Tier sich krank fühle, suche es das Flußufer auf, um dort an einem Ast oder spitzen Stein sich die Fußvene zu öffnen und das Blut fließen zu lassen.

Entgegen dieser reizvollen, sagenhaften Verbrämung verliert sich die Herkunft des Aderlasses im Nebel der Vor-

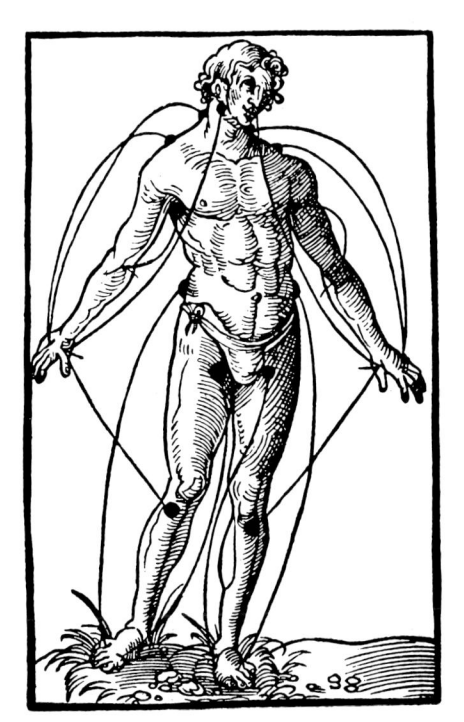

1527 · Landshut · Holzschnitt aus A. Seitz 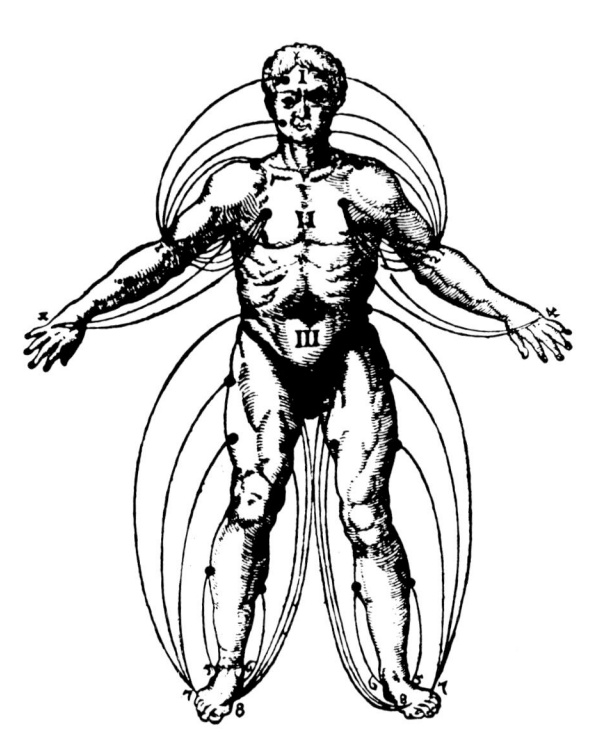   1625 · Nürnberg · Textholzschnitt aus J. H. Kirchberger 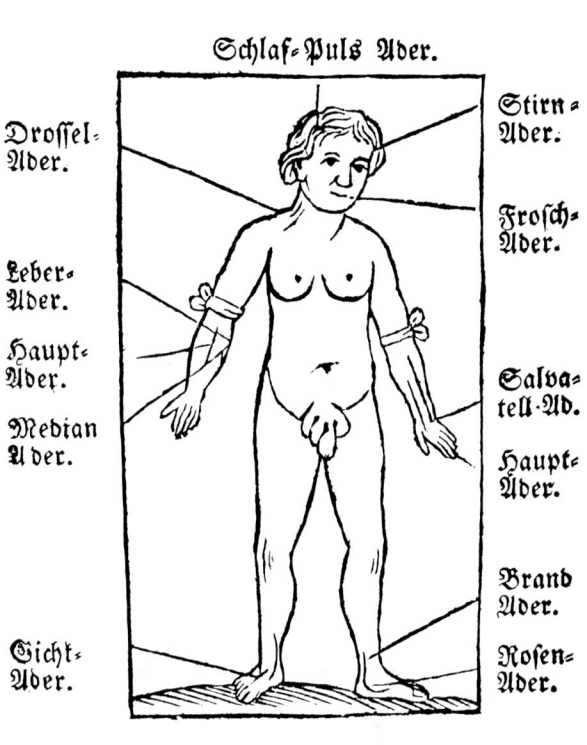   1799 · Trossfeld · Titelholzschnitt aus „Das aufrichtige Aderlaßmännlein"

Laßmann-Darstellungen II

zeit. Zu Beginn unserer geschichtlichen Überlieferung wurde er schon bei vielen Völkern geübt und von einigen für unentbehrlich gehalten. Bei HIPPOKRATES finden wir seine Indikationen fester umrissen. Man verwandte ihn vorzüglich bei akuten Leiden. Der Blutentzug wurde nicht nur an den Stellen der Erkrankung vorgenommen. Im „Corpus Hippocraticum" schon ist der Aderlaß auf Distanz, die revulsive Methode, erwähnt, etwa in Form der Blutentnahme an der Kniekehle, bei Schmerzen in den Hoden oder den Lenden. Dadurch sollten plötzliche Veränderungen der Blutfülle am Krankheitsherde vermieden werden. Griechische Ärzte verbreiteten den Aderlaß im ganzen mediterranen Raum. Sie vor allem haben ihn im römischen Kaiserreich ausgeübt.

Die Klostermedizin des frühen Mittelalters nahm die griechische Phlebotomie auf. Doch brachten die Mönche ihren Täuflingen nichts Neues. Nach TACITUS übten auch die Germanen den Aderlaß, wobei Frauen die geöffnete Vene, ähnlich wie Kampfwunden, aussogen. In den Klöstern war der Barberius oder Tonsor, der rasierte und die Tonsur anlegte, zugleich Minutor, d. h. Aderlasser. Vorgenommen wurde die Venaesectio aber nur auf Anweisung eines Arztes, der auch den Ort des Eingriffes bestimmte. Manche Mönchsorden schrieben einen jährlich fünfmaligen Aderlaß vor, und in allen Klosterambulanzen blieb er bis

über die Renaissance hinaus ein unentbehrlicher therapeutischer Eingriff. Das erste Druckwerk medizinischen Inhalts — gesetzt mit den Typen einer 36zeiligen Bibel — war ein „Aderlaß- und Laxierkalender" für das Jahr 1457. Noch eine Reihe weiterer Laßkalender trifft man unter den Wiegendrucken und überdies viele auf den Aderlaß bezügliche Flugblätter. Bereits hier sondern sich drei Motivgruppen, die durch die Jahrhunderte beibehalten werden. Wir betrachten sie nacheinander. Da sind an einem nackten Mannsbild die Körperstellen markiert, an denen zur Ader gelassen wird (sog. Laßmann), zum andern verraten auf den Körpern projizierte Tierkreiszeichen die astrologisch günstigen und ungünstigen Laßzeiten (sog. Zodiakfigur), schließlich wird der Vorgang des Blutentzuges bildlich vorgeführt.

Die mittelalterliche Medizin hatte von der hippokratischen zahlreiche Stellen für den Aderlaß übernommen. Überall, wo sich eine Vene halbwegs regelmäßig und bei Stauung genügend prall unter der Hautoberfläche zeigte, entzog man Blut. Eröffnet wurde die Vene schräg oder in Längsrichtung. Dünnere Venen, vor allem der Füße, durchschnitt man quer. Bei den romanischen Völkern stach ein zweischneidiges Messerchen in das Gefäß, in Deutschland spaltete es ein Druck oder Schlag des Laßeisens, der sogenannten Fliete. Die Unzahl von Laß-

119

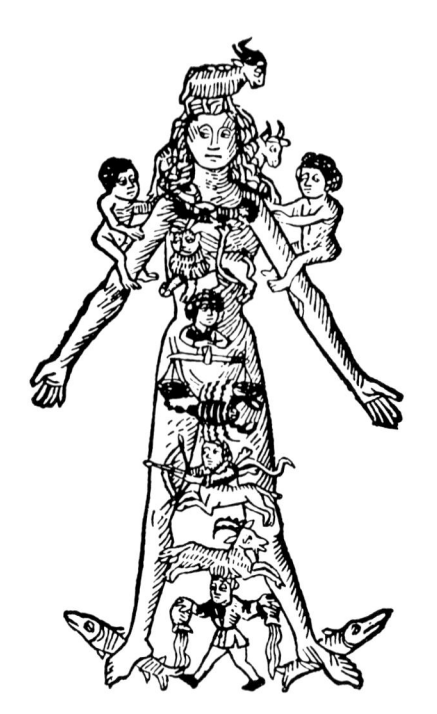

1491 · Augsburg · Holzschnitt in mehreren Kalendern und „Versehung des Leibes ..."

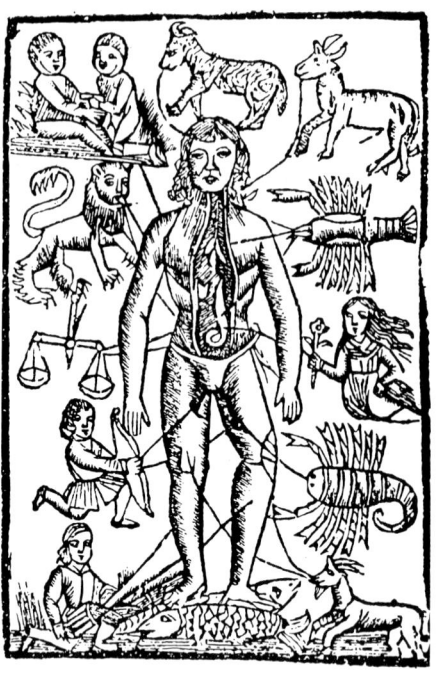

1529 · Toledo · Holzschnitt aus B. Anglicus · (Spanische Ausgabe)

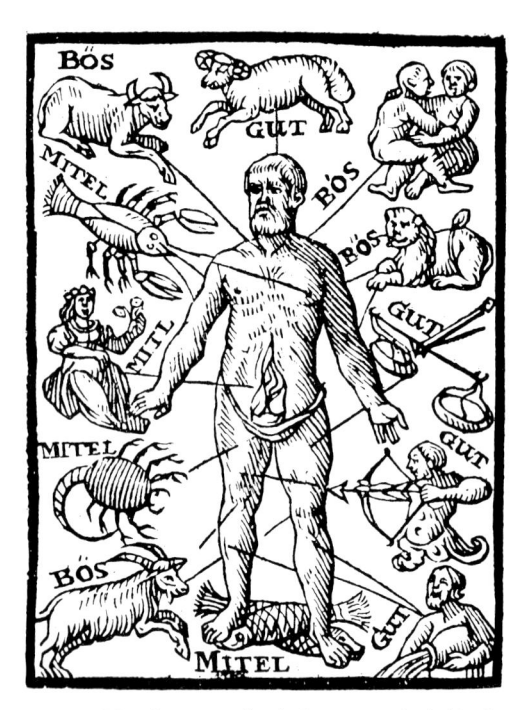

1665 · Nürnberg · Holzschnitt aus „Aderlaßbüchlein ..."

Tierkreismensch (Zodiakus) I

stellen ergab sich aus der Unkenntnis des Blutkreislaufes. An en-face-Figuren markierte man sie schon in Handschriften vor der Zeit des Buchdruckes. Eine Zeichnung von 1432 ist die erste Darstellung des Laßmannes. Dann taucht er im Beginn der Neuzeit in vielen Druckerzeugnissen auf. Wir finden ihn als Einblattdruck (S. 24), in Aderlaß- und Ablaßkalendern, in Büchern über allgemeine Gesundheitsmaßnahmen vom Typ des *„Regimen sanitatis"* und vielfach als einzige Illustration in Pestbüchern. Der Laßmann war international. Wenn auch am häufigsten in Deutschland vertreten, kam er nicht selten in Italien vor (und zwar als stilistischer Verwandter der Figur bei KETHAM), weiterhin in Frankreich und Spanien, wohin anscheinend die Modellvorlagen mit deutschen Druckern gelangten, doch von späteren Generationen im jeweiligen Nationalstil modifiziert wurden. Er war robust und bieder. Sieht man von der Darstellung bei KETHAM ab, so ist die Zeichenweise einfach, ja grob; geschicktere Künstler haben sich nicht an ihm versucht. Ungemein langlebig war er auch. In Bauernkalendern hauste er bis ins 19. Jahrhundert. Er blickte auf eine zahlreiche Familie: vom 15. bis 18. Jahrhundert sind die Aderlaßillustrationen des Laßmannes und Zodiakus die häufigsten medizinischen Abbildungen überhaupt.

Es liegen mir etwa zwei Dutzend Modifikationen des Laßmannes vor, von denen 6 gezeigt seien. Derselbe Typ taucht manchmal über die Spanne eines Jahrhunderts in den verschiedensten Werken wieder auf. Die Zeichnung von 1432 demonstriert 38 Möglichkeiten der Venaesectio, der Holzschnitt aus TARANTA (Lyon 1500) 46, und auf der Straßburger Figur von 1530 sind es 53. GERSDORF gibt sogar 74 Laßstellen an. Auf die Einschnittstellen am Penis sei besonders hingewiesen. Bei allen späteren Laßmännern fehlen sie. Wegen der reichlichen sensiblen Versorgung der Genitalsphäre grenzte ein solcher Einschnitt an Sadismus! Ab 1520 tauchen die eingekurvten Laßmänner auf und bevölkern vor allem die Pestbücher. Ihr Prinzip verdeutlicht der Holzschnitt bei SEITZ, 1527. Die groben schwarzen Punkte markieren den Sitz der Krankheit (hier zumeist Pest-Bubonen). Von dort laufen die Kurvenlinien zu den Orten der Phlebotomie. Dieses revulsive Vorgehen, der Aderlaß enfernt vom Krankheitsorte, gewann mehr und mehr Anhänger. Wir können an dem um hundert Jahre jüngeren Nürnberger Holzschnitt erkennen, daß damit auch die Zahl der Laßstellen abnahm. Die allermeisten Kurvenlinien laufen jetzt zur Ellenbeuge, halb soviele zum Fußrücken. Das Bekanntwerden des Kreislaufes trug weiter zur Verringerung der Laßstellen bei. Doch immer noch finden wir auf dem Titelblatt der Populärschrift von 1799 eine ganze Reihe von ihnen; hinzugekommen ist sogar eine arterielle Zapfstelle *„Schlaf-Puls-Ader"*.

Im 15. bis 18. Jahrhundert wurden im allgemeinen mindestens 3—4 Unzen (90—120 ml), gelegentlich auch 2 Pfund Blut (etwa 900 ml) entnommen und die Prozedur täglich bis zu 4, 5 Tagen wiederholt. Bei diesen Mengen

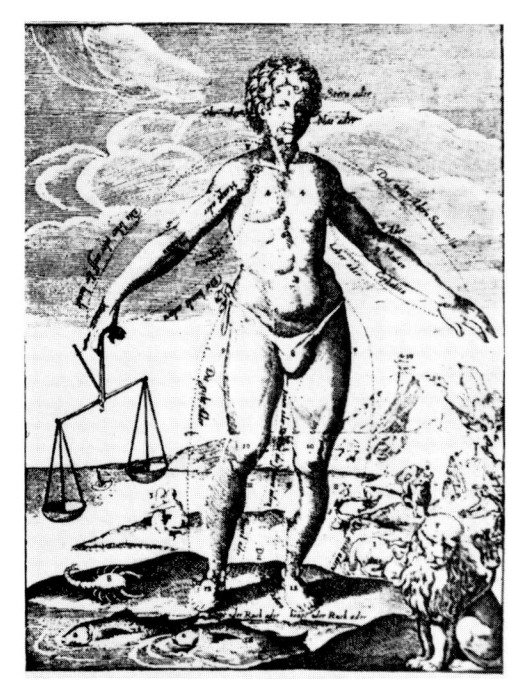

1607 · Süddeutschland · Einblatt-Kupferstich   Um 1680 · Frankreich · N. de Larmessin · Der Astrolog · Kupferstich   19. Jahrundert · England · Populäre Gesundheitsschrift · Aquatinta

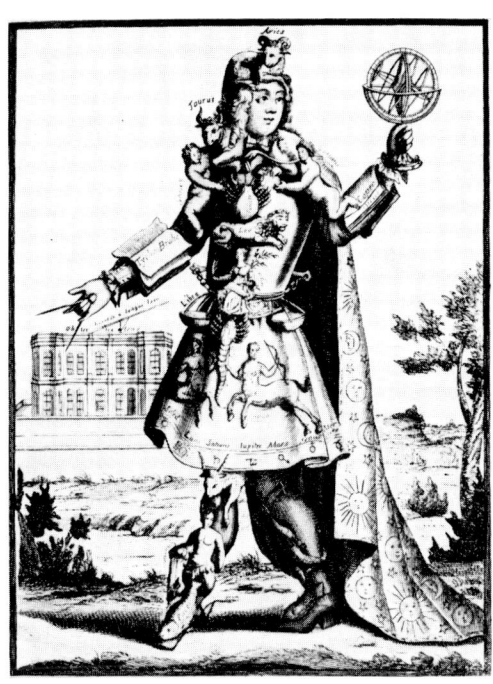

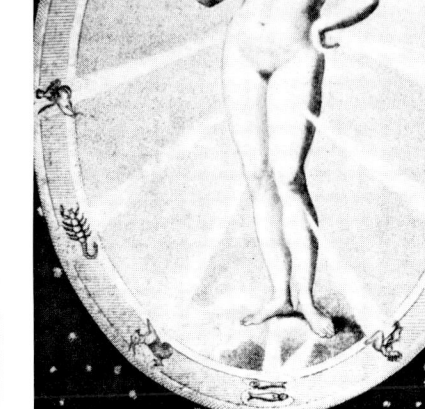

Tierkreismensch (Zodiakus) II

und der weiten Verbreitung des Aderlasses versteht man ein Brügger Edikt von 1280, das den Badern verbot, Blut auf die Straße zu gießen; es mußte spätestens 24 Stunden nach der Entnahme in eine eigens hergerichtete Grube, „den Bloed-Put", gebracht werden. Bei hoher Strafe untersagte man in Holland Personen, die zur Ader ließen, Schweine zu halten. — Die Eröffnung der Vene mit einem unsauberen Instrument hatte manchmal Nebenwirkungen. Es wird von lokalen Infektionen, auch von Sepsissymptomen berichtet (zusammengestellt bei GURLT), weiterhin von Nervenlähmungen. PARÉ zufolge kam es bei dem französischen König KARL IX. nach einem Aderlaß durch den Barbier wegen Nervenverletzung zu einer Kontraktur des Armes.

Der Tierkreiszeichenmann kann auf ein ähnliches Alter und ähnliche Verbreitung wie der Laßmann zurückblicken. Die ersten gezeichneten Zodiakfiguren tauchten in Mitteleuropa im 15. Jahrhundert auf und dienten frühen Holzschnitten als Vorlage. Eine Beziehung zwischen Stellung der Planeten und Wirkung des Aderlasses lehrte bereits die salernitanische Schule und gab sie in ihrem „Regimen sanitatis" weiter. Der Jatro-Astrolog betrachtete den menschlichen Körper gleichsam als aufgerollten Tierkreis, dessen 12 Teile den Leibesregionen entsprachen (STRAUSS). Die Anordnung beginnt mit dem Widder, dem von der Sonne im Frühlingspunkt durchlaufenen Sternbild; es folgen Stier, Zwillinge (Frühling), Krebs, Löwe, Jungfrau (Sommer), Waage, Skorpion, Schütze (Herbst), dann Steinbock, Wassermann, Fische (Winter).

Auf den frühen Blättern deckten die Tierkreisfiguren den Körper förmlich zu, wie hier auf dem Augsburger Holzschnitt von 1491. Ähnlich, nur künstlerisch eleganter, ordnen sich die Figuren bei dem Kethamschen Zodiakus ein. Später rückte man sie seitlich neben den Körper. Diese Sonderung ermöglichte eine genaue Wiedergabe anatomischer Einzelheiten. Doch gelangen sie auf dem Holzdruck der spanischen Ausgabe des BARTHOLOMÄUS ANGLICUS in der eröffneten Bauch- und Brusthöhle nur recht vage. Der Nürnberger Anordnung von 1665 kann man zudem entnehmen, welche Tierkreiszeit für einen „Laß" „bösz", „mittel" oder „gut" ist. Sonst finden sich derartige Hinweise im Text. Von diesem Arrangement weicht der süddeutsche Stich von 1607 erheblich ab. Bis auf die Waage sind alle Tierkreiszeichen der Landschaft eingefügt, und korrespondierende Ziffern weisen auf die Körperregion. Ohne die Numerierung und Kenntnis der historischen Zodiak-Entwicklung ist die originelle Darstellung kaum deutbar. — NICOLAS DE LARMESSIN (um 1640—1716) variiert ebenfalls das vorgegebene Schema. Der Künstler stellte eine Reihe von Berufspersonen mit den Emblemen ihrer Tätigkeit dar, von denen uns Mediziner, Chirurg und Apotheker interessieren. Hier steht vor der Sternwarte der Astrolog, dessen Kopf und Gewandung Zodiakfiguren bevölkern. — Auf der späteren englischen Darstellung

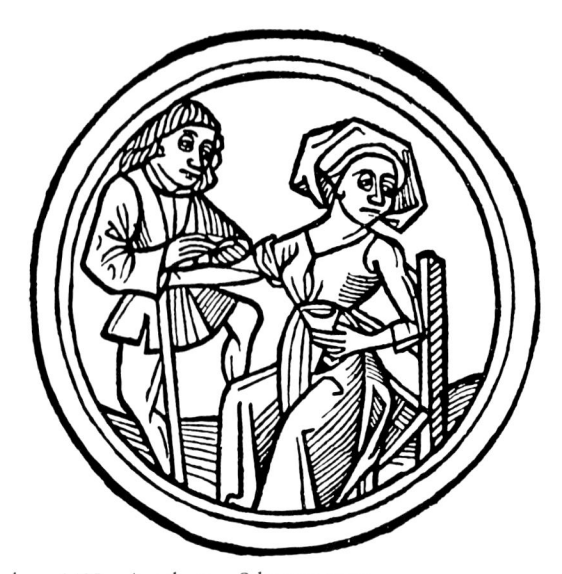

Kalender · 1495 · Augsburg · Schoensperger

wird aus dem Tierkreismann eine formschöne Frau, und fokussierte Lichtbündel strahlen aus dem Oval umgebender Symbole auf die entsprechende Körperregion, eine in astrologischen Vulgärschriften noch heute anzutreffende Anordnung!

Das Bild des Aderlaßvorganges begleitete uns im allgemeinen Teil durch die verschiedenen Darstellungsstile des 15.—19. Jahrhunderts. Dort hatte die kunsthistorische und -kritische Kommentierung den Vorrang, hier geht es mehr um das Medizinisch-technische. Alle aus der Zeit um 1500 bekannt gewordenen Holzschnitte zeigen die Venaesectio in der Ellenbeuge. Die recht zahlreichen Bilder, von denen zwei ausgewählt wurden, lassen folgende Einzelheiten erkennen. Der Patient hat auf einem Schemel oder einem bequemen Lehnstuhl Platz genommen und den Ärmel hochgestreift. Eine Staubinde wird fest um den Oberarm gelegt. Auf der Abbildung aus BRUNSCHWIG (S. 25) liegt sie gesondert am Boden. Die manchmal sichtbare Fliete eröffnete die Vene. Aus ihr fließt das Blut in ein am Boden stehendes oder auf dem Schoße gehaltenes Gefäß. Um die abgelassene Menge besser bestimmen zu können, wurden gelegentlich (siehe Abbildung von 1486) auch kleinere, 1—3 Unzen fassende Gefäße nacheinander gefüllt. Ein häufiges Requisit der Prozedur ist ein längerer Holzstab, den der Kranke während des Ausfließens des Blutes hielt und drehte; durch diesen *„Laßstab"* wurde der Arm gestützt, und die Muskeltätigkeit bei der Drehbewegung förderte das Ausfließen des Blutes.

Über Häufigkeit und Indikation der Phlebotomie vermerkt ein Aderlaßbuch aus dem Jahre 1599: *„Es pflegte der hocherleuchtete Mann Philippus Melanchton oft und vielmal seinen Zuhörern zu sagen: ‚Wir Teutschen fressen und sauffen uns arm und krank in die Helle. Wenn man also toll und voll mit seltzamer Speise durcheinander vermischt den Leib biß oben angefüllet, und auf den Morgen der Kopf schwer wird, Drückung umb die Brust und andere Zufälle sich zutragen, alßdann lasset man zur Ader und saufft wieder, daß's kracht'"* (zit. nach H. PETERS). Da speziell die Festtage zu übertriebenem Essen und Trinken verführten, floß um diese Zeit besonders viel Blut.

„Am ersten Tage mäßig,
Am zweyten gefräßig,
Am dritten Tag toll und voll,
So geht's der ganze Aderlaß wohl."
(Aus *„Das aufrichtige Aderlaßmännlein"*, 1799.)

Der Bildbeitrag des Nordens, die deutschen Aderlaßholzschnitte des 15. und 16. Jahrhunderts, wirkt bei aller Lebensfülle und Ausdruckskraft ein wenig primitiv. Solche beliebten Genre-Bildchen standen meist in den begehrten Volks-Almanachen, gelegentlich in ärztlichen Büchern. Gegen Ende des 16. Jahrhunderts erschien in Italien ein spezielles medizinisches Werk, das, sachlich und umfassend, sich das hohe Kunstniveau des Landes großartig zu eigen machte, PIETRO PAOLI MAGNI: *„Discorsi . . . intorno al sanguinar"*. Das zunächst in Rom 1584 edierte Buch wurde während eines Jahrhunderts in verschiedenen Städten Italiens nachgedruckt und in Bild- und Textanordnung Vorbild für weitere Autoren. Bei den Illustrationen ADAMO GHISES taucht zur Vervielfältigung erstmalig der Kupferstich auf, der in der zweiten Jahrhunderthälfte zögernd Eingang gefunden hatte. Von den Tafeln des Magnischen

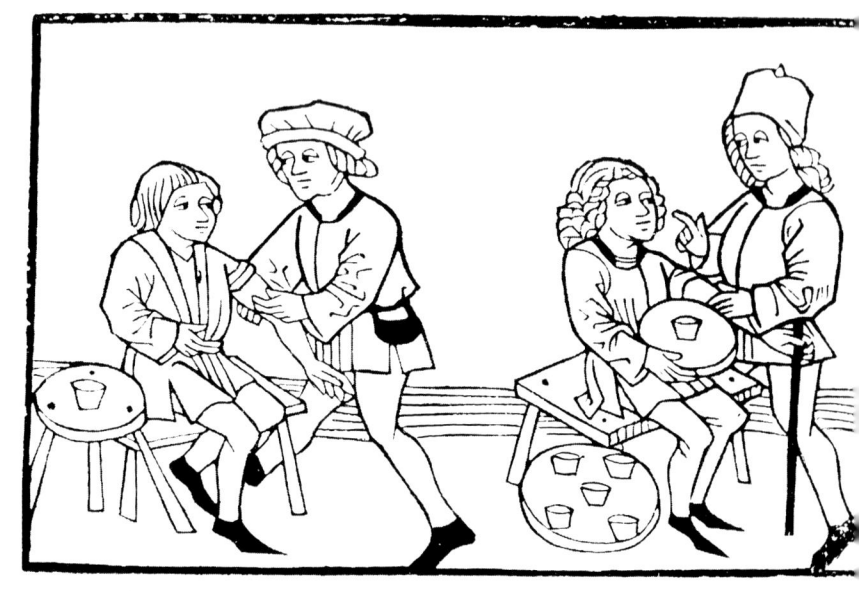

Aus J. Vintler · Buch der Tugend · Augsburg · 1846

Diese künstlerisch wie sachlich großartigen Tafeln geben jede Stellung oder Lagerung des Phlebotomierten und jeden Ort des Einstiches präzise wieder. In den späteren Ausgaben des Magnischen Werkes sank auf den nachgestochenen Kupfertafeln das Darstellungsniveau. Die Personen wurden hölzern und puppenhaft, die Schraffuren des Striches gröber.

In unseren Bildbeispielen steht die Magnische Kupfertafel von der Eröffnung der inneren Knöchelvene der Abbildung des CINTIO D'AMATO (Neapel, 1671) gegenüber. Welche Unterschiede der Auffassung, der zeichnerischen Durchführung, ja des Geistes der Bilder! Hier der frei nach außen über eine Ballustradenhalle geöffnete Raum eines Bürgerhauses der Renaissance, dort die durch Gitter und Butzenscheiben abgeschirmte Klosterzelle. Hier das ehr-

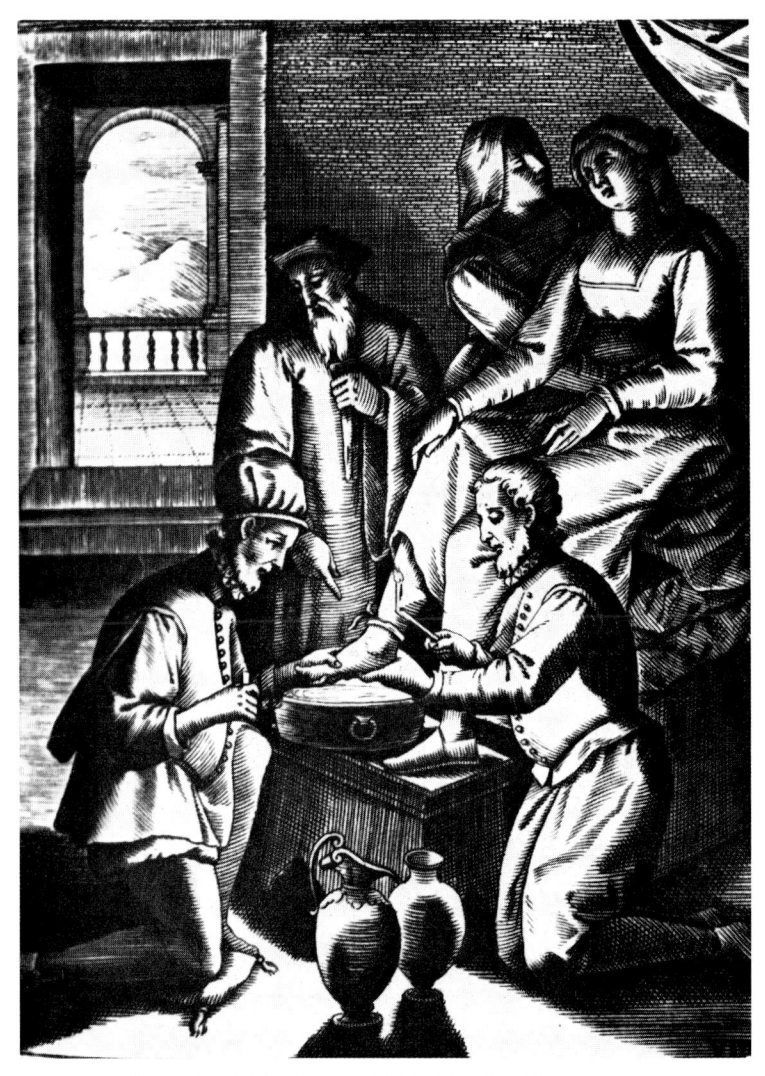

A. Ghise · Aus P. P. Magni · 1584 · Kupferstich

Werkes zeigen 10 die Durchführung des Aderlasses an je einer der auf dem obligaten Laßmann als 11. Tafel markierten Stellen. Auf diesen 10 Tafeln kehren umgebende Personen vielfach wieder: Der Bader, der zur Ader läßt, sein Gehilfe, der außer dem blutenden Körperteil meist ein Licht hält, der bärtige Arzt mit vierkantiger Kopfbedeckung, der die Verordnung trifft und deren Durchführung überwacht; eine Dienerin, welche die Phlebotomierte stützt oder mit fliegender Gewandung Verlangtes herbeibringt. Die Beleuchtung des Operationsfeldes mit einer Kerzenflamme war damals in Italien auch am hellen Tag üblich; man zog meistens die Fenstervorhänge zu. Geschickt nutzt der Künstler den Effekt: Die beleuchteten Körperpartien treten plastisch im Kontrast gegen das Halbdunkel hervor. Schlagschatten verdeutlichen die Tiefe des Raumes.

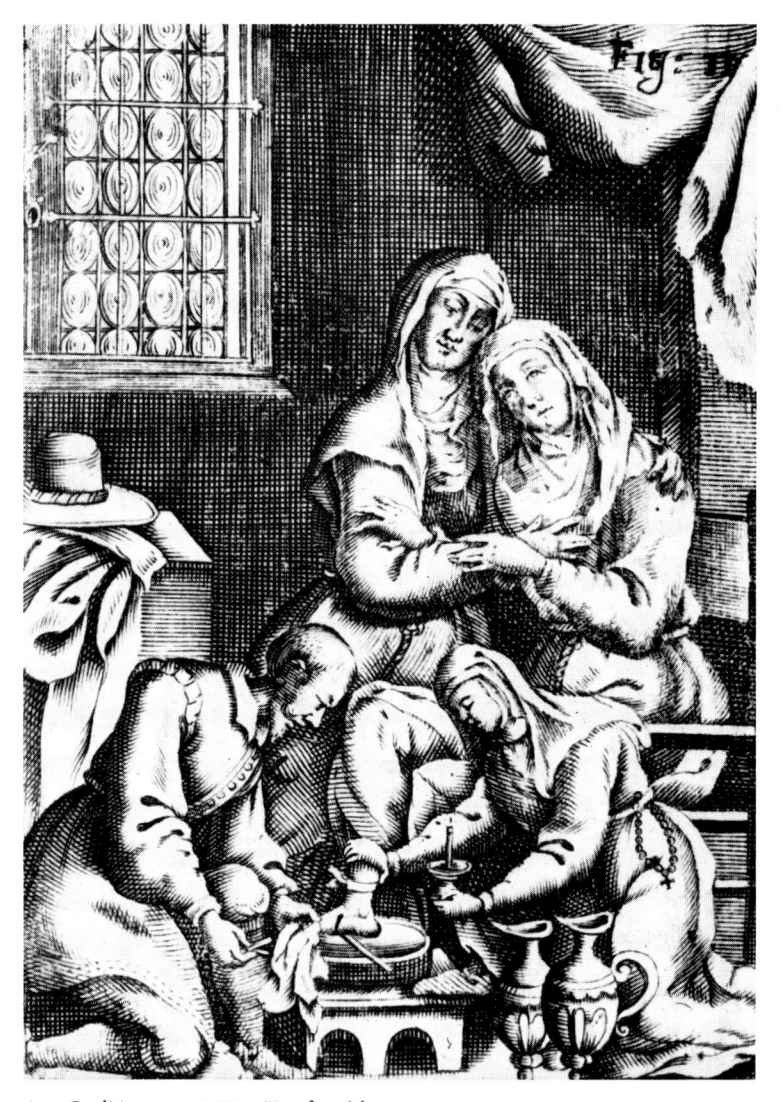

Aus C. d'Amato · 1671 · Kupferstich

Aus T. Malfi · 1629 · Kupferstich

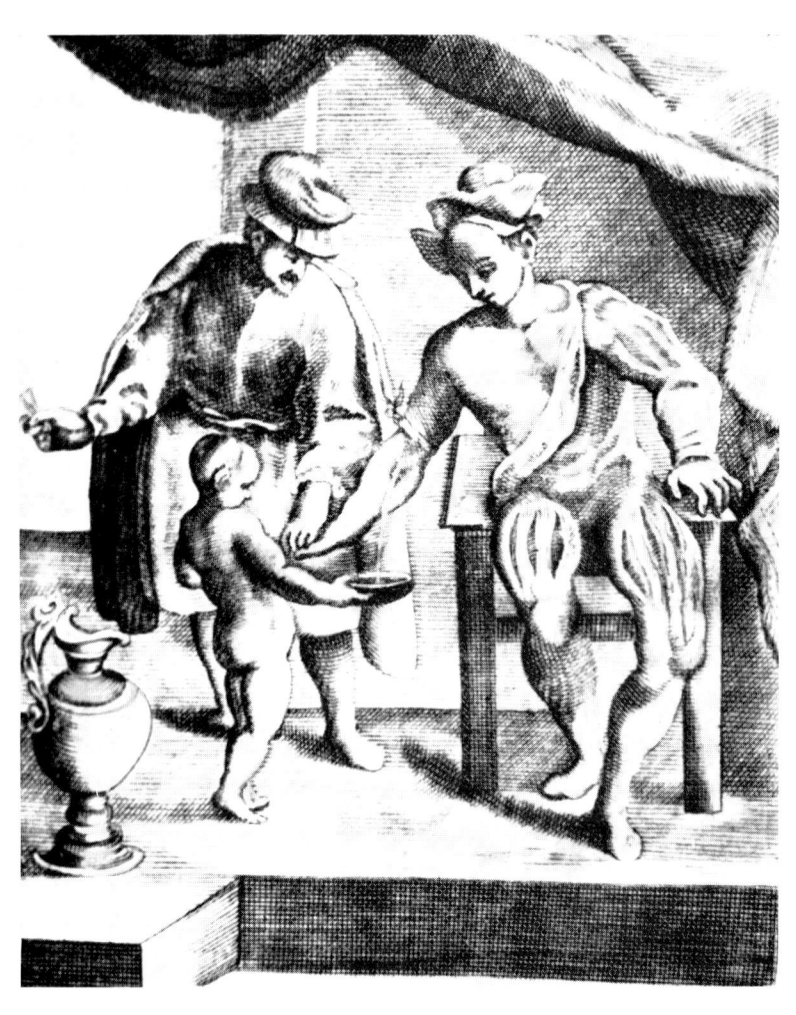

Aus C. d'Amato · 1671 · Kupferstich

liche Bemühen um die sorgsam betreute Kranke, dort ein süßliches Zueinanderneigen der Köpfe der beiden Nonnen mit demutsvollem Lidschlag in der Art der Kirchenmaler der Nachfolge Caravaggios. Der Kopf der im Vordergrunde knienden Nonne geriet zu klein. Das zusammenklappbare Lanzettmesser des Baders ist gut zu erkennen.

Wie MAGNI eine dem Eingriff gerechtwerdende Sachlichkeit der Darstellung anstrebt, zeigt eine weitere Gegenüberstellung. Die Armvenenphlebotomie wird mit den Pendants von AMATO (1671) und TIBERIO MALFI (1629) verglichen. Der Stich GHISES wurde S. 34 wiedergegeben. MALFI biegt das Thema fast ins Allegorische um: da ist das die Aderlaßschale haltende, puttenhafte Kind, die Entblößung des Oberkörpers des phlebotomierten Jünglings und ein alle Bewegungen beflügelndes graziöses Pathos. AMATO bleibt dem Stil des Barock verpflichtet, vor allem in der Figur des muskulösen Kranken mit perspektivisch verkürztem torquiertem Körper bei weit vorgeschobenem rechtem Knie, wobei nervöse Bewegungen die Handlung ins Dramatische steigern. Wie sehr ist doch der künstlerische Stil der Zeit selbst in fachmedizinischen Werken zu spüren!

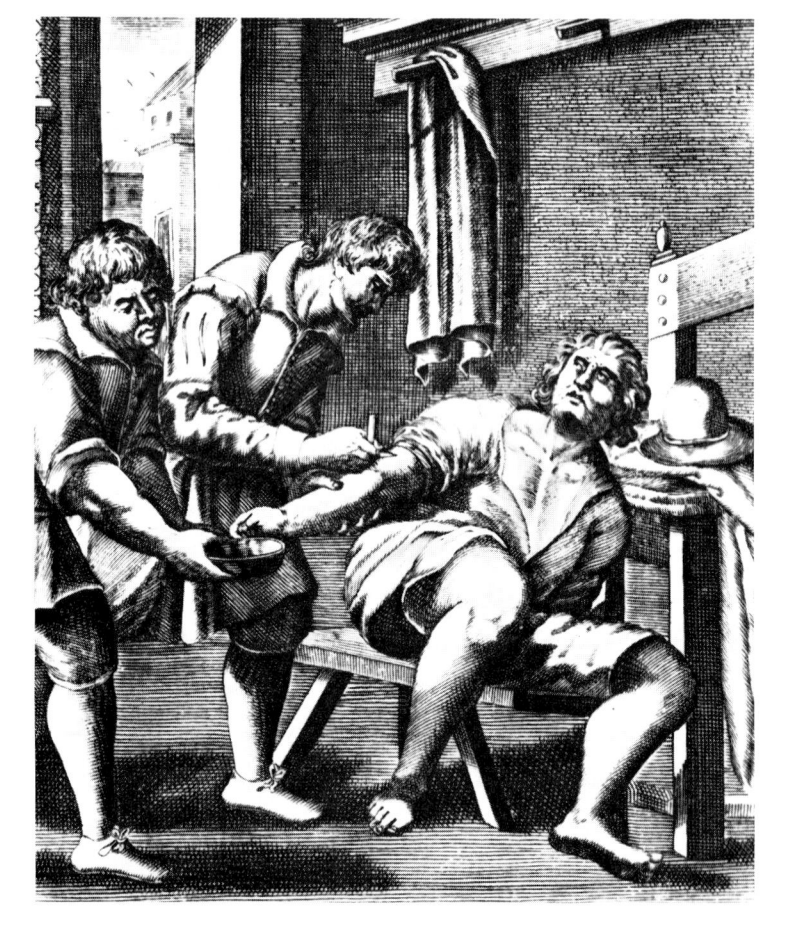

Eine GUERCINO (G. F. BARBIERI) (1591—1666) zugeschriebene Rötelzeichnung soll die Bildserie der Italiener beschließen. Treffend gibt sie das lautlos verhaltene Konzentriertsein auf den Eingriff wieder. Der junge Mann mit Barett hat den halbnackten Oberkörper eines Ohnmächtigen auf seine Knie gezogen. Gespannt beobachtet er das Vorgehen des Greises, dessen bärtigen Kopf eine Art Turban bedeckt. Der Alte hat mit der linken Hand den rechten Arm des Bewußtlosen ergriffen, sein Blick richtet sich auf die Kubitalbeuge, an der er geschickt mit der Lanzette eine Armvene öffnet.

Die holländischen Arztautoren lassen den Aderlaß selten darstellen. LAMZWEERDE (1672) bringt eine klare Tafel mit dem Brustbild des Kranken, THEODOR CRAANEN (1689) nur dessen Arm. Die Venen treten durch die Stauung prall heraus, *der Einschnitt erfolgte an der Vereinigung der V. cephalia (G) und V. basilica (F und C). Beim Buchstaben I sind knotenförmige Buchtungen an den Venenklappen angedeutet.* Der uns von den deutschen Holzschnitten vertraute Laßstock ist noch in Gebrauch.

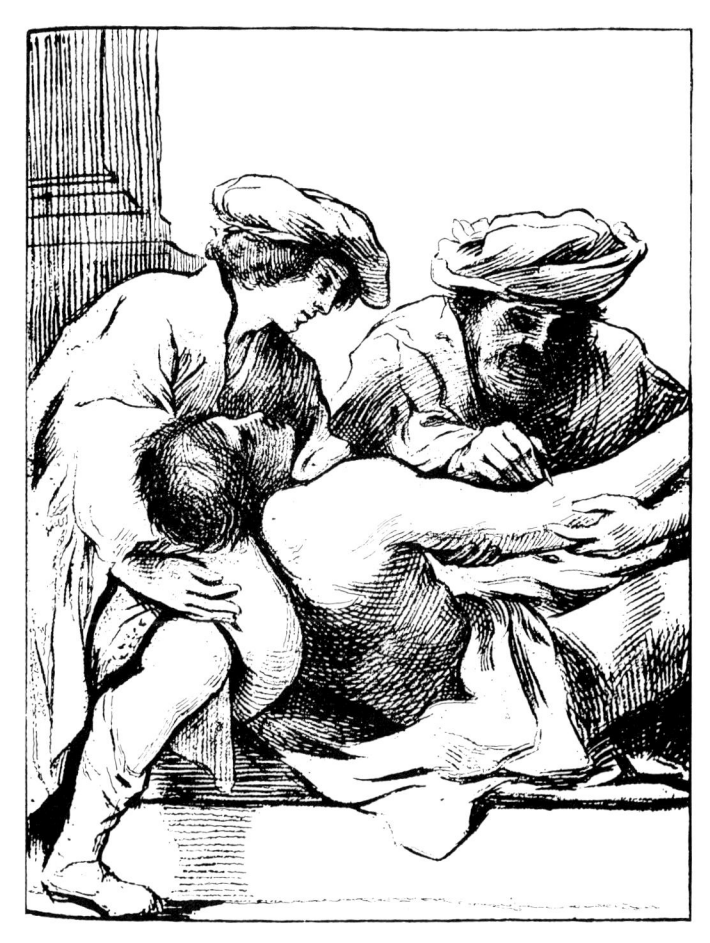

Guercino (G. F. Barbieri) zugeschriebene Rötelzeichnung · Uffizien Florenz

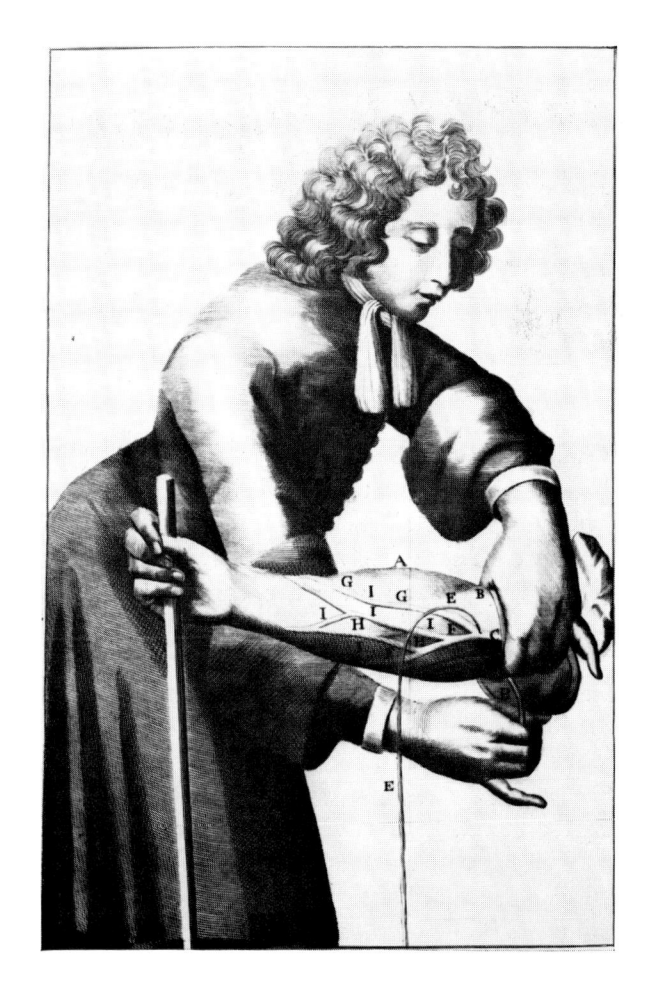

Aus Th. Craanen · 1689 · Kupferstich

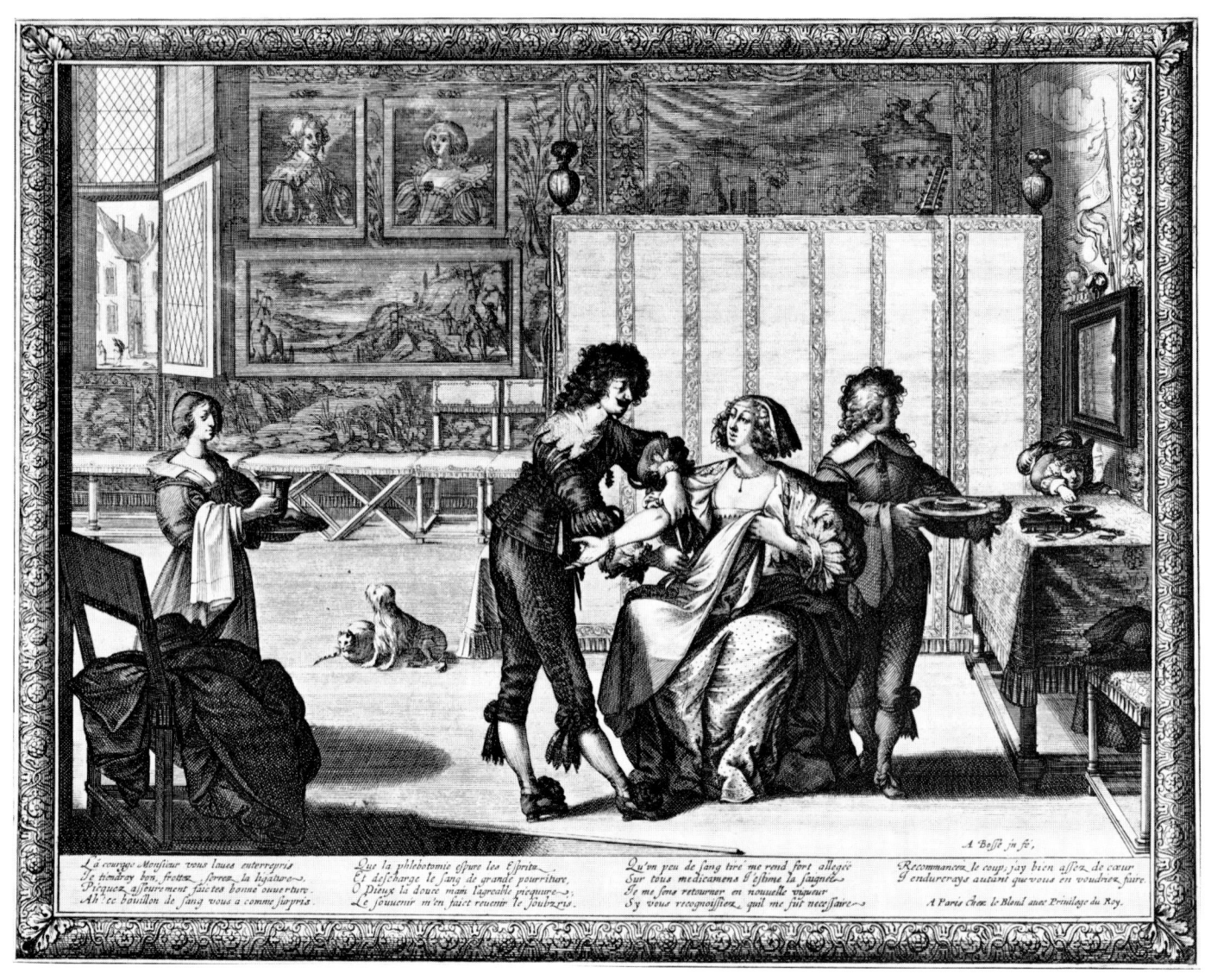

A. Bossé · Um 1660 · Kupferstich · Kupferstichkabinett Berlin

Frankreich steuerte durch ABRAHAM BOSSÉ (1610—1678) ein oft reproduziertes Blatt bei. Es entstammt einer Kupferstichfolge detaillierter realistischer Sittenschilderungen aus der Mitte des 17. Jahrhunderts. Die Figur des eleganten Arztes, der gerade der vornehmen Dame die Schnürbinde anlegt, birgt eine Überraschung. In Körperstellung, Armhaltung und der Anordnung der Hände entspricht er bis auf die abgespreizten kleinen Finger genau dem Kollegen bei CRAANEN! Da der französische Stich älter und sehr verbreitet war, dürfte ein holländischer Zeichner ihn verwertet haben, was umso wahrscheinlicher ist, als die Handhaltung des Arztes besser zur Anlegung der Staubinde als zum späteren Blutabfließen paßt. So wurde eine Laiendarstellung sogar noch unrichtig in ein medizinisches Werk übernommen! — Von links bringt bei BOSSÉ eine Dienerin für einen eventuellen Schwächeanfall „l'eau de la reine de Hongrie". Auf dem Tisch rechts bemerkt man einige kleine Metallschälchen (poilettes), die, jeweils 3 Unzen fassend, die ausgeflossene Blutmenge messen sollen. Einen Stapel solcher Schälchen reicht der rechts stehende Gehilfe in einer größeren Schüssel herein. DIONIS, ein Arzt der Ära des Sonnenkönigs, berichtet von den Anforderungen an einen guten Laßarzt (zit. nach MEIGE). *Es solle das Blut im Bogen aus der geöffneten Vene herausspritzen, und es dürfe kein Tropfen davon auf die Kleider fallen, was Damen der Gesellschaft ihrem Arzt nie verzeihen würden.* In unserer Gravure schützt ein Tuch die schöne Robe. Vielleicht ist sie so festlich, weil die Dame anschließend zu einem Empfang oder einem Festessen geht, wovor man die Phlebotomie durchführen ließ. Die Legende des Bildes verrät im Geist der Zeit die Begeisterung der schon oft „gelassenen" Dame für die Prozedur:

> „Qu'un peu de sang tiré me rend fort allégée
> Sur tous medicamens J'estime la saignée
> Je me sens retourner en nouvelle vigueur
> Sy vous recognoissiez, qu'il me fut necessaire."

Der Beitrag Englands steht bereits im allgemeinen Teil (S. 47). Welch ein Gegensatz zwischen der Gravure von ABRAHAM BOSSÉ und der Aquatinta von JAMES GILLRAY (1757—1815)! Dort die aristokratisch-preziöse Attitude, hier das bäuerlich-triste Dasein. Dort das reiche Dekor des Salons mit Paravent, Gobelins und Wandbildern, hier nur das Schemelchen vor der Hauswand. Sauberer und hygienischer als in den vorausgegangenen Jahrhunderten geht es bei diesem Landarzt vor 150 Jahren auch noch nicht zu. Meist trug der Kollege das die Vene eröffnende Lanzettmesserchen neben anderen Sächelchen in seiner Westentasche mit sich herum.

In anderer Hinsicht war man jedoch kritischer und erfahrener geworden. Man sah dank Harveys Lehre vom Kreisen des Blutes das Unsinnige der vielen Laßstellen. *„Mit der Auswahl der Adern ist's meistenteils Possenwerk. Das Blut in der dünnen und schwer zu treffenden Gichtader (S. 119) ist das nämliche, das man auch in der Rosenader, der gewöhnlichsten, die man am Fuße zu öffnen pflegt, antrifft. Vom Herzen aus kommt das Blut in alle Adern des Körpers und fließt auch wieder aus allen Adern in das Herz zurück. Mir kommt es immer so vor, als wenn aus einem Brunnenstocke 12 Röhren giengen, und jemand wollte behaupten: aus der 3ten, 6ten und 8ten wäre das Wasser besser oder schlechter als aus der 4ten, 7ten und 9ten."* Diese Auslassungen stammen aus einer gegen das übermäßige Phlebotomieren gerichteten, anonym publizierten Streitschrift von 1799: „Das aufrichtige Aderlaßmännlein". Auch die Gefahren des zu häufigen „Lassens" werden klar erkannt und angeprangert: *„Folgte unmittelbar nach einem dieser übertriebenen Aderlässen eine Unpäßlichkeit oder Krankheit, so dachte niemand daran, es dem Blutlassen zuzuschreiben; vielmehr war Jedermann überzeugt, daß, ohne dieses Vorbeugungsmittel, das Unheil weit größer würde geworden seyn. Noch weit weniger ahndete irgend eine Menschenseele, daß Bleichsucht, Abzehrung, Gichter, Wassersucht, Engbrüstigkeit e.t.c., von denen die allzuemsigen Aderlässer zum Theil späterhin heimgesucht wurden, eine Folge des unzeitigen und häufigen Blutlassens seyn konnten."*

Das Schröpfen

Seit dem klassischen Altertum ist der Schröpfkopf, das Instrument dieser altehrwürdigen, in verschiedenen Volksmedizinen geübten Handlung, in Form und Material bis zu unseren Tagen unverändert geblieben. Schon die Griechen fertigten die *„Köpfe"* aus Metall oder Glas an und unterschieden bereits das trockene vom blutigen Schröpfen, dem eine Skarifikation mit einem kleinen Messer vorausging. Nach GÜNTHER VON ANDERNACH (1487—1575) bevorzugte man in Italien und Frankreich vor allem gläserne, in Deutschland metallene Köpfe (Schröpfkopf, Laßkopf, Ventose, Fintusze). Wie der Andernacher weiter erwähnt, wurde der Blutentzug in Deutschland meist von den Badern in Schwitz- und Badestuben vorgenommen.

Auf dem frühen Augsburger Kalenderholzschnitt (1481) ist solch ein Bader bei einer Frau am Werk. Bader waren also auch in Frauenbädern, manchmal sogar in Nonnenklöstern als die einzigen männlichen Personen

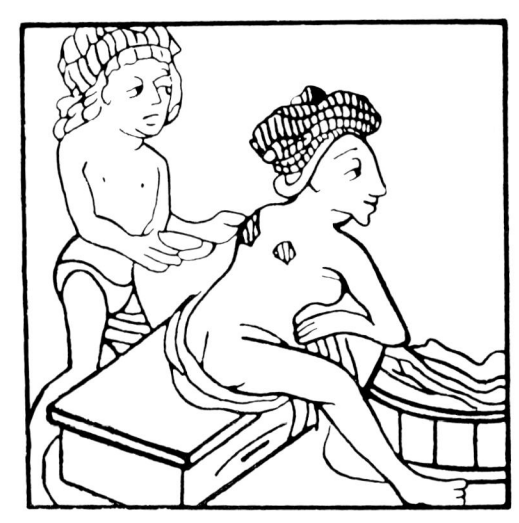

Schröpfen im Bad · 1481 · Kalenderholzschnitt · Augsburg

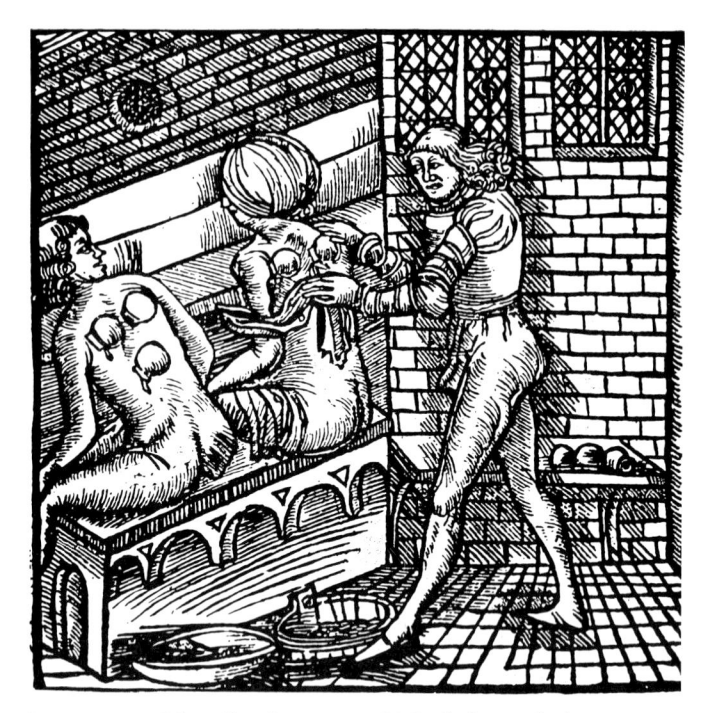

Ansetzen von Schröpfköpfen · 1517 · Holzschnitt · Lübeck

tätig. Das Lübecker Kalenderbild (1517) spielt ebenfalls in einer Badestube. Badebottiche und eine erhöhte Liegebank hinter dem behandelten Paar weisen darauf hin. Bei alten und schwachen Leuten zog man das Schröpfen dem Aderlaß vor. Ein Laßbuch des 16. Jahrhunderts grenzt seine Indikation so ab: *„Das Aderlassen zeucht das Blut von Tieffen heraus vom Leib, nemlich von dem Herzen, Lunge usw. — So zeucht aber das Schrepfen und Ventosen allein das Blut so am äußersten am Fleisch und an der Haut steckt"* (zit. nach PETERS).

In dem Kapitel *„Von der Krätze oder Schäbigkeit"* stellt auch der Petrarca-Meister die Anwendung von Schröpfköpfen, dazu von Pflastern und Salben durch den Bader dar. Der mit knotenförmigem Ausschlag übersäte Kranke blickt jämmerlich drein. Auch ist der Trost, den ihm bei PETRARCA die „Vernunft" spendet, zumindest banal, wenn nicht ironisch: *er brauche nachts nicht geweckt zu werden, das besorge die Krätze; damit mache sie ihn emsig und wachsam zu einem ehrlichen Amt.* Als Prototyp des Dulders ist neben der Hausmauer HIOB vor seiner armseligen Hütte dargestellt. Ein struppiger Hund nähert sich ihm nur zögernd, und verächtlich bespeit ihn seine Frau. Dieselben Kopfkappen wie hier tragen auch die Geschröpften auf einem in Paris aufbewahrten Holzschnitt. Nach Zeichenstil und Raumausstattung dürfte es sich dort um ein süddeutsches Blatt handeln. — Auf all diesen Holzschnitten stehen neben den geschröpften Personen Fußbadewannen bereit. Es war unsern Altvordern bekannt, daß ein vorheriges warmes Fußbad die Wirkung des Blutentzuges erhöhte. Das gleiche galt von einem Dampfbad, was die in Deutschland enge Bindung des Schröpfens an die Badestuben verständlich macht.

Ähnlich wie der Aderlaß hat auch das Schröpfen gewisse Prädilektionsstellen, die PICTORIUS an einem Mann mit Badehut und Badewedel zeigt. Die Skarifikation erfolgte meist — wie DRYANDER abbildet — durch ein Eisen mit rundlicher Schneide, während das „Laßeisen" vorne spitz zulief. Das Schröpfeisen wurde bei dem blutigen Schröpfen so tief in die Haut gedrückt, bis aus den Rissen nach Aufsetzen der Köpfe genügend Blut austrat. War etwa ein Drittel des Kopfes mit Blut gefüllt, fiel er von selbst ab. Im allgemeinen wurden angesetzte Schröpfköpfe stückweise bezahlt, was zur Polypragmasie verleitete. GUARINONIUS (1610) wirft den Badern übertriebenes Schröpfen aus Gewinnsucht vor; *die Leute würden mit höchstem Schaden an Leib und Seele geschunden, weil jeder Köpfel um einen Pfennig mehr trüge.* Doch wird auch die Patientenschar nicht schuldlos gewesen sein. Es klagte PANTALEON (1578), die Leute glaubten: *„Sie haben nit gebadet, wenn sie nit voll hörnli wie ein Igel hangen."*

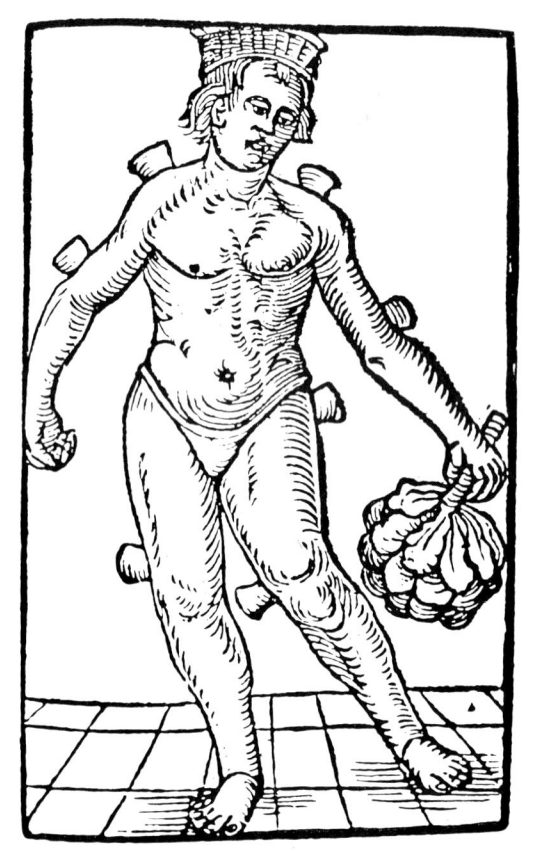

„Schröpfmann" mit Badehut und Badewedel · Aus Pictorius · 1555 · Holzschnitt

BREKELENKAM (1620—1668). Eine blonde Dame hat sich die Kopster kommen lassen. Ihre Schröpfköpfe liegen in dem am Boden stehenden Topf mit heißem Wasser, werden dann über der Kerze getrocknet und stärker erwärmt. Gerade setzt die heilkundige Frau einen erhitzten Kopf auf den Unterarm, den sie, wie das heruntertropfende Blut verrät, vorerst skarifiziert hat. Vorsorglich wurde eine Schüssel untergeschoben und die rote Sammetrobe durch eine auf den Schoß gelegte Schürze geschützt. — Dieser stillen, bürgerlichen Szene steht die bäuerlich-laute bei CORNELIS DUSART (1660—1704) gegenüber. Was dort verhalten, geglättet ist, wurde hier karikaturistisch überspitzt. Einem vollbusigen Weibe wird nach dem — einseitigen! — Fußbad am Fußrücken ein Schröpfkopf aufgesetzt. Eine einfältig durch die Brille blickende alte Vettel ist damit zugange, nachdem sie ihn vorher über einer Ölflamme erwärmt hat. Sollte die Prozedur erfolglos sein, steht eine andere Nachbarin mit der Klistierspritze bereit.

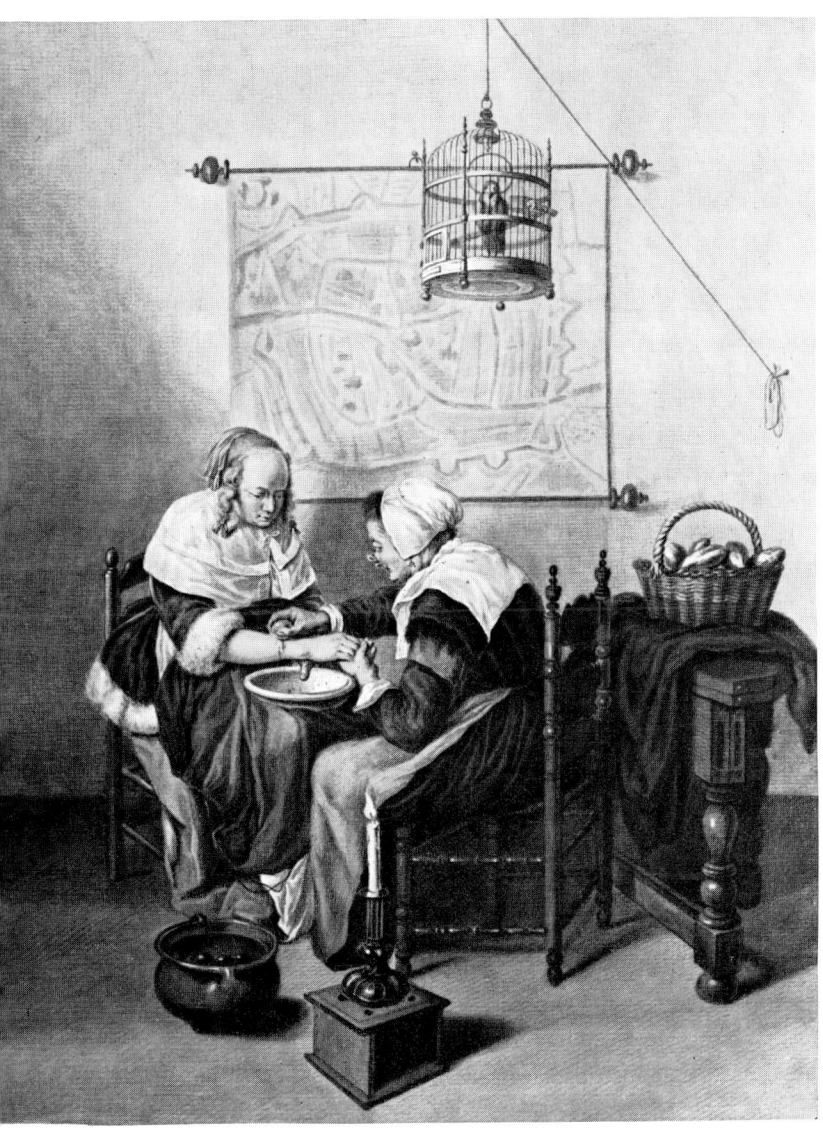

Q. Brekelenkam · De Kopster · Um 1650 · Ölgemälde im Mauritshuis, Den Haag · Kolorierter Nachstich von Delfos

Also kam nach dem Wasserbad manchmal das Blutbad! Die hier erwähnten „hörnli" sind Schröpfhörner, leicht gebogene Gebilde, in denen die Luft durch Ansaugen mit dem Munde verdünnt wurde und die man mit Wachs oder Leder verschloss. Bei manchen primitiven Völkern werden sie übrigens noch heute verwandt.

Mit dem Rückgang des männlichen Baderberufes im 17. Jahrhundert wuchs die weibliche Konkurrenz. Ein Schröpfweib — in Holland „Kopster" genannt — zeigt in meisterhaftem Realismus der Interieurmaler QUIRIN

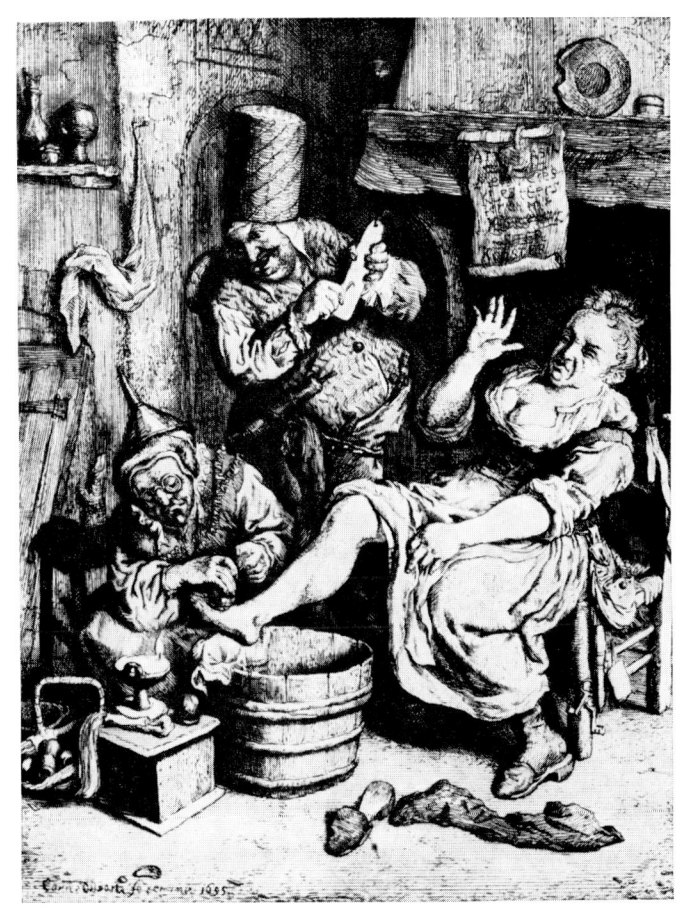

C. Dusart · Kopster · 1695 · Radierung · Kunstbibliothek Berlin

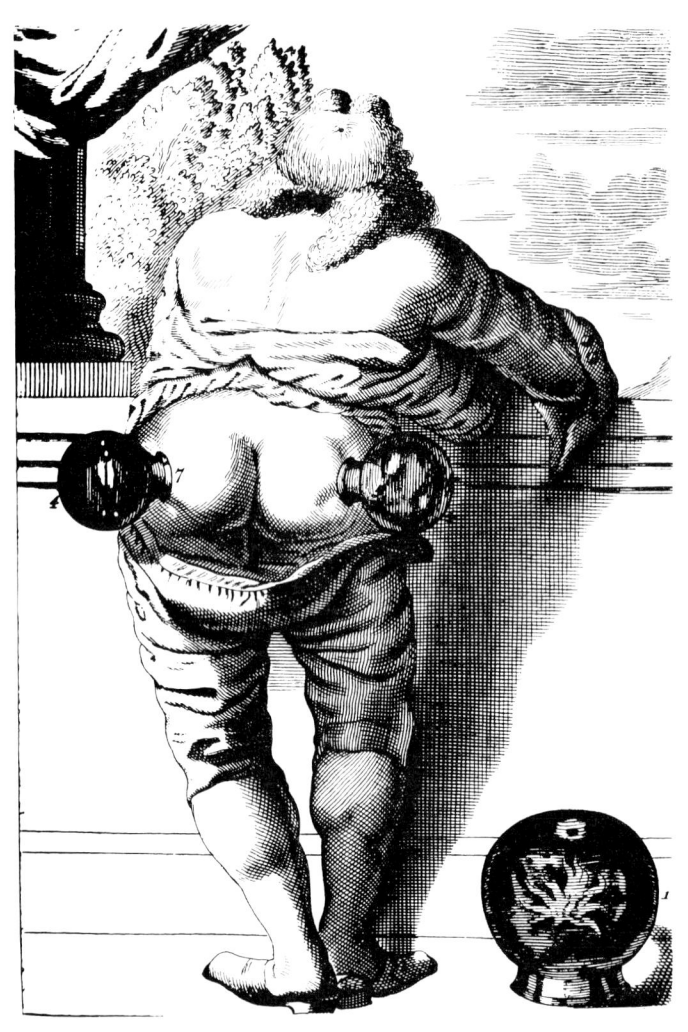

Behandlung mit großen Schröpfköpfen · Aus F. Dekkers · 1694 · Kupfertafel

Aus derselben Zeit stammt jener reizende holländische Kavalier, der, über eine Balustrade hinweg die Landschaft betrachtend, uns sein entblößtes Hinterteil darbietet. Nicht ohne weiteres würde man den Stich für eine Abbildung aus einem wissenschaftlichen Werk halten. Die Schröpfköpfe waren manchmal groß wie Kinderköpfe (Nr. 1 der Abb.), was die im Glasblasen geschickten Italiener fertig brachten. Diese Riesenköpfe hatten meistens — wie hier deutlich erkennbar — an der Kuppe ein kleines Loch. Nach der Erzielung des Vakuum durch eine Saugpumpe oder durch Verbrennen von Alkohol wurde das Loch mit Wachs verschlossen. Die Saugkraft muß bei diesem unblutigen Schröpfen erheblich gewesen sein, denn an der rechten Gesäßbacke sind Haut und Unterhautgewebe (Nr. 5) tief in den Schröpfkopf hineingezogen.

Die etwas frühere, dem Aderlaßbuch von AMATO entnommene italienische Abbildung läßt gut die dem blutigen Schröpfen vorausgehende Skarifikation erkennen. Mit spitzem Messer sind jeweils Fünfergruppen von Hautschnitten gesetzt. Insgesamt zählt man auf Beinen und Rücken neun solcher Gruppen; mindestens so viele Schröpfköpfe will also der Arzt nehmen. Die gleichmäßig angeordneten Schnitte könnten auch durch Schnepper gemacht sein, die seit Anfang des 16. Jahrhunderts in Gebrauch waren. Wir finden sie z. B. bei AMBROISE PARÉ abgebildet.

Das 18. Jahrhundert führte das Schröpfen in altüberkommener Weise fort. Auf klassizistische Darstellungsart ist es in einer städtischen Badestube gezeigt. Die Form der Schröpfköpfe und der Kopfbedeckung des Baders und des Geschröpften blieb wie bei PICTORIUS. Die Gravure stammt aus einem der zahlreichen Werke des derb-kräftigen Kanzelredners ABRAHAM A SANCTA CLARA (1644—1709), dessen mit Wortspielen und Witzen durchsetzte Predigtweise bekanntlich das Vorbild zu Schillers Kapuzinerpredigt in Wallensteins Lager abgab.

„Wie man die Schröpf-Köpfe im Bade gebraucht" zeigt ein wenig später (1736) publizierter Stich, der durch modische Details wie Dreispitz, Allongeperücke und

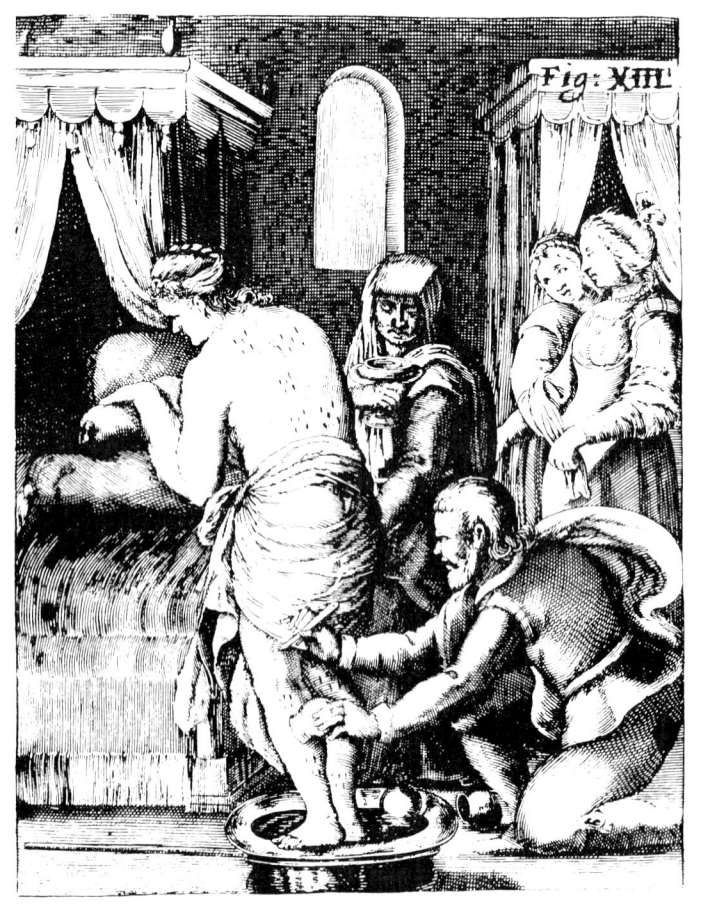

Blutiges Schröpfen nach Schneppern · Aus C. Amato · 1671 · Kupfertafel

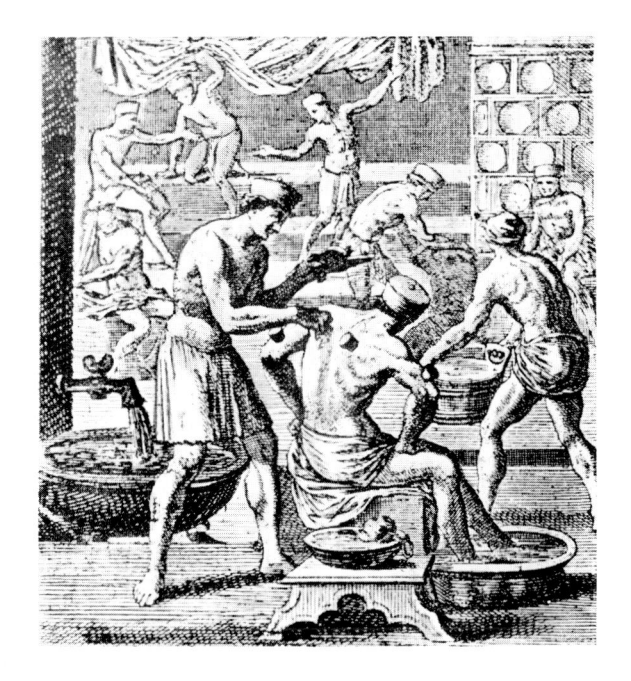

Deutsche Badestube Anfang des 18. Jahrhunderts · Aus Abraham a Santa Clara · 1711 · Kupferstich

langen Kavaliersrock wesentlich zeitbezogener wirkt. Den Unterkörper des Geschröpften umspült das warme Wasser einer Aachener Thermalquelle. Wie Trauben hängen an seinen Schultern 6 Schröpfköpfe, doch soll es damit nicht sein Bewenden haben, denn der Arzt hat darunter ein halbes Dutzend weiterer senkrechter Skarifikationsschnitte mit dem Rasiermesser gesetzt. Auch darüber sollen noch an der Kerzenflamme erwärmte *„Köpfe"* gestülpt werden. Drei Kavaliere der anderen Badezellenseite betrachten spöttisch lächelnd den geplagten Heilungsuchenden.

Im 19. Jahrhundert wurde das blutige Schröpfen durch den Blutentzug mittels Egel verdrängt, die aufgrund der Autorität des französischen Klinikers BROUSSAIS zunächst in Paris, dann überall in Europa noch häufiger und zahlreicher als die Schröpfköpfe gesetzt wurden.

Schröpfen im Aachener Warmbad · Aus „Amusements des eaux d'Aix la Chapelle" · 1736 · Kupferstich

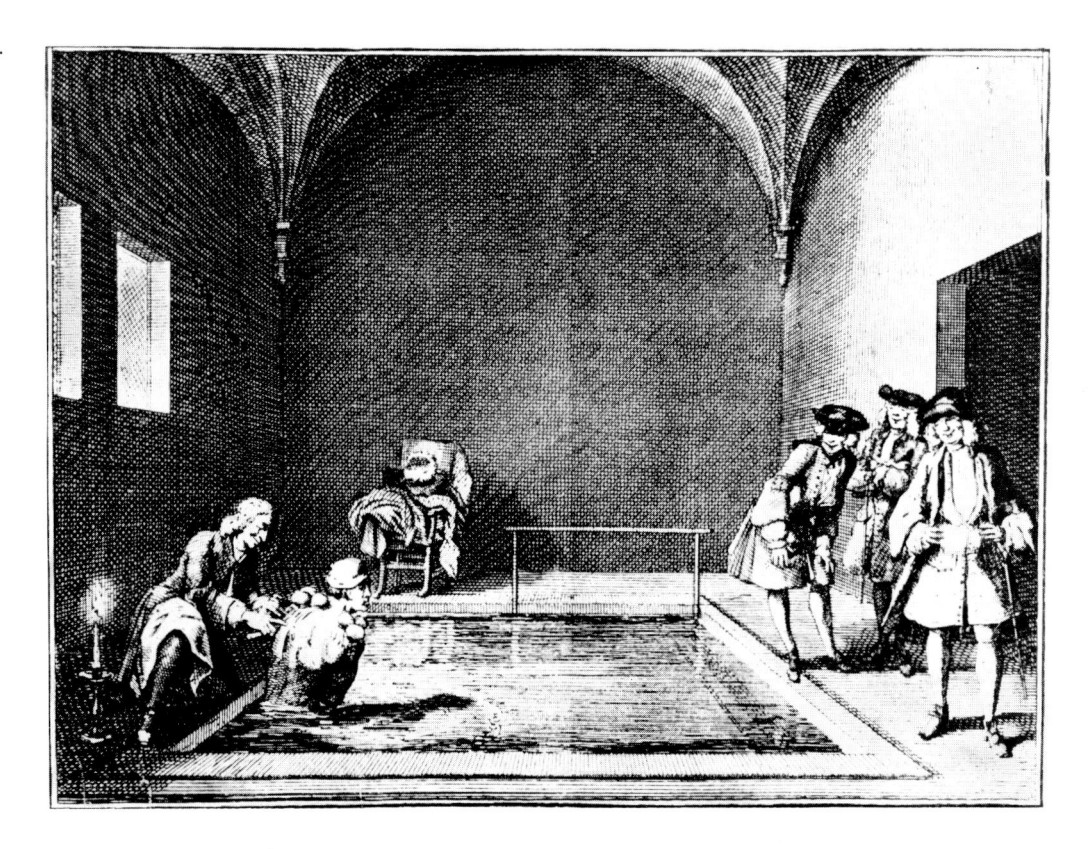

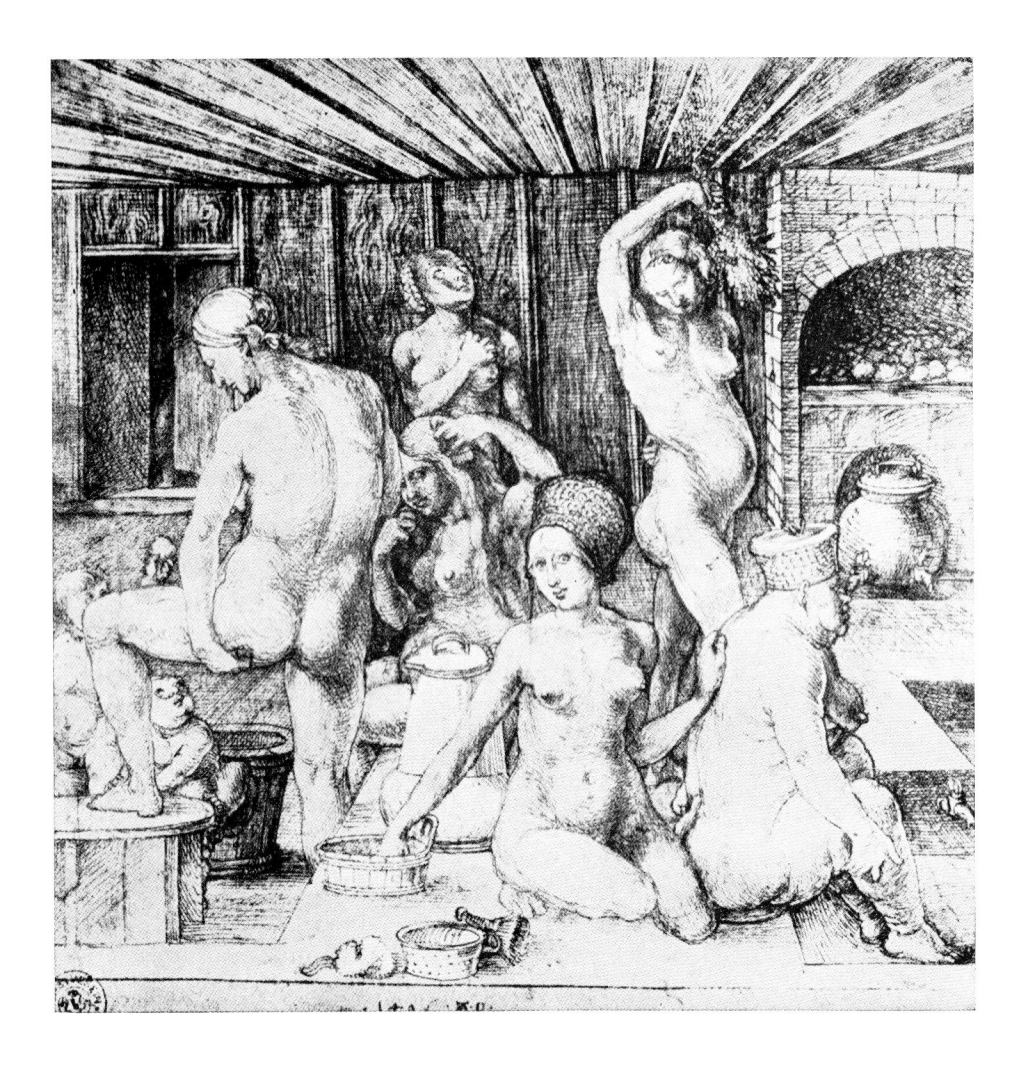

A. Dürer · Frauenbad · 1496 · Federzeichnung · Kunsthalle Bremen

Öffentliche Badeanstalten und häusliche Behandlungsmaßnahmen

„Es siehet aber eine Badstube also aus: Es ist nemlich ein niedriges Gemach, an dessen einem Ende ein Ofen, neben diesem Ofen aber ein Kessel mit heißen, und ein Kübel mit kalten Wasser ist, daraus man schöpffen, und wie man es brauchen will, die Wärme mäßigen kann. An denen Wänden sind Bäncke vor und über einander, darauf man sich höher oder niedriger setzen kann, nachdem man starck oder gelinde zu schwitzen verlanget, und diese werden die Schwitz-Bäncke gennenet. Diejenigen, welche naß baden wollen, setzen sich in eine Badewanne, die mit Wasser angefüllet ist. Zu diesen Stuben nun ist insgemein jemand bestellet, welches denen Bade-Gästen aufwartet, auch ist insgemein ein Bader bey der Hand, wenn jemand schröpfen will."

Dieser dem dritten Band von ZEDLERS Universal-Lexikon (1733) entstammende Bericht macht die Zweiteilung der Bäder deutlich. Das zunächst beschriebene „truckene Schweißbad" hat uns der 26jährige DÜRER aus der Unrast der ersten Nürnberger Schaffensjahre überliefert. In der niedrigen Stube steht rechts hinten ein Kessel mit warmem Wasser, aus dem die darüberliegenden heißen Steine gelegentlich besprengt werden — wie in der Sauna unserer Tage. Ähnlich wie heute bearbeitet eine Frau sich mit einem Reisigbündel, das aus Birken- oder Eichenzweigen bestand und zuvor in kaltes Wasser getaucht wurde. Und sicherlich wollte damals schon die dicke Frau durch Schwitzen und Massage einige Pfündchen Fett verlieren. Die Masseuse im Vordergrund mit turbanartiger Haube dürfte die Be-

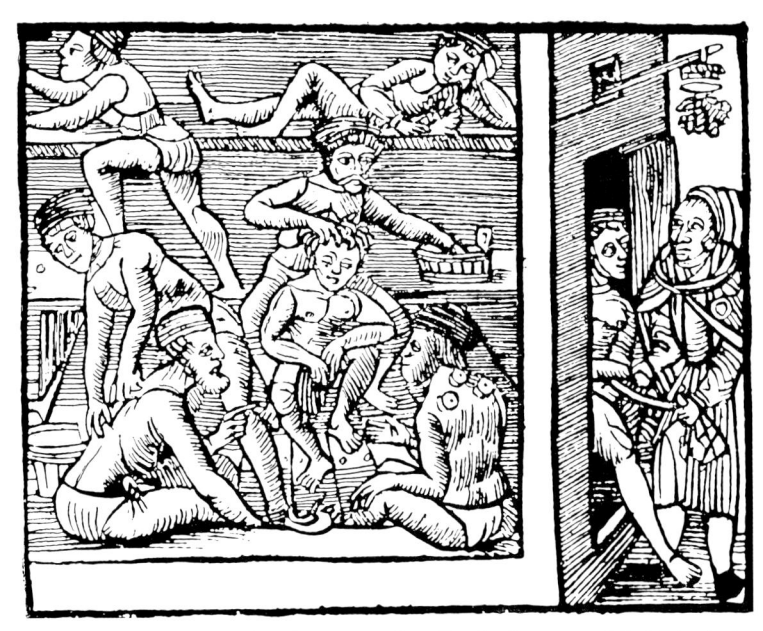

Inneres einer Badestube · Aus Ph. Allendorf · 1535 · Titelholzschnitt

treuerin des Bades sein. Die Formensprache ihres Körpers zeigt, was sich der fränkische Maler während des venezianischen Aufenthaltes angeeignet hatte, wo seine Studien besonders den „nackten Bilder der walchen" galten.

„Bäncke vor und über einander" unseres Berichtes sind auf dem Holzschnitt von 1535 zu erkennen. In der heißen Luft der oberen Bank pflegte man nach der Behandlung durch den Bader zu ruhen. Auf unserem Bild sind ihrer zwei am Werke. Der eine bearbeitet den Kopf eines Besuchers mit dem Badebüschel und will ihn anschließend mit kaltem Wasser — seine linke Hand greift in den Bottich — abkühlen. Der andere streicht einem parterre Sitzenden den Rücken. Dem bärtigen Gegenüber wurden vorher

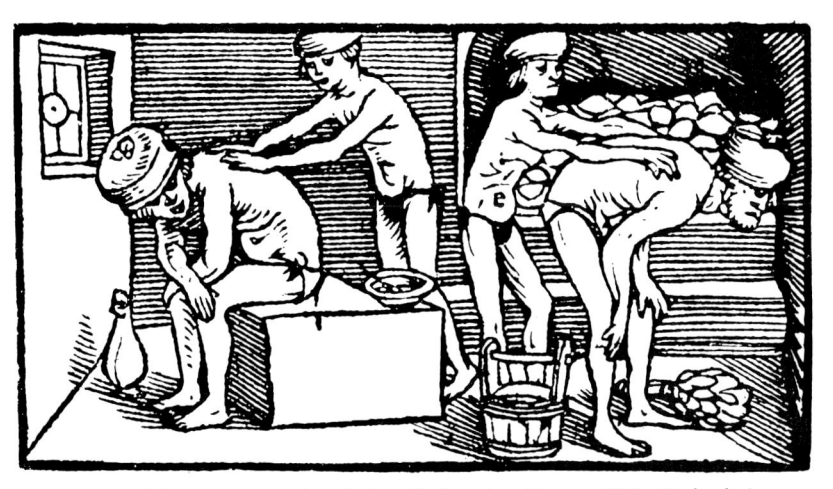

Massage vor und nach dem Bade · Aus Hero · 1533 · Holzschnitt

drei Schröpfköpfe auf die Schulterpartie gesetzt. Draußen ist „aufgesteckt"; an einer Stange zeigen Badehut und -wedel an, daß das Bad geöffnet ist. Das Massieren, damals „Reiben" genannt, wurde viel geübt. Eine Abbildung in HEROS „Schachtafeln der Gesundheit" zeigt linksseitig einen Gast bei der Massage vor dem Bade, rechts einen anderen danach. Für die anfängliche Bearbeitung hat der Bader aus einer langhalsigen Kanne Öl in eine Schüssel geschüttet, während hinterher der in kaltes Wasser getauchte Badewedel für Abkühlung sorgen soll.

Die zweite, eingangs erwähnte Badeweise in der mit Wasser gefüllten Wanne fand häufig bei Krankheiten Anwendung. Die ovalen Holzbottiche waren in vielen Bürgerhäusern ebenfalls vorhanden. Wegen ihrer Kürze reichten

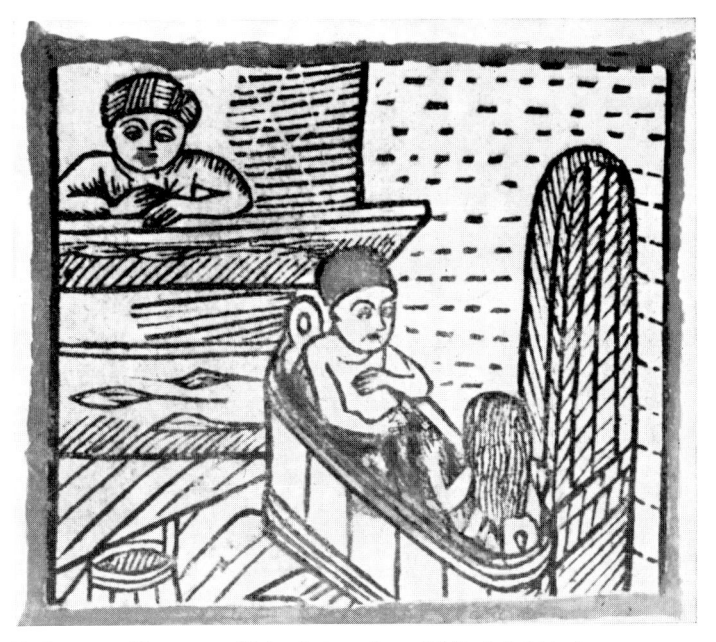

Badeszene · Um 1460 · Holzschnitt · Staatsbibliothek München

sie meist nur zum Sitzen aus. Man kann auf der frühen Darstellung nicht erkennen, ob das Bad, zu dem sich Frau und Mädchen in der Holzwanne zusammendrängen, im Privathause oder der städtischen Anstalt genommen wird. Deutet man den Mann mit Kappe als Bader und das Querbrett davor als halbhohe Liegebank, so befinden wir uns in einem der öffentlichen Bäder.

Sicher trifft dies auf den Holzschnitt von 1540 zu. Es ist womöglich kein einfaches Warmwasser, das der Bader im Hintergrund in die Holzwanne schüttet. Auch Dekokte von Kräutern — Kamille, Salbei, Thymian — wurden zugesetzt. Links vorn sitzt eine Frau auf einer Bütte mit heißem Wasser oder einer Abkochung von Kräutern. Das große, sie umhüllende Tuch hält die aufsteigenden heil-

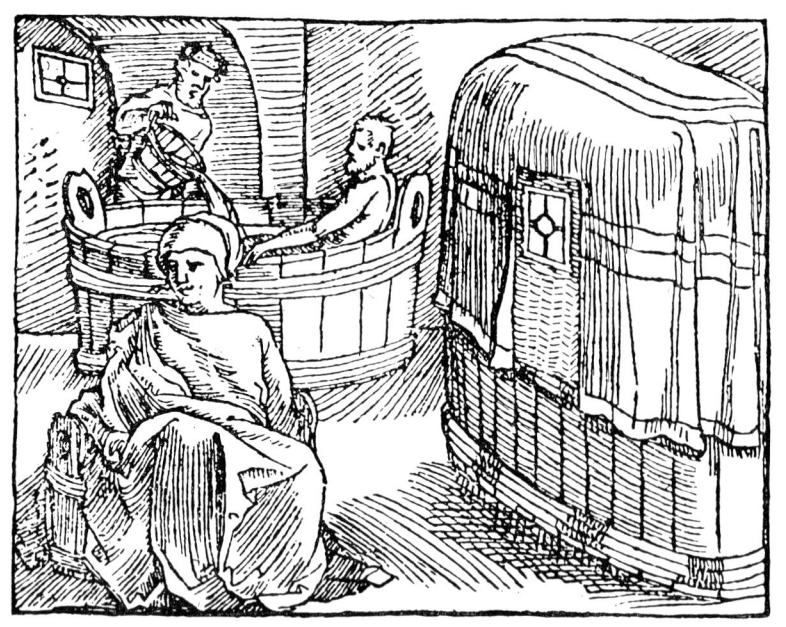

Badestube zu Heilzwecken · Aus L. Frieß · 1538 · Holzschnitt

samen Dämpfe am Körper. Eine analoge Darstellung findet sich bei DRYANDER; sein Schwitzgerät macht uns die rechts stehende Apparatur verständlich. Im viereckigen Holzkasten sitzt ein spitzbärtiger Mann. Die aus einem Doppelboden aufsteigenden Dämpfe — meist wurden erhitzte Steine dort eingeschoben und mit Wasser begossen — wirken auf den Körper — nicht aber auf den Kopf, der zur Deckplatte herausguckt. Dort steckt auch der Zapfen zur Regulierung der Hitze im Innern. Bei dem Käfig rechts im Bild handelt es sich wohl um etwas Ähnliches aus Weidengeflecht; der Kopf ragt aus dem eckigen Fensterchen.

Im späten Mittelalter gediehen in allen Städten die Badestuben aufs beste. Selbst Pest und Aussatz konnten ihrem Besuch nicht viel schaden. In Epidemiezeiten war man vorsichtig und verbot die Bäder allen Rekonvaleszenten. Dagegen bedeutete die Steigerung der Holz- und damit der Badepreise zu Beginn des 15. Jahrhunderts für ihre Blüte den ersten rauhen Wind. Vernichtet wurden sie durch die in Frankreich 1494 und in Deutschland 1495 auftauchende Syphilis. Schnell waren die Badestuben als gefährliche Stätten der Ansteckung verschrien, nicht zu Unrecht; die Übertragung erfolgte vor allem durch die Schröpfinstrumente. Wo die Stadtverwaltungen den Besuch der Bäder nicht verboten, hörte er von selbst auf; die Einrichtungen verfielen, die Bader verarmten, und die Stuben wurden geschlossen. In Wien gab es im Mittelalter 21 öffentliche Bäder, 1534 noch 11 und Anfang des 18. Jahrhunderts 7 (ZAPPERT). In Frankfurt a. M. sind bis 1500 urkundlich 15 Bäder erwähnt, 1555 waren nur noch zwei Stuben jeweils an zwei Wochentagen in Betrieb (KRIEG).

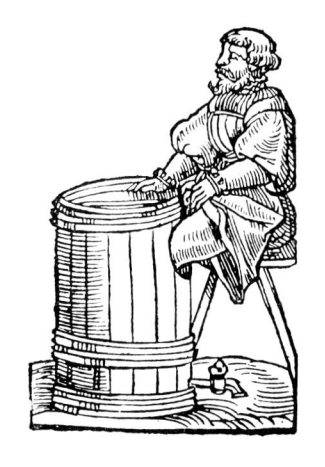

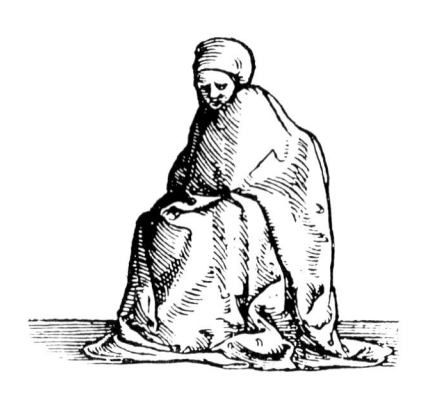

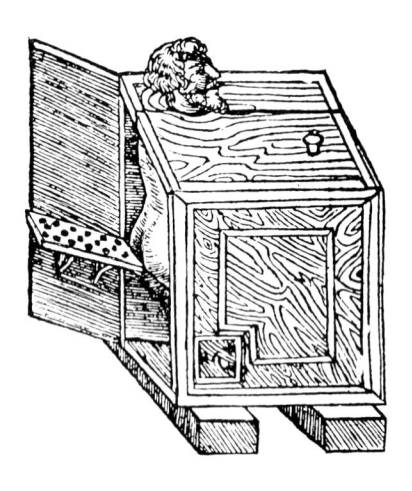

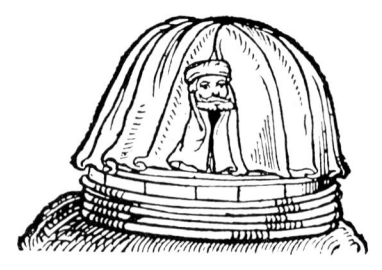

Verschiedene Badegerätschaften · Aus Dryander · 1539 · Textholzschnitte

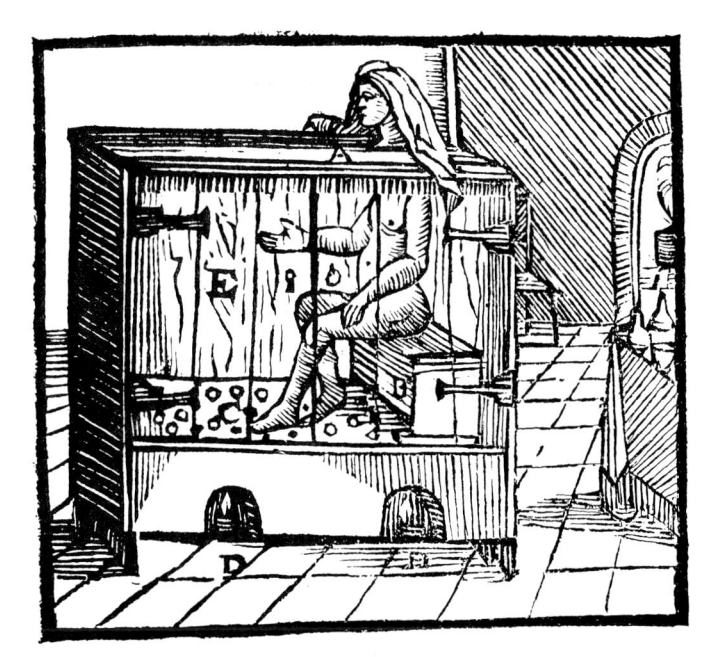

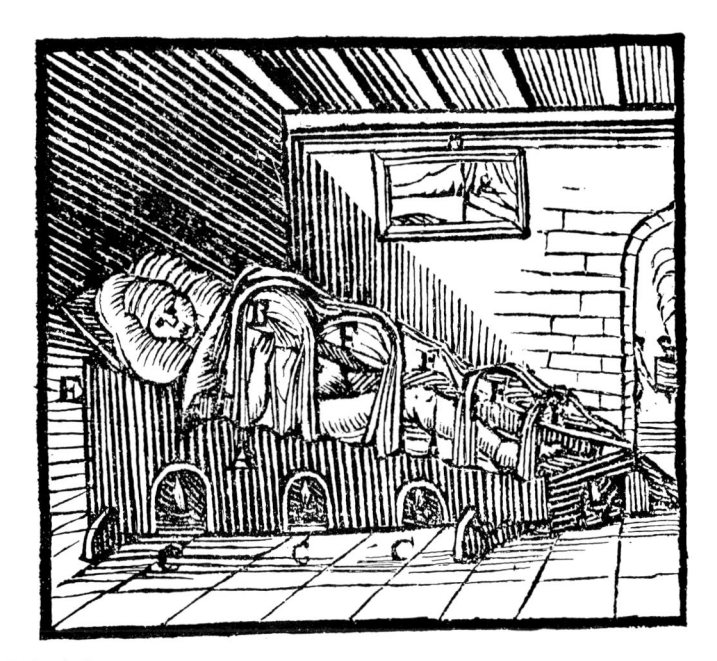

Kasten und Schrägbett zum Schwitzen · Aus J. v. Hervelt · 1693 · Textholzschnitte

Die vielfältigen Gerätschaften der Badestuben, die wir z. T. auf den Holzschnitten bei DRYANDER finden, übernahm man in Hospitäler, aber auch in Privathäuser. Die Holländer scheinen sie besonders gern gebraucht zu haben, jedenfalls stammen die meisten späteren Abbildungen aus der niederländischen medizinischen Literatur. Wie eng die Beziehungen zu den in Süddeutschland eineinhalb Jahrhunderte vorher verwandten Gerätschaften waren, zeigt der von HERVELT 1693 abgebildete Schwitzkasten. Die viereckige Form, der Kopfauslaß, die Sitzbank und die doppelte Bodenplatte sehen genau wie bei DRYANDER aus. Nur erzeugte man die heilsame Wärme durch Abbrennen von Branntwein in kleinen Schalen.

Neu ist bei den Holländern, daß sie die Dampf- bzw. Wasserbehandlung vielfach im Bett oder auf einer sonstigen Liegestatt durchführten. Dadurch wurde diese Heilmaßnahme auch bei Schwerkranken möglich, wie HERVELT an einer Schwitzprozedur auf schräger Lagerstatt zeigt. Auch diese wird mit Branntweinflammen beheizt. *Die warme Luft tritt durch Löcher des Bodenbrettes aus, und eine dicke Decke, welche sich über hölzernen Tragreifen (F) ausspannt, hält sie in einem den Patienten umgebenden Dunstraum.* — Eleganter löst LAMZWEERDE (1672) das technische Problem des Heißluftkastens. *Der Körper des Kranken liegt in einem Tunnel aus Längs- (b) und Rundspanten (c), welcher mit einer Decke abgedichtet wird. Am Fußende des Bettes steht der Warmluftapparat (A). In einen äußeren Kasten (unterer Teil des Bildes, Nr. 1) mit Auslaßlöchern (2) ist ein innerer Kasten (4) eingeschoben,*

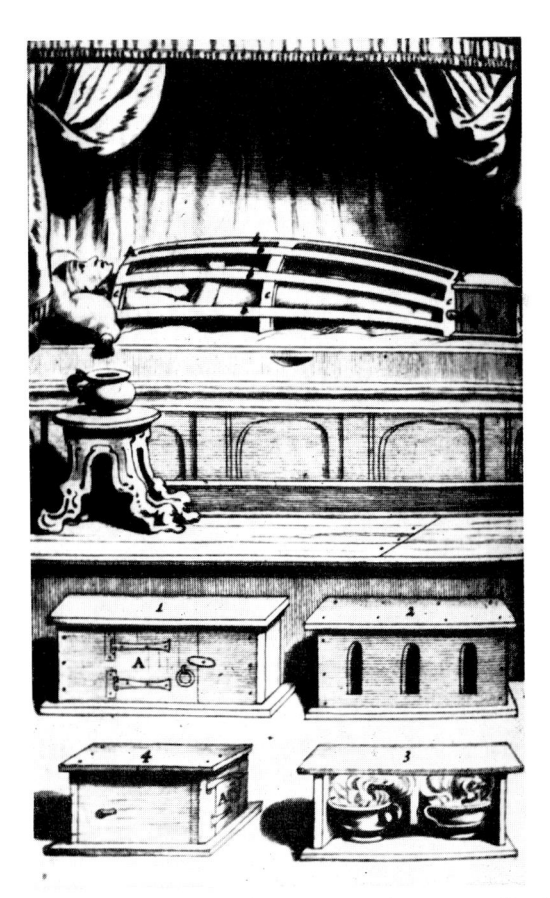

Schwitzapparatur · Aus J. Scultet-Lamzweerde · 1672 · Kupferstich

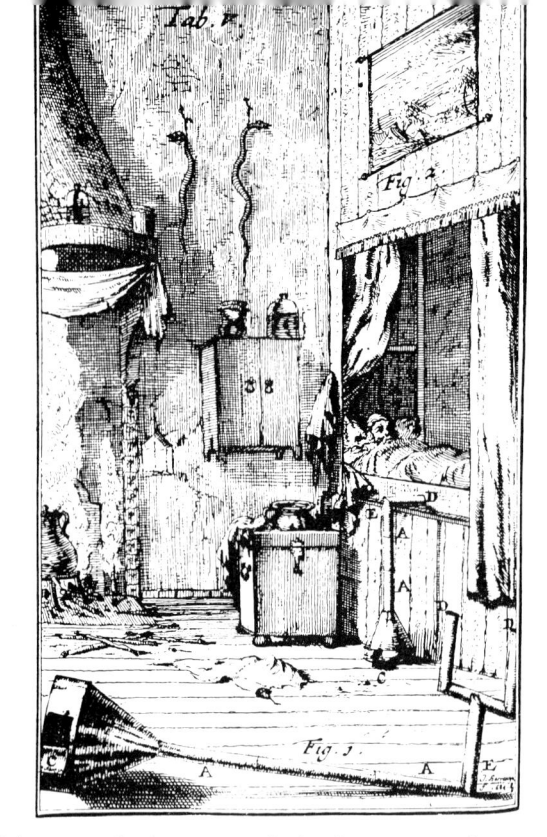

Häusliches Dampfbad · Aus St. Blankard · 1684 · Radierung

in dem Alkohol in Schalen verbrannt wird. Der Kranke braucht keine besondere Liegestatt, er bleibt in seinem üblichen Wandbett. Eine etwas andere Anordnung zeigt BLANKARD in dem pittoresken Interieur einer Bauernstube. *Der Alkohol verbrennt in einem Blechgefäß, welches im Vordergrund am Boden liegend (Figur 3) noch einmal gesondert gezeigt ist. Die heiße Luft steigt in einem Knie-*

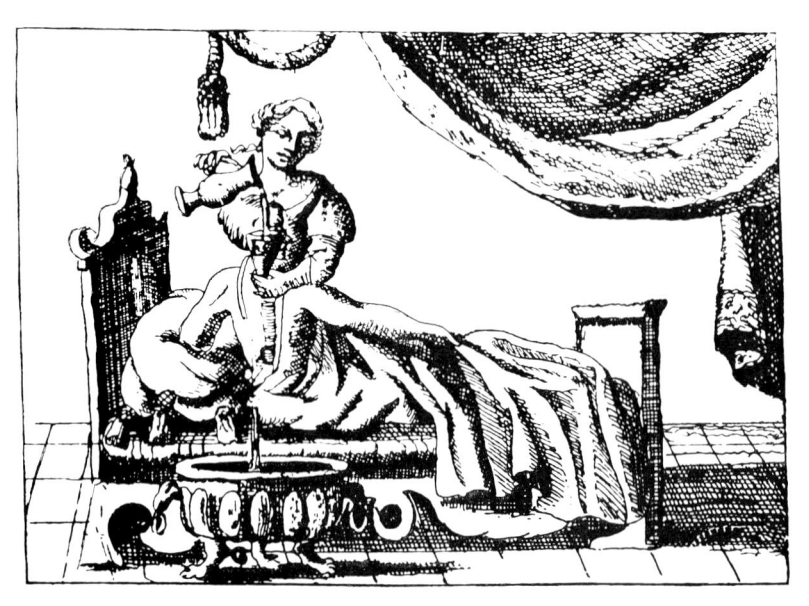

Rückenschlauch · Aus Lamzweerde · 1684 · Radierung

rohr hoch, es gabelt sich zur gleichmäßigeren Wärmeverteilung innerhalb der Bettstatt. Vier Tragreifen halten die Bettdecke vom Körper ab.

LAMZWEERDE hat sich auch um die Behandlung der Schwerkranken bemüht. So stellt er dar, wie man zweckmäßig einen Geschwächten badet. *Sein Körper steckt in einem Ledersack, der am Hals zugezogen ist. Die Magd gießt durch einen Trichter in eine seitliche Öffnung warmes Wasser, das später durch ein Rohr am Fußende in eine Holzbütte abgelassen wird.* — In einer späteren Ausgabe (1684) finden wir überdies ein schlauchförmiges Leder-

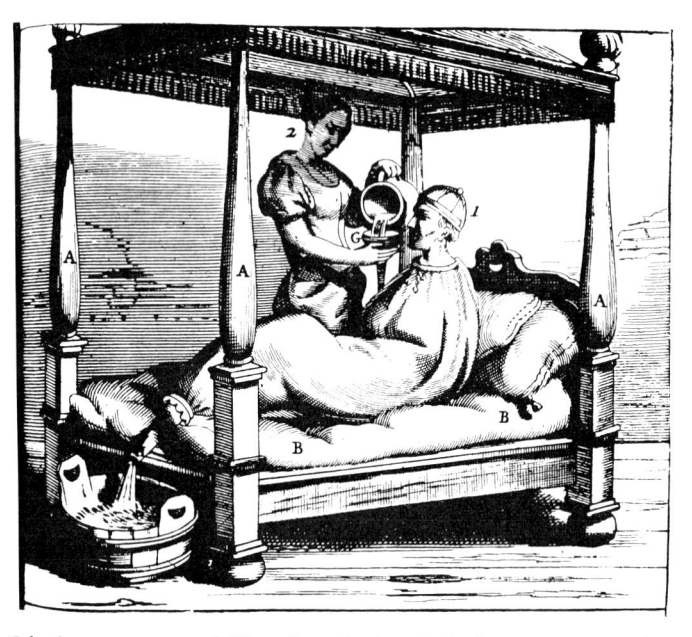

Schwitzapparatur und Wasserbeutel · Aus J. Scultet · 1672 · Kupfertafeln

futteral zur Kühlung des Rückens mit durchlaufendem Wasser, ein in der Form unseren Gummikühlschläuchen ähnliches Gerät!

Was Deutschland damals Neues zu den Heilmethoden beisteuerte, war einfallsarm, manchmal grausam. SCHMIDT (1667) bildet einen viereckigen, oben rundlich wie ein Zimmerklosett geöffneten Kasten ab. *In ihm steht der irdene Krug A, in den durch die Türe B glühende Holzkohlen geschoben sind. Auf diese Weise wird — manchmal unter Zusatz getrockneter Heilkräuter — die Glutealgegend beräuchert.* „Wird gebraucht bei denen, die mit Feicht-Blattern, Feichtwarzen oder andern Schäden deß Hindern beschafft seynd. Deßgleichen auch bequemlich, wo solcher Orth mit Geschwulsten behafft ein Bähung dessen Orths vonnöten, dardurch kan versucht werden." Der bei C ab-

Die häufigste häusliche Heilmaßnahme war sicherlich das Klistier. Im Altertum und im Mittelalter bediente man sich zur Ausspülung des Enddarmes einer Blase mit daran befestigtem Röhrchen. Wir finden das Gerät noch bei Hildanus abgebildet. Diese einfache Vorrichtung wurde seit dem Ende des 15. Jahrhunderts durch die Klistierspritze in den Schatten gestellt. Der Wohltäter, der sie der Menschheit schenkte, soll der Italiener Gatenaria, Professor der Medizin in Pavia, gewesen sein. Nach Plinius freilich geht auch die Erfindung des Klistiers auf die Tierwelt zurück. Der Ibis, eine Storchvogelart, nimmt angeblich mit dem Schnabel Nilwasser auf und durchspült damit sein Gedärm, „dat het overschot van de kost af-schied".

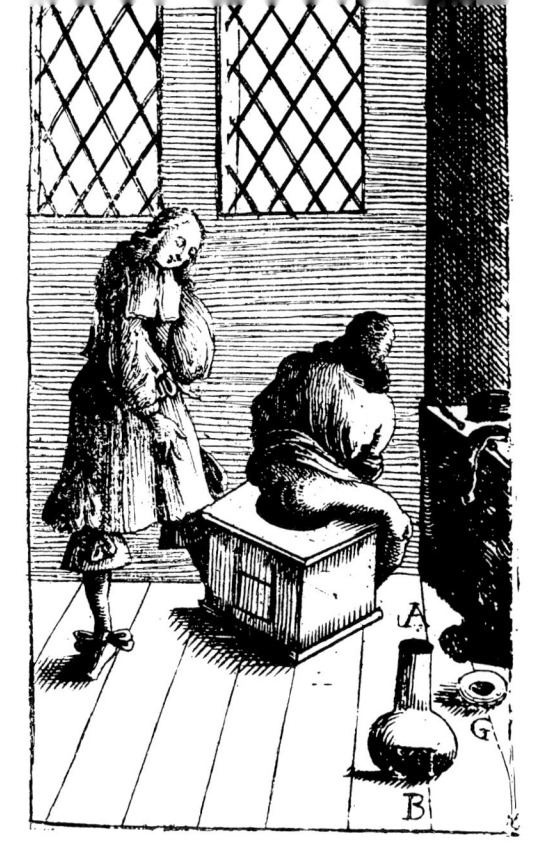

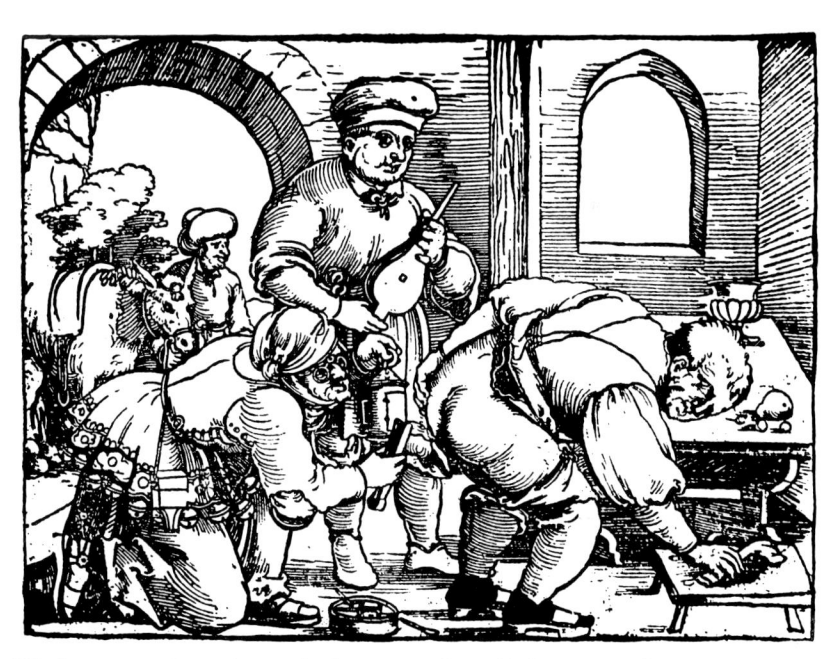

Beräucherung der Anogenitalregion · Aus J. Schmidt · 1667 · Textholzschnitt

gebildete Holzdeckel mit zentraler Öffnung paßt auf den Hals des Kruges A. „Wardurch der Patient sein Mannlich Glid zu beräuchern einhencken kan." — Im 18. Jahrhundert geht die Darstellung häuslicher therapeutischer Prozeduren langsam in populäre Schriften über; in der wissenschaftlichen Literatur findet man sie kaum noch.

Klistier · 1556 · Deutscher Holzschnitt · Kupferstichkabinett Dresden

In dem derben deutschen Holzschnitt kommt weder die Blase noch die Spritze zur Anwendung. Hier hat man sich einen Blasebalg geholt und spreizt die Glutealgegend mit einer Feuerzange. Welch ein Unterschied zu dem nachfolgenden Kupferstich, der hundert Jahre später entstand! Abraham Bossé zeigt uns die repräsentative französische Art des Klistierens. Wie großartig schaut die Spritze aus und wie komfortabel das Zimmerkloset mit gepolstertem Sitz. Unwillkürlich denkt man bei dem Stich an Molières etwa gleichzeitig entstandenen „Malade imaginaire". Da

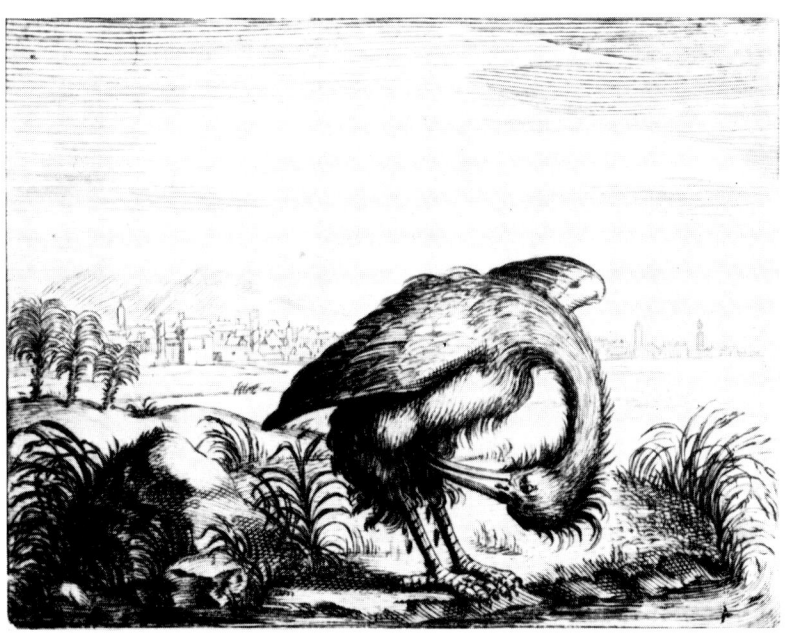

Sich klistierender Ibis · Aus Beverwyck · 1641 · Kupferstich

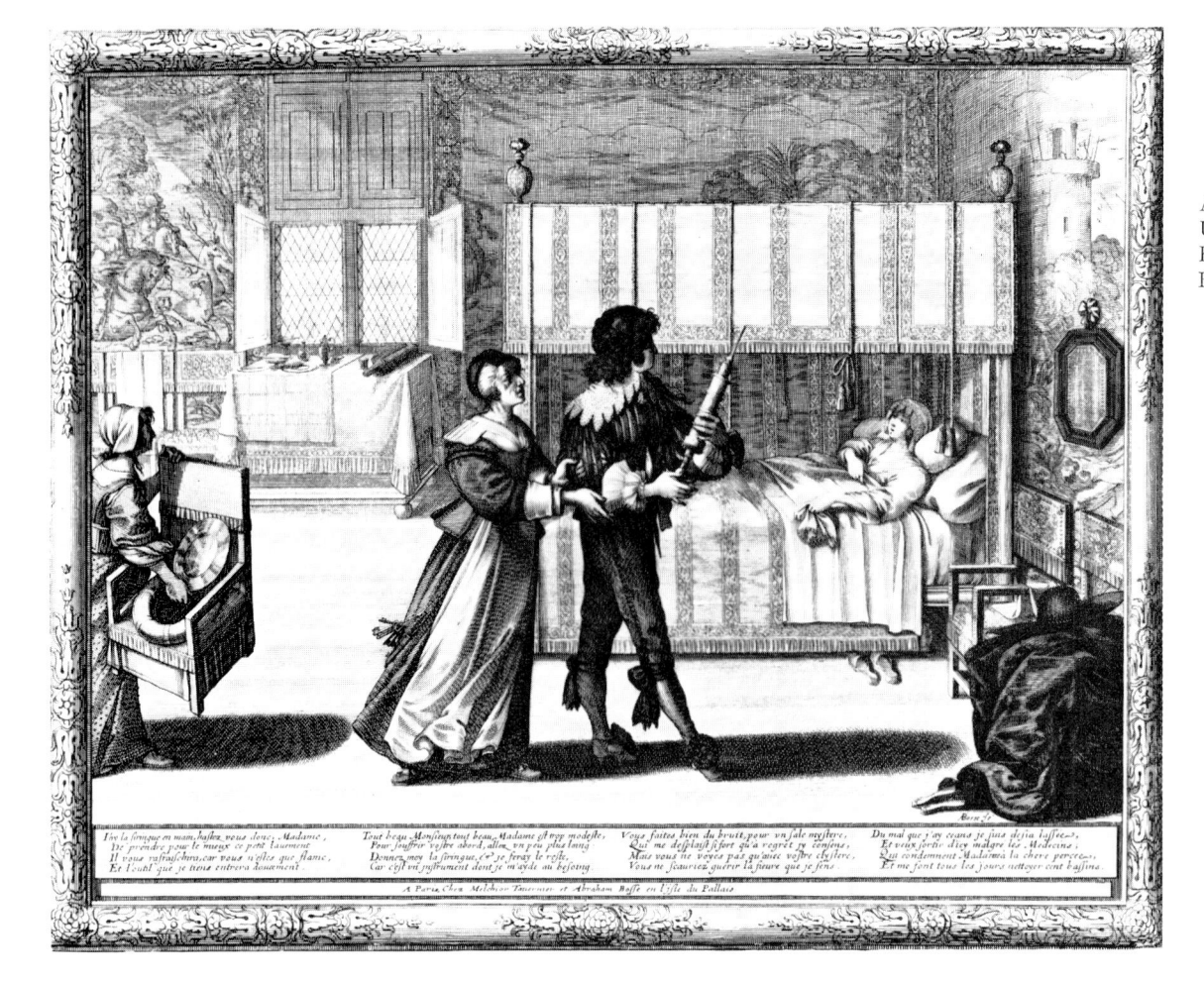

A. Bossé · Klistier ·
Um 1660 · Kupferstich
Kupferstichkabinett
Berlin

rechnet sich in der Eingangsszene Herr ARGAN aus, von seinem Apotheker im letzten Monat 12, im vorletzten 20 Klistiere erhalten zu haben. Das dürfte die damalige Manie nicht übertreiben. König LUDWIG XIII. wurde 1643 in seinen letzten Lebensmonaten 212mal klistiert, außerdem noch 215mal durch Abführmittel purgiert und 47mal zur Ader gelassen. Obwohl zum Skelett abgemagert, war er seinen Ärzten dankbar und von der Behandlung begeistert.

Doch war man bei der Prozedur nicht auf Arzt oder Apotheker angewiesen, sondern konnte sie, wie LAMZWEERDE abbildet, auch selbst vornehmen. Er beschreibt genau das mittels Spritze mit langem Schlauch durchgeführte Instillieren. Nun, wir brauchen die Beschreibung nicht nachzudrucken, sie ergibt sich aus der Abbildung. Die Graphik des 18. Jahrhunderts hat das Klistier vielfach dargestellt. Meist hatten diese Stiche nicht den Zweck, den Vorgang als solchen zur Darstellung zu bringen, vielmehr durch übertrieben retroussierte Kleidung die reizvolle Plastik gewisser weiblicher Körperteile deutlich zu machen.

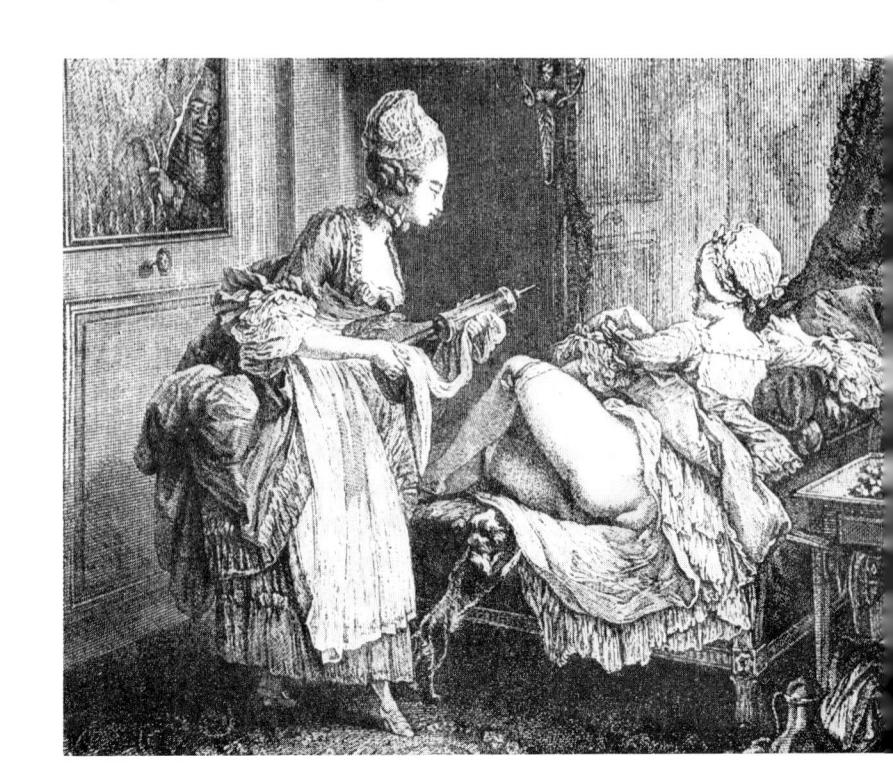

P. A. Baudouin · Die Wohltat · Ausschnitt · Um 1760 · Stich nach dem Gemälde

Selbstklistier · Aus Lamzweerde · 1672 · Kupfertafel

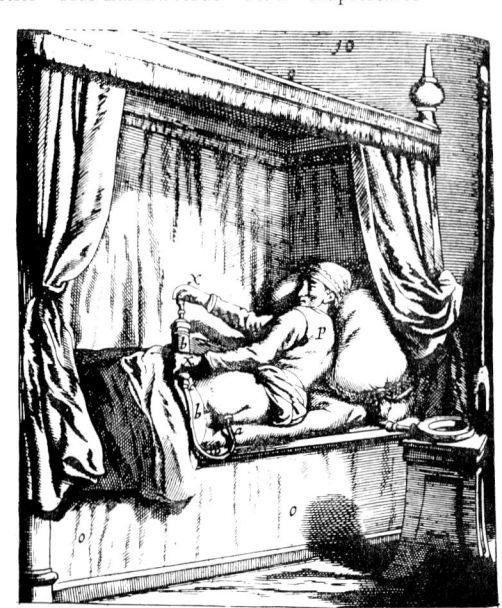

Heilbäder

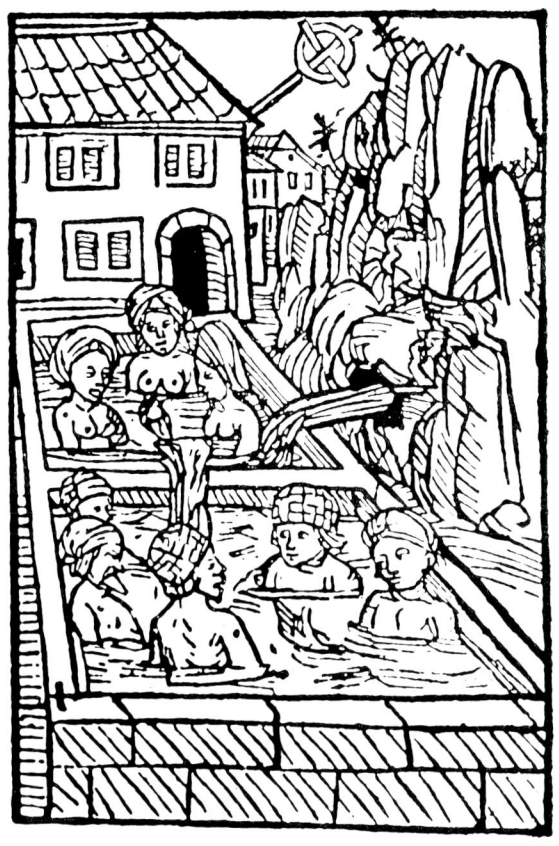

*„Es kreffligt hertz, sel vnd gemüt.
Vnd hat nie nymant wee getan.
Nymant hat do verdriß noch smertz
Veriagt allen vnlust vnd grawen....
Wer den smertzen padagran hat
Mit allen den geschlechten sein
Dut es offenlich hilffe schein.
Lüfft dem gehörd dint dem gesicht
Vnd waß man sunst von flüssen spricht,
Treybt auch auß all vnreinigkeyt
Die sich jm lieb auß breyt."*

Im Beginn des 16. Jahrhunderts erschienen einige Schriften über bekannte Thermen; ihnen folgte als Gesamtfassung das *„Traktat der Wildbäder"* von LAURENT FRIESZ der freien Kunst und Arznei Doktor (Straßburg 1519). FRIESS fühlte sich — er sagt es in der Vorrede — zu seinem Büchlein bewogen, weil aus unvernünftigem Gebrauch der Bäder oft großer Schaden erwuchs. Er gibt eine Reihe von Regeln, die für seine Lebensklugheit und ärztliche Erfahrung sprechen. Doch schon der Titelholzschnitt des Werkes verstößt gegen seine sechste Regel: *„die weil du in dem Wasser sitzest, so solt du weder essen noch trincken."* Hier haben sich Männer und Frauen in einem hölzernen Badebecken den Freuden des Mahles und des Weines hin-

Mineralbad · Aus H. Folz · Um 1480 · Titelholzschnitt

Seit Menschengedenken gelten Quellen als heilkräftig. Besondere Wirksamkeit schrieb man denen zu, die durch Farbe oder Geschmack auffielen oder dampfend heiß aus dem Boden sprudelten. Diese wurden z. T. bereits von den Römern gefaßt und genutzt wie Aachen, Bertrich, Badenweiler, Wiesbaden und die drei Baden bei Wien, Zürich und Karlsruhe. Eine ganze Reihe solcher Heilbäder zählt gegen 1480 der Nürnberger Meistersinger und Barbier HANS FOLZ in einem Gedicht auf. Darin hat er die Baderegeln des PETRUS DE TOSSIGNANO, eines Italieners des 14. Jahrhunderts, in Meistersingerverse umgeformt. Sein Titelholzschnitt — wohl das älteste Druckbild eines Mineralbades — zeigt ein rechteckiges Badebecken, das von einer dem Felsen entspringenden warmen Quelle gespeist wird. Eine Querwand in Beckenmitte trennt die Geschlechter. Rechts am Hausfirst weist ein Aushängezeichen das Bad als geöffnet aus. Trotz einiger schlechter Erfahrungen war man von der Heilkraft überzeugt:

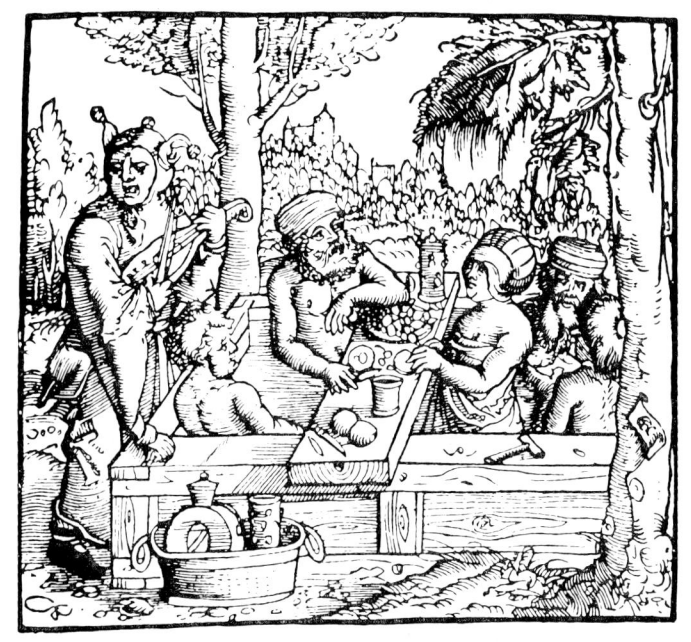

Warmbad · Aus L. Friesz · 1538 · Titelholzschnitt

gegeben. Die alimentäre Versorgung erfolgte entweder aus einer nahen Gaststätte, häufiger jedoch hatten die Badegäste sich genug Proviant für die Dauer ihres Aufenthaltes von Hause mitgebracht. Sie schliefen in den Gasthäusern und beköstigten sich im übrigen selbst. Man verzehrte das Mitgebrachte gemütlich während des lang ausgedehnten Bades. — Vielleicht soll auf unserem Bilde der Narr, der die Geige streicht, das Unsinnige dieser Sitte geißeln.

Das folgende Bild wurde 1553 in Venedig in einem Sammelwerk „De Balneis" veröffentlicht. Die Bildmitte wird von einem großen öffentlichen Warmbad eingenommen, in dem sich kranke Männlein und Weiblein teils mit, teils ohne Badetücher tummeln. Dabei dient das links vorne zufließende Wasser gleichzeitig zur Trinkkur. An den Längswänden des Beckens bieten Hüttchen aus Holzbrettern oder Zeltplanen Essensgelegenheit und Regenschutz. Kranke werden im Wagen herangefahren oder schleppen sich auf Krücken dem heilenden Bade zu. Das große Bassin ist von Wirtshäusern umsäumt, die ihre Schilder herausgehängt haben. Man erkennt einen Bären und ein Lilienblatt, eine Glocke und einen Kardinalshut. — Das im Wasgenwalde liegende Plummers (später Plombières) ist bereits 1292 urkundlich erwähnt. Im 16. Jahrhundert erfreute es sich eines großen Zulaufes von Elsässern, auch von entfernter Wohnenden. PARACELSUS hat es nicht geschätzt: *seine Wärme sei die eines gärenden Misthaufens, es habe keine sonderliche Tugend, den Ausschlag bade man ohne Nutzen. Es habe sogar einen unangenehmen Anhang: was zu dem Guten auf der Bahn sei, fördere es, aber auch das Böse, so zum Bösen geschickt ist* (Badebüchlein 1562). — Mehr Gnade fand es vor den Augen des geistreichen MICHEL DE MONTAIGNE — vielleicht, weil ihm eine Trinkkur geholfen hatte. In seinem Tagebuch ist verzeichnet: *„Er fand das Wasser angenehm zu trinken und ließ es jeden Tag vor Tisch wieder ab... Am sechsten Tage bekam er heftige Koliken... er fühlte sie an seiner rechten Seite und spürte die Wirkung und das Gleiten des Steines durch die Harnwege und den Unterleib ganz deutlich... Er gab zwei kleine Steine von sich, später einige Male Sand."* — MONTAIGNE hatte während einer Reise durch Italien, die Schweiz und Deutschland in den Jahren 1580 und 1581 hier elf Tage Rast gemacht, eine relativ kurze Zeit, denn: *„Es ist die Regel, daß man mindestens einen Monat dort bleibt."* Die Quellen wurden damals weit mehr zum Baden als zum Trinken genutzt. Das abgebildete Hauptbad wird so geschildert: *„Es hat eine Länge von 35 Schritt und eine Breite von 15. Das heiße Wasser quillt von unten empor in mehreren Sprudeln, und man leitet von oben her kaltes Wasser hinein, um nach den Bedürfnissen der Badenden eine gemäßigte Temperatur zu erhalten. Die Plätze liegen auf den Seiten und sind durch Schranken voneinander getrennt, wie man sie ähnlich in den Ställen findet, darüber liegen Bretter, um Sonne und Regen aufzuhalten."* Er beobachtete gute Kurerfolge: *„Wir sahen dort Leute, die von Geschwüren geheilt worden waren und andere, deren über den ganzen Körper zerstreute Hitzpocken Heilung gefunden hatten."*

Mitte des 16. Jahrhunderts ging die Kunde von dem Wunderbrunnen von Pyrmont durch alle deutschen Lande.

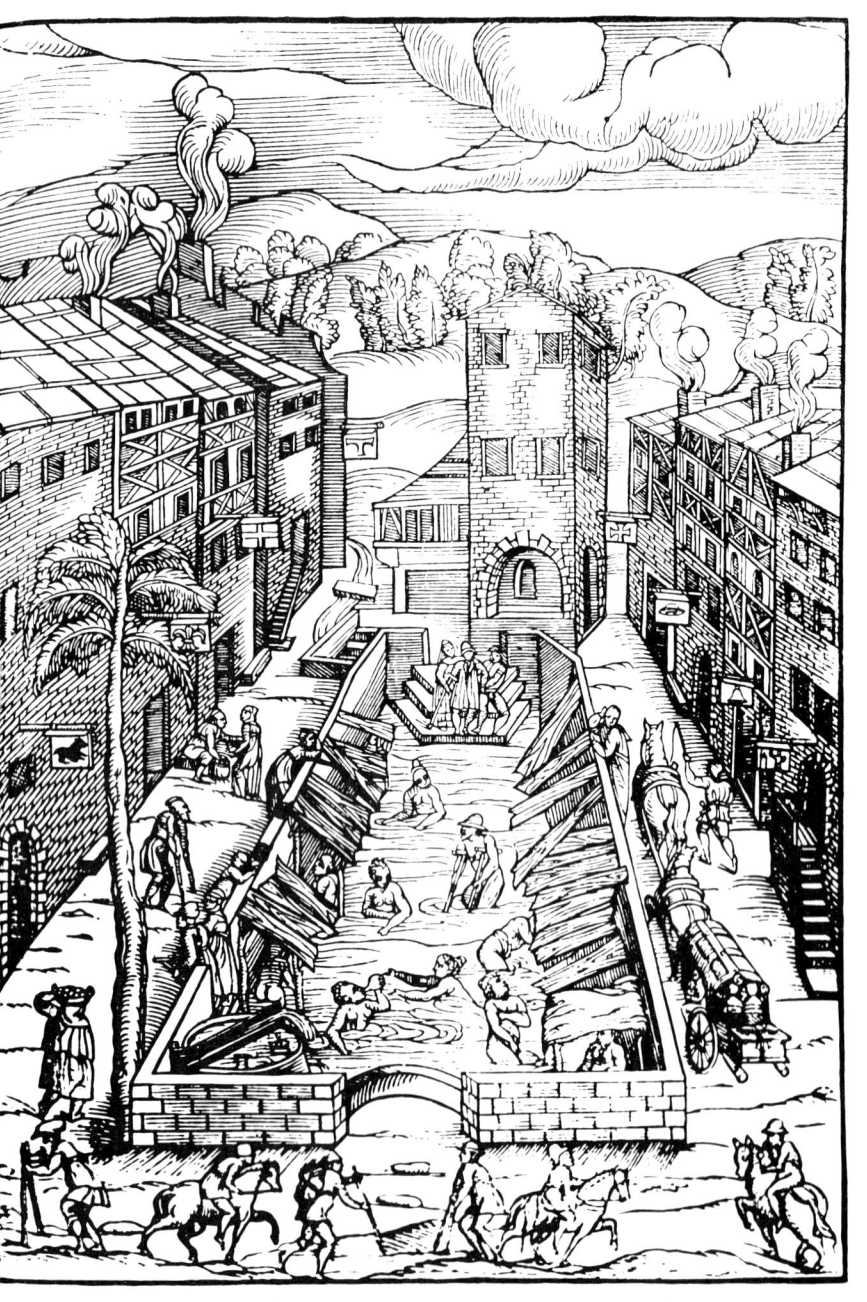

Das Bad Plummers · Aus C. Gesnerus (in De Balneis) · 1553 · Textholzschnitt

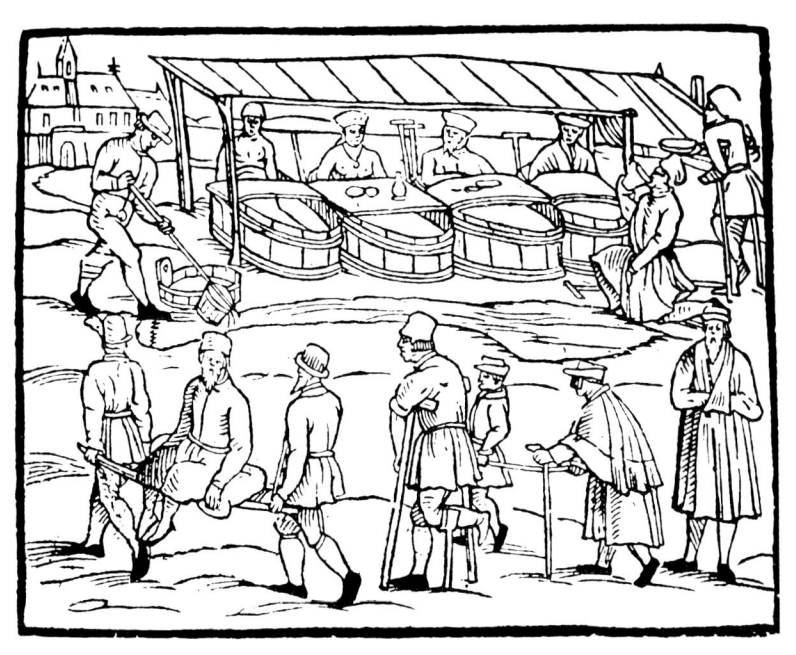

Badeanlagen in Pyrmont · Aus Metobius · 1556 · Titelholzschnitt

1556 tauchte die erste gedruckte, von Doktor BORCHARD METOBIUS verfaßte Nachricht auf. Sie beginnt mit der Sage der Entdeckung, wie sie ähnlich auch bei anderen Bädern erzählt wird: *„Die Vögel in lüfften, auch andere vierfüssige thier, die ab disem wasser trincken, sterben dahin, als ob sy vergiftet weren. Vnnd das vernimpt ein armer ellender gsüchtiger mann, der tag vnd nacht kein rhu hat, gedacht vor grossem schmertzen, du wilt auch ab disem wasser trincken, so stirbst auch gleich, wie die thier vnd vögel, vnnd kompst also deiner marter, angst vnd not ab. So er nun hingat, vnd des wasser trinckt wirt es etwas besser vmb jn. Vnd trinckt des wassers ein zeitlang, weschet auch sein ganzen leib darmit. Genist aller dingen, verlaßt seine krucken, lobet Gott den Herren, vnnd fart dahin. Wöches er nun kundt hat gethan yedermann."* Es folgen Hinweise auf den Gebrauch des Brunnens, der metallisch und sauer sei und viel Ocker enthalte: *„Erstlich hat er die krafft, daß das Wasser zu zeücht, wem die Zeen loß schwach vnnd offen sein, auch das Paralysis, Podagra, Gelsucht, Gegicht, Hilgedinck hierinnen gebadet, machet die seenen adern, vnnd das fleisch gut, offne schaden heilet es auß dem grund, vnd machet sie rein. . . ."*

Das Eingangsbild auch bei FEURBERGK (1597) demonstriert die Badeanlagen: vier unter einem Schuppendach nebeneinander stehende Holzwannen! Die eine wird gerade von einem Badeknecht mit einem Schöpfeimer gefüllt, und zwar aus einer Art Pfütze, der dem Boden entsprudelnden Quelle. Meist hatte mindestens ein halbes Dutzend Personen in der Wanne gebadet, bis ihr Wasser erneuert wurde.

Im Vordergrunde humpeln Kranke hinzu, wird ein Gelähmter getragen und ein Blinder herangeführt. — Der Zulauf überstieg 1556, beim Erscheinen der ersten Schrift, alle Unterbringungsmöglichkeiten. In vier Wochen sollen sich 10 000 Menschen eingefunden haben, darunter aus den nordischen Ländern, England, Frankreich und Spanien. Alle Ortschaften der Nachbarschaft waren bis auf die letzte Kammer mit Kranken und Gebrechlichen hohen und niederen Standes vollgestopft. Die Lebensmittel wurden knapp. Ein großes Barackenlager mit Fleisch-, Bier- und Brothäusern wuchs aus dem Boden: *„In summa, es war gleich einem großen Feldlager"* (PYRMONTANO). Im folgenden Jahr hörte der Zulauf plötzlich auf. Der residierende Graf des Gebietes war erschossen worden. Man vermutete ein göttliches Strafgericht, weil öffentliche Sünde, Schande und Hurerei getrieben worden war, was dem Wasser die Kraft genommen habe.

Der Titelholzschnitt aus GALLUS ETSCHENREUTER *„Aller heilsamen Bäder und Brunnen, Natur, Krafft, Tugende und Würkung"* (Straßburg 1571) zeigt ein schon mit Steinen ummauertes Bad, das aus einem Schmuckbrunnen mit warmem Wasser gespeist wird. Ich vermute, daß dieses hinsichtlich Gliederung und Formensprache an den Italienern geschulte Bild von TOBIAS STIMMER (1539—1584) stammt, welcher 1570 nach Straßburg übersiedelte und bis zu seinem frühen Tode als Buchillustrator sehr produktiv

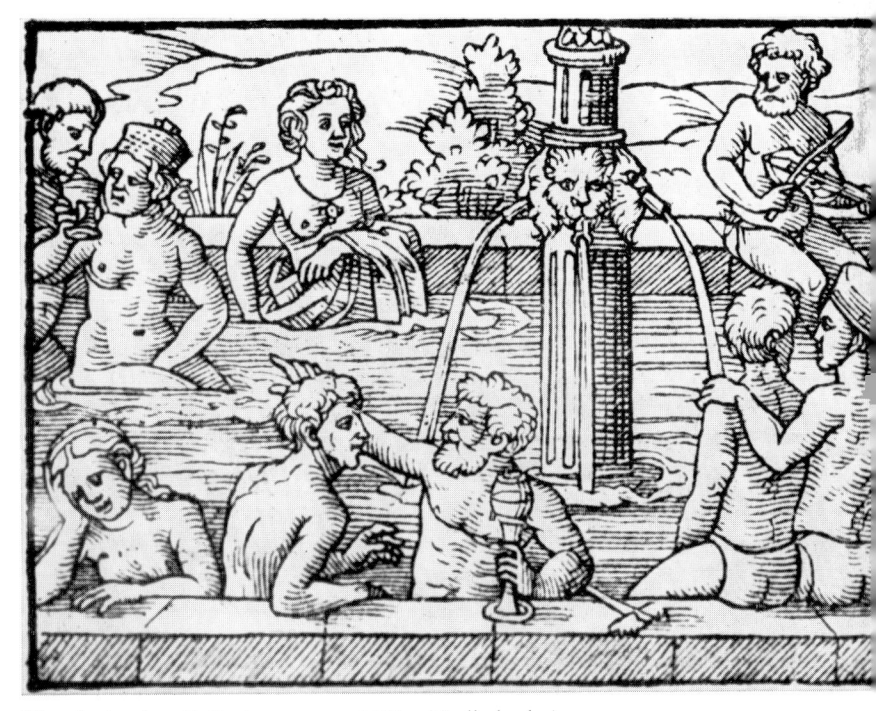

Warmbad · Aus G. Etschenreuter · 1571 · Titelholzschnitt

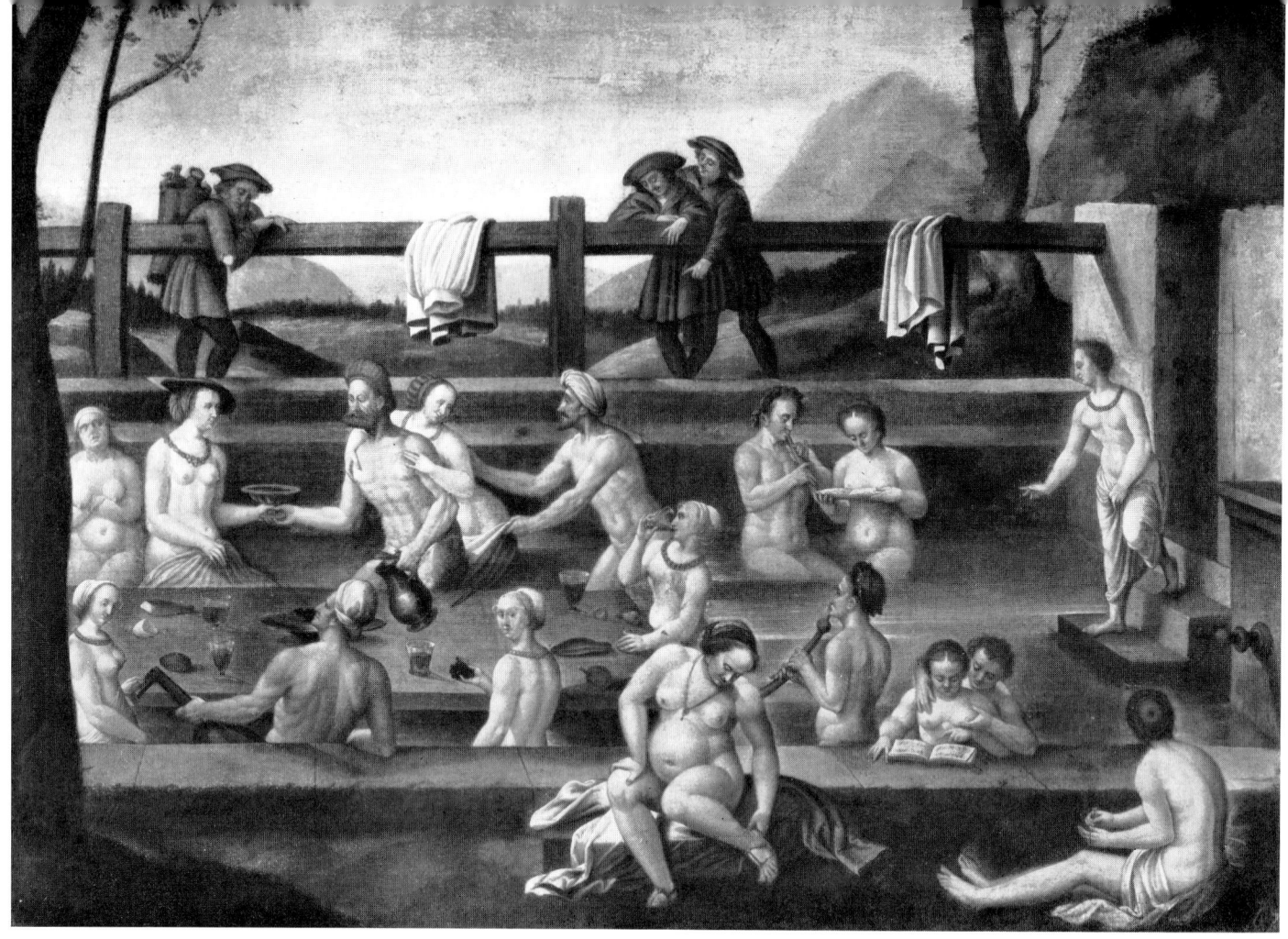

H. Bock d. Ä. · Badeszene (in Leuk?) · 1597 · Ölbild · Kunstsammlung Basel

war. — Man erkennt im Bild gut die damalige Badekleidung. Die rechts vorn auf dem Bassinrand sitzenden Männer tragen eine Art Badehose. Dies war der eng bemessene „Bruoch", welchen auch DÜRER auf seinem Holzschnitt vom Männerbade abbildet. Frauen hatten lange Leinenhemden an, vielfach mit Schlitzen auf dem Rücken oder an den Seiten, die — wenn sie nicht zum Baden ausgezogen wurden — im Wasser dem Körper so angeklatscht waren, daß nichts mehr zu verbergen blieb. Dem Schutz der Frisur dienten verschiedenerlei turban- oder haubenartige Kopfbedeckungen.

Immer wieder wird berichtet, daß die dürftige Badebekleidung die Sinnlichkeit angeregt habe. Von der Obrigkeit der Bäder herausgegebene Anordnungen lassen die Furcht vor einem Überhandnehmen des Dirnenunwesens erkennen. Hauptindikation des Bades war die eheliche Unfruchtbarkeit, und viele Frauen suchten es in Begleitung einer Magd oder Anverwandten auf; allenthalben wird von Erfolgen berichtet. — Anstößig war das Verhalten der Priester und auch Nonnen. Der Rat von Baden bei Zürich durfte sie laut bischöflicher Vollmacht polizeilich belangen, da „von Priestern oft enorme ärgerliche und strafbare Exzesse verübt werden" (FRICKER). In Luzern wurde 1566 dem Klerus verwehrt, was sonst anscheinend üblich war: „... haben einige Chorherren im Hof den Rath um Erlaubniß gefragt, mit ihren Metzen gan Baden eine Badfahrt z'han, das ihnen aber um der Ergerniß wegen abgeschlagen worden" (zit. nach PFYFFER).

Ob auf dem Baseler Bild tatsächlich das Bad von Leuk wiedergegeben ist, sei dahingestellt. Das Gemälde zeigt recht realistisch das Tun und Treiben in einem natürlichen Warmbade. Unrichtig dürfte die Nacktheit der Badenden sein; den Frauen sind die Badehemden meist auf die Knie geglitten, und der Bruoch der Männer ist nur angedeutet. Sicherlich nahm der Künstler gern eine vom Motiv her gegebene Gelegenheit zur Darstellung des unbekleideten menschlichen Körpers wahr. Richtig und durch andere Bilder bestätigt ist das Gelage im Wasser. Man trinkt dazu Rotwein. Vielleicht will der am hinteren Beckenrande Stehende Lebensmittel in seiner Kiepe an die Tafelnden verkaufen. Häufig erwähnt und gelegentlich gezeichnet findet man die gleichzeitige musikalische Unterhaltung. Hier bestreitet sie ein Flötenspieler; ein Paar hat auf der Brüstung ein Notenbuch ausgebreitet, um ein Duett zu singen.

All dieses deutet auf einen langen Aufenthalt im Bade

hin. In Baden bei Wien begannen einige das Im-Wasser-Sitzen bald nach Mitternacht (ANEMORINUS, zit. nach A. MARTIN) und blieben bis gegen Mittag, ja bis zum Abend. Von Pfäffers wird Ähnliches berichtet: *"Dahero gewöhnlich, daß jhr vil, vnter Tag vnd Nacht, niemaln auß dem Bad tretten, sondern daselbst bleibende, Essen, Trincken vnnd Schlaffen: Die Reichen zwar, vmb Lust halber, welchen sie vnder dem Baden empfinden: Die Armen aber, vmb Willen, ermanglender Herberg oder Prouiant, oder damit sie die Zeit ersparen, vnnd desto bälder fertiger werden."* (KALWECK, 1631.) — Mit dem *"bälder fertiger werden"* hatte es eine eigene Bewandtnis. Es hing mit dem sogenannten Badeausschlag zusammen. Das war ein Hauterythem durch thermischen oder chemischen Reiz, welches im allgemeinen nach hundert Badestunden auftrat, bei Quellen von höherer Temperatur oder konzentrierterem Mineralgehalt auch rascher. Arme und Beine schwollen an, die Haut brannte wie Feuer und schilferte nach Rückbildung der Entzündung ab. Manchmal folgte ein zweiter, juckender, urtikarieller Ausschlag. Ob dieser auch zum Gelingen der Kur notwendig war, blieb umstritten, der erste gehörte jedoch absolut dazu. Durch ihn sollten die inneren Unreinlichkeiten des Körpers herausbefördert werden: ohne Ausschlag keine Heilung! Um ihn möglichst rasch zu erzielen, blieben vor allem ärmere Kranke, durch Geldmangel zur baldigen Heimreise genötigt, Tag und Nacht im Bade sitzen. — Im 17. Jahrhundert hatte man diese Dauerbaderei langsam satt und begnügte sich im allgemeinen mit zwei Stunden.

Der 30jährige Krieg wirkte auf die Heilbäder zurück. Die Gäste blieben aus, die Badeanlagen verfielen. Danach folgte eine Zeit der kurzfristig überlaufenen Wunderbrunnen. Not und Unruhe der langen Kriegswirren mögen dazu beigetragen haben, daß irgendeine aufbrechende Quelle rasch in den Ruf kam, Leber- oder Gichtkranke, ja Lahme und sogar Taube und Blinde zu heilen. 1666 entsprang solch ein Brunnen bei Bielefeld. Unser Stich zeigt das Primitive und Improvisierte seiner anfänglichen Einrichtung. Noch laufen Schweine und Hunde zwischen den Heilungsuchenden herum. Die Quelle ist in zwei Holzbottiche gefaßt und durch ein Schuppendach gegen Regen geschützt. Das Wasser wird hier nicht nur an die Wartenden zum sofortigen Verbrauch verteilt, sondern auch in Fässer und Tonkrüge gefüllt, die für auswärts bestimmt sind. Eine vorherige Reinigung solcher Gefäße hielt man nicht für notwendig. An manchen Orten fuhr ein ganzer Karren mit Krügen in den Quellenteich hinein, um sie vollaufen zu lassen (FROMM). Kein Wunder, daß SEBIZ 1647 vor Verkäufern von Sauerbrunnen warnte, die das Wasser in *"oftermalen schimmlichten und stinckenten, faulen Fässern*

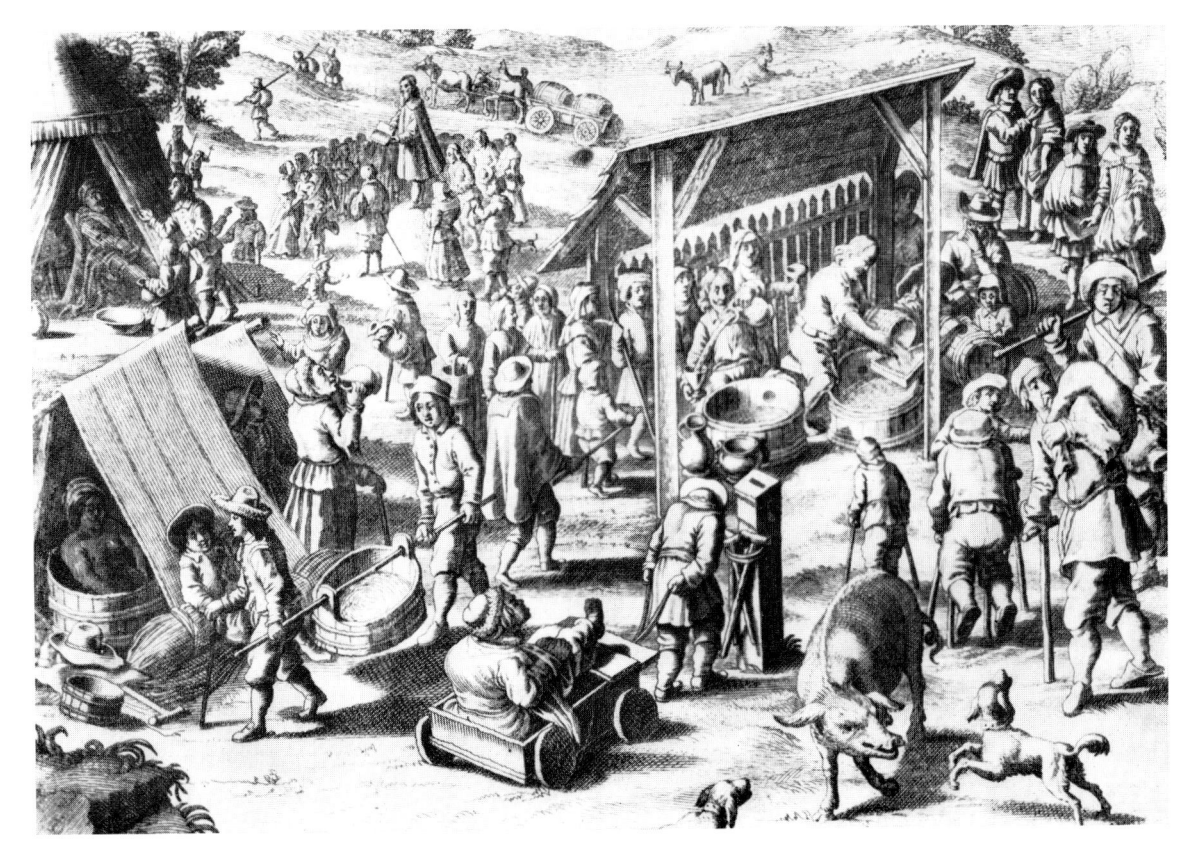

Heilbrunnen zu Bielefeld · 1660 ·
Aus C. Redeker · 1668 ·
Doppelseitiger Kupferstich

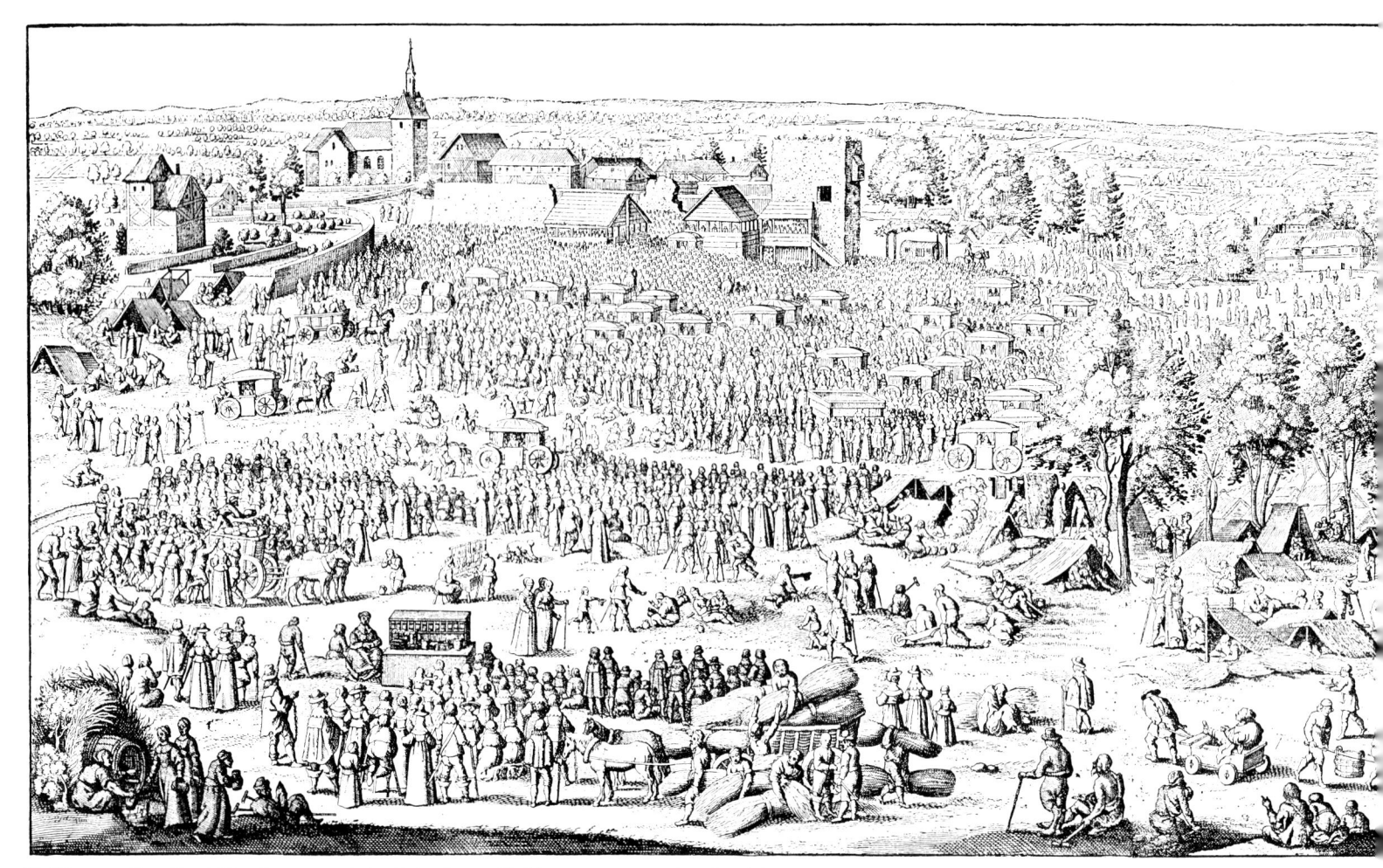

V. Wagner · Das Dorf Hornhausen und der Zulauf zum Heilbrunnen · 1646 · Kupferstich

bringen". — Er hält Flaschen, welche damals in den Verkehr kamen, für ein besseres Transportmittel. 1688 bildet BLONDEL aus Aachen derartige Brunnen-Bouteillen ab. Pyrmont versandte jährlich 60 000 bis 80 000 Flaschen weserabwärts nach London. — Links im Hintergrund unseres Bildes umringen Andächtige einen Prediger. Regelmäßig fanden *„ordentliche Beth-Stunden"* statt, und REDEKER berichtet über Formulierungen wie: *„Ach Jesus! Hast Du den vergessen, daß wir's sind, die das Unrecht in uns gesoffen wie Wasser?"*

Mehrfach erlebte im 17. Jahrhundert das zwischen Aschersleben und Halberstadt gelegene Hornhausen einen kurzfristigen, ungehemmten Zulauf. 1646 waren dort 6 Quellen aufgesprungen. Ein Schäfer entdeckte die erste, wurde prompt vom Fieber geheilt, auch eine seit Jahren kontrakte Bauersfrau genas völlig. Der Ruf des Wassers drang in alle Lande, und viele Kranke eilten herzu, unter ihnen so hochgestellte Personen wie der Kurfürst von Brandenburg, den man später den Großen nannte, und die Königin CHRISTINE VON SCHWEDEN, die extravagante Tochter Gustav Adolfs. — Wie es bei solch stürmischem Zulauf zuging, zeigt unser Kupferstich, auf dem wir alles am Bielefelder Brunnen Beobachtete wiederfinden — nur mit übersteigerter Menschenanhäufung. Das kleine Kirchdorf vermochte nur wenige Badegäste aufzunehmen. So hat man (im Vordergrunde rechts) primitive Zelte aufgeschlagen, in denen Kranke und Krüppel auf Stroh liegen. Sie trinken Heilwasser, das von rüstigen Männern in Zubern herbeigeschleppt wird. An die Zeltenden wird (im Vordergrund links) Fleisch, Brot und Wein, sogar Stroh verkauft. Eine riesige, tausendköpfige Menge hat sich (im Hintergrunde links) meist zu Fuß, auch zu Pferd oder in Kaleschen zu einem Bittgottesdienst zusammengefunden. Der predigende Geistliche steht auf einem Wagen zwischen den alten Gebäuden eines Gutshofes. Die Zahl der Andächtigen ist nicht übertrieben; bei dem Pastor des Ortes hatten sich damals unter Danksagung über 2000 Personen gemeldet. Die Quelle selbst (Hintergrundmitte) ist zur

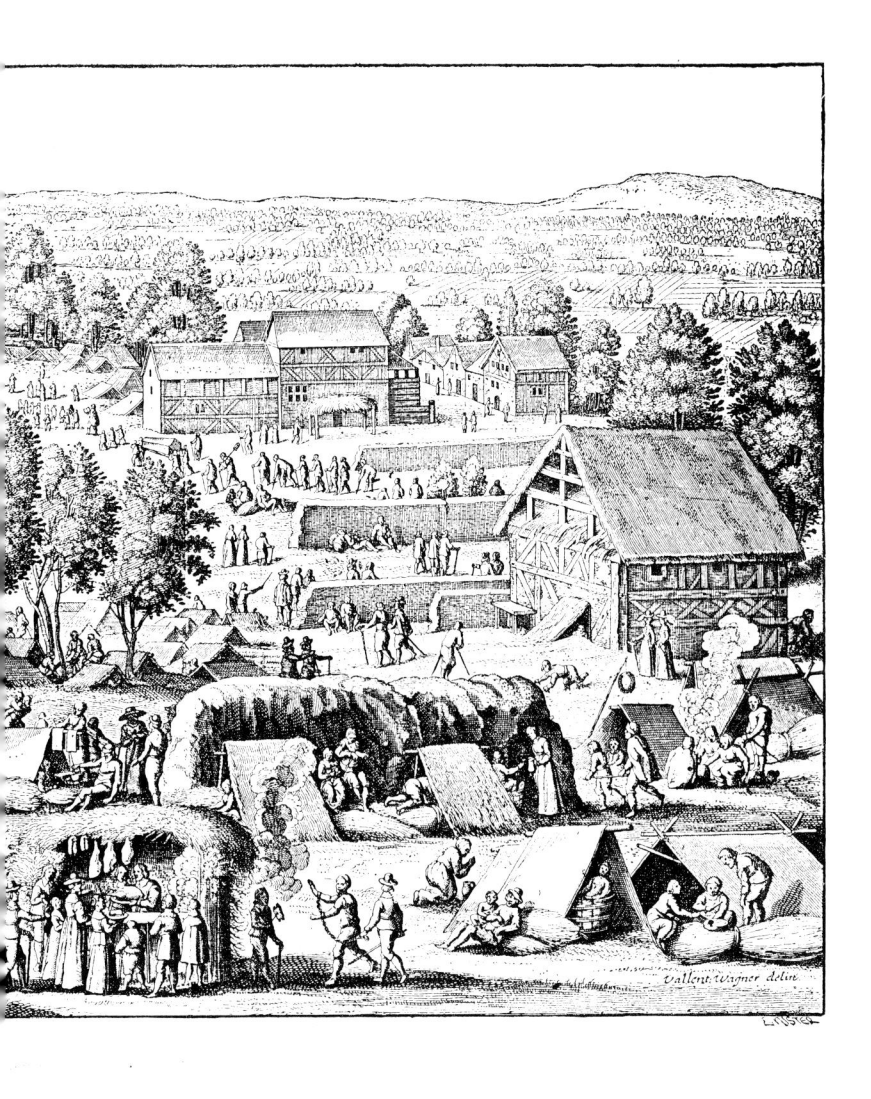

Zeit des Gottesdienstes nur spärlich besucht. Einzig ein Zug von Krüppeln (Hintergrund rechts) bewegt sich auf sie zu, vorbei an einem Sarge und einem weiteren Zeltlager. — Man vertiefe sich einmal mit einer Lupe in diesen Stich. Er strotzt von lebensechten Szenen, die in anekdotischer Kleinzeichnung gegeben sind. Mir ist kein Bild bekannt, das die Auswirkungen einer aus Heilungssehnsucht entspringenden Massenpsychose so erschütternd wiedergibt wie dieses. — Kurze Zeit danach erlosch der Ruf des Wassers, die Kranken blieben weg. 1689 kam es wieder in Kredit, viele Hunderte von Gästen füllten das Dorf. Bald gerieten die Quellen abermals in Verruf und neuerlich erlebten sie 1718 eine kurzdauernde Nachblüte. Doch schon im Jahre darauf beherbergte das Dorf nur einige arme Kranke. Die meisten der noch fließenden sechs Quellen waren modrig, ihre Fassungen verfallen, und man warnte vor dem Genuß.

Im ausgehenden 17. Jahrhundert bahnte sich eine gewisse Differenzierung zwischen Bade-Thermen und Trink-

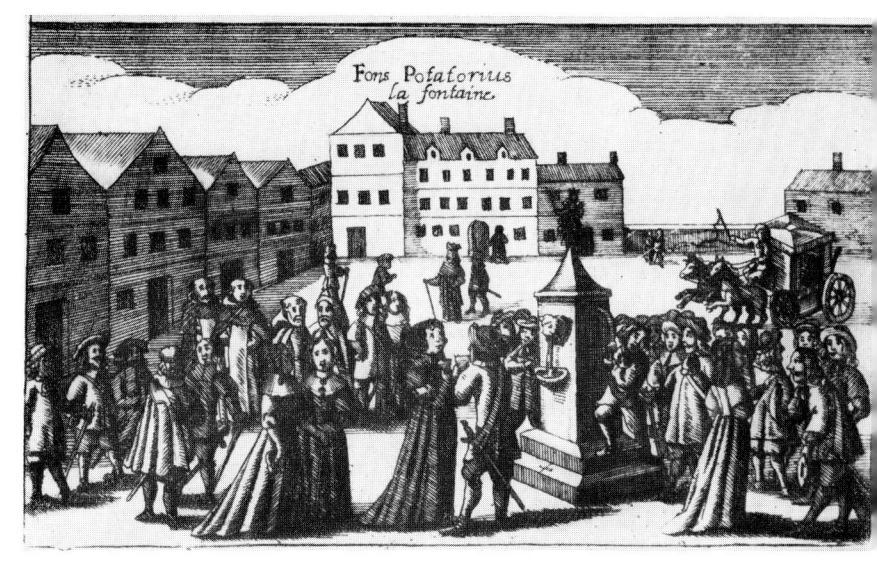

Cornelischer Trinkbrunnen, Aachen · Aus F. Blondel · 1688 · Kupferstich

brunnen an. Das von Zerstörungen verschonte Aachen ging darin voran. Hier treffen wir in FRANZ BLONDEL auch den ersten sozusagen spezialisierten Badearzt, der eine illustrierte, mehrfach nachgedruckte Monographie über die dortigen Heilquellen hinterlassen hat (1. Auflage 1671). Er bildet unter anderem den „Cornelischen Badwasser-Brun" ab, welchen der Magistrat hatte kurz vorher auf freier Straße errichten lassen. Das Wasser des von der Quelle des Cornelius-Bades gespeisten Brunnens mußte von Hand gepumpt werden. Man füllte sich einen Becher und trank ihn in der Herberge langsam leer. Das den Brunnenaufbau krönende Marien-Standbild war mehr als einmal Anlaß zu bitteren Streitereien zwischen Katholiken und Protestanten (nach „Amusements des eaux d'Aix-la-Chapelle").

Auch die äußerliche Anwendung des Wassers wurde damals vielfältig, vor allem durch die Einbeziehung der Dusche. In ihrem Ursprungsland Italien richtete man den

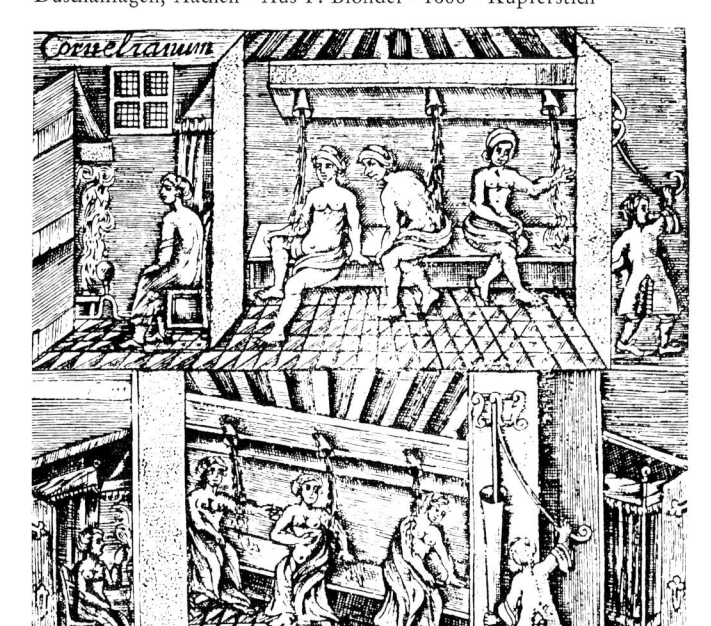

Duschanlagen, Aachen · Aus F. Blondel · 1688 · Kupferstich

Strahl bevorzugt gegen den Kopf, was bei den deutschen Ärzten wenig Gegenliebe fand. Lange literarische Diskussionen entspannen sich über Einwirkungsort, Fallhöhe und Wasserwärme. Ein Blondelsches Bild zeigt die Anlage im Cornelius- und im Rosenbad. Das Wasser wird jeweils durch einen Wärter in die Brausen hineingepumpt. Die Frauen tragen noch die üblichen Badehemden und schützen die Haare durch eine Haube. Nach den bis zu einer Stunde ausgedehnten Duschen erwärmte man sich am Kamin.

Um diese Zeit entstand auch die große Warmbadehalle. Eine Art Hallenbad hatte bereits KARL DER GROSSE bauen lassen. Wie EINHART berichtet, badete er dort gern zusammen mit Söhnen und Gefolge, bisweilen mehr als 100 Personen. Das um 1680 errichtete Bad wurde aus armdicken Röhren gespeist, die ihren Strahl in ein viereckiges, über mehrere Stufen erreichbares Becken ergossen. Seine Wasserhöhe von knapp 1 Meter ermöglichte ein gefahrloses Tummeln. In der Mitte des Bades standen auf zwei Podesten Krüge für Trinkkuren.

Während hier die Frauen noch das Badetuch, die Männer den Bruoch tragen, kann man am Publikum des Herzogbades in Baden bei Wien eine modische Wandlung feststellen. Alle Badenden sind komplett bekleidet und behütet. Einzelheiten der Gewandung beschreibt MOSER 1758: *„Eine Manns-Person von einigem Stand hat ohnehin einen Schlafrock, Kappe und Pantoffeln; brauchet also nur noch ein Bad-Hembd. Dieses machet man wie einen fast auf die Erde gehenden Schlafrock. . . . . Weißes zartes Tuch schicket sich nicht dazu, weil es sehr an dem Leib klebt, und dadurch dessen ganze Beschaffenheit zeigt; sondern man nimmt ungebleicht oder gar hänfen Tuch darzu. Weibs-Personen lassen sich auch ein solch Bad-Hembd machen: Andere thun kein Hembd an, sondern bedecken den Ober-Leib mit einem Capuciner-mäßigen Ober-Mantel, oder Saloppe, so dann bedienen sie sich eines ungefütterten Unterrocks von baumwollen Zeug oder Barchent; wiewohl Einige wahrscheinlich meinen, die Krafft des Bad-Wassers werde durch solche Dicke des Barchents mercklich geschwächt.“* Übrigens kamen Männer und Frauen getrennt durch überdachte Gänge *(„Schnecken")* in das viereckige, ebenfalls nur etwa halbmannshoch gefüllte Becken.

Im 18. Jahrhundert erfolgte eine gewisse Umschichtung

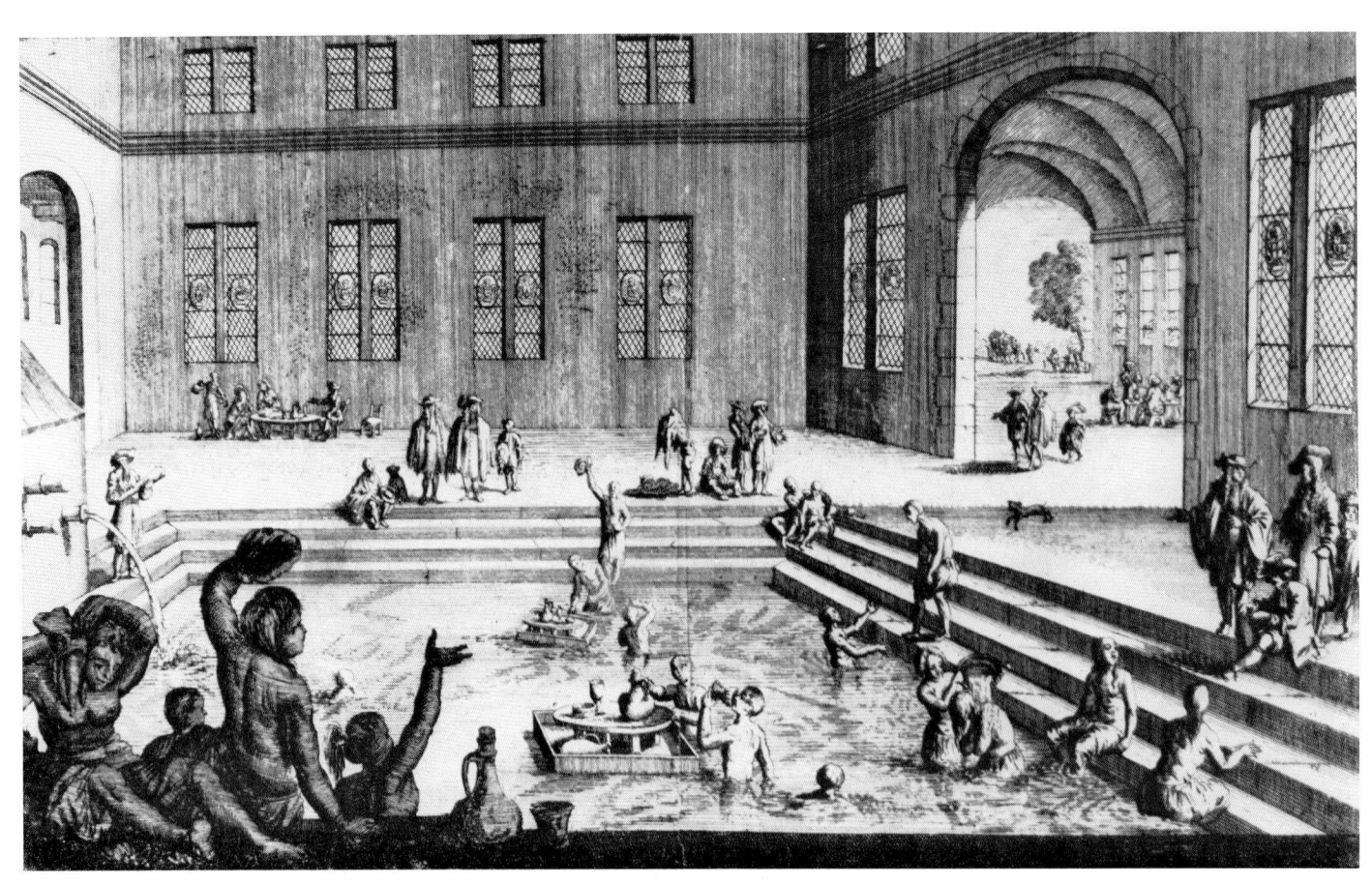

Das neue Warmbad in Aachen · 1686 · Kupferstich · Germanisches Nationalmuseum Nürnberg

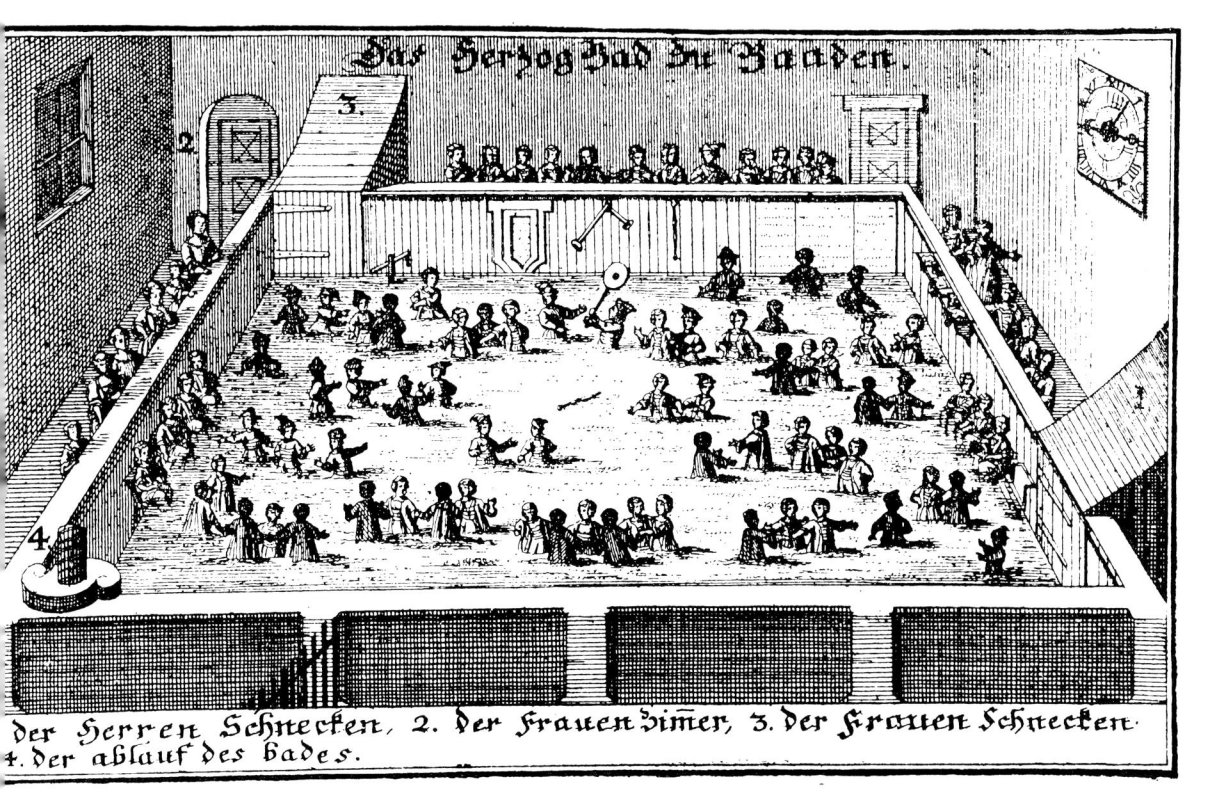

Das Herzogbad in Baden bei Wien
Titelkupfer aus „Beschreibung..."
Nürnberg 1734

der Bäder. Bei manchen traditionellen Wildbädern gingen die Besucherzahlen stark zurück, die Badeeinrichtungen verfielen. Statt der Badekur kam bei der vornehmen Welt die Trinkkur in Mode. Allenthalben blühten Bäder mit Trinkquellen auf. Karlsbad war nach dem Brande von 1759 fast nur als Trinkkurort wieder erstanden. Zusammen mit Pyrmont und Spaa wurde es bald das besonders frequentierte Bad. GOETHE hat es nicht weniger als zwölfmal aufgesucht, zuerst vor der Reise nach Italien, zuletzt 1820. Die Häuser des Ortes standen damals dicht gedrängt im Tal der Tepl, über die kleine Holzbrücken führten. Das Eintreffen jedes Kurgastes wurde mit einem Trompetenstoß angekündigt. Die Kurliste verzeichnete etwa 500 Personen. Während GOETHES erstem Kuraufenthalt war die durch eine kleine Explosion freigelegte Trinkquelle noch nicht gefaßt. „*Der Strudel quillt in einen hölzernen Kasten, der unmittelbar auf dem Riß der Decke aufgesetzt ist, gewaltsam herauf und läuft in einer Rinne ab, so daß die Becher untergehalten werden. Es ist ein großer Augenblick, diese ungeheuer siedende Gewalt zu sehen, die man sonst sehr philisterhaft gezwungen hatte, Männchen zu machen.*" Später wurde der Brunnen ummauert und mit der hier abgebildeten Wandelhalle überbaut; die Einheimischen nannten sie die „*Trampelbahn*".

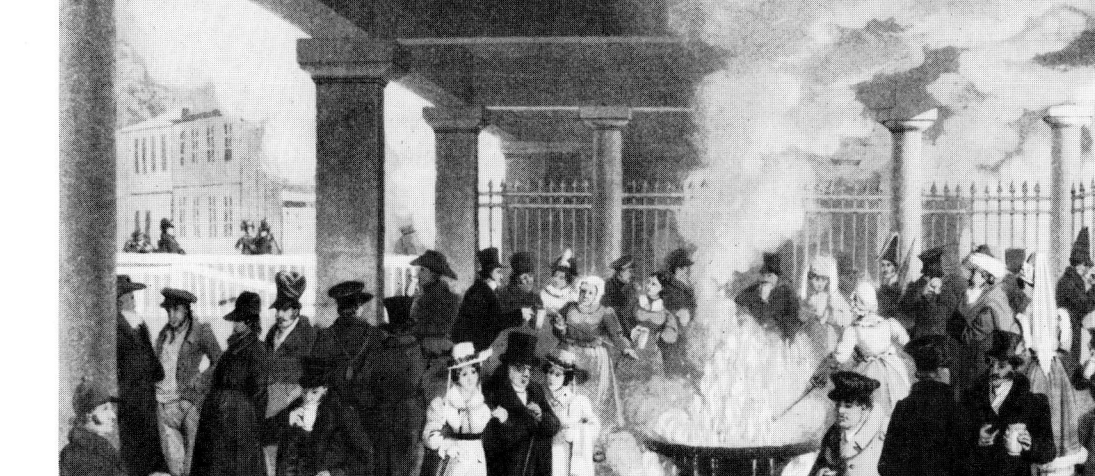

Sprudel und Wandelhalle in Karlsbad
Um 1830 · Aquatinta · Germanisches
Nationalmuseum Nürnberg

Es wurde da viel promeniert, geklatscht, Konversation gemacht, Politik getrieben und auch Liebelei. Zu Beginn des 19. Jahrhunderts ist „*Karlsbad eine internationale Oase in einer zunehmend nationalistischer werdenden Welt*" (R. Friedenthal). Man fährt in eleganten Equipagen in die Umgebung, spielt am Abend hoch und verwegen und tanzt auf den Bällen die polnische Polonäse. Auch der Geheimrat von Goethe marschiert hier mit und sendet freundlich nach schönen Bekanntschaften hin seine Grüße aus. Karlsbad galt damals in einem der klassischen Bildung verpflichteten Bonmot als „*Gallensteins Lager*".

Seit dem ausgehenden 18. Jahrhundert erfreuten sich kalte Güsse und Packungen größerer Beliebtheit und höherer Wertung. Sie wurden viel propagiert; hier sei nur an die Namen Oertel, Hahn, Hufeland und Priessnitz er-

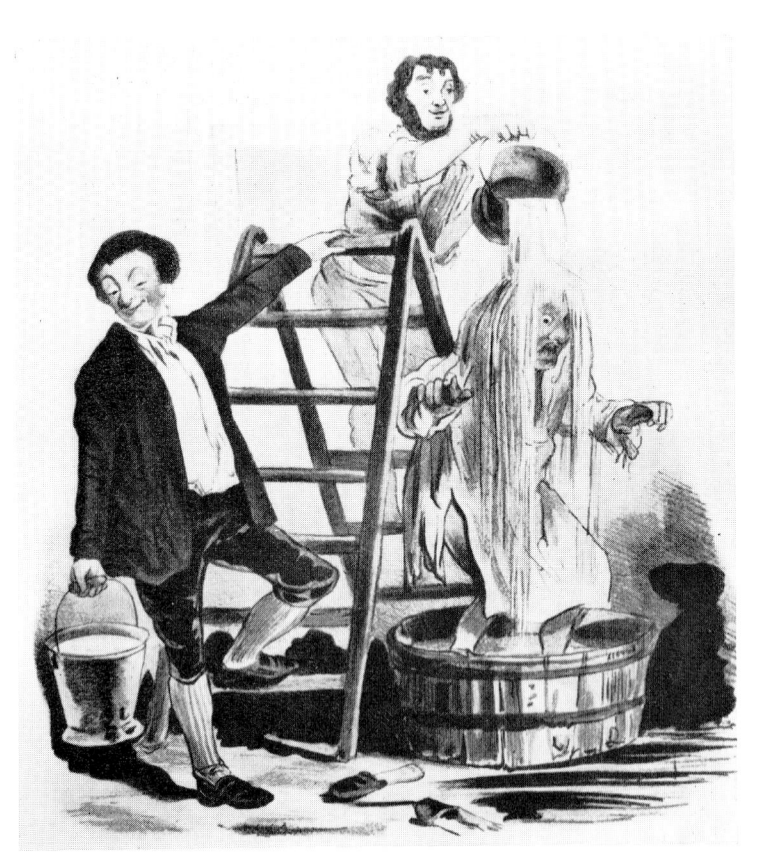

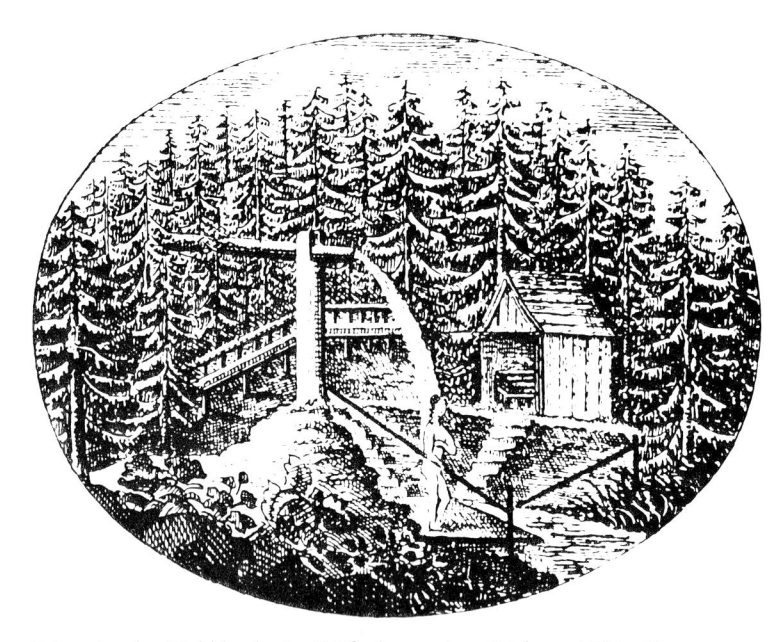

Priessnitzsche Walddusche in Gräfenberg · Aus Körber · 1836 · Textholzschnitt

innert. Auch in Frankreich war diese Bewegung lebendig. Das erweist die Charivari-Karikatur der unter dem kalten Wasserguß zusammenzuckenden Kranken. — Der Bauernbursche Vinzenz Priessnitz (1799—1851) hatte in seinem Heimatort Gräfenberg im österreichischen Schlesien 1825 mit ein paar Holzbaracken für Gäste begonnen, und schon 1840 brachten ihm 2000 Patienten jährlich mehr als 100000 Gulden. Unsere Vignette läßt erahnen, wie naturverbunden er seine kalten Quellduschen und Gasthütten in den dichten schlesischen Tannenwald einzufügen verstand. Die Wohnhütten boten ein hartes Lager und keinerlei Komfort, damit die Gäste nicht zum Stubensitzen verführt würden, sondern sich in der freien Natur ergingen. Der allgemein verehrte, recht ungebildete Bauernsohn scheint sympathisch und ein medizinisches Talent gewesen zu sein. Auf Veranlassung der Wiener Hofkanzlei inspizierte ihn der Baron von Türckheim und berichtete: „*Priessnitz ist kein gewöhnlicher Mensch ... Anspruchslos, niemals prahlend, immer bereitwillig, unermüdet, bei Tag und Nacht gefällig, streng und konsequent in seinen Handlungen — das ist kein Scharlatan.*"

Les Hydropathes · Um 1840 · Lithographie aus Album charivarique

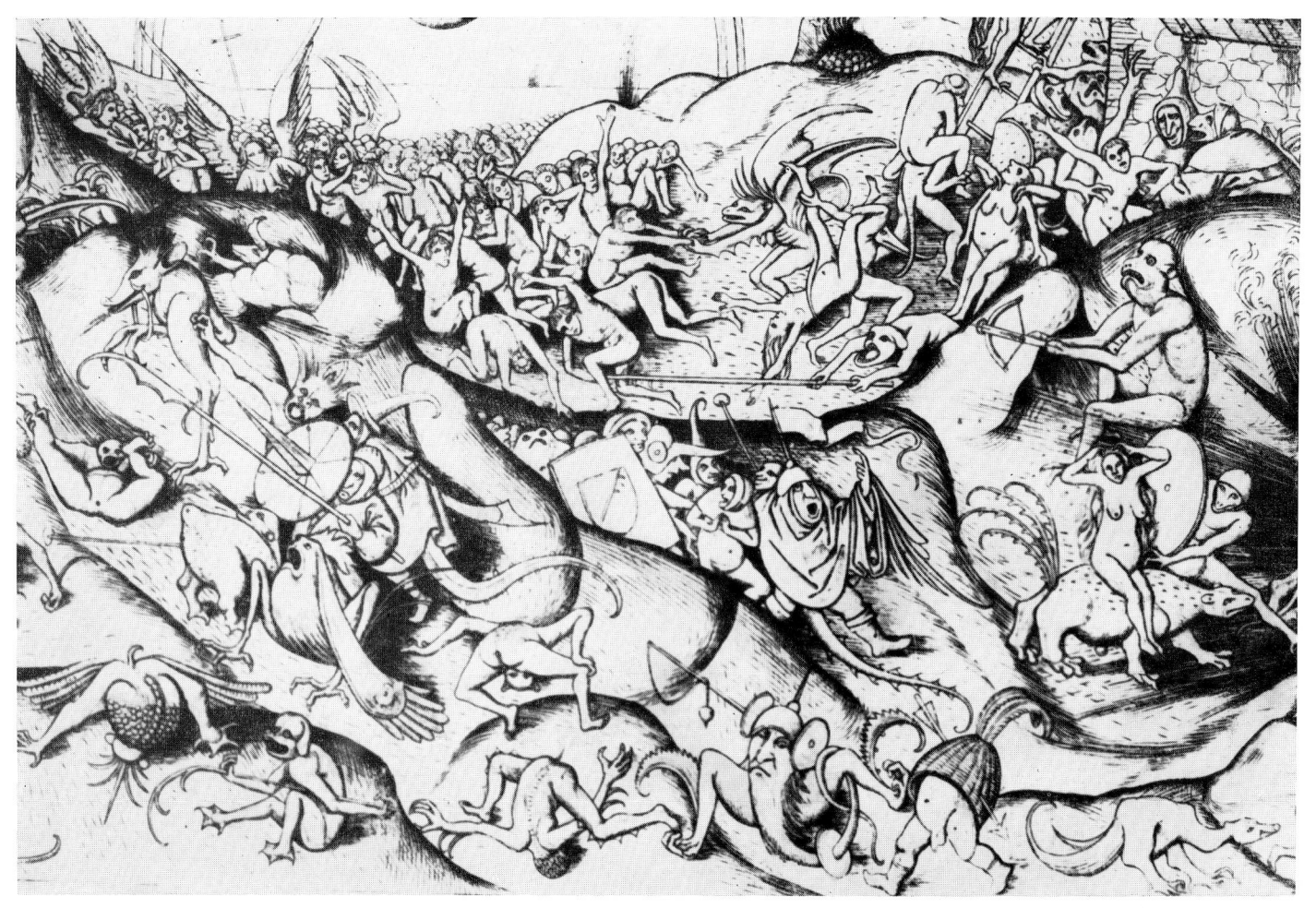

Hieronymus Bosch · Das Jüngste Gericht (Ausschnitt) · Kupferstich von Alart du Hameel · Kupferstichkabinett Berlin

Mißgeburten

Teratologische Abbildungen zeigen besonders den Wust von Aberglauben und Phantasmagorien, der die Medizin im Beginn der Neuzeit belastete und den erst spätere Generationen mit zunehmender Erfahrung und Kritik abschütteln konnten. Monstrositäten und Kuriositäten kamen der Vorliebe des Barock für das Bizarre und Absurde sehr entgegen. Die vielen Darstellungen, meist durch den Handel vertriebene Einblattdrucke, lassen erkennen, wie Realitätsgehalt der Zeichnung und Exaktheit der Beschreibung langsam zunehmen. Die hier stark begrenzte Zahl der Abbildungen wurde aus einer größeren Menge nach den Gesichtspunkten der illustrativen Fortentwicklung und des historisch oder biologisch Interessanten ausgewählt. Sie sind nach einer alten, für diese Zwecke brauchbaren Namengebung in Monstra per defectum und Monstra per excessum gegliedert.

Die reiche illustrierte Monstrenliteratur sei zunächst mit ihren wesentlichen Vertretern erwähnt. Am Anfang steht der starke Folioband des LYCOSTHENES: *„Prodigiorum ac Ostentorum chronicon"*, Basel, 1557. Mit 1471 Holzschnittabbildungen ist er eines der hervorragendsten Werke des 16. Jahrhunderts. Auf jeder Seite sind bis zu 4 Illustrationen in den Text eingefügt. Bilder von Menschen und Tieren, dabei von vielen Monstrositäten, doch auch Ansichten von Wundertaten, von Städten und Schiffen, Schlachten und Belagerungen, historische und biblische

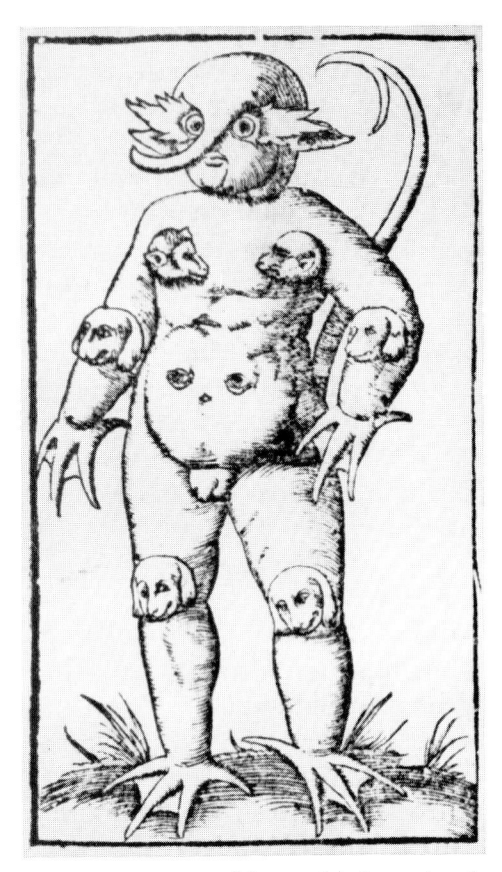

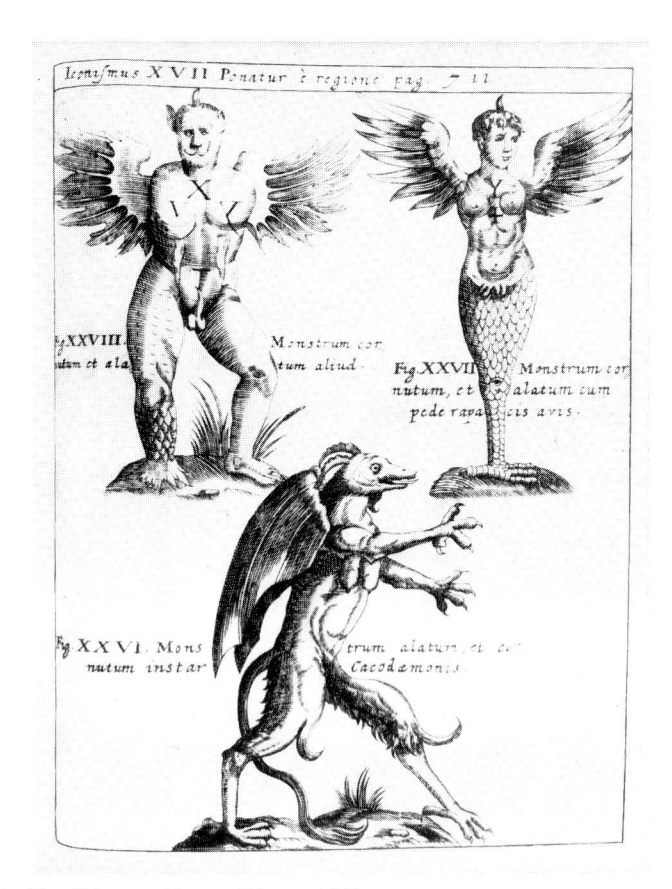

Monstra fabulosa · Aus: Lycosthenes · 1557 · Eine Seite aus Caspar Schott · 1662

Szenen. Soweit ich sehe, wurde in kein anderes paramedizinisches Werk ein derart reiches Abbildungsmaterial hineingepackt wie in diese Chronik. Nicht alle Illustrationen bringen Neues; manche sind von den gleichen Holzstöcken mehrfach, bis zu achtmal, abgedruckt worden, was indessen in dem Bildergewimmel kaum auffällt. Der im Oberelsaß geborene, als Prediger und Diakon im Baseler Land wirkende CONRAD LYCOSTHENES (1518—1561) hatte keine speziell naturwissenschaftliche Schulung. Er stopfte in sein Werk, was er an Absonderlichkeiten gehört, gelesen oder abgebildet gesehen hatte. Auf humanmedizinischem Gebiet finden sich Monstren, die auch als ältere Einblattdrucke oder in früheren Laienbüchern überliefert sind, z.B. in SEBASTIAN MÜNSTERS „Cosmographey" (1544), bei SEBASTIAN BRANT (1495) sowie in der Weltchronik des HARTMANN SCHEDEL (1493), einem begeisternd schönen Folianten mit großartigen, altkolorierten Stadtansichten. (Mir lag das Exemplar der Wellcome Library vor.) So nimmt es nicht wunder, daß von 120 dargestellten menschlichen Monstrositäten des LYCOSTHENES viele biologisch unmöglich sind. GOLDSCHMID hat sie kritisch durchgesehen und 34 von ihnen als reine Fabelwesen, Chimären bezeichnet; 12 sind ins Phantastische übersetzte pathologische Gebilde und die restlichen 74 medizinisch mögliche Mißgeburten und Mißbildungen.

Fabelwesen begegnen uns ferner in den beiden renommierten Werken des 17. Jahrhunderts.

LICETUS: *De Monstrorum.* 1634.
SCHOTT: *Physica curiosa.* 1662.

FORTUNIO LICETUS (1577—1657) wirkte als Lehrer der Philosophie an der Universität Padua. Die Bilder seines Werks sind durch den Übergang vom Holzschnitt zum Kupferstich zierlicher geworden und beschränken sich auf tierische und menschliche Mißbildungen. CASPAR SCHOTT (1608—1666) war Jesuitenpater und lehrte an der Würzburger Universität die Mathematik. Er bringt eine ähnliche Auswahl wie LICETUS. — Alle Fabelwesen wurden in die Werke der zünftigen Mediziner arglos übernommen. Wir treffen sie z.B. in den Schriften des klugen und weltoffenen AMBROISE PARÉ und bei JAKOB RÜFF. In seinem „Schön *lustig Trostbüchle von den Empfengknussen*" (1554) folgen reale und phantasiegeborene Mißbildungen wahllos aufeinander.

Das Sammelsurium biologisch möglicher und unmöglicher Monstren entwirrt sich einigermaßen bei Rückverfolgung auf den Ursprung. Manches sind wirklichkeitsgetreue Abzeichnungen, wie hier das gliedlose Kind (S. 158) und wahrscheinlich eine in Oxford aufbewahrte, mit 1512 datierte Zeichnung ALBRECHT DÜRERS von einer Doppelbildung. In anderen Fällen sollten Holzschneider von monströsen Wesen Einblattdrucke zum Verkauf anfertigen. Dabei konnten schon Fehler unterlaufen, sei es, daß der Zeichner nur den toten Körper gesehen hatte (S. 154) oder bewußt übertrieb. Doch bis zu jenen Chimären, von denen hier einige gezeigt sind, ist noch ein weiter Schritt. Vielleicht entstanden manche, indem irgendein eulenspiegelhafter Zeichner der wundergläubigen, sensationslüsternen Masse einen „Bären aufbinden" wollte. Eine andere Erklärung ist nach dem Geist der Zeit plausibler. Die Gebilde entsprangen der Phantasie eines Künstlers. Mustert man den wiedergegebenen holländischen Stich auf seine Formelemente, so findet man etliche in den Fabelwesen der Monstrenbücher wieder. Die schwimmhäutigen Füße des links unten sitzenden Wesens erscheinen auch auf der Abbildung aus LYCOSTHENES. Der Stich bringt Motive von HIERONYMUS BOSCH, dem Meister in Alpdruckvisionen; ihm folgte darin der ältere PIETER BRUEGEL. Auch die deutsche Schule übte ihren Einfluß aus, etwa durch die Darstellungen des Teufels in DÜRERS Druckgraphik und der Dämonen bei LUKAS CRANACH. Das feine Gefühl der Maler für die Ängste und Bedrückungen der Zeit hob archetypische, tief im Unterbewußtsein verankerte Strukturen ans Licht. Es nimmt nicht wunder, daß dazumal, als selbst Gebildete wie MARTIN LUTHER im Teufel eine Realität von Fleisch und Blut sahen, die Ausgeburten der Künstlerphantasie leibhaftig empfunden und als wirkliche Lebewesen von einem zum andern Graphiker weitergereicht wurden. In formaler Hinsicht entdeckt man in den Chimären mancherlei Tierbestandteile, künstlerisch sehr alte Kombinationen, dem Formenschatz der mediterranen Kulturen (Sphinx und Greif) oder des frühen Christentums (Engel, Teufel) entstammend. Man kann das an der wiedergegebenen Illustrationsseite aus CASPAR SCHOTT gut ersehen. Das einbeinige, hermaphroditische Vogelwesen mit Extraauge auf dem Knie hat auch PARÉ abgebildet und durch Angabe von Lebensdaten glaubwürdiger zu machen versucht. Es sei 1512 kurz nach einer Schlacht LUDWIGS XII. geboren worden usf.

Im 19. Jahrhundert sammelte und sichtete man die als Flugblätter und später in medizinischen Zeitschriften veröffentlichten Mißbildungen. AUGUST FÖRSTER (1822—1865), Professor für pathologische Anatomie in Würzburg, stellte sie systematisch zusammen und fügte seinem 1861 erschienenen Werk einen Atlas bei, der auf 26 Tafeln mit 524 Figuren in einfachem Konturstich alle bisher bekannten Mißbildungen wiedergab. Gewissermaßen als Fortsetzung erschien 1880—1882 von dem Marburger Gynäkologen FRIEDRICH AHLFELD ein Werk über Mißbildungen, dessen Atlas 59 lithographische Tafeln umfaßt. So erhielt die Teratologie eine wissenschaftliche Grundlage.

Monstra per excessum

Dies ist der Begriff für Doppelbildungen, für die wenig oder eng zusammenhängenden, symmetrischen Doppelmenschen, für die asymmetrischen Doppelungen, bei denen ein Teil der Duplizität mehr oder minder verkümmert ist, wie auch für exzessive Bildungen einzelner Organe.

Ein frühes Flugblatt (1495) des SEBASTIAN BRANT zeigt zwei an der Stirn zusammengewachsene Mädchen der Stadt Worms, deren Torburg auf der rechten Bildseite steht. Diese Wormser Kinder waren berühmt und sind noch mehrfach abgebildet. In SEBASTIAN MÜNSTERS *„Cosmographey"* finden wir ihr Konterfei beschrieben: *„Anno Christi 1495 gebar eine Fraw zu Birstatt in dem Dorff das zwischen*

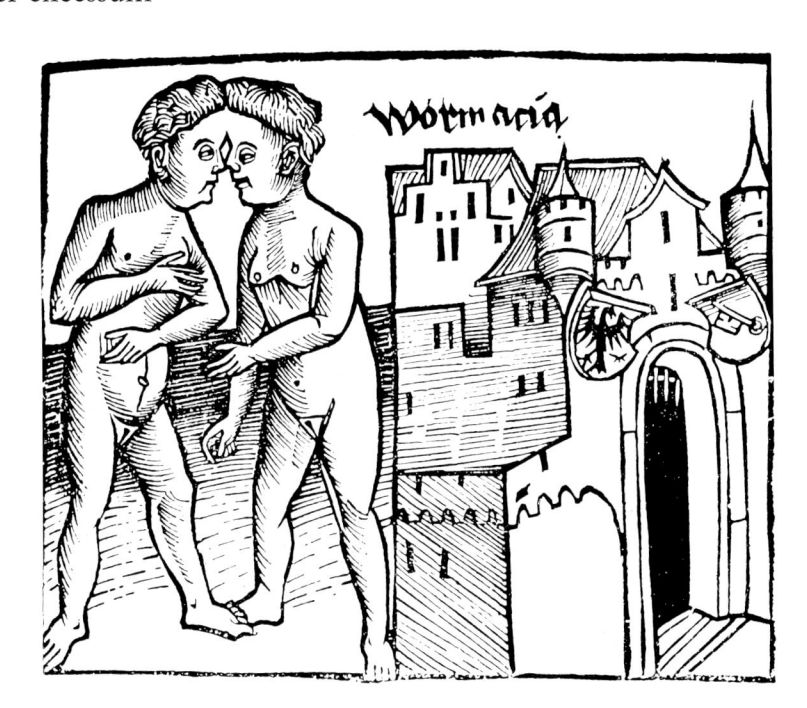

Die Wormser Metopagen
Flugblattholzschnitt
des Sebastian Brant

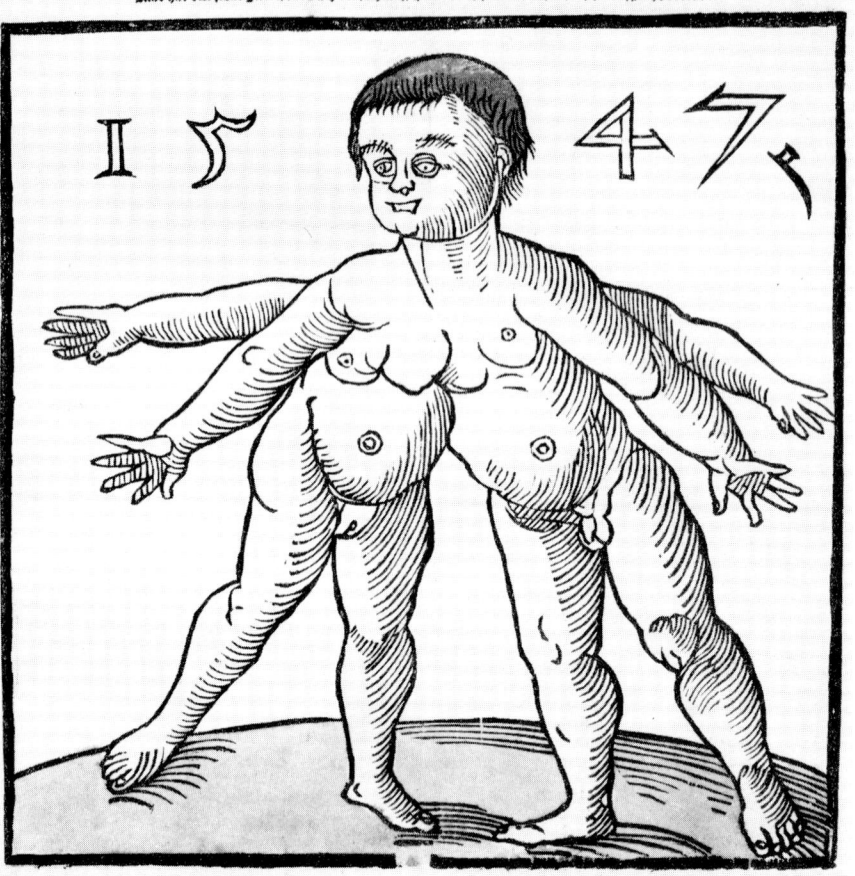

Die Löwener Zwillinge · 1547 · Einblattdruck · Kupferstichkabinett Berlin

Bensen vnnd Worms liegt / zwei Kinder / deren Köpfe waren da vorne an der Stirnen zusammen gewachsen / vnnd wann eine für sich gieng / mußt daz ander hintersich gehn / lag eines auff der rechten Seiten / so mußt das ander auff der lincken lige. Die Stirnen waren ihnen also gantz zusammen gewachsen / daß keins für sich sondern allein neben sich gesehen macht. Da ich sie zu Mentz gesehen habe Anno Christi 1501 waren sie 6järig. Es waren zwey Meydlin vnnd sind vber 10 jahr nicht alt worden. Da eins vor dem andern starb mußt man das Todt von dem Lebendigen abschneiden / vnnd da dem Lebendigen das Haupt davornen offen stund vnnd ward es auch krank vnnd starb bald hernach."

Aus dem 16. und 17. Jahrhundert existiert eine Reihe Flugblätter von solchen Doppelbildungen, die HOLLÄNDER publiziert hat. Bis auf kleine Unstimmigkeiten zeigen sie die unglücklichen Wesen teratologisch meist richtig. Doch sieht man auch grobe Fehler wie auf dem Berliner Blatt. Das Doppel ist links weiblich, rechts männlich, biologisch eine Unmöglichkeit. Es streckt vier Arme dekorativ von sich, obwohl die inneren Schulterpartien so eng zusammengewachsen sind, daß für Armanlagen kein Platz bleibt. Während der Text auch von zusammengewachsenen Bäuchen spricht, ist es auf der Zeichnung nur im Brustteil vereinigt. Alle Interessenmotive für solche Wesen wirkten hier zusammen: allgemeine Sensationsgier, die für einzelne daraus sich ergebenden Profitmöglichkeiten sowie schließlich das klerikal unterstützte Streben, Monstra zum Ausdruck des Zornes Gottes über die Sündhaftigkeit der Welt zu stempeln. Dies predigt das beigefügte Gedicht:

*„Es zeiget ein Straf der Sünden an
Daß etwan Frau und die Mann . . .
Treten Ehr und Scham mit Füßen,
Alsdann tut Gott nach seinem Willen
Formiert verborgen und im Stillen
Ein unnatürlich Menschenbild."*

Die ersterwähnten Interessenmotive bestimmten sein Schicksal. Das Kind verstarb vier Stunden nach der Geburt. Gegen guten Lohn wurde es vom Vater nach dem 100 Meilen entfernten Nürnberg verkauft. Um die elterliche Liebe weithin kund zu tun, behielten die Erzeuger beide Herzen zurück. In Nürnberg diente das Präparat außer zur Anfertigung des wiedergegebenen, geldbringenden Flugblattes zu Ausstellungszwecken.

Auch bei den Doppelwesen, die LYCOSTHENES und LICETUS abbilden, steht anatomisch Mögliches neben Unmöglichem. Dipytos-Wesen wie die langhaarige Frau sind mehrfach beobachtet worden, z. B. von WELLS (1888), wobei meist ein Beinpaar gegenüber dem andern an Größe zurückbleibt. Ob Zwillinge mit der gezeichneten Hals-Kopf-Verbindung lebensfähig sein können, wage ich nicht zu entscheiden. Ein wissenschaftlich verbürgtes Analogon zu einem solchen Januskopf ließ sich nicht finden. Schlimm steht es um den Realitätsgehalt der beiden anderen Doppelwesen, bei denen der eine Partner ein Hund ist. Das linke bildete schon LYCOSTHENES ab. Es soll in Albanien gelebt haben. Der Hundekopf sitzt auf einem Menschenrumpf, während bei dem anderen ein ausgewachsener Hund dos à dos mit dem Menschen verbunden ist. Dies Monstrum

bildeter Bruder, der auf den Namen JOHANNES getauft war. Der Parasit hatte nur eine untere Extremität und an jeder Klumphand drei Finger. Er nahm keine Nahrung auf, war ohne Stimme, Rede und Verstand, konnte aber die Arme selbständig bewegen. Dauernd floß ihm der Speichel aus dem Munde. In seiner Brust ließ sich ein Puls fühlen, auch Atemzüge waren vorhanden — wie mit der Federprobe nachzuweisen. Der große Bruder pflegte den kleinen hingebungsvoll — welcher Altruismus in diesem Falle mit purem Egoismus identisch ist: der große wußte, daß der Tod des kleinen Bruders auch den seinen nach sich ziehen würde. Die Mißgeburt erregte solches Aufsehen, daß sowohl der Doppelmensch als auch seine Eltern durch Schaustellungen in ganz Europa reich leben konnten. BARTOLINUS hat ihn untersucht und die beste Beschreibung gegeben. 1643 wurde während eines Aufenthaltes in Schottland von ihm vermerkt, daß *er Vater von 7 gut entwickelten Kindern sei.*

Aus der zweiten Hälfte des 18. Jahrhunderts stammt der sehr saubere Stich von einer am Rumpf zusammengewachsenen symmetrischen Doppelbildung. Die ihm beigegebene längere Legende fällt durch sachliche Klarheit auf:

„*Ein doppeltes Wunder-Kind*
bestehet aus zwey an den hintertheilen des Leibs zusammengewachsenen Kindern welche beede den 31 May 1742

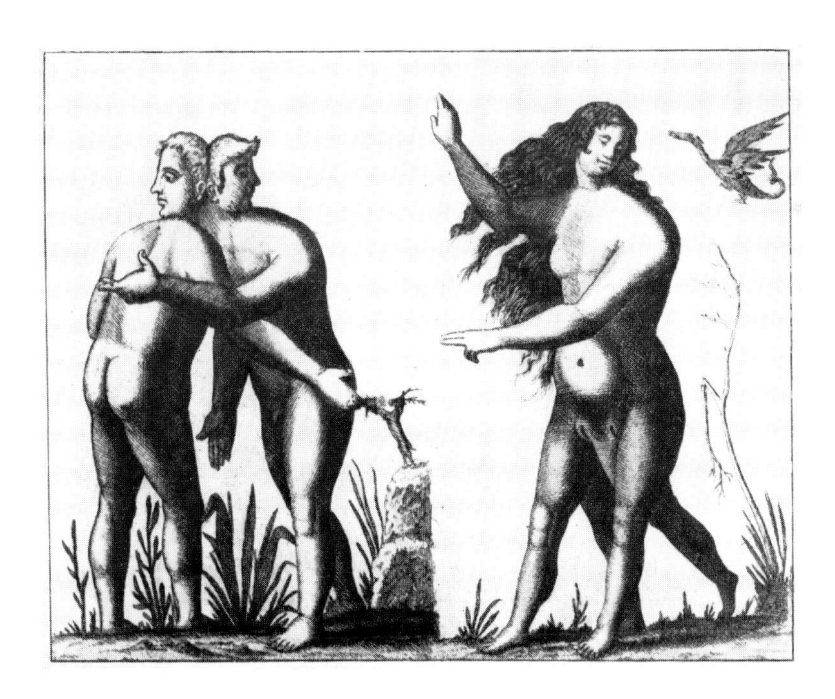

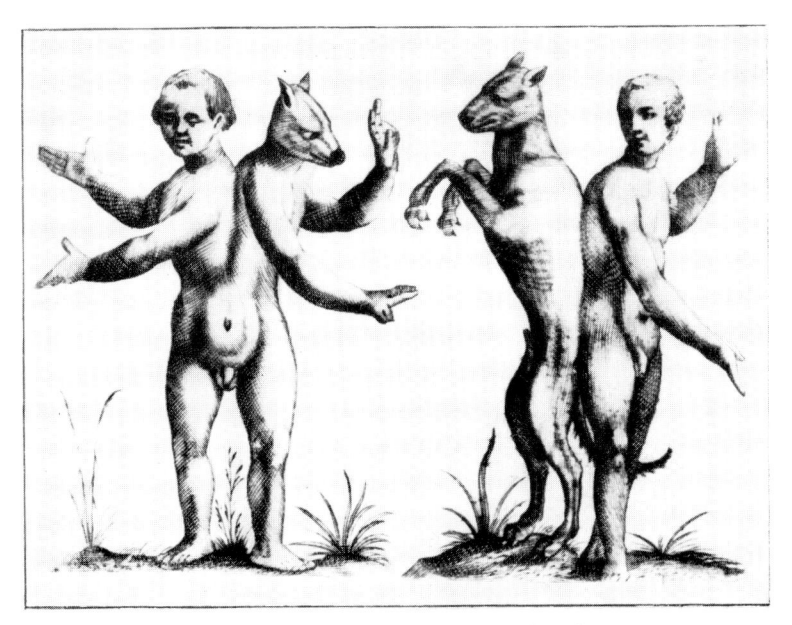

Zwei Abbildungen aus Licetus · 1634 · Kupfertafeln

soll anno 854 in Niedersachsen existiert haben. — Für die Doppelwesen von Tier und Mensch liegen die Wurzeln bekanntlich in der Antike. Man versteht nicht recht, wieso sich derlei Vorstellungen z. T. bis ins 18. Jahrhundert hielten.

Von dem Grafen LAZARUS COLOREDO, geboren 1617 zu Genua, existieren mehrere Darstellungen. Alle gleichen einander und erscheinen korrekt und zuverlässig. *An seiner Brust hing am Processus ensiformis ein ziemlich ausge-*

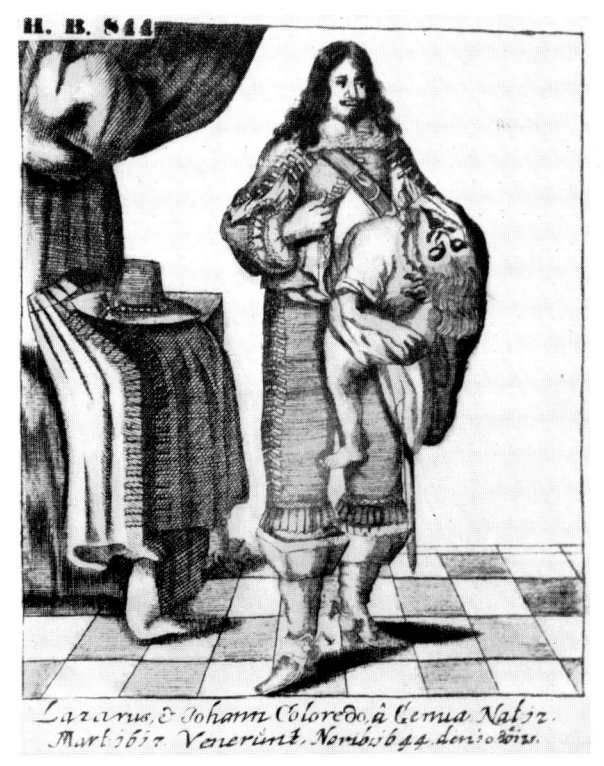

Lazarus Coloredo · 1644 · Kupferstich · Germanisches Nationalmuseum Nürnberg

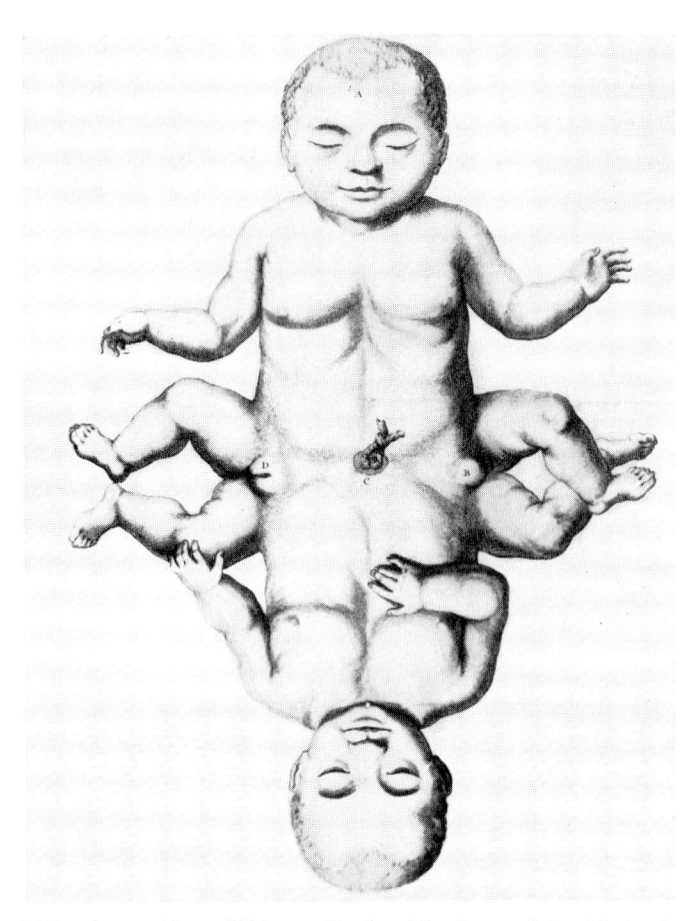

1742 geborene Doppelbildung · Kupferstich · Germanisches Nationalmuseum Nürnberg

zwischen 3 und 4 Uhr zu Zürndorff, einem Marckgräfl. Onoltzbachischen Ort ohnweit Nürnberg nicht nur lebendig an die Welt gebohren, sondern auch noch selbigen Tag getaufft, und mit den Namen HEINRICH *und* BARBARA *begabet worden. Sie waren übrigens von einer guten Gestallt, aßen etwas Zuckerbrod und ließen sich beede den Zuller gefallen. Sie hatten ihre Nabelschnur nebeneinander im Mittel des Körpers durch eine zieml. Öffnung des Leibs, wie in C zu sehen. Doch das Söhnlein A war am Ort B ohne Öffnung, wie es denn auch nicht recht männl. gestaltet gewesen, sahe von der Geburt her sehr blau, u. verschied dahero bald. Ob nungleich das Mägdlein wegen ihrer ordentl. Leibs beschaffenheit D gesund aussahe, muste es doch wegen des zusamen wachsens in die Ewigkeit nachwandern, welches zwischen 8 u 9 Uhr den 1 Juni Vormittag geschehen. Der Vatter ist* GEORG HÄSSLER, *ein Schumacher und ist von der Mutter merkwürdig, daß sie vor diesem schon 2mal mit wohlgestallten Zwillingen nieder gekommen."* Bei aller sonstigen Genauigkeit ist das Geschlecht von HEINRICH wegen einer Hemmungsmißbildung des Genitale unrichtig

erkannt. Sonst zeigen Bild und Begleittext naturwissenschaftlich nüchternen Charakter.

Die berühmtesten Doppelwesen waren ENG und CHANG, deren Kennzeichnung als „*Siamesische Zwillinge*" einen Sprachbegriff schuf. Mehr oder minder wissenschaftliche Abhandlungen und eine Flut von Abbildungen begleiteten ihren Lebensweg. Die Surgeons General Library in Washington hat das umfangreiche Material in einem besonderen Band vereinigt. Bei den Bildern finden wir alle im 19. Jahrhundert üblichen Reproduktionstechniken bis zu frühen Photographien. — ENG und CHANG wurden 1811 in Siam von einer Chinesin geboren, die außerdem zwölf gesunden Kindern das Leben schenkte. Nur mit Mühe konnten die Zwillinge über die Kinderzeit gebracht werden, teils wegen ihrer Körperschwäche, teils weil sie verborgen gehalten werden mußten, da dem siamesischen König nach einer Weissagung Unheil bei der Geburt von Monstren drohte. 1824 entdeckte sie ein englischer Kaufmann und schwatzte sie zwecks Nutzung als Ausstellungsobjekt den Eltern ab. Der Schaustellung in USA folgte eine Tour durch Europa. Unsere reizende Lithographie stammt aus dieser Zeit und zeigt die Brüder beim Federballspiel. Später ließen

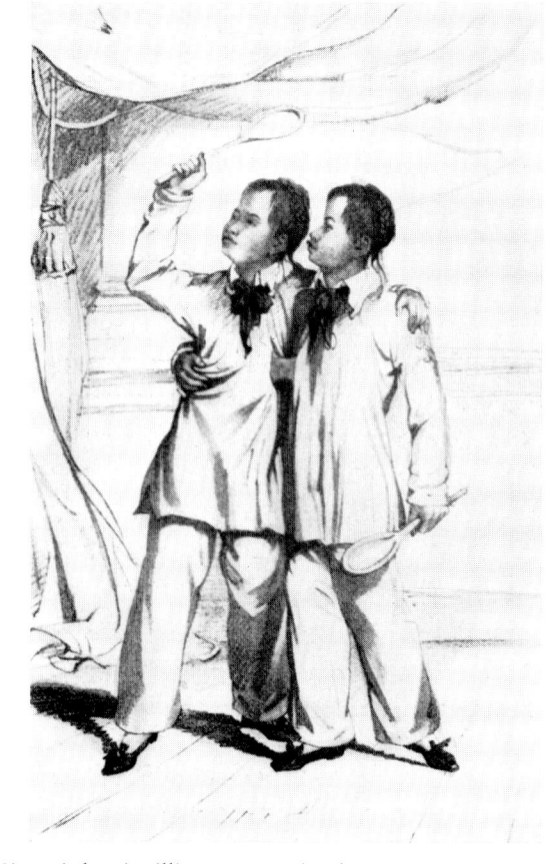

Die Siamesischen Zwillinge · 1829 · Zeichnung

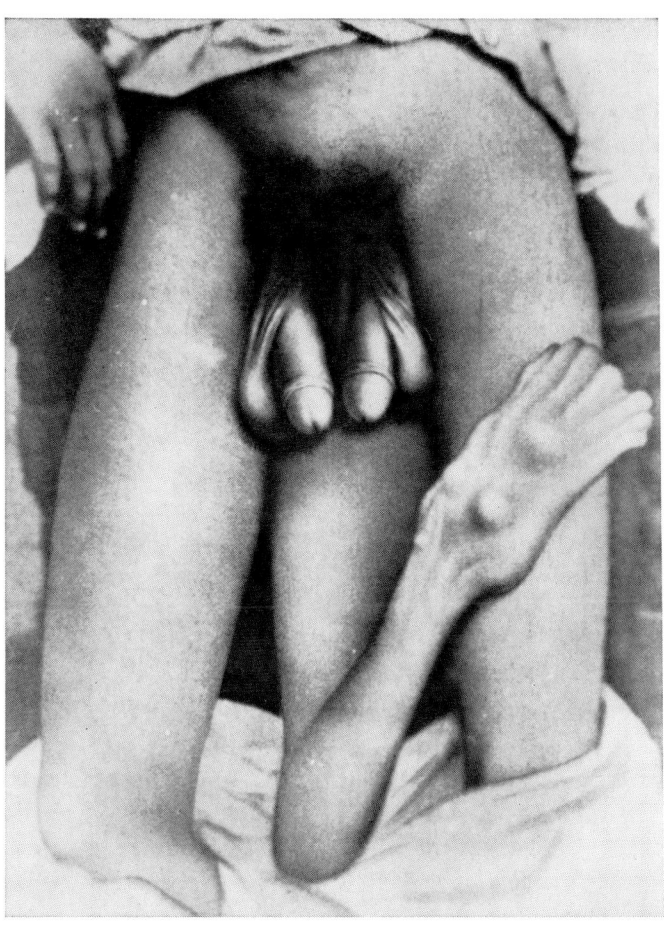

Sakralparasit · Revue photographique · 1869

sich ENG und CHANG in North Carolina nieder und heirateten 45jährig zwei fast zwanzig Jahre jüngere Schwestern. Wegen häuslicher Zwistigkeiten mußten die Frauen in getrennten Häusern untergebracht werden, in denen die Zwillinge umschichtig wochenweise wohnten. CHANG hatte 6 Kinder, ENG 5, sämtlich gesund und kräftig. Ein neuerlicher Besuch Europas diente der Vorstellung bei berühmten Chirurgen zwecks operativer Trennung. Sie hatten nach einem Streit sich zu hassen begonnen, während bis dahin jeder auf Schwächen und Krankheiten des andern in vorbildlicher Weise Rücksicht nahm. Doch kamen die chirurgischen Kapazitäten der alten und neuen Welt über Diskussionen nicht hinaus. Auch RUDOLF VIRCHOW hat sie 1871 untersucht und darüber berichtet. Nach der Rückkehr wurde CHANG halbseitig gelähmt. Beide starben 1874 dicht nacheinander. Auf die Nachricht ihres Todes eilte ein Ärztekonsortium von Philadelphia und North Carolina herbei. Aus dem Autopsiebericht geht hervor, daß die Verbindungsbrücke Lebergewebe, Zwerchfellfasern und Xyphoidknorpel enthielt; Peritonealhöhlen und die Brustorgane waren getrennt.

Der erste photographisch fixierte teratologische Fall betrifft einen Sakralparasiten, dessen Bild sich im 1869 erschienenen Band der *„Revue photographique des Hôpitaux de Paris"* findet. Das frühe Photo ist etwas unscharf, doch sonst qualitativ befriedigend. Die Beschreibung lehnt sich an die von Professor DE MACÉDO auf dem Madrider Medizinkongreß 1865 an. *„Der Portugiese mit einer bemerkenswerten Deformität hat verschiedene europäische Länder durchreist. In Paris blieb er einige Zeit in der Velpeau'schen Klinik, so daß ihn viele Ärzte sehen konnten. JUAN BATISTA DE LOS SANTOS ist 34 Jahre alt, 165 cm groß und von einem ausgezeichneten Kräftezustand. Bis auf die nachfolgende Besonderheit ist er wohlgeformt. Zwischen seinen unteren Extremitäten findet sich ein drittes, am Damm inserierendes, 70 cm langes Bein. Es ist atrophiert und wird durch eine fast komplette Kniegelenksankylose in einem Winkel von 80 Grad gebeugt gehalten. Diesem hängenden Schenkel sind die Bewegungen der Rotation, Zirkumduktion und Deflexion möglich. Er läuft in zwei an ihrem inneren Rande verschmolzene Füße aus, an denen man alle untereinander durch Schwimmhäute verbundenen Zehen gut durchtasten kann. Vor dieser dritten Extremität residiert ein bemerkenswertes Genitale. Sein Zentrum nehmen zwei männliche Glieder von imposantem Kaliber ein. Das eine eine Spur stärker entwickelte dient zum Koitus; doch nützt er nicht selten auch die natürliche Fülle seiner Mitte aus und bedient sich beider Organe nacheinander, gelegentlich gar nebeneinander. Erektion und Ejakulation erfolgen in beiden Gliedern etwa gleichzeitig, überdies auch die Miktion. Seitlich wird jeder Penis von einem Skrotum überragt. In der Medianlinie sind die Skrotalhälften adhaerent und ohne Testikel, während die lateralen Testes vollständig entwickelt sind."* — Von den diphallischen Terata ist SANTOS wohl am bekanntesten geworden. Außer dem Vorstehenden existieren noch einige andere Berichte aus den 60er Jahren über ihn (FISHER, HART). Sein späteres Schicksal fand ich nirgends erwähnt.

Das photographische Verfahren erwies sich wie kein vorheriges zur Wiedergabe der Mißbildungsmorphologie geeignet. Daher finden wir weitere Terata in der erwähnten französischen *Revue photographique* und im ersten Bande (1871) der amerikanischen *„Photographic Review of Medicine and Surgery"* einen bemerkenswerten Beitrag. Die Photographie ist für jene Zeit ungewöhnlich gut. In prallem Glanz treten die Gliedmaßen der Negerkinder plastisch hervor. Unserer Reproduktion kommt zustatten, daß die Wiedergabe in der Zeitschrift noch ein originaler photographischer Abzug und kein Rasterdruck war. Die Kommentierung schrieb der bekannte Chirurg PANCOAST in Philadelphia. Aus der systematisch genauen und kenntnisreichen Beschreibung dieses symmetrischen Pygopagus sind

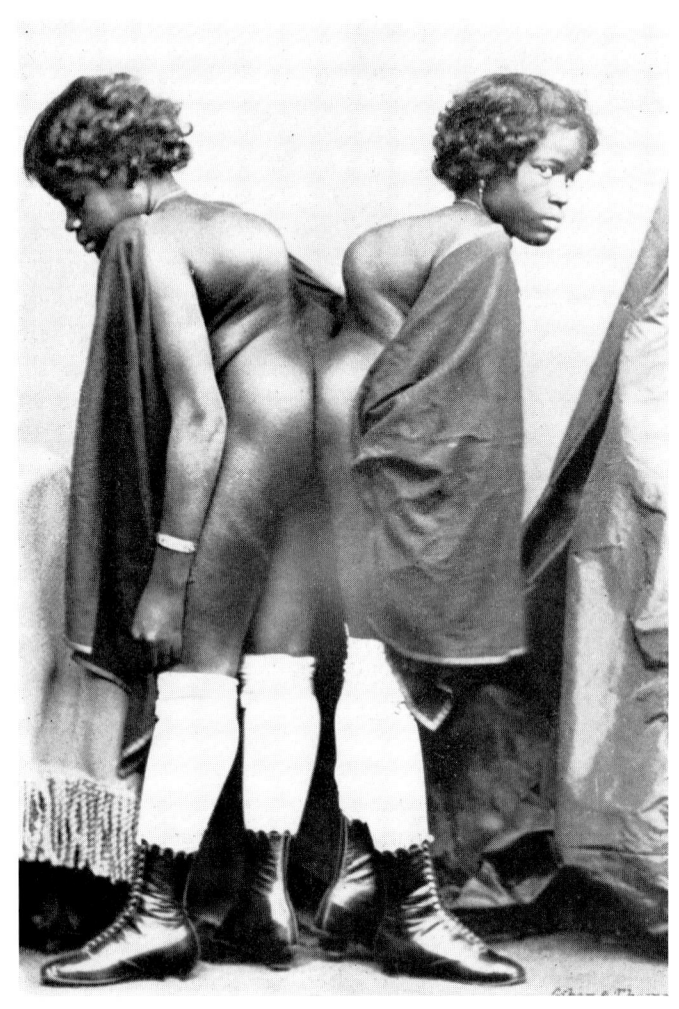

Carolina-Zwillinge · Photographic Review · 1871

ein paar wesentliche Punkte wiedergegeben. MILLIE-CHRISTINE *wurden in North Carolina 1857 als Kinder von Sklaven geboren. Sie waren in der Sakralregion knöchern verbunden.* CHRISTINE *war die kräftigere und konnte durch Vornüberbeugen ihre Schwester hochheben. Dafür war* MILLIE *klüger und willensstärker. Sie hatten eine angenehme Wesensart und recht gute Bildung. Ihr Intellekt arbeitete so selbständig, daß sie mit verschiedenen Personen über differente Dinge sprechen konnten. Auch ihre Herztätigkeit lief gelegentlich bis zu 12 Schlägen pro Minute unterschiedlich. Sonst waren ihre vegetativen Funktionen von bemerkenswert gleichem Rhythmus. Hunger und Durst, Stuhl- und Urindrang empfanden sie gleichzeitig. Die Menstruation verlief seit dem Einsetzen mit 13 Jahren ebenfalls simultan. Einschlafen und Erwachen erfolgten im gleichen Moment.* — Man hat bei der Lektüre dieser Gleichzeitigkeiten den Eindruck, als ob das sog. System der inneren Uhren, welches beim Versuchstier nach Abtragung der Großhirnrinde und der Corpora striata deutlich wird (VOGT 1), hier völlig und unirritierbar auf den gleichen Stundenschlag gestellt war. — *Die Zwillinge erregten außer in Amerika in Paris 1873 Aufsehen. Sie sangen unter Gitarrenbegleitung mit hübscher Stimme Duette und tanzten leicht und graziös.* PANCOAST wurde wegen eines Abszesses der Dammgegend zu ihnen gerufen. Er ließ diese Region nach seinen Angaben zeichnen und als Holzschnitt dem Text beifügen. Man erkennt zwischen den auf der Seite liegenden Mädchen eine Vulva mit durchgehenden Labia maiora, dagegen waren Urethra und Klitoris je zweimal, also auf jeder Seite für sich vorhanden. Dicht unterhalb der Vulva lag in Körpermitte der gemeinsame After und oberhalb eine abortive Afteröffnung, an der die durch Behandlung abheilende Eiterung lag.

Aus dem Formenreichtum kleinerer Mißbildungen, den Terata minora, sei lediglich die Vielbrüstigkeit wegen ihrer engeren Beziehung zur bildenden Kunst herausgegriffen. Überzählige Brustwarzen sind nicht selten, und gelegentlich sieht der Kliniker auch eine überzählige Brust. LEICHTENSTERN fand die Anomalie bei 500 Personen einmal, DRUCE bei 1,56% der Untersuchten. Auch Historiker berichten darüber. So soll ANNE BOLEYN, die unglückliche Frau HEINRICH VIII., drei Brüste, zwölf Finger und zwölf Zehen gehabt haben. Selten ist freilich eine Polymastie wie bei der abgebildeten Mulattin, die auf jeder Seite über drei wohlausgebildete, untereinander liegende Mammae verfügte. GADNER weiß von ihr, daß sie vier bis fünf Kinder gleichzeitig nähren konnte. Die Vielbrüstigkeit wurde von etlichen Künstlern dargestellt, u. a. bewahrt der Louvre ein RUBENS-Bild mit einer vierbrüstigen Frau.

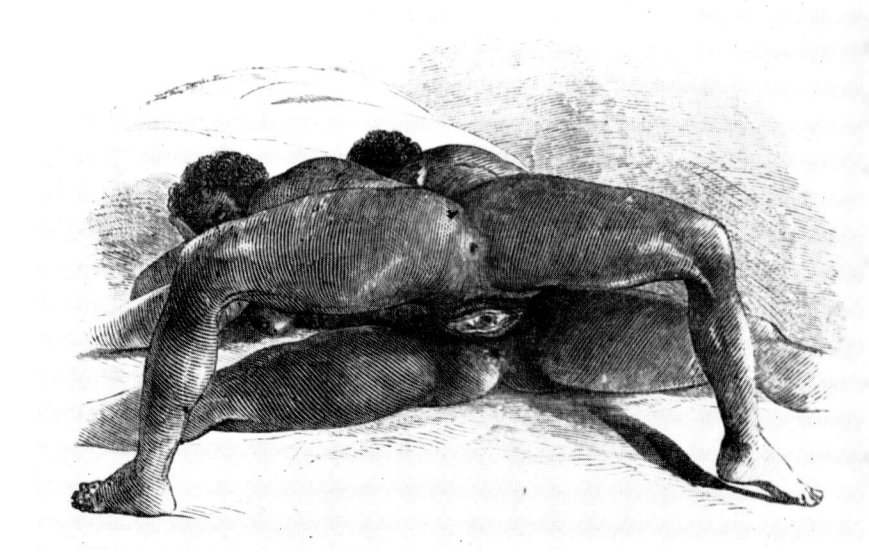

Dammgegend der Carolina-Zwillinge · Textholzschnitt

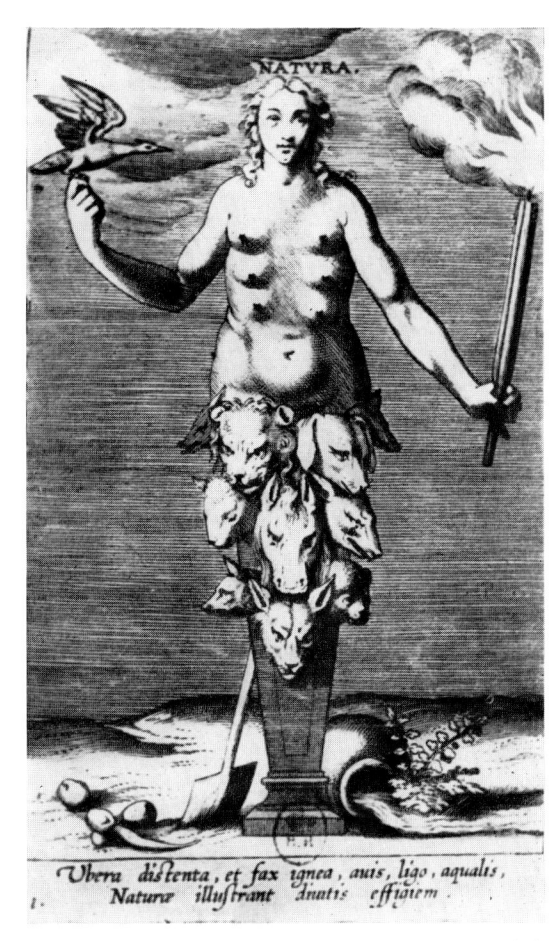

Die vielbrüstige Natur · Allegorischer Kupferstich · 17. Jahrhundert · (Aesculape 1930)

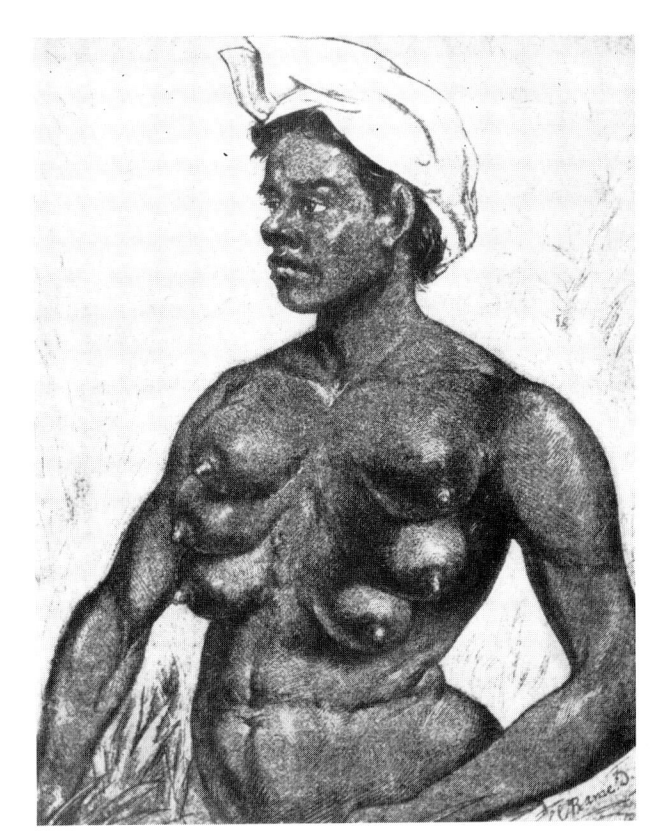

Vielbrüstige Mulattin · 1881 · Holzstich · (Aesculape 1931)

Der Titelkupfer von LICETUS (S. 36) zeigt ein fünfbrüstiges, wohlgerundetes Wesen auf einem Podest. Schon die alten Mittelmeer-Kulturen kannten die Polymastie. Berühmt war das Standbild der DIANA VON EPHESUS. Diese vorderasiatische Schwester der ARTEMIS wird meist mit mehr als einem Dutzend Brüsten gezeigt, Attribute der Fruchtbarkeit. Ein Standbild befindet sich noch in Neapel, ein etwas anders gestaltetes hat CHODOWIECKI hinter einer schreibenden Frau abgebildet (Staatliche Graphische Sammlungen München). Bei beiden wächst die obere menschliche Hälfte aus einem Tierköpfe tragenden, sockelartigen Unterteil. Genau so ist eine als „Natura" deklarierte Figur auf einem Kupferstich des 17. Jahrhunderts angeordnet. Ihr wurde hier vor den Darstellungen der ephesischen Diana der Vorrang gegeben, weil interessanterweise die Anordnung der Brüste genau der der Mulattin entspricht. — So wandelte sich eine Mißbildung zum Symbol naturhafter Fruchtbarkeit, ein pathisches Substrat zum Ausdruck des Göttlichen. Diese Rückwirkung des Krankenaspektes auf die Symbolkunst ist nicht einmalig. Man denke an die Heraldik mit dem Doppeladler in manchen, auch dem österreichischen Wappen. Sicherlich hat bei seiner ersten Konzeption irgendein zweiköpfiges Tier, eine Doppelkopf-

bildung, Pate gestanden. — Die Brüste auf beiden Abbildungen stehen entlang der sogenannten Milchleiste der Tiere. Diese Anordnung ist am häufigsten. Doch sind akzessorische Drüsen auf dem Deltamuskel und in der Axilla, auf den Bauchdecken und in der Nabelgrube, auf Rücken und Schenkeln, in der Leistenbeuge und auf den großen Schamlippen beobachtet worden. Eine Holzschnittillustration des 19. Jahrhunderts zeigt bei einer Frau außer dem Brust-Säugling ein an der überzähligen Mamma des linken Oberschenkels saugendes Kind.

Akzessorische Brustdrüse am Oberschenkel · 19. Jahrhundert · Holzschnitt

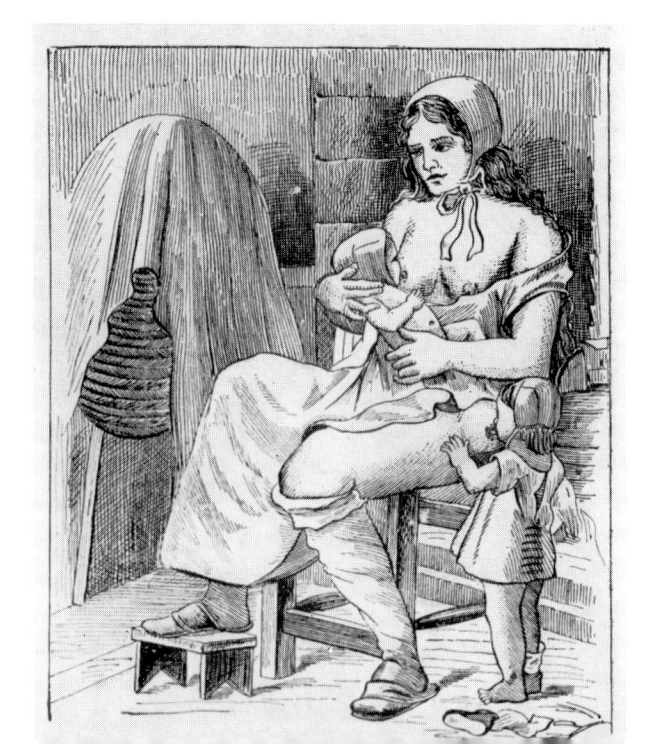

Monstra per defectum

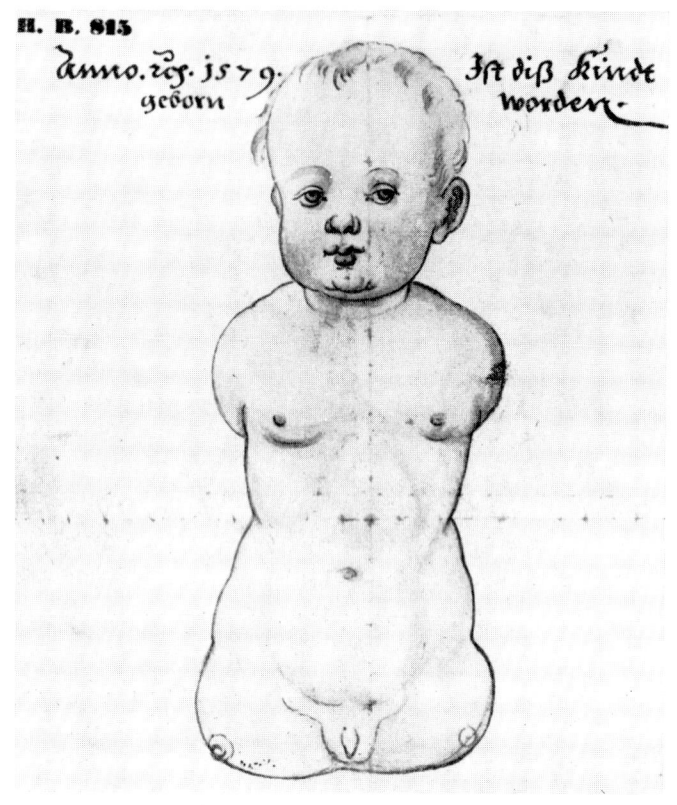

Formaggini und Marco Catozze — über die weiter unten berichtet wird — wohl die äußersten Diminutiv-Formen waren, die überlebten.

Zwei aus dem 16. Jahrhundert stammende armlose Männer bewiesen, zu welchen Fertigkeiten man es da bringen kann. Ambroise Paré bildete einen armlosen Pariser ab, bei dem außer der Arm-Amelie keine andere Störung vorgelegen zu haben scheint, was extrem selten ist (Sievers). *Mittels Kopf und Schultern konnte er mit der Peitsche knallen und eine Axt halten. Seine Füße dienten ihm nicht nur zum Essen und Branntweintrinken, sondern auch zum Würfeln, Austeilen und Halten der Karten. Dabei entwickelte er eine so große und nicht immer ehrliche Geschicklichkeit, daß seine Gefährten sich weigerten, mit ihm zu spielen. Er geriet immer mehr auf die schiefe Bahn, wurde als Dieb, schließlich als Mörder überführt und in der Grafschaft Geldern gefoltert und erhängt.*

Gliedloses, 1579 geborenes Kind · Zeichnung · Germanisches Nationalmuseum Nürnberg

An Defektmißbildungen sei nur das die Gliedmaßen betreffende illustrativ Ergiebige gebracht: ihr vollständiges Fehlen (Amelie), die flossenartige Verkürzung (Phokomelie) und sonstige Verunstaltung (Dysmelie). Zeichnung und Druckgraphik überlieferten uns das Aussehen vieler solcher Wesen. Außer den erwähnten Gesichtspunkten (S. 149) bestimmte folgender anthropophysiologischer Aspekt die Auswahl: mit welchen Verstümmelungen, besser, mit welchem Körperrest ist ein Organismus noch lebensfähig, und in welchem Umfang kann die Funktion der fehlenden Gliedmaßen von den verbliebenen übernommen werden?

Aus einer Zeichnung des Germanischen Nationalmuseums zu Nürnberg blickt uns ein reizendes Säuglingsgesicht voller Unschuld entgegen, doch am Rumpf fehlen die Extremitäten. Wie lange dieses 1579 geborene Jüngelchen gelebt hat, ist unbekannt. Im allgemeinen starben die tetramelen Kinder bald nach der Geburt. Das Erwachsenenalter erreichten nur die mit Extremitätenstummeln, wobei

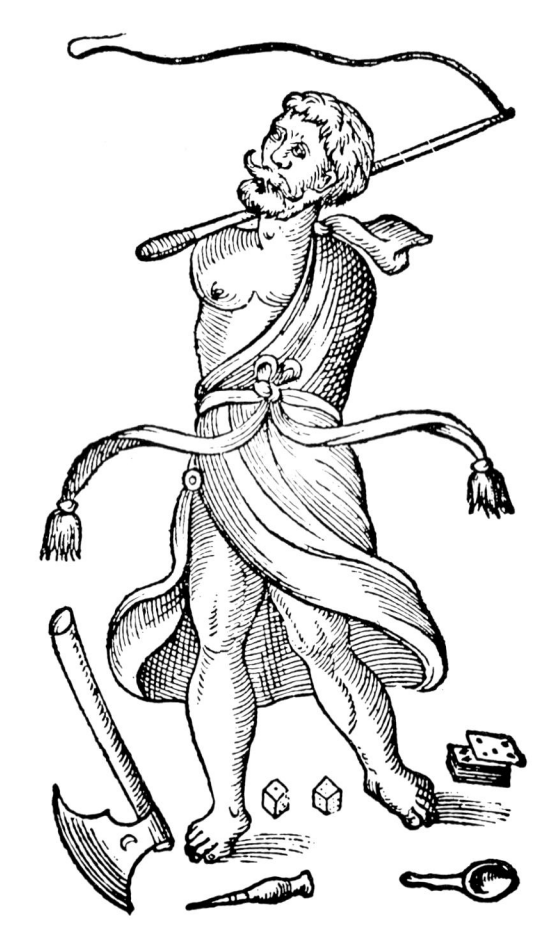

Armloser Pariser · Aus A. Paré · 1598 · Holzschnitt

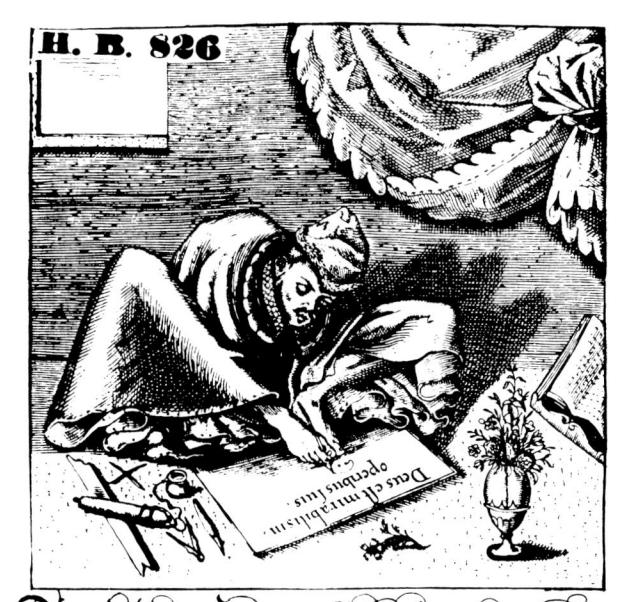

Der armlose Thomas Schweicker · 1632 · Einblattkupferstich · Germanisches Nationalmuseum Nürnberg

— Der 1580 zu Halle geborene THOMAS SCHWEICKER ist einer der bekanntesten Armlosen. Zur Zeit des Kupferstiches, der von dem Graveur DE BRY stammt, war er 53 Jahre alt. Der Stich befindet sich auf einem Blatt, das im Text die SCHWEICKER möglichen Beschäftigungen aufzählt, wobei Armbrustschießen weitaus das Erstaunlichste ist. Die Erwähnung des Hauptes der Christenheit bezieht sich auf Kaiser MAXIMILIAN II., der mitsamt seinem Gefolge den Stadtschreiber SCHWEICKER bei einem Besuch in Halle bewunderte. Auch dieses Blatt stammt aus dem Germanischen Nationalmuseum, das eine Reihe weiterer Abbildungen von arm- wie auch beinlosen Menschen aufbewahrt. Diese Unglücklichen wurden oft gegen Entgelt zur Schau gestellt; die Zuschauer konnten gleich ein vervielfältigtes Abbild mit nach Hause nehmen. Wegen der relativ hohen Auflage der Blätter begegnet man ihnen in vielen Graphiksammlungen. — Auf dem Blatt einer armlosen Schwedin von 1651 ist die Darstellung der Bewegungs-

möglichkeiten vorbildlich gelöst. 21 das große Mittelportrait umrahmende Bildchen führen ihre Tätigkeiten vor. Es ist ein frühes Dokument der fast kinematographischen Aufgliederung von Bewegungen. — Bei allen Armlosen wird ihre Geschicklichkeit gerühmt. Einige von ihnen spielten ein Musikinstrument. Der 1806 geborene CAESAR DUCORNET malte mit den Füßen so gewandt, daß er es zu einem 11 Fuß hohen Bild der Maria Magdalena brachte, welches von der Regierung erworben und seiner Geburts-

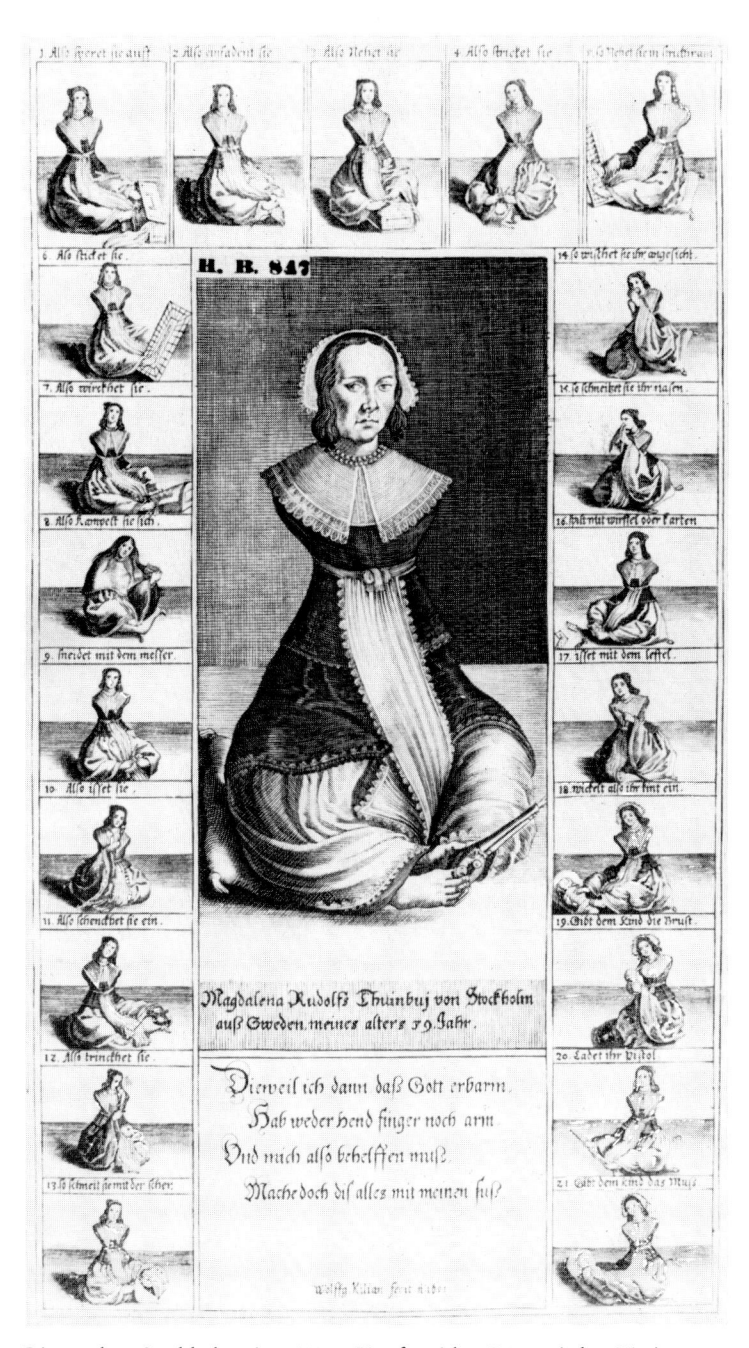

Die armlose Stockholmerin · 1651 · Kupferstich · Germanisches Nationalmuseum Nürnberg

Brustwarze einer Frau, dagegen als rechtsseitiges Pendant einen ohrähnlichen Fleischlappen in Korallenform. An der rechten Hand hat sie vier Finger, zwei davon untrennbar zusammengewachsen. Links erkennt man sechs Knochen und sechs Finger. Das Mädchen erfreut sich steter Gesundheit, guter Konstitution und einer hübschen Figur; Stamm und Arme sind wohlgeformt, das Ganze proportioniert. Man kann zu behaupten wagen, daß sie selbst für Frauen und Mädchen nichts Abstoßendes an sich hat. Entgegen der Beschreibung ist auf der Lithographie für beide Beine eine Art Busen gezeichnet. Solche Formationen sind auch sonst bei Beinanomalien beobachtet. Ihrer Struktur nach bestanden sie nie aus Mamma-Gewebe, sondern enthielten bindegewebige Stränge.

Mehrfach ist erwähnt, daß beinlose Wesen mit durchgestreckten Armen auf den Handflächen gingen. GOULD und PYLE bilden einen solchen Mann ab. Sie zeigen auch ein junges Mädchen, das den Rumpf nicht nur in senkrechter Haltung, sondern auch nach hinten ausgestemmt durch die Kraft der Arme tragen und den Körper so fort-

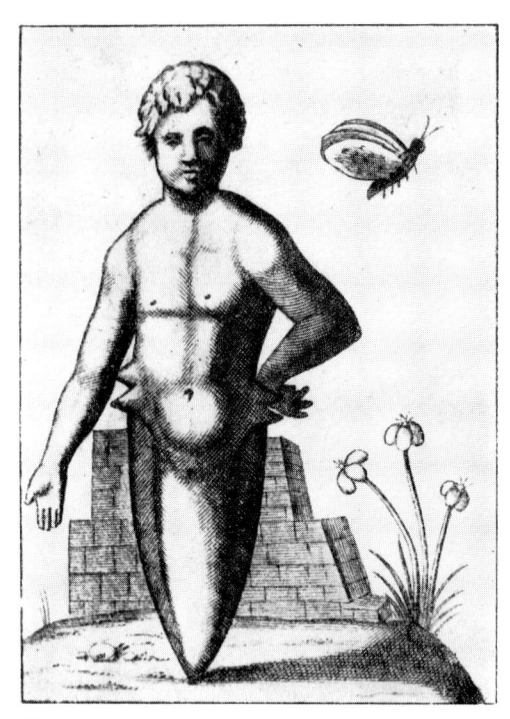

Sirene · Aus Licetus · 1634

stadt Lille zum Geschenk gemacht wurde. Der von BROCA beschriebene JAMES LEEDGE WOOD, dem dazu noch ein Bein fehlt, konnte schreiben, Pistole schießen und sogar von einem schlüpfrigen Boden Nähnadeln mit verbundenen Augen auflesen.

In Außerachtlassung der chronologischen Folge werden nunmehr einige beinlose Wesen gezeigt. Die aus LICETUS genommene Abbildung ist ein Beispiel, wie pathische Gegebenheiten ins Unglaubhafte übersteigert werden. Unter Sirenen versteht der pathologische Anatom Geschöpfe mit mehr oder weniger starker Verschmelzung der Beine zu einer Art Fischschwanz, der stummelförmig (Sympus apus), oder in einem Fuß (Sympus monopus) enden kann. Defekte der Harnblase, des Genitale und Afters kommen bei diesen nicht lebensfähigen Wesen hinzu. Bei LICETUS hat aber eine solche Mißgeburt das Erwachsenenalter erreicht und hält sich auf dem spitz auslaufenden Sympus großartig in orthostatischem Gleichgewicht!

Eine dysmele Frau wurde um 1830 im Pariser Palais Royal gezeigt. Ihr Bild, eine im Geist der Romantik geprägte Lithographie, ist uns erhalten und dazu ein Prospekt: *Die 1813 in Marseille geborene* ROSALIE FOURNIER *hat linksseitig am unteren Ende des Stammes Busen und*

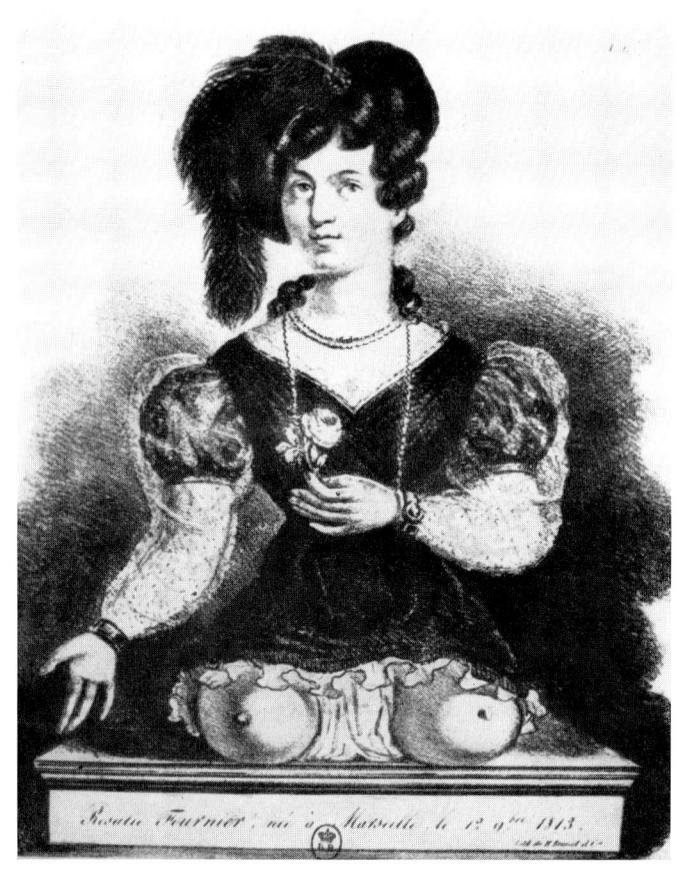

Rosalie Fournier · Um 1830 · Lithographie · Cabinet des Estampes, Paris

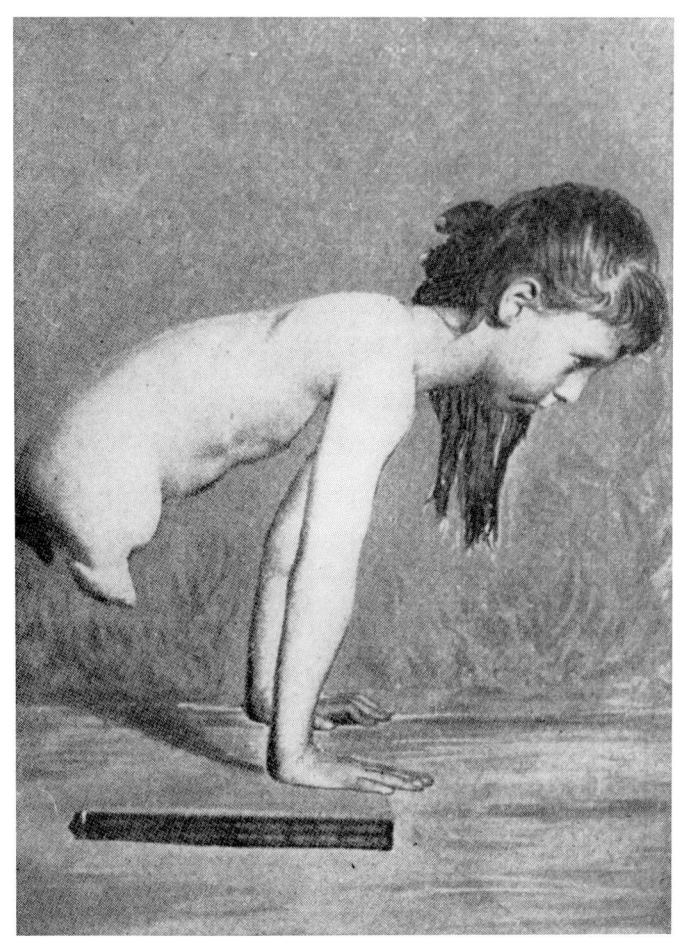

Beinloses amerikanisches Mädchen · Aus Gould & Pyle · 1901

ein Ende. Das Skelett wurde im Musée Dupuytren aufbewahrt. — Leider existiert von der fast kompletten Tetramelie keine medizinische Beschreibung. Der 1764 zu Padua geborene BENOIT FORMAGGINI ist uns vor allem durch Flugblattstiche bekannt, die während des Auftretens verkauft wurden. Darauf ist er meist im Habit der Zeit, selten wie hier unbekleidet zu sehen. In einem holländischen Prospekt von 1792 (Sammlung LAMERS) wird hervorgehoben, daß *der 27jährige von schöner Kopfform und Statur (!) und 56 cm hoch sei. Man könne ihn in einem Hause in Noord-Blaak gegen 6 Sous für den ersten und 2 Sous für den zweiten Rang von 9 Uhr morgens bis 9 Uhr am Abend sehen. Folgende Übungen werde er dem Publikum zeigen: 1. Mit leserlicher, sauberer Handschrift schreiben. 2. Papier zerschneiden und in Briefform falten. 3. Eine Nadel einfädeln. 4. Mit dem Munde die Trommel schlagen. 5. Verschiedene Sprachen sprechen. 6. Eine Reihe von Bewegungen machen, die zu zahlreich sind, um sie hier aufzuführen.* — Man kann nur staunen, zu welchen diffizilen und differenzierten Verrichtungen diese rudimentären Füße fähig bewegen konnte. An dem frühen Photo spürt man das Bemühen, die Gestalt in einer charakteristischen Funktion, nicht in ruhender Repräsentanz zu erfassen. Das Kind erhielt später Prothesen und Krücken.

Eine Besprechung der schon oben erwähnten, ausgeprägtesten Defekt-Monstren beschließe diesen Abschnitt. Beide gehören dem 18. Jahrhundert an. MARCO CATOZZE, der „Kleine Zwerg aus Venedig" ist von DUMENIL beschrieben worden. *Die oberen Extremitäten bestanden nur aus Schultern und den regelmäßig gebildeten Händen. Die unteren aus den schlecht entwickelten, aber in allen Teilen erhaltenen Füßen. Der Penis war normal groß, doch das Skrotum fehlte* (zit. nach J. M. MECKEL, 1812). *Der Italiener kam nach Paris, wo er unter dem Spitznamen „Pippin" durch seine Geschicklichkeit bei öffentlichen Schaustellungen berühmt wurde. Von guter Intelligenz, schrieb und redete er mehrere Sprachen. Im Alter von 62 Jahren setzte ein chronisches Darmleiden seinem Leben*

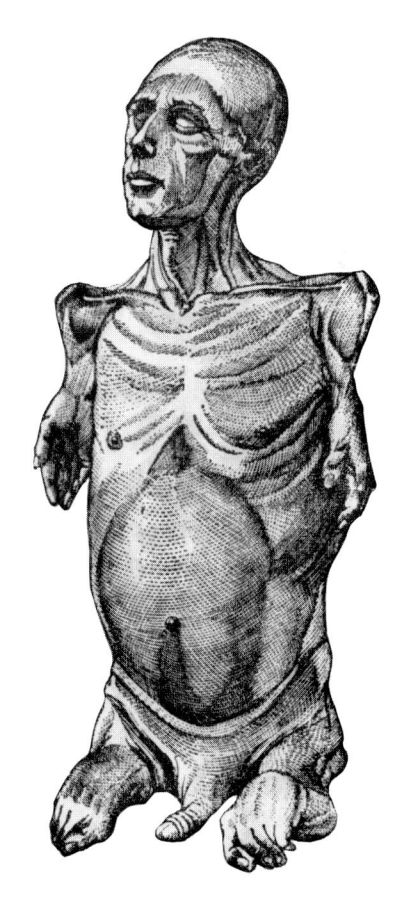

Marco Catozze, genannt Pippin · Musée Dupuytren, Paris

161

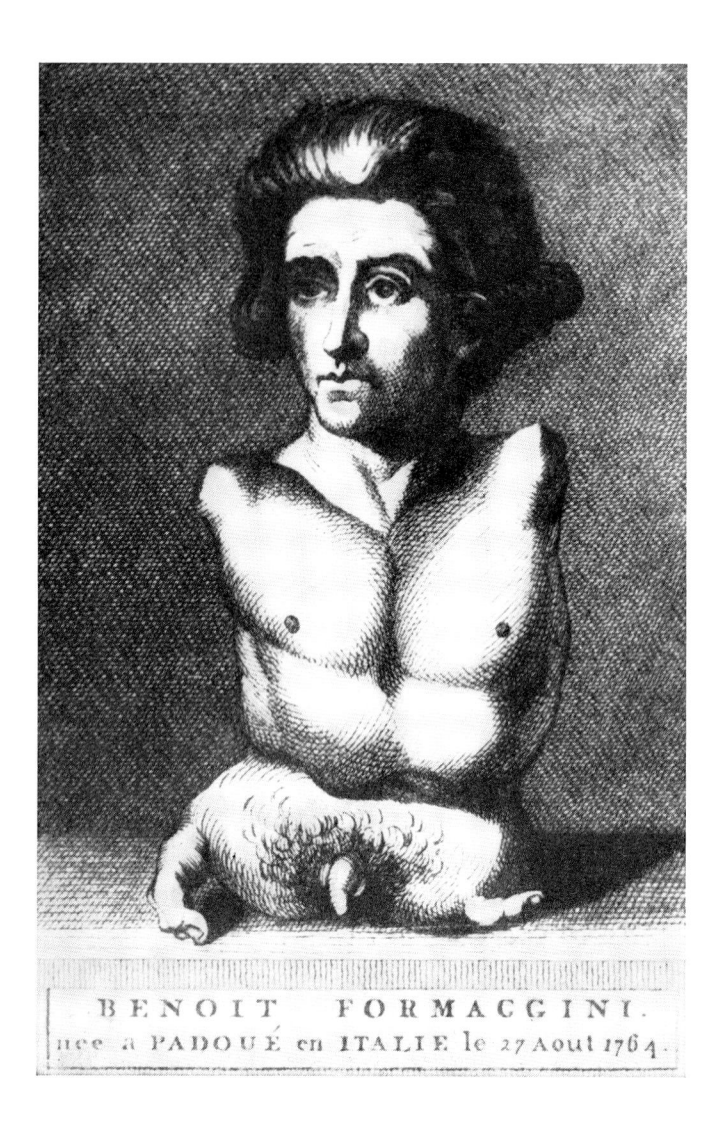

waren. Die Macht der zentralen efferenten Impulse über die Gegebenheit der Körperperipherie wird nirgends so deutlich wie hier.

Ob auch die phokomelen Kinder unseres Jahrhunderts eine so großartige Ausschöpfung der kompensierenden Bewegungsmöglichkeiten erreichen, wage ich zu bezweifeln. Wenn an die Stelle des bitteren Muß des Existenzkampfes das Streben nach Entschädigung tritt, hemmt es den Impuls zur Mobilisierung letzter körperlicher Reserven.

Benoit Formaggini · Um 1790 · Kupferstich · Sammlung Lamers

Ernährungsbedingte Krankheiten

Fettleibigkeit und Magerkeit

Seit den praehistorischen Tagen einer Venus von Willendorf hat das bildnerische Schaffen sich der Fettleibigen oft und gern angenommen. In den letzten Jahren wurde der Arzt durch die Aussendungen zweier pharmazeutischer Firmen (in der Werbung für einen Appetitzügler und ein Biguanidpräparat) mit derart gewichtigen Werken der darstellenden Kunst bekanntgemacht. Nimmt man jede stärkere Fettleibigkeit als krankhaft, so ist die Adipositas neben der Hysterie das seit der Renaissance am häufigsten wiedergegebene pathische Motiv.

Bei Betrachtung solcher Darstellungen drängen sich nicht so sehr kunsthistorische als klinische bzw. pathophysiologische Fragen auf. Jede Fettsucht ist letzten Endes ein energetisches Problem, der Ausdruck einer Balancestörung zwischen Zufuhr und Verbrennung. Hinsichtlich der Nahrungszufuhr fallen jedem, der sich mit den Eßgewohnheiten unserer Altvorderen beschäftigt, die großen, ja ungeheuren Mengen des Verspeisten auf. Zeitgenössische Aufzeichnungen kann man nur mit skeptischem Staunen zur Kenntnis nehmen und weitergeben. In einer Schilderung des Tiroler Badelebens aus der Renaissancezeit sind als reguläre Mahlzeiten aufgezählt: *„Des Morgens um 6 Uhr vor dem Bade Setzeier, eine Rahmsuppe, zwischen 7 und 8 Uhr eine Pfanne voll Eier oder ein Milchmus, dazu Wein. Um 9 Uhr genieße man Schmarren und kleine Fische oder Krebse. Dazu gehört ein Trunk. Zwischen 10 und 11 Uhr findet das Mittagessen statt: 5 bis 7 Gerichte. Bis 2 Uhr geht man dann spazieren und ißt um 2 Uhr vor dem Bade eine Pfanne mit Dampfnudeln, eine Hühnerpastete. Zwischen 3 und 4 Uhr gesottene Eier oder ein Hähnchen. Zum Nachmahl 4 bis 5 kräftige Speisen, um 8 Uhr vor dem Schlafengehen ein Schwingmus und eine Schüssel Wein mit Brot, Gewürz, Zucker."* (Zit. nach Friedell). Auch die ersten Stoffwechselversuche kalkulieren entsprechende Mengen. So geht Santorio Santorio (1561—1636) bei der Berechnung der Perspiratio insensibilis davon aus, daß *„8 Pfund Fleisch und Getränke an einem Tag genommen werden"*. Auf gleicher Ebene liegen Berichte von Ludwig XIV. War er müde und abgeschlagen, so genügten als Mahlzeit: Brotschnitten, Taubensuppe und drei Brathähnchen (Florange). Gewöhnlich bestand das Mittagessen aus: vier Tellern verschiedener Suppen, einem ganzen Fasan, einem Rebhuhn, einer großen Schüssel Salat, Hammelfleisch mit Knoblauch und Soße, Schinken, einem Teller Backwerk, schließlich Früchten und Marmelade. Festmähler boten proportional ihrer Bedeutung entsprechend mehr. —

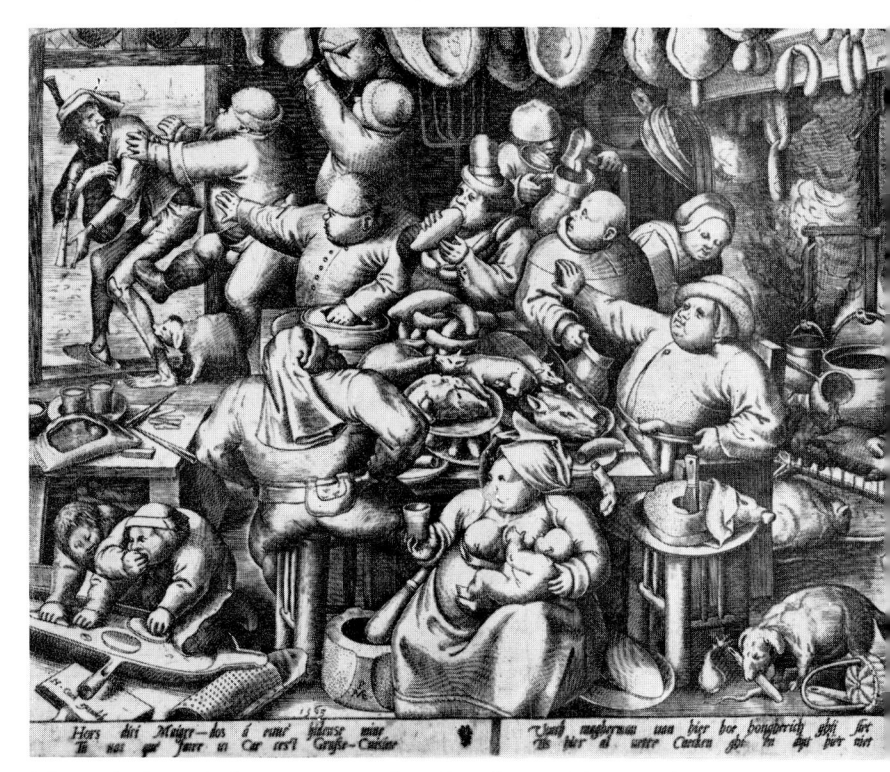

P. Bruegel · Fette Küche · 1563 · Kupferstich nach Gemälde · Staatl. Graphische Sammlung München

Aus dem Interesse und der Freude am Essen erklären sich die Schaustellungen der Vielfraße. Sie leisteten schier Unglaubliches. Die Wittenberger Doktordissertation des GEORG RUDOLPH BOEHMER von 1757 berichtet von einem Polyphagen, dem sog. *Freß-Kahle, der vor dem Senat in der Hoffnung auf Belohnung nacheinander einen Hammel, ein Spanferkel sowie 60 Pfund Pflaumen mit Kernen verschlang* (zit. nach PERCY und LAURENT).

Bilddarstellungen bestätigen den Massenkonsum. Die nach einem Gemälde von PIETER BRUEGEL (1525—1569) gestochene und mit 1563 datierte Küchenszene läßt in Würsten, gekochtem, gebratenem und geräuchertem Fleisch die Überfülle an Eiweiß- und Fettnahrung ahnen bei nur geringem Kohlehydratangebot in Form von Brot. Alle Esser sind entsprechend feist. Nur der bettelnde Dudelsackpfeifer bleibt hungrig und mager, denn er wird ohne Atzung unsanft hinausbefördert. Analoges finden wir auch sonst bei BRUEGEL, ebenso bei anderen niederländischen Bauernmalern sowie deutschen und französischen Künstlern. Hier ein Stich nach einem Gemälde des JOACHIM VON SANDRART (1606—1688), den seine „*Teutsche Academie*" (1675) zum Begründer der deutschen Kunstgeschichtschreibung werden ließ. Darüber gerieten seine bildnerischen Leistungen fast in Vergessenheit. Dieser Koch ist ein Nachstich der Februar-Allegorie aus den für Schloß Schleißheim 1638 bis 1642 gestalteten zwölf Monatsbildern. Im farbigen Original widert die Anhäufung von Schweine-, Hammel- und Gänsefleisch noch mehr an als auf dem Stich. Scheußlich wirkt für unseren Geschmack auch die Pastetenverzierung mit Flügeln, Kopf und Schwanz der Taube. In der Figur des Kochs kommt gut heraus, daß er zwar adipös, aber auch muskulös ist. Am Unterarm wird zwischen den voluminösen Muskelbäuchen der langen Extensoren und Flexoren eine Senke deutlich; man ahnt die Kraft des Nackens, und der Leib hängt keineswegs seiner Schwere folgend schlaff herab, sondern wird von der Muskulatur straff gehalten. Das Depotfett ist — um hier einmal den Schlachterausdruck zu gebrauchen — durchwachsen, es ist Kernspeck.

Das volle Profil einer sehr straffen Wölbung des Leibes erblickt man auf jenem Berliner Bilde, das wahrscheinlich den Feldhauptmann BORRO darstellt und ANDREA SACCHI (1484—1539) zugeschrieben wird. Durch alle imposante Massigkeit kann man hier jene kräftige Muskulatur erahnen, die die auch in Friedenszeiten betriebenen Fecht- und Reitübungen entwickelten. Das schlaffe Absinken des Leibes durch Nachlassen des Turgors wurde damals als unschöne Besonderheit empfunden. Daher hat der Karikaturist einem anderen Offizier, dem General GALAS, den bildlichen Vorschlag gemacht, seinen hängenden Bauch auf eine Schiebkarre zu packen. Diese Vorwölbung soll allerdings gemäß der Legende durch die Esserei von Zwiebeln und Radieschen bedingt sein, also ein Blähbauch, dessen Gas in sichtbarem Strahl durch Rülpsen entweicht. — Im Vergleich zu unserer Zeit lag damals nicht nur die Einfuhr, sondern auch der Kalorienverbrauch höher. Man muß außer Jagd und Reiterei die körperliche Tätigkeit der Bauern und Handwerker bedenken, den zumindest sonntäglichen Weg zur Kirche, der hin und zurück bis zu 30 km betragen konnte, den sonnabendlichen Marsch zum Wochenmarkt und die vielen anderen kraftfordernden Besorgungen. Wir Erdenbürger von sparsamer Motorik würden bei der früheren Kost voll und rund. Auf die Trägheitsfettsucht treffen wir im künstlerischen Bereich erst im vorigen Jahrhundert mit seinem ausgeprägteren Stadtleben. Bei dem bewegungsarmen Berufsleben setzt man trotz reduzierter Nahrungs-

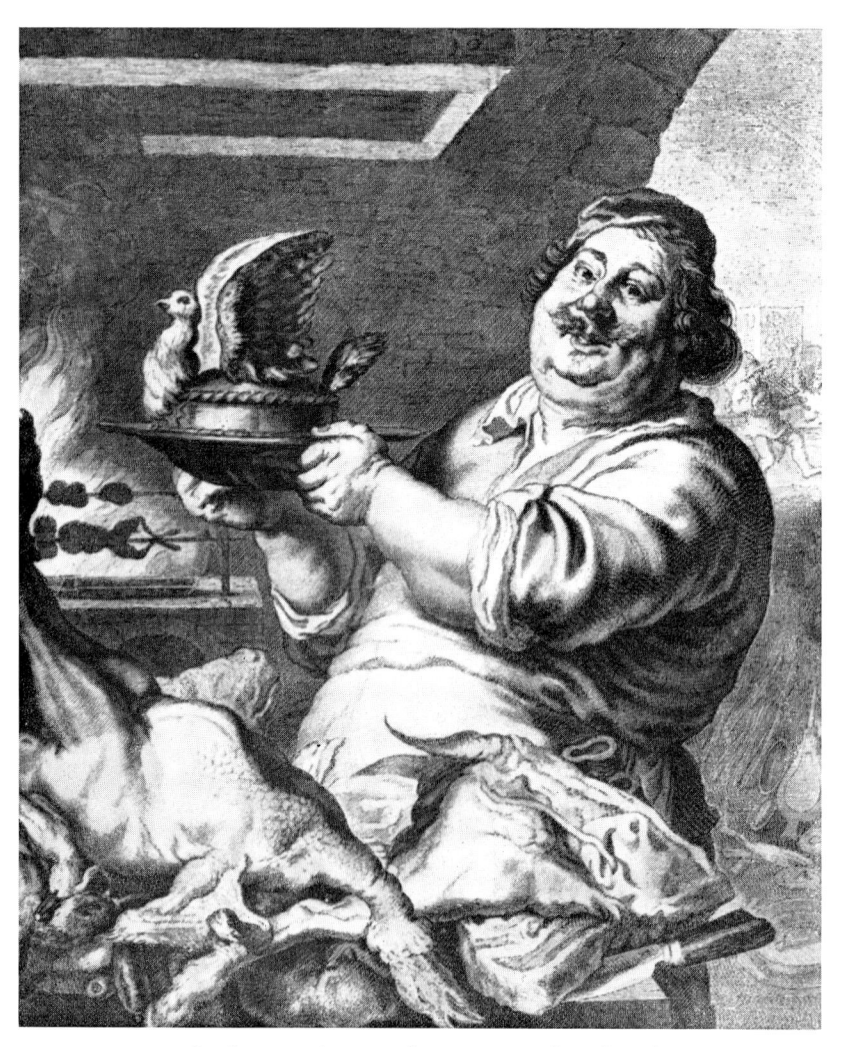

J. Sandrart · Februar (Allegorie) · Kupferstich nach einem um 1640 entstandenen Gemälde

B. van der Helst (1613—1670). Mehr erreichten der 1770 geborene Daniel Lampert mit 330 kg, eine um 1850 in der Gegend von Baltimore lebende farbige Frau mit 385 kg und ein 1798 in North Carolina geborener Mann mit über 450 kg. Auch dieses letzte Gewicht könnte stimmen, denn nach *„Guiness Superlatives"* ist für den 183 cm großen Robert Earl Hughes aus Illinois, der 32jährig 1958 verstarb, ein Maximalgewicht von 484 kg verbürgt. Er hatte mit 3,15 m auch den größten jemals gemessenen Leibesumfang.

Außer reiner Mastfettsucht findet man in den Bilddarstellungen auch pathologische Fettsuchtsformen. Sicherlich gehört jenes im Prado hängende Gemälde eines jungen Mädchens dazu, dessen erheblichen Leibesumfang man unter dem herrlich gemalten höfischen Reifrock ahnt. Juan Carreño de Miranda (1614—1685) hat sie uns mit einer an Velasquez (seinem Vorgänger als Erster Bildnismaler des Madrider Hofes) geschulten Kultur überliefert.

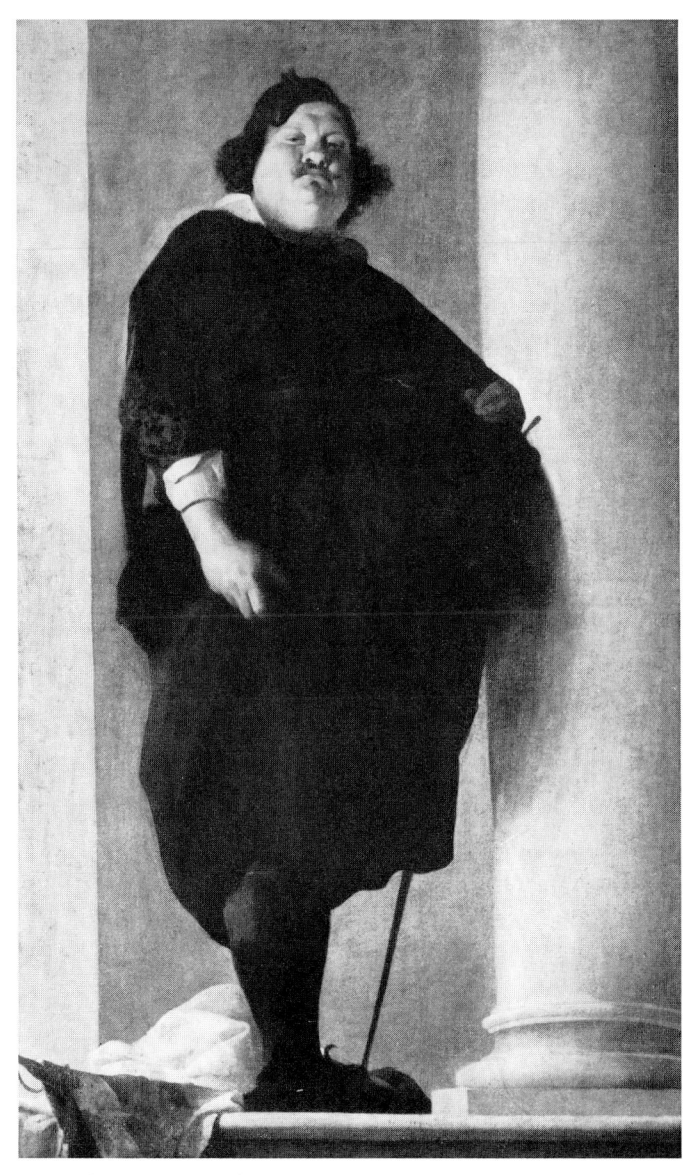

A. Sacchi (?) · Der Feldhauptmann Borro · Um 1640 · Ölbild · Ehem. Kaiser-Friedrich-Museum Berlin

aufnahme Fett an. Jetzt treffen wir auf jene blassen Menschen mit schlaffem Hängebauch, wie sie z. B. Toulouse-Lautrec (Bildnis des Oscar Wilde, der Gastwirt in *„Chocolat, in der Bar des Achille tanzend"*) meisterhaft dargestellt hat.

Hier sei ein kurzer Abschnitt über hohe und höchste Körpergewichte eingeschaltet. Gould und Pyle erwähnen eine ganze Reihe von Schwergewichtlern, die zwischen 200 und 250 kg wogen. In dieser Größenordnung dürfte schätzungsweise das Gewicht des dicksten bildlich dargestellten Fettleibigen gelegen haben, das in Amsterdam hängende Portrait des Mindener Richters Bickert von

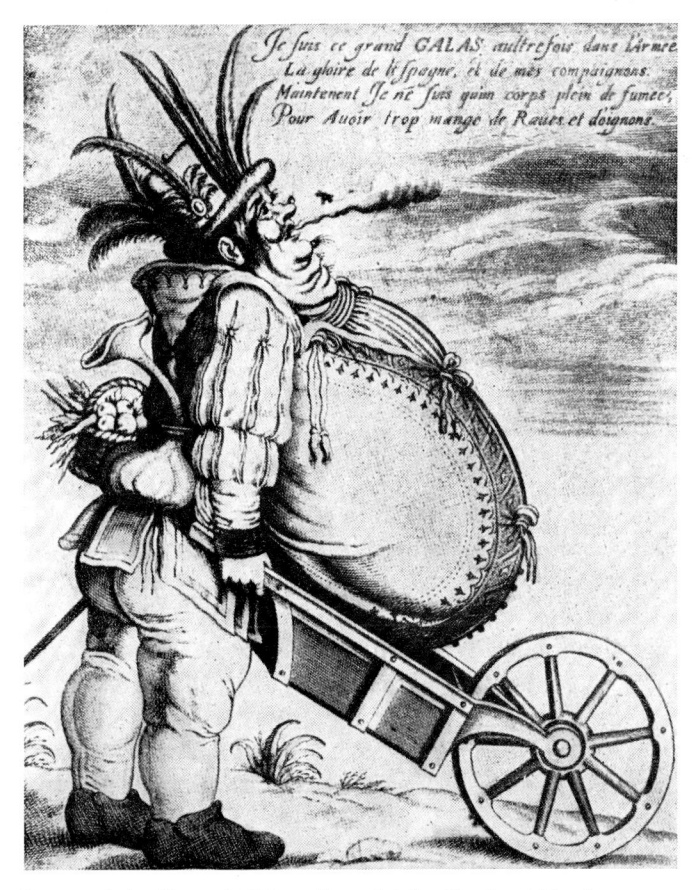

Der spanische General Galas · Französische Kupferstichkarikatur aus dem 17. Jahrhundert · Cabinet des Estampes, Paris

165

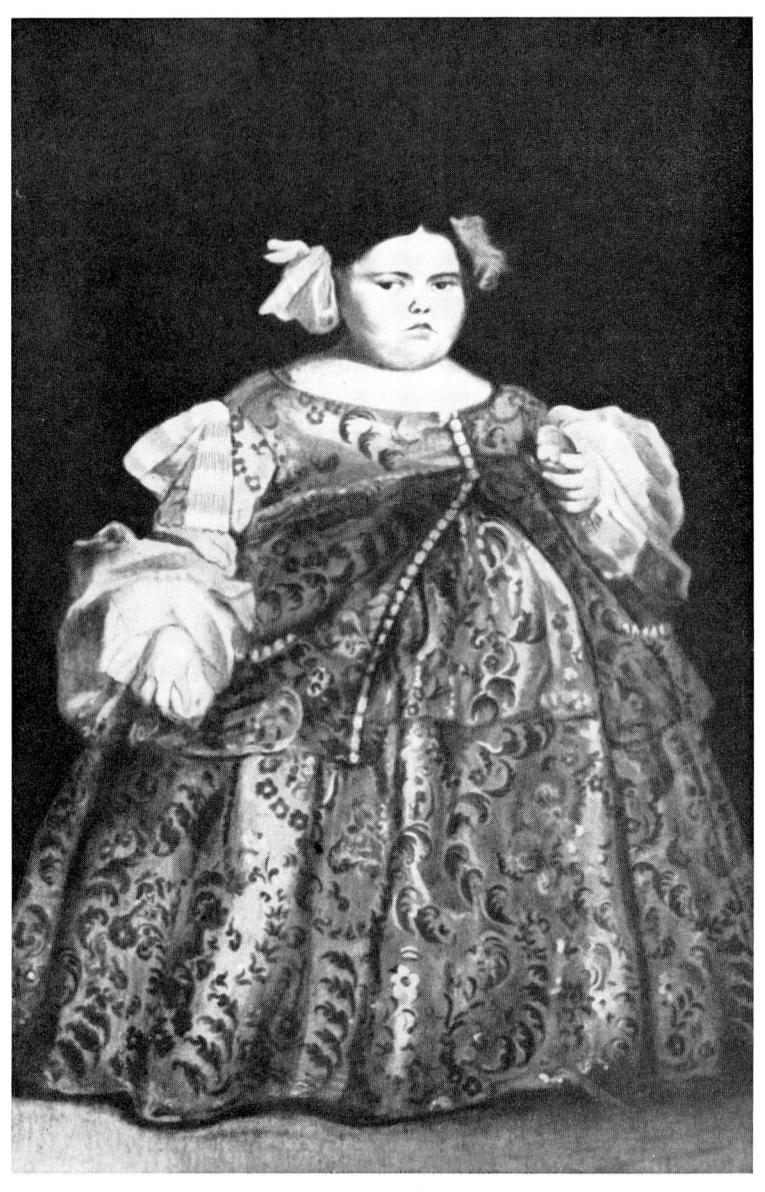

J. Carreño · Portrait eines Mädchens · Um 1670 · Ölbild · Prado Madrid

Das Überwiegen der Stammbepackung, das breite Vollmondgesicht mit der starken Kinnpartie und der gedrungene Nacken entsprechen am ehesten dem Cushingtyp der Fettverteilung. Hierin ähnelt die kleine Spanierin einem von GOULD und PYLE abgebildeten 13jährigen amerikanischen Mädchen, das 191 Kilo wog.

Daß bestimmte Drüsenstörungen zur Fettvermehrung führen können, beobachtete man schon früh bei Kastraten, auch bei Kretins. Die Medizin wurde auf die Zusammenhänge vor allem durch die Veröffentlichung von ALFRED FRÖHLICH (1907) hingewiesen. Er beschrieb einen *14jährigen Jungen mit 54 kg Gewicht (normal bei seiner Größe 39,4 kg) und genitaler Unterentwicklung.* Der aufgrund von Augensymptomen mit Gesichtsfeldausfall vermutete Hypophysentumor wurde 1907 von Eiselsberg operativ bestätigt und entfernt. 1906 hatte BARTELSMANN dem Syndrom den Namen „*Dystrophia adiposo-genitalis*" gegeben. FRÖHLICH unterbaute seine Mitteilung mit einer Photographie des Kranken, die nur in der groben Rasterung der Zeitschrift auf uns gekommen ist — eine kunstlose Aufnahme des im rumpeligen Milieu eines Laboratoriumswinkels stehenden Kranken. Immerhin trug das Bild zum Bekanntwerden des „*Fröhlich-Syndroms*" bei. Bereits 1900 hatte BABINSKI von einem 17jährigen Mädchen mit Adipositas und genitaler Unterentwicklung berichtet, das an einem autoptisch verifizierten infundibulären Tumor verstarb. Doch hatte die bildlose Publikation keine Resonanz gefunden. Auch FRÖHLICH, der das Schrifttum auf vorangegangene Fälle durchsah, blieb sie unbekannt.

Mit dem Bekanntwerden der hormonalen Regulation des Fettansatzes lernte die Medizin die einzelnen Fettsuchttypen abzugrenzen und auch die lokalen, nerval bedingten Faktoren des Fettansatzes beachten. Als ikonographischer

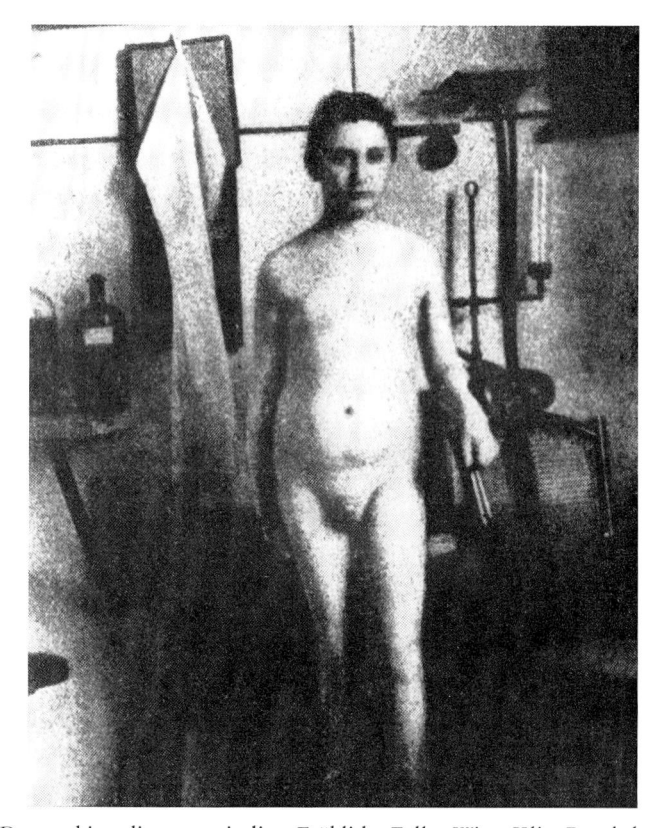

Dystrophia adiposo-genitalis · Fröhlichs Fall · Wien. Klin. Rundschau 1901

noch bestimmte Kunstkniffe kamen, um solch herrliche kallipygische Wölbungen zu zaubern.

Ein Pendant zu der abgebildeten Spanierin beobachtete ich vor einigen Jahren im Krankenhause. Allerdings wog meine 16jährige, 143 cm große Patientin nur (!) 142,5 kg (Photographie in DENNIG). Es war eine wahrscheinlich zerebral mitbedingte Fettsucht einer leicht Schwachsinnigen. Nach forcierter Abmagerungskur in einer auswärtigen Klinik verzehrte das Mädchen zu Hause alles ihm Erreichbare, z. B. zwei Halbpfundwürfel Margarine (ohne Brot), ein andermal ein Viertel Kilo rohes Rindfleisch im Stück. Also auch in unserer Zeit findet man Rudimente jener aus früheren Epochen berichteten Perversionen mit Verschlingen von Abstoßendem und Ekelerregendem. Aus solchen oft als Jahrmarktsschau aufgezogenen Darbietungen sind Einblattdrucke erhalten, z. B. der mit 1701 datierte von einem böhmischen Vielfraß. Wie aus der mitreproduzierten Legende des Stichs ersichtlich, *soll dieser Bauernsohn nicht nur*

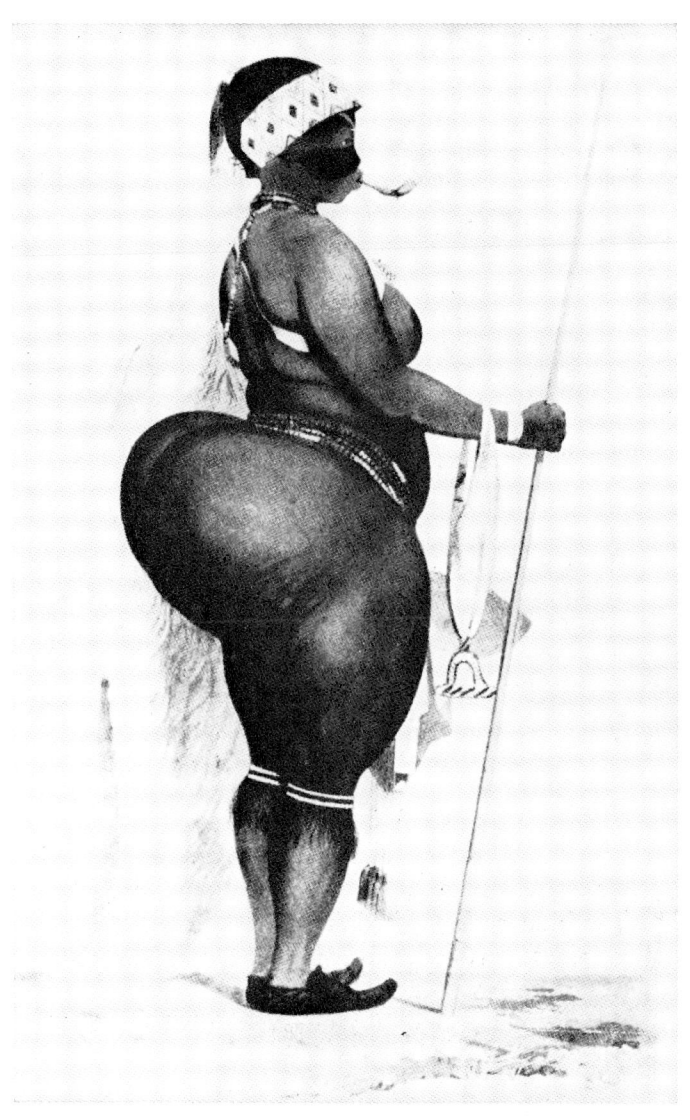

F. Ch. Lewis · Sartjee Baartman, die Hottentotten-Venus · Radierung
Afrikanisches Museum Johannisburg

Beitrag sei das Bild der Hottentotten-Venus gebracht. SARTJEE BAARTMAN wurde 20jährig aus Südafrika 1810 von einem Engländer mit nach Europa genommen und in London, später Paris, auf Schaubühnen gezeigt. Solche Körperformen lockten speziell in Frankreich zahllose Beschauer an und waren das Ziel einer Reihe von Spottzeichnungen. Ihre Hüften sprangen etwa 20 cm und ihr Gesäß noch um etliches weiter vor. Schon 1815 starb sie. — Diese Steatopygie (zusammen mit der „*Hottentottenschürze*", den weit heruntergezogenen großen Labien) galt bei den Buschmännern als Schönheitsideal. Es ist nicht ganz ersichtlich, ob hier zu rassisch-konstitutionellen Momenten

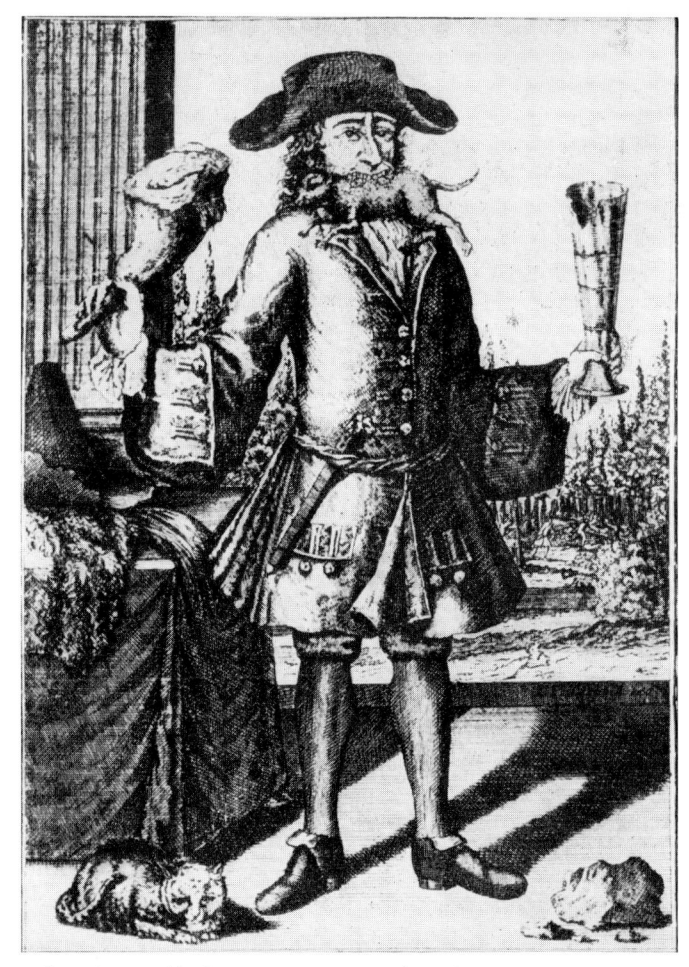

Böhmischer Vielfraß · Unsignierter Kupferstich von 1701

zarett herumstehende Aderlaßblut war sein Getränk, und Pfleger überraschten ihn, wie er im Totenraum seinen Hunger stillte. Als ein 14 Monate altes Kind spurlos verschwunden war, jagte man TARARE fort.

Gegen solche Scheußlichkeiten wirkt JACQUES DE FALLAISE nachgerade harmlos. *Als Gelegenheitsarbeiter auf dem Montmartre belustigte er in Kneipen seine Kumpane durch das Verschlucken von Flaschenkorken und ungeschälten, hartgekochten Eiern. 1817 sah man ihn mit wesentlich erweiterter Speisekarte auf dem Theater. Mühelos wanderten nacheinander in den Schlund: mehrere ganze Nüsse, der Kopf einer Meerschaumpfeife, drei zusammengerollte Spielkarten, eine Rose mit Blättern und Dornen, dann lebend ein Spatz, eine Maus sowie ein kleiner Aal. Danach könne er — so seine anschließende Erklärung ans Publikum — spüren, wie sich die Tierchen im Magen bewegten. Deren unverdaute Knochenreste wurden nach 24 Stunden mit dem Stuhl ausgeschieden.*

Das Abbilden des gegenteiligen Zustandes hochgradiger Magerkeit finden wir in der Kunst früherer Zeiten sehr selten, obwohl er durchaus in das Panorama jener Jahrhunderte gehörte. Die quantitativ und qualitativ unzureichende Ernährung der Armen, die periodischen Hungersnöte — in Europa waren es durchschnittlich sechs in jedem Jahrhundert (FISCHER) — brachten nicht wenige an den Rand des Grabes. Aber im Gegensatz zu den zahllosen heutigen Hungerphotos ist mir von damals nur eine Darstellung eines zum Skelett abgemagerten Menschen bekannt.

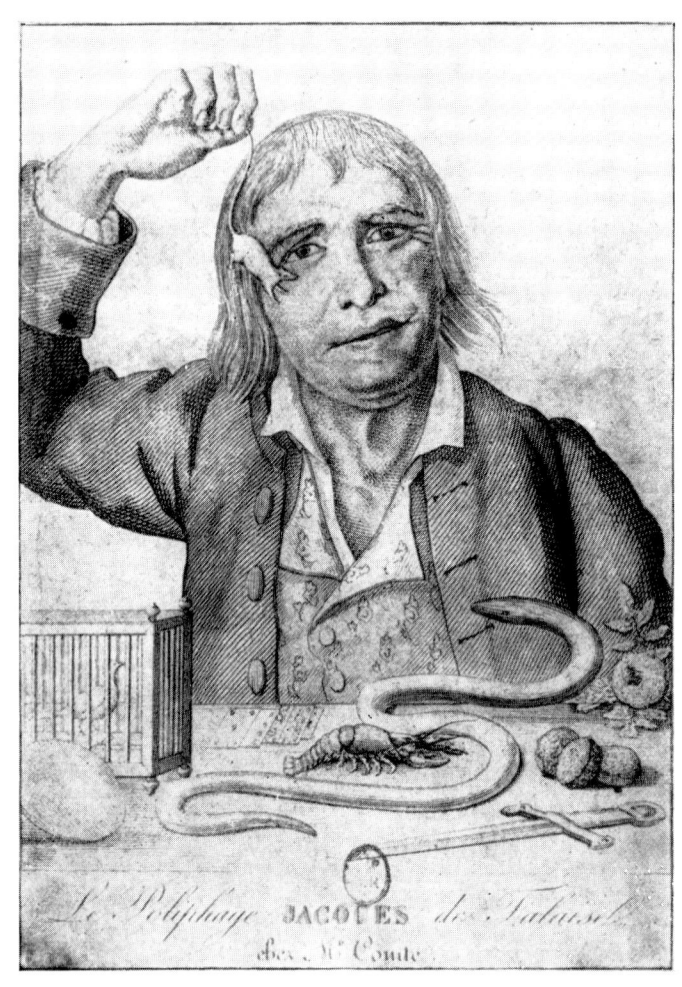

Jacques de Fallaise · 1817 · Anonymer Kupferstich · Cabinet des Estampes Paris

Der kranke oder krumme Tischler zu Innsbruck · 1620 · Kupferstich · Medizinhistorisches Institut Zürich

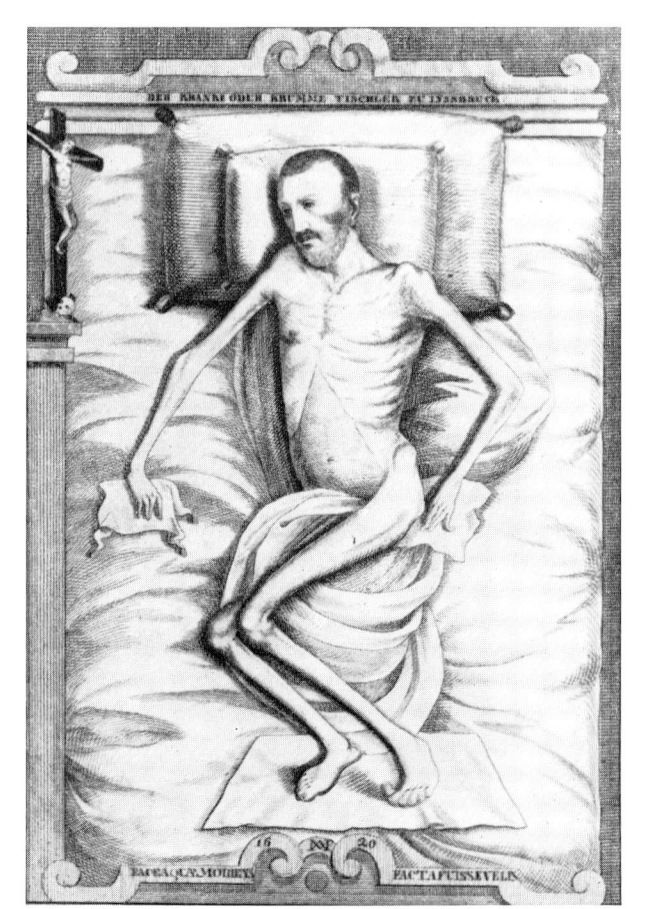

eine lebende Katze mit Haut und Haaren, sondern zum Frühstück ein ganzes Kalb verzehrt haben. Die weiteren Angaben über Verschlucken von Kieselsteinen und sonstigem Unverdaulichen findet man auch bei anderen Allesschluckern. Es folgt ein gräßlicher Hinweis: er habe in Böhmen zwei kleine Kinder verzehrt, sein vielfräßiger Zwillingsbruder sogar einen ausgewachsenen Juden. — Diese furchtbare Homophagie scheint es tatsächlich gelegentlich gegeben zu haben. PERCY und LAURENT belegen sie mit einem genau und verschiedenerseits beobachteten Fall. *Den 1788 in Paris auftauchenden Polyphagen TARARE muß ein furchtbarer Heißhunger gequält haben. Während seines Militärdienstes leerte er — trotz stets bewilligter vierfacher Ration — Abfalleimer aus Küche und Krankenrevier. Vor napoleonischen Sanitätsoffizieren nahm er eine zappelnde graue Katze an Kopf und Hinterbeinen, riß wie ein Raubtier den Bauch auf, saugte das Blut und hatte alles bis aufs Skelett und Fell bald verzehrt. Das im La-*

Hungertod eines Arabers im Hospital von Milianah · Um 1890 · Zeitschriftenholzstich nach Photographie · Medizinhistorisches Institut Zürich

„*Der kranke oder krumme Tischler von Innsbruck*" existiert in mehreren Varianten, wobei ein Flugblatt verrät, daß er „*über das fünffzehnde Jahr in unerhörter Schwachheit liegt*". Es scheint eine chronisch-konsumierende Erkrankung vorgelegen zu haben.

Einen dem Tode nahen Araber zeigt um 1890 eine französische Zeitschriftillustration, ein Holzstich nach der Photographie. Sterbend wurde der Hungernde aufgefunden und in das Hospital in Milianah eingeliefert. Er ist durchaus nicht nur „*Haut und Knochen*". Depotfett und Muskulatur schmelzen bei solchem „*Selbstkannibalismus*" nur bis zu einer bestimmten Grenze ein. Das Ableben erfolgt bei einem Defizit von 40 bis 45% des Normalgewichtes und wird anscheinend durch eine dann eintretende Änderung des verbliebenen Organeiweißes verursacht (Vogt I). Dem Tod geht meist, wie wohl auch hier, eine Trübung des Sensoriums voraus. Bei mehr abruptem Nahrungsentzug sind auch delirante Zustände beobachtet, wie sie das Bild der Polarexpedition dramatisch eindrucksvoll andeutet. Captain Ash berichtete über die Auffindung von Greelys Zelt am 22. Juni 1884: „*Welch ein Anblick, auf sechs Männer zu sehen, die, verhungernd und unfähig sich zu helfen, herumlagen. Sie zeigten auf einen und sagten, er sterbe. Um Platz zu haben, schnitten wir ein Loch in das Zelt und begannen, einen nach dem andern zu füttern. Dabei gaben wir ihnen nicht so viel, wie sie haben wollten.*"

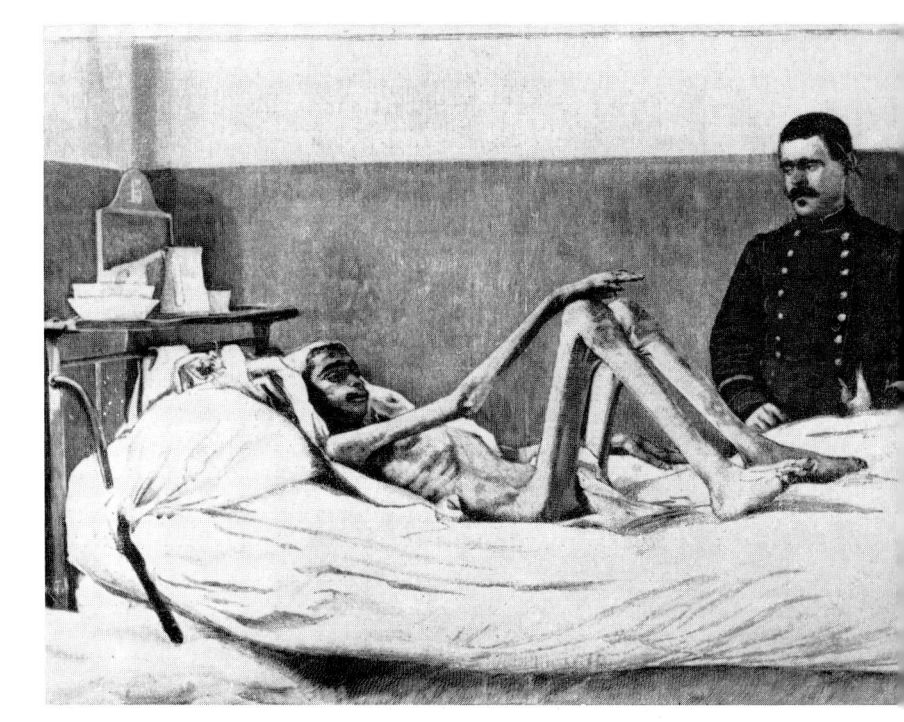

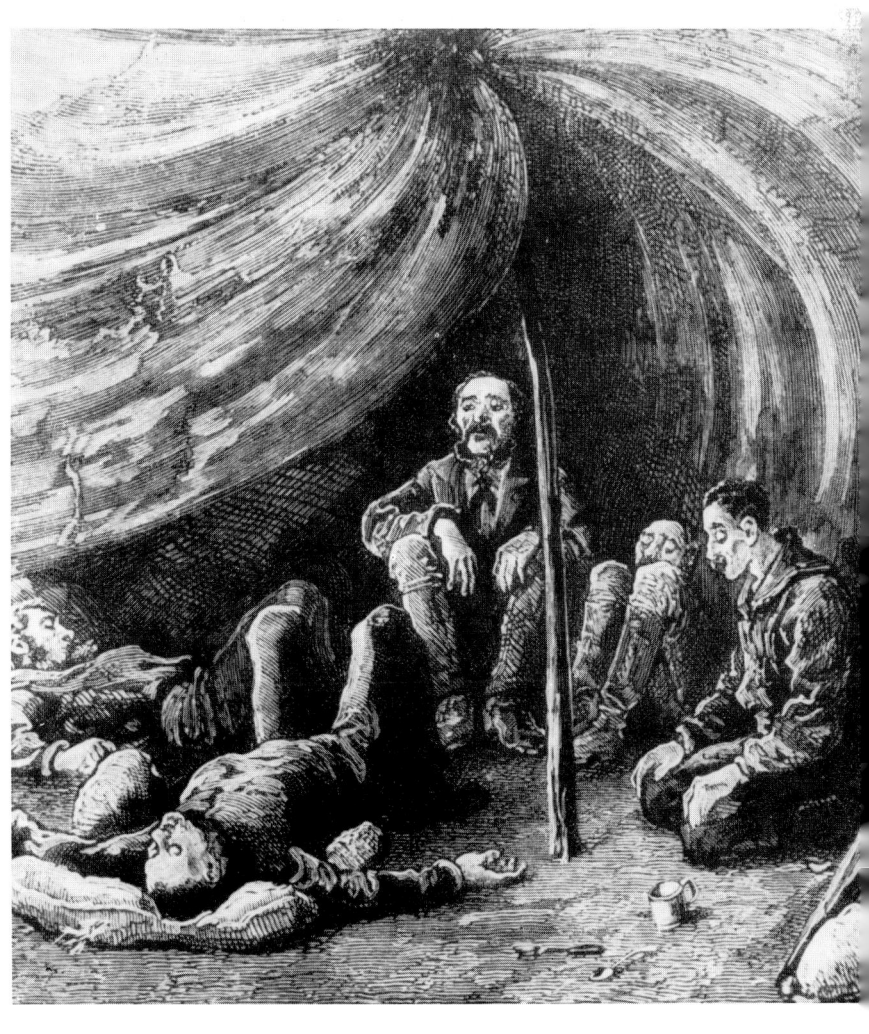

Polarexpedition vor dem Hungertode · 1889 · Holzstich · Radio Times Hulton Picture Library London

Die Gicht

Die Podagra war seit GALEN als Krankheit der üppig essenden, wohlhabenden Leute bekannt. PETRARCA griff dies auf und ließ die „*Vernunft*" in der „*Artzney bayder Glück*" (vgl. S. 29) also Trost spenden: „*Hast Du viel Geld und Gut, so mache Dir damit die Schmerzen süß, bist Du aber arm, so bleibt die Krankheit sicher nicht bei Dir.*" In diesem Sinne zeichnet der PETRARCA-MEISTER den reichen Patrizier, welcher sich von zwei Knechten im Tragstuhl befördern läßt. Wenn nicht hier „*Von dem Zipperlein oder Podagra*" die Rede wäre, — aus der Darstellung ist es nicht zu ersehen. Man konstatiert bei dem mit Pelzrock und -kappe prächtig gekleideten Reichen unförmig (man möchte meinen ödematös) geschwollene Füße und Unterschenkel. Vielleicht blieben sie wegen der Schmerzen unbekleidet und wurde dieserhalb das Kissen untergeschoben. Auch bei dem Gelehrten rechts im Bilde — der, da weniger mit Glücksgütern gesegnet, sich mit Krücken behelfen muß — würde man nicht ohne weiteres eine Gicht vermuten, eher vielleicht eine chronische Polyarthritis. Links im Hintergrund ist die Therapie mit Salben, Massage und Brenneisen gezeigt. Bei dem gerade Behandelten erkennt man die gleiche unförmige Schwellung der Beine.

Die hier mitverwandte Bezeichnung Zipperlein taucht im medizinischen Schrifttum erstmalig als „Zipperley" bei PARACELSUS auf. Die griechischen Namen Podagra wie auch Chiragra sind weit älter. Gicht leitet sich etymologisch von dem Spätalthochdeutschen gegiht(e) ab, das zum Verbum jehan = sagen gehört. Dieser Ausdruck umschließt jene plötzlich auftretenden Krankheiten, die man auf Besprechung oder Behexung zurückführte. Noch in der Lutherschen Bibelübersetzung hat das Wort gichtbrüchig solch eine allgemeinere Bedeutung.

Im 16. Jahrhundert war wegen der üppigen Tafelfreuden der Begüterten die Gicht im nördlichen Mitteleuropa recht häufig. Im 17. Jahrhundert ging in Deutschland mit den Kriegen und der Verelendung ihre Ausbreitung zurück, nicht aber in Holland und vor allem nicht in England. Von dort stammt die erste genaue klinische Beschreibung „*Tractatus de podagra et hydrope*" (1683) des THOMAS SYDENHAM (1624—1689). Im allgemeinen Teil (S. 40) wurde auf die große Bedeutung von SYDENHAM für die Nosologie im Sinne der Umgrenzung typischer Krankheitseinheiten hingewiesen. Auch in seinem Gichttraktat schält er das allgemein Kennzeichnende der Krankheit präzise heraus: „*Zunächst will ich den typischen Zustand beschreiben, dann die irregulären und ungewissen Phänomene.*" Die Schilderung des nächtlichen Podagraanfalles ist von anschaulicher Lebendigkeit. Da der Autor seit dem 30. Lebensjahre selber unter der Gicht litt, verschmilzt die objektive Krankheitsbeschreibung mit dem subjektiven Krankheitserlebnis. Später erlag er ihr nach qualvoller Leidenszeit.

Sydenhams Werk ist ohne Illustrationen. Doch finden wir aus jener Zeit im medizinischen Schrifttum einige Darstellungen auf Titelkupfern, die erste bei dem Holländer HERMANN BUSSCHOF (englische Ausgabe 1676). Sein Traktat

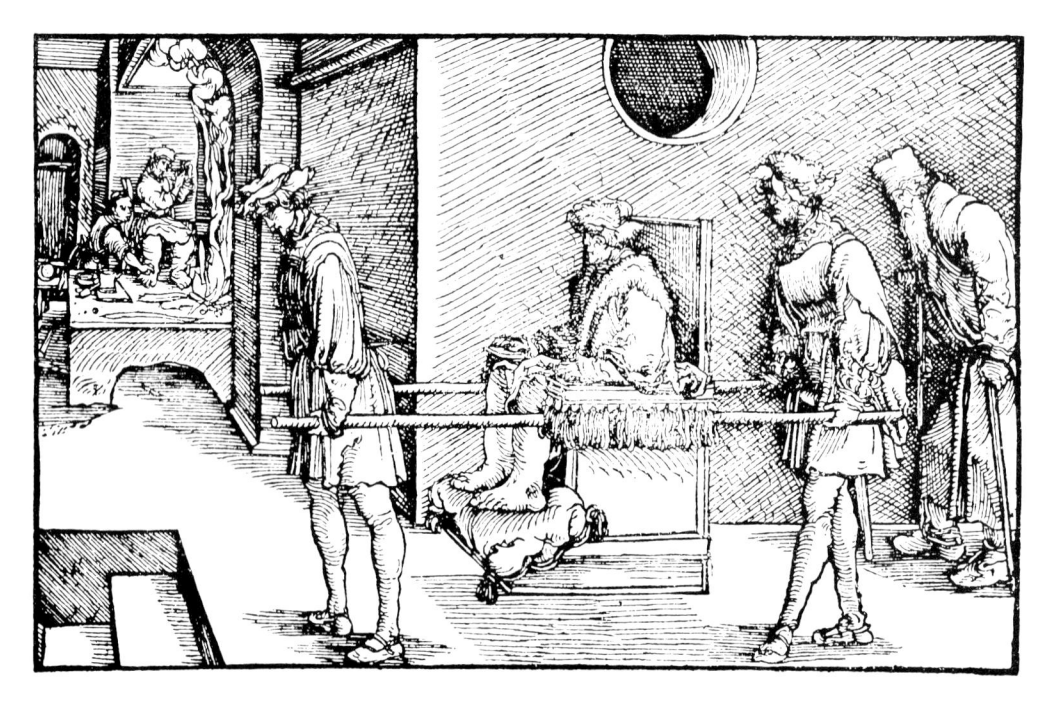

Petrarca-Meister · Von dem Zipperlein oder Podagra · Aus „Von der Artzney bayder Glück" · 1532 · Holzschnitt

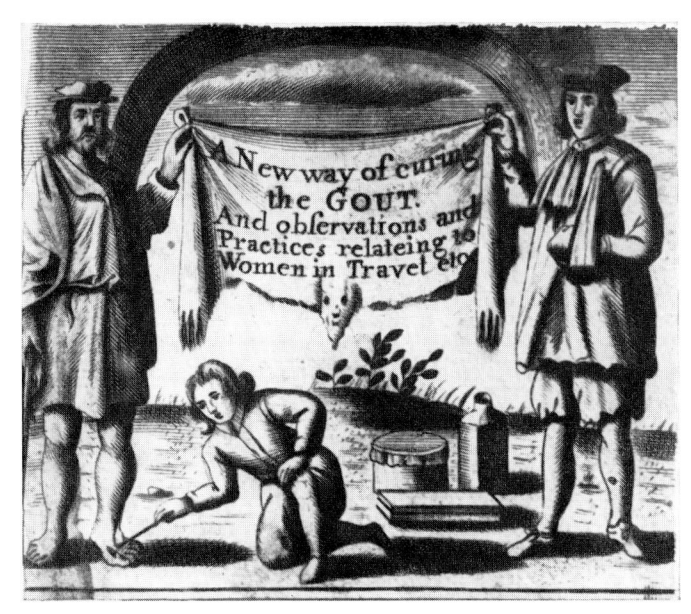

Die Gicht und ihre Behandlung · Aus H. Busschof · 1676 · Obere Hälfte des Titelkupfers

über eine neue Behandlungsart der Gicht ist zusammengezwängt mit einer Abhandlung über das Gebären (von einem anderen holländischen Autor). So muß sich die bildliche Darstellung der Gichttherapie mit der halben Titelseite begnügen. Bei dem Linksstehenden wird das Ausbrennen der Tophi am Fuße gezeigt, während der rechte Kavalier als Hinweis auf die Chiragra den Arm in der Binde trägt. Zeichnerisch bessere und medizinisch aufschlußreichere Gichtdarstellungen finden sich auf den Titelkupfern zweier weiterer holländischer Autoren. STEPHAN BLANKAART berichtet 1684 „van het Podagra en vliyende Jigt" und schwört auf die Milch als Heilmittel. Drei Aspekte der Gichtkranken sind bildlich gezeigt: vorne links das Ausbrennen des Krankheitsherdes durch einen fernöstlichen Heilkundigen, wobei der Patient vor Schmerz die Fäuste ballt; rechts im Mittelgrund einen bettlägerig Kranken, dem die Binden von den geschwollenen Beinen abgewickelt und auf einer Holzbank wieder frisch mit Salbe bestrichen werden. Der vor dem Bett stehende Arzt tropft Medizin in einen Löffel. Schließlich wärmen sich zwei Kranke vor dem Kaminfeuer des Hintergrundes. Der eine scheint soweit versteift, daß er im Rollstuhl geschoben werden muß, während sich der andere noch mit einer Krücke fortbewegen kann. — Die deutsche Ausgabe des Werkes (1692) hat den Titelkupfer übernommen.

Einen Teil dieser Bildelemente — den Arzt am Krankenbett, den sein verbundenes Bein am Kamin wärmenden Kranken — treffen wir auf dem Frontispiz der Heinsiusschen Podagraschrift wieder. Die holländische Ausgabe (1698) und die hier abgebildete deutsche Übersetzung (1701) zeigen wiederum denselben Stich. Hinzugekommen ist die Rückansicht eines an zwei Krücken Humpelnden, der ein Bein umwickelt, das andere vielleicht deswegen nackt hat, weil er auch in der Holzbütte baden will, die ein anderer Kranker gerade zum Fußbad benutzt. Im medizinhistorischen Museum in Kopenhagen findet sich eine diesem Stich analoge Radierung, welche wahrscheinlich als Vorbild gedient hat. Nur ist dort die Krankenstube bei geringerer Raumtiefe weniger pompös und ohne Fenster.

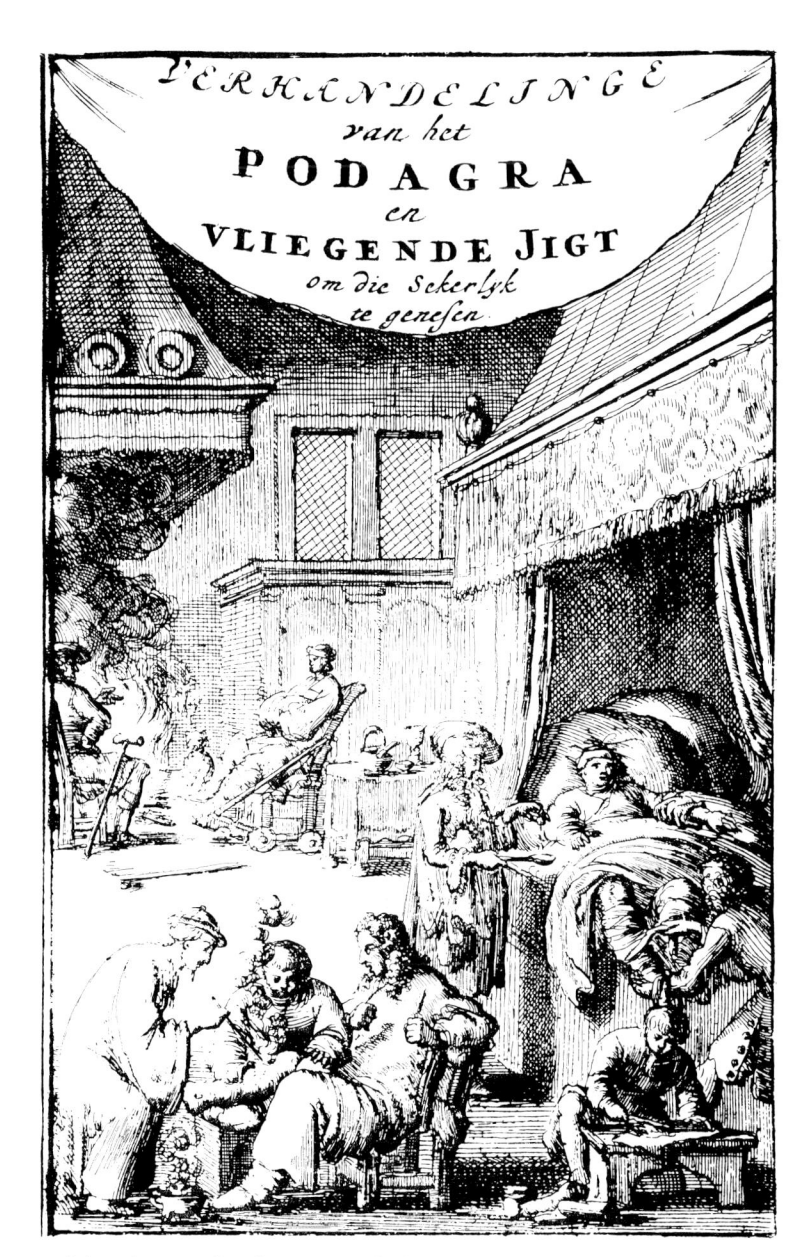

Gichtkranke · Titelkupfer aus St. Blankaart · 1684

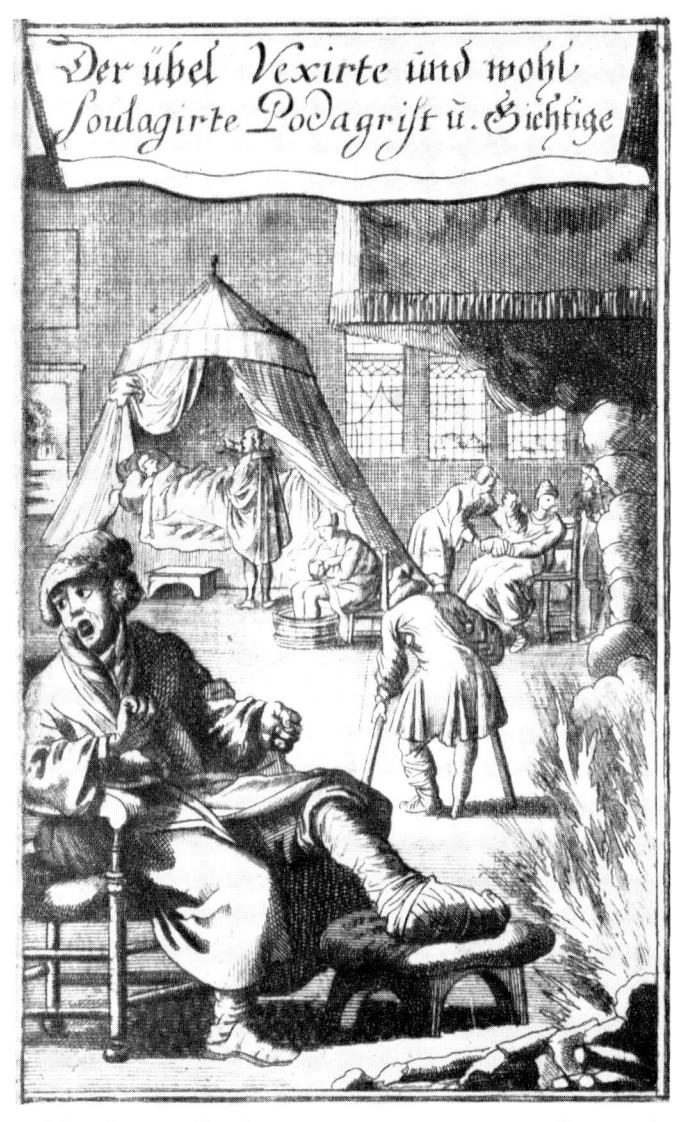

Gichtkranke · Titelkupfer aus Heinsius, 1698 · (Deutsche Ausgabe 1701)

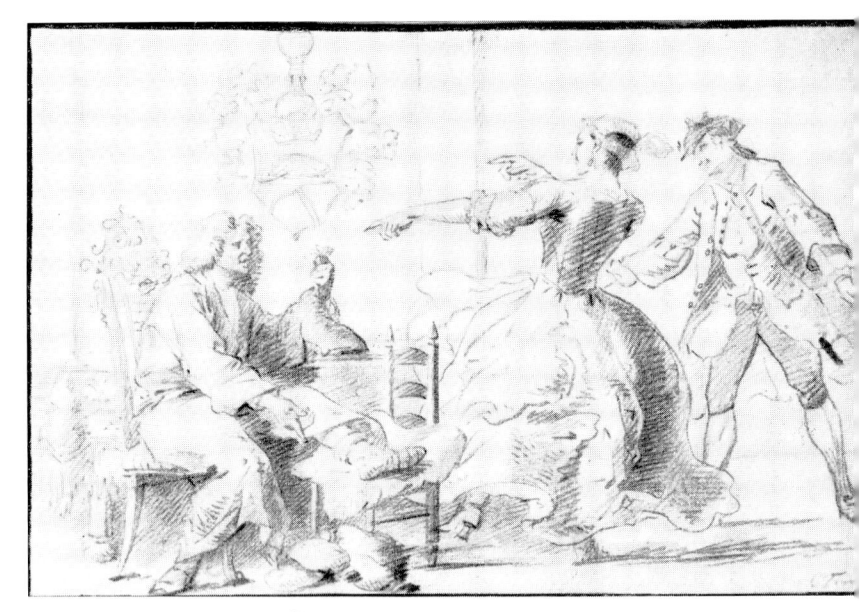

C. Troost · Reicher Gichtkranker · Um 1740 · Rötelzeichnung · Amsterdam, Graphisches Kabinett des Rijksmuseums

Aus Holland sei noch eine Genre-Zeichnung des sehr produktiven C. TROOST (1697—1750) angefügt, welche um 1730 entstanden sein mag. Das umwickelte Bein des Kranken ist durch ein untergeschobenes Kissen vor Schmerzen und sein Geldsäckel durch die fest umschließende Hand vor Diebstahl geschützt. Die übersteigert ausholenden Bewegungen von Stubenmädchen und Diener lassen eine Theaterszene vermuten. Unverkennbar ist ein satirischer Unterton. Aber fordert nicht die Gicht den zeichnerischen Spott geradezu heraus?

Nach Meinung der Engländer in hohem Maße! Kein Leiden ist von THOMAS ROWLANDSON (1756—1827) und seinen Zeitgenossen so oft wie dieses dargestellt worden. Aus der Fülle seien vier Blätter herausgegriffen. Ein von

ROWLANDSON 1798 illustriertes, längeres Gedicht „*The new Bath guide*" verdeutlicht in Text und Zeichnungen die ursächlichen Faktoren dieses Nationalleidens des merry old England. Der auf den Rollstuhl angewiesene Gichtiker soll in dem Heilbade Bath seiner Gesundheit leben. Wir beobachten ihn auf dem Wochenmarkt beim Einkauf großer Lebensmittelmengen und hier beim Gastmahl mit einem Leidensgenossen. Zu einem Spanferkel mit kräftiger Soße

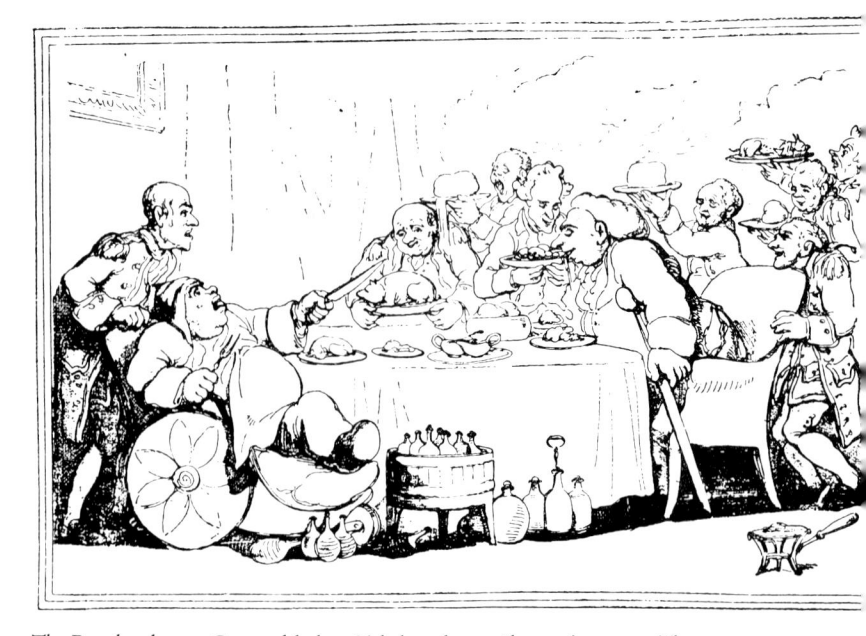

Th. Rowlandson · Gastmahl der Gichtkranken · Ilustration aus „The new Bath guide", 1798 · Konturstich

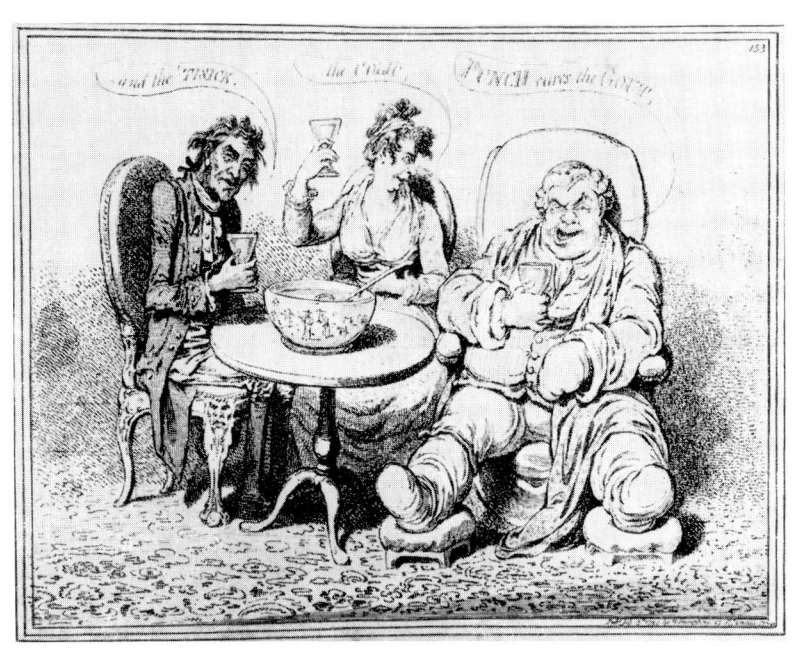

J. Gillray · Punsch heilt die Gicht · Um 1790 · Radierung

trägt die Eskorte von Dienern alle möglichen Beilagen und pro Esser einen Plumpudding auf. Und welch reichhaltige Batterie kleinerer und größerer Gin- und Brandy-Flaschen steht in Reserve! Wenn wir hinzufügen, daß unser Podagrist auch der Damenwelt von Bath nicht abgeneigt war, so haben wir die ätiologische Trias des alten Verses zusammen:

„Vinum der Vater, Coena die Mutter,
Venus die Hebamm machen das Podagram."

Wenn man den Karikaturisten Glauben schenken darf, hielt man damals alkoholische Getränke nicht allenthalben für schädlich — denn was man gerne trinkt, kann ja nicht schaden! JAMES GILLRAY (1757—1815) illustrierte 1799 in diesem Sinne den Spruch:

„Punch cures the gout, the colic and the 'tisic
And is by all agreed the very best of physic."

Der links dargestellte Tuberkulöse (Phthisic) ist die früheste mir bekannte Darstellung dieses Leidens.

Das ganze Drum und Dran des häuslichen Milieus der Gichtiker wird von den Zeichnern genau beobachtet. Diese plethorischen Pykniker müssen rechte Haustyrannen gewesen sein, wie die Radierung „Gicht mit Komfort" erahnen läßt. Der Franzose L. COQUELET hat es mit charmanter Ironie so reizend umschrieben (Eloge de la goutte, 1721), daß einige seiner Passagen folgen mögen: „Mit welcher Zuvorkommenheit und Bereitwilligkeit nähert man sich nicht selbst dem Geringsten der Gichtkranken. Man spricht sanft und respektvoll mit ihm, Frau, Kinder, Freunde, Diener — alle achten aufmerksam auf seine leisesten Wünsche und kommen seinen kleinsten Bedürfnissen zuvor. Welche Zärtlichkeit und Rücksichtnahme bringt man ihm doch entgegen! — Die Gicht ist nicht abstoßend wie Lepra oder Krätze, nicht quälend wie Husten oder Bauchweh, nicht ansteckend wie Pest oder Dysenterie und nicht abschreckend wie Fallsucht oder Tollwut. Zwar schneidet ein Gichtiker manchmal Grimassen, doch sie sind spaßig oder komisch. Es ist ein Schauspiel eigener Art, einen in den Pelz gehüllten, verehrungswerten Mann malerisch in seinem Lehnstuhl ausgestreckt zu sehen. Man umsorgt ihn, gibt ihm Köstliches zu essen und scherzt und lacht; häufig lacht er selbst über sein groteskes Aussehen und seine komischen Bewegungen. Man unterhält sich und rühmt die Verdienste eines ebenfalls gichtkranken, erlauchten Mannes. Welch gute Seiten und welch sprudelnde Quelle netter Scherze kann man nicht einer so angenehm beginnenden Krankheit abgewinnen."

Aber auch die Molesten des an seinen Lehnstuhl gebannten Kranken werden von den satirischen Zeichnern geschildert. Etwa der heftige Schmerzanfall, der durch den an das kranke Bein anstoßenden Diener ausgelöst wird oder durch das Hausmädchen, das heißes Wasser darauf schüttet. Vielfach taucht der uneigennützige Freund auf, der sich der hübschen jungen Frau des Unbeweglichen annimmt, usw.

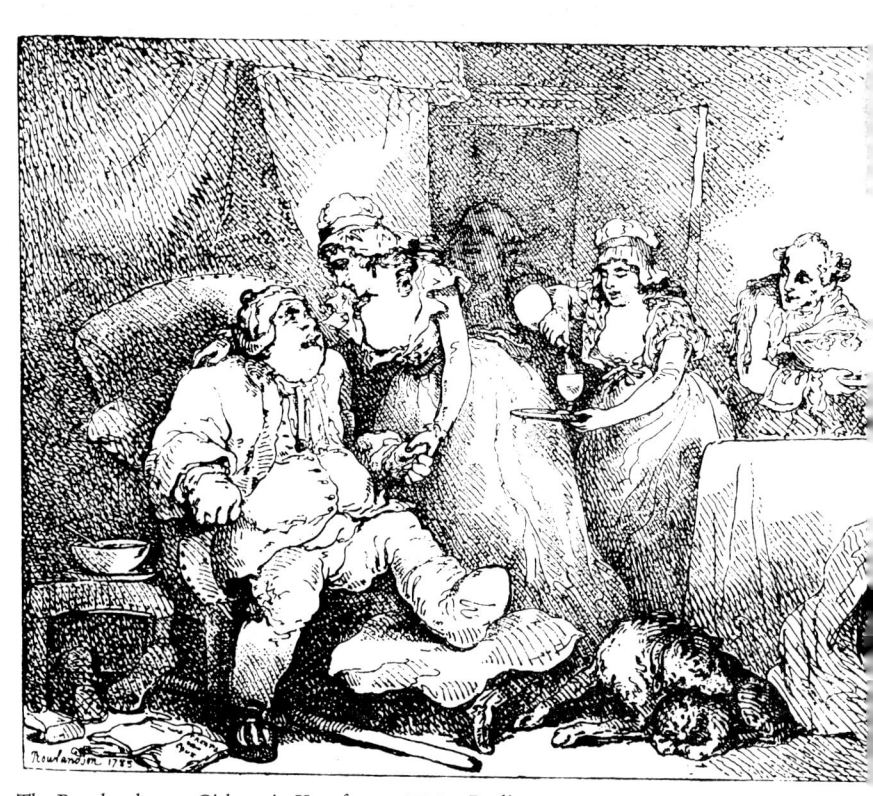

Th. Rowlandson · Gicht mit Komfort · 1785 · Radierung

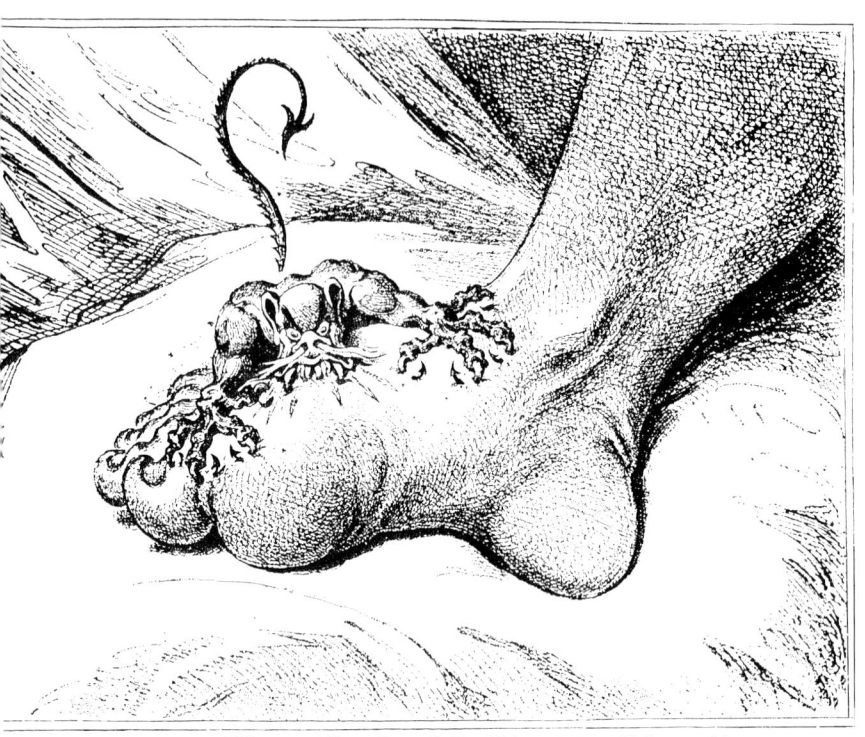

J. Gillray · Allegorie auf die Gicht · 1799 · Lithographie

(siehe *Aesculape 26*, 98 [1936]). Der geistvolle Gillray konzipierte auch eine meisterhafte Allegorie der Gicht. Der kleine Dämon personifiziert den Schmerzparoxysmus des akuten Podagraanfalles, indem er spitze Zähne und Krallen in die Schwellung der Großzehe und des Mittelfußes schlägt. Das ist gewiß die eindrucksvollste allegorische Darstellung einer Krankheit überhaupt.

Bei dieser so vielfältigen graphischen Repräsentanz möchte man gern etwas Genaueres über die Häufigkeit der Gicht erfahren. Ich habe vergeblich nach Angaben gesucht. Ein kleiner Anhalt ist folgender Hinweis bei Hirsch: „Forbes *(1839) gibt die Ansicht zweier älterer Praktiker aus Landstädten wieder, die erklärten, daß die Gicht vor 40, 50 Jahren etwa 100mal häufiger gewesen sei.*" — Dies Zitat ist auch aus einem anderen Grunde interessant. Der Rückgang der Gicht würde demnach ungefähr in die Zeit der durch die napoleonische Kontinentalsperre bedingten Lebensmittelrestriktion fallen. Ein durch Verknappung bedingter Rückgang von Stoffwechselkrankheiten ist unserer Generation ja aus der Zeit der beiden Weltkriege geläufig. Wahrscheinlich spielte damals auch der aufkommende Kartoffelkonsum eine Rolle.

Im Vergleich zu der prallen englischen Vitalität wirken die Spottzeichnungen der anderen Länder blutarm; zudem bringen sie in der Schilderung der Krankensituation wenig Neues. Ohne Beschönigung zeigt eine deutsche Zeichnung den Gichtiker als Haustyrannen. Der an beiden Unterschenkeln verbundene Kranke ist zum Essen vom Bett auf den Lehnstuhl gehoben worden. Seine treusorgende Frau hat ihm die Mahlzeit gebracht. Diese findet aber so wenig seine Zustimmung, daß er einen Teller auf den Boden feuert und ihr den anderen nachwirft.

Auf den englischen Karikaturen sind die Gichtkranken fast durchweg Pykniker — also war dieser Typ als Krankheitsdisponent der Allgemeinheit geläufig. Im medizinischen Schrifttum hat der schottische Arzt William Cullen (1710—1790) das konstitutionelle Moment herausgestellt, auch sah er als erster in den Gichtknoten nicht die Ursache, sondern die Folge der Krankheit. Zu seiner Zeit entdeckte in Stralsund Karl Wilhelm Scheele in Harnsteinen die Harnsäure (1776), und schon 1797 konnte W. H. Wollaston den Nachweis der Harnsäure in den gichtischen Ablagerungen führen. 1848, erstaunlich früh, wurde durch A. B. Garrod die Vermehrung der Harnsäure im Blute von Gichtkranken nachgewiesen. Garrod hat in einer späteren Monographie (1859) das damalige klinische und anatomische Wissen sorgfältig zusammengestellt. Aus dem mit 6 Kupfertafeln und einigen Textabbildungen illustrierten Werk sei hier der (im Original farbig gebrachte) Arm eines Gichtkranken wiedergegeben, dessen Cursus morbi wie folgt geschildert ist: *„Der Herr war 61 Jahre alt und ohne erbliche Gichtdisposition. Früher trank er gerne Malzlikör, dazu Alkohol und Wasser. Er hat eine sehr große, durchweg gesunde Familie. Vor etwa 30 Jahren trat im Ballen der linken Großzehe der erste Gichtanfall auf; bei den darauffolgenden Attacken wurden auch Spann und Knöchel mitbetroffen. Nach mehreren Jahren griff die Gicht auf die Knie und nach einem noch längeren Intervall ebenfalls auf die Arme über. In den letzten 10 Jahren ent-*

Deutsche Gichtdarstellung um 1815 · Medizinhistorisches Museum in Kopenhagen

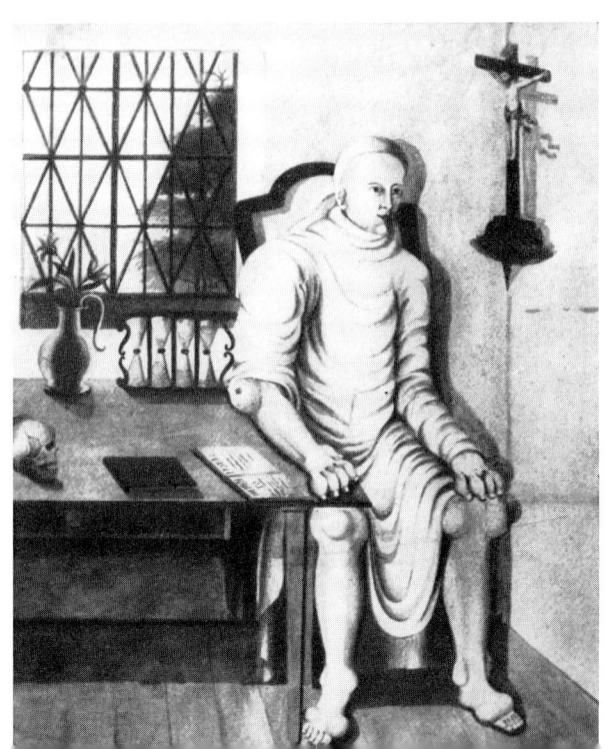

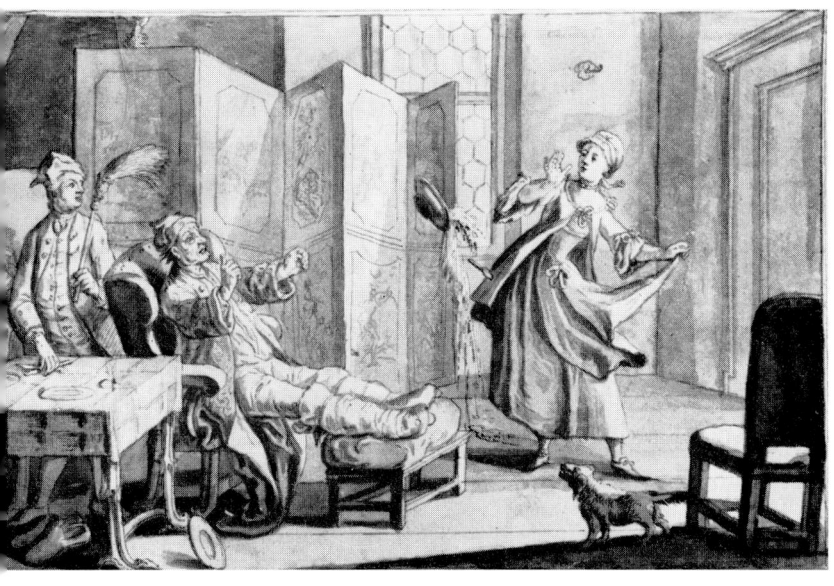

Der gichtkranke Haustyrann · Deutsche Tuschzeichnung · 18. Jahrhundert · Germanisches Nationalmuseum Nürnberg

standen große, verkalkende Knoten, welche den Kranken jetzt extrem verunstalten. Alle Gelenke der Hände wie auch beide Ellenbogen sind steif. Die Bursa über dem Olecranon ist durch das kalkhaltige Material enorm aufgetrieben."

Dieses Ausmaß der Gichtknoten geht weit über unseren heutigen Erfahrungsbereich hinaus. Unter Zugrundelegung solcher medizinisch verbürgten Veränderungen wird man den Wirklichkeitsgehalt der anonymen deutschen Darstellung von 1815 nicht in Zweifel ziehen. Die Verteilung

Gichtknoten an Hand und Ellenbogen · Aus Garrot, 1859 · Lithographie, im Original farbig

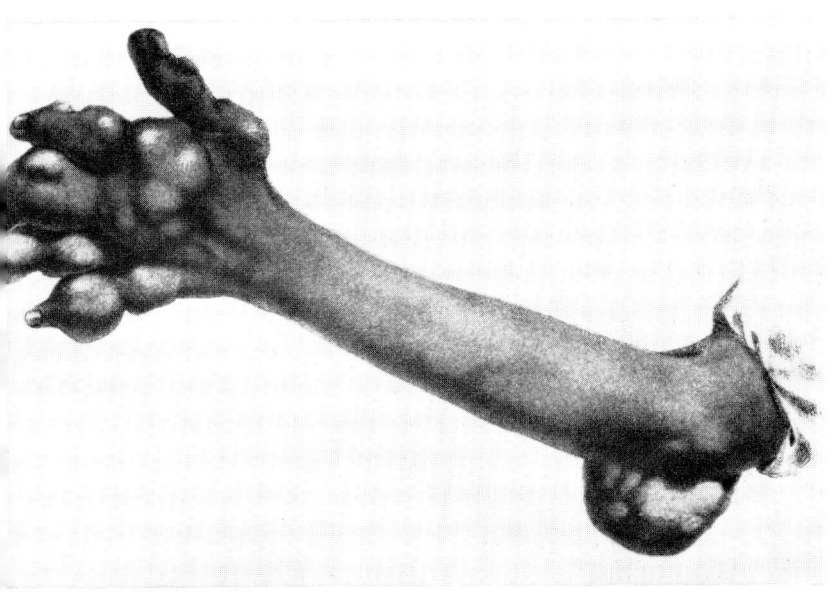

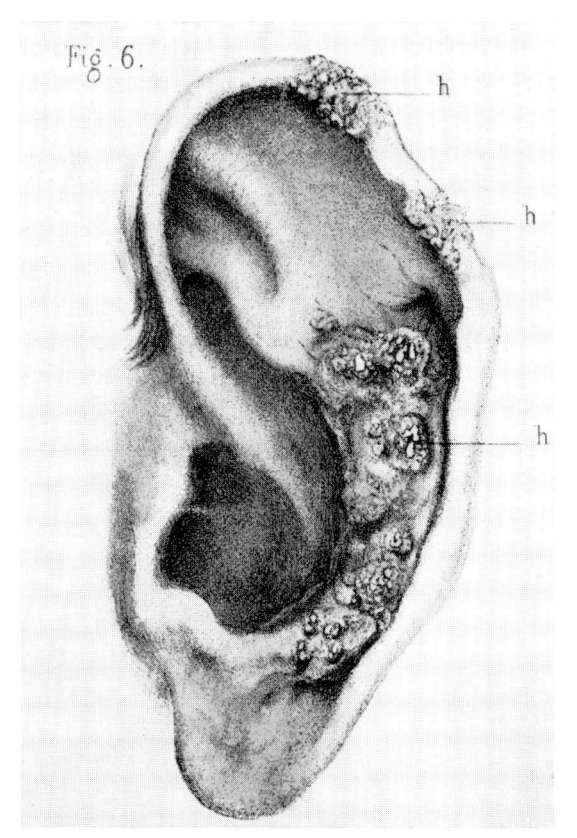

Ulzerierende Ohrtophi · Aus Charcot, 1886—1890 · Lithographie

der Gichtknoten an den Extremitäten entspricht der des Garrodschen Falles. Durch die Uratablagerungen in Gelenkkapseln und Sehnenscheiden sind Finger und Handrücken unförmig aufgetrieben. Der Befall von Knie- und Ellenbogengelenk und ihrer Schleimbeutel führt zu großknotigbizarren Vorbuchtungen. — Das Bild dieses in unbeweglicher Starrheit in die Kruzifixecke neben den Tisch gequetschten Mannes mutet merkwürdig an. Es kommt stilistisch durch die scharfen Umrisse, die unmotivierten Schlagschatten sowie durch die ausgeprägte Aufsichtsperspektive der sog. „Neuen Sachlichkeit" unseres Jahrhunderts nahe.

Als Abschluß der Bildreihe sei noch die Illustration von ulzerierenden Ohrgichtknoten aus den gesammelten Werken (1886—1890) von J. M. CHARCOT gebracht. In diesem fortgeschrittenen Fall ist zu dem anfangs singulären Ohrtophus, der kleinen weißen „Gichtperle" des Helix, ein halbes Dutzend weiterer gekommen. Sie haben sich nach Erweichung und Entleerung ihres weißlichen Inhaltes von Natriumurat in sezernierende, granulomatöse „Gichtgeschwüre" verwandelt. — Seit Beginn der photographischen Ära werden nur Tophi geringeren Ausmaßes an Händen, Füßen und Ohrmuscheln abgebildet; eindrucksvollere Veränderungen scheint es nicht mehr zu geben.

Vitaminmangelkrankheiten

Rachitis und Osteomalazie

Erstmalig erkannte man die Rachitis im 17. Jahrhundert in England — wo sie gehäuft auftrat — als besondere Krankheit. Die früheste Publikation (1645) von DANIEL WHISTLER (1619—1684) blieb ohne Resonanz. Anklang fand FRANCIS GLISSON (1597—1677) mit „*De Rachitide*" (1650), worin er die charakteristischen Veränderungen weitschweifig, aber gut beschrieb. Auf dem Frontispiz der holländischen Ausgabe dieses Werkes (1671) erscheint die erste bildliche Darstellung der Englischen Krankheit. Eine Mutter hat ihr Kind gebracht; auf einem stilisierten barockpompösen Untersuchungstisch liegt es vor dem Arzt, der einen Buckel konstatiert. Eine ähnliche Wirbelsäulendeformierung zeigt das im Hintergrund mit einer Klapper

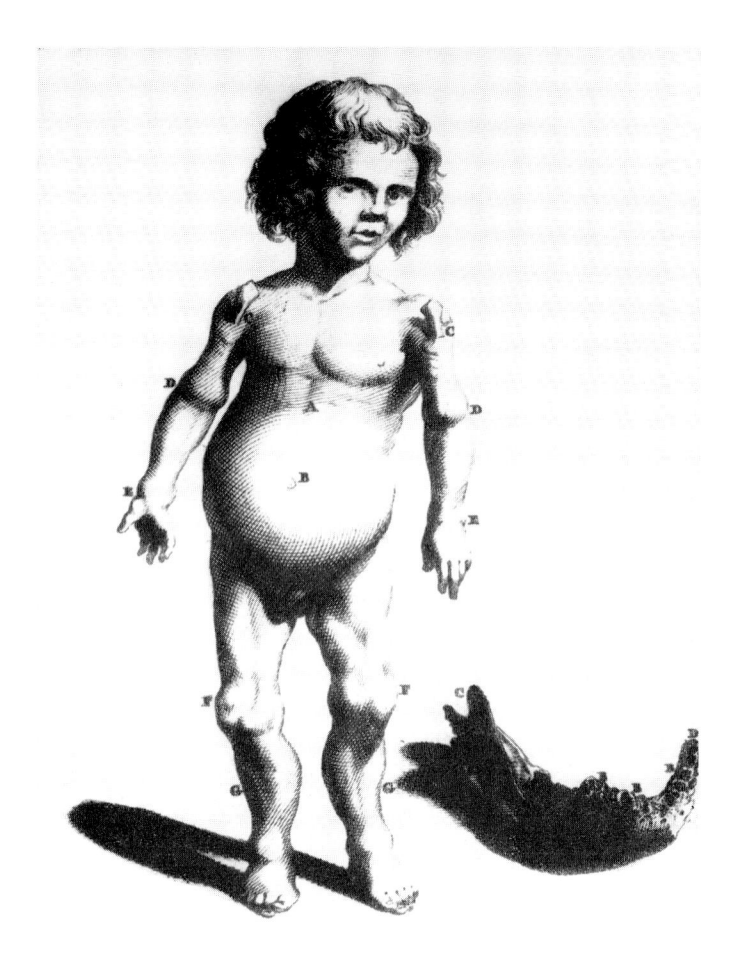

Rachitiskind mit Sepsis (?) · F. Dekkers, 1694 · Kupfertafel

herumgehende Kind, während bei dem dritten sitzenden höchstens eine Unterschenkelverbiegung angedeutet ist. Auch an der Wand hängende deformierte Knochen weisen auf die Krankheit hin. Übrigens wurde in Deutschland die Rachitis gleichzeitig beobachtet. In den Ephemeriden von 1670 findet man als Observatio 51 ein 8jähriges Kind mit weichen, verbogenen Knochen beschrieben. — Noch im gleichen Jahrhundert bringt DEKKERS (1694) die erste ärztlich initiierte Abbildung des Leidens bei einem 4jährigen Knaben. Schenkelverbiegung und Froschbauch kommen deutlich heraus. *Das Kind scheint einer septischen Kieferosteomyelitis erlegen zu sein. Nach Abstoßung des (rechts unten abgebildeten) Sequesters schwollen Knie- und Schultergelenke an. Kataplasmen und chirurgische Manipulationen an den Schultern führten zu dem hier gezeigten*

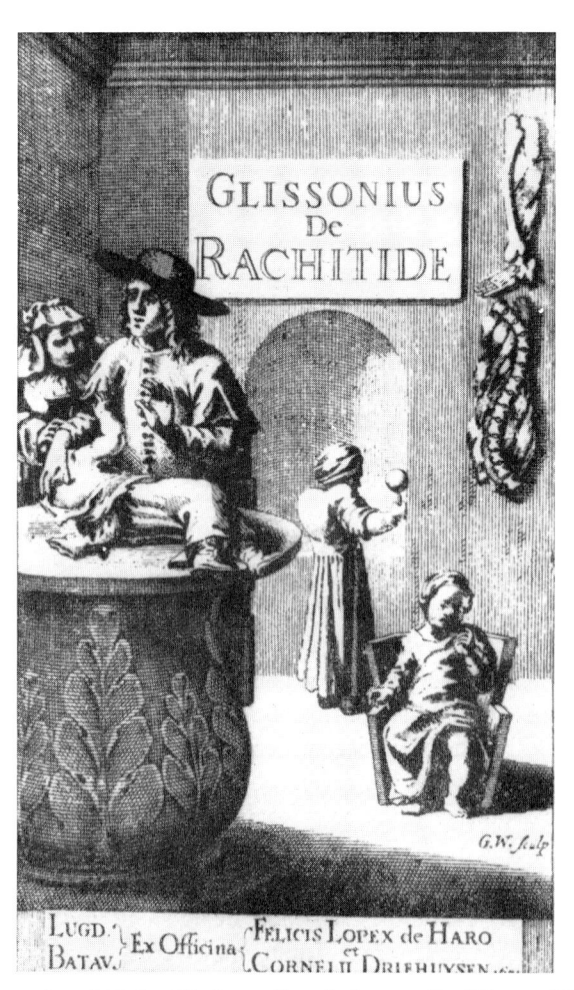

Arzt und rachitische Kinder · Frontispiz aus F. Glisson, 1671 · Kupferstich

Ergebnis: die Köpfe beider Oberarmknochen traten frei aus den Wunden hervor.

Im 18. Jahrhundert bemühte sich die speziell in Frankreich aufblühende Orthopädie um die Korrektur skoliotischer Wirbelsäulen. In dem Werk von ANDRY (1743) findet sich eine Reihe durch reizende Kupfergravüren untermalter Vorschläge. Auf unserem Beispiel trägt die junge Dame ein schweres Buch, das die zu hoch stehende Schulter herabziehen soll, und bei dem Jüngling dient eine eigens angefertigte Leiter demselben Zweck. Mit schwererem Geschütz rückt LEVACHER DE LA FEUTRIE (1772) diesen Deformitäten zu Leibe. Da werden Hängegerüste, Stützkorsetts mit und ohne Kopfhalter und ähnliches mehr

Zwei Möglichkeiten zur Geraderichtung der Wirbelsäule · Aus M. Andry, 1743 · Kupfertafel

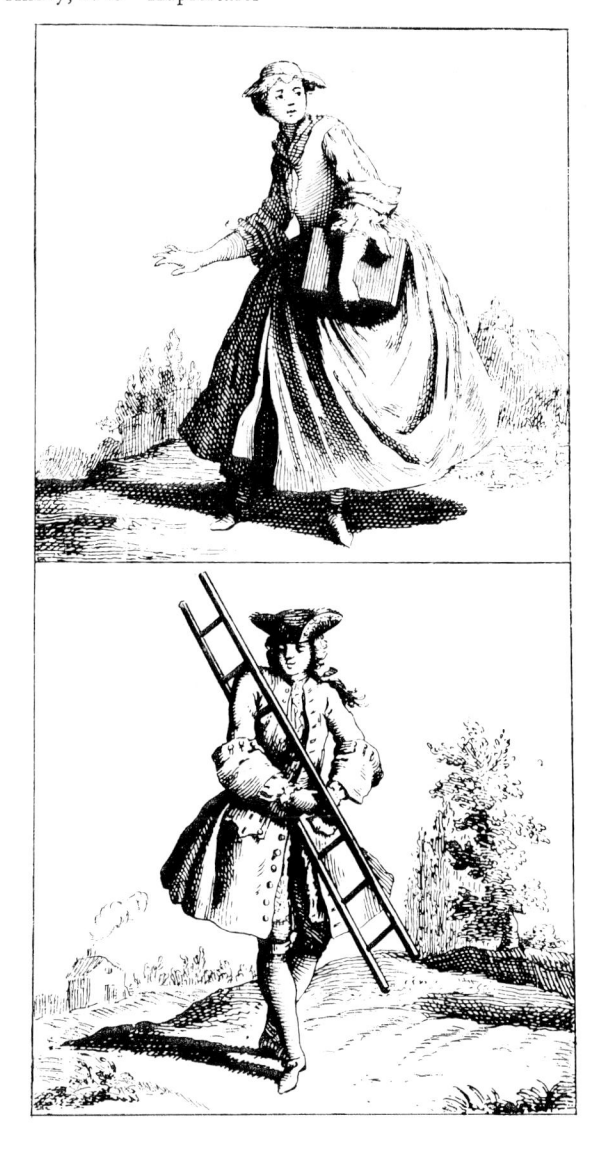

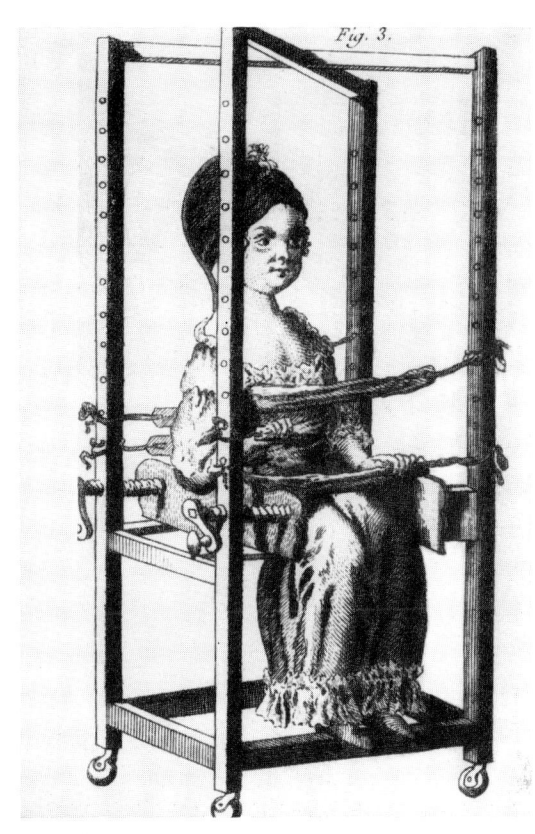

Redressiermaschine für schiefe Hüften · Aus Levacher de la Feutrie, 1772 · Kupferstich

abgebildet. Die hier gezeigte Kompressionsmaschine soll im kindlichen Alter Verbiegungen des Beckens wie des Rückens ausgleichen. Obwohl das Werk „Über die Rachitis" heißt, finden wir keine Abbildungen von den Kranken selbst. Über das Ausmaß der Knochenverbiegungen in jener Zeit unterrichten uns nur anatomische Tafeln, etwa im *„Museum anatomicum"* von SANDIFORT.

Damals wurde man auf die Osteomalazie aufmerksam. 1745 beschrieb THOMAS CADWALADER den ersten Fall. *„Medical Observations and Inquiries"*, eine seit 1763 erschienene Zeitschrift der „Society of Traditions" brachte 1776 mit genauer Kupfergravüre einen weiteren Fall. Hier einige von THOMAS DICKSEN publizierte Daten: *Dem 33jährigen Schuhmacher James Stevenson schmerzten erstmalig 1766 Kniee und Füße. Zwei Jahre später brach er sich einen Zeh. Nach fünfwöchiger Bettruhe fand der Arzt eine merkwürdige Knickung in Ober- und Unterschenkel beiderseits. Es sah nach Frakturen aus, ohne daß der Kranke Schmerzen gehabt oder ein Trauma eingewirkt hätte. Überdies fühlten sich die Knochen der Beine bei der Palpation ausgesprochen weich an. Ätiologisch erfuhr man, daß der Mann früher skorbutische Flecke und eine vene-*

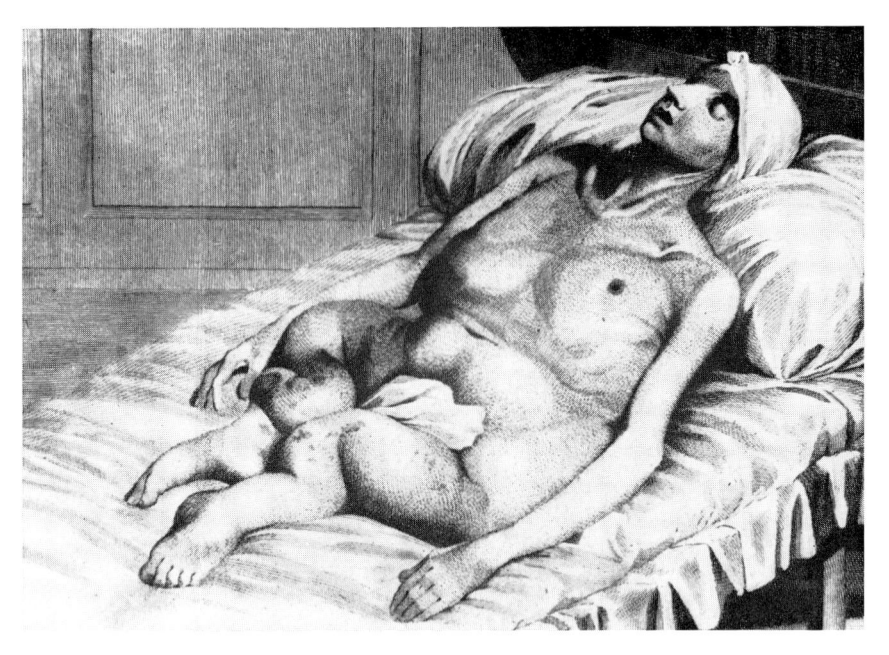

33jähriger Mann mit Osteomalazie · Aus Medical Observations · 1776
Kupferstich

Rachitis bei einem 3jährigen und einem 10jährigen Kind mit zahlreichen Infraktionen · Spätrachitis bei einem 31jährigen Mann
Aus E. J. Beylard, 1852 · Lithographien

rische Infektion gehabt hatte. Eine Quecksilberschmierkur wurde durchgeführt. Eine Art Probeexcision aus der vorgebeulten unteren Tibia ergab einen schwammigen, gut schneidbaren Knochen von der Dicke und Festigkeit einer Käserinde. Die Excisionswunde heilte unter geringer Eiterung. Trotz antiskorbutischer Behandlung und zahlreicher Pflegemaßnahmen verschlechterte sich der Zustand des Bettlägerigen. Der Urin zeigte häufig weißliches Sediment, mehrfach gingen Nierensteine ab. Nach 6jährigem Krankenlager trat im Februar 1777 der Tod ein. Eine Sektion ergab keine besonderen Gesichtspunkte.

BEYLARD erkannte den Zusammenhang zwischen Rachitis und Osteomalazie. 1852 faßte er den Wissensstand monographisch auf 285 Seiten zusammen. Zwei der acht Quarttafeln seines Werkes betreffen mazerierte Knochenpräparate, sechs sind Bildnisse Kranker, von denen vier aus der Klinik seines Lehrers stammten: *„Tiré de la collection monographique de M^r le Professeur* TROUSSEAU." Drei dieser sauber gezeichneten und lithographierten Tafeln werden hier wiedergegeben. Das Kleinkind und der 31jährige Mann mit hochgradiger Beinmalazie aus der Sammlung TROUSSEAU sind ohne klinische Daten. Das 10jährige Kind ist eine Eigenbeobachtung von BEYLARD. Die vielen Infraktionen bzw. Spontanfrakturen fallen auf. Sie betreffen beide Oberarmknochen (Buchstaben b und g der

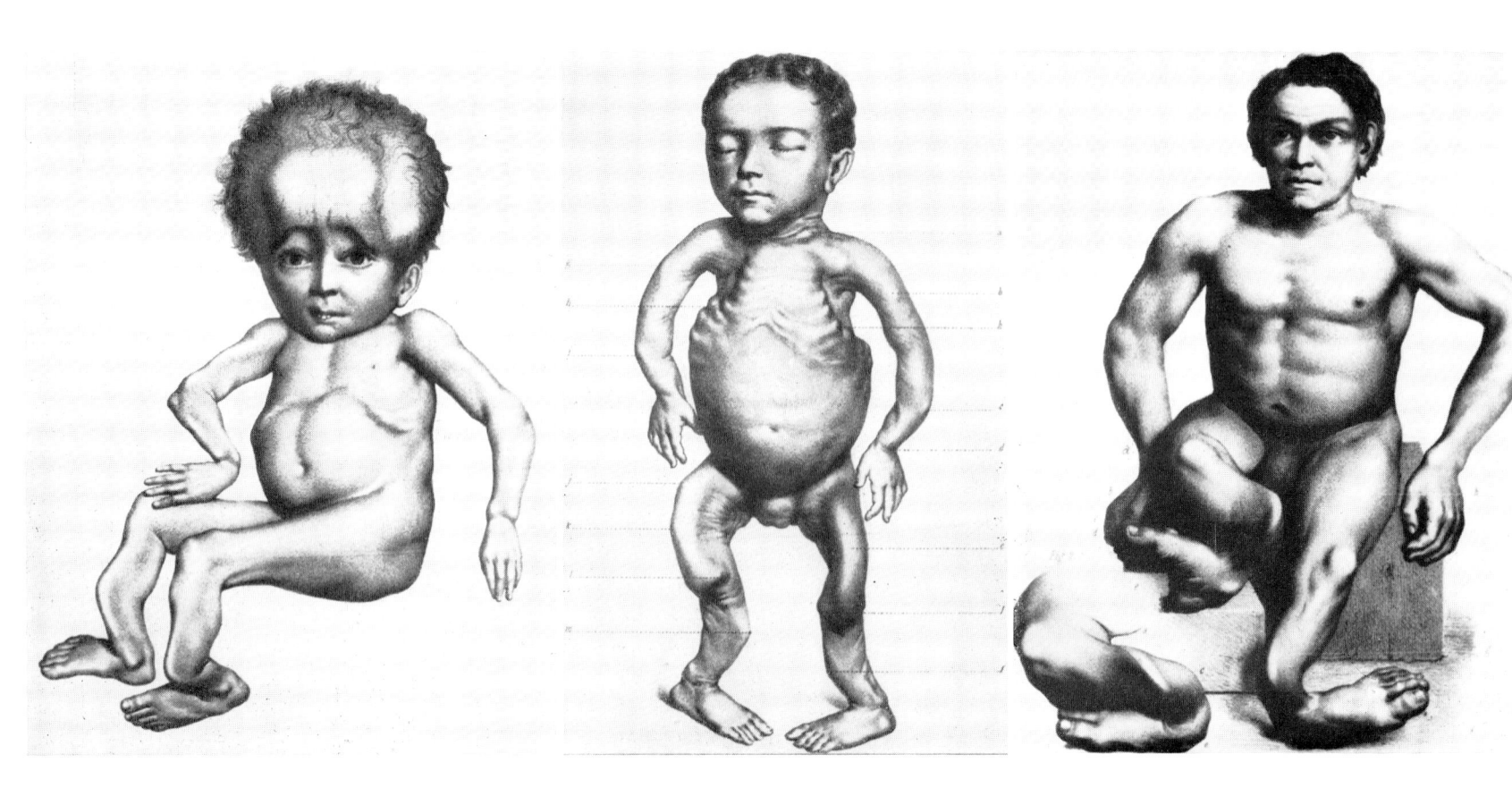

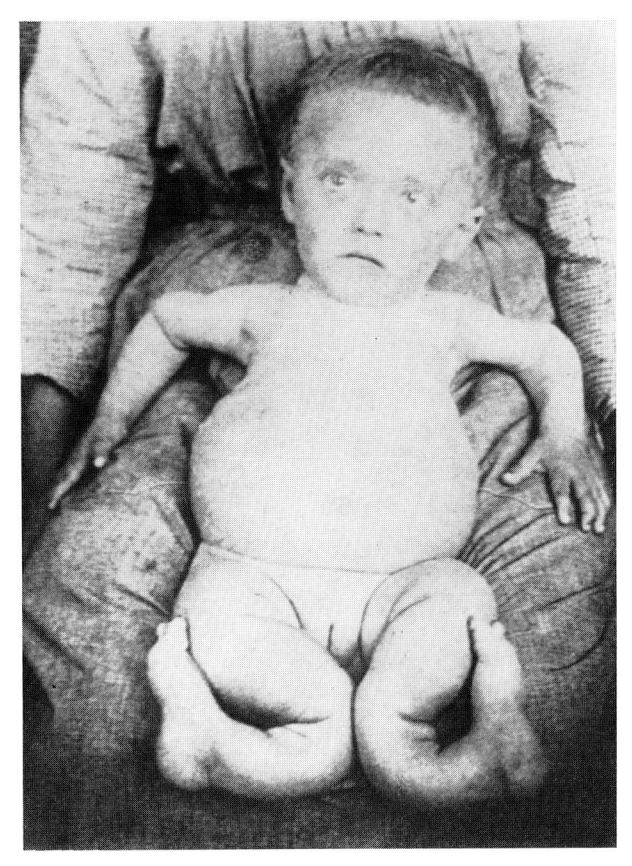

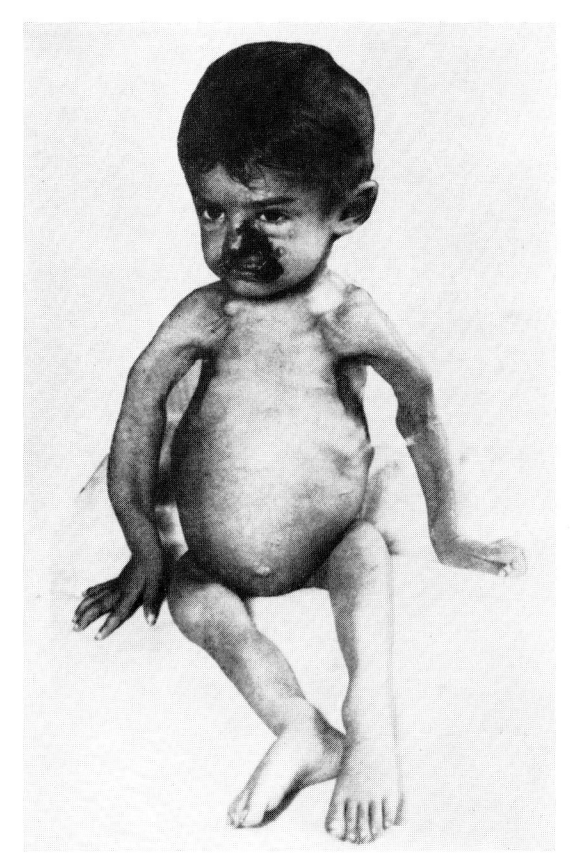

3½jähriges und 8jähriges Kind mit Rachitis, letzteres mit multiplen
Infraktionen und Noma · Aus P. Haushalter, 1902 · Photographien

Zeichnung), Radius und Ulna beider Unterarme (c und i), beide Oberschenkelknochen, von denen der rechte nicht weniger als drei Bruchstellen erkennen läßt (j, k und b) sowie auf jeder Seite beide Unterschenkelknochen (f und m). Ein ausgeprägter Froschbauch und die erhebliche Thoraxdeformierung vervollständigen das Bild.

Auch sonstige Rachitisdarstellungen aus dem vorigen Jahrhundert zeigen ein kaum mehr vorstellbares Ausmaß der Deformierungen. Die frühe Photographie stellt eine *34jährige Frau post partum dar. Sie war das 18. von 21 Kindern, von denen nur 3 überlebten, die andern in der Kindheit starben. Brusternährung bis zum 1. Jahr. Mit 7 Jahren traten Konvulsionen auf, und bald danach verbogen die Gliedmaßen derart, daß sie nur mit Krücken gehen konnte. Das Bild läßt außer der Verformung der Beine auch eine Verbiegung der Oberarme erkennen. Bei der Entbindung im Hôpital de la Pieté griff man wegen Nabelschnurvorfall zur Zange, was einen erheblichen sehr langsam heilenden Dammriß zur Folge hatte.*

Aus der „*Clinique médicale iconographique*" (Haushalter 1902) folgen zwei Aufnahmen unterschiedlicher Güte. Das flaue Bild des 3½jährigen Kindes wurde wegen der geradezu grotesken Stellung der Beine wiedergegeben. Sie sind in mehreren Richtungen so verbogen, daß die Fußsohlen nach außen stehen und die Zehen die Außenseite der Oberschenkel berühren. — Das 8jährige Mädchen scheint außer Rachitis noch einen Wangenbrand (Noma) zu haben. Die Konturen der frakturierten Arme zeichnen sich hier ähnlich ab wie auf der Lithographie bei Beylard.

Die Krankheit trat nicht selten familiär gehäuft auf. Hier eine solche von Cimmern 1901 veröffentlichte Beobachtung aus einer Familie mit trostlosen Verhältnissen. *Der Vater war dem Trunk ergeben und faul, die — ebenfalls Rachitissymptome zeigende — Mutter mußte von früh bis spät für die Ernährung der Familie arbeiten. Von den acht Kindern hatten fünf eine Rachitis. Sie lernten erst mit 4 bis 6 Jahren gehen. Es sind die folgenden, auf dem Photo von rechts nach links angeordneten:*

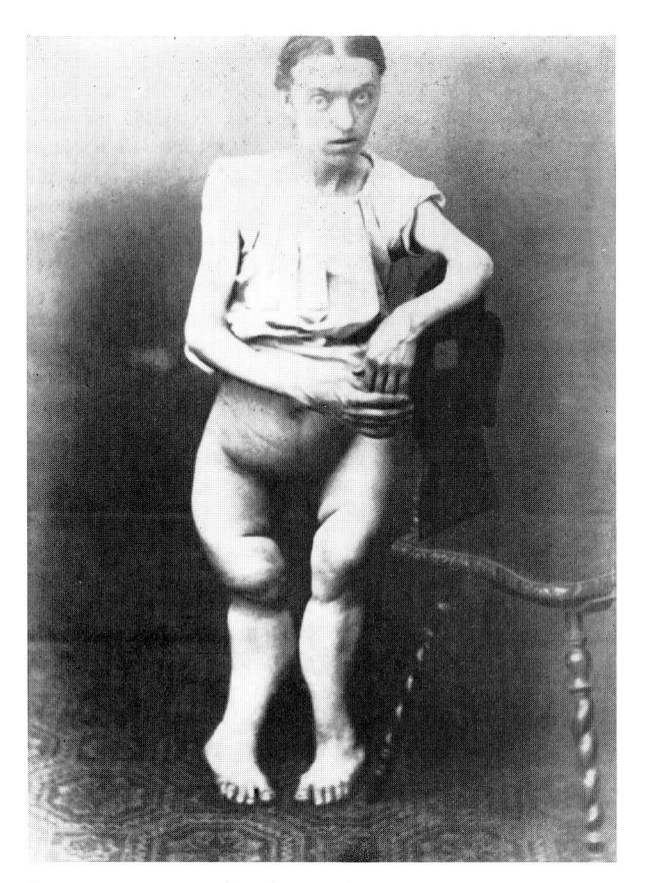

34jährige Frau mit rachitischer Verkrümmung der Beine · Revue photographique, 1871

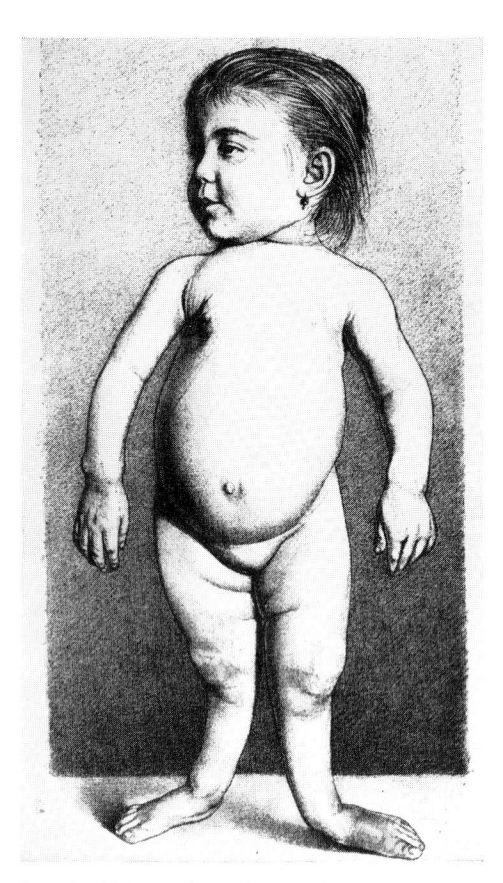

„Genua valga rhachitic. Pedes valgi et plani" · Aus Nothnagel — O. Vierordt, 1903

VICTOIRE, *17 Jahre, 120 cm groß,*
VIRGINE, *14 Jahre, 130 cm groß,*
BERTHE, *13 Jahre, 127 cm groß,*
GUSTAVE, *11½ Jahre, 121 cm groß,*
MARGUERITE, *4 Jahre, 92 cm groß.*

Übrigens sieht der Autor in dieser familiären Häufung die Bestätigung seiner Annahme eines hereditären Faktors.

In der Nothnagelschen *„Speziellen Pathologie und Therapie"*, wo O. VIERORDT den Abschnitt über Rachitis bearbeitet hat (1903), sind die geschickten und genauen Zeichnungen in einem neuen reprographischen Verfahren wiedergegeben. Als Beispiel diene hier das kleine Mädchen mit der erheblichen Verbiegung der Kniegelenke und Abflachung der Fußwölbungen.

Bald nach dieser Zeit wurden derart schwere Krankheitsformen selten. Man hatte gelernt, die Krankheit durch Berücksichtigung der Ernährung weitgehend zu vermeiden oder sie durch Behandlung mit Lebertran zu bessern.

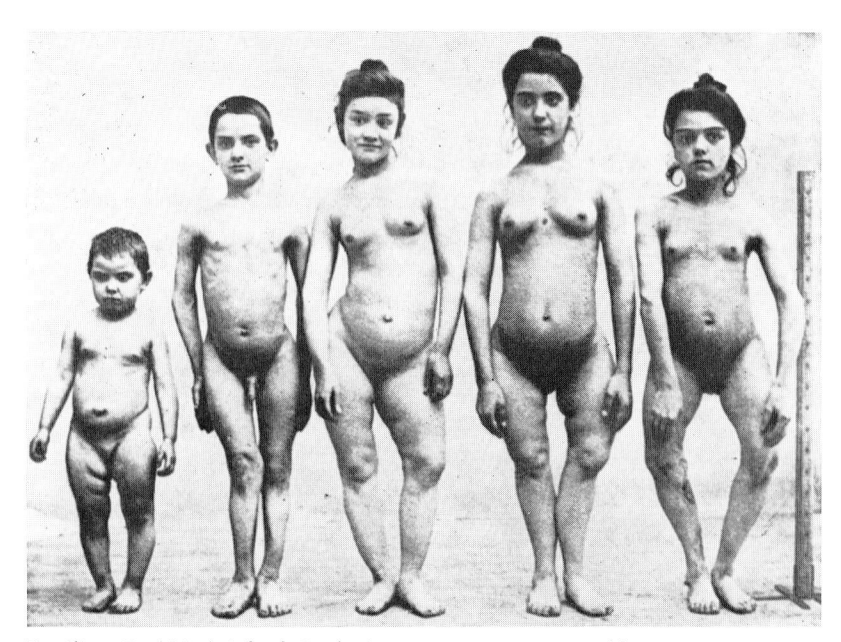

Familiäre Rachitis bei fünf Geschwistern · Nouv. Iconographie 1901

Mit der bildlichen Wiedergabe des Skorbut ist es eine eigene Sache. Die Krankheit wütete schon in den Heeren der Kreuzfahrer und ist anläßlich der Belagerung von Damiette im 1. Kreuzzug und später wieder im 7. Zuge von einem Freunde des HEILIGEN LUDWIG beschrieben worden. Jahrhundertelang suchte sie die Schiffsbesatzungen der Ozeansegler und Kriegsflotten heim. Auch trat sie während der Frühjahrsmonate epidemisch gehäuft in verschiedenen Ländern auf. HESS spricht von 143 Landepidemien zwischen 1556 und 1873. Ihre Ausdehnung war manchmal erschreckend: bei der nach Mißernten im Frühjahr 1849 in der Ukraine ausgebrochenen Seuche erkrankten etwa 260 000 und verstarben 67 958 Menschen (KREBEL). Der Skorbut fand im medizinischen Schrifttum gebührenden Niederschlag. In der mit Bienenfleiß zusammengetragenen Monographie von KREBEL (1866) zählen wir in der langen Literaturliste zwischen 1539 und 1700 211 Angaben von speziellen Skorbutmonographien oder von ausführlicheren Erwähnungen in umfassenden Werken. Trotz dieser häufigen Krankheitsmanifestation und vielfältigen Beschreibungen habe ich — und das ist das Eigenartige — eine bildliche Wiedergabe des Skorbut vor dem 19. Jahrhundert nicht finden können. Immerhin manifestieren sich bei ihm visuelle Symptome auf das reichhaltigste, seien es Lippen- und Zahnfleischveränderungen, klein- und großflächige Hämorrhagien, oder seien es die späteren Ödeme und Nekrosen. Vom medizinischen Schrifttum unabhängig entstandene künstlerische Darstellungen sind mir auch nicht bekannt.

Das Skorbutbuch von BLANKAART bringt nur fünf Tafeln von Pflanzen. Zu finden hoffte ich einiges in dem selten gewordenen Werk von JOSEPH SCHMIDT, *„geschworenem Statt-Brech- und Wund-Artzt zu Augspurg"*, der (1691) die *„Pest, Frantzosen und Scharbockh"* beschreibt. Es wurde mir freundlicherweise von der Bücherei Neuburg/Donau zur Verfügung gestellt. Doch sind auf seinen 17 Kupfertafeln nur chirurgische Instrumente sowie Schwitz- und Abführprozeduren, vor allem für Luetiker, dargestellt. Die Beschreibung der avitaminotischen Symptome ist anschaulich und vollständig, weit besser als etwa in dem *„Schorbock"*-Buch von HORST (1615), der nur wenige Fälle sah. Bei SCHMIDT basiert die Symptomatologie auf den ausgedehnten Erfahrungen während des 30jährigen Krieges; er macht speziell die *„überschwengliche Theuerung in Frühling 1634"* verantwortlich, als *„die Armeehen giengen Rond umb uns her". Viele Tote hatte es damals gegeben.* — Seine Therapieanweisungen könnten wirksam gewesen sein. *„Das Fleisch mit Peterling-wurzen / kümmilch unnd krem kochen / Artischocken / Kräutlein / Pommeranz / Zwetschken / Salat von Hopffen / Spargeln / und Brunnenkreß / weiche Ayer / weiß unnd gelbe Rueben".* — Übrigens findet man auch in der *Praxis Barbettiana* (1677) in den Therapieempfehlungen Poma citri und Bacca juniperi erwähnt, allerdings unter vielen unwirksamen Mitteln.

Die sichere Wirkung der Zitrusfrüchte erkannt zu haben, ist das Verdienst des Engländers JAMES LIND (1716—1794). Neun Jahre stand der Medizinstudent im Flottendienst und erlebte zwei Skorbutepidemien. Der Praktiker in Edinburgh veröffentlichte seine Erfahrungen und empfahl (*„Treatise of the Scurvy"*, 1753) zur Vorbeugung und Behandlung Zitronensaft. Diese Zitronenkur praktizierte LIND später als Arzt des Marinehospitals zu Portsmouth erfolgreich und in großem Umfange, da er meist 300 bis 400, manchmal sogar bis zu 1000 Skorbutiker zu betreuen hatte (MAJOR). Nach seinem Tode wurde der Zitronensafttrunk auch in der königlichen Flotte obligatorisch, deren Matrosen den Spitznamen Limneys erhielten. Nach THOMAS TROTTER (1761—1832), dem Begründer der Seefahrtsmedizin, bestand der Cocktail zu gleichen Teilen aus Rotwein, Zitronensaft und Zucker. TROTTER beschreibt interessanterweise, daß in den Frühjahrsmonaten beim Auftauchen einiger Skorbutfälle in einer Schiffsbesatzung alle anderen Matrosen gegen katarrhalische Infektionen sehr anfällig gewesen seien.

Die früheste Abbildung fand ich bei BAUMGÄRTNER, eine nicht sonderlich geglückte, kolorierte Lithographie. *„Der Kranke, 38 Jahre alt, seit zwei Jahren leidend, ist mit einem starken Herzschlage behaftet, welcher nach seiner Erzählung von zu starker Körperanstrengung beim Möbeltragen hervorgebracht und die erste Krankheitserscheinung gewesen sein soll. Allmählich schwollen die Füße und der Unterleib, sowie auch der rechte Arm wassersüchtig an.... Durch den gelblichen Schimmer der Haut nähert sich in dem vorliegenden Bilde der Scorbut der Gelbsucht. In dem Weißen des Auges bemerken wir zunächst um die Hornhaut und in den Augenwinkeln Röthungen, welche aber nicht von Entzündung, sondern von ausgetretenem Blute herrühren. Die Bindehaut der Augenlider ist ebenfalls blutroth, wie wenn Blut in ihr Gewebe ausgetreten wäre. Die oberen Lider zeigen rothe Striemen wie bei einer frisch entstandenen Blutunterlaufung. Selbst an dem rechten Ohre bemerken wir eine Blutunterlaufung und am rechten Arm zahlreiche Blutpunkte (Petechien)."*

Im Laufe der Jahrhunderte trifft man hie und da auf weitere Skorbut-Darstellungen, die nichts Besonderes bringen. Die Krankheit reicht noch in unsere Zeit hinein. Im ersten Weltkrieg zeigte sie sich an verschiedenen Fronten, u. a. im Frühjahr 1917 in den Karpaten. Der Pathologe LUDWIG ASCHOFF hatte hier Gelegenheit, die Morphologie gründlich an 23 sezierten Fällen zu studieren. Er beschrieb auch die klinischen Symptome. Eine seiner fünf Krankenabbildungen ist zusammen mit der Schilderung des Exanthems übernommen: *„Die skorbutischen Hautveränderungen sind in den einzelnen Fällen verschieden, sowohl nach der Größe und Ausbreitung wie auch der Dichte, Anordnung und Farbe nach. Zunächst ist die allgemeine Blässe der Haut hervorzuheben.... Von dieser mehr oder weniger blassen Haut heben sich die skorbutischen Petechien ab. Daß es sich wirklich um Blutungen handelt, beweist die Tatsache, daß die Flecken nicht wegdrückbar sind. Ihre Größe wechselt außerordentlich von eben sichtbarem oder stecknadelkopfgroßem (Purpura scorbutica) bis zu Linsengröße und darüber.... In allen Fällen waren die unteren Gliedmaßen regelmäßig und am stärksten befallen, und zwar am stärksten an der Vorder- und Hinterfläche und der inneren Fläche des Oberschenkels, weniger an den seitlichen Flächen.... Am Rücken treten die Schulterblätter, der Brustteil, z. T. auch die Gesäßgegend etwas bevorzugt hervor, während die Lendengegend förmlich übersprungen wird."*

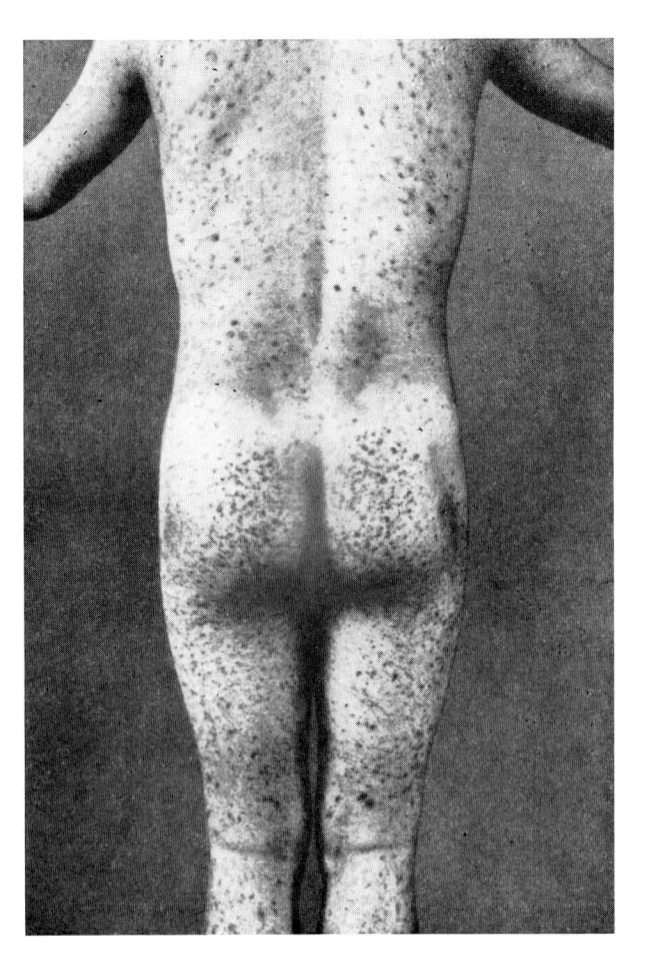

Skorbutische Hautveränderungen, großflächiges Exanthem · Aus L. Aschoff und W. Koch · 1919

Als um 1730 CASPAR CASALS (1679—1759), Arzt in Oviedo, Asturien, seine Beobachtungen über eine bisher unbekannte Krankheit zusammenstellte, grassierte diese seit längerer Zeit in den nordwestlichen spanischen Provinzen. Die befallene Landbevölkerung nannte sie mal de la rosa. CASALS registrierte sorgfältig ihre Erscheinungen, betrieb aber die Publikation seiner Manuskripte so lau, daß sie erst drei Jahre nach seinem Tode (1762) erschienen. Schon damals gab es Plagiatoren: FRANÇOIS THIERRY, ein Arzt der französischen Gesandtschaft, hatte die Niederschrift des spanischen Kollegen gelesen und berichtete nach seiner Rückkehr in die Heimat bereits 1755 im *„Journal de la médecine, chirurgie et pharmacie"* über die Krankheit.

Das Casalsche Werk bildet in grober Gravur einen Kranken ab und schildert die Hautveränderungen etwa so:

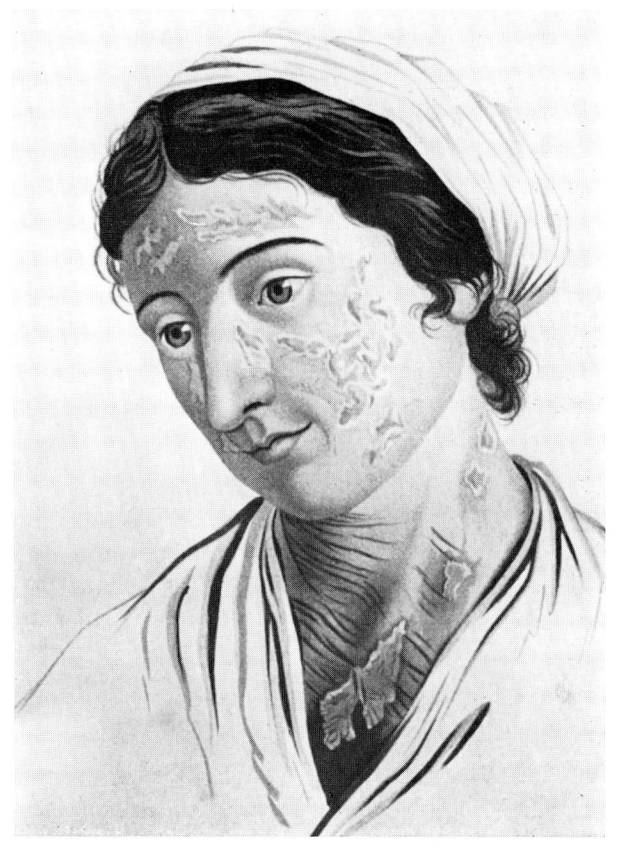

Südfranzösin mit Pellagra · Aus J. L. Alibert · 1806 · Kupferstich · (Im Original farbig)

Auf den unbedeckten Stellen des Hand- und Fußrückens enstehen im Frühjahr nach der ersten stärkeren Sonnenstrahlung eine Rötung und Rauhigkeit. Dann bildet sich eine dunkle, rissige Kruste, welche schmerzhaft ist und von fötidem Geruch. Im Herbst gehen die Erscheinungen unter Restieren einer braun pigmentierten, dünnen und trockenen Haut zurück, um bei der Exazerbation des nächsten Frühjahrs auf weitere Gebiete, auf Unter-, auch Oberarm überzugreifen. Ähnliche Veränderungen, meist als Kruste von gelblich-grauer Farbe, bedecken auch den Hals. Vom unteren Teil des Nackens aus umrunden sie ihn in Höhe der Klavikel und formieren über dem Brustbein ein zwei querfingerbreites Band, womit das Ganze einer Ordenskrause ähnelt.

Um diese Zeit war die Krankheit auch in Norditalien aufgetaucht. 1750 berichtete ANTONIO PUJATI aus Venetien über „Alpinen Skorbut", und 1771 folgte ein 30seitiges Bändchen von FRANCESCO FRAPOLLI (?—1773). Bei diesem *„Mal di sole"* sah er im Sonnenlicht die Hauptursache jener Veränderungen, welche er als pelle agra =

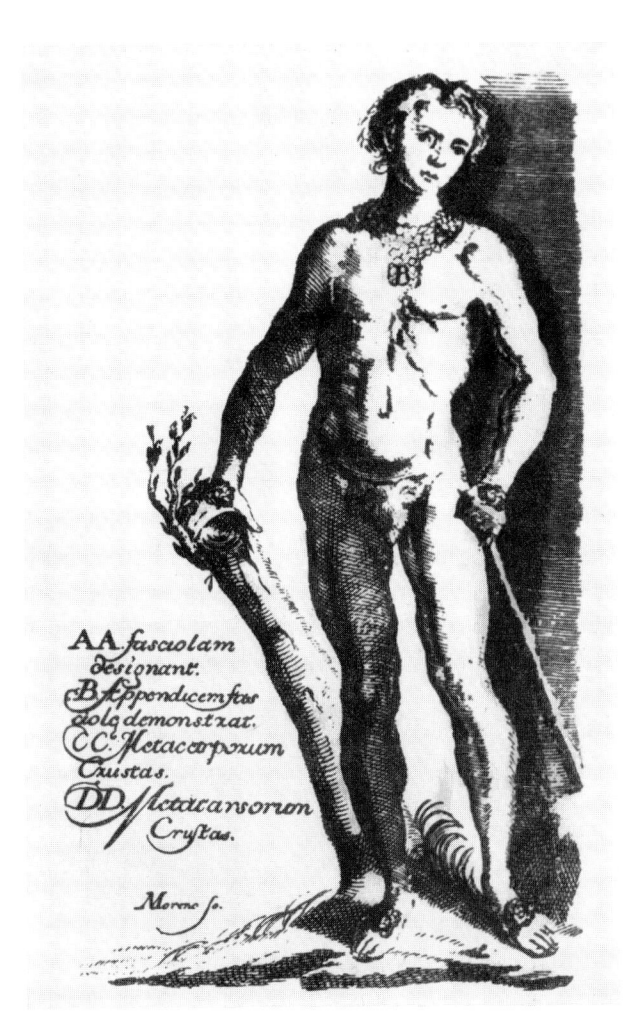

Pellagra · Aus C. Casals · 1762 · Kupferstich

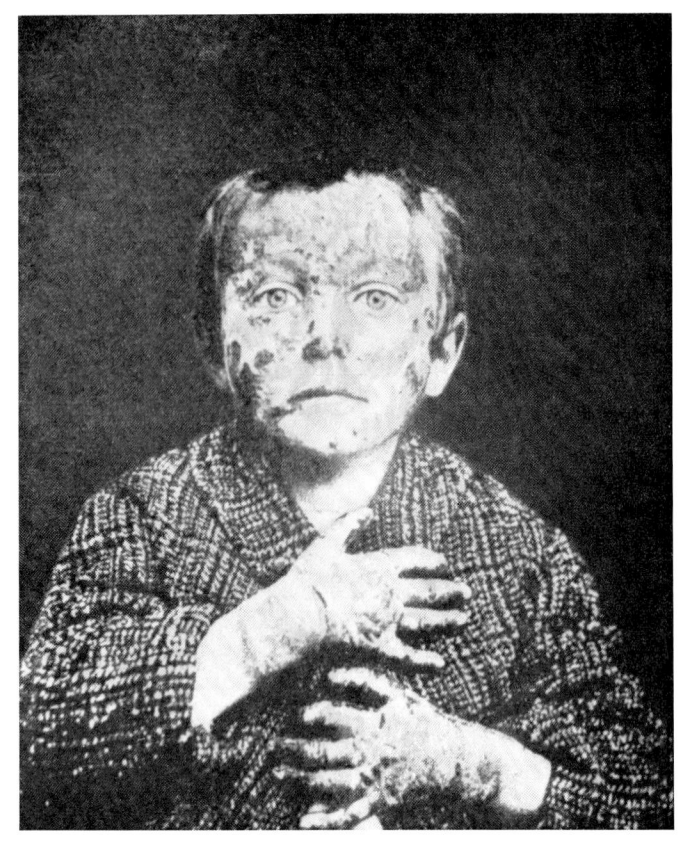

Pellagröse Hautveränderungen · Aus F. Tuczek · 1893

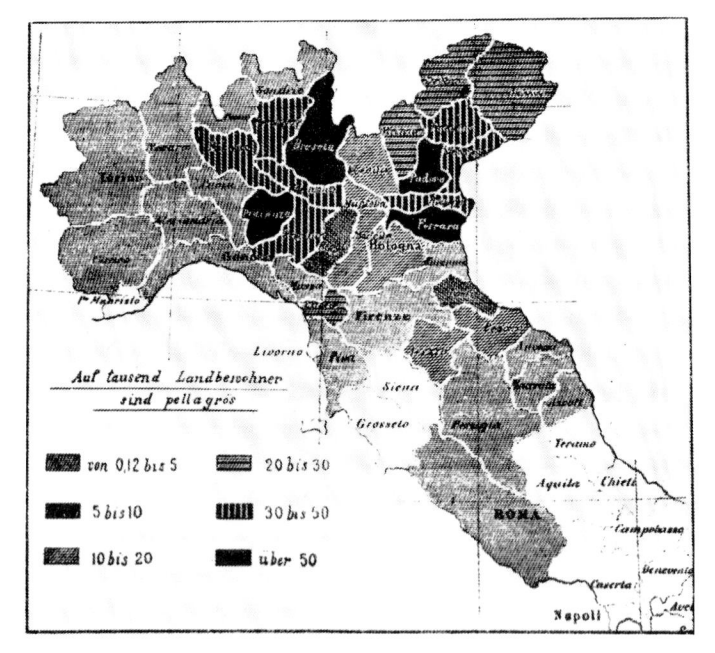

Verbreitung der Pellagra in Norditalien 1880 · Aus F. Tuczek · 1893

rauhe Haut charakterisierte. Die Publikationen waren ebenso ohne Abbildungen wie einige rasch nachfolgende, weitere italienische Monographien.

Man hat für das damalige Auftauchen der Pellagra folgende Erklärung. Sie hängt — wie schon die Erstbeschreiber erkannten — mit dem Mais der Nahrung zusammen. Mais als mittelamerikanische Pflanze kam als Samen im 17. Jahrhundert nach Europa und wurde rasch zum Hauptnahrungsmittel der ärmeren Bevölkerung Spaniens und Italiens. Nur bei ungenügender Reifung der Maisfrucht entsteht das Leiden; daher entwickelte es sich ausschließlich zwischen dem 42. und 46. Breitengrad. Weiter südlich bringt größere Wärme die Körner zum Ausreifen.

Da das Leiden auch in Frankreich auftauchte, geriet es in den Gesichtskreis von ALIBERT, der eine junge Frau mit Hauterscheinungen abbildet. Die dermatologischen Symptome werden geschildert, die neurologischen erwähnt.

Von dieser interessanten, heute fast verschwundenen Krankheit ist aus der Monographie von F. TUCZEK (1893) außer einer Photographie der Hautveränderungen ausnahmsweise auch eine geographische Karte wiedergegeben. Über die Hautveränderungen schreibt er: *„Das Erythem ... tritt in jedem Frühjahr unter Exazerbierung der anderen Erscheinungen von neuem auf; nach jedem weiteren Rezidiv bleiben Residuen zurück: die Haut wird dunkel, braun pigmentiert, glatt, trocken, dünn, atrophisch. Sie verliert ihre Elastizität: es entstehen weiße Flecke, die an die Striae gravidarum erinnern. In extremem Grade wird sie wie dünnes Pergament und läßt sich in hohen, stehenbleibenden Falten erheben."*

Die kaum noch glaubliche Höhe des Befalls ergibt sich aus statistischen Erhebungen der zweiten Hälfte des vorigen Jahrhunderts. 1881 wurden in Italien 104 067 Pellagröse gezählt, entsprechend 0,36% der Gesamtbevölkerung. Die auf dem Kärtchen (aus: *Annali di Agricolture Nr. 18/1880*) vorgenommene Aufschlüsselung nach Bezirken zeigt die Verhältnisse von 1879 mit dem Hauptbefall in Venetien, Brescia und Piacenza. Viele der Kranken hatten geistige Störungen, und zwar in einer bunten, von der Paranoia bis zur völligen Demenz reichenden Streuung. 10% der italienischen Pellagrösen waren psychiatrisch asyliert. Auf 100 Internierte kamen in den italienischen Irrenanstalten durchschnittlich zehn Pellagrakranke, in Venetien sogar 35 (TUCZEK).

Während mit einer weitgehenden Zurückdrängung der Maisernährung die Zahl der oberitalienischen Pellagrafälle in unserem Jahrhundert sehr absank, war die Krankheit bis zur Klärung der klinischen Zusammenhänge in den Südstaaten der USA recht häufig. 1937 wurde der Pellagraschutzstoff Nikotinsäureamid isoliert. Noch 1936 gibt das Censusbureau der USA an Todesfällen an: für Beriberi 11, Skorbut 33, Rachitis 270, jedoch für Pellagra 3740.

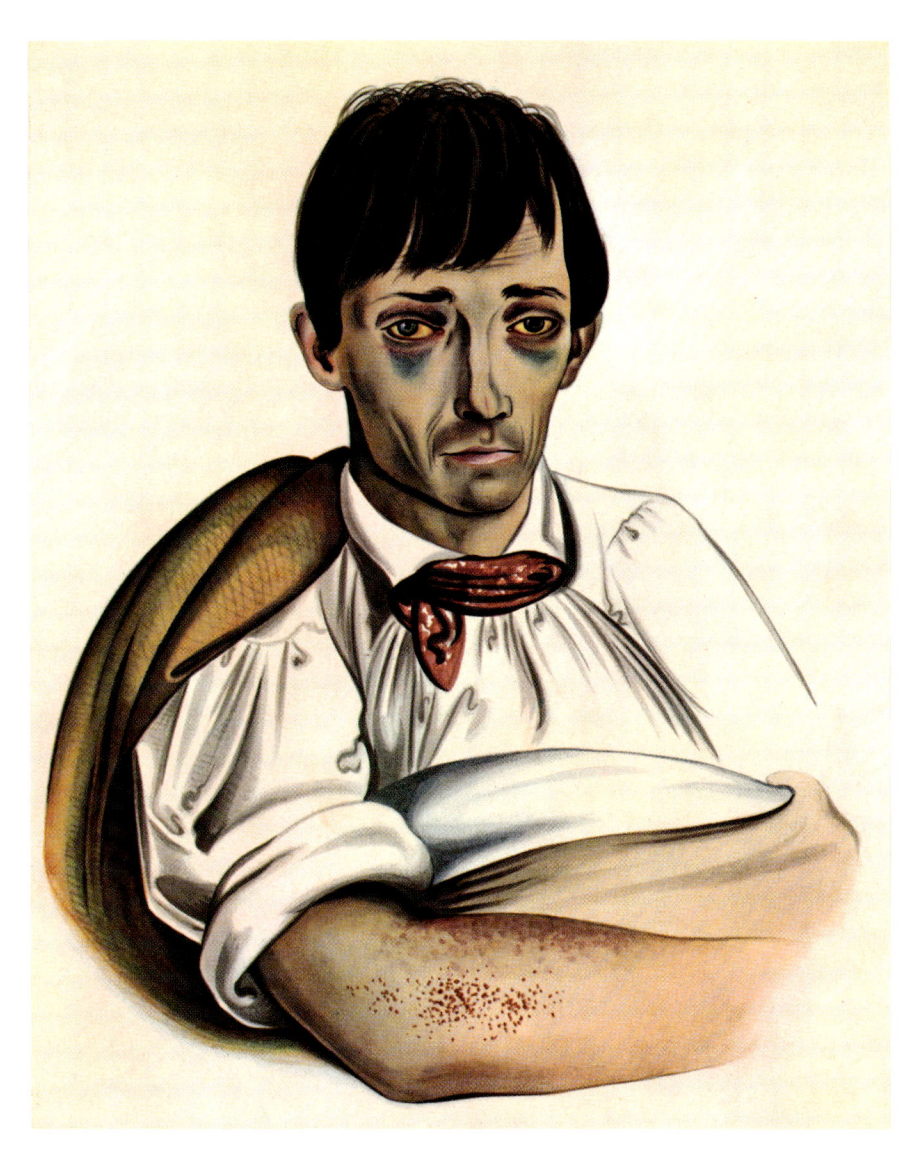

Skorbut · Aus K. H. Baumgärtner · 1842 · Illuminierte Lithographie

Das wiedergegebene Frontispiz mit dem langbärtigen und -pelzigen, schlangenstabbewehrten Aeskulap, zu dessen Füßen und auf dessen Schultern und Kopf sich fabulöse und reale Tiere versammelt haben und dem ein dunkelhäutiger Eingeborener den Titelkopf des Werkes darbietet — dies Frontispiz also gehört zum Werke des JACOBUS BONTIUS (1592—1631). Erstmalig 1627 publizierte er aus Batavia „*De Medicina Indorum, Liberi IV*". Unter den Mitteilungen über Leiden, die in Europa unbekannt waren, findet sich auch die folgende. „*Eine gewisse, sehr störende Krankheit wird von den Eingeborenen Beriberi genannt, was Schaf bedeutet. Ich glaube deswegen, weil die Betroffenen mit stelzenden Beinen und wackeligen Knien wie die Schafe gehen. Es ist eine Art Lähmung. Sie beeinträchtigt Bewegung und Gefühl von Hand und Fuß, manchmal auch des ganzen Körpers und verursacht Tremor.*" — Auch NICOLAS TULP (1652) erwähnt, auf BONTIUS fußend, in seinen „*Observationes*" die Krankheit.

Frontispiz aus J. Bontius · 1642 · Kupferstich

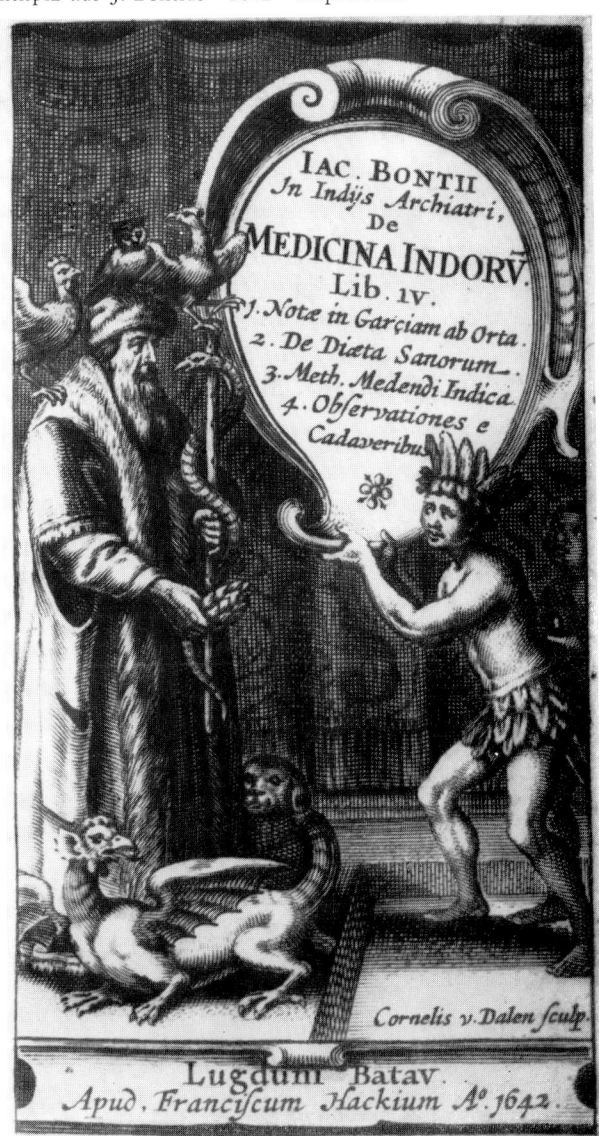

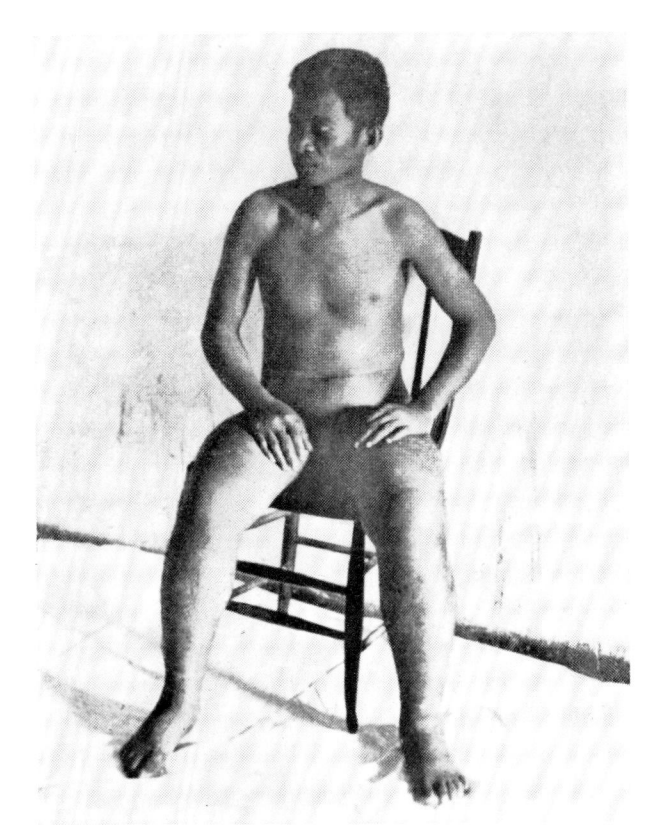

Beriberi, hydropische Form · Aus E. Vedder · 1913

Ihre Häufigkeit scheint zunächst gering gewesen zu sein. Doch im 19. Jahrhundert nimmt sie im südlichen Ostasien verheerende Ausmaße an, bedingt durch eine kleine Änderung der Hauptnahrung Reis. Im Rahmen der industriellen Entwicklung hatte man eine Reisschälmaschine konstruiert, die das Korn um des schönen Aussehens willen seines aneurinreichen Häutchens beraubte. Durch das Medium dieser Reisschälmaschine wurde der erfinderische Geist des Westens zur Ursache für Krankheit und Tod von Millionen Asiaten! Das Ausmaß des Leidens sei durch einige Zahlen konkretisiert, die sich allerdings nur auf kleine Bevölkerungseinheiten beziehen. Auf der Insel Manila gab es 1901 bei 5,19 Millionen Einwohnern 2344 Beriberi-Todesfälle (VEDDER). Nach SAMEYOSHI erreichte in der japanischen Kriegsmarine 1882 der Befall über 40%: von den 4760 Matrosen waren 1929 erkrankt. Proportional der Erhöhung der Truppenstärke wuchs auch die Beriberi-Krankenzahl. Während des russisch-japanischen Krieges 1905 wurden 200 000 Japaner von dem Leiden betroffen, 10 000 starben.

Alle mir bekannten Beriberi-Bilder stammen aus der photographischen Ära. Phototechnisch meist unzureichend,

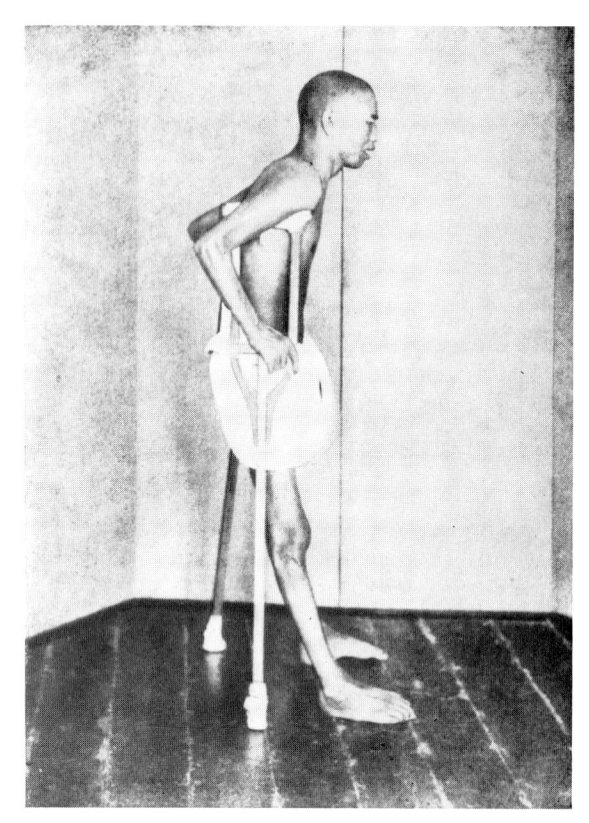

Beriberi, atrophische Form · Aus C. Funk · 1914

erschüttern sie durch die Furchtbarkeit der pathischen Veränderungen, speziell des Endstadiums. VEDDER hat zahlreiche Kranke beobachtet. Seine Schilderung der ödematösen Form bleibt im Rahmen indifferenter, medizinischer Objektivität: *„In den feuchten Fällen variieren Ausmaß und Lokalisation der Ödeme erheblich. Manchmal sind sie kaum bemerkbar, nur eine leichte Gedunsenheit des Gesichtes und der Knöchelgegend. Zwischen einem solchen Zustand und einer allgemeinen Wassersucht existieren alle Übergänge. In vielen Fällen mit generalisiertem Ödem können die neuritischen Veränderungen leicht sein oder sogar völlig fehlen."*

Doch bei der Beschreibung der atrophischen Form spürt man die innere Anteilnahme des Autors für den letzten Akt des Dramas. *„Die Beriberi beginnt meist langsam. Der Patient fühlt sich für mehrere Tage oder Wochen schlecht, hat Kopfschmerzen und eine Schwäche in den Beinen. Wegen dieser Beinschwäche vermeidet er weiteres Gehen. Die Beine sind steif und taub. Hier oder im Gesicht kann ein geringes Ödem erkennbar werden. Der Patient klagt manchmal über Schmerzen oder Oppression im Epigastrium sowie über Herzpalpitationen. Dieser Zustand kann für Monate oder Jahre anhalten, wobei teils leichte Besserungen, teils Verschlechterungen abwechseln. Bei stetiger Progredienz der Krankheit prägen alle Symptome sich nach und nach stärker aus. Schwäche und Taubheit der Beine verwandeln sich in Schmerzen, und speziell der Druck auf die betroffenen Muskeln ist äußerst qualvoll. Die Muskeln schwinden, das Gehen ist staksig, und die Anästhesie kann mehr oder weniger komplett werden. Zunächst sind stets die Beine betroffen, doch bezieht das Fortschreiten der Krankheit die Arme mit ein, und in den schwersten Fällen sind alle zum Ankleiden und Essen notwendigen Bewegungen nicht mehr möglich. Völlig hilflos liegt dieser Erbarmungswürdige, zum Skelett Zusammengeschrumpfte im Bett."*

Bald nach jener Zeit wurde dieser furchtbaren Plage Asiens ihr Schrecken genommen. 1900 hatte in Niederländisch Indien der holländische Arzt EIJKMANN an den Tauben eines Militärhospitals die Zusammenhänge zwischen der Krankheit und der Schälung des Reiskorns erkannt und damit nicht nur deren Eindämmung ermöglicht, sondern auch das Tor zur Vitamin-Wissenschaft weit aufgestoßen.

Endokrine Krankheitsbilder

Kropf — Kretinismus — Myxödem

Während im Altertum schon den Römern das in manchen Alpentälern gehäufte Vorkommen des Kropfes bekannt war, wies auf die fast gesetzmäßige Paarung von Kropf mit Schwachsinn PARACELSUS (1493—1541) wohl als erster hin. Doch ist die Niederlegung seiner im Salzburgischen Lande gemachten Beobachtungen (in *„De generatione stultorum"*) wirr, mystisch-dunkel und teilweise unverständlich. In sachlicher Klarheit beschrieb etwa 80 Jahre später der Baseler Medizinprofessor und Stadtarzt FELIX PLATTER (1536—1614) in *„Praxeos medicae"* (Basel, 1625 und 1656) den Zusammenhang. Nach Erwähnung des Schwachsinns fährt er fort: *„Die Krankheit ist in bestimmten Regionen häufig. Für die Vergangenheit wird dies von Ägypten behauptet; ich selbst habe viele Kinder im Walliser Kanton und im Bintzger Tal davon betroffen gefunden. Außer dem Schwachsinn haben sie gelegentlich Verformungen des Kopfes, eine dicke, geschwollene Zunge, sie können stumm sein, und oft trägt der Hals eine Struma. Ihre ganze Erscheinung ist merkwürdig: sie sitzen, einen Stock in den Händen, vor sich hinstarrend, würdevoll da oder verdrehen absonderlich ihren Körper, ihre Augen sind aufgerissen, ohne Grund lachen sie und möchten gerne alles Mögliche wissen."* Abbildungen von Kranken fehlen in dem nur auf der Titelseite (mit Bildern des HIPPOKRATES und GALEN) illustrierten Buch. Im 18. Jahrhundert folgte eine Reihe weiterer Beschreibungen, so durch den ersten Montblanc-Besteiger, den Naturforscher HORACE DE SAUSSURE *(Voyages dans les Alpes,* Neuchâtel, 1779—1796) und medizinisch genauer durch die Italiener MALACARNE (Turin 1789) und FODÉRÉ (Turin 1792 und Paris 1802). In keinem dieser Bücher wird die Schilderung des äußeren Aspektes bildmäßig unterbaut, wie ich auch sonst aus der Zeit vor 1800 nirgendwo in medizinischen Werken die Abbildung eines Kropfträgers oder Kretins habe finden können.

Indessen haben aber die Künstler jener Jahrhunderte diese Krankheitserscheinungen registriert, obwohl sie Zeichenstift oder Pinsel relativ selten dazu bemühten. Einen Mann mit größerem Kropf zeigt die in der Ambrosiana in Mailand bewahrte, LEONARDO zugeschriebene Zeichnung. Das etwas pastöse Gesicht, die ungewöhnlich wulstigen

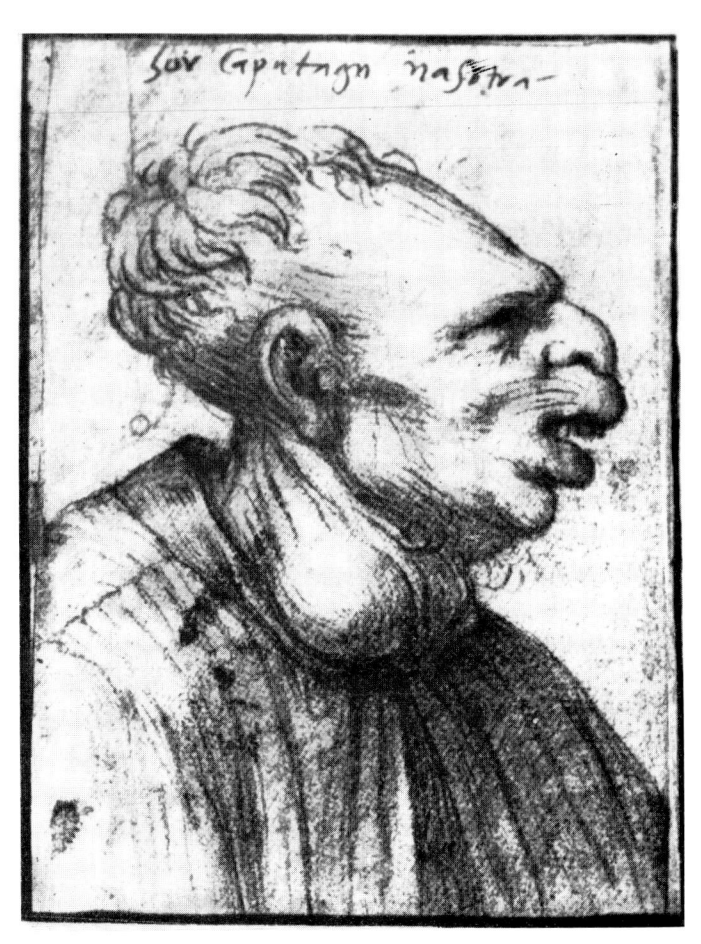

Leonardo da Vinci zugeschriebene Zeichnung eines Kropfträgers · Um 1500 · Bibliotheca Ambrosiana Mailand

Lippen und spärlichen Barthaare können als hypothyreotisch gedeutet werden. Der stumpfe Blick, die fliehende Stirn und der merkwürdig zylindrisch deformierte Schädel (der dem eines soeben geborenen Kindes ähnelt) lassen Schwachsinn vermuten. — In der Tafelmalerei der Zeit gab Hans Holbein d. J. (1447—1513) auf der „Geißelung Christi" eine realistische Kropfdarstellung. Von drei den nackten Christus geißelnden und wie zeitgenössische Landsknechte gekleideten Häschern hat der mittlere eine Struma. Die Schilddrüse ist beiderseits mächtig vergrößert und hängt links auf die Brust herab. Eine Einkerbung in Halsmitte grenzt beide Lappen deutlich ab. Der Kropf tritt betont hervor, da der Häscher im Hinaufschauen seinen Kopf zurückbeugt.

Aus dem 16. Jahrhundert stammt ein burlesker französischer Holzschnitt, Produkt pantagruelischen Geistes.

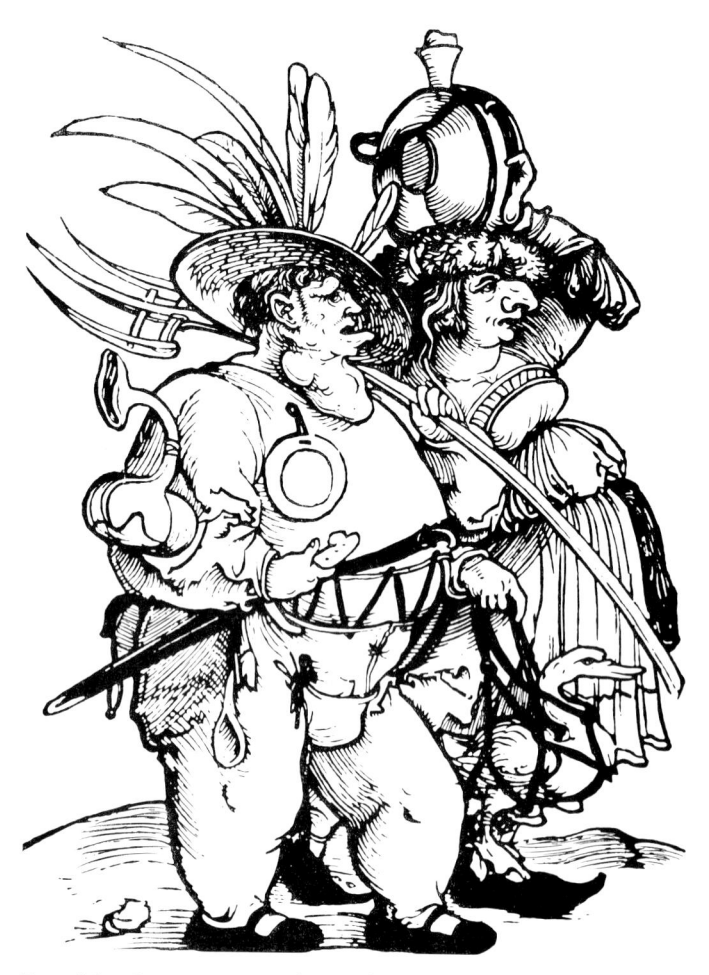

Bäuerliches Paar · Französischer Holzschnitt, 16. Jahrhundert · Cabinet des Estampes, Paris

Der neben seinem Schätzchen marschierende, reichlich behängte Bauer ist Träger eines voluminösen, knotigen Kropfes. Abgesehen von der rüsselförmigen Unterlippe findet sich in Habitus, Gesichtsschnitt und -ausdruck nichts, was auf eine Schilddrüsenfehlfunktion hindeutet. Kropfträger reizten auch weiterhin zu karikaturistisch überspitzter Darstellung, wie aus dem 17. Jahrhundert der Stich von Antonio Tempesta (1555—1630) erweist. Wahrscheinlich war hier eine Kretine mit gelindem Schwachsinn das Modell. Die rüsselförmige Oberlippe, die eingezogene Nasenwurzel, die fliehende Kinn- und Stirnpartie sprechen für eine kongenitale Schilddrüsenunterfunktion.

Bei Signora Doralice sitzt die vergrößerte Schilddrüse ungewöhnlich hoch; unter dem Kropfknoten findet eine grobkugelige Halskette noch bequem Platz. Meist vergrößert die diffuse Struma, der oberen Thoraxapertur aufliegend, den Halsumfang basal am stärksten, dagegen die Knotenstruma etwas darüber. Höher am Hals entspringt

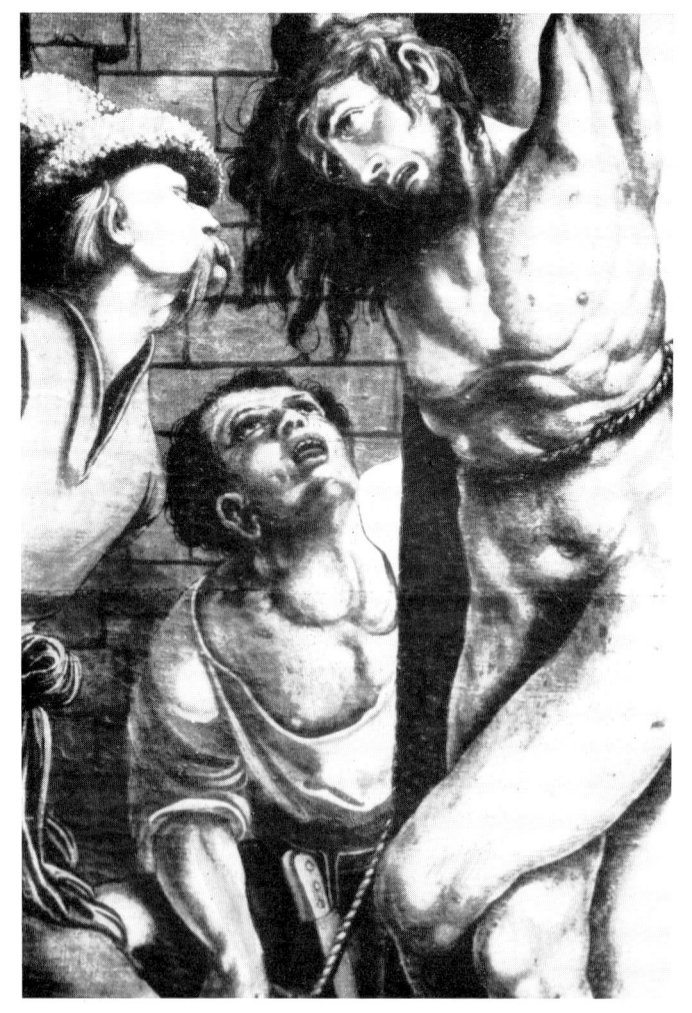

Kreis um Holbein d. J. · Detail aus einer Kreuzigung Christi · Öffentliche Kunstsammlungen Basel

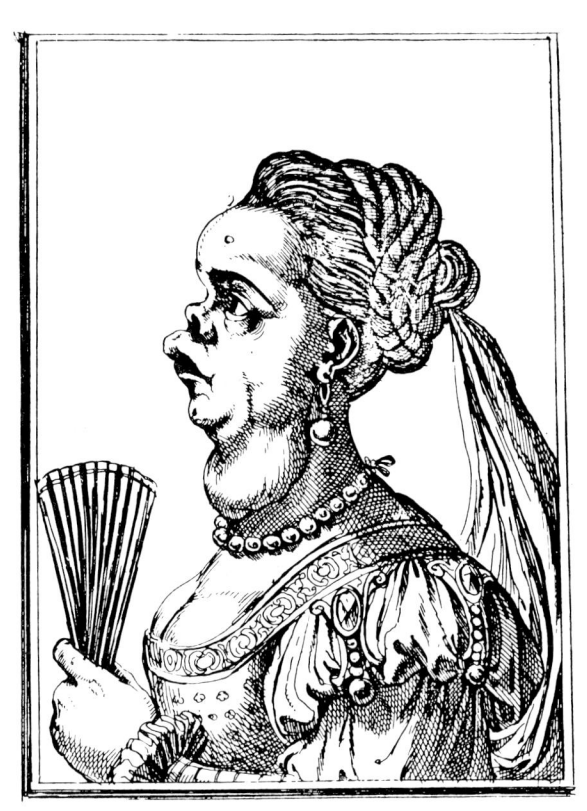

A. Tempesta · La gratiosa Doralice · Um 1610 · Kupferstich · Staatliche graphische Sammlung, München

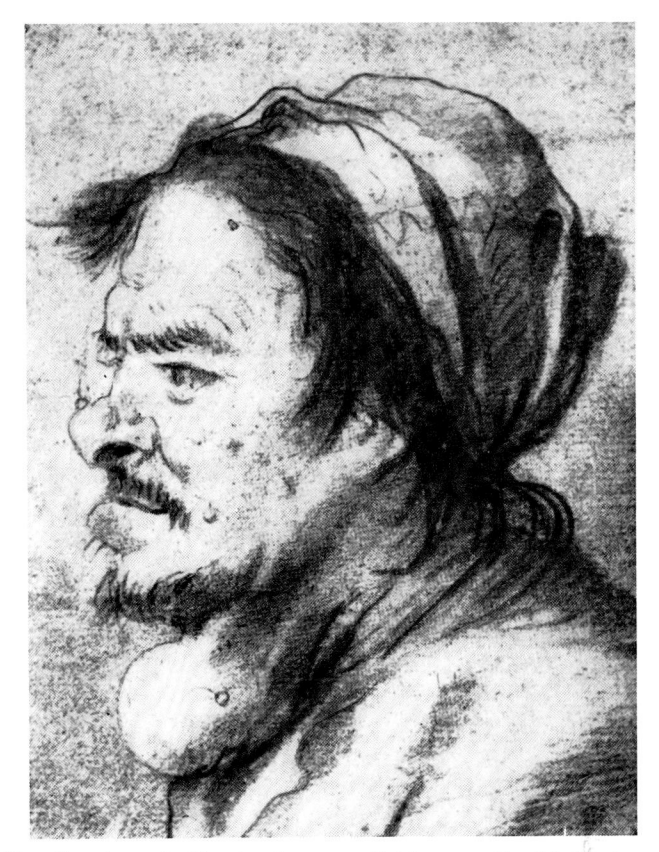

Kropfkranker mit Naevi · Anonyme Zeichnung · 18. Jahrhundert · Sammlung Dr. Trenel

auf einer Zeichnung des 18. Jahrhunderts die medial gelegene Vorwölbung, die durch ihr Eigengewicht bis zum oberen Brustbeinrand heruntergezogen wird. Eine Schilddrüsenfehlfunktion ist hier nicht erkennbar. Bemerkenswert sind bei diesem wirklichkeitsnah gezeichneten Manne seine z. T. haarbesetzten Naevi der Wange, Nase und des Halsknotens. Sollte der Halsknoten im Rahmen einer v. Recklinghausenschen Neurofibromatose vielleicht ein größeres Fibrolipom sein? Ich glaube es nicht, möchte jedoch mit dieser Fragestellung auf die Problematik der Deutung solcher Kunstblätter hinweisen und dazu eine weitere Graphik bringen. Der mit Zipfelmütze und Halskrause als Narr gekennzeichnete, ebenfalls portraitgenau wiedergegebene Mann hat mit dem eben Betrachteten Ähnlichkeit, zumal beide gleicherweise im Dreiviertelprofil abkonterfeit sind. Auch hier erkennt man auf Wange, Nase und Halsknoten einige Naevi und Naevi pilosi, und einige struppige Haare zieren das Kinn. Aber: die Halsprotuberanz erscheint bei näherem Zusehen anders. Während dort der solitäre, relativ pralle Knoten in Halsmitte liegt, ist hier die mittelständige Luftröhre frei. Weiter seitlich hängen polyzyklisch konturierte, schlaffere Gebilde. Sie entspringen am Halse unmittelbar unter dem Kiefer-

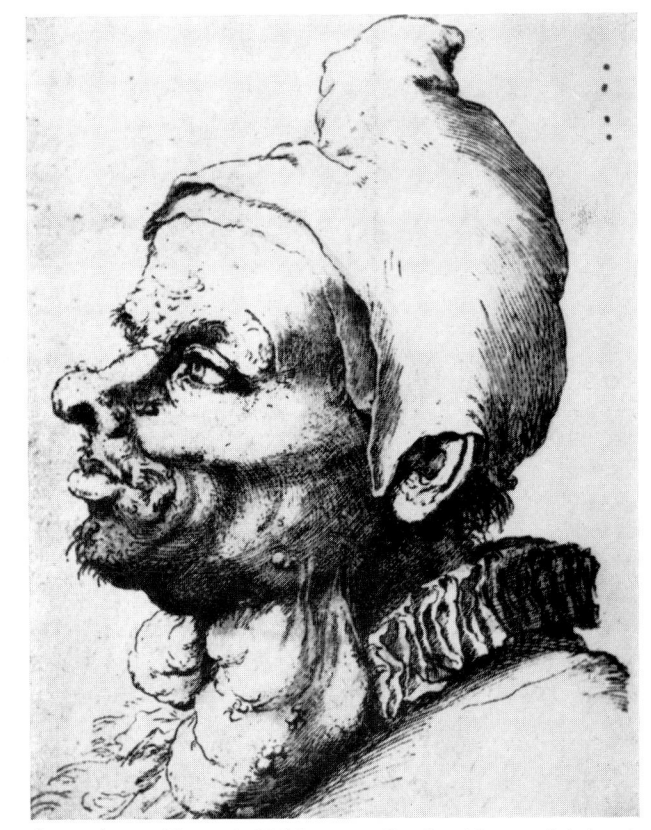

R. Spagnoletto · Narr mit Halsknoten · Kupferstich · 17. Jahrhundert

winkel, und die Wangenschleimhaut wird durch das Zuggewicht der knotigen Massen in Falten gelegt. Hier dürfte es sich m. E. um symmetrisch angeordnete, gutartige Halsgeschwülste, nicht aber um einen Kropf handeln, was auch MEIGE annahm, der den Stich erstmalig publizierte.

Aus dem Beginn des 19. Jahrhunderts ist uns eine Anzahl Zeichnungen des Genfer JOHANN ANTON LINK (1766—1813) erhalten, eines um die Jahrhundertwende weit renommierten Landschaftsmalers. Seine Staffelei stand häufig in den Tälern der Rhône und der Arve. Während eines Aufenthaltes im Wallis erschütterte ihn der Anblick der unglücklichen Kropfträger so, daß er ihr Aussehen festzuhalten trachtete. — Diese Notizen entnehme ich BURKHARD REBER, der die Zeichnungen Links gesammelt und 1913 publiziert hat. Auf ihnen ist in raschen, manchmal nur andeutenden Bleistiftstrichen mit sicherer Hand der Aspekt von Kretins ausgezeichnet wiedergegeben. Der mehr oder minder große, meist knotige Kropf, die wulstigen Lippen, die eingezogene Nasenwurzel, die struppigen Haare, das fliehende Kinn, der relativ weite Abstand der neugierig oder mißtrauisch blickenden Augen, der verschmitzte oder stupide Gesichtsausdruck: alles ist dokumentarisch genau zu Papier gebracht.

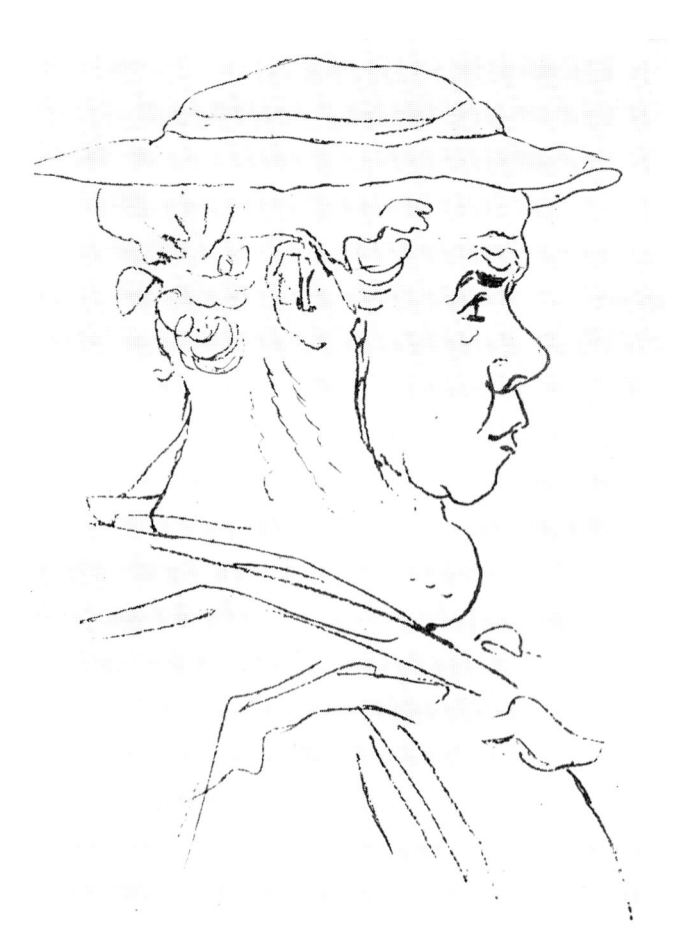

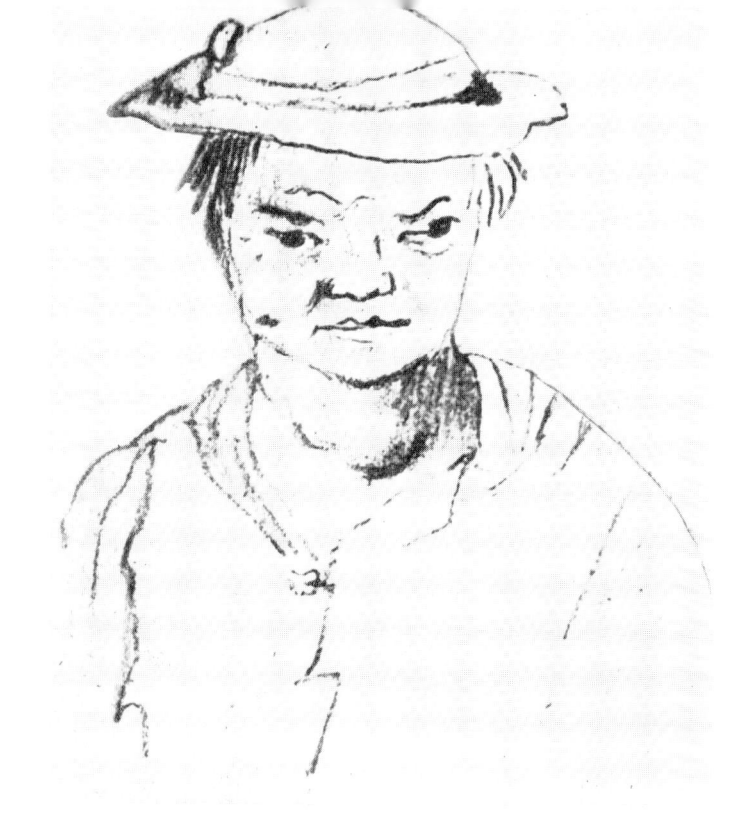

J. A. Link · Walliser Kretins · Um 1805 entstandene Zeichnungen · Sammlung Dr. Burkhard Reber

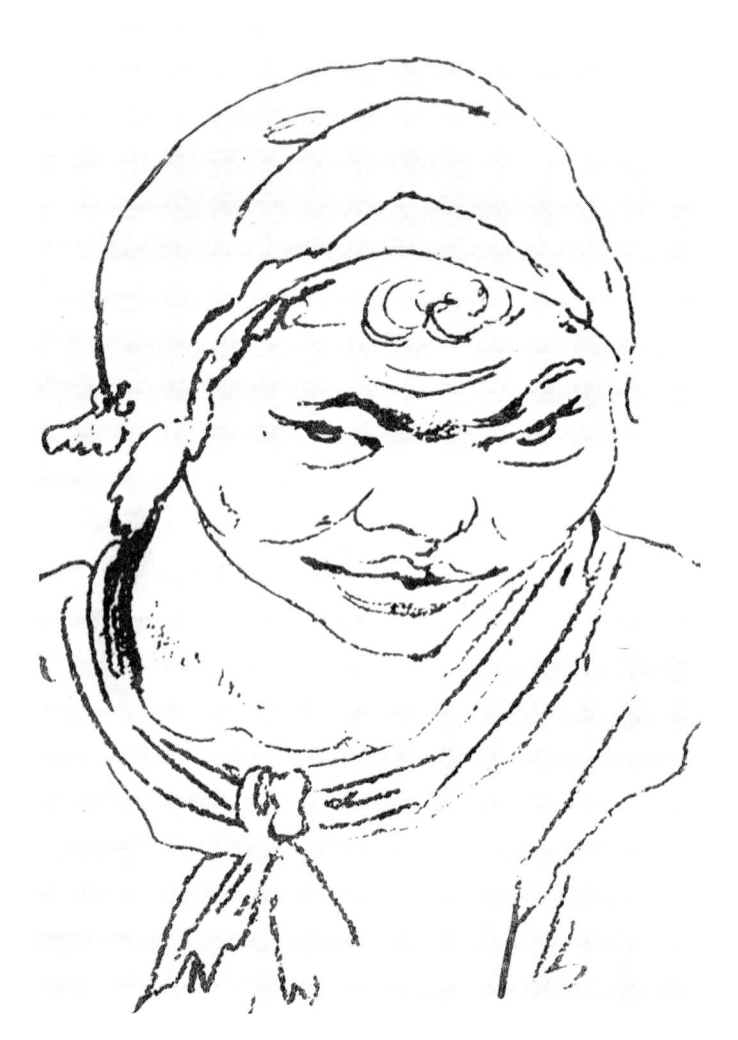

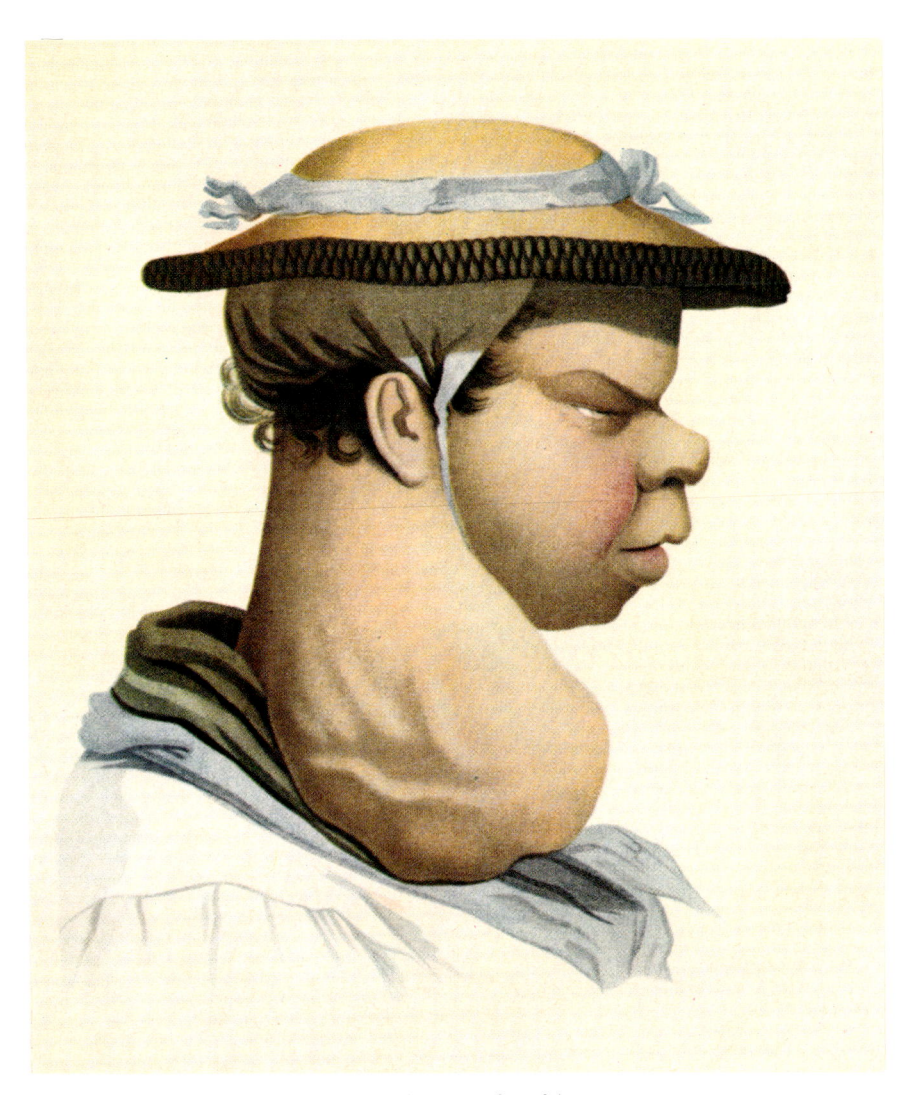

Kretine · Aus J. L. Alibert · 1837 · Farbige Kupfertafel

Im 19. Jahrhundert finden wir endlich auch in medizinischen Schriften Bilder von Kretins, am frühesten in Aliberts „*Descriptions des maladies de la peau*" (1806 bis 1811) enthalten. Die hier unbunt wiedergegebene Tafel ist noch 1833 in der „*Clinique de l'Hôpital St. Louis*" mit *Scrofule endemique* bezeichnet, einer den „*Dermatoses strumeuses*" zugerechneten Gattung. Zweifelsohne handelt es sich bei diesem Schäfer, der den Betrachter mit auseinanderstehenden, teilweise von supraorbitalen Wulstungen verdeckten Augen starr und stupide fixiert, um einen stärker schwachsinnigen Kretin. *Es wird im Text auf die Häufigkeit dieser Krankheit in den Gebirgstälern hingewiesen und erfreut berichtet, daß sich durch die seit kurzem bekannte Jodlösung des Monsieur Lugol manche Fälle bessern ließen.* — In der „*Nosologie naturelle*" nahm ALIBERT die Dar-

Kretin · Aus J.-L. Alibert · 1806

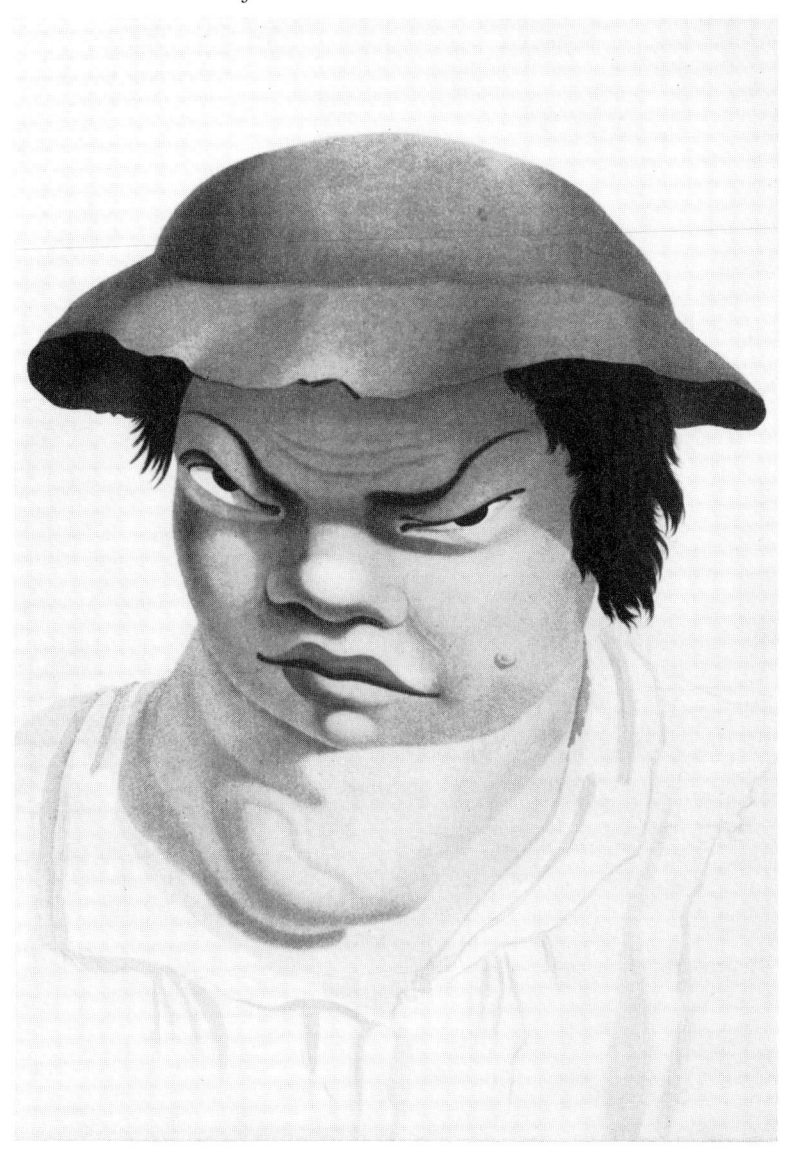

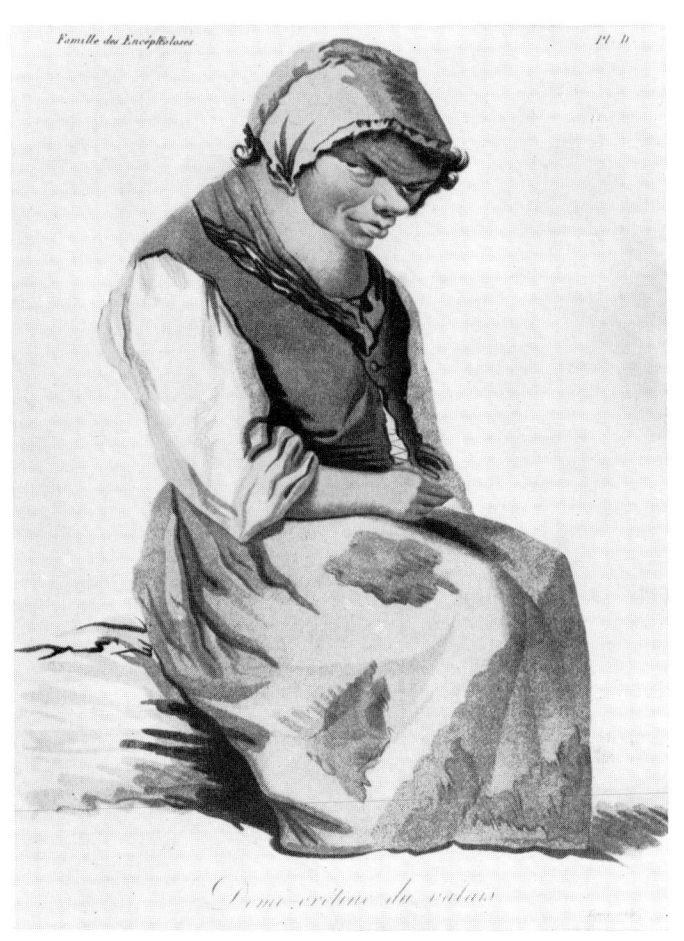

Walliser Kretin · Aus J.-L. Alibert · 1837

stellung der Krankheit mit drei großartigen Farbtafeln wieder auf. Die Bezeichnung mit „*Cretin (bzw. Demi-Cretin) du Vallais*" entspricht nunmehr der allgemein üblichen. Das durch ein flaches Hütchen reizvoll farbig pointierte Portrait eines genau im Profil gegebenen Mädchens mit großem Kopf und myxödematösen, schwachsinnig-stumpfen Zügen ist ein Meisterwerk der Krankendarstellung (Tafel 8). Die beiden anderen Bilder zeigen sitzende demente Kretins in charakteristischen Haltungen, von denen eines hier wiedergegeben ist. Textnotizen über diese Fälle fehlen aus folgendem Grunde: Von der auf zwei Bände berechneten Nosologie erschien nur der erste. Die Kretin-Tafeln sind fast die letzten des Bandes (und anscheinend nur in der Auflage von 1858 dazugefügt, während das mir vorliegende Exemplar der Auflage von 1837 sie nicht enthielt). In seiner eigenwilligen Privatsystematik rechnete ALIBERT die Krankheit zu den Encephalosen. Diese sind aber im Text des ersten Bandes nicht mehr abgehandelt, sondern für den zweiten vorgesehen. — Ferner bildet der französische Baron als *„Thyreopraxie"* einen monströsen mehrlappigen Hängekropf ab. Zu diesem in die

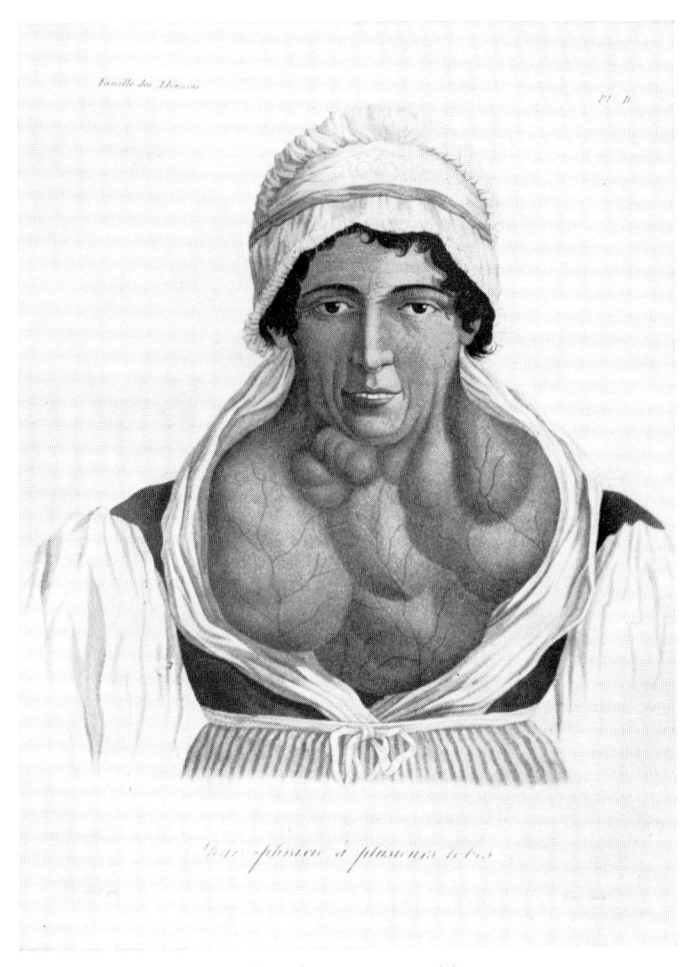

Riesiger knotiger Hängekropf · Aus J.-L. Alibert · 1837

Klasse der Adenosen eingereihten Fall finden sich im Text einige Bemerkungen: „*Die Vielzahl der hier erkennbaren Buckel erklärt sich leicht aus der Struktur der Drüse, dem Sitze der Stauung. Man beachte, daß sich dieses Organ aus einer Vielzahl durch Bindegewebe untereinander verbundener Granulationen zusammensetzt. Das Kapselgewebe wuchert mächtig, und seine geringe Spannung leistet der Vergrößerung der Drüse Vorschub. Fügen wir ergänzend hinzu, daß die Gefäße eine erhebliche Tendenz zur varikösen Entartung haben.*"

In diesen allgemeinmorphologischen Betrachtungen fehlt jedes klinische Detail. Die phänomenologische und psychiatrische Schilderung einer Familie mit hochgradig schwachsinnigen kretinösen Kindern finden wir neben einer etwas steifen Illustration bei ESQUIROL (1838). „*Die Tafel stellt eine Familie aus den Pyrenäen dar, eine kropfige Mutter und zwei kretinöse Kinder. Die Zeichnung stammt von Herrn Roques aus Toulouse, einem durch Talent und Charakter gleicherweise ausgezeichneten Maler. Die Physiognomie der Mutter steht in bemerkenswertem Gegensatz zu den Gesichtern der Kinder, deren Schilddrüsen wesentlich weniger als die der Mutter vergrößert sind. Die Stirn des jungen Mannes flieht stärker als die seiner Schwester nach hinten; bei beiden ist das Kinn erheblich zurückgesetzt, und sind die Augen in den Höhlen versteckt. Der halbgeöffnete Mund wird von dicken Lippen umrahmt. Ihre Gesichter haben den Ausdruck extremster Stupidität. Die Geschwister können nicht sprechen, sondern nur Grunzlaute hervorstoßen. Sie gehen schlecht und langsam, können zwar selbständig essen, nicht aber sich allein ankleiden. Menschliche Bedürfnisse werden durch Zeichen ausgedrückt. Meist bleiben sie beieinander und halten sich in der Nähe der von ihnen stets wiedererkannten Mutter auf. Im Hause sitzen sie Seite an Seite nebeneinander. Das Mädchen wurde zeitweilig im Toulouser Hospital betreut, wo ich sie 1828 sah. Von mittelgroßer Statur, war ihr Kopf relativ klein und platt. Die Augen waren verdeckt, die Lippen geschwollen und der Mund voller Schleim. Unter dem Kinn traten zwei kleine Kropfknoten heraus. Mit Vorliebe aß sie scharfe Sachen und nahm meinen Tabak gierig hin..... Das Mädchen ist später gestorben, und Herr* DELAYE, *der Chefarzt des Irrenhospitals, schickte mir* [nach Paris] *ihren Schädel.*" (Es folgen dessen Maße.)

Im deutschsprachigen Schrifttum ist der Kretinismus erstmalig 1790 von ACKERMANN und dann 1802 von JOSEPH und KARL WENZEL behandelt. ACKERMANN bringt ein anatomisches Bild der Schädelbasis. Die Brüder WENZEL geben die bei einer Reise ins Salzburgische Gebirgsland gemachten Beobachtungen über die äußere Erscheinung der Kretins zwar genau und ausführlich, doch ohne Illustra-

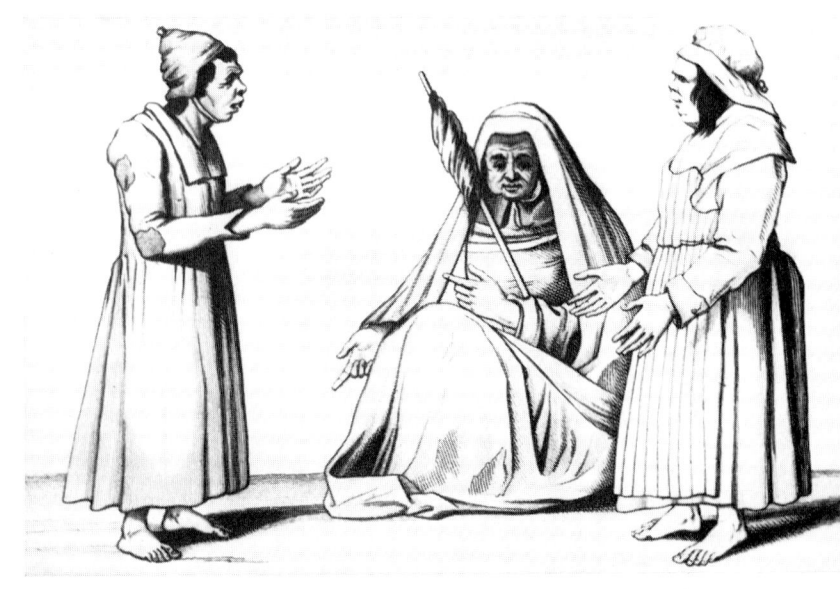

Kropfige Mutter mit zwei kretinösen Kindern · Aus J.-E. Esquirol 1838

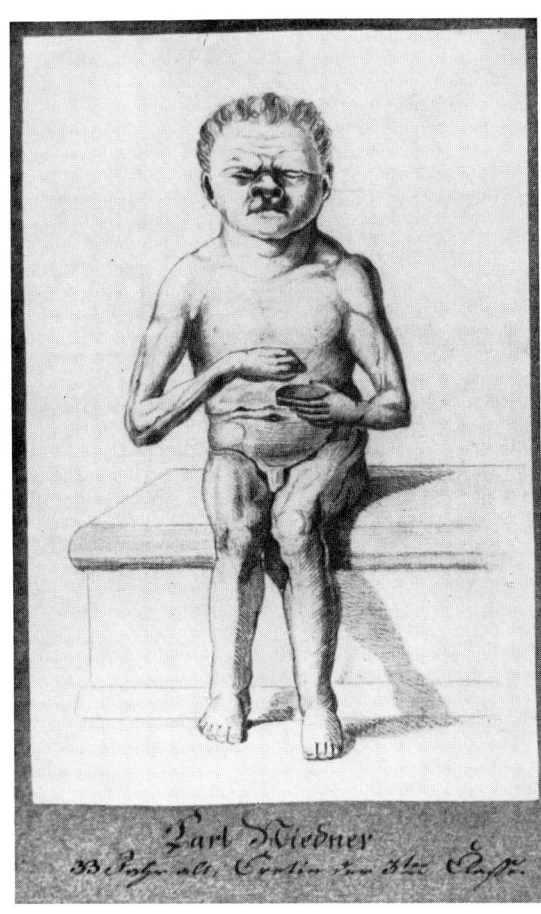

Zeichnung für Iphofen 1817 · Germanisches Museum Nürnberg

tionen wieder. Diese tauchen 1817 bei AUGUST ERNST IPHOFEN aus Dresden auf, der den Kretinismus „*philosophisch und medicinisch*" betrachtet. Einige Kretins des Chamonix-Tals, die er bei einer Reise sah, erregten seine wissenschaftliche Neugier. Gespräche mit Ärzten in den Bergdörfern befriedigten sie und weiteten darüber hinaus sein diesbezügliches Wissen so mächtig, daß er es publikatorisch weitergab. Er bildet dazu CARL NIEDNER ab, einen Kretin, „*den ich hier in der Nähe beobachtete*". Der 33-jährige, vier Schuh hohe, extrem Schwachsinnige war „*von vernünftigen Eltern gezeugt und geboren*". Ein Kropf ist weder in der Beschreibung vermerkt noch auf den Konturstichen zu erkennen, die nur einen allgemein breiten Hals zeigen. Das Genitale ist, wie vielfach bei kropflosen Kretins, ausgesprochen hypoplastisch. Es bestand eine hochgradige motorische Schwäche: „*Als die Zeichnung von ihm genommen wurde, mußte er auf dem Stuhl gehalten werden, und so lange der Künstler am Kopfe arbeitete, mußte dieser durch Andere empor gehalten werden.*" Überdies war das Gefühl gestört. „*Den ganzen Winter sitzt dieses Individuum so dicht neben dem Ofen, daß er sich Bekleidung und selbst die Haut sehr oft verbrennt. Diese Brandschäden sind keineswegs klein und oberflächlich, sondern ausgebreitet und tief.*" Zufällig stieß ich auf etwas Merkwürdiges. Das Germanische Nationalmuseum zu Nürnberg bewahrt die hier wiedergegebene Bleistiftzeichnung zu der ersten der vier Kupfertafeln des Buches. Der Stich entspricht, inklusive der Schnupftabakdose und der zurechtgestützten Haltung, genau der Vorlage — nur fehlt die hier ganz eindeutig gezeichnete Hasenscharte. Sie fehlt auch auf den weiteren Buchabbildungen des CARL NIEDNER. — Zufall oder Absicht?

Die von SENSBURG 1825 in seiner Inaugural-Abhandlung dargestellten vier Kretins stammen aus dem „*Unter-Main und Rezat-Kreis des Königreichs Bayern*", wo die Krankheit damals in manchen Dörfern endemisch war. Außer den Angaben in der Bildunterschrift fehlen die Krankheitsdaten der Fälle. Zu dem hier wiedergegebenen Mädchen ist vermerkt: *27 Jahre, drei Schuh hoch, taubstumm.* Bei einem von BAUMGÄRTNER (1838) abgebildeten

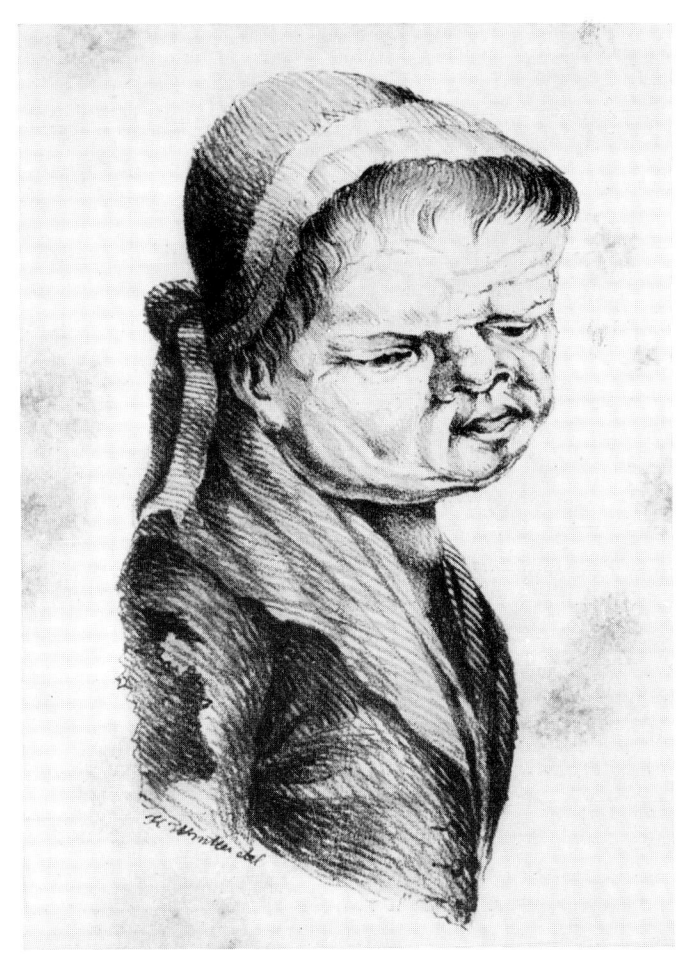

Aus F. Sensburg · 1825 · Lithographie

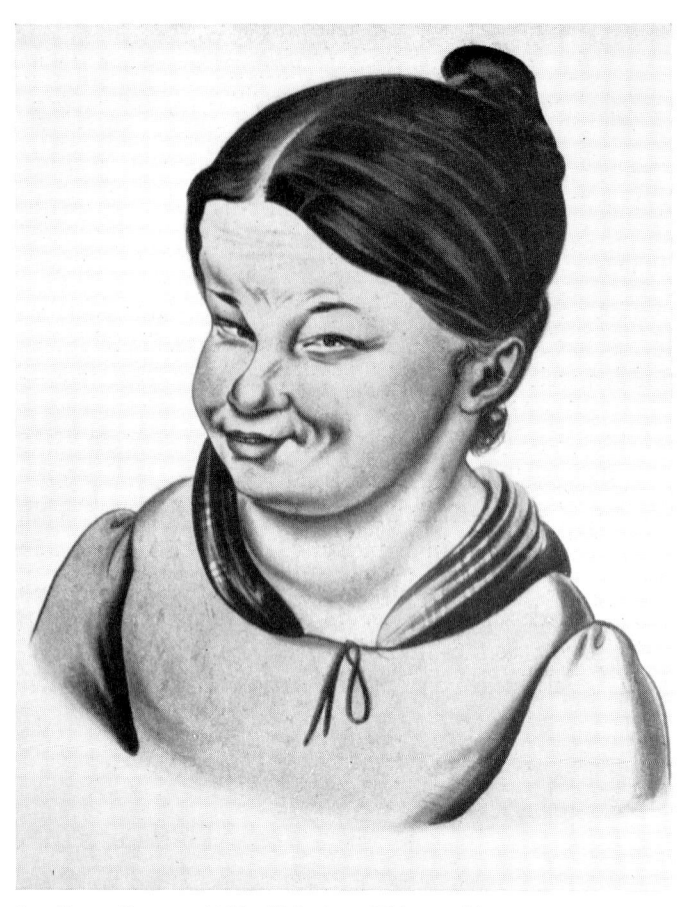

Aus Baumgärtner · 1842 · Kolorierte Lithographie

Da durch die Jodprophylaxe unserer Tage der Kretinismus fast geschwunden ist, sei hier kurz auf seine Ausbreitung noch vor hundert Jahren eingegangen. Nach den von SORMANI aus Italien mitgeteilten Rekrutierungslisten der Jahre 1863 bis 1876 wurden wegen Kropf bzw. wegen Kretinismus mit Idiotie von 1000 Konskribierten als unbrauchbar entlassen: aus dem Aostatal (Provinz Turin) 317 bzw. 10,7, aus dem Veltlin (Provinz Sondrio) 263 bzw. 5,9. Die Zahlen für die übrigen Alpengebiete lagen niedriger und ganz niedrig die für die italienischen Ebenen. So fand sich z. B. in Rom oder in Sizilien nur jeweils 1 Kropfträger unter 1000 Konskribierten. — In Frankreich fand BAILLARGER (Kommissionsbericht 1878) die höchste Kropfträgerquote der Bevölkerung in Savoyen (133,7‰) und im Departement Hautes Alpes (111‰). Kretinismus und Idiotie sind für die Gebiete mit 22‰ bzw. 16‰ angegeben. (Hierbei ist allerdings auch die Idiotie nichtthyreoidaler Genese mitgezählt.) In der Schweiz waren die Kantone Uri und Wallis mit 9‰ bzw. 6‰ Kretins am stärksten befallen (SCHNEIDER, 1840—1845), in Österreich die Steiermark und Kärnten mit 7‰ (KÖSTL, 1851).

Mädchen, dessen kolorierte Lithographie mit „*Blödsinn*" bzw. „*Idiotismus*" unterschrieben ist, dürfte es sich um einen weiblichen Kretin handeln. Außer dem diffusen Kropf sprechen im Bilde dafür: die Kopfform, die myxödematöse Lippen- und Kinnpartie, die Einziehung der Nasenwurzel, der etwas weite Augenabstand sowie der ausgesprochen verschmitzte Gesichtsausdruck. Der Text bringt dazu leider keine nosologischen Details, nur allgemeine Meditationen über das Lächeln von Schwachsinnigen. Baumgärtners Krankengut stammte aus Baden, wo Kretinismus nicht selten war.

Den Jahrestag der Eröffnung der Hochschule zu Bern feierte ihr Rektor Prof. DEMME mit einer Ansprache: „*Über endemischen Kretinismus*" (1840). Der Publikation ist als Illustration ohne Bezugnahme im Text ein von „*J. VOLMAR nach der Natur*" gezeichnetes Geschwisterpaar beigegeben. Beide wirken hochgradig verblödet und durch die beginnende Runzelung der Züge wesentlich älter als es den am oberen Bildrande sich findenden Angaben von 21 (Schwester) bzw. 26 Jahren (Bruder) entspricht. Die Zeichnungen sind unterschrieben: „*L'impression, qui firent sur moi ces malheureux ne s'effacera jamais de mon souvenier.*"

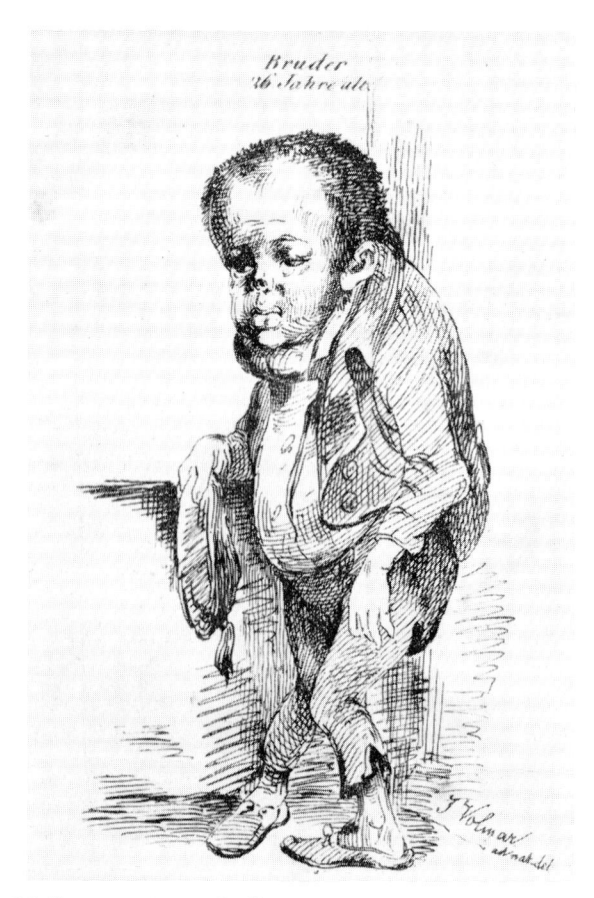

Aus H. Demme · 1840 · Radierung

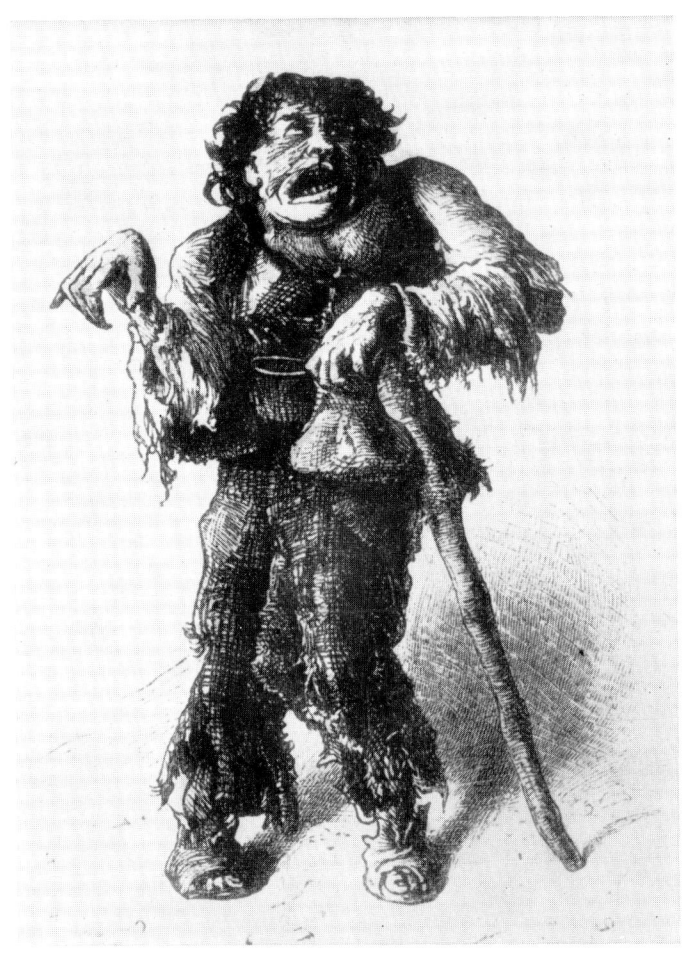

Edward Whymper · Kretin aus Aosta · Um 1863 · Holzschnitt

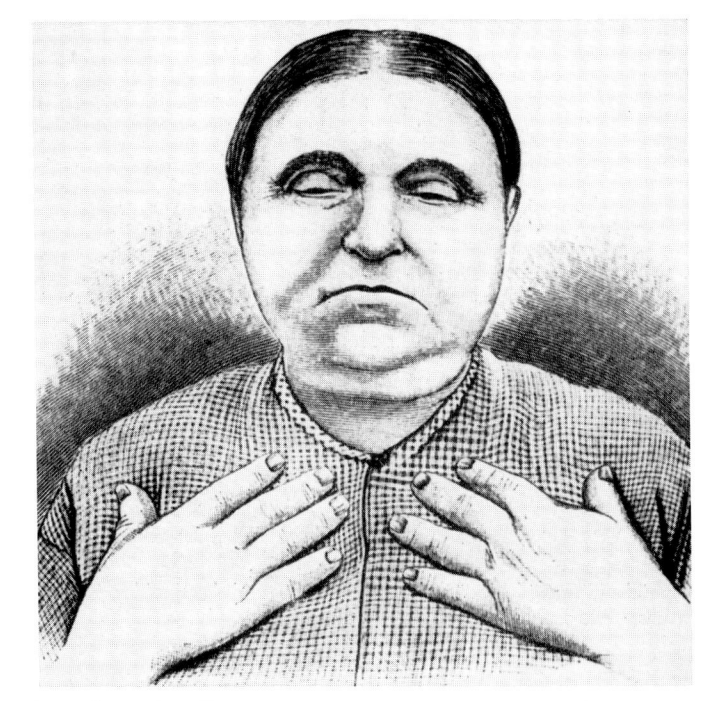

Myxödem · Aus Charcot · 1893

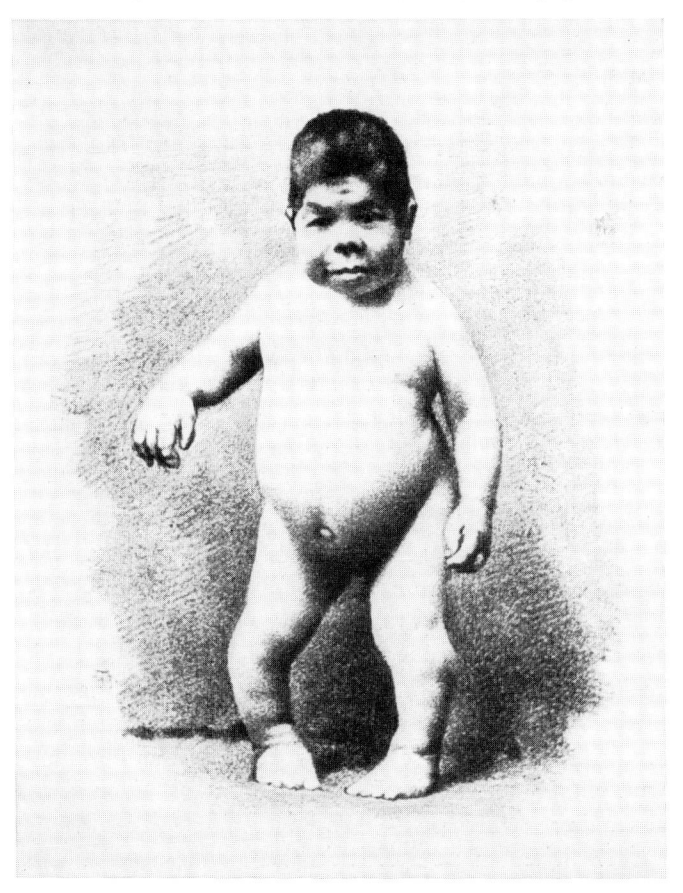

Kindliches Myxödem · Aus E. Bramwell · 1891 · Lithographie

Die Abbildung eines landstreichenden Kretins möge die Serie beschließen. Ihr Zeichner EDWARD WHYMPER (1840 — 1910) hat als Erstbesteiger des Matterhorns weltweiten Ruhm erlangt. WHYMPER war als Geodät mit einem verläßlichen Zeichentalent begabt, so daß er die über 100 Abbildungen seines Bergbuches „Scrambles amongst the Alps" (London 1871) selber anfertigte. Der zugehörige Text ist aufschlußreich: *„Die eigentümliche Form von Blödsinn, die man Kretinismus nennt, ist im Aostatal so stark entwickelt und die Einwohnerschaft so daran gewöhnt, daß sie fast unwillig wird, wenn der erstaunte Reisende über die Häufigkeit derselben spricht. . . . Nie habe ich ein Tal gesehen, das so reizend und fruchtbar ist, und wo eine Anzahl von Menschen zu einem Zustande herabgewürdigt wird, den jeder rechtschaffene Affe mit Verachtung begaffen darf . . . In den Städten wie in den Dörfern und auf den Landstraßen zwischen den Ortschaften zeigen sich diese verkümmerten und seelenlosen Wesen, welche mehr Tieren als Menschen gleichen und ekeln den Reisenden durch ihr häß-*

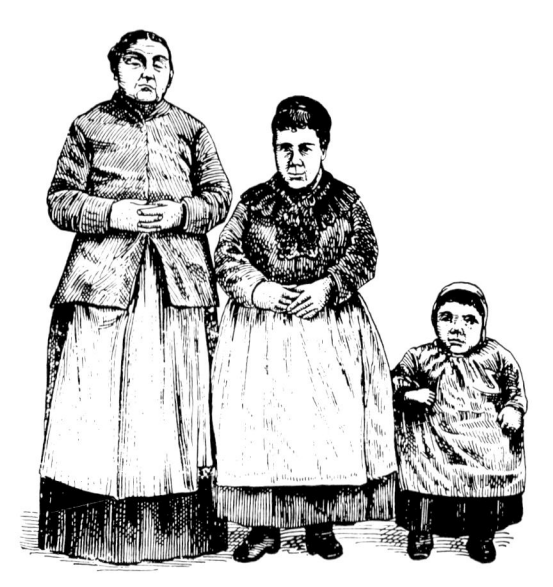

Myxödem, myxödematöse Wuchshemmung und kretinoider Zwergwuchs · Aus E. Brissaud · 1894 · Holzstich

liches und ungereimtes Äußere, durch ihre widerlichen Gebärden und ihr sinnloses Stammeln. Das beigefügte Bildnis ist nichts weniger als übertrieben, ja, manche Kretins sind zu scheußlich, um dargestellt werden zu können."

Das Krankheitsbild des Myxödems wurde erst vor knapp hundert Jahren als die postnatal sich entwickelnde Schilddrüsenunterfunktion erkannt. WILLIAM ORD hat 1878 diesen Namen gewählt, THOMAS CURLING beschrieb 1850 das Bild einer kindlichen Athyreose mit Myxödem und WILLIAM GULL 1873 in vollendeter Weise an zwei Fällen die charakteristischen Veränderungen des Erwachsenen-Myxödems, speziell der Haut und der Psyche. Die Publikationen sind ohne Abbildungen. Soweit erkennbar, scheint die erste Illustration von J. M. CHARCOT zu stammen, der allerdings das Leiden zunächst als Cachexie pachydermique bezeichnete. Sein Bild ist nicht sonderlich gut, zeigt aber die tatzenförmigen Hände, die Hautveränderungen und die Stumpfheit der Züge einigermaßen deutlich. Eine farbige Abbildung in Bramwells Atlaswerk (1891) von einer myxödematösen älteren Frau ist auch nicht überzeugend, wesentlich besser ist die hier wiedergegebene lithographische Darstellung des kindlichen Myxödems.

BRISSAUD hat 1895 die engen Beziehungen zwischen Myxödem, sporadischem und endemischem Kretinismus, kretinoidem Schwachsinn und Infantilismus als ererbte oder erworbene Mangelkrankheiten der Schilddrüse zu erweisen versucht. Er belegte seine These auch bildlich. Der wiedergegebene Holzstich zeigt das Myxödem bei einer Frau mit normalem sowie einer mit gehemmtem Wachstum, überdies einen sporadischen Kretinismus mit Zwergwuchs.

Die Basedowsche Krankheit

In unserer Zeit ist die Hyperthyreose die häufigste endokrine Erkrankung und war es wahrscheinlich auch im vergangenen Jahrhundert. Um so merkwürdiger ihre späte Erkennung als Krankheitseinheit! *"In ganz Europa kamen [damals] diese Fälle in renommierte Kliniken und unter die Augen tüchtiger, gut beobachtender Praktiker. Sie verschwanden wieder, unbeachtet und unverstanden aus deren Gesichtskreis, bis ein einsamer Arzt in einer kleinen thüringischen Stadt darauf aufmerksam wurde, mit einem Schlage das Syndrom erkannte und klar das gesamte Krankheitsbild skizzierte."* (SUDHOFF.)

KARL ADOLF VON BASEDOW (1799—1854) hatte 1840 in der *"Wochenzeitschrift für die gesamte Heilkunde"* (Berlin) über *"Exophthalmus durch Hypertrophie des Zellgewebes in der Augenhöhle"* berichtet. Er beschrieb vier Patienten mit Struma, Exophthalmus und Palpitationes cordis, welche Symptomkombination später nach seinem ärztlichen Wirkungsort als Merseburger Trias bezeichnet wurde. Der vorzügliche Beobachter hat bei seinen Kranken weitere Krankheitszeichen konstatiert und ausführlich auf 17 Seiten in zwei Zeitschriftennummern geschildert: Die Abmagerung trotz vermehrter Nahrungsaufnahme, stärkeres Schwitzen, Zittern der Hände, Durchfälle, eine Anstrengungsdyspnoe und bei Frauen Amenorrhoe. Er gab einen so vollständigen Katalog der Symptome, daß nur wenig hinzuzufügen blieb. — 1835 bereits hatte ROBERT JAMES GRAVES (1796—1853) in Dublin über drei Fälle mit Struma und Palpitationen und 1838 über einen weiteren Fall mit einem gleichzeitigen Exophthalmus berichtet. Noch früher beobachtete CALEB HILLIER PARRY (1755—1822), ein Freund Edward Jenners, das Leiden und nahm schon 1815 einen Zusammenhang zwischen Schilddrüsenvergrößerung und Herzbeschwerden an. In der 1825 herausgegebenen Sammlung nachgelassener Schriften ist von 8 Krankheitsfällen in der sachlichen Kürze eines vielbeschäftigten Praktikers berichtet: *"Enlargement of the Thyroid Gland in Connection with Enlargement and Palpitation of the Heart."*

Keine dieser Publikationen fand zunächst Resonanz. Bei einer relativ häufigen Erkrankung sollte man eigentlich baldige zustimmende anderweitige Berichte erwarten, doch nichts davon. Noch 1848 beklagte sich VON BASEDOW in einem Postskriptum zum zweiten Aufsatz, in dem er der Krankheit den Namen *„Glotzaugenkachexie"* gab, daß seine ersten Ausführungen gar nicht beachtet worden wären. Ein Grund dafür ist sicherlich das Fehlen von Abbildungen in seinen und den anderen Arbeiten. In Analogie zu sonstigen Krankheitserstbeschreibungen jener Tage wäre ein befriedigender Widerhall gewährleistet gewesen, wenn man ein Bild des so charakteristischen äußeren Aspektes den Berichten beigegeben hätte.

Das änderte sich um die Jahrhundertmitte; man wurde aufmerksam. 1851 erschien die erste Zusammenfassung von Henoch und M. H. Romberg mit 27 eigenen und aus dem Schrifttum gesammelten Fällen und 1860 eine französische Zusammenstellung der rasch anwachsenden Literatur von Fischer. Die okuläre Symptomatik wurde vervollständigt. 1864 beobachtete Albrecht von Graefe (1828—1870) das Zurückbleiben des Oberlides beim Senken des Augapfels; 1869 wies Karl Stellwag von Carion (1823—1904) auf das Klaffen der Lidspalten und den manchmal seltenen Lidschlag hin, schließlich 1883 Paul Julius Moebius (1853—1907) auf die Konvergenzschwäche der vorgetretenen Bulbi. Als Krankheitsursache wurde zunächst eine Druckschädigung, häufiger noch eine Neurose des Sympathikus erwogen, welche Theorie sich relativ lange hielt, da sie die Überzeugung so namhafter Mediziner wie von Graefe, Charcot und Trousseau darstellte. 1886 endlich definierte Paul Julius Moebius die Krankheit als Überfunktion der Schilddrüse und erkannte ihre Beziehung zum Myxödem. Einige Jahre später fand diese Annahme in histologischen Untersuchungen (Greenfield, Friedrich v. Müller) eine Stütze.

Das in der zweiten Jahrhunderthälfte erwachte Interesse bringt die graphische Fixierung des Krankheitsaspektes. Eine frühe deutsche Abbildung fand ich in dem *„Lehrbuch der Herzkrankheiten"* von Th. von Dusch (1868). Der Textholzschnitt basiert auf einer *„Photographie nach der Natur"*. Die Struma fehlt hier. Der Autor demonstriert mit merkbarem Stolz bei dem beidseitigen Exophthalmus den supraretinalen Kornealstreifen beim Lidsenken, das kurz vorher von v. Graefe beschriebene Zeichen. — Da dies Interesse in die frühe Ära der Lichtbildkunst fiel, bringen in den 70er Jahren sämtliche photographisch-medizinischen Journale der Kulturnationen Bilder von Basedow-Kranken, die weder technisch gut noch nosographisch charakteristisch sind und eine Wiedergabe nicht rechtfertigen. Dagegen lohnt sie für eine außerhalb der wissenschaftlichen Welt entstandene Zeichnung von Alfred le Petit (1841—1909). Der während der 3. Republik als Karikaturist bekannte Künstler hielt sich in den 80er Jahren als Kranker im Pariser Hôtel Dieu auf und skizzierte unter

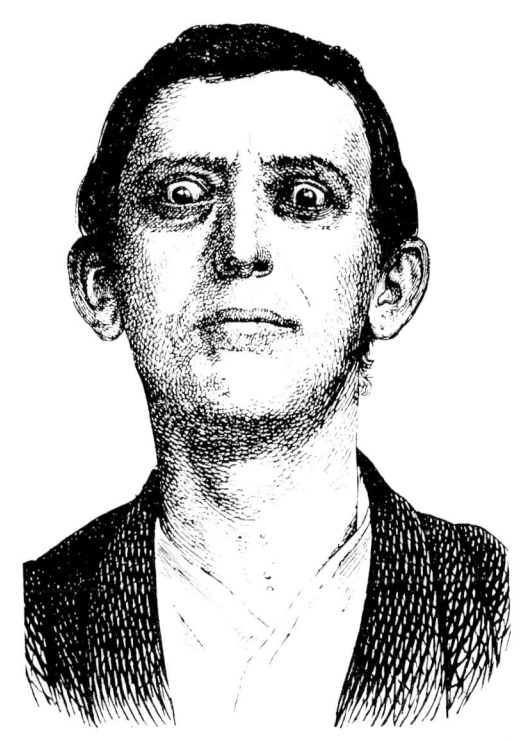

„32jähriger Mann mit Morb. Basedow" · Aus Th. v. Dusch · 1868 Holzstich nach Photographie

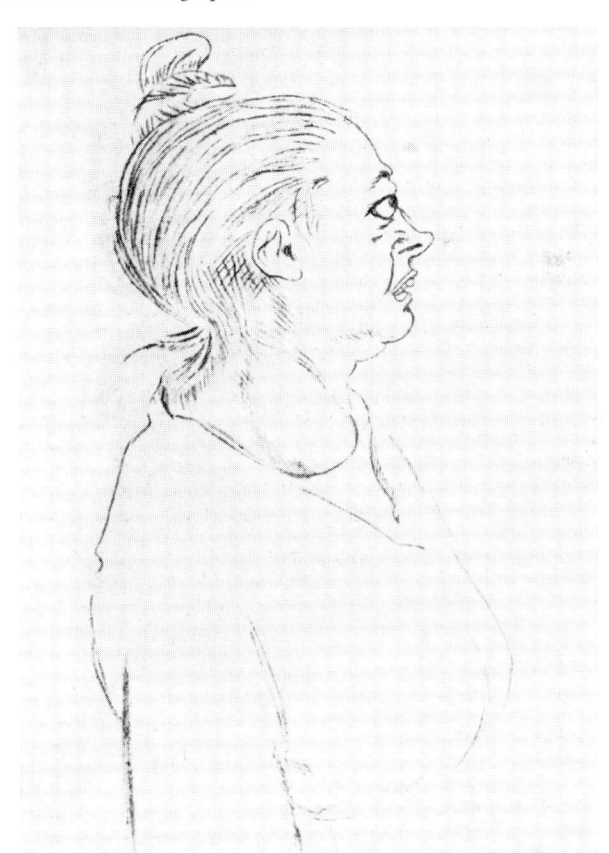

A. le Petit · Kranke des Hotel Dieu in Paris · Um 1880 · Aesculape 1931

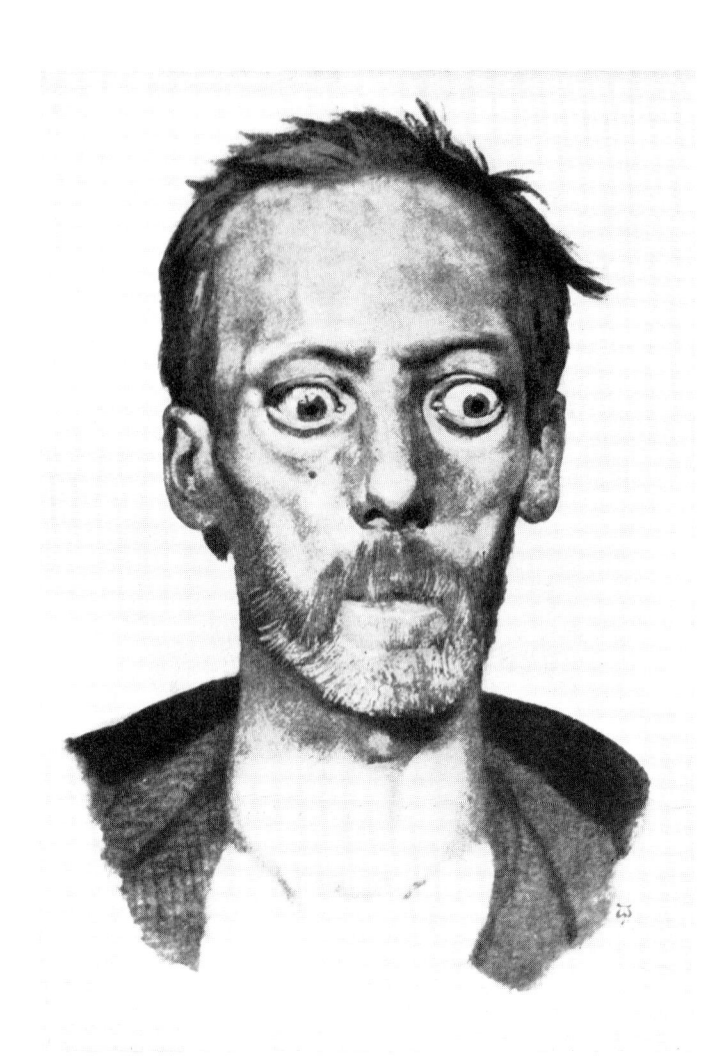

„Graves disease" · Aus E. Bramwell · 1891 · Aquarell nach Photographie

Ein feinschlägiger rhythmischer Tremor ist sehr deutlich. Der Kranke wirkt mitgenommen und dezimiert. Er ist ausgesprochen nervös und sehr leicht erregbar. Die Haut, speziell des Gesichtes, ist deutlich pigmentiert, von stumpfem, erdig-gelbem Kolorit. Eine Diarrhoe, offensichtlich nervöser Art, ist ein sehr vorherrschendes Symptom. Ohne ersichtliche Ursache tritt sie anfallsweise in unregelmäßigen Intervallen auf. Die Entleerung wird als copiös, wässrig und rötlich beschrieben. Herzklopfen ist ein fehlendes Symptom."

Die gelungenste Krankenphotographie des 19. Jahrhunderts scheint mir jene in Curschmanns „Klinische Abbildungen" (1894). Die 27jährige Arbeiterin hatte beide Eltern an Lungenschwindsucht verloren. Im 13. Lebensjahre stürzte sie in einen Keller. Bald darauf stellte sich Herzklopfen ein, die Schilddrüse schwoll und die Augäpfel traten heraus. „Die Erkrankung ist demnach höchstwahrscheinlich Folge des erwähnten Unfalles." Die frühe Heliogravüre gibt die Zwischentöne der bedacht durchgeführten photographischen Aufnahme ausgezeichnet wieder.

Haben schon Künstler früherer Jahrhunderte die

„Morbus Basedowii" · Aus H. Curschmann · 1894 · Heliogravüre

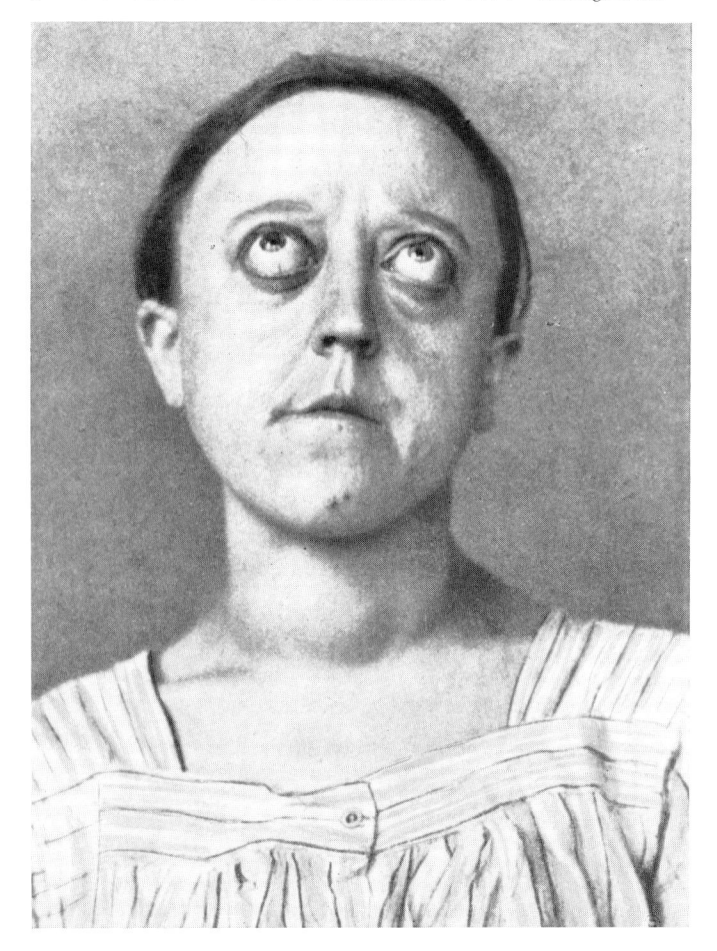

den dortigen Patienten auch diese Frau. Die in der Intelligenz der Strichführung an TOULOUSE-LAUTREC erinnernde Zeichnung gibt die Krankheitscharakteristika, selbst das schüttere Haar und den schlaffen Körperbau, eindrucksvoll wieder.

Der englische Abbildungsbeitrag ist dem Atlas von BRAMWELL entnommen, der den 43jährigen Arbeiter 1889 in der Royal Infirmary zu Edinburgh ärztlich betreute. Die Krankheitsbeschreibung wirkt durch die knappe Satzform modern, wenn auch Beschwerden und Befund nicht präzise getrennt sind. *„Der Patient klagt über Herzklopfen, Kurzatmigkeit und Schwäche. Die Beschwerden bestehen ohne erkennbare Ursache seit einem Jahr. — Die Augäpfel treten merklich hervor, das v. Graefesche Zeichen ist positiv. Die Photographie erfolgte während des Abwärtsblickens, so daß das Zurückbleiben des Oberlides gut erkennbar wird. Die Schilddrüse ist mäßig vergrößert. Puls 130—140 pro Minute. Das Herz scheint nicht vergrößert.*

Kombiniation von Exophthalmus und Schilddrüsenvergrößerung dargestellt? Gegen Ende des letzten Jahrhunderts durchforschte man, ausgestattet mit den neuen Erkenntnissen, den europäischen Kunstschatz, stieß aber nur auf ein Ölbild und eine Zeichnung. Das oft reproduzierte Gemälde „Le Chapeau de Paille" (Nationalgalerie London) von PETER PAUL RUBENS (1577—1640) zeigt eine junge Dame. Die etwas vorstehenden, glänzenden Augen, die diffuse Schilddrüsenvergrößerung, eine fleckige Gesichtsrötung der rechten Infraorbitalgegend wie auch der nervös-unruhige Gesichtsausdruck lassen die Diagnose einer leichten Hyperthyreose zu. Gewöhnlich wird diese Dame (die übrigens keinen Stroh-, sondern einen Federhut trägt) mit HELENA FOURMENT, der zweiten Frau des Künstlers, identifiziert. Da diese zur Zeit der Heirat und Bildentstehung erst 16 Jahre alt war und auf späteren Bildern zwar mit großen Augen, sonst aber mollig, ja üppig gegeben ist, könnte hier eine der Schwestern der Helena portraitiert worden sein (HENDY).

Die Silberstiftzeichnung im LOUVRE wird LEONARDO DA VINCI zugeschrieben. Ob bei der Dargestellten tatsächlich eine Schilddrüsenüberfunktion vorliegt, wie immer behauptet, ist m. E. fraglich. Man darf die linksseitige Vorwölbung der basalen Halspartie nicht als Struma deuten. Sie ist seitlich nicht begrenzt und bei der vollschlanken Frau, die den Kopf scharf nach links gedreht und etwas nach links abwärts geneigt hat, wohl nur als Hautfalte anzusehen. Die Augen sind zwar relativ groß, treten aber — bei Berücksichtigung der von dem Zeichner insgesamt überbetonten Plastik — nicht besonders heraus. Von einem Exophthalmus kann nicht die Rede sein. Überdies wird jeder erfahrene Kliniker mit mir darin übereinstimmen, daß die Physiognomie dagegen spricht. Das Gesicht drückt ruhige, fast grimmige Entschlossenheit aus — weitab jener nervösen Flackrigkeit der Basedow-Krankheit.

Ein medizinisch bisher nicht beachtetes Bild gehört weit eher hierher, da es in einzigartiger Weise das Auge des akuten Schreckbasedows zeigt. Es ist der „Belsazar" des REMBRANDT VON RIJN (1606—1669), ein Neuerwerb der Londoner Nationalgalerie. Die Geisterschrift an der Wand spricht dem pomphaft gekleideten, babylonischen König vom nahen Untergang seines Reiches. Belsazar fixiert das Menetekel, und seine Züge erstarren vor Schreck und Entsetzen. Der Augapfel tritt aus der Höhlung, die Lider sind so weit aufgerissen, daß am oberen wie unteren Rande der Kornea ein breiter, weißer Skleralstreifen sichtbar wird. Rembrandts Stärke lag ja eher in der Veranschaulichung eines bleibenden Wesensausdrucks, doch hat er hier die mimischen Veränderungen im Schreckmoment großartig erfaßt und festgehalten.

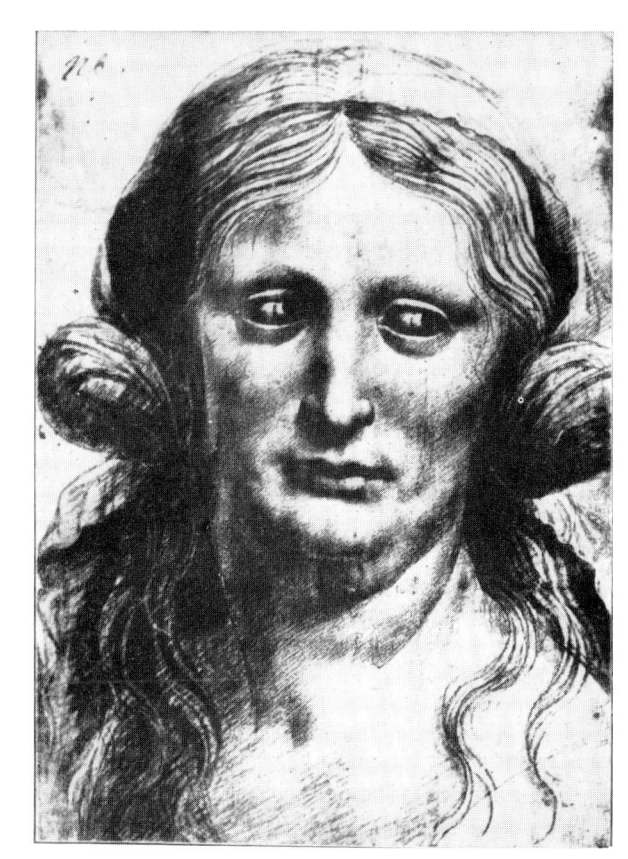

Leonardo da Vinci (?) · Silberstiftzeichnung · Louvre, Paris

Rembrandt · Belsazar · Ölgemälde, Ausschnitt · Nationalgalerie London

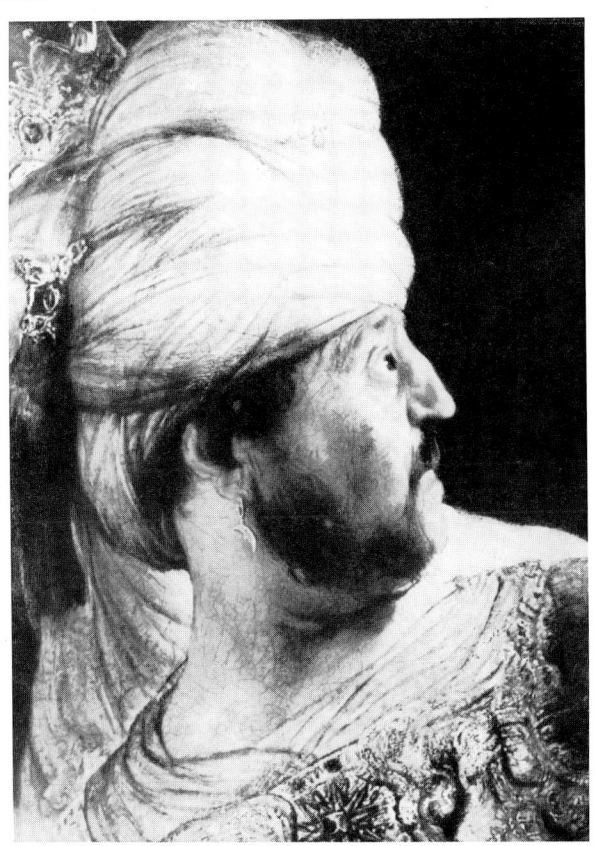

Akromegalie und Riesenwuchs

1886 brachte die „*Revue de Médecine*" aus der Charcotschen Abteilung der Salpêtrière eine Publikation von Pierre Marie (1853—1940). Anhand zweier Fälle beschrieb und umgrenzte er eine Krankheit, die durch Vergrößerung der Extremitätenenden und der hervortretenden Gesichtsanteile gekennzeichnet ist. Der ästhetische Autor wählte statt des sachlich zutreffenden Namens Akromakrie des besseren Klanges wegen Akromegalie — welche Prägung ungewöhnlich rasch in der medizinischen Welt Eingang fand.

Eine der Patientinnen, eine 37jährige Frau, erscheint in dem Journal in reichlich grobem Rasterbild. „*Die Füße einschließlich der Zehen sind groß, doch haben sie trotz der Größenzunahme ihre Form unverändert behalten. Nägel, Haut usw. zeigen ebenfalls keine Veränderungen. Die Tibia hat nicht an Größe zugenommen, doch ist die Innenseite des Knies aufgetrieben, was durch eine Verdickung der Patella oder des inneren Femurkondylus bedingt sein mag. Sämtliche Bewegungen von Bein und Fuß sind frei, doch verspürt man im Kniegelenk dabei ein Knarren. — Die Brust ist bis auf eine betonte Kyphose unauffällig. — Die Hände sind sehr groß und von regelmäßiger Form, doch in Dicke und Breite ausgeprägter als in der Länge; beim Betrachten der Patientin wird der Blick sofort auf sie gelenkt. Im Vergleich zu den hypertrophierten Handknochen treten die Fingergelenke nicht stärker hervor. Die Finger erscheinen irgendwie platt und die Nägel in die Breite gewachsen. — Der Schildknorpel ist vergrößert, doch die Schilddrüse nur schwierig zu tasten und anscheinend unterentwickelt. Die Zunge wirkt dick. Die Kranke ist etwas schwerhörig und das Sehvermögen leicht beeinträchtigt. — Insgesamt stellt sich das Gesicht als längliche Ellipse dar, wobei der Stirnanteil etwa von derselben Größe ist wie das Kinn. Der Unterkiefer hat sich beträchtlich vergrößert. — Bei ihrem insgesamt blassen Aussehen sind die Augenlider leicht pigmentiert. — Die Patientin hat enormen Durst und bettelt ihre Freunde um Tee an. Die Urinmenge ist beträchtlich, wurde von uns jedoch nicht quantitativ bestimmt; auch wurde keine genauere Analyse vorgenommen, bis auf eine Zuckerprobe, die negativ war.*" (Atypisch ist in diesem Falle das Verhalten der sonst meist vergrößerten Schilddrüse sowie die ausgeprägte Polydipsie.)

Eine weitere Publikation des Verfassers, die 1888/89 in der „*Nouvelle Iconographie de la Salpêtrière*" in sieben Folgen erschien, bringt bessere Bildwiedergaben und eine interessante kasuistische Zusammenstellung. Kurz vor P. Marie waren mehrere andere Autoren auf dies merkwürdige Erscheinungsbild aufmerksam geworden. Seine Entdeckung lag sozusagen in der Luft, die Zeit war dafür reif. Man hatte einen differenzierenden Blick für die menschlichen Erscheinungsformen gewonnen, konnte Abweichungen besser bemerken, da neben Maß und Zahl vermehrt bildliche Vergleiche zu Hilfe kamen.

Die Engländer W. B. Hadden und Ch. A. Ballance stellten 1885 in der „*Clinical Society of London*" einen Patienten vor. Sein Bild ist nicht erhalten, doch handelte es sich bei dieser „*Hypertrophie des subkutanen Gewebes, des Gesichtes, der Hände und der Füße*" zweifellos um eine Akromegalie. — 1884 hatten in der Schweiz der praktische Arzt Chr. F. Fritzsche und der Pathologe Edwin Klebs in einer kleinen Schrift: „*Einen Beitrag zur Pathologie des Riesenwuchses*", Krankengeschichte und Sektionsbefund eines 44jährigen Sennen mitgeteilt. *Im 36. Lebensjahr traten Schmerzen vor allem der Arme und Beine auf, die Hände schwollen an, und ebenso nahmen Füße, Nase, Unterkiefer, Lippen und Zunge an Größe zu. Der obere Anteil des Rückens krümmte sich beträchtlich, wie die Lithographie erkennen läßt.* Acht Jahre nach Krankheits-

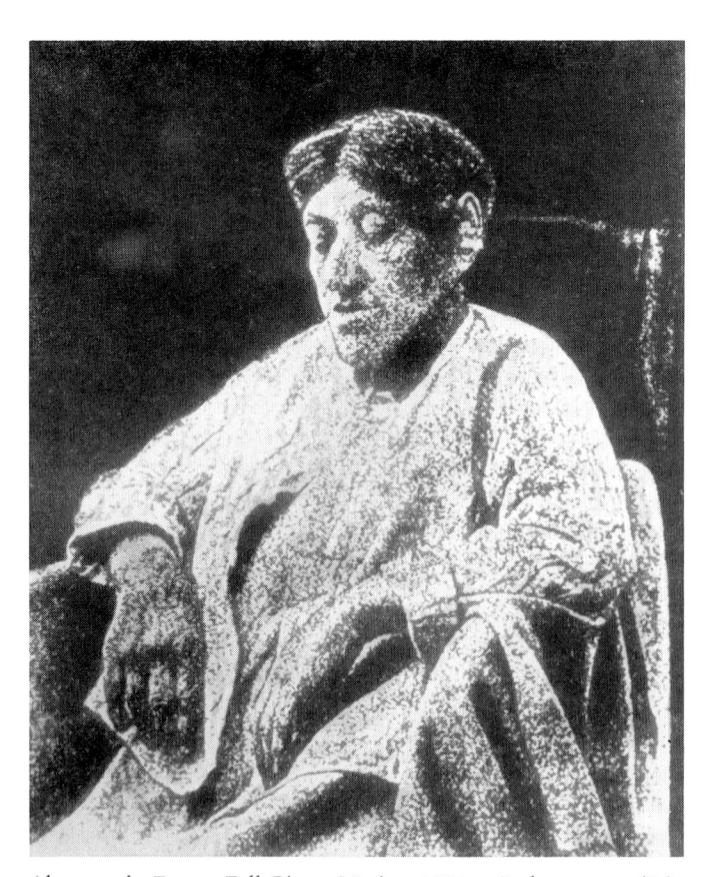

Akromegale Frau · Fall Pierre Marie · 1886 · Grobgerasterte Zeitschriften-Reproduktion

beginn starb der Sennhirte im Spital. Die Sektion ergab neben einer persistierenden großen Thymusdrüse eine auffallende Vergrößerung der Hypophyse und des Türkensattels. — 1877 vermutete der Franzose H. A. HENROT bei einem Kranken wegen der groben Extremitäten ein atypisches Myxödem. Das in der Publikation abgebildete Gesicht mit vergrößertem Kinn, grober Nase und dicken Lippen erweist die Vermutung als unrichtig. Überdies war ihm eine Vergrößerung der Eingeweide (Splanchnomegalie) aufgefallen. — Aus demselben Jahr stammt eine Mitteilung des Italieners VINCENZO BRIGIDI über Schauspieler GHIRLENZONI. Die Krankheit hatte zwar wegen des immer grotesker werdenden Aussehens des Schauspielers mit zu seinem wachsenden Erfolg beigetragen, bedingte schließlich aber auch seinen Selbstmord in den Fluten des Arno. BRIGIDI hat ihn seziert und den Hypophysentumor mikroskopisch untersucht. Er bildet das Skelett ab und macht auf dessen Ähnlichkeit mit dem eines Orang Utan aufmerksam. 10 Jahre danach erkannte man an ihm die typischen Veränderungen der Akromegalie. — 1869 hatte in Italien bereits CESARE LOMBROSO, der später durch die Monographie „*Genio e follia*" (Deutsche Ausgabe: „*Genie und Irrsinn*", 1887) weltberühmt werden sollte, einen Fall als „Makrosomie" publiziert. Dieser 37jährige, 1.80 m große Mann hatte „*das Gesicht eines Gorillas oder Löwen*".

Das In-der-Luft-Liegen der Krankheitsentdeckung

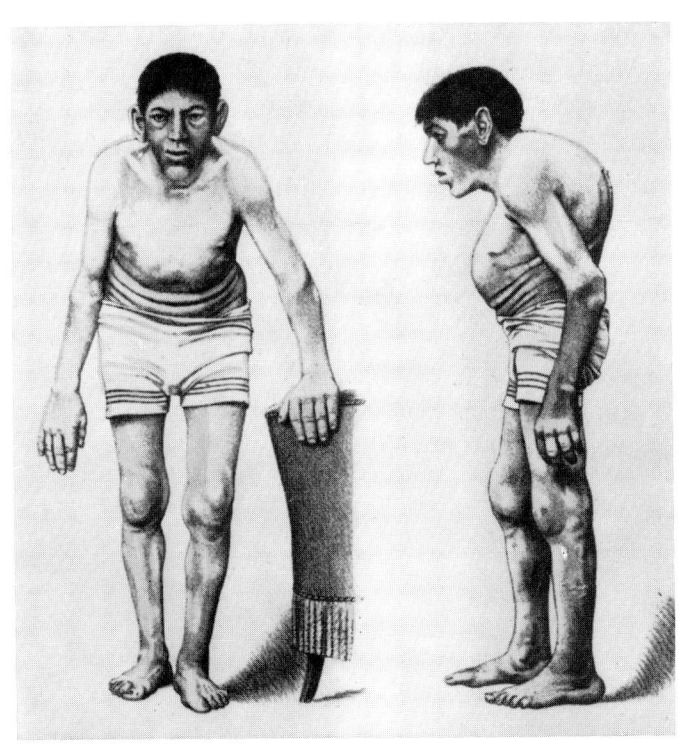

44jähriger Senne mit Riesenwuchs · Fall Fr. Fritzsche und E. Klebs · 1884 · Lithographie

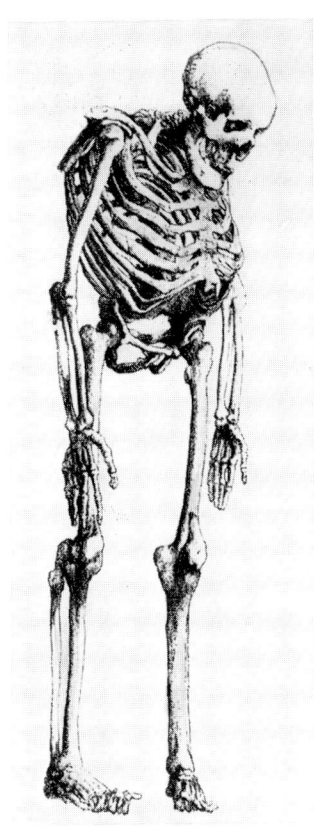

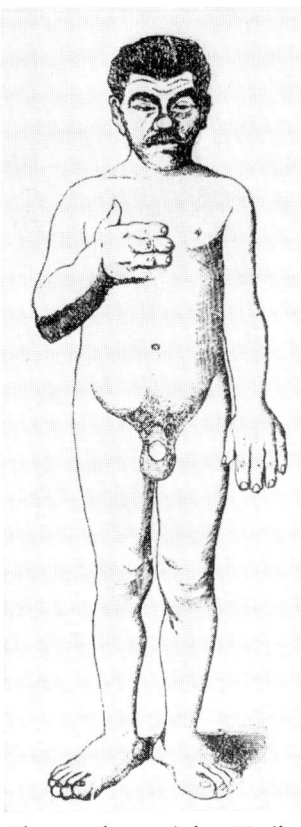

Skelett des Falles V. Brigidi 1879 · Textholzschnitt

Akromegaler russischer Musiker Fall O. Minkowski · 1887 Textholzschnitt

erwies sich aus der vielfältigen Resonanz auf die Beschreibung von P. MARIE. Nur die unmittelbar nachfolgenden kasuistischen Veröffentlichungen seien erwähnt: O. MINKOWSKI (1887), W. ERB (1888), RICKMANN und GODLEE (1888), W. A. FREUND (1889). Jeweils wird die Beschreibung des pittoresken Aspektes mit einer oder mehreren Abbildungen belegt, wobei zumeist die junge Photographie Verwendung findet. Hier sei nur auf den ersten deutschen, aus der Königsberger Medizinischen Klinik stammenden Bericht von MINKOWSKI näher eingegangen. Dieser geniale Schüler Bernhard Naunyns, der zwei Jahre später zusammen mit v. MEHRING den experimentellen Pankreasdiabetes entdeckte, erkannte auch als erster die ätiologische Bedeutung der Hypophysenvergrößerung. Die von ihm gegebene Schilderung der Vorgeschichte seines Kranken ist meisterhaft und eindrucksvoll. „*J. G., ein Musiker aus Rußland, 38 Jahre alt. Im Alter von 20 Jahren heirathete er und zeugte 8 Kinder. — Im Jahre 1877, als Patient 28 Jahre alt war, fiel es ihm auf, daß seine Finger dicker zu werden anfingen. Er sah sich genöthigt, einen Ring abzulegen, weil derselbe ihm zu eng wurde. Im Jahre 1879 wurde er auf seinen Krankheitszustand aufmerksam, als sich allmälig Kopfschmerzen einstellten, die Tag und Nacht anhielten und nur in ihrer Intensität bisweilen schwankten. Er bemerkte auch sehr bald, daß seine Füße größer zu werden anfingen: die Stiefel wurden ihm zu enge, statt der Gummischuhe No. 9 mußte er bald No. 10, No. 11 und schliesslich No. 12 tragen. Auch die Hände nahmen an Umfang immer mehr zu, so daß Patient bald nicht mehr Violine spielen konnte, weil er nicht im Stande war, reine Töne zu greifen. Er fing an Cornet à piston zu blasen, und hierbei sah er sich bald genöthigt, ein größeres Mundstück zu verwenden, weil die Lippen ebenfalls dicker geworden waren. Auch an der Nase und an den Ohren constatirte er in letzter Zeit eine auffallende Verdickung. Im Sommer 1886 stellte sich außerdem eine Beeinträchtigung des Sehvermögens erst auf dem linken, später auch auf dem rechten Auge ein, welche sich in der letzten Zeit so gesteigert hatte, daß Patient beim Musiciren nicht mehr die Noten lesen konnte. Auch das Hörvermögen soll auf dem linken Ohre herabgesetzt sein."*

Als 1890 José Dantas de Souza Leite, ein Schüler von Pierre Marie, die bisherigen Publikationen zusammenfaßte, zählte er bereits 38 sichere Fälle, bis 1897 war ihre Zahl in der Monographie des Wiener Internisten Maximilian Sternberg auf 210 angewachsen. Die eingehende histologische Untersuchung der Hypophyse durch Carl Benda (1900/01) ergab eine isolierte Veränderung des Vorderlappens infolge Vermehrung der chromophilen Zellen; so wurde er zum Entdecker des eosinophilen Adenoms.

*

Unmittelbar nach Bekanntwerden der Akromegalie erörterte man schon ihre Beziehung zum gewöhnlichen Riesenwuchs, zumal Akromegale nicht selten überdurchschnittliche Körpergrößen erreichten. Die Charcot-Schüler Henry Meige und Edouard Brissaud propagierten 1895 die einheitliche Wurzel beider. Überfunktion der Hypophyse in der Jugend führe zu Riesenwuchs, nach Abschluß des Wachstums zur Akromegalie, ein Fortbestehen der Überfunktion von der Jugend ins Erwachsenenalter zu dem Riesen mit akromegalen Zügen. Meige hat später die Riesenmenschen aus öffentlichen Schaustellungen ärztlich untersucht und an mehr als der Hälfte akromegale Stigmata gefunden. Nach einer Statistik Sternbergs (1897) sind etwa 40% aller Riesen Akromegale und etwa 20% aller Akromegalen sind Riesen. Damit rückten die Riesendarstellungen vergangener Jahrhunderte ins Blickfeld des Interesses.

Von eh und je haben die Mächtigen dieser Erde sich gern mit besonders großen und besonders kleinen Menschen umgeben. In ihrem persönlichen Verhältnis zu diesen Kategorien bestehen aber psychologisch interessante Unterschiede. Während die Zwerge zur engsten Umgebung der Potentaten gehörten und ihr intimes Vertrauen genossen, findet man Riesen nie in derart begünstigten Stellungen. Sie wurden als Portier, Türsteher vor dem Thronsaal, Ehrenwache oder — zuhauf — als Repräsentationskompanie verwandt. Während die Herrscher ihre Zwerge oft portraitieren ließen, war das bei den Riesen kaum je der Fall. Der Riese aus dem Gefolge des Pfalzgrafen Friedrich II. (regierte von 1544—1556), dessen Ölbild auf Schloß Ambras in Tirol hängt, macht eine Ausnahme. Sternberg hat auf die deutlichen akromegalen Züge des Achtundvierzigjährigen hingewiesen. Auch das ist eine Ausnahme. Bei den sonstigen künstlerischen Darstellungen

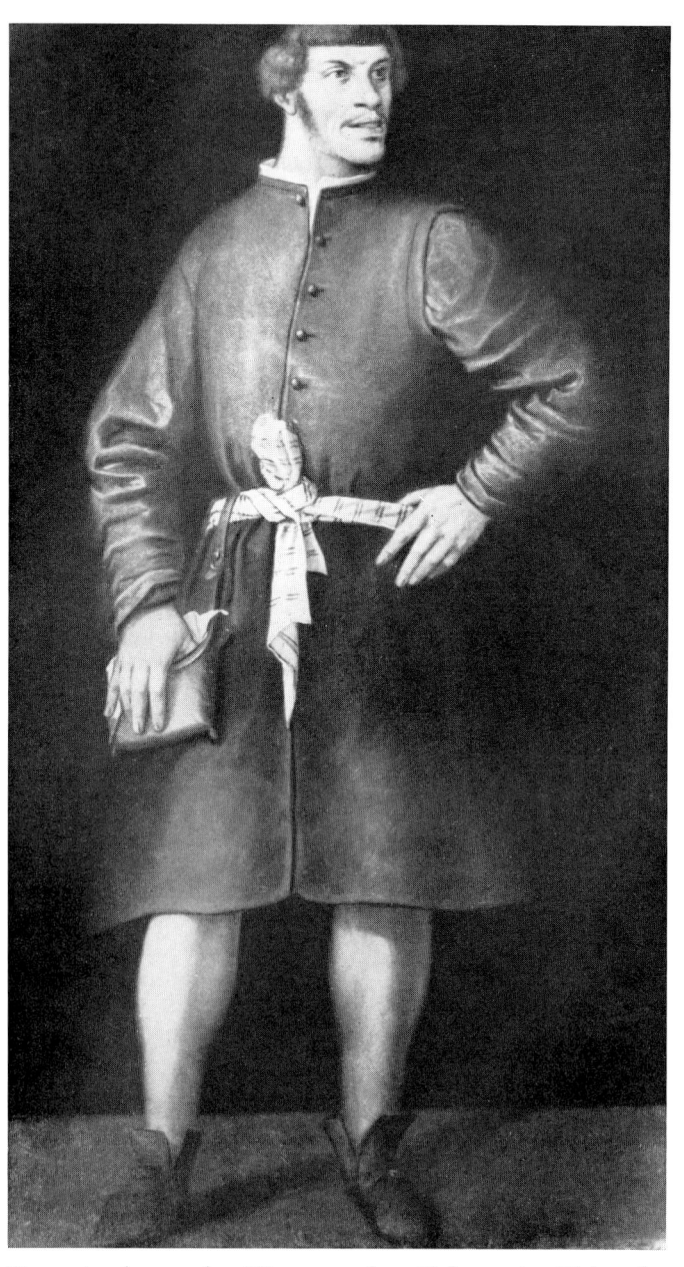

Riese mit akromegalen Zügen aus dem Hofstaat des Pfalzgrafen Friedrich II. · 1553 · Lebensgroßes Ölbild · Schloß Ambras Tirol

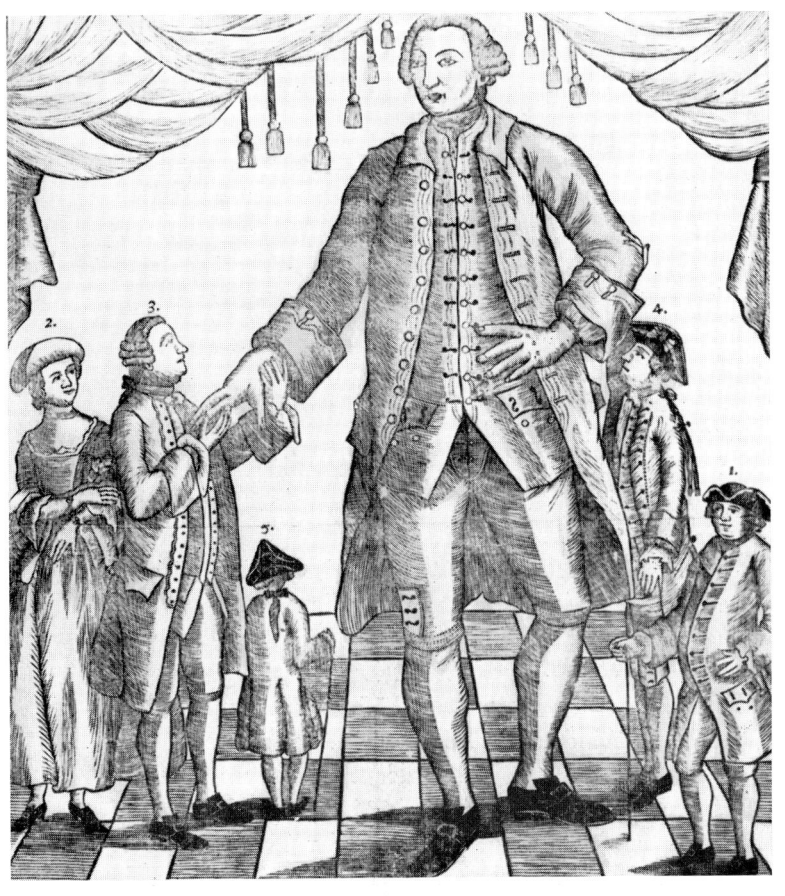

Der Riese Gigli und seine Familie · Um 1770 · Holzschnittflugblatt · Germanisches Nationalmuseum Nürnberg

kann man sie an den Riesen nicht erkennen. Es handelt sich meistens um Riesen der Bibel wie GOLIATH oder der Legende wie CHRISTOPHERUS. Da man aber annehmen darf, daß reale Hochwüchsige das Modell abgaben, sollte man wenigstens gelegentlich akromegale Züge erwarten. Doch abgesehen von der Körperlänge sind diese Kunst-Produkte durchaus proportioniert. *„Le géant dans l'art est un géant idéal"* (H. MEIGE).

Realer wird die Darstellung auf jenen Holzschnitten und Kupferstichen, die als Handzettel bei Schaustellungen verkauft wurden, als da ist das Holzschnitt-Flugblatt des Riesen BERNHARD GIGLI (4 Ellen, 2 Zoll), inmitten seiner Familie gezeigt. Durch die In-Beziehung-Setzung zu normal großen Personen wird die Riesenhöhe besonders eindrucksvoll. Diese kontrastierende Darstellungsweise finden wir häufig im 18. Saekulum. Die aus den vorangegangenen Jahrhunderten überlieferten Stiche, etwa der Giganten JAKOB DAMMANN und ANTON FRANCK mit ihren normalen Proportionen würden ohne die mitgelieferten Höhenmaße nichts besagen. Um die Größe der Riesen stärker zu betonen, hat man sie später neben Zwerge gestellt — ein Trick, der noch auf den heutigen Jahrmärkten zieht. Mit einem solchen Effekt sei hier ein medizinhistorisch interessantes Skelett gebracht. Der irische Riese O'BRYAN — 8 Fuß 4 Zoll — hatte seinen Körper zu Lebzeiten dem berühmten JOHN HUNTER verkauft. Als er 1783 im Alter von 22 Jahren schwer erkrankte, war er von der Vorstellung, in dem Kupferkessel des renommierten Wissenschaftlers verkocht zu werden, nicht entzückt. Daher bat er auf dem Totenbett einige Fischer, seinen Leichnam mit Bleigewichten im irischen Kanal zu versenken. HUNTER bekam davon Wind und konnte nur durch einen hohen Geldbetrag die Fischer umstimmen. So mußte er insgesamt etwa 500 Pfund

Skelett des irischen Riesen O'Bryan und der italienischen Zwergin Crachonni · Aus G. Gould und M. Pyle · 1901

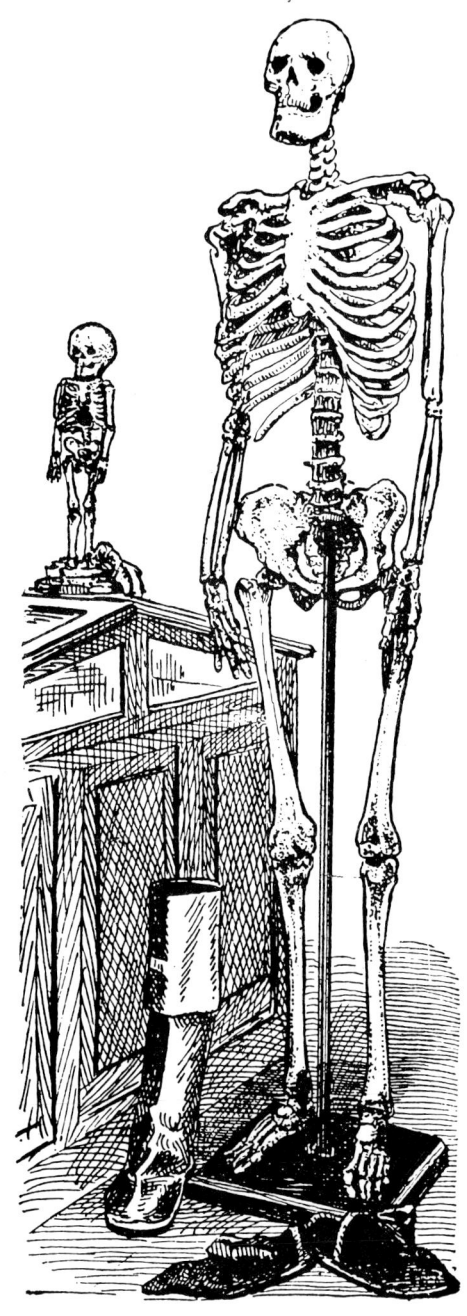

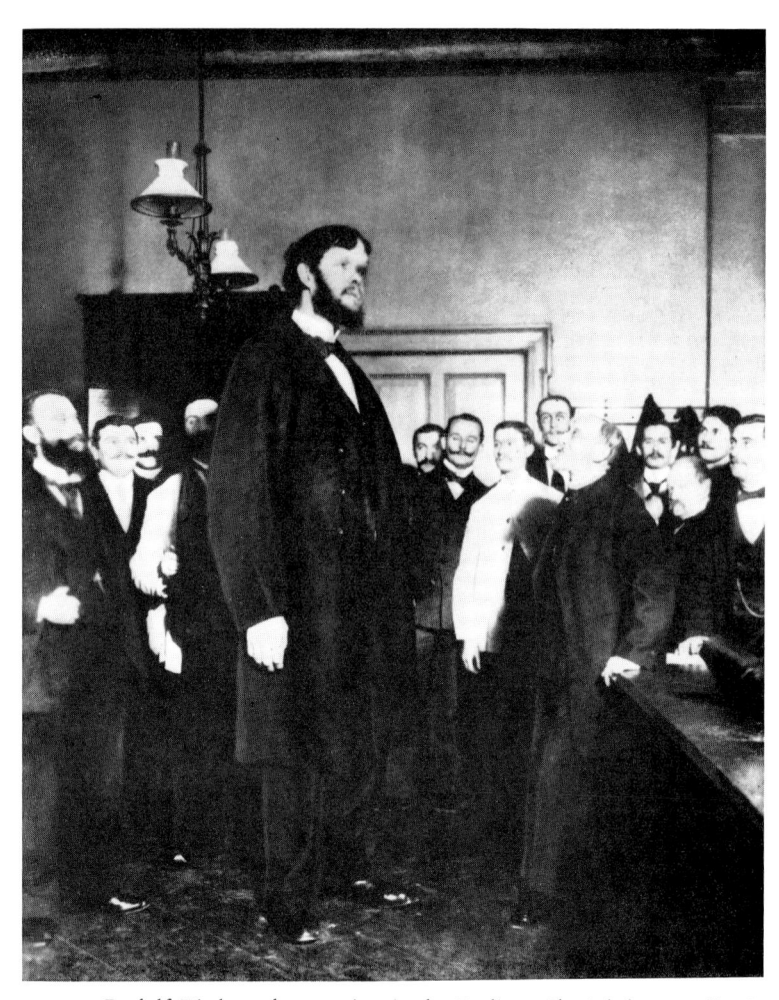

Rudolf Virchow demonstriert in der Berliner Charité den amerikanischen Riesen Wilkins · Photographie von 1901 · Aus R. Abderhalden · 1950

Sterling für den Besitz der Leiche aufwenden. Skelett und Kochkessel fanden sich zusammen mit dem Skelett von CAROLINE CRACHONNI im Museum des Royal College of Surgeons in London. Dort fielen sie einer Bombe des zweiten Weltkrieges zum Opfer. Die erwähnte sizilianische Zwergin, welche 1824 den Londonern als Prinzessin dargeboten wurde, war nach ihrer Geburt nicht mehr gewachsen und starb im 9. Lebensjahr.

Die Größe der früheren Riesen ist nur unsicher in unserer Maßeinheit auszudrücken. Wir finden da manchmal Angaben in Ellen, aber deren Länge differiert zwischen 55 und 85 cm. Häufiger sind Angaben in Fuß, wobei die meisten mit 8 Fuß, einige mit 9 Fuß Höhe registriert werden. Hier ist das Dilemma nicht geringer, denn die Länge schwankt vom Hamburger Fuß mit 28,6 cm über den englischen mit 30,4 cm bis hin zum preußischen mit 37,6 cm. Im Einzelfalle weiß man meistens nicht, welches Fußmaß gemeint ist. Man kann nur die nach Einführung des metrischen Systems gemachten Höhenangaben verwerten. Der vor dem ersten Weltkriege Aufsehen erregende russische Riese MACHNOW war 2,38 m groß und 182 kg schwer, der nach dem Kriege gezeigte Amsterdamer Riese VAN ALBERT 268 cm groß, der Amerikaner ROBERT WADLOW (1880—1940) erreichte 232 kg Gewicht, 271 cm Höhe. — Bei den als Kuriosa beschriebenen Riesen findet man nicht selten Angaben über unproportionale Maße von Händen und Füßen. So nannte PLATTER (1613) für seinen 9 Fuß großen Schweizer Riesen ein Handmaß von 1 Fuß 6 Zoll; die Hände des 1895 in Paris gezeigten JOACHIM ELZIZEIGNI maßen 42 cm und der Ire CATTER (9 Fuß) hatte 17 Inches (= 44 cm) lange Schuhe.

Kastraten

Die ältesten Kulturnationen kannten das Kastrieren von Tieren; erstaunlich früh hat man die Zusammenhänge zwischen Hoden, Körper- und Wesenseigenschaften entdeckt und praktisch ausgewertet. — Viele alte Völker vollzogen die Kastration auch beim Menschen, allerdings aus sehr unterschiedlichen Gründen. Unter der Königin SEMIRAMIS wollte man Schwächlinge von der Fortpflanzung ausschließen, im byzantinischen Kaiserreich gewisse Familien von der Thronfolge fernhalten, im alten China Objekte für die Päderasten-Prostitution haben und im Orient mit den Eunuchen ungefährliche Haremsdiener, schließlich in Italien Jünglingen die Diskantstimme (soprano) erhalten.

Die ersten Gesangs-Kastraten tauchten in den italienischen Chören um 1600 auf. In der Oper eroberten sie sich nach und nach das Reich aller weiblichen Rollen, zumal Papst CLEMENS XII. (1730—1740) das Auftreten von Frauen auf dem Theater verbot. In Rom und Venedig beherrschten sie die Bühnen und gastierten in den übrigen europäischen Hauptstädten. Die Kastraten werden äußerlich als majestätisch schön, charakterlich als anmaßend und händelsüchtig geschildert. Stimmlich übertrafen sie die weiblichen Sänger fast immer. QUANTZ, der musikalische Lehrmeister des GROSSEN FRIEDRICH, beschrieb 1726 des Kastraten FARINELLI Stimme als sehr ausdauernd, durchdringend, hell und egal mit einem Umfange von a bis zum dreigestrichenen d (nach BIE und HAAS). Ruhm, Glanz und Niedergang der italienischen Musik waren eng mit ihnen verbunden. — Die Darstellung des Empfanges des Kastraten SENESINO in England läßt ahnen, welche Ehren

Empfang des Kastraten Senesino in England
Um 1750 · Radierung · Aus R. Haas · 1928

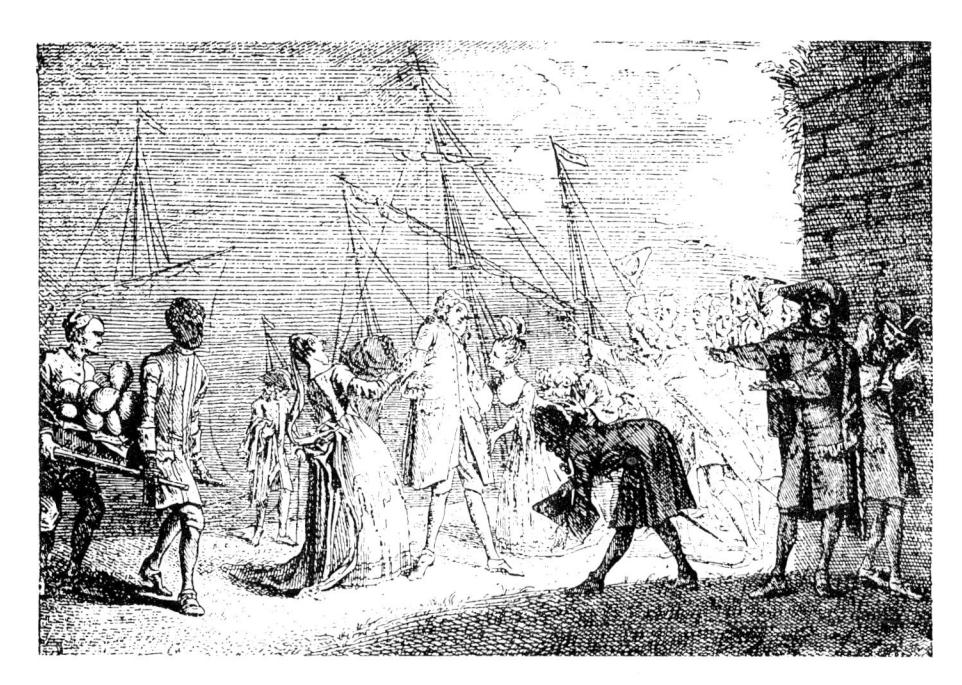

man ihnen entgegenbrachte. Ihre Gage war entsprechend hoch. Der Kastrat CAFFARELLI konnte sich von den Ersparnissen ein Herzogtum kaufen, und FARINELLI erhielt 50 000 Franken im Jahr allein für vier Arien, die er allabendlich PHILIPP V. von Spanien zur Gemütserheiterung vorsingen mußte. Der schmale Hochwuchs mit überlangen Extremitäten des gezeigten SENESINO kommt auf dem Stich einigermaßen heraus. Diese Körperform ist noch besser an FARINELLI in der wiedergegebenen Federzeichnung zu erkennen. Auch die sonstigen mir zugänglichen Abbildungen zeigen die Gesangskastraten merkwürdigerweise nur langwüchsig und meist mager; man müßte auch unter ihnen eunuchoiden Fettwuchs erwarten. Es bleibt offen, ob dies ausschließlich rassisch-konstitutionell bedingt ist. Im 18. Jahrhundert sollen in Italien jährlich etwa 4000 Knaben kastriert worden sein (TANDLER und GROSZ). Über die operative Prozedur weiß man nichts Bestimmtes. Der Engländer BURNEY versuchte um 1770 vergeblich, ihr auf die Spur zu kommen; die Italiener führten ihn an der Nase herum und schickten ihn resultatlos von einer Stadt in die andere. In geringerem Umfange hielt sich die Kastration recht lange; noch vor 100 Jahren gab es in der Peterskirche in Rom einen Kastratenchor. 1890 wurde sie durch die Brüsseler Konferenz verboten.

Kastrat Farinelli in Gala · Um 1760 · Federzeichnung · Aus O. Bie 1923

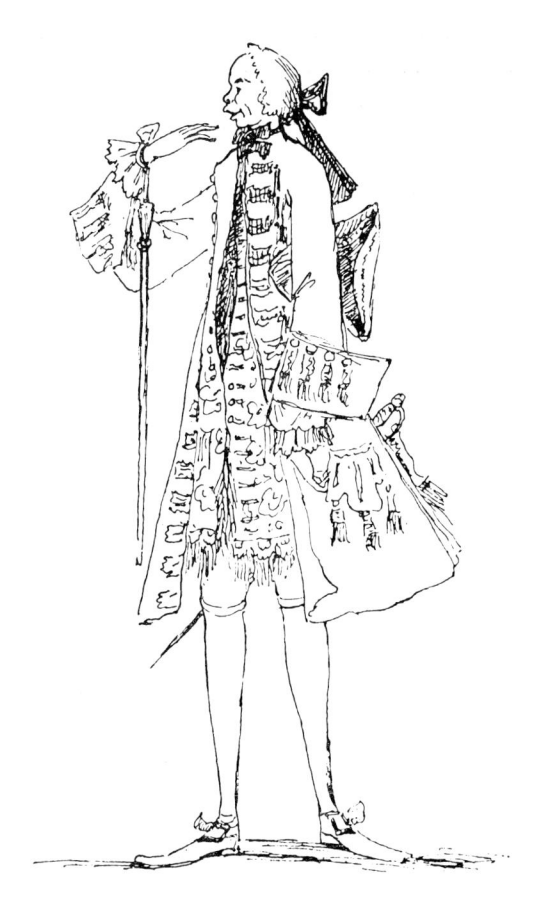

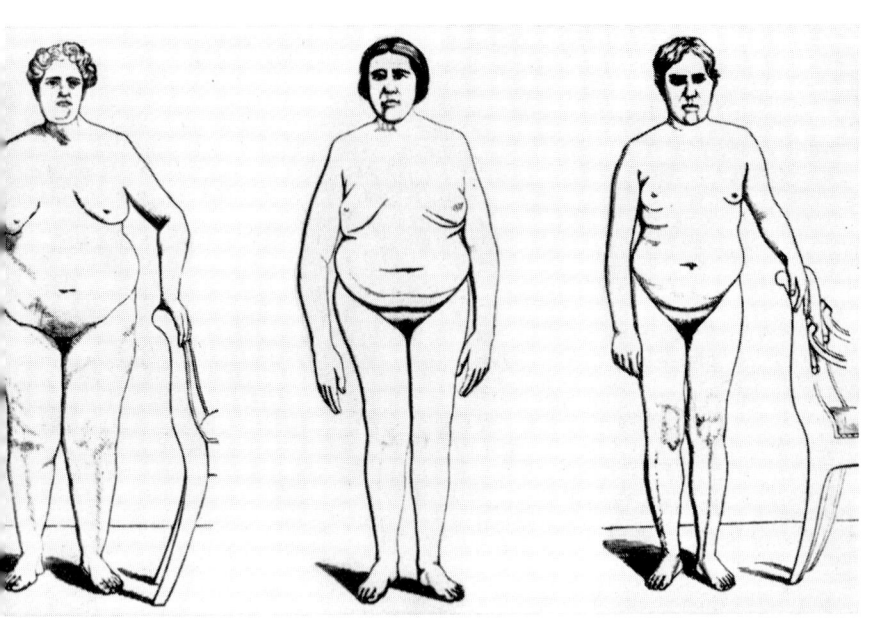

Skopzen · Veränderungen des körperlichen Habitus je nach Lebensalter bei der Verschneidung · Im 3. Lebensjahr · Im 6. Lebensjahr · Im 22. Lebensjahr · Textholzschnit aus E. Pelikan · 1876

Den erwähnten Kastraten-Kategorien hat die Medizin keine besondere Aufmerksamkeit entgegengebracht, wohl aber den Skopzen. Über die russische Sekte existiert eine ausgezeichnete, gutbebilderte Monographie von dem kaiserlich-russischen Geheimrat PELIKAN; sie erschien 1872 in Petersburg und in deutscher Übersetzung 1876 in Gießen. Obwohl darin vorwiegend die gerichtlich-medizinischen Probleme der Sekte behandelt werden, vermittelt sie bei aller wissenschaftlichen Beschränkung erschütternde Einblicke in den rohen Fanatismus und die abergläubische Brutalität, speziell der ländlichen Bevölkerung des kaiserlichen Rußland. Sie ist außer mit Textholzschnitten mit 16 chromolithographischen Tafeln illustriert, die in künstlerisch und technisch sauberer Ausführung Portraits von Skopzen und Skopizen (weiblichen Verschnittenen) bringen und lokale Details der Narbenstadien nach den verstümmelnden Eingriffen. Die nachfolgenden Angaben und Bilder sind dem hochinteressanten Werk entnommen.

Im Christentum tauchte die Kastration im 3. Jahrhundert auf. Sie war von den Heiden des vorderen Orients übernommen und durch die Matthäus 19, 12 überlieferten Worte Christi motiviert: *„Denn es sind Etliche ..., die sich selbst verschnitten haben um des Himmelreichs willen."* Trotz des heroischen Beispiels mancher Bischöfe und anderer hoher kirchlicher Würdenträger konnte sich die grausame Prozedur nicht durchsetzen. — Die russischen Skopzen entwickelten sich 1757 aus einer Flagellantensekte. Die Bewegung griff wegen scharfer polizeilicher Verfolgung zunächst nur langsam um sich, doch rascher, nachdem der dem religiösen Mystizismus zuneigende Zar ALEXANDER I. sie frei gewähren ließ. Als 1820 die Polizei wieder strengere Saiten aufziehen durfte, nahm die Mitgliederzahl nicht ab. 1843 wurden offiziell im europäischen Rußland über 1700 Skopzen und Skopizen gezählt. In Wirklichkeit waren es wesentlich mehr, da viele mit eunuchoider Schlauheit ihre Mitgliedschaft tarnten oder leugneten.

Die Verschneidung erfolgte bei der Aufnahme in die Sekte. In der ersten Zeit bestand sie in einer Abbrennung der *„Gemächt-Zwillinge"* mit dem Glüheisen, später in einer Entfernung der Hoden mittels Messer oder Sense, wonach der verbliebene Teil des Skrotalsackes durch eine Schnur abgebunden wurde. Zu diesem sogenannten *„kleinen Siegel"* kam bei nicht wenigen Skopzen die Ablatio penis durch Messer oder Axt (sog. *„großes Siegel"*). Dies gewollte Martyrium erfolgte bei vollem Bewußtsein ohne den von der Sekte verabscheuten Branntwein und ohne narkotisierende Kräuterextrakte. Die Abbildung zeigt die nach einer Verschneidung im mannbaren Alter verbliebene Narbe auf dem Hodensackrest und den Stumpf des hier später amputierten Penis. Wurde das *„kleine Siegel"* einem Kinde aufgedrückt, blieb der Penis auf der Entwicklungsstufe der Beschneidungszeit; bei postpubertär Kastrierten entsprach die Gliedgröße der Norm. Die Fähigkeit zum Beischlaf war speziell bei den Letzteren erhalten, natürlich nicht die Potentia generandi. — Bei den Frauen wurde außer einer meist partiellen Amputation der Brüste in-

Das „Große Siegel" · Aus E. Pelikan · 1876 · Im Original Chromolithographie

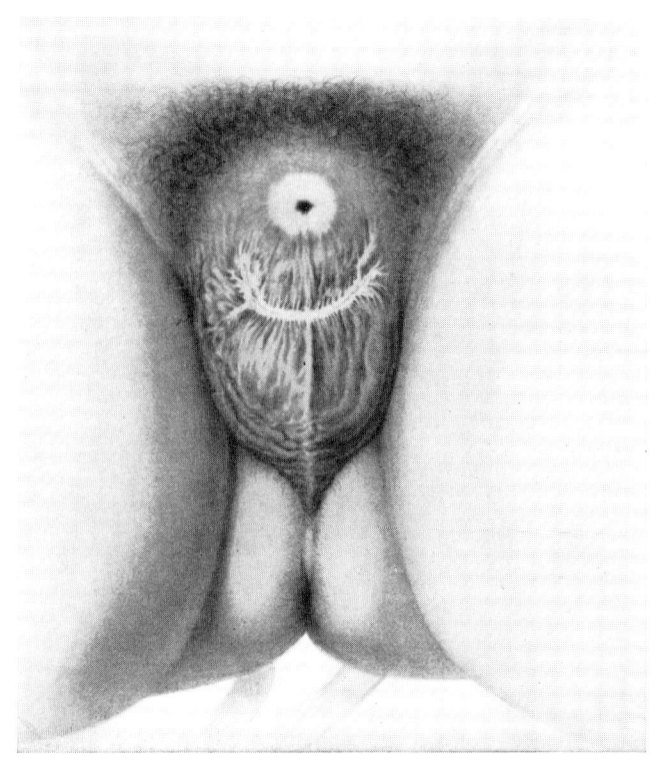

210

klusive der Mamillen eine Ausschneidung der kleinen und teilweise der großen Labien vorgenommen. Wenn auch Empfängnis und Schwangerschaft damit noch möglich waren, so verhinderten die Vernarbungen eine Immissio penis beträchtlich, der Orgasmus blieb aus, und durch die fehlenden Brustwarzen waren die Mütter stillunfähig.

Über die körperlichen und psychischen Folgen der Verschneidung beim Manne lasse ich PELIKAN an Hand seiner Bilder selbst berichten. Häufiger als jeder andere Arzt hatte er die Auswirkungen dieses grausamen Experiments zu beobachten Gelegenheit. *„Die Eintrittsperiode der Geschlechtsreife geht für den in der Kindheit Verschnittenen spurlos vorüber. Seine körperliche Entwicklung nähert sich um diese Zeit der des weiblichen Organismus, ohne jedoch demselben etwas von den Reizen eines jungen, heranwachsenden Mädchens zu verleihen. Der ganze Körper nimmt wegen des Überflusses an Flüssigkeiten ein welkes, gedunsenes Aussehen an, sein Gesicht wird gelblich, leblos, aber jugendfrisch, bisweilen aber gegenteilig greisenhaft gerunzelt. Die Haut gewinnt eine besondere Geschmeidigkeit und Blässe; Unterhautzellgewebe und Muskulatur werden schlaff. Im fortgerückten Alter werden bei den Kastraten gewöhnlich ein großer Leib, dicke Beine, ödematöse Füße beobachtet, und ihr Gang wird beschwerlich, schwerfällig. Das Nahrungsbedürfnis mindert sich. . . . Den Kastraten sind Männlichkeit und höherer Flug der Phantasie fremd; am häufigsten anstelle dieser Eigenschaften entwickeln sich bei ihnen wie bei vielen Leuten beschränkter Verstandesauffassung und wenig entwickelten sittlichen Gefühls einige Laster wie: Selbstsucht, Schlauheit, Falschheit, Hinterlist, Habsucht usw."*

Weitere russische Publikationen über die Skopzen sind in Westeuropa nicht bekannt. Doch haben TANDLER und GROSZ 1908 aus Rumänien berichtet, wohin ein Teil der Sekte wegen polizeilicher Verfolgung ausgewandert war. In Bukarest verdienten sie zumeist als Kutscher ihren Lebensunterhalt, und man begegnete ihnen in den Straßen *„auf Schritt und Tritt. . . . Man lernt rasch zwei Haupttypen unterscheiden. Der eine umfaßt die hoch aufgeschossenen, mageren Individuen, deren bartloses Gesicht greisenhaft verwelkt aussieht, von unzähligen Furchen und Runzeln durchzogen ist. Der andere betrifft auffällig fette, wie gedunsen aussehende Personen, deren Körperumfang nicht nur durch besondere Zunahme des Abdomens, sondern auch durch einen gleichmäßigen Fettansatz, vor allem aber durch die Zunahme der Beckenbreite und die Fettanlagerung an den Nates bewirkt wird. Beiden Typen gemeinsam ist die fahlgelbe Gesichtsfarbe, die eine besondere Einwirkung von Sonne und Wind nicht erkennen läßt."* — Genauere Untersuchungen stießen auf Schwierigkeiten und waren den

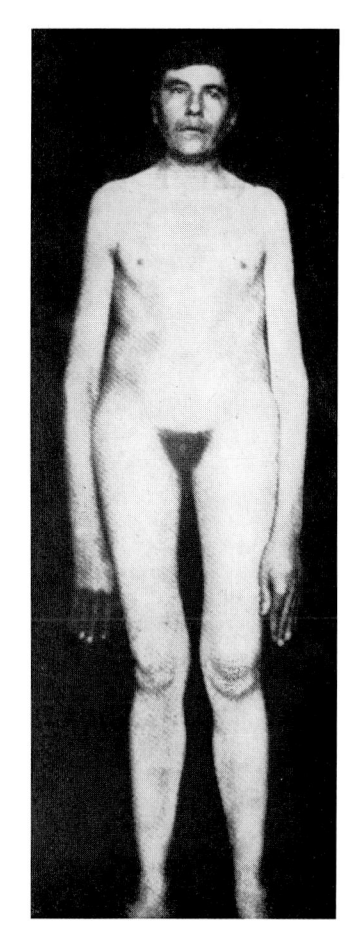

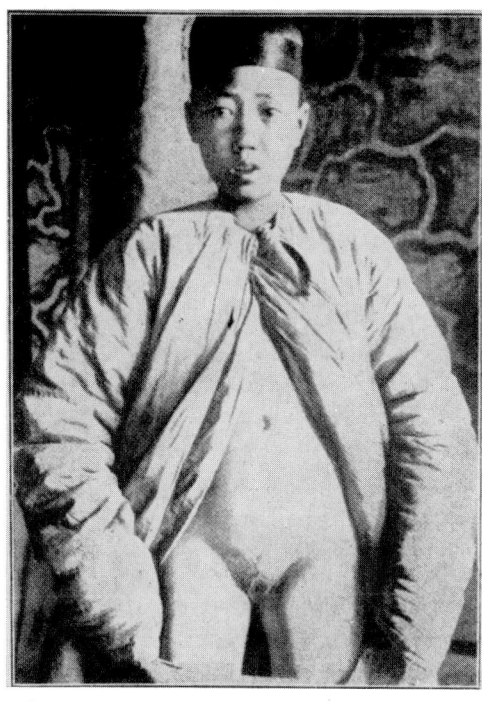

Chinesischer Eunuch · Aus Matignon · 1896

24jähriger rumänischer Skopze · Aus Tandler und Grosz · 1908

Autoren nur bei fünf Männern möglich. Die wiedergegebene Abbildung zeigt einen 24jährigen, aus dem Gouvernement Orloff stammenden Mann, dem im Alter von 5 Jahren Penis und Skrotum entfernt worden waren. Bei einer Größe von 184 cm betrug seine Spannweite 204 cm; damit reichte bei hängenden Armen die Mittelfingerspitze fast bis zur Patella! *„Der Stamm, dessen besondere Kürze augenfällig ist, ist völlig haarlos. Die Axillarhaare sind spärlich, die Schamhaare etwas reichlicher entwickelt, grenzen sich gegen die Unterbauchgegend geradlinig ab. Der Unterbauch selbst prominent, verhältnismäßig fettreich. Auffällig ist die starke Breitenentwicklung der Beckenregion."* —

Abschließend sei das Bild eines chinesischen Eunuchen gebracht, welches MATIGNON einer Abhandlung beifügt. Hier scheinen nicht nur die Testes, sondern auch der Penis zu fehlen. Bis zum Beginn unseres Jahrhunderts wimmelte es am Pekinger Kaiserhof von Kastraten. Der Kaiser hatte das Recht, sich bis zu 3000 (!) Eunuchen zu halten, Prinzen und Prinzessinnen je 30.

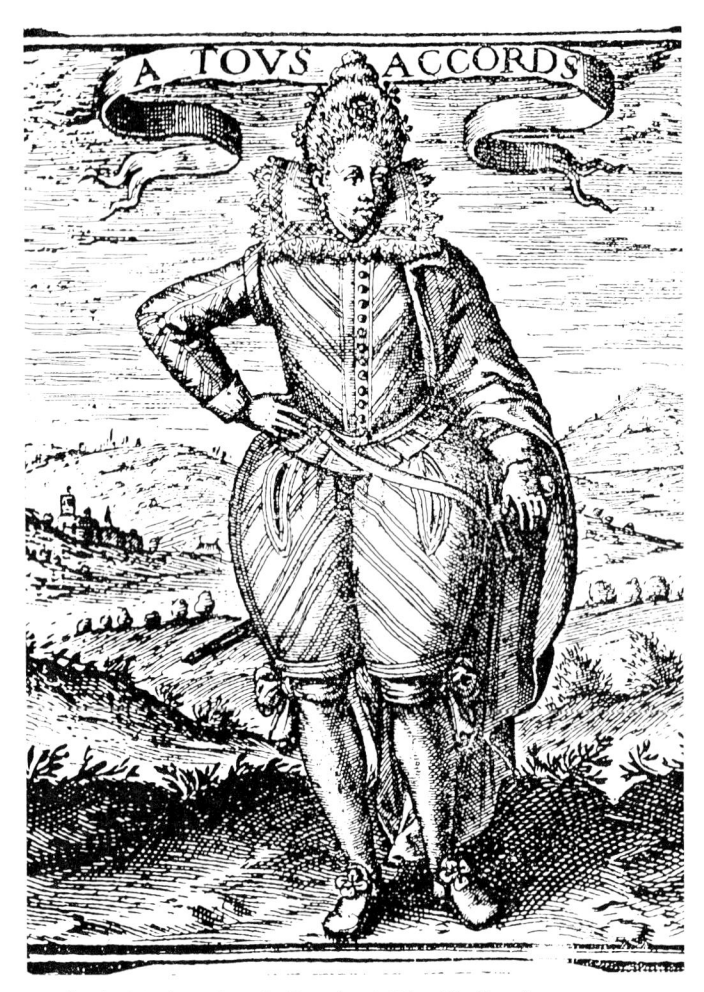

Marie de Marin · Aus J. Duval · 1612 · Titelkupfer

MARIE DE MARIN *wurde um 1580 im Bezirk Rouen geboren. Die armen Eltern gaben die Achtjährige als Kammermädchen aus dem Hause. Mit 20 Jahren kam sie zu der jungen Witwe* JEANNE DE FÈBRE. *In deren Dienst und Unterweisung lernte sie erkennen, daß alles, was einen Mann ausmacht, ihr eigen war. Die beiden wollten heiraten, doch der Staatsanwalt verhaftete* MARIE *wegen des Verbrechens der Sodomie. Auf energische Vorhaltung der Braut* JEANNE, *daß nach ihrem Sachverstand als Witwe und Mutter ihr Bräutigam* MARIE *ein wirklicher Mann sei, wurde eine Untersuchung durch zwei Chirurgen und einen Apotheker angeordnet. Diese erklärten übereinstimmend* MARIE *für rein weiblich und ohne irgendwelche virile Zeichen. Nun verlangte der Staatsanwalt für* MARIE *den Tod auf dem Scheiterhaufen und für* JEANNE *Auspeitschen an drei Markttagen, weil Kirche und Sakrament entheiligt und der öffentliche Anstand beleidigt worden sei. Die Unglücklichen wandten sich an den Apellationshof in Rouen, der eine Untersuchungskommission aus sechs geprüften Ärzten, zwei Chirurgen und zwei Hebammen bestimmte. Neun Mitglieder der Kommission begnügten sich mit der oberflächlichen Musterung der Unbekleideten. Nur der Arzt* JACQUES DUVAL *examinierte sie genauer und konnte nach Spreizung der Labien ein kurzes Membrum virile sehen und palpieren.* DUVAL *ersuchte seine Kollegen, ebenso zu untersuchen. Sie lehnten entrüstet ab und deklarierten* MARIE *aufs neue für ein Mädchen. Daraufhin schrieb er getrennt von den anderen sein Gutachten (1601), setzte in einem erbitterten Pamphletenkampf eine erneute gerichtsärztliche Untersuchung und schließlich einen Freispruch durch.*

Der Stolz über den Erfolg veranlaßte Duvals „Traité des Hermaphrodits" (1612), die erste nachantike Abhandlung über die Zwittrigkeit. Der hier wiedergegebene Titelkupfer des Buches zeigt MARIE DE MARIN zwar mit fraulicher Frisur und femininen Körperformen, aber in Männerkleidern. Solche durfte die oder besser der DE MARIN aber erst nach dem 25. Lebensjahre tragen. Bis dahin war ihm vom Gericht auferlegt, in Frauenkleidern zu gehen und sich des Zusammenwohnens mit Menschen beiderlei Geschlechts zu enthalten. — Die Gefahr, in der dieser männliche Pseudohermaphrodit schwebte, war nicht eben gering. Chronisten berichten von manchen Zwittern, die nach Aburteilung durch Kirche oder Justiz auf dem Scheiterhaufen oder Schafott endeten.

Nach JACQUES DUVAL publizierten im 17. Jahrhundert noch andere Mediziner über Hermaphroditen; doch können die dargestellten Zwitter ihre Herkunft aus der Welt der Fabel oder der klassischen Antike nicht verleugnen. — CASPAR BAUHIN (1560—1624) dürfte den in seinem Werk (1614) abgebildeten Jüngling mit nebeneinander aufgereihten weiblichen und männlichen Organen wohl nie zu Gesicht bekommen haben. Diese Anordnung ist biologisch unmöglich und wird auch nicht wahrscheinlicher, indem BAUHIN uns dasselbe Arrangement bei einer Doppelbildung nochmals vor Augen führt. Bei einem anderen abgebildeten frei erfundenen Wesen finden sich Penis und Skrotum unterhalb der Labia maiora, welche sehr hoch, halbwegs zur Nabelgegend hin liegen. Diese Figur übernahm er von ULYSSES ALDROVANDUS (1524—1607), der noch eine zweite androgyne Gestalt abbildet. — Die damals bekannten griechischen Plastiken entsprachen auch nicht den biologischen Realitäten. Marmorne Hermaphroditen haben in allen bedeutenden Kunstsammlungen ihren Platz. Bei stets

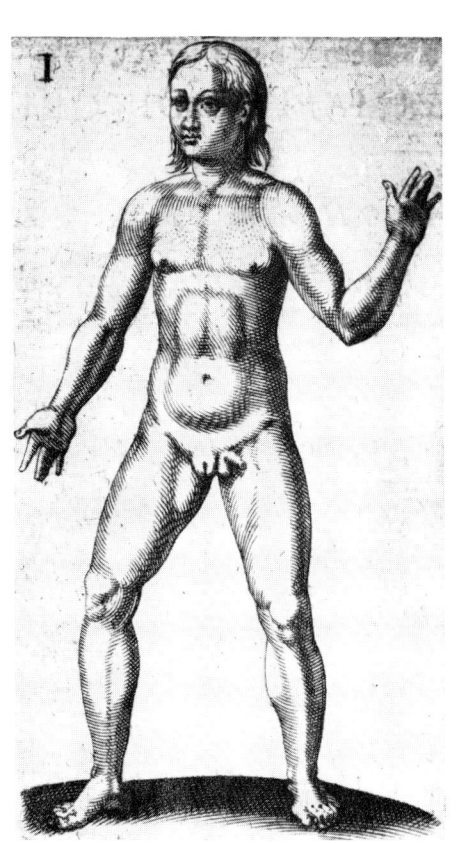

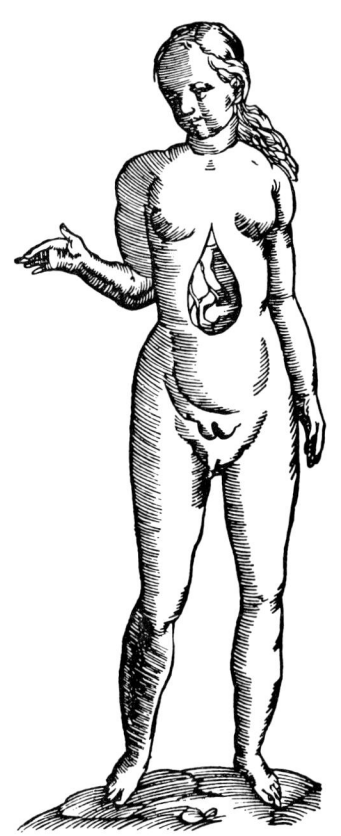

Hermaphroditen

Aus C. Bauhin · 1614 · Kupferstich   Aus U. Aldrovandus · 1642 · Textholzschnitt

17. Jahrhundert erstaunlich reifen Darstellung gut herausgebracht.

Danach ist etwas prinzipiell Neues in der Wiedergabe der anatomischen Veränderungen nicht mehr zu erwarten. Einen nosologischen Fortschritt bedeutet dagegen die im 18. Jahrhundert beginnende systematische Bearbeitung dieser Mißbildungen. ALBRECHT VON HALLER versuchte aus eigenen Beobachtungen und der bekannten Kasuistik die theoretische Grundlage ihrer Entstehung zu erarbeiten. Mit großer Skepsis gibt er Berichte über Personen wieder, in denen wir heute echte Hermaphroditen erkennen, die aber für HALLER unerklärbar waren: *"Wie sehr diese fabelhafte Art von Zwittern in älteren Zeiten geglaubt*

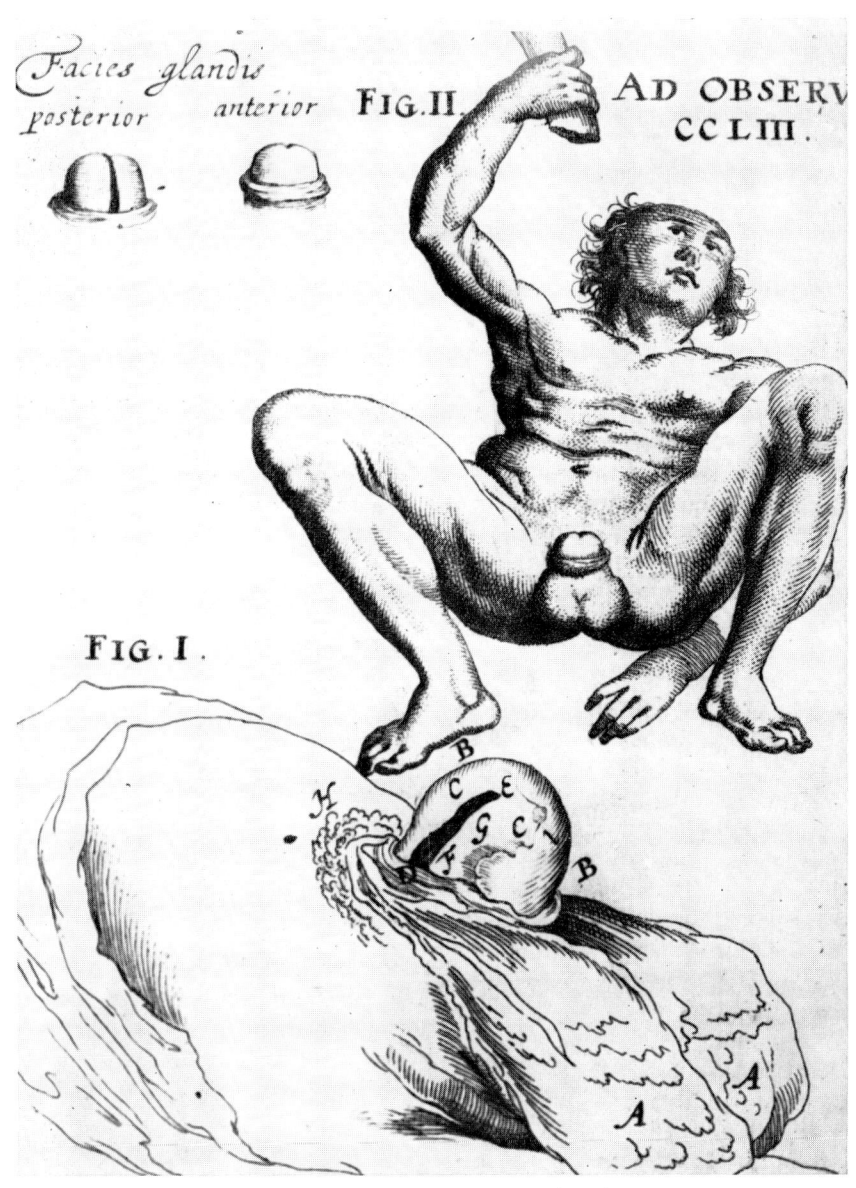

männlichem Genitale differieren (nach MEIGE) die sekundären Geschlechtsmerkmale. Der frühe auf POLYKLET zurückgehende Kanon gibt die aufrechte Figur viril-muskulös und ihre Brust ephebenhaft-knospend (z. B. die Berliner Statue). Demgegenüber herrscht bei den liegenden Hermaphroditen der späteren hellenistischen Epoche die volle, weiblich-weiche Form vor. In orgiastischen Träumen, auch mit den Zeichen erregter Männlichkeit, rekeln sie sich auf einem Ruhebett (Louvre Paris, Gallerie Borghese Rom).

Das erste biologisch richtige Bilddokument ist bei HOFFMANN (1668), in den Ephemeriden (1670) und bei BONETI (1686) publiziert. Der Kupferstich zeigt die Verhältnisse bei einer MARTHEL LECHNA *aus Idelmünster* mit allen äußeren anatomischen Details. Auch hier handelt es sich um einen männlichen Pseudohermaphroditen. Man erkennt den (auf der Gesamtabbildung erigierten) Penis mit einer Spalte statt des Urethralkanals; dahinter das Skrotum mit kleinen Testikeln, dann die Urethralöffnung und den Introitus vaginae mit relativ kleinen Schamlippen. Körperform und Behaarung der MARTHEL wirken viril. Das pathologisch Wesentliche wird in dieser für das ausgehende

Der Zwitter Marthel Lechna · Ephemeriden · 1670 · Kupfertafel

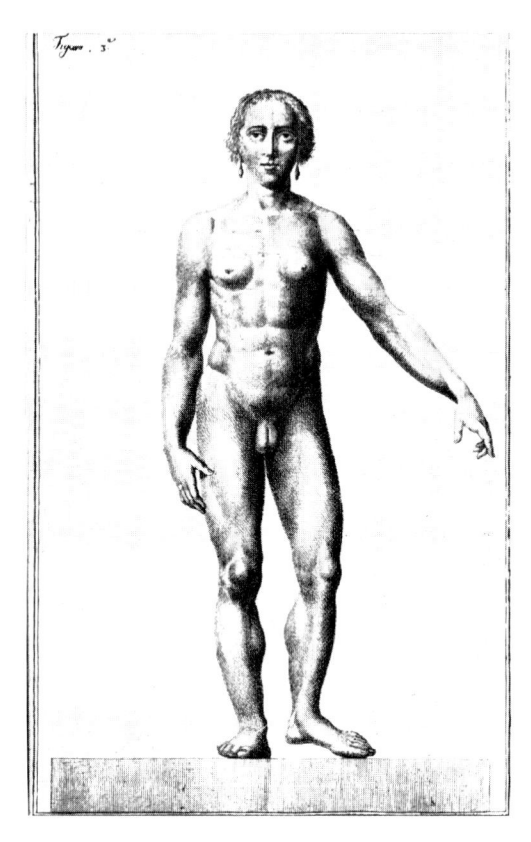

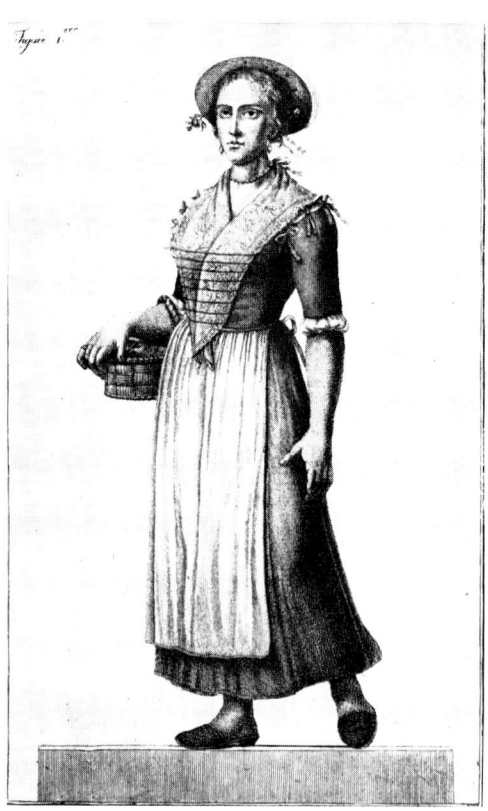

F. Campi · Jacqueline Foroni
Gesamtbild in bekleidetem und unbekleidetem Zustande · Teilbilder der äußeren Genitalien; normale Lage und mit erhobenem Phallus
Aus Accademia Virgiliana · 1801
Kupferstichtafeln

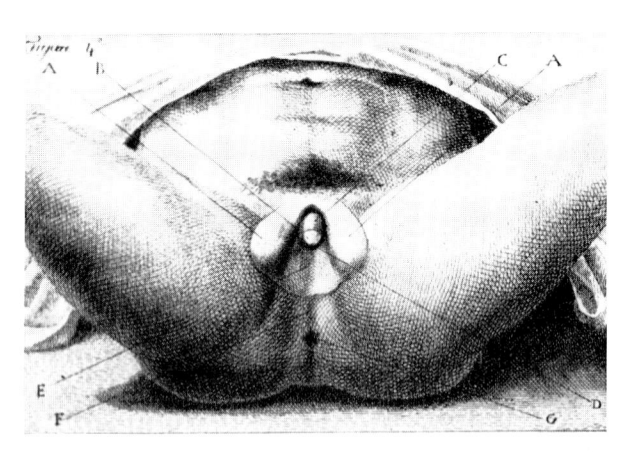

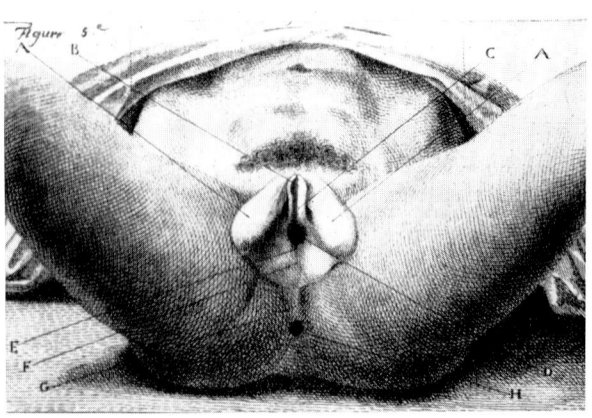

worden, beweisen ... u. a. ein paar Historien, die ich mit Mollers und Blancard's eigenen Worten anführen muß. Zu Leyden hat sich, erzählt MOLLER, *ein seltsamer und wunderlicher Kasus zugetragen. Nemlich eine Frau, die vor diesem einen Mann und zwei oder drei Kinder dabei gehabt, und selbst mit ihren Brüsten auch gesäugt hat, ist nach der Zeit, da ihr Mann nach Ostindien gefahren, ins Waisenhaus zu Leyden als Zuchtmeisterinn über die Waisenmädchen bestellt worden. Da hat man nun wahrgenommen, daß von den größten und ältesten Waisenmädchen, von 16, 17 bis 18 Jahren alt, einige zeither, wohl 3, 4 oder mehrere, schwanger geworden seien. Als die Frau examiniert und visitiert wurde, hat sich nun gefunden, daß sie ein Hermaphrodit oder halb Mann und halb Weib sei; welche auch bekannt, daß sie solches getan; ist darauf ins Spinnhaus zu Leyden gesetzt, und ihr der Prozeß gemacht worden. —* BLANCARD *erzählt: Mir ist von O. B. und einem anderen Frauenzimmer A. M. erzählt worden, daß zu Leuwarden ein Zwitter oder Hermaphrodit sei, welcher bei den Reformierten öffentlich mit einem Mann getraut worden, und auch von demselben etliche Kinder gehabt hätte; doch wäre sie nicht zufrieden gewesen, sondern hätte sich zu ihrer Magd gelegt und dieselbe wie ein Mann seine Frau bedient. Als die Magd daraufhin schwanger wurde, hat sie vor dem Richter öffentlich bekannt, daß sie Niemand als ihre Frau geschwängert habe."* (Zit. aus FEILER.)

Akademisch genaue Bilder eines Zwitters verdanken wir dem Professor für Malerei FELIX CAMPI. Mit ihm zogen 1799 vier Ärzte der Accademia Virgiliana zu Mantua aus, das unweit in einem Weiler lebende Individuum JAQUELINE FORONI näher zu untersuchen. Ein mit fünf Kupfertafeln illustrierter Bericht erschien 1801 in Italienisch und Französisch. Der äußerliche körperliche Befund ist minutiös dargelegt. Damals waren auch die Anomalien des inneren Genitale schon beschrieben, und man versuchte sie zu erkennen. *Die Blase wurde sondiert und eine rektale Untersuchung angeschlossen: Zwischen Blase und Mastdarm war nichts vorhanden, was einem weiblichen Genitale entsprochen hätte. Trotz gut entwickelter Brüste und der Angabe über gelegentliche kleine mensuelle Blutungen hielt das Komitee das Wesen für männlich mit mißgebildeten Sexualorganen.* Dem Bericht fügte der Doktor SOUSIS aus Cremona einen Brief samt Kupferstich über eine gewisse CHRISTINE ZANNEBONI bei. *Ihr Genitale war im wesentlichen ähnlich beschaffen, doch der Phallus bedeutend größer. Sie floh mit etwa 20 Jahren von Hause, da ein Heiratskandidat nicht ihre Zustimmung fand. In Cremona wurde sie ins Gefängnis geworfen und dort von den erwähnten Kollegen inspiziert.*

In Deutschland veröffentlichte 1820 JOHANN FEILER, der Direktor der Entbindungslehranstalt zu Erlangen, eine fleißige Studie: *„Über angeborene menschliche Mißbildungen im allgemeinen und Hermaphroditen insbesondere".*

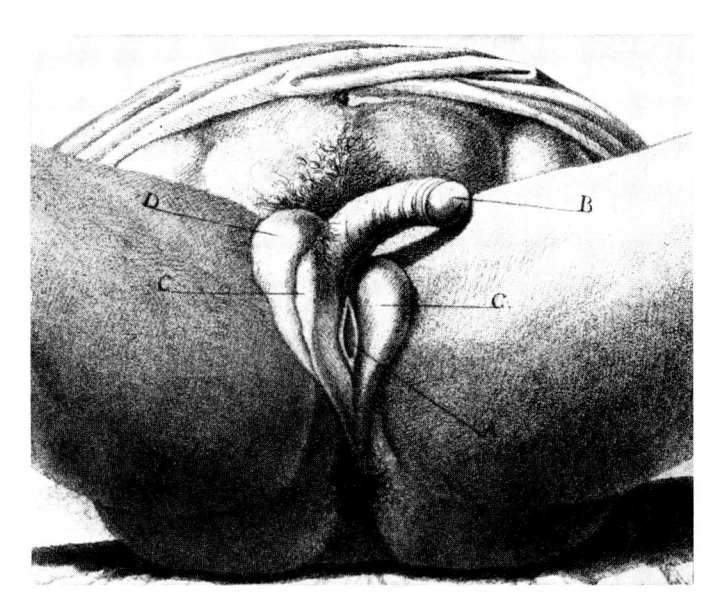

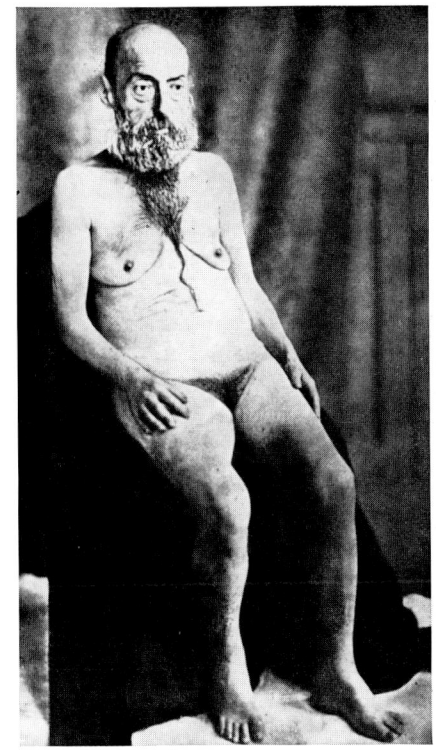

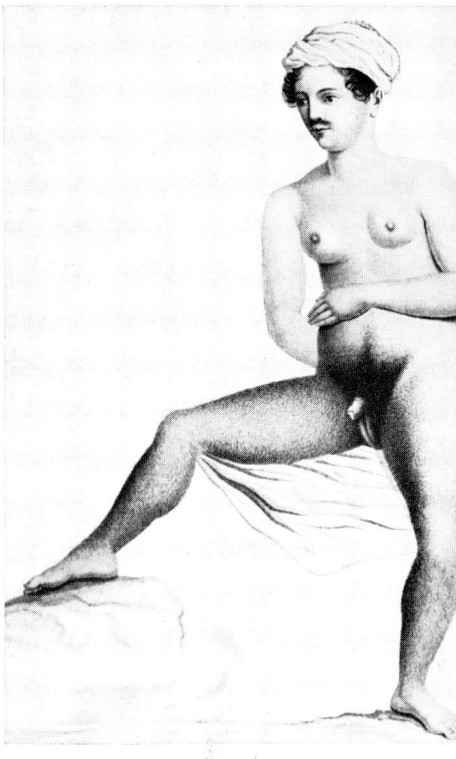

Marie-Madelaine Lefort im Alter von 65 und 19 Jahren · Aus Revue photographique · 1872, und aus Alibert · Nosologie · 1838

Auf zwei handkolorierten Kupfertafeln, die er selbst „*mit aller gebührenden Treue nach der Natur verfertigt*" hat, sind die äußeren Genitalien eines dreijährigen „*Mannszwitter*" dargestellt.

ALIBERT hat die androgyne MARIE MADELEINE LEFORT *im Alter von 19 Jahren* abgebildet. Der in zarten Farben gehaltene Stich gibt die Charakteristika ihres Aspektes mit dokumentarischer Treue wieder. Da der Text zu dem Bilde für den zweiten (nicht erschienenen) Band der Nosologie vorgesehen war, seien hier einige Angaben von BELARD gebracht, der den Fall publizierte. *Das breithüftige, 150 cm große Wesen hatte wohlproportionierte Mammae mit erektilen, etwas behaarten Mamillen. Seit ihrem 8. Lebensjahre bestanden Mensesblutungen. Der Vulva entragte ein 7 cm langer, erigierbarer Penis mit beweglichem Praeputium; die Urethralöffnung befand sich darunter. Die Wangen waren leicht, Oberlippe und Beine ausgeprägter behaart.* Nach der Untersuchung durch BELARD und dem Posieren für das Bild zu Aliberts Werk scheint die junge LEFORT in dem Menschenmeer von Paris untergetaucht und für die Medizin verschollen gewesen zu sein. *Im August 1864 wird ein Bärtiger zur Behandlung eines chronischen Pleuraleidens im Hotel Dieu aufgenommen. Der 65jährige gibt an, bis zu seinem 47. Lebensjahr die Periode gehabt*

Äußeres Genitale der Marie Christine Zanneboni · Aus Accademia Virgiliana · 1801
A) Meatus urinae · B) Penis ohne Öffnung · CC) Zweigeteiltes Scrotum · D) Hernienartige Vorwölbung

215

und erst nach deren Aufhören sich als Mann gefühlt zu haben. Die „Revue médico-photographique" bringt ein Photo von ihm. Ein kräftiger Kinn-, Lippen- und Wangenbart und eine behaarte Brust kontrastieren mit allgemein weiblichen Formen und schlaffen Brüsten. Die weibliche Genitalbehaarung verbirgt den Penis, der — als Detail photographiert — sich ähnlich wie auf dem Jugendbild darstellt. Bei der 2 Monate später durchgeführten Autopsie fand man Ovarien, Tuben, Uterus und eine enge Vagina.

Bericht und Bild der KATHARINA KARL HOHMANN mögen den Abschnitt beschließen. Das Leben dieses echten Zwitters vollzog sich unter den Augen zahlreicher Ärzte; v. NEUGEBAUER zitiert 12 Publikationen, u. a. von ROKITANSKY, VIRCHOW, SCHULTZE und FRIEDREICH. *Katharina-Karl reiste zwischen Budapest, Heidelberg und Berlin von Klinik zu Klinik und notierte in einem kleinen Büchlein Befunde und Meinungen der einzelnen Untersucher. — Das 1824 in Mellrichstadt geborene Wesen war auf den Namen KATHARINA getauft worden. Mit 15 Jahren stellten sich Pollutionen ein. Sie hatte Beischlaf mit Frauen, wobei jedoch die Immissio penis wegen seiner Abwärtskrümmung unvollständig und die Ejakulation rasch erfolgte. Nach dem 20. Jahre traten menstruelle Blutungen auf, gelegentlich auch Colostrum-Sekretion der weiblich voll entwickelten Brüste. Sie kohabitierte jetzt mit Männern, wobei es zum Samenerguß, nicht aber zur Erektion kam.* VIRCHOW *wies normales Sperma,* FRIEDREICH *Menstrualblut nach. Ihr hier wiedergegebenes Bild ist die übliche fleckig-grobe Zeit-*

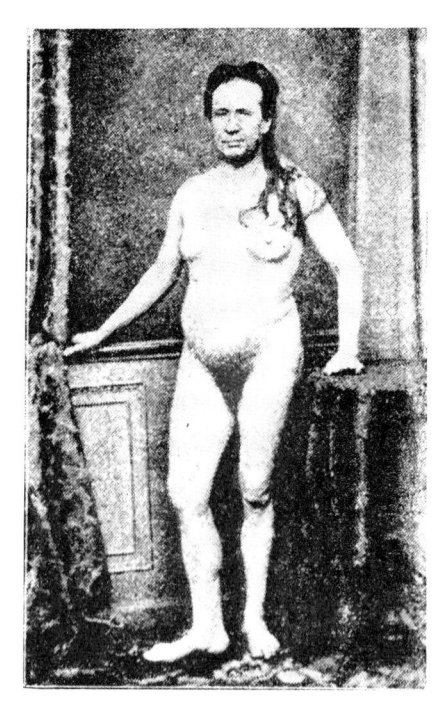

Katharina Karl Hohmann · Um 1870 · Rasterdruck nach Photographie

schriften-Reproduktion der photographischen Frühzeit. Die Formen wirken durchaus weiblich, doch sind die Gesichtszüge — andere Aufnahmen zeigen es deutlicher — männlich-energisch. Später ging sie nach New York, heiratete als Mann und erzeugte einen Sohn. Dort ist sie 1881 an Lungenschwindsucht gestorben.

Pubertas praecox

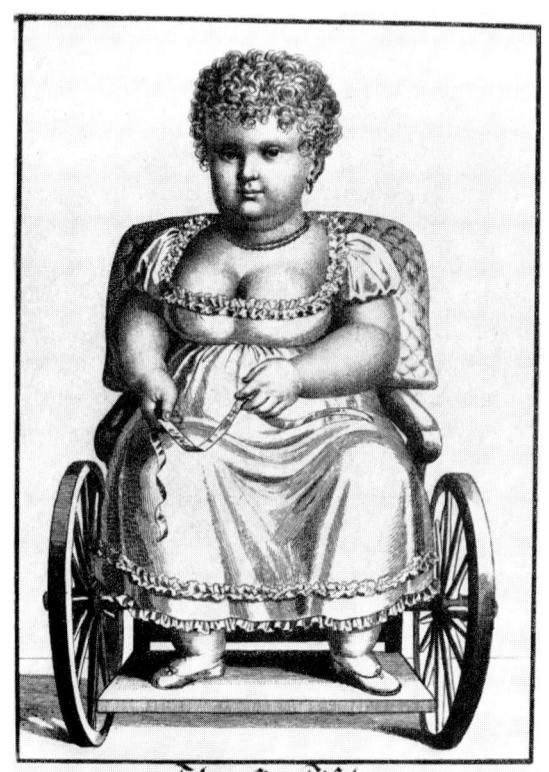

Eine vorzeitige Entwicklung und Geschlechtsreife schildern schon SENECA und PLINIUS, Laien- und ärztliche Berichte des 16. bis 18. Jahrhunderts erwähnen sie als Laune der Natur. In Bildsammlungen sind derartige Kinder selten, vergleichsweise sogenannte Riesenbabies, Geburten mit stärkerem Übergewicht, wesentlich häufiger. Bei Durchsicht der Blätter des Nürnberger Germanischen Nationalmuseums fand ich nur die abgebildete THERESIA FISCHER. *Etwa 3jährig wog sie 151 Pfund bayerisches Gewicht (75.5 kg) und maß unter den Brüsten 1½ bayerische Ellen (125 cm). Sie sei „munter, gesund und von sanftem Charakter."* Warum das vollbusige Wesen auf dem Stich in einem fahrbaren Stuhl präsentiert wird, bleibt offen.

Die dreijährige Theresia Fischer · Um 1810 · Punktierstich
Germanisches Nationalmuseum Nürnberg

Ähnlich wie beim Hermaphroditismus hat auch hier ALBRECHT VON HALLER (1708—1777) im medizinischen Schrifttum die erste Sammlung und Überschau versucht. In den „*Elementa physiologiae corporis humani*" (8. Band, 1766) zählt er 18 Pubertas praecox-Fälle auf, darunter den von ihm selbst beschriebenen Fall der ANNA MUMMENTHALER. *Dies 1751 im Kanton Bern geborene Mädchen war bereits bei der Geburt auffallend entwickelt und begann im Alter von 2 Jahren zu menstruieren. Etwa 8jährig wurde sie von ihrem Onkel geschwängert und gebar nach 9 Monaten ein totes Knäblein von 1 Elle Länge.* Die Ursache der Vorzeitigkeit der Entwicklung blieb für Haller unerkennbar.

Das 19. Jahrhundert kam ihrer Entschlüsselung durch pathologisch-anatomische Untersuchungen näher, überdies bereicherte und vertiefte es die klinische Nosologie durch Einbeziehung des Bildes. TISELIUS beschrieb 1803 den illustrativ belegten und autoptisch geklärten Fall eines 4jährigen Mädchens. Seinem ausführlichen Bericht seien einige Passagen entnommen. „JOHANNA FRIEDERIKA GLOSCH, *geboren im April 1799, ist für jeden denkenden Arzt und Naturforscher merkwürdig wegen der ungeheuren Fettmassen, die sich unter ihrer Haut seit einem halben Jahr gebildet haben, nicht minder wegen ihres starken und zum Teil ungewöhnlichen Haarwuchses. Ihr altes Aussehen, ihre ungewöhnliche Dicke, ihre Brüste und behaarten Geschlechtsteile wurden schon in ihrer Vaterstadt einem jeden Laien so wunderbar und rätselhaft, daß sie niemand für*

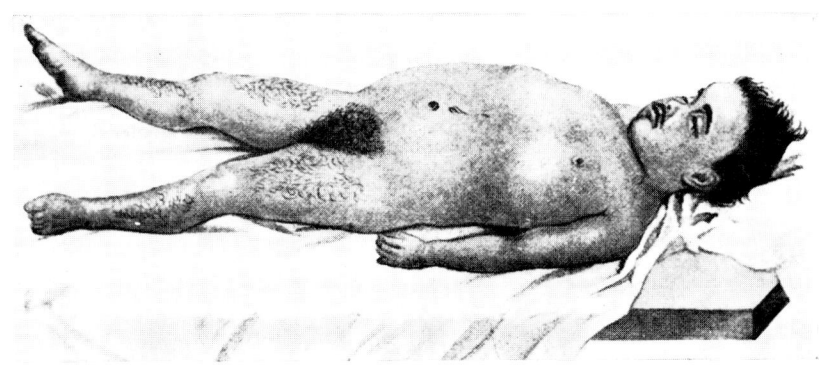

Dreijährige mit Nebennierencarcinom · Aus Ogle · 1865 · Lithographie

ein Kind von 4 Jahren halten wollte und daß sich die Eltern entschlossen, nach Leipzig zu reisen und sie in gegenwärtiger Ostermesse hier öffentlich für Geld sehen zu lassen. . . . Seine Größe betrug 29⁶/₈ Zoll pariser Maß, seine Schwere war relativ gering: 33³/₄ Pfund leipziger Fleischgewicht. Das Kind aß im Verhältnis zu seiner Korpulenz nur sehr wenig, trank aber viel und schwitzte viel." — Die dem Bericht beigegebene Abbildung ist ein ausgezeichnetes Dokument, das getreulich die mit der Körpergröße kontrastierende infantile Unbeholfenheit, die adipösen Wulstungen und das struppige Kopfhaar wiedergibt. TISELIUS schätzte überhaupt die medizinische Illustration. 1802 hatte er eine ausführliche Beschreibung der beiden sogenannten Stachelschweinmenschen in Buchform herausgebracht und mit vorzüglichen farbigen Kupferstichen illustrieren lassen. Bei der späteren Sektion des Mädchens fand sich „*über der linken Niere ein sonderbares Gewächs von der Größe eines Gänseeis, welches mit den Gefäßen der Niere unmittelbar zusammenhing und welches man für die ausgedehnte und desorganisierte Glandula suprarenalis halten mußte, zumal da von diesem Organ außer diesem Gewächs nicht die geringste Spur zu entdecken war.*" —

Die folgende Abbildung entstand 1865 von einem 3jährigen Mädchen mit Pubertas praecox (beschrieben von J. W. OGLE). Die Wasserfarbenzeichnung wurde auf dem Sektionstisch angefertigt. Um wieviel sympathischer und seelenvoller wirkt der Stich bei TISELIUS im Vergleich zu diesem sogenannten rein anatomischen Bildbericht! Die Fettsucht ist mehr auf den Stamm beschränkt und die Behaarung der Schenkel und der Oberlippe sehr ausgeprägt. Die der Abzeichnung folgende Autopsie ergab einen Nebennierentumor von Kokosnußgröße, histologisch ein Karzinom.

Der Fall des Italieners ERCOLE SACCHI (1895) lieferte die erste Praecox-Photographie. Auch aus anderen Gründen ist er bemerkenswert. Bisher hatte man bei Sektionen Nebennierengeschwülste als Krankheitsursache gefunden.

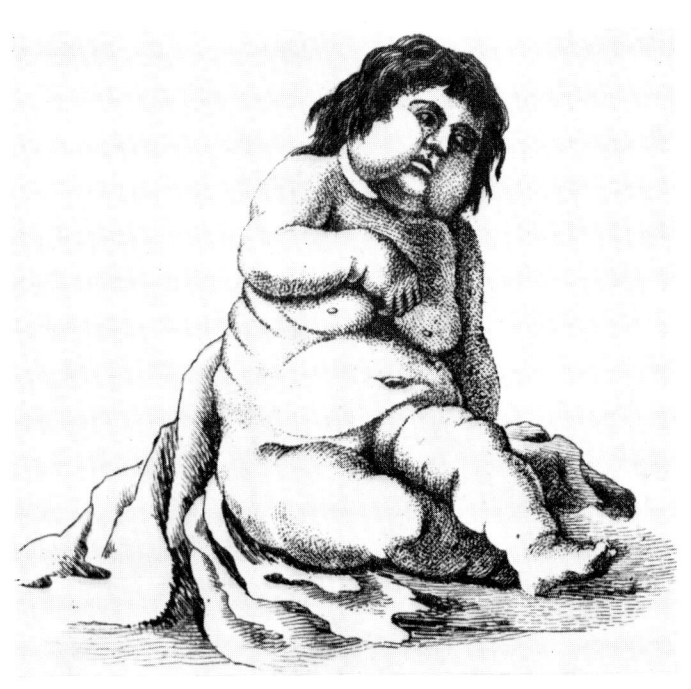

Vierjährige mit Nebennierengeschwulst · Aus W. G. Tiselius · 1803
Punktierstich

217

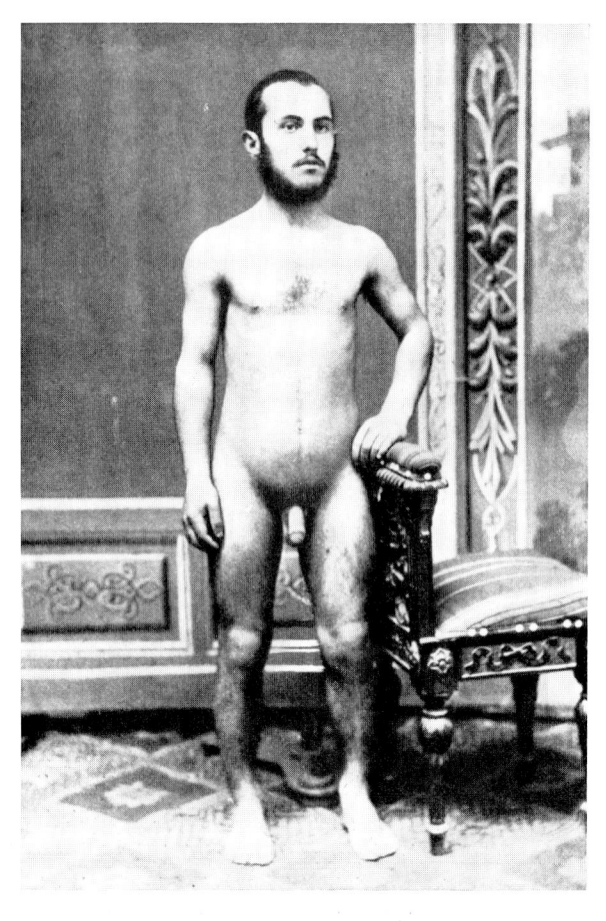

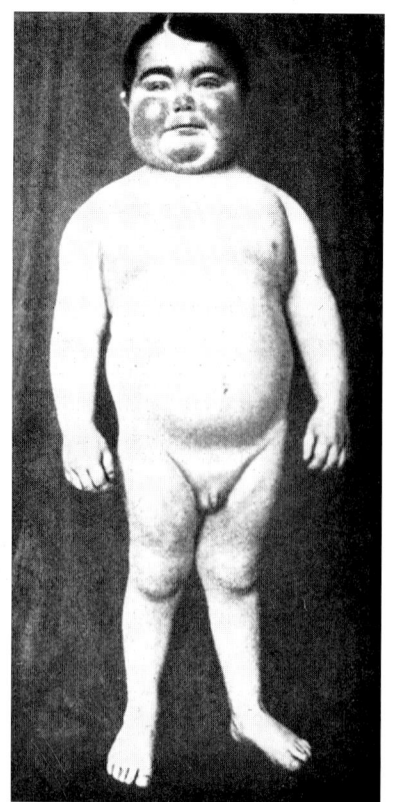

Neunjähriger mit Hodencarcinom · Aus E. Sacchi · 1895

Hier lag ein linksseitiger Hodentumor vor, der operativ entfernt werden konnte und sich histologisch als Karzinom erwies. Bei dem 9jährigen, 143 cm großen Knaben waren Muskulatur, Schambehaarung und Geschlechtsteile stark entwickelt, seine Stimme klang tief, ein Oberlippen- und Backenbart vervollständigten den männlichen Aspekt. Das Bild zeigt den Knaben inmitten der Stuhl- und Wandornamente des ausgehenden Jahrhunderts. Anscheinend hat ihn ein Berufsphotograph vor sein Ateliermeublement postiert. *Einige Monate nach der Operation bildete sich die Behaarung zurück, Geschlechtstrieb und Erektionen schwanden, und der Penis wurde kleiner.*

Eine Photographie aus dem Beginn unseres Jahrhunderts schließt die Serie ab. Die Accessoirs sind weggelassen, und ausschließlich der Kranke ist Gegenstand der Darstellung. Da die damaligen photographischen Emulsionen noch nicht rotempfindlich waren, wirken die Wangen zu dunkel, wie clownartig angemalt. In diesem von GUTHRIE und EMERY beschriebenen Fall *bestand bei dem 4jährigen Knaben ein maligner Nebennierentumor. Während der vorausgegangenen zwei Jahre war der Junge ständig in die Höhe und auch in die Breite gewachsen. Auf den Wangen und in der Schamgegend sproßten die Haare stark und dicht. Er wird als „stämmiger Brauereikutscher en miniature" apostrophiert.*

Vierjähriger mit Nebennierencarcinom · Aus Guthrie und Emery 1907

Übermäßige Behaarung

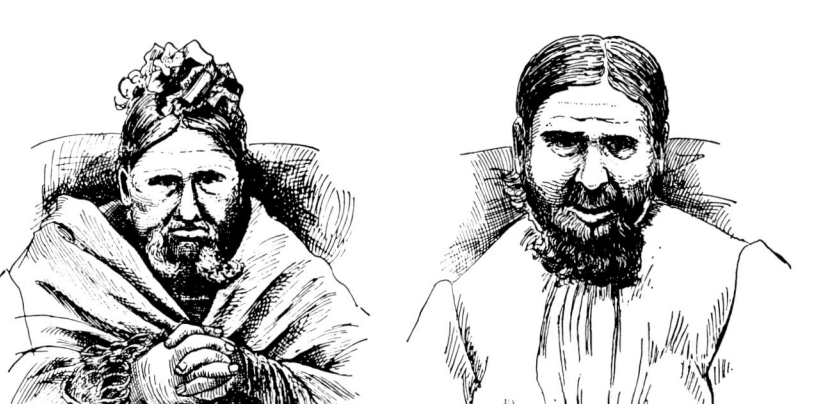

Bärtige geistesgestörte Frauen · Aus Harris · 1895

HIPPOKRATES war bekannt, daß bei manchen Frauen sich nach der Menopause eine deutliche Kinn- und Wangenbehaarung einstellt. Auch wir sehen sie gelegentlich und wissen, daß Abrasieren sie nur kräftiger macht und daß sie durch die postklimakterische hormonale Umschichtung veranlaßt ist. Vorherrschend wird das endokrine System bei dem Apertschen Syndrom des Hirsutismus, wo zu einer übermäßigen, den ganzen Körper betreffenden Behaarung Adipositas und Genitalanomalien (Amenorrhoe oder Virilisierung des äußeren Genitale) hinzukommen und das meist von blastomatösen Veränderungen der Nebennierenrinde herrührt. Doch auch nervale Impulse sprechen beim übermäßigen Haarwachstum mit. In den Lebensdaten von Bartfrauen findet man vielfach keine Hinweise auf eine Endokrinose, aber auf cerebrale Störungen. HARRIS bildete 1894 mehrere Bartträgerinnen aus dem Cotton-Hill-Irrenhaus ab. Die links wiedergegebene 83jährige Frau wurde nach einem Kindbettfieber geistesgestört. Sie sträubte sich heftig gegen ein Abschneiden der krausen, weißen Haare, die am Kinn fast 25 cm lang waren. Der Bart der rechten 64jährigen Frau war ein wenig kürzer, sie hatte außerdem stark behaarte Extremitäten. In mittleren Lebensjahren war sie durch ihre Mannstollheit aufgefallen.

Von den bildlich überlieferten Bartfrauen früherer Zeiten ist nur die Holländerin mit etwa 75 Jahren weit jenseits des Klimakteriums. Als Bildautor gilt heute WILLEM KEY (1520—1568), doch schwankte die Zuschreibung, man hat u. a. auch an HOLBEIN gedacht. Es ist das Portrait der aus kleinen Verhältnissen stammenden MARGRET HALSEBER, nähere Lebensdaten sind nicht bekannt. Das Bild wird im Suermondt Museum in Aachen aufbewahrt, eine Replik befindet sich in der alten Pinakothek.

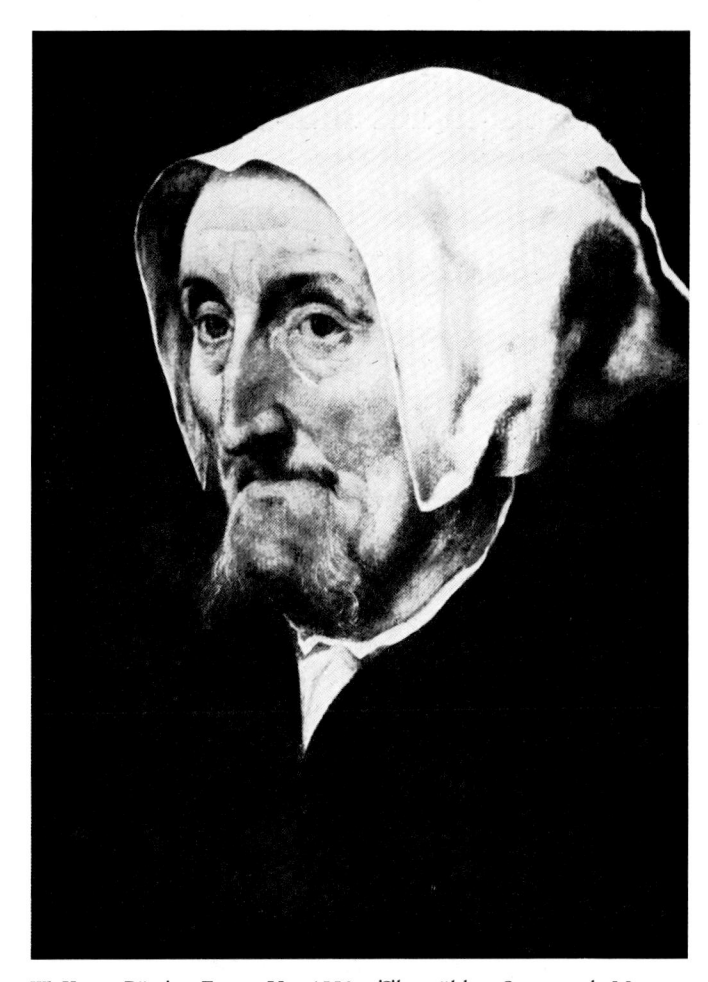

W. Key · Bärtige Frau · Um 1550 · Ölgemälde · Suermondt-Museum Aachen

Ein spanischer Beitrag zu dem Thema von JUSEPE DE RIBERA (um 1588—1652) betrifft MAGDALENA VENTURA, eine Bartfrau aus den Abbruzzen. Außer einem in der Sammlung der HERZOGIN DE LERME, Toledo, befindlichen Gemälde existiert die hier wiedergegebene Zeichnung. Beide zeigen dieselbe Anordnung der Personen, die gleiche anatomisch unexakte Lage der weiblichen Brust und beeindrucken durch einen fatalistisch-depressiven Stimmungs-

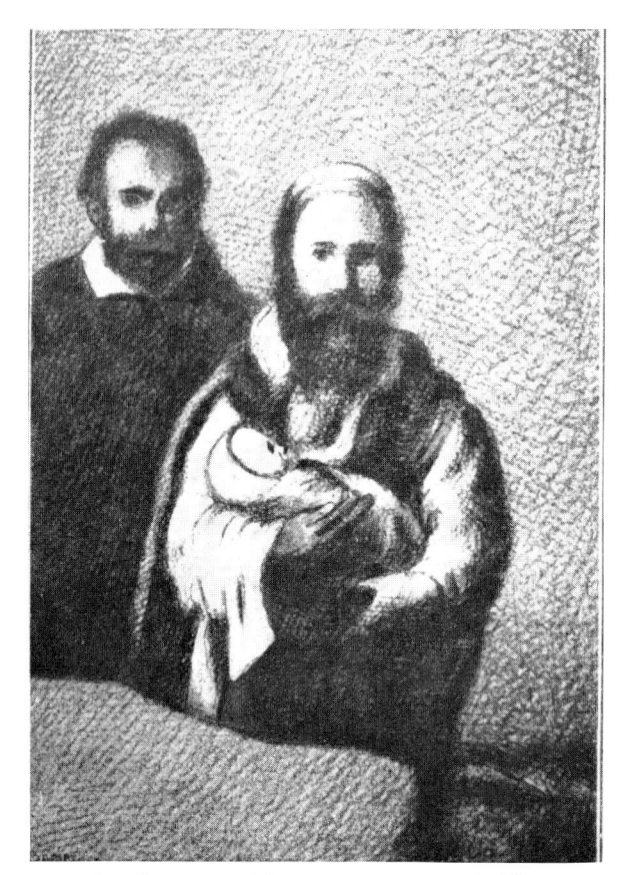

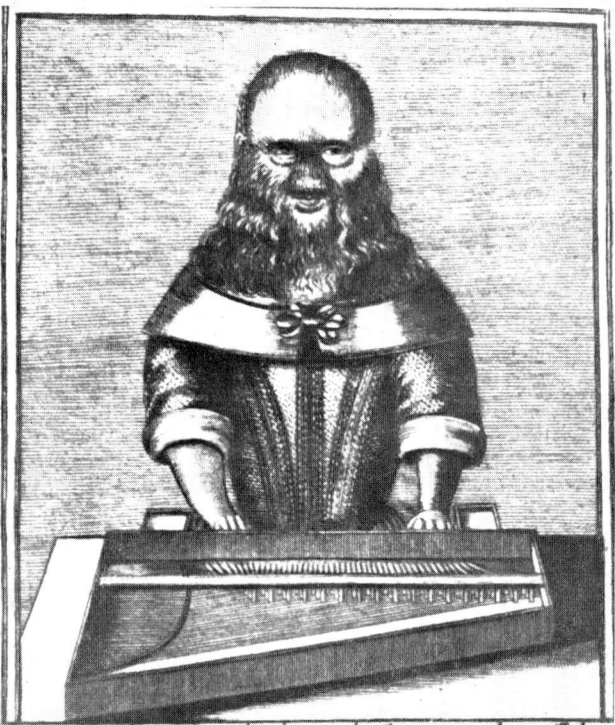

J. de Ribera · Magdalena Ventura · 1631 · Zeichnung Prado Madrid

I. Brunn · Die 20jährige Barbara Urslerin · Kupferstich

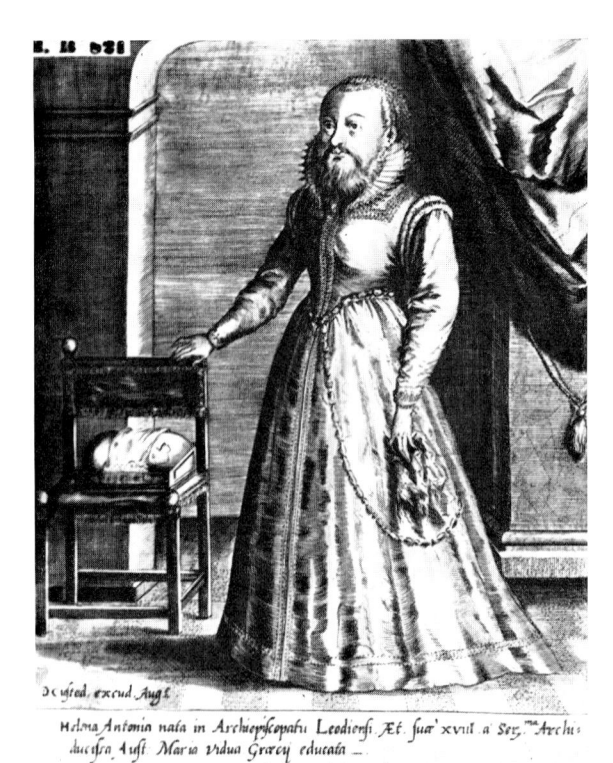

P. Custod · Die 18jährige Helena Antonia · Kupferstich
Germanisches Nationalmuseum Nürnberg

gehalt. Nach einer Inschrift des Gemäldes wurde das Bild am 17. Februar 1631 ausgeführt. Bei MAGDALENA VENTURA begann der Bart mit 37 Jahren zu wachsen. Auf dem Bilde steht sie an der Seite ihres Gatten, dem sie drei Kinder schenkte, von denen sie eines gerade nährt (nach HORST).

Bei der im Erzbistum Lüttich geborenen HELENA ANTONIA war der Bart schon im 18. Lebensjahre entwickelt. Sie muß um 1600 gelebt haben, denn CASPAR SCHOTT (*Physica curiosa*, 1662) hat ihr Bild bereits übernommen.

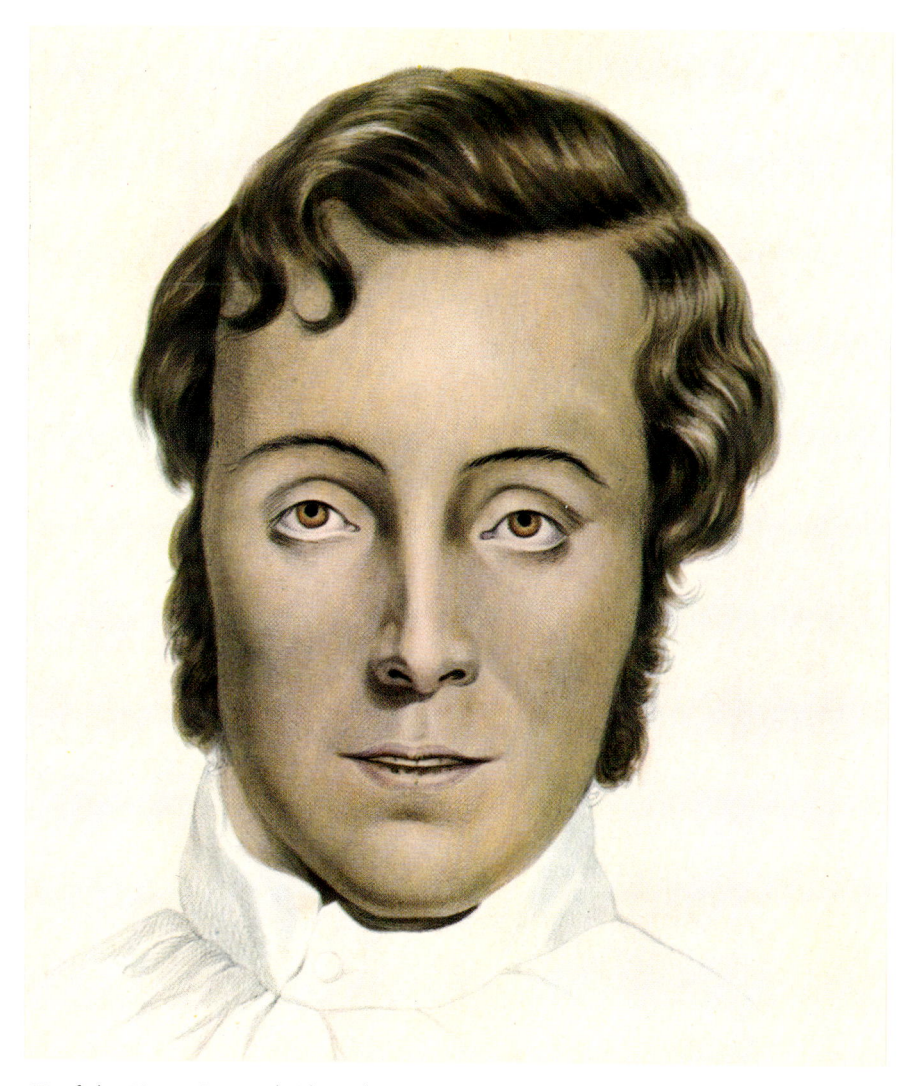

„Kopf des Henry Patten, beide Nebennieren erkrankt" · Aus Th. Addison · 1855 · Farblithographie

Der hier wiedergegebene Stich von Cusdo ist nur kurz beschriftet. Ein anderes Portrait zeigt eine längere, naiv-spottsüchtige Legende: *Warum hast du denn den Bart? Das sieht mehr nach einer Geiß als nach einem Menschen aus. Trotz deines Bartes kannst du nieman nur eine Ziege sein. Oft hat dein Ehegesponst beim Herumtollen im Alkoven dir gesagt: Du meine liebe bist meine Frau, sei auch mein umgestümes und kapriziöses Zicklein.*" Bemerkenswert ist ist hier und wie auch bei der Abbruzzenfrau der ungewöhnlich hohe Ansatz des Kopfhaares.

Einen anderen Behaarungstyp bietet Barbara Urslerin, welche 1633 in Augsburg geboren wurde. Auf dem von Isaac Brunn gezeichneten und gestochenen Bilde ist sie zwanzigjährig. Körper wie Gesicht einschließlich Wangen und Nase waren mit hellblonden, gekräuselten, wollig-weichen Locken bedeckt. Aus den Ohren wuchsen ganze Haarbüschel. Dieses dichte Haarkleid ging bis zur Hüfte. — Über das weitere Schicksal der Urslerin ist nichts bekannt geworden.

Diese Augsburgerin stellt einen Übergang zu den Fällen mit generalisierter Hypertrichose dar, die aber meist männlichen Geschlechts waren. Hierbei sucht man die Störung in einer Entwicklungshemmung insofern, als die embryonale Lanugobehaarung nicht wie üblich abgestoßen wird, sondern sich fortentwickelt. Im vorigen Jahrhundert durchzogen mehrere solcher sogenannten Hundemenschen die Großstädte. Am bekanntesten wurden Adrian Jeptischeff und sein Sohn Fedor. 1873 waren diese Russen in Wien,

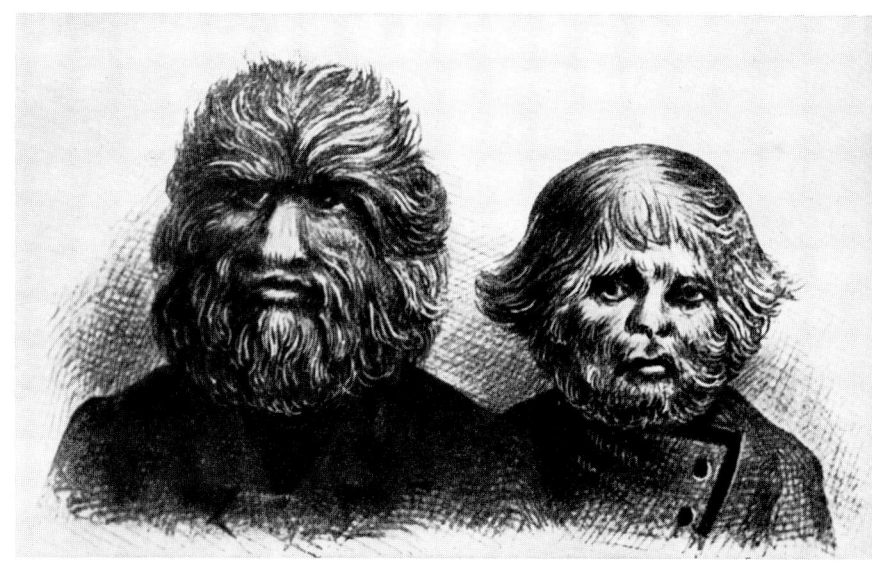

„Waldmenschen", Vater und Sohn · Aus U. Aldrovandus · 1642

wo von Hebra sie untersuchte, beschrieb und für seinen zusammen mit Elfinger herausgegebenen *„Atlas der Hautkrankheiten"* farbig portraitieren ließ. *„Stirn, Wangen und Nase des Vaters waren mit dunkelblondem Haar von gleicher Länge und Dichtigkeit wie Bart und Kopfkalotte besetzt. Die lanugoartig dünnen und geschmeidigen Haare der Stirne und Nase streichen von der Medianlinie symmetrisch nach beiden Seiten. Am Stamm und an den Extremitäten war der Haarwuchs nicht auffällig. Der Mann hatte ein stupides Aussehen, dagegen war der [damals 6jährige] Sohn geistig sehr rege. Bei ihm waren die Haare nicht blond, im übrigen in gleicher Weise auf der Stirn, Wange und Nase wie bei seinem Vater, überdies auch am Stamme und an den Extremitäten reichlich entwickelt. Die Mutter des Kindes soll keine derartigen Anomalien darbieten."* 1875 wurden die beiden in Paris gezeigt, bei welcher Gelegenheit auch die wiedergegebene Zeitschriftenillustration entstand.

Ein dem vorstehenden merkwürdig ähnliches Doppelbildnis von Vater und Sohn bildet drei Jahrhunderte früher Aldrovandus (1642) ab. Der Strich der Haare in Stirn- und Wangengegend des Vaters ist entsprechend und beide Male im Gesicht des Sohnes der Besatz schütterer. *Diese Waldmenschen traten in Bologna auf und sollten von den Kanarischen Inseln stammen.*

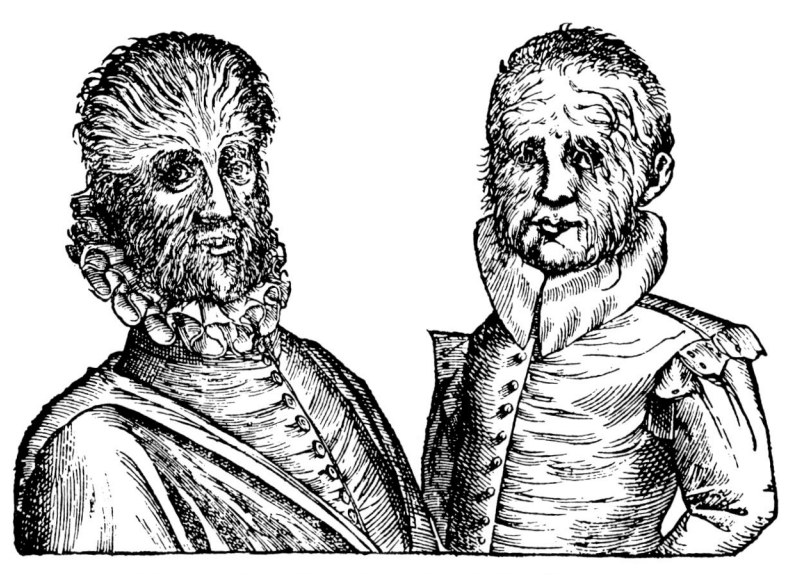

Adrian und Fedor Jeptischeff · Zeitschriftenillustration um 1875

Addisonsche Krankheit

Thomas Addison (1793—1860) muß ein scharfsinniger Beobachter gewesen sein. Er erkannte nicht nur die Bronze-Krankheit und ihre Ursache, er grenzte auch die perniziöse Anämie ab und beschrieb die diabetische Xanthomatose. Sicherlich hatte die Ausbildung bei dem renommierten Dermatologen Th. Bateman (1778—1821) seinen klinischen Blick geschult. Über die Bronzekrankheit „stolperte" er (wie er es ausgedrückt hat) auf der Suche nach der Ursache der perniziösen Anämie. Daher trug auch die Mitteilung von der South London Medical Society (1849) den Titel: „Über eine Anämie: Krankheit der Nebennieren". Bei einer ihn interessierenden idiopathischen Anämie hatte, wie er berichtete, jeder der drei sezierten Fälle eine Nebennierenerkrankung, zwei davon als einzige pathologische Veränderung. Vorsichtig schloß er auf einen Zusammenhang zwischen Nebennieren und Blutbildung. Da bei dem irreführenden Titel der Vortrag kein Echo fand, publizierte er 1855 die Beobachtungen in Buchform. Dank der Zuweisungen von Kollegen war die Zahl der Kranken auf 10 angewachsen; deren klinischer und — soweit seziert — anatomischer Befund wird mitgeteilt. Diese Monographie überragt in ikonographischer Hinsicht die gesamte englische Literatur der ersten Jahrhunderthälfte. Hier spüren wir die Absicht, bildlich außer dem pathologischen Substrat auch den klinischen Aspekt des Kranken zu geben. Von den 11 Foliotafeln in farbiger Lithographie zeigen 8 die Portraits bzw. einzelne Hautpartien (Achselhöhle, Leistengegend) von Kranken, die anderen anatomische Präparate. Die Bildniszeichnungen der meist von W. Hurst signierten Tafeln befriedigen. Die Hautfarben der Addison-Kranken waren in dem mir vorliegenden Exemplar des Werkes allerdings durch Vergilbung blaß und lehmfarbig; als Kliniker hätte man bei den wenigsten eine Aspektdiagnose stellen können. Die hier gebrachte Tafel spricht am meisten an; sie betrifft den dritten Beobachtungsfall mit folgendem Krankheitsablauf.

Der 26jährige Zimmermann stammte aus weitgehend gesunder Familie, eine Schwester war an Phthise gestorben. Früher fühlte er sich gesund und leistungsfähig, war allerdings hinsichtlich Malzlikör und Spirituosen etwas unsolide. 6 Monate vor der Krankenhausaufnahme begannen rheumatische Schmerzen im rechten Bein, die zur Hüfte und Wirbelsäule hochzogen. Jede Bewegung verursachte Schmerzen in der Kreuzgegend. 3 Monate später fielen ihm bräunliche Flecken im Gesicht und eine Dunkelfärbung der Lippen auf. Im letzten Monat konnte er wegen Schwächegefühls und zeitweiliger Bewußtseinstrübung seinem Beruf nicht mehr nachgehen und wurde bettlägerig. Die Schwäche trat nicht im Liegen, sondern nur im Stehen ein. — Als der Kranke Anfang November ins Hospital aufgenommen wurde, bot er einen bleichen, abgezehrten, insgesamt dezimierten Anblick. Über die gelbliche Haut von Gesicht und Stirn waren dunkle Flecken verstreut und ähnlich dunkel auch die Lippen. Es bestand keine Lähmung, aber eine große motorische Schwäche, dazu eine stärkere Druck- und Bewegungsempfindlichkeit der oberen drei Lendenwirbel. Puls 80, klein und weich. — Trotz mannigfacher medikamentöser Behandlung nahmen die Kräfte weiter ab, ein nächtlicher Husten quälte, das Bewußtsein trübte sich stärker, der Puls war nicht mehr zu fühlen. Am 6. Dezember schlief er ruhig ein. — Sektionsbefund: Rechtsseitiger Psoasabszeß, von den erkrankten 1. und 2. Lumbalwirbeln ausgehend. In den Lungen, vor allem ihren Obergeschossen, graue, pneumonische Herde. „Diese Massen erscheinen wie eine durch ein entzündliches Substrat zusammengehaltene Conglomerulation von Tuberkeln." Beide Nebennieren vollkommen zerstört und in eine käsige Masse verwandelt.

Den Widerhall des textlich wie illustrativ großartigen Werks bekam Addison kaum mehr zu spüren. Zunehmende Melancholie und Nervosität trieben ihn 1860 zur Aufgabe des Berufes, bald darauf machte er durch Sturz aus dem Fenster seinem Leben ein Ende. Die Monographie stimulierte nachweisbar die klinische Beobachtung. Ob die experimentelle Forschung angeregt wurde, muß offen bleiben. Zwar berichtete Brown-Séquard (1817—1894) im Jahr danach über experimentelle Untersuchungen zur Physiologie und Pathologie der Nebennieren. Aber es scheint nur eine unabhängige Gleichzeitigkeit vorgelegen zu haben; denn erst in demselben Jahr (1856) hatten Lasègue und Trousseau das medizinische Frankreich auf Addison aufmerksam gemacht. — Besonders lebhaft war die klinische Resonanz im Lande des Autors. 1856 analysierte J. Hutchinson 27 Fälle, 1866 Greenhow 196 Fälle (von denen er allerdings nur 128 als gesichert ansah). Lewin fand 1893 die publizierte Kasuistik auf 683 Kranke angewachsen. Dieser hohen Zahl stehen für die Zeit von 1900 bis 1929 nach Guttmann nur 566 registrierte Fälle gegenüber (Zahlen aus Rolleston). Man hat den Eindruck eines gewissen, parallel zur Tuberkulose erfolgenden Rückganges der Nebennierenkrankheit. — Eine weitere farbige Abbildung von ihr brachte Bramwell, sonst folgten nur photographische Krankenaufnahmen, welche bis etwa 1920 das Inkarnat zu dunkel wiedergaben. Neuerdings nimmt sich die Farbphotographie des Leidens an mit wechselnden Resultaten hinsichtlich der Richtigkeit der Hauttönung.

Neue Heilmaßnahmen

Die Injektion

Nach der Entdeckung des Kreislaufes durch WILLIAM HARVEY (1628 publiziert) lag es nahe, auf dem Blutwege Arzneimittel in den Körper zu bringen. Diese Idee tauchte fast gleichzeitig in verschiedenen Ländern auf, wie so oft nach neugegebenen Voraussetzungen. Vier Ärzte verfolgten sie unabhängig voneinander. In England gelang 1656 dem vielseitigen CHRISTOPHER WREN (1632—1723), der auch Astronom war und Architekt der Londoner St. Pauls Cathedral, die Infusion von Flüssigkeiten in die Venen von Tieren. In Italien berichtete 1665 CARLO FRACASSATI (um 1630—1672), Anatom und Chirurg in Pisa, seinem Freunde MALPIGHI über ähnliche Versuche. In Deutschland hatte der vorwiegend literarisch orientierte JOHANN DANIEL MAJOR (1634—1693), später Professor in Kiel, sich 1664 in einer kleinen Schrift mit der intravenösen Einbringung von Medikamenten befaßt. Diese Publikationen sind eigenartigerweise ohne Abbildungen, obwohl chirurgische Manipulationen meist bildlich verdeutlicht wurden. (Das hier wiedergegebene Bild entstand später). Eine Illustration finden wir bei JOHANN SIGMUND ELSHOLTZ (1623—1688). Der aus Frankfurt/Oder stammende Preuße hatte in Wittenberg und Königsberg Medizin studiert und war dann in Berlin tätig, unter anderem als Regimentsmedikus und Leibarzt des Großen Kurfürsten. 1665 veröffentlichte er

Injektion mit metallischer Spritze · Aus J. S. Elsholtz · 1665 · Kupfertafel

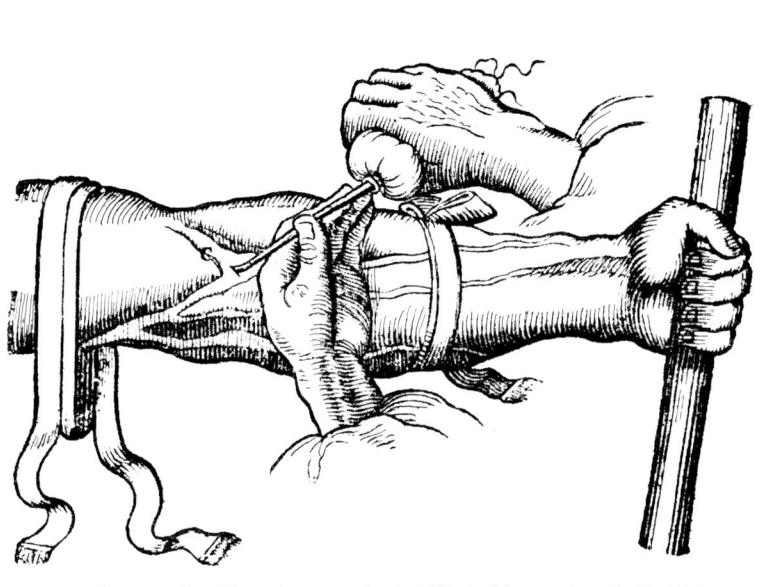

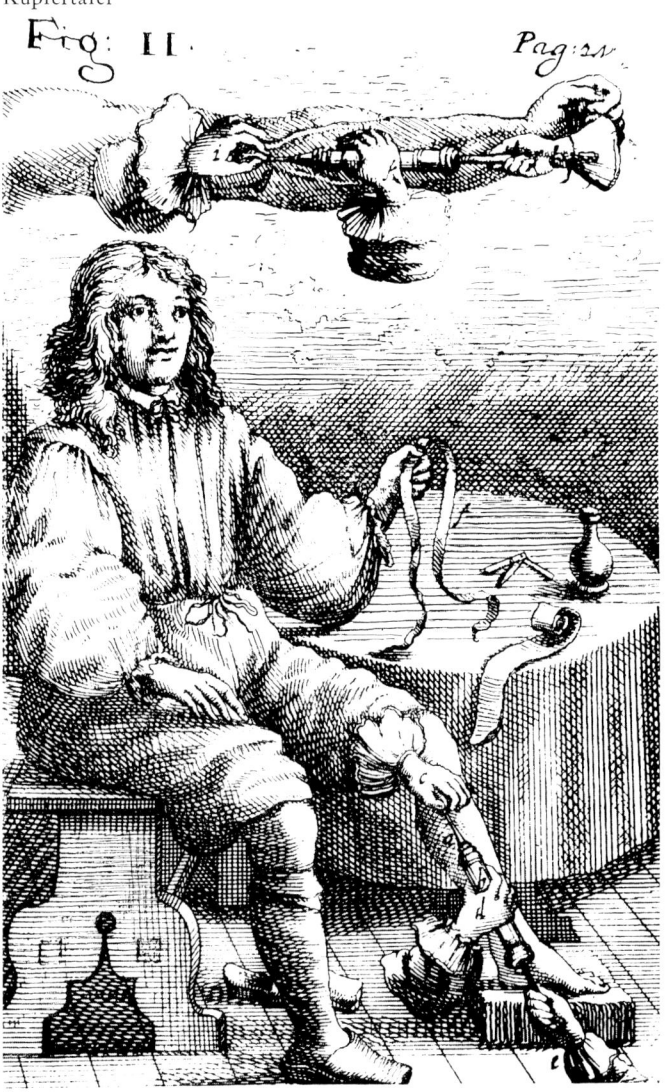

Intravenöse Einspritzung mittels Klistierblase · Aus J. G. Major 1667 · Holzschnitt

unter dem Titel „*Neue Klystierkunst, wodurch eine Arzney durch eine eröffnete Ader beyzubringen*" seine einige Jahre zurückreichenden Erfahrungen an Hunden und Menschen. Er hatte den Eingriff bei „*drei verständigen Soldaten*" gewagt. Die erste Injektion nahm unter seiner Anleitung ein Chirurg in die einem Geschwür benachbarte Unterschenkelvene vor. Das ist auf der Abbildung gezeigt. Die Engländer und zunächst auch MAJOR hatten — ähnlich wie bei Rektalklistieren — eine komprimierbare Tierblase verwandt. ELSHOLTZ hielt sie für ungeeignet; „*mit Hilfe einer metallischen Spritze kann die Sache weit rascher bewerkstelligt werden.*" Eine solche Spritze war damals bereits entwickelt, ursprünglich ebenfalls zum Klistieren. Eine (stumpfe) Metallkanüle wurde auf ihr konisches Mundstück gesetzt. Man konnte sie in die wie zum Aderlaß eröffnete Vene einführen. Um durch die venöse Blutung nicht behindert zu sein, hatte WREN noch eine Venenligatur gelegt, ELSHOLTZ kam mit einer Kompression durch den Zeigefinger seines Dieners aus. — Die Abbildung zeigt oben als Detail die Injektion in die Ellenbeugenvene, unten an einer vollen Figur die in eine Unterschenkelvene. Auf dem Tisch liegen Lanzette und Staubinde für die Venaesectio. Die Darstellungsweise mit den isolierten, die Manipulationen vollführenden Händen ist zweifelsohne von dem Harveyschen Unterarmvenenbild (S. 40) beeinflußt.

Die Elsholtzsche Methode der Injektion setzte sich durch, nicht aber die z. T. nur vage angegebenen Verfahren der anderen Autoren. Dies hängt außer mit seinen genau umrissenen praktischen Anweisungen auch mit der Unterstützung des Wortes durch das Bild zusammen. „*Mehr als je zeigt sich ..., daß* ELSHOLTZ *als der wirkliche Begründer der praktisch-therapeutischen Verwendung der intravenösen Injektion zu betrachten ist*" (H. BUESS).

Ein Ausschnitt aus einer Kupfertafel bei SCULTETUS-LAMZWEERDE (1672) zeigt beide Verfahren — die Einspritzung mittels Tierblase oder Metallspritze — nebeneinander vorgeführt. Der Patient hält den beim Aderlaß üblichen Stock. Die Venaesectio erfolgt nach Stauung durch die Binden c bzw. q, welche nach Öffnung der Venen gelöst werden, während die Binden b bzw. o bei der Einspritzung liegen bleiben, um den venösen Blutaustritt gering zu halten. Mit welcher Kunstfertigkeit man damals Metallspritzen anzufertigen vermochte, läßt die Darstellung auf einer Tafel bei CRAANEN (1689) erkennen; man bewundert das sorgfältig abgeschliffene konische Mundstück, den sauber eingefügten Stempel und den modern wirkenden Handgriff.

Bei Durchsicht des Schrifttums über diese frühen Einspritzungsversuche fällt die geringe Zahl entzündlicher Komplikationen trotz völlig unsteriler Spritzen auf. Nur gelegentlich ist von einer Eiterung an der Einstichstelle die Rede. Zur Injektion verwandte ELSHOLTZ Wasser, später Wein. Der Danziger Bürgermeister und Astronom JOHANNES HEVELIUS hatte 1665 wohl als erster den Gedanken, auch differentere Medikamente, speziell gegen Lues, intravenös zu injizieren. Dies wurde allenthalben aufgegriffen. Man muß staunen, mit welch sorgloser Unbeschwertheit höchst differente Mittel eingebracht wurden, manchmal mit tödlichem Ausgang. H. BUESS hat in einer gründlichen Studie über die historischen Grundlagen der intravenösen Injektion des 17. Jahrhunderts diese Mittel zusammengestellt. Hier eine kleine Auswahl: metallisches Quecksilber (Tod durch Anurie bzw. Lungeneiterung), Sublimat (Lebensgefahr durch plötzliche Blutgerinnung), 35 g weißer Arsenik (schwere Krämpfe, Tod), Salpeter (sofortiger Tod), 190 g Natron (stärkeres Harnen), 2 g Alaun (Tod innerhalb einer Minute), 4 g Sal tartari = Pottasche (schneller Tod). — Ohne tödlichen Ausgang wurden vertragen Wasser, Wein, Weingeist (hiernach Rausch), Purgiermittel wie Tartarus emeticus und Senna-Infus, der Liquor Nervino-balsamicus, ein Abguß von Spitzwegerich und Löffelkraut, meist auch Opiate, nur daß diese je nach Dosis Schläfrigkeit bzw. schwere Betäubung verursachten. Allgemein hielten sich bei den harmloseren Mitteln dank der großartigen osmotischen Pufferung und Annahmefähigkeit des Blutes die Todesfälle in Grenzen.

Immerhin hemmten sie die Entwicklung der intravenösen Injektion beträchtlich. Außerhalb Deutschlands

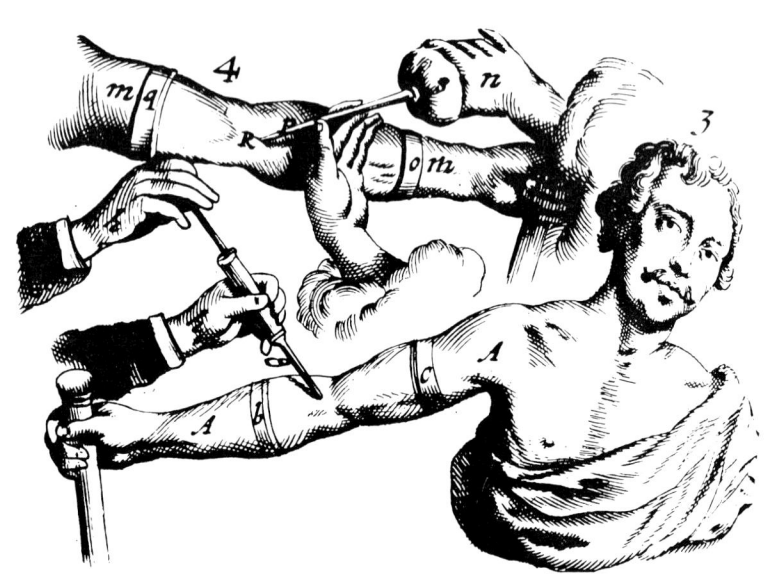

„Von Medikamenten und Purgantien, die in die Venen injiziert werden." · Aus J. Scultet · 1672 · Teil einer Kupfertafel

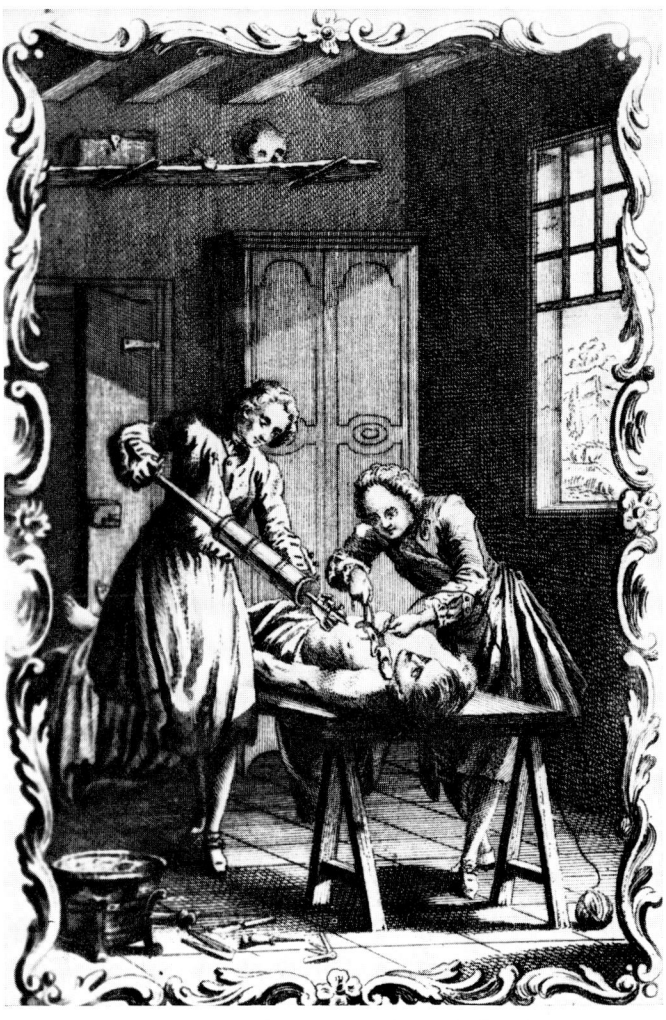

Einspritzung in die Brustader einer Leiche · Titelkupfer aus A. von Haller · 1765

wandte man diese nur noch als technisches Hilfsmittel bei physiologischen Experimenten an. FRANCESCO REDI (1626 —1698), italienischer Arzt und Naturforscher, verabfolgte z. B. mit der Spritze Luft an verschiedenartige Tiere, stets mit tödlicher Wirkung: die ersten experimentellen Luftembolien! Der große ALBRECHT VON HALLER (1708—1774) bediente sich intravasaler Injektionen zur Klärung zahlreicher gefäßanatomischer Fragen. So trug er vieles zur Kenntnis der Aufzweigungen des Gefäßsystems bei. In Versuchen mit künstlichen Thromben hat er auch den Mechanismus der Embolisierung richtig erfaßt. Der Titelkupfer zu „*Deux memoires sur les mouvements du sang ..*" (1765) zeigte ein solches Injektionsexperiment. Eine Brustader ist vorgelagert, eine große Spritze soll in sie eingeführt und damit Flüssigkeit injiziert werden.

In der weiteren Entwicklung der Injektionen wird nur noch technisches Gerät abgebildet. Anhand einer solchen Tafel (von EULENBURG) sei kurz darauf eingegangen. Rechts oben steht das Spritzenmodell von PRAVAZ. Der Lyoner Chirurg CHARLES GABRIEL PRAVAZ (1791—1853) ging aus von Injektionsversuchen in seröse Höhlen und Gefäßerweiterungen. Mit der selbstkonstruierten Spritze brachte er Liquor ferri perchlorati in die Arterie ein — etwa bei peripheren Aneurysmen, um Thrombenbildung zu erzielen. Da jeweils nur ein paar Tropfen des erwähnten Liquors gebraucht wurden, ließ sich der Stempel der kleinkalibrigen Spritze durch ein Schraubgewinde bewegen. An der Spritze war ein Trokar aus Gold oder Platin befestigt. Damals wurden zum Einstechen noch ausschließlich Trokare verwandt. Diese Pravaz-Spritze kam später zur subkutanen Injektion in Gebrauch. Erstmalig hatte der irische Arzt FRANCIS RYND (1803—1861) im Jahre 1845 über Einspritzungen ins Unterhautzellgewebe berichtet. Er benutzte dazu ein recht kompliziertes, links unten abgebildetes Injektionsgerät. Es ist die Kombination von einem Schnepper — wie er noch heute im Laboratorium zur Blutentnahme dient — mit einer das Injektionsgut enthaltenden Kanüle. Nach Einschießen der Nadel bewegte diese sich durch Druck auf den Handgriff des Halters wieder heraus und ließ die Flüssigkeit im Stanzkanal zurück. — Der ganze Vorgang wirkt in der Beschreibung komplizierter, als er es de facto ist. Die nächste Spritze der oberen Reihe stammt von dem in Paris arbeitenden deutschen Mechaniker LUER. Es ist eine Graduierung hinzugekommen und an der Stempelstange angebracht. Die äußere Kanüle des Trokars wird nicht mehr auf die Spritze geschraubt, sondern aufgesteckt. Die rechts gezeigten Modelle lieferte der

Verschiedene Modelle von Injektionsspritzen · Aus A. Eulenburg 1865 · Kupfertafel

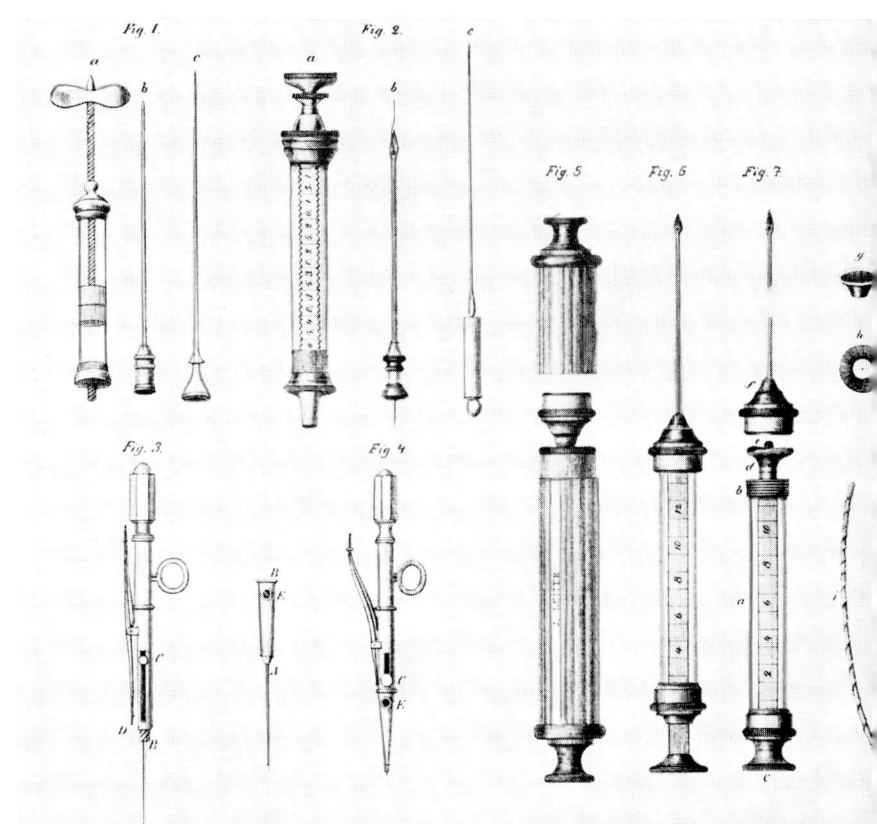

Wiener Fabrikant Joseph Leitner (1864). Die Graduierung sitzt jetzt auf dem Zylinder. Eine Lederkappe dichtet den Stempel besser ab. Und als Clou dieser Konstruktion konnte man die Kanüle abschrauben und umgekehrt in die hohle Stempelstange stecken.

Etwa bis 1890 waren Spritzen (und Medikamente) noch unsteril. Spritzabszesse scheinen bei Einzelinjektionen jedoch selten gewesen zu sein, häufig aber bei wiederholten Einspritzungen und allgemeiner Widerstandsschwäche, besonders bei dem Spritzmißbrauch der Morphinisten. Kane bildet *einen Krankenpfleger ab, der die (!) Spritze des Hospitalarztes zum Eigengebrauch von Morphium stahl, ständig wieder bis zum bitteren Ende. Der Holzstich zeigt ihn kurz vor dem Tode. Sein Körper war übersät mit kleinen und großen Narben, mit roten und blauen, harten und weichen Knoten, Abszessen aller Entwicklungsstadien, Ekchymosen und mit verschieden großen gangränösen Stellen. In den Injektionsgebieten war von der Haut kaum noch ein pfenniggroßer Bezirk intakt geblieben.*

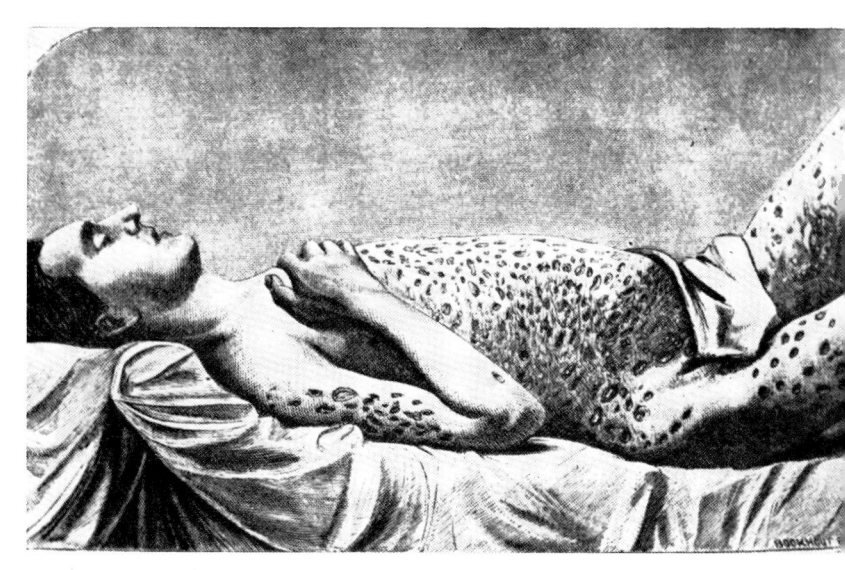

Die letzten Stunden eines Morphinisten · Aus H. H. Kane · 1880
Holzstich

Die Bluttransfusion

Die früheste mir bekannte Abbildung einer Transfusion findet sich bei Scultet-Lamzweerde, 1672. Der sitzende Kranke (1) erhält von einem an einem Strick aufgehängten, mehrfach gefesselten Lamm (2) Blut. Als Verbindung von dem Halsgefäß des Tieres zur Armvene des Menschen (AA) dient ein schlauchförmiges Stück aus getrocknetem Darm, dessen Enden in silberne Mundstücke auslaufen. Ein Arzt (3) überwacht das Einfließen, während auf der anderen Seite ein Chirurg (4) dem Kranken die Ader geschlagen hat und das herausspringende Blut auffängt. Dieser simultane (oder auch präventive) Aderlaß galt als notwendig, da man andernfalls den für ein starres Röhrensystem gehaltenen Gefäßapparat zu überlasten glaubte. — Lamzweerde erwähnt im Text, die erste Transfusion sei 1642 in Deutschland gemacht, er weiß auch, daß in den Ephemeriden 1667 (?) eine Blutübertragung von Hund zu Hund besprochen wird, erkennt aber den Engländern die gründlicheren und umfassenderen Vorarbeiten zu.

Nach der Christopher Wren (1656) geglückten intravenösen Infusion von Arzneistoffen (S. 225) machte er 1663 den Vorschlag der Blutübertragung zwischen Hunden. Nach Überwindung mancher technischen Schwierigkeiten gelang 1666 dem Oxforder Physiologen Richard Lower

Lammbluttransfusion · Aus Scultet-Lamzweerde · 1672 · Kupferstich

228

(1631—1691) die Ausführung dieser Anregung. In seinem „Tractatus de corde" 1669 hat er darüber berichtet. *Da bei einer Verbindung von Vene zu Vene eine gerinnungsbedingte Verstopfung des Röhrchens den Blutaustritt verhindert hatte, leitete er Blut aus einer Arterie des Spendertieres in die Jugularvene des Empfängertieres. Vor der Transfusion war der empfangende Hund soweit entblutet worden, „bis das anfängliche Geheul verstummte und beginnende Krämpfe seine Erschöpfung anzeigten".* Der Versuch wurde von der Royal Society wiederholt, und auch andere Ärzte führten ihn danach aus. Die Nachricht mag wohl in Frankreich den Philosophen und Mathematiker Jean Baptiste Denis 1667 veranlaßt haben, eine Blutübertragung aus der Carotisarterie des Lammes auf den Menschen zu versuchen. Unter Assistenz eines Chirurgen wurde sie bei einem schwerkranken jungen Manne durchgeführt, der sich danach besserte. Der zweite Empfänger war ein gesunder Sänftenträger, der die Transfusion zum Geldverdienen vornehmen ließ; anschließend schlachtete er sich das Lamm und vertat das Geld in einem öffentlichen Hause. Es folgten zwei Transfusionen bei dem Kammerdiener der Madame de Sévigné. Die zweite verlief unter bedrohlichen Störungen wie Schüttelfrost, Schmerzen der Nierengegend, Blutharnen und Nasenbluten. Sein einige Monate später (nach einer dritten Transfusion?) erfolgter Tod wurde der Methode zur Last gelegt und führte zu einem längeren Prozeß der Witwe gegen den Arzt. Der Urteilsspruch begrenzte die Methode auf Mitglieder der Pariser Medizinischen Fakultät. Die Transfusion war in Mißkredit geraten, und in den darauffolgenden Jahren wurde es zunehmend stiller um sie.

Der erwähnte Kammerdiener hatte unter Anfällen von Geistesverwirrtheit gelitten, in denen er seine Frau prügelte. Nach den zwei Transfusionen soll der Mann — vielleicht durch den Schock — eine Zeitlang wie ausgewechselt und ein liebender Ehemann gewesen sein. Das wirft ein kennzeichnendes Licht auf die damaligen Indikationen. Lammblut sollte sanft machen, überhaupt das Blut je nach Tierart den Charakter beeinflussen. Die exaltierte Christina, Königin von Schweden (regierte 1632—1654), schrieb in diesem Sinne ihrem Kanzler, *Schafsblut wäre nichts für sie, doch an Löwenblut hätte sie Interesse. „Wenn ich ein weiblicher Löwe wäre, könnte niemand mich verschlingen"* (zit. nach Bettmann). Auch wollte man durch das Blut von Jungtieren Alternden die Jugend wiedergeben. Wahllos wurden Krankheiten, vor allem Infektionen, in den Indikationsbereich einbezogen, sehr selten die Blutungsanämie.

Die englische und französische Entwicklung ist ohne graphische Spur geblieben. Im deutschen Schrifttum bringt

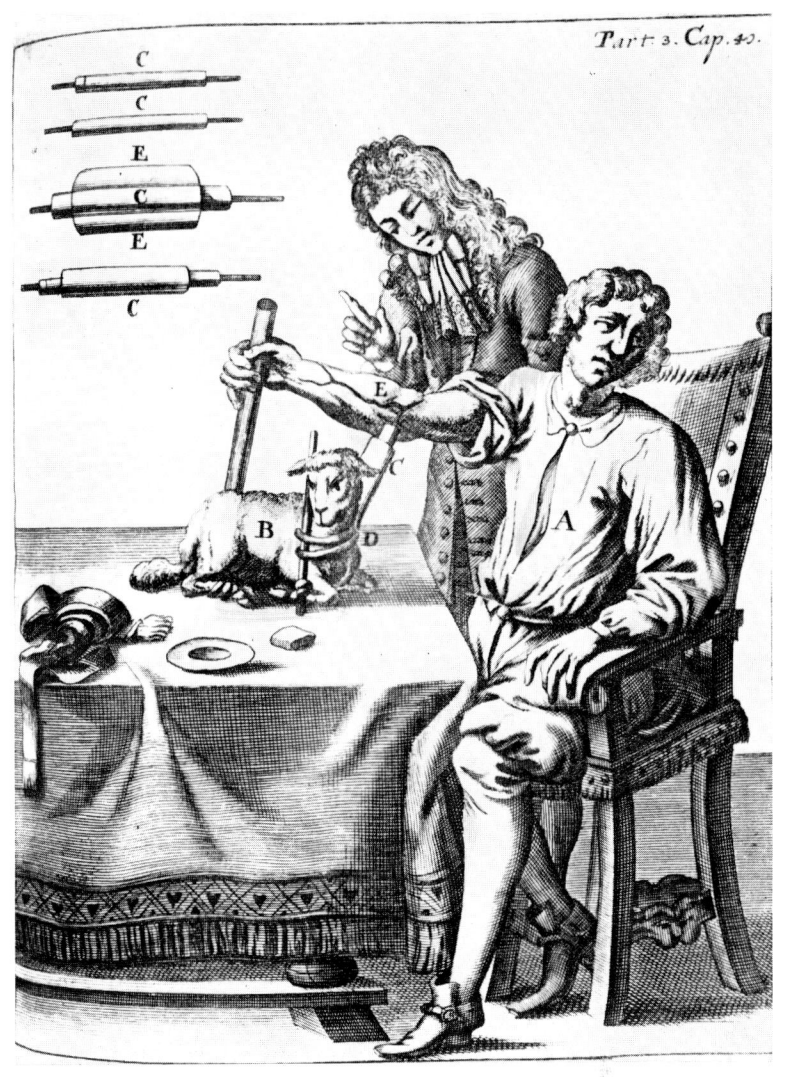

Instrumentar und Durchführung der Übertragung von Lammblut
Aus M. G. Purmann · 1684 · Kupfertafel

Matthäus Gottfried Purmann (1648—1721), ein Feldscher im Heere des Großen Kurfürsten, eine Abbildung in seinem 1684 veröffentlichten Werk „Großer und gantz neugewundener Lorbeer-Krantz der Wund-Artzney". Man stand damals der Tierblutübertragung bereits kritisch gegenüber. *„Die Chirurgia Transfusoria ist zwar vor einiger Zeit auch an Tag kommen und sehr berühmt gewesen; verlieret aber nunmehro sehr an Preisz, denn es gehet übel an und hilft auch wenigen."* Er berichtet von drei eigenen Transfusionen, wobei es zweimal zu einer Verschlechterung kam. — Über die Technik schreibt er: *„Der geneigte Leser [hat] kurz vorher vernommen, daß man zuerst dem Patienten am Arm oder Fuß, welche zwei Oerter insgemein dazu erwehlet werden, eine Quantität Blut herauslässet, an dessen Stelle ebensoviel ander gesund Blut von einem*

229

Lamme, Schaaffe, Kalbe oder jungen Ochsen, wieder hineingeflösset wird, und dieses gehe also zu: Das ein Ende des Instrumentes, wie es beygezeichnete Figur ausweiset, stecket in die geöffnete Ader des Patienten und das andere Ende in die aufgemachte Halsz-Großader des Thieres wol hinein. — Weil leicht zu erachten, daß das Instrument nicht das Blut von dem Thiere ohne Koagulation in des Patienten Ader hinein lieffen und bringen kan, und also dasselbe sich bald stopffen würde, so muß im mittleren Theile desselben eine genügsam weite Hülse von Blech um das Instrument herumgemachet und befestigt werden, damit ohne Schaden desselben sehr heiß Wasser in währender Operation hineingefüllet und also die Koagulation und Dickwerdung des Blutes verhindert werden könne. Alles nach der Anweisung und Lehre, wie es die Kupffer-Tabell ausweiset." — Neu ist dabei die Maßnahme zur Verhinderung der Koagulation. —

Erstaunlicher ist die fünf Jahre ältere Publikation des Nürnberger Arztes GEORG MERCKLIN „Tractatio medico-curiosa de ortu et occasu transfusionis sanguinis", 1679. Die drei Bilder des Titelkupfers bilden außer der üblichen Tierbluttransfusion aus der Beinarterie des Rindes zwei

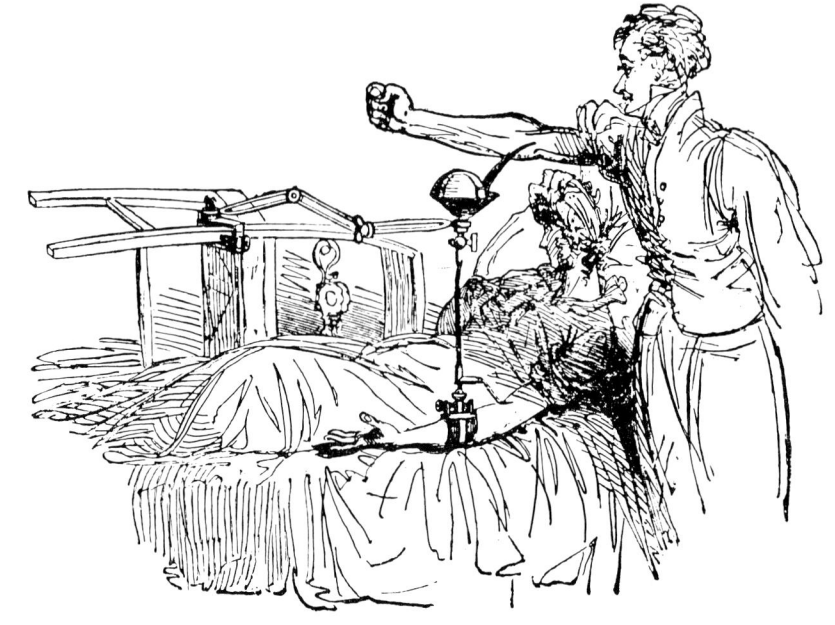

Übertragung mit dem Blundellschen Gravitator · The Lancet · 1829
Radierung

Übertragungen von Mensch zu Mensch ab, wobei der Empfänger im Bett ruht (während er sonst meist sitzt!). Einmal sind Ellenbeugengefäße, das andere Mal Handgefäße miteinander verbunden. Im Text werden die Methoden beschrieben. Die Kubitalmethode stamme von JOHANN DANIEL MAJOR, Professor der Medizin zu Kiel (S. 225), dessen Anweisung zitiert wird. Ihr zufolge *verbindet man nach einem Aderlaß des Empfängers (3—4 Unzen) mit einem Kanülenschlauch die Armvenen der beiden Partner, wonach das Blut aus der gestauten Spendervene in die ungestaute Empfängervene abfließt; etwa 4—6 Unzen lassen sich derart übertragen.* — Initiator der Handmethode sei MORITZ HOFFMANN, sie erfolge im Prinzip analog, doch könne man bei der Kleinheit der Handvenen auf diese Weise nur wenig Blut übertragen. — Nach Text und Bild wurden also bereits im 17. Jahrhundert in Deutschland Transfusionen von Mensch zu Mensch vorgenommen. Dies ist medizingeschichtlich ein völlig neues Faktum. Auch den Autoren der jüngsten historischen Übersichten (ZIMMERMANN und HOWELL, BUESS) war das Werk Mercklins nicht bekannt und daher die erste Übertragung von Menschenblut von ihnen weit später datiert.

Nachdem im ausgehenden 17. Jahrhundert die Transfusion wegen der schlechten Ergebnisse wieder aufgegeben worden war, fiel sie für mehr als hundert Jahre der Vergessenheit anheim. 1802 versuchte der Kopenhagener Hofmedicus PAUL SCHEEL in einem fleißig bearbeiteten Rückblick auf das bisher Geleistete, die Methode neu zu beleben. Sein zweibändiges deutsch geschriebenes Werk stützt sich schon auf 131 Transfusions- und Infusionsbehandlungen. Anscheinend unabhängig von allem Vorausgegangenen hat JAMES BLUNDELL (1790—1877), Physiologe und Geburtshelfer in London, die Transfusion neu entdeckt. Beginnend mit Hundeversuchen erkannte er bald die Unverträglich-

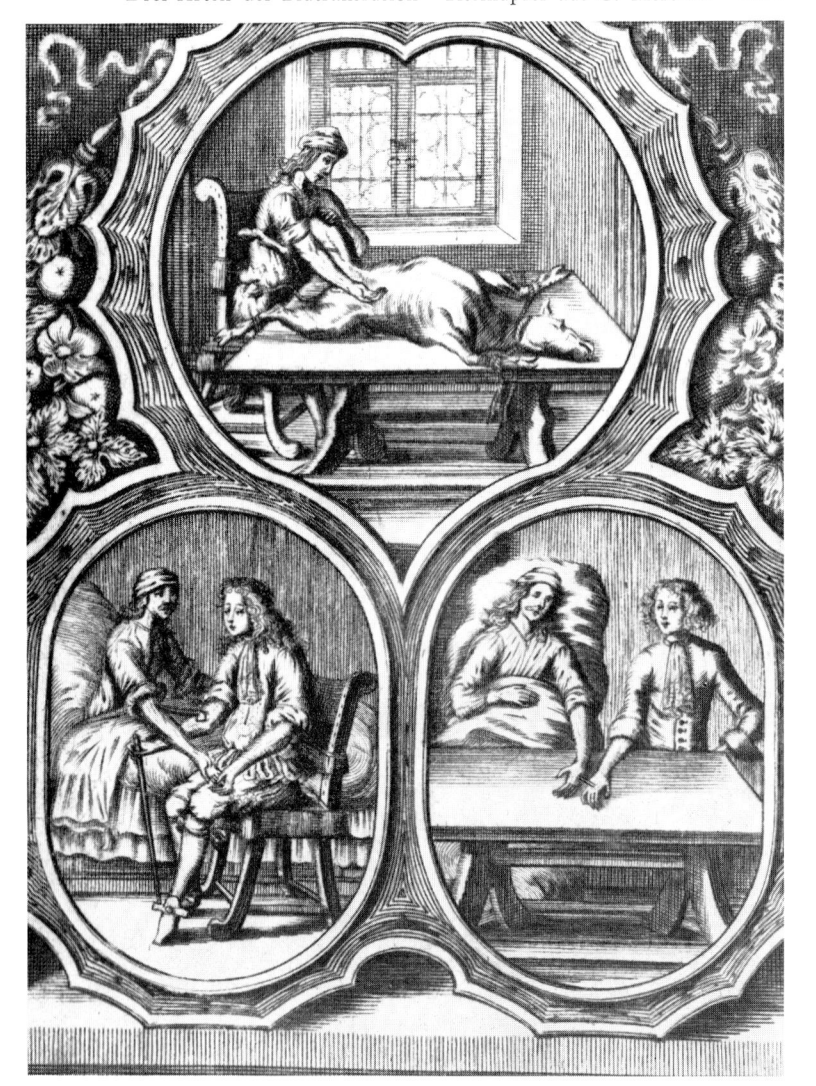

Drei Arten der Blutransfusion · Titelkupfer aus G. Mercklin · 1679

keit des Blutes einer fremden Tierart und folgerte, daß für den kranken Menschen nur menschliches Blut in Frage käme (1818). Er entwickelte verschiedene Apparaturen. Bei dem abgebildeten Gravitator von 1829 wandte er erstmalig den bis heute gebräuchlichen Mehrwegehahn an. Das Spenderblut fließt in einen vom Stativ gehaltenen Trichter und durch den Druck von etwa 50 cm Fallhöhe in die Vene des Empfängers. Eine über dem Zweiwegehahn in das System eingeschaltete Spritze ermöglicht eine exakte Dosierung der Blutmenge. BLUNDELL führte 10 Transfusionen durch, darunter fünf erfolgreiche. Allerdings darf man den ungünstigen Ausgang in den anderen Fällen nicht ausschließlich der Übertragung zur Last legen; die Empfänger waren Schwerkranke.

In Deutschland wurden Menschenblutübertragungen vor allem von Gynäkologen bei anämischen Frauen vorgenommen. Der Bonner Geburtshelfer H. F. KILLIAN (1800 —1863) konnte um 1830 vier ausgebluteten Wöchnerinnen das Leben retten, und der Berliner Geburtshelfer E. A. MARTIN führte um 1860 drei erfolgreiche Transfusionen durch, wobei er einmal selbst als Spender fungierte. LEONARD LANDOIS (1837—1902) zählte bis 1874 insgesamt 347 Transfusionen mit menschlichem Blut, von denen die meisten nur einige Jahre zurücklagen. Also war erst im letzten Jahrhundertdrittel das Interesse an der Methode gewachsen.

LANDOIS weiß aber noch von 129 mit tierischem Blut angestellten Transfusionen zu berichten. Es ist kaum begreiflich, daß diese Übertragungsart sich bis in die 90er Jahre hat halten können, obwohl fast die Hälfte der Landoisschen Aufstellung, nämlich 62 Patienten, unmittelbar oder kurze Zeit danach verstarb. Die Tierblutübertragung wurde vor allem von dem Petersburger Arzt FRANZ GESELLIUS propagiert: *„Die Transfusion des Blutes"*, 1873. Nach seiner aus Tierversuchen gewonnenen Über-

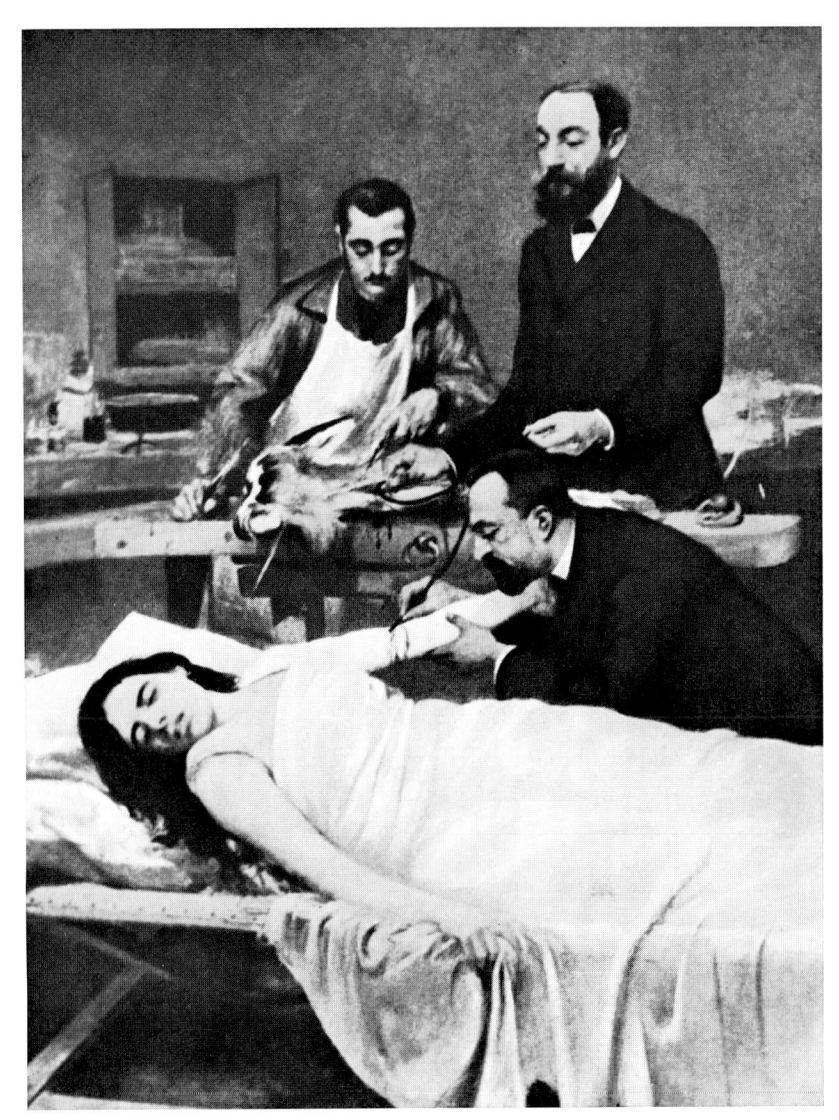

J. Adler · Ziegenbluttransfusion · Ölgemälde, Ausschnitt

Transfusionsröhre · Aus F. Gesellius · 1873 · Textholzstich

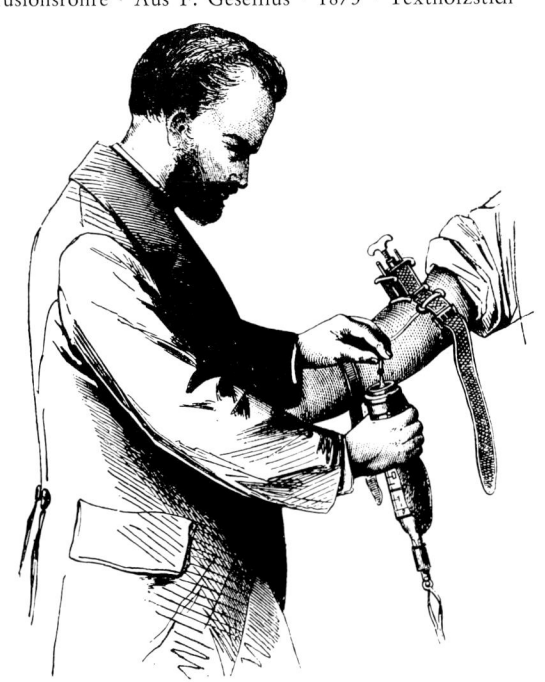

zeugung sei die Übertragung undefibrinierten Blutes von Kälbern und Lämmern auf Menschen unschädlich. Er selber hatte 14 Tierbluttransfusionen durchgeführt und dabei angeblich nur zwei Mißerfolge gehabt. GESELLIUS war apparativ einfallsreich und geschickt, wie der hier wiedergegebene Textholzschnitt seines Buches zeigt. Aus dem gestauten Arm fließt mittels einer besonderen Kanüle Blut in die „Transfusionsröhre", welche ein mit warmem Wasser gefüllter Seidenmantel umhüllt. Nach Füllung wird die Röhre mit einem Deckel verschlossen, dem ein Gummidruckballon beigegeben ist. Mittels Druckerhöhung durch Pumpen wird das Blut durch die Kanüle am unteren Ende der Röhre dem Empfänger zugeleitet.

Wie hoch die Tierbluttransfusion im Kurs stand, zeigt eine Abbildung aus der preußischen sanitären Dienstvorschrift des Krieges 1870/71. Ein Schaf mit freigelegter Carotis sollte auf einem Tornister mitgeführt werden, damit jederzeit eine Blutreserve zur Verfügung stand. Ob eine solche Tierblutübertragung im Kriege vorgenommen wurde, steht dahin. Die Chirurgen sahen die Schafe lieber beim Biwak im Suppentopf. Auf dem Schlachtfeld erfolgte damals auch nur einmal die Übertragung menschlichen Blutes, in den Lazaretten während und kurz nach dem Kriege 37mal.

In der folgenden Friedenszeit propagierte vornehmlich der praktische Arzt Oskar Hasse (1837—1898) die Tierbluttransfusion. Eine seiner Publikationen von 1874 nennt die Zahl von 200 selbst durchgeführten Übertragungen von Schafblut. Man wundert sich, daß die fanatischen, kritiklosen Arbeiten zum Teil in so renommierten Zeitschriften wie Virchows Archiv Aufnahme fanden. Sein Vorgehen war einfach, wie das Bild zeigt: Die systolische Herzkraft drückte das Blut aus der Carotis des Schafes in die Armvene des Spenders. Nach 1880 wurde es wegen mancher Anfeindungen still um Hasse. Wie lange man aber noch Tierblut übertrug, ist nach dem Bild von Jules Adler auszurechnen. Das Album Gonon erwähnt von dem Künstler, daß er es später als 1898, nach einer damals verliehenen Medaille malte. Also war knapp vor der Schwelle unseres Jahrhunderts derartiges noch möglich!

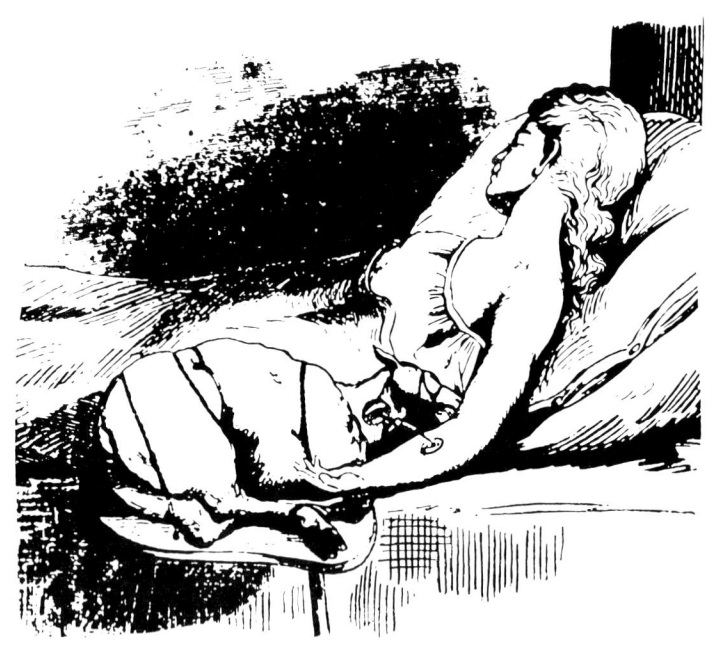

Direkte Schafbluttransfusion · Aus O. Hasse · 1874 · Textholzschnitt

Punktionen

Schon die griechischen Ärzte vermochten die Ergüsse der großen Körperhöhlen zu entleeren. Doch ist die Einordnung der Methode an dieser Stelle gerechtfertigt, da man sie damals nur gelegentlich und sehr primitiv praktizierte. Flüssigkeitsansammlungen im Bauch- oder Brustraum wurden nach dem Einbrennen eines Wandloches mittels Glüheisen (Hippokratiker) oder einer Ätzsubstanz (Thevenin) abgelassen oder auch nach Öffnung der Höhle durch Messerstich (Celsus, Galen). Technik und Indikation der Punktionen wurden im wesentlichen erst in der Neuzeit erarbeitet. Das 17. Jahrhundert fand in dem Trokar das bestgeeignete Instrument. Zunächst nahm man es vor allem für die Bauchpunktion. Diese hieß übrigens bis zum 19. Jahrhundert Paracentese, worunter unser ärztlicher Sprachgebrauch ja den Trommelfellstich versteht.

Von den Paracentese-Darstellungen ist wahrscheinlich die des Germanischen Museums die älteste. Peters datiert diesen deutschen Kupferstich in das ausgehende 16. Jahrhundert. Durch den Einschnitt in der Nabelgegend ist ein rohrartiges Gebilde geschoben. Bei dem Kranken fällt

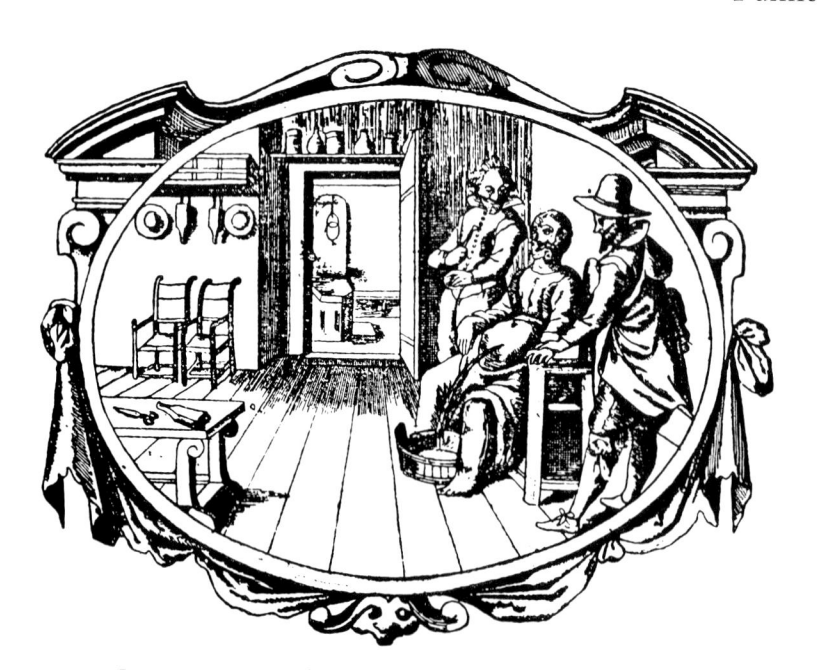

Paracentese · Deutscher Kupferstich des ausgehenden 16. Jahrhunderts
Germanisches Nationalmuseum Nürnberg

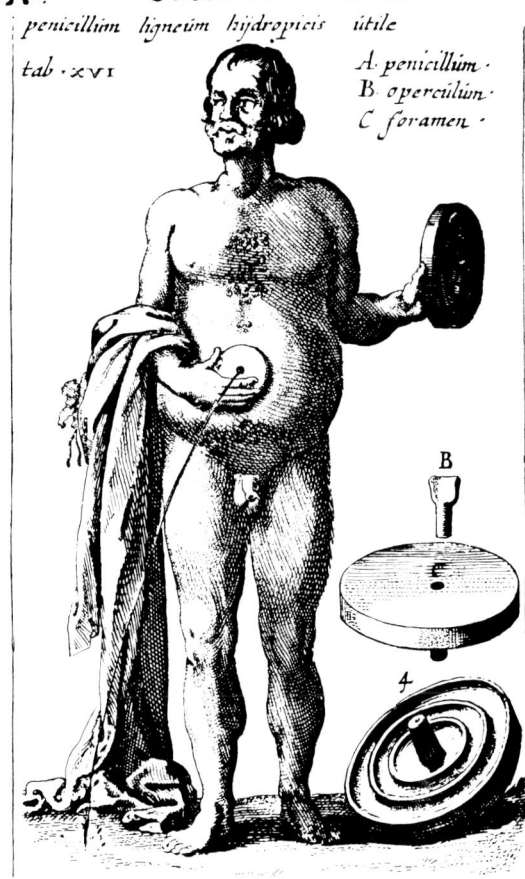

Ablassen von Ascites durch Holzplatte   Aus N. Tulp · 1652
Kupfertafel

außer dem Ascites eine erhebliche Beinschwellung auf. — Die früheste holländische Illustration fand ich bei NICOLAS TULP (*Editio nova* 1652). Die Prozedur ist komplizierter geworden. Ein rundliches Holzstück trägt zentral ein Röhrchen. Dies wurde nach dem Einstich in den Bauchraum geschoben. Der standfeste Kranke des Tulpschen Werkes demonstriert das Herausfließen des Ascites bei aufrechter Haltung, während man üblicherweise dabei saß. Einziger

Ascites-Punktion · Aus Scultet-Lamzweerde · 1672 · Kupferstich

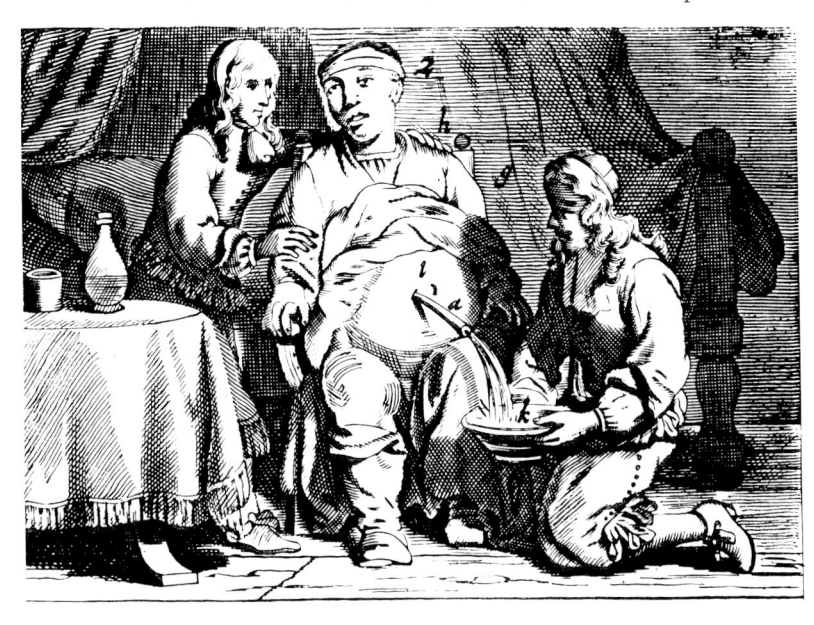

geringer Vorteil des Gerätes: durch den Holzstöpsel B ließ sich der Flüssigkeitsstrom bei Bedarf unterbrechen.

Etwa gleichzeitig erschienen die Werke von SCULTET-LAMZWEERDE *(1672)* und BARBETTE *(1672)* mit Darstellungen der Bauchpunktion. Während aber LAMZWEERDE nur von der „*Pyp*" (a) *spricht, durch die die Ascitesflüssigkeit in das Becken (k) läuft,* bildet BARBETTE oberhalb seiner Krankendarstellung Hohlnadeln und Mandrins, also Trokars, ab. Für ihn bedeuten diese Geräte die zweckmäßigste

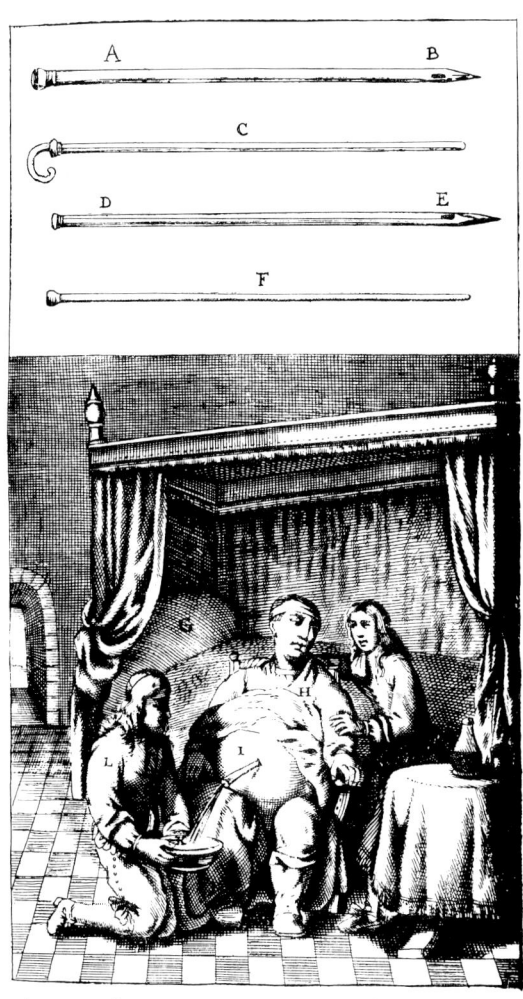

Bauchpunktion und Instrumente · Aus P. Barbette · 1672
Kupfertafel

Möglichkeit zur Entleerung der Bauchhöhle. Dem Sitzenden wurde zur Paracentese der Trokar dicht neben dem Nabel oder unterhalb von ihm in der Linea alba eingestoßen. Die heute übliche Punktionsstelle im Verlauf der Roser-Nélatonschen Linie kam im Beginn des letzten Jahrhunderts auf.

Der Trokar wurde vor dem Eingehen durch Öl geschmeidig gemacht, nach dem Eingriff war bei den niederländischen Ärzten des 17. Jahrhundert ein mit Weingeist getränkter Verband üblich. Bei diesem Vorgehen scheinen Infektionen sehr selten gewesen zu sein. BALTZ (1827) hat *selber den Ascites einer Frau in 14 Monaten 26mal abgelassen, „jedesmal einen vollen Eimer", ohne daß es zu Entzündungen kam.* Er berichtet aus dem Schrifttum des 18. Jahrhunderts von 60, 100, ja 155 komplikationslosen, bei jeweils einem Kranken durchgeführten Punktionen. Extravaganzen durfte man sich allerdings nicht erlauben: um das krampfhaft gesteigerte Sezernieren des Bauchraumes zu dämpfen, spritzten einige Ärzte nach Entleerung des Aszites durch den Trokar Portwein und Wasser zu gleichen Teilen in die Bauchhöhle. *„Allein nach allen diesen Versuchen entstand Entzündung und Brand, und es erfolgte der Tod"* (BALTZ).

Die holländischen Kollegen vor 300 Jahren gingen auch andere Flüssigkeitsansammlungen mit dem Trokar an. DEKKERS (1694) demonstriert die Punktion einer vom Unterbauch auf den linken Oberschenkel übergreifenden zystischen Geschwulst. Wahrscheinlich handelte es sich um eine Dermoidzyste, denn unter I der Abbildung ist ein dreieckiges, knöchernes Gebilde gezeigt, welches aus der Stichwunde herausgezogen wurde. Der Trokar ist mit Dorn (H) und Röhrchen (G) gesondert dargestellt. Begleittext wie Anlage des Bildes lassen die Versiertheit erkennen, mit der man solche außergewöhnlichen Fälle anging.

Zur Pleurapunktion nahm man noch bis zum letzten Jahrhundert außer Trokar (und Spritze zum Absaugen) feststehende Messer oder klappbare (Bistouri). Man wußte um die Gefahr des Lufteindringens in den Pleuraraum und klebte vielfach die Wunde zu. Übrigens war auch der

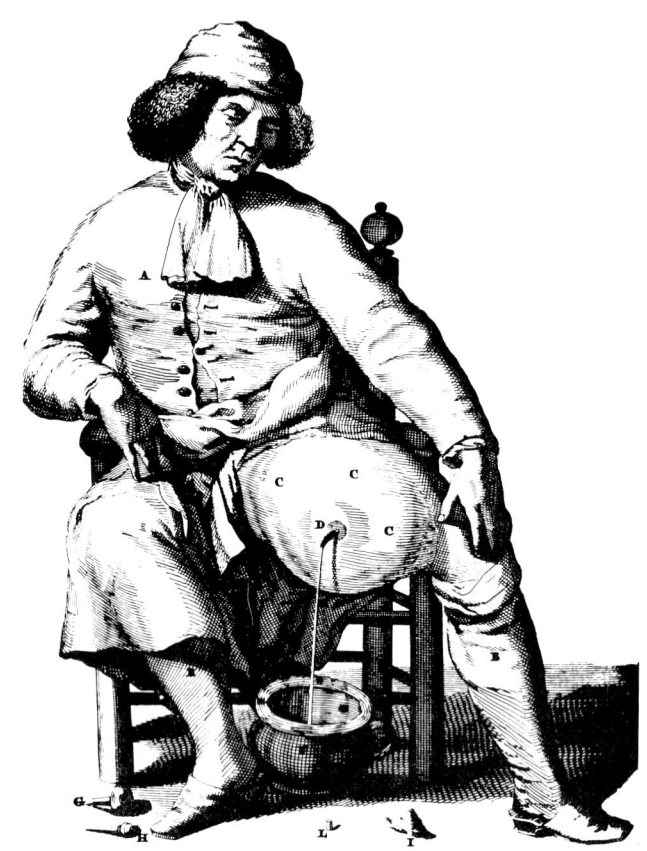

Punktion einer cystischen Geschwulst · Aus F. Dekkers · 1694 Kupfertafel

Pneumothorax mit Hautemphysem bekannt (sogenannte Luft- oder Windgeschwulst). MONRO d. Ä. empfahl 1760, durch zahlreiche Skarifikationsschnitte das Entweichen der Luft aus dem Unterhautzellgewebe zu ermöglichen. Doch nur wenige Kranke besserten sich danach, die meisten verstarben.

Elektrotherapie

Dem Professor der Weltweisheit und Arzneygelahrtheit JOHANN GOTTLIEB KRÜGER in Halle kam 1744 als erstem der Gedanke, elektrischen Strom für Heilzwecke zu nutzen (RIEDEL). *„Durch die Elektrifikation [können] auch in den verborgensten Teilen des menschlichen Leibes Veränderungen hervorgebracht werden."* Er konnte sogar von Erfolgen berichten: *ein Frauenzimmer habe die Lähmung ihres kleinen Fingers in einer Viertelstunde verloren, „da man sonsten an dergleichen Zufällen wohl einige Monate curieren muß".*

Strom erzeugte man damals durch Reibung. Schon THALES VON MILET wußte, daß Bernstein nach Bearbeitung mit einem geeigneten Tuch umliegende kleine Körper an sich zieht; in der Renaissance fand man diesen Bernsteineffekt auch bei anderen Substanzen. Dem Magdeburger Bürgermeister OTTO VON GUERICKE (1602—1686) danken wir außer der Luftpumpe und der Kenntnis des Vakuums die erste Elektrisiermaschine (1660). Eine große Schwefelkugel wurde um eine Achse gedreht und erzeugte bei Berührung Elektrizität. Daß sie auch auf den Menschen über-

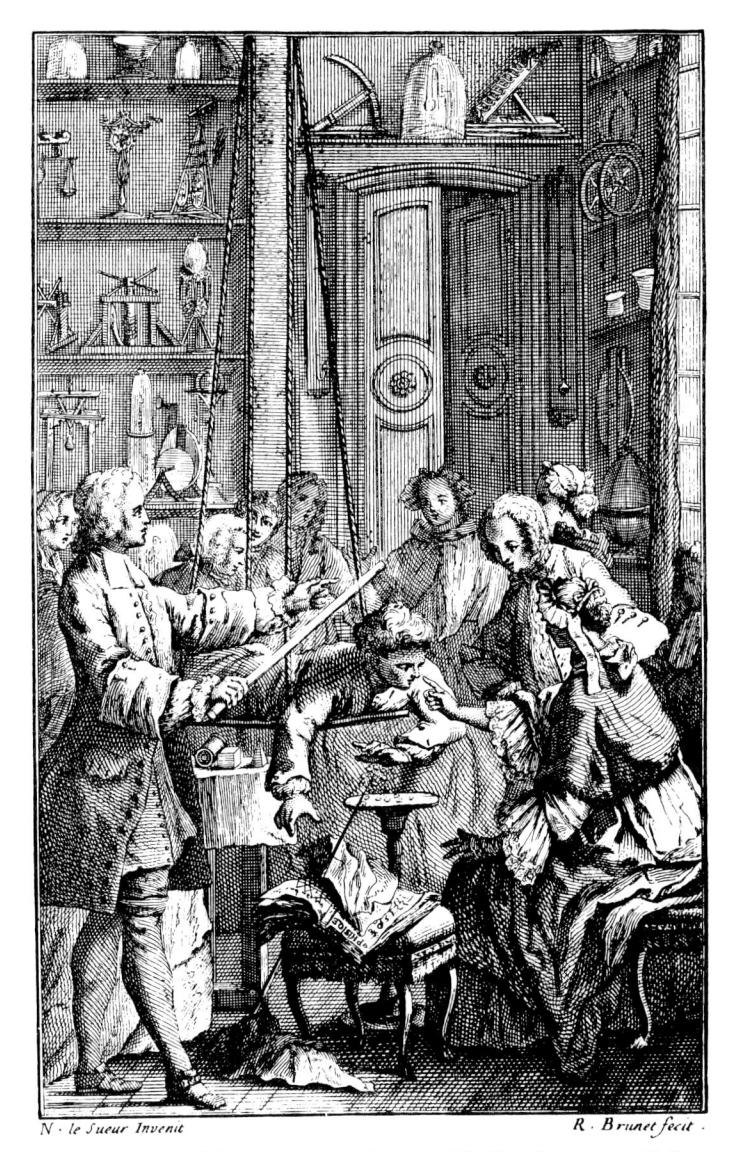

N. le Sueur · Elektrizitäts-Experimente · Titelkupfer aus A. Nollet · 1746 · Wellcome Museum London

geht, hat der Engländer STEPHAN GRAY (1666—1736) gezeigt. 1730 unternahm er ein Experiment, das, später vielerorts wiederholt, hier der ABBÉ NOLLET 1746 einigen Mitgliedern des Pariser Hofes vorführt. Ein Knabe hängt an langen Roßhaarschnüren horizontal im Raum. Wird er — auf dem Stich nicht sichtbar — am Fußende durch eine heftig geriebene Glasröhre elektrisiert, so fliegen bei Annäherung seiner Hände Holundermarkkügelchen oder die Blätter eines Buches straks in die Höhe. Auch entlockt der Zeigefinger einer Zuschauerin seiner Nase einen Funken. Dieser Abbé NOLLET (1700—1770) untersuchte ferner den Einfluß der Elektrizität auf das Wachstum von Pflanzen und Tieren. — Die Leistung der frühen Geräte war naturgemäß sehr beschränkt und wurde erst nach Einführung eines primitiven Konduktors durch den Wittenberger Physiker BOSE (1744) besser, eines Ladungsspeichers, der anfangs aus einem Fernrohrtubus, später aus einem Flintenlauf bestand. BOSE elektrisierte damit zur Erheiterung des kurfürstlichen Hofes eine Kette von 20 Soldaten der wittenbergischen Garnison gleichzeitig.

Der erwähnte Professor KRÜGER hatte mit der Kombination von Reibungselektrisiermaschine und Konduktor gearbeitet, und dieselben Geräte benutzte auch sein Schüler CHRISTIAN GOTTLIEB KRATZENSTEIN. Einer Anregung seines Lehrers folgend, behandelte er mit dem Wunderstrom die Podagra und glaubte, gute therapeutische Erfolge zu beobachten. Mittlerweile waren die elektrischen Geräte verbessert worden. Mit Elektrisiermaschinen, in denen zwei Glasscheiben gegenläufig kreisten, erzeugte man größere Stromstärken und wirkte durch einen kontinuierlichen Funkenstrom auf den Kranken ein. Überdies wurde es mit der Erfindung der Leydener Flaschen (1746) möglich, die Kranken den eindrucksvollen Einzelschlägen einer verstärkten Elektrizität auszusetzen. Auf einer Abbildung von 1752 verfolgen wir die medizinische Anwendung dieser Leydener Flaschen. Drei (mit „m" bezeichnete) stehen am Fußende des Krankenbettes. Der Strom wird von dem Glaszylinder der Elektrisiermaschine teils direkt zu dem rechten Fuß des gelähmten Kranken, teils über die Leydener Batterie zu seinem linken geleitet. Die Unterschrift „Me-

„Anwendung der plastischen Electricität bei Lähmungen" · Aus J. G. Schäffer · 1752 · Kupferstich · Deutsches Museum München

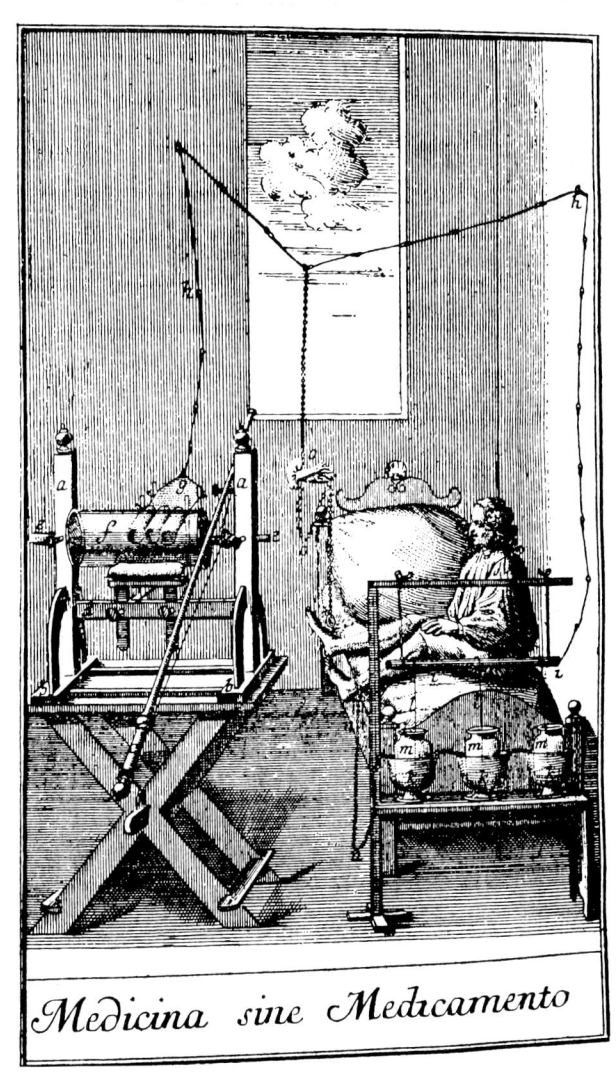

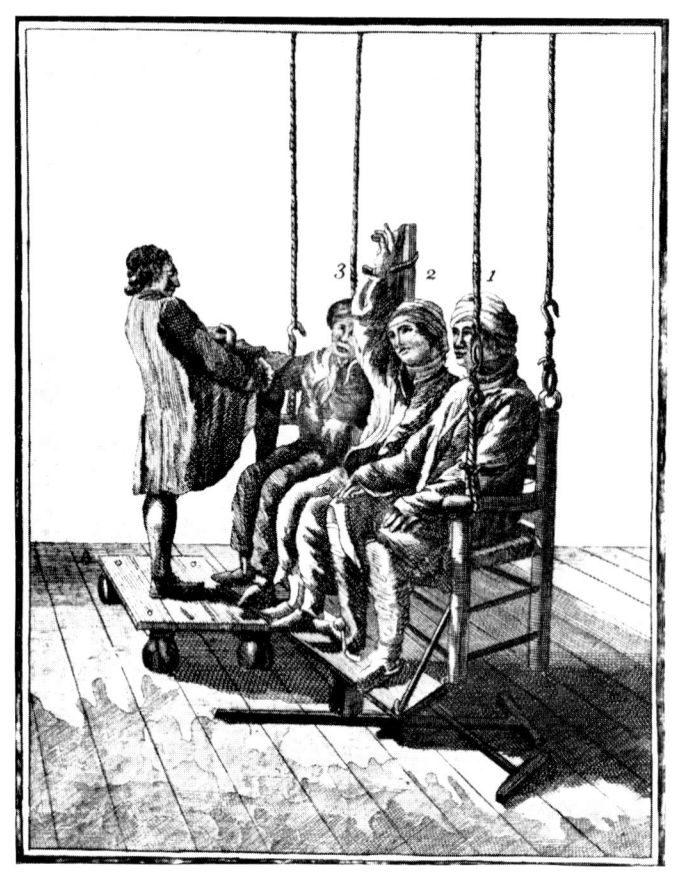

Elektrisieren von Gelähmten · Aus Abbé de Sans · 1780 · Kupfertafel

dicina sine Medicamento" läßt die erhofften Wirkungen erahnen.

„Sicher und vollkommen" wollte auch der ABBÉ DE SANS zu Perpignan *Kranke mit einem Schlagfluß durch die Elektrizität heilen* (Deutsche Ausgabe 1780). Sein Vorgehen erläutert er auf vier Kupfertafeln am Buchende, deren zwei die Krankenbehandlung, die andern die Geräte zeigen. Auf dem einen der idyllisch-rustikanen Therapie-Stiche werden drei Hemiplegiker mit Strom behandelt. Der mittleren Frau ist der gelähmte Arm zur besseren Wirksamkeit des Stromes hochgebunden. Der elektrisierende Abbé ist durch die Glasfüße seines Podestes, die Gruppe der Kranken durch die Aufhängung ihrer Sitzbank isoliert.

Aus dem Werk des Holländers BARNEVELD (deutsche Übersetzung 1787) sei eine Kupfertafel mit zugehöriger Beschreibung wiedergegeben. Die Versuchsperson sitzt auf einem Stuhl, der wie das Fußbänkchen durch gläserne Füße isoliert ist. *„Um nun eine Person mit dem positiven oder negativen Bade zu elektrisieren, hat man weiter nichts nötig, als die* [vorher besprochenen] *Instrumente; und, um zu entdekken, wie stark die elektrische Atmosfäre ist, oder wieweit sie sich erstreckt, verfertigt man sehr leichte Holundermark Kügelchen und hängt sie an drei bis vier Zol langen leinenen Fäden auf. Die Hände IK halten solche Kügelchen: die am nächsten bei der elektrischen Person Befindlichen, sind am meisten von einander entfernt und zeigen dadurch die stärkste Kraft der Atmosfäre an; die in größerer Entfernung von der Person Gehaltenen, haben sich nur eben getrennt und geben dadurch die schwächere Kraft der Atmosfäre, und zugleich ihre weitere Ausbreitung zu erkennen."*

Im Zuge der fortschreitenden Entwicklung fand der Anatom LUIGI GALVANI (1737—1798) den durch chemische Wirkung erzeugten schwachen Gleichstrom, und der Physiker ALESSANDRO VOLTA (1745—1827) konstruierte 1800 als Stromspeicher aus hintereinander geschalteten Metallplatten die „Voltasche Säule". Über Phänomene des galvanischen Stroms erschien 1804 zu Paris ein mit 10 sauber gestochenen Kupfertafeln illustriertes Werk des Bologneser Medizinprofessors JEAN ALDINI (1762—1834), eines Neffen Galvanis. Die meisten Abbildungen beziehen sich auf Tierversuche, teils an abgehackten Rinderköpfen. In gleicher Art wurden, wie hier die Tafel ausweist, Experimente an

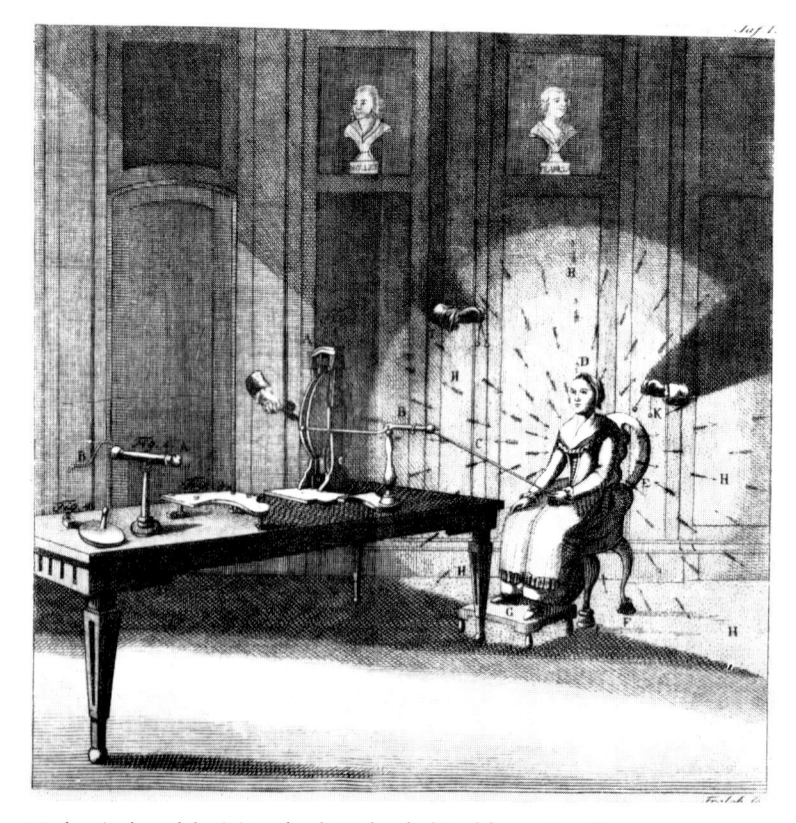

Nachweis der Elektrizität durch Holunderkügelchen · Aus W. van Barneveld · 1787 · Kupfertafel

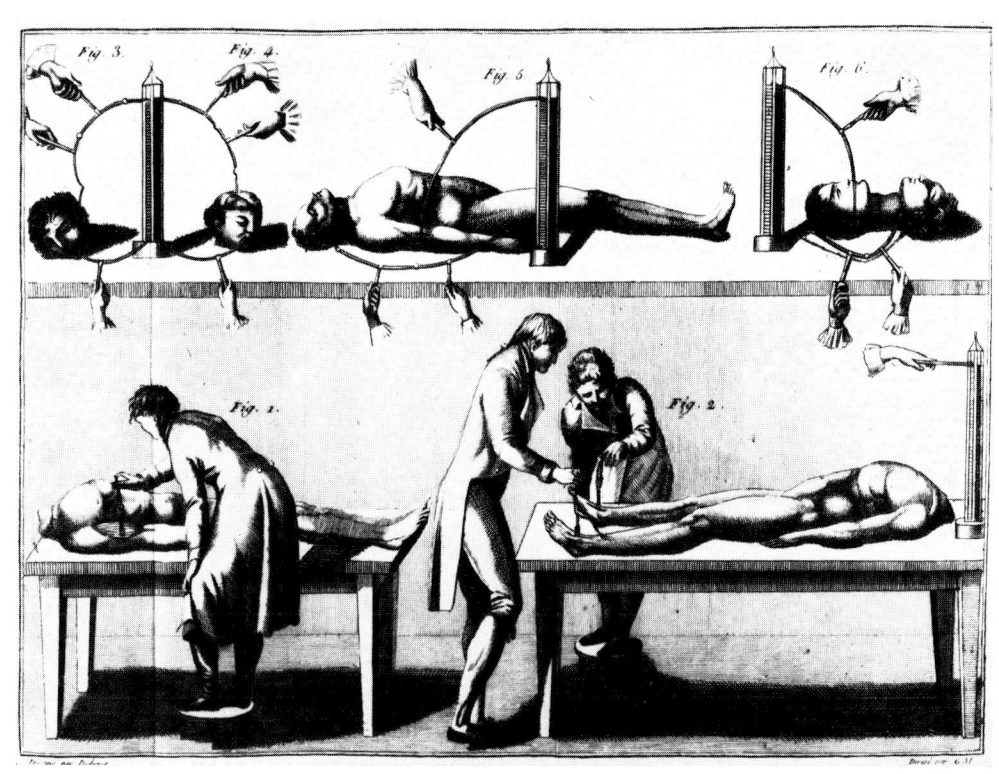

Elektrische Experimente bei
Enthaupteten · Aus J. Aldini · 1804
Kupferstich, Falttafel

Menschen unternommen. Ihre horriblen Begleitumstände waren in der Nachrevolutionszeit nichts Besonderes. Wir stehen am Beginn der empirisch-experimentellen Ära mit ihren unzähligen Versuchen an unbetäubten Tieren. Der Drang nach Erweiterung des Wissens schob Humanität und jedes aufkommende Mitleid beiseite. — ALDINI wollte nach den Tierversuchen den galvanischen Strom betreffende offene Fragen am Menschen studieren. Verstorbene Kranke hielt er für ungeeignet, da er glaubte, daß Krankheiten die Faserstruktur des Muskels zerstörten. „*Es war ein menschlicher Leichnam notwendig, dessen Lebenskräfte nach dem Tode noch im höchsten Grade erhalten waren. Deshalb habe ich mich sozusagen neben das Schafott gestellt, um so aus der Hand des Henkers die entbluteten Körper zu erhalten, die für meine Zwecke einzig geeigneten Subjekte. Mir gereichte zum Vorteil, daß zwei Kriminelle in Bologna enthauptet wurden und die Regierung meine physikalische Wißbegierde verstand. Obwohl ich in meinem physikalischen Kabinett an eine friedlichere Art der Untersuchungen und auch nicht an anatomische Sektionen gewöhnt war, verdrängten die Liebe zur Wahrheit und der Wunsch, etwas Licht in das System des Galvanismus zu bringen, alle meine Bedenken, und ich begann mit den folgenden Versuchen.*"

ALDINI berichtet dann, *wie er am isolierten Kopf des einen Enthaupteten in jedes der mit Salzwasser gefüllten Ohren einen Draht legte. Bei Stromdurchgang kontrahierten sich alle Gesichtsmuskeln, und zwar so unregelmäßig, daß auf diese Weise schreckliche Grimassen verursacht wurden. Dann legte er einen Pol nacheinander auf verschiedene Teile des Gesichtes und erhielt Kontraktionen an der Einwirkungsstelle. Eine halbe Stunde später wurde ihm der Kopf des zweiten Kriminellen gebracht, an dem er analoge Untersuchungen mit demselben Ergebnis durchführte. Dann prüfte er nach den Prinzipien Galvanis die Wirksamkeit der „Flüssigkeitsbrücke". „Die beiden Köpfe wurden horizontal so gegeneinander auf den Tisch gelegt (Fig. 6), daß sie nur durch die geringe ausgetretene Feuchtigkeit verbunden waren. Befestigte man dann den einen Pol der Säule an dem rechten Ohr des einen Kopfes, den anderen an dem linken Ohr des zweiten Kopfes, so grimassierten — es war sonderbar, ja unheimlich zu sehen — die beiden Köpfe gegeneinander in fürchterlicher Weise. Einige der Zuschauer, die das nicht erwartet hatten, erschraken auf das heftigste."* Weiterhin prüfte der wissensdurstige ALDINI die Reaktion der inneren Anteile des Gehirns auf elektrischen Strom und verfolgte nach Stromstößen an den (kopflosen) Körpern die Kontraktion der Muskelgruppen.

Die Methode zur „*Heilung der unterdrückten monatlichen Reinigung*" wird durch eine Abbildung des 18. und eine des 19. Jahrhunderts dokumentiert. Die Kranke sitzt auf einem mit Glasfüßen isolierten Stuhl. Die Spitze der

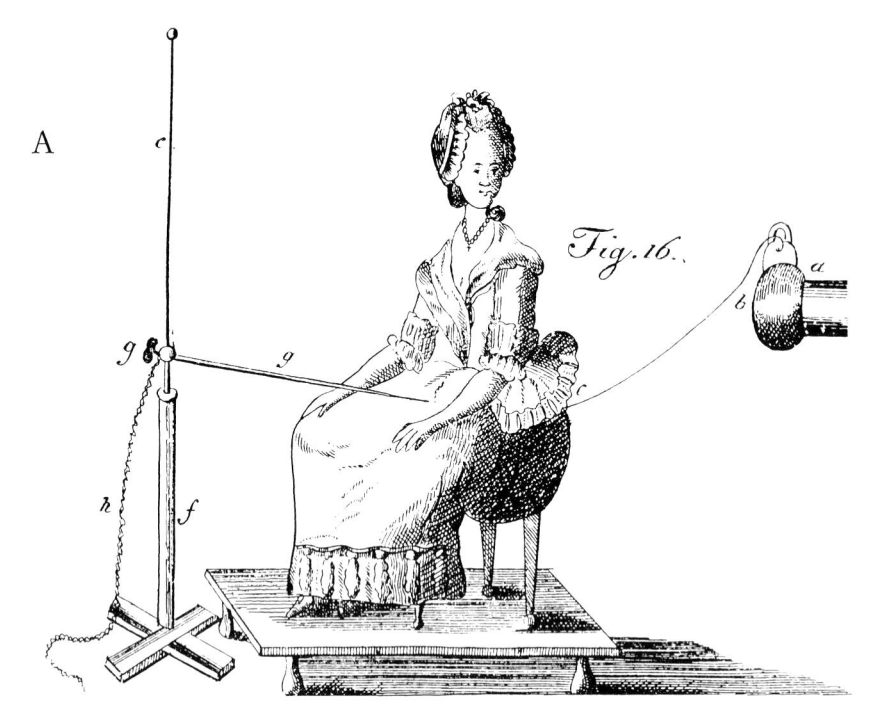

Elektrische Unterleibsbehandlung

A: „Heilung der unterdrückten monatlichen Reinigung"
Aus K. G. Kühn · 1785 · Kupfertafel

B: Unterleibs- und Extremitätenbehandlung mit elektrotherapeutischem Inventar
Aus Dictionaire des Sciences médicales · XI, 1815

einen Elektrode zeigt auf die Gebärmutter, den Sitz der Krankheit, die andere geht zum Gesäß. In den zwischen den Bildern liegenden 30 Jahren hat sich nicht die elektrische Anordnung, wohl aber die Kostümierung sowie die wissenschaftliche Haltung geändert. Der Reifrock wich der ungeschnürten lockeren à la Grecque-Mode. Kennzeichnend spiegelt sich der geistige Wandel im Darstellungsstil. An die Stelle verspielter Schraffuren trat die nüchterne Klarheit des Linienstichs.

Eine Zeitschriften-Illustration um 1890 möge die Serie beschließen. Während der raschen Entwicklung der Neurologie in der zweiten Hälfte des 19. Jahrhunderts hatte die Elektrotherapie ihre höchste Blütezeit. Die Hoffnung, jede Lähmung durch Galvanisieren günstig beeinflussen zu können, führte zu einer weiten Verbreitung der noch recht primitiven Einrichtungen. Das elektrotherapeutische Kabinett, das J. M. CHARCOT in der Salpêtrière nach dem damals letzten Stande der Technik hatte einrichten lassen, beherrschen noch großdimensionierte Glasplatten-Elektrisiermaschinen. In dem wiedergegebenen Nebenraum wurden zahlreiche Gelähmte — stationäre und ambulante Patienten — auf isoliertem Podest mit dem heilkräftigen Strom traktiert.

Elektrisierraum in der Salpêtriére · Um 1890 · Holzstich
Zeitschriftenillustration · Medizinhistorisches Institut Zürich

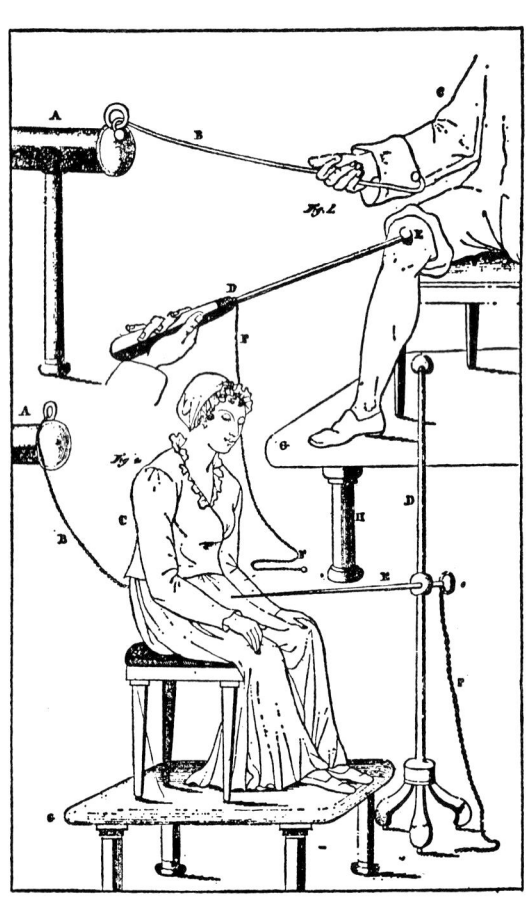

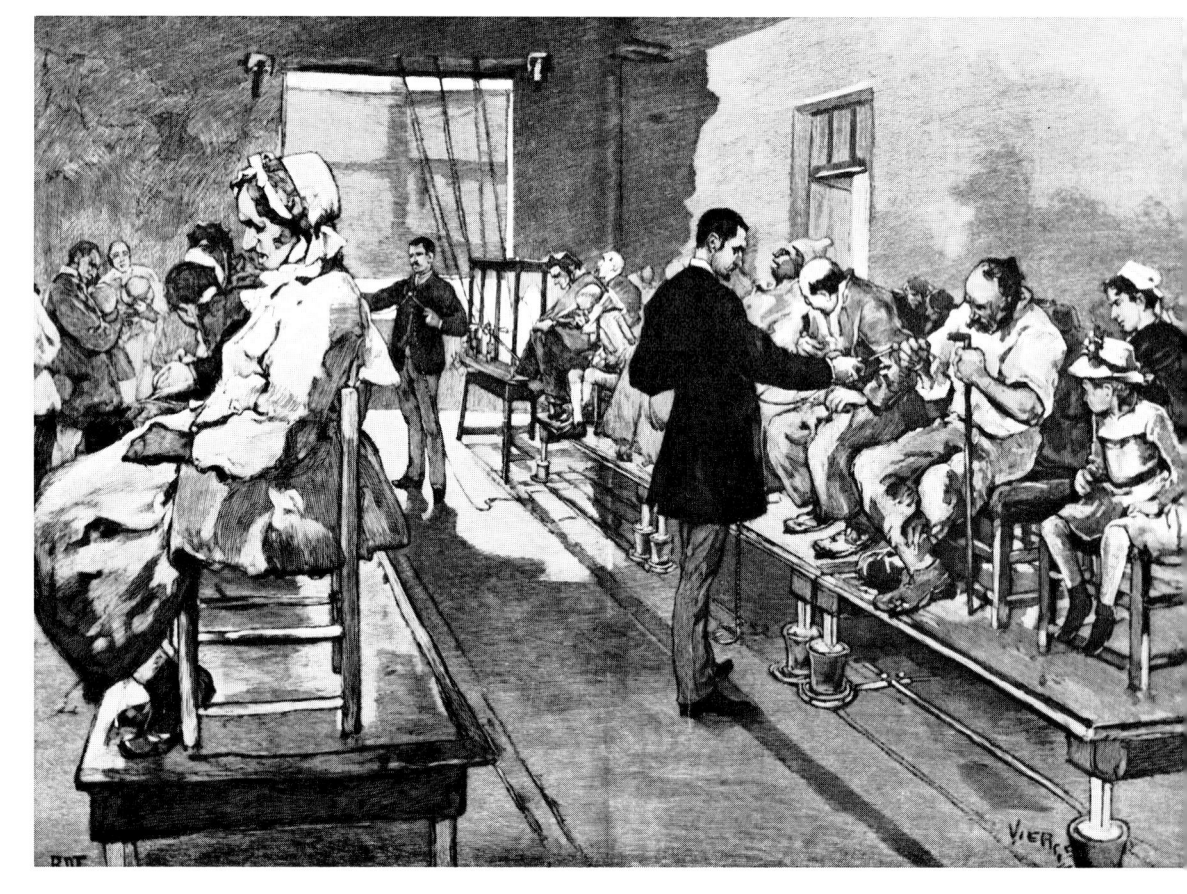

Krankheiten der Bewegungsorgane

Gelenkrheumatische Erkrankungen

Den Begriff „Rheumatismus" hat BALLONIUS (GUILLAUME DE BAILLOU, 1538—1616) eingeführt und zu umgrenzen versucht. In seinem — posthum 1642 in Paris verlegten — „Liber de rheumatismo" faßte er darunter *„die herumziehenden Schmerzen der äußeren Körperteile, namentlich der Gelenke und Muskeln"* zusammen. Schmerzen der äußeren Gelenke verursacht auch die Gicht. Daher wurde sie noch längere Zeit den rheumatischen Erkrankungen zugerechnet, obwohl bereits THOMAS SYDENHAM (1624 —1689) sich um eine differenzierende Trennung bemüht hatte. Während aber in Bildern des Barock die Gicht vielfach auftaucht (S. 172 ff.), fehlen die rheumatischen Veränderungen dort merkwürdigerweise fast gänzlich; dabei waren sie in jener Zeit ebenfalls verbreitet. Was dann das 19. Jahrhundert an wissenschaftlichen Illustrationen bringt, ist hier in einigen Beispielen gezeigt, denen die Krankheitsnotizen beigefügt sind. Bilder und Berichte erschüttern. Dank einer wirksamen Therapie gehören ja derartige qualvolle Verläufe und desolate Endzustände kaum noch in unseren Erfahrungsbereich.

Vorausgeschickt sei die 1694 von RICHARD MORTON (1637—1698) gegebene erste genauere Kasuistik. *„Die 18jährige Jungfer COVERT fiel in ein dauerndes Fieber, welches von einem intermittierenden gefolgt war, das 11 oder 12 Monate anhielt. Während es langsam verschwand, zeigte sich ein humoroser Rheumatismus. Wenn auch Fieber und Rheumatismus im Laufe der Zeit irgendwie überwunden wurden, blieb die arme Jungfer stets hektisch, hustend, kurzluftig, sehr ausgemergelt und so blaß, als wäre kein Blut in ihr. Überdies waren die Sehnen ihrer Muskeln fast alle durch eine widernatürliche Dicke und Härte versteift, Siegeszeichen des früheren Rheumatismus, so daß alle Gelenke — nicht nur die der Hände und Füße, sondern auch die größeren — fast völlig zu ihrem Amte unfähig waren oder es nur unter Schwierigkeiten und Schmerzen verrichten konnten. Immer blieb sie an Stuhl oder Bett gefesselt. Dennoch wurde sie zu manchen Zeiten von wandernden und ziehenden spasmodischen und furchtbaren Schmerzen geplagt, die auf und ab und besonders in die Brust zogen, und irritiert durch hysterische Schwächezustände sowie wiederkehrende Fieberstöße. Zu all diesen Symptomen, zu Siechtum und Schwäche kam ein Schwinden der Monatsflüsse. Will mir scheinen, daß der Gesamtaspekt ihres Körpers dem eines heftig Skorbutischen glich. Ein wahrhaft sehr bedauernswerter Fall."* Ein bildliches Äquivalent dazu findet sich in der Monographie von A. BONNET (1845). Es ist die Umrißzeichnung eines jungen, von der chronischen Infektion bis auf Haut und Knochen abgezehrten Menschen. Das rechte Knie versteifte spitzwinklig, und das Bein liegt in seiner ganzen Länge auf seiner Außenseite. BONNET verdanken wir die erste umfassende zwei-

Gelenkrheumatismus mit rechtsseitiger Kniegelenksversteifung
Aus: A. Bonnet, 1845 · Lithographie

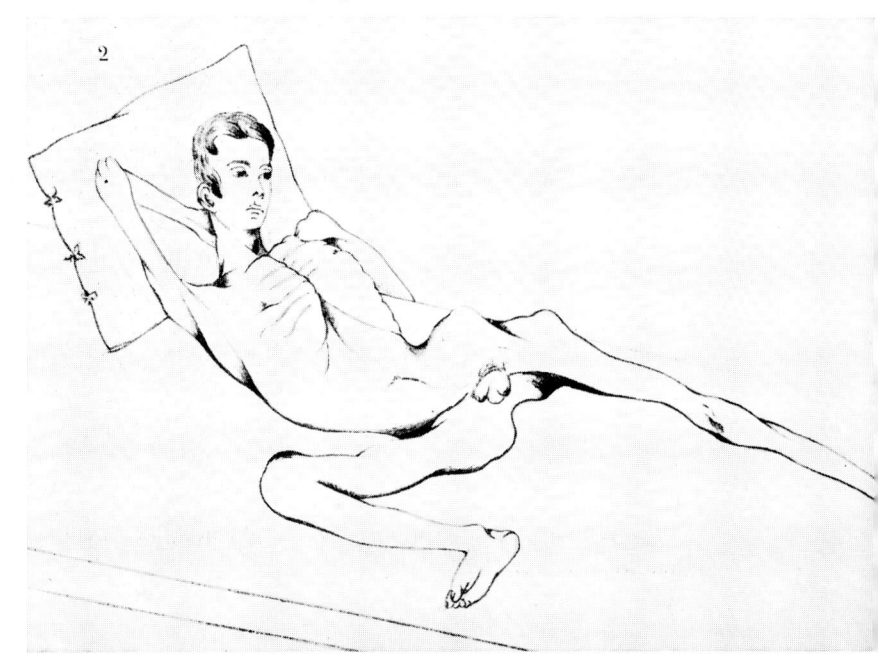

Exsudative Form der Polyarthritis · Hutchinson · Archives of Surgery, Bd. V. · Holzstich

bändige Monographie: „*Traité des maladies des articulations*" (Paris, Lyon 1845). Die Abbildungen — 68 Darstellungen auf 16 Tafeln — bringt ein großformatiger Atlas gesondert. Nur 5 dieser recht steifen Illustrationen zeigen Bildnisse von Kranken, andere orthopädische Apparate, die allermeisten pathologisch-anatomische Präparate, vor allem durch Injektion aufgeblähte Gelenke.

Die weitere Bilderfolge ist nach Krankheitsformen orientiert; an Beispielen werden die exsudative und die ankylosierende Verlaufsform gezeigt und abschließend charakteristische Verformungen der Hände. — Das Erscheinungsbild der heute in diesem Ausmaße unbekannten exsudativen Form sei durch zwei Illustrationen und durch die Krankheitsdaten zum Falle SUCKLING (1890) untermalt. *„Der 33jährige Hausierer wurde während der letzten 9 Jahre von Zeit zu Zeit im Hospital behandelt. Seine Krankheit begann mit einer heftigen, vier Monate dauernden Attacke von rheumatischem Fieber. Er erholte sich und blieb für ein Jahr relativ beschwerdefrei. Danach traten Schmerzen und Schwellungen der Knie- und Fußgelenke auf, welche trotz 3monatiger Hospitalbehandlung nicht mehr ganz schwanden. Einige Zeit später wurden Fingergelenke und Ellenbogen der re. Hand und das Jahr darauf die entsprechenden linksseitigen Gelenke betroffen. Bei der Krankenhausbehandlung jeweils mäßige Besserung, nach Entlassung baldiger Rückfall. Die Muskeln schwanden in den letzten 2, 3 Jahren fast völlig. — Der extrem abgemagerte und anämische Patient erscheint jünger als es seinem Alter entspricht. Fast jedes Gelenk des Körpers ist stark geschwollen und durch Flüssigkeit auseinander gedrängt und in allen ist Krepitieren nachweisbar. Obwohl neurologische Störungen sich nicht nachweisen lassen, sind die Gelenke bemerkenswert schmerzfrei. Der Patient kann stehen und gehen."* Trotz Behandlung, u. a. mit Chinin, Lebertran und einem Salizylpräparat, erfolgte keine Besserung.

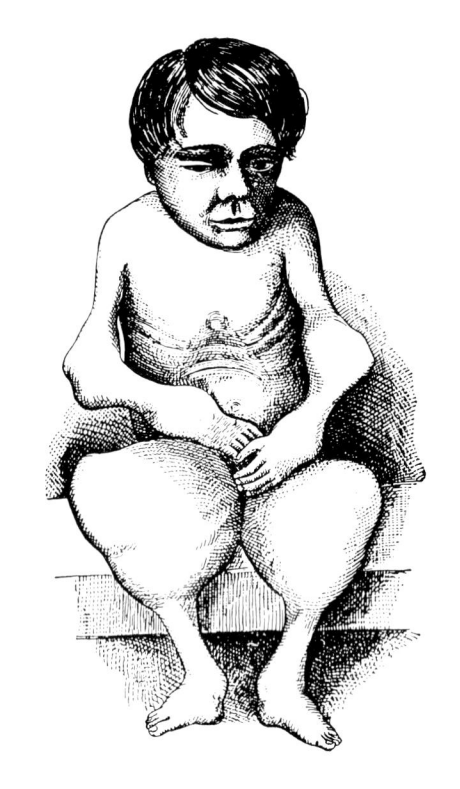

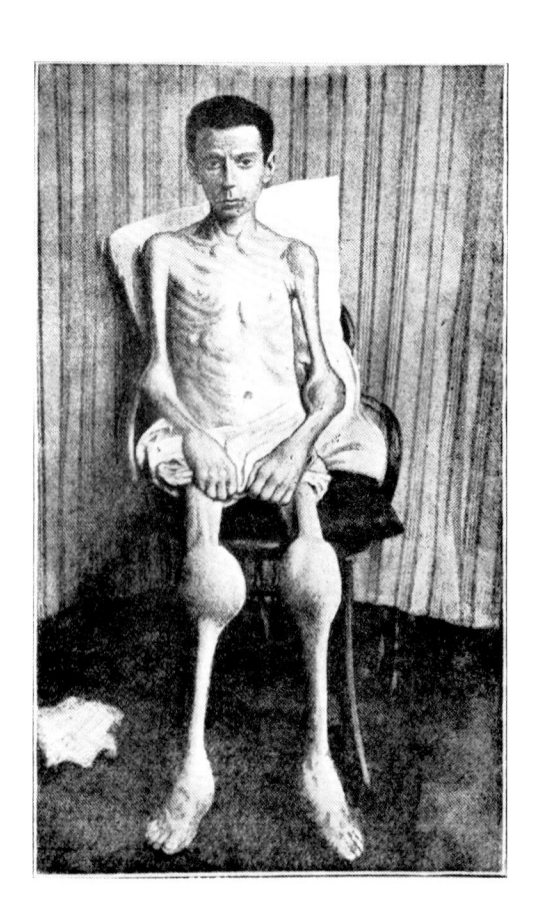

Exsudative Form der Polyarthritis · C. W. Suckling · Illustrated med. News · 1890 · Photographie

Chronische ankylosierende Polyarthritis · Aus G. Gould und W. Pyle
1901 · Holzstich

Mit zwei Bildern sei auch die ankylosierende Verlaufsform veranschaulicht. *Bei dem bärtigen Manne* (GOULD und PYLE entnahmen sein Bild dem Internat. Journal of Surgery 1889) *begann die Krankheit im 17. Lebensjahr, hatte in 10 Jahren sämtliche Körpergelenke betroffen und verließ ihn nach weiteren vier Jahren. Er war zwar schmerz- und fieberfrei, aber (bis auf die Finger und Zehen) in allen Gelenken völlig versteift.* — Den Cursus morbi der 17jährigen Wienerin hat A. WEILL mitgeteilt. *Julie Reiter erkrankte vor 9 Jahren mit Schmerzen und Schwellungen der Gelenke und war etwa 3 Monate lang völlig unbeweglich. Lange Jahre wohnte sie mit ihren Eltern in einer kalten und sehr feuchten Kellerwohnung. Dann wechselten längere schmerzhafte rheumatische Schübe mit schmerzfreien Intervallen ab. Zuerst wurden die größeren, dann die kleinen Gelenke befallen und verdickten periartikulär. Nach vielfachen, doch erfolglosen Behandlungen in Hospitälern von Wien und Budapest, versuchte sie 1889 ihr Glück im Pariser Hôpital Rothschild. Sie konnte damals weder sitzen noch gehen, sondern sich nur kümmerlich stehend aufrecht halten. Die Gliedmaßen wirkten wegen der beträchtlichen Muskelatrophien wie vertrocknet. Alle Gelenke waren mäßig geschwollen. Es bestanden Kontrakturen in Ellenbogen und Schultergelenken, Ankylosen in Hüft- und Kniegelenken; nur die Hand- und Fußgelenke ließen sich genug bewegen.* — *Unter der Behandlung mit täglichen Lebertrangaben, Elektrisieren und zweitäglichen Schwefelbädern war trotz monatelanger Bemühungen der Erfolg höchst mäßig. Bei der Entlassung konnte Julie nur an Stöcken ein wenig gehen.*

Die Tafel der Handveränderungen entstammt dem englischen Standardwerk der Jahrhundertmitte, R. ADAMS: „A treatise on rheumatic gout", London 1857. Dazu die Legende: „Rechte Hand eines Erwachsenen mit schwerer

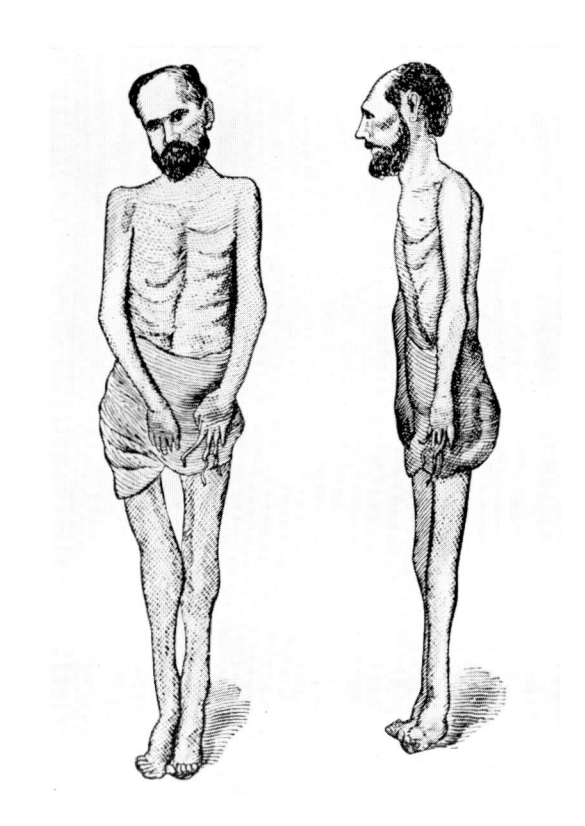

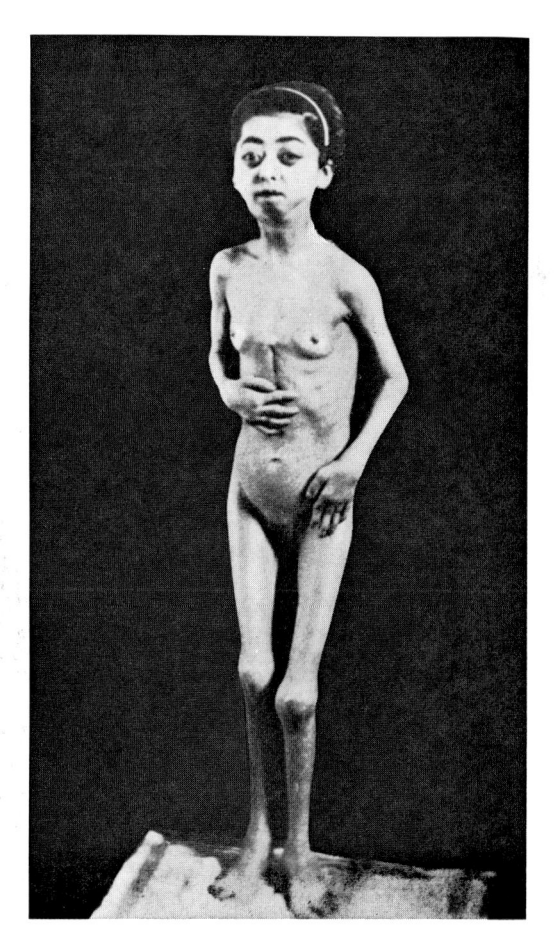

Chronische ankylosierende Polyarthritis · Nouvelle Iconographie · 1889

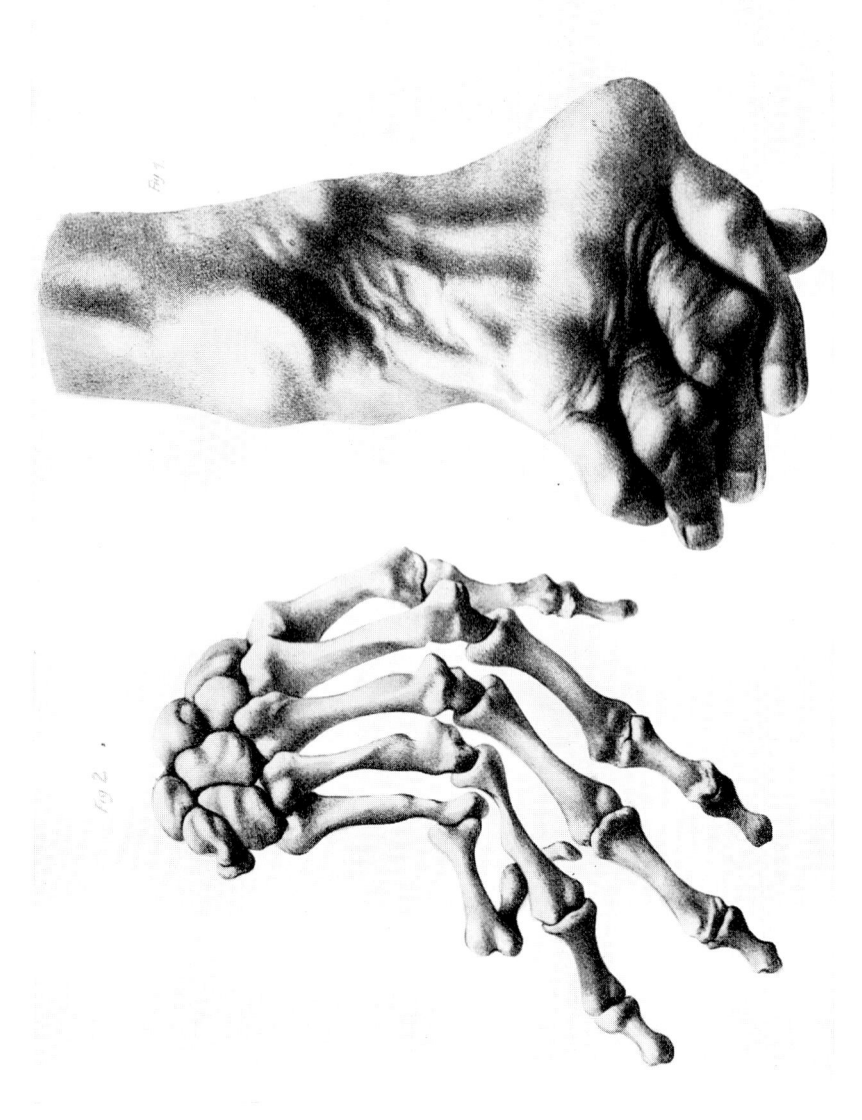

Polyarthritis. Die Prominenz des Köpfchens des ersten Metacarpale kommt deutlich heraus, und der scharfe Gelenkwinkel dieses Knochens gegen die Daumengrundphalanx ist gut sichtbar und auch die Vergröberung der Knochen und die Ulnarabduktion der Hand. Die Basis der Grundphalanx des 5. Fingers ist teilweise nach vorn subluxiert. Der Gewebsschwund des Handrückens, die deutliche Prominenz der Extensorensehnen sowie das charakteristische Aussehen des Handgelenkes — alles ist deutlich gezeigt. Die linke Hand des Kranken war ähnlich betroffen. ... Figur 2 zeigt die Hand einer Frau, die jahrelang unter chronischem Rheumatismus aller Gelenke litt und die 33jährig an einer akuten Larynxinfektion starb." Bemerkenswert, aber nicht neu ist die Gegenüberstellung von klinischem und morphologischem Befund. Erstmalig finden wir sie in dem großartigen Atlaswerk (1828—1842) von CRUVEILHIER, doch mit einem standpunktbedingten Unterschied. Den Anatomen interessierte die Veränderung jedes einzelnen der Knochen, und diese stehen (bis auf die der Handwurzel) in der Zeichnung isoliert. Der Kliniker ADAMS sieht trotz aller pathischen Einzelprozesse zuerst die funktionelle Einheit und beläßt die Knochen daher in ihrem räumlichen Beieinander.

Derartige Handdeformierungen mit einer ulnaren Abduktion der Finger, der coup-de-vent-Abbiegung der Franzosen, beobachten wir heutigentags noch in derselben Weise, wie sie auf der besprochenen oder auch einer weiteren Abbildung von ADAMS gezeigt sind. Ich habe auch diese zweite Lithographie hier aufgenommen, denn mir ist nichts Gleichwertiges bekannt hinsichtlich der zeichnerisch großartigen Wiedergabe der knotenverformten Hand mit ihrer runzelig-atrophischen, im Schräglicht sich plastisch aufwerfenden Haut.

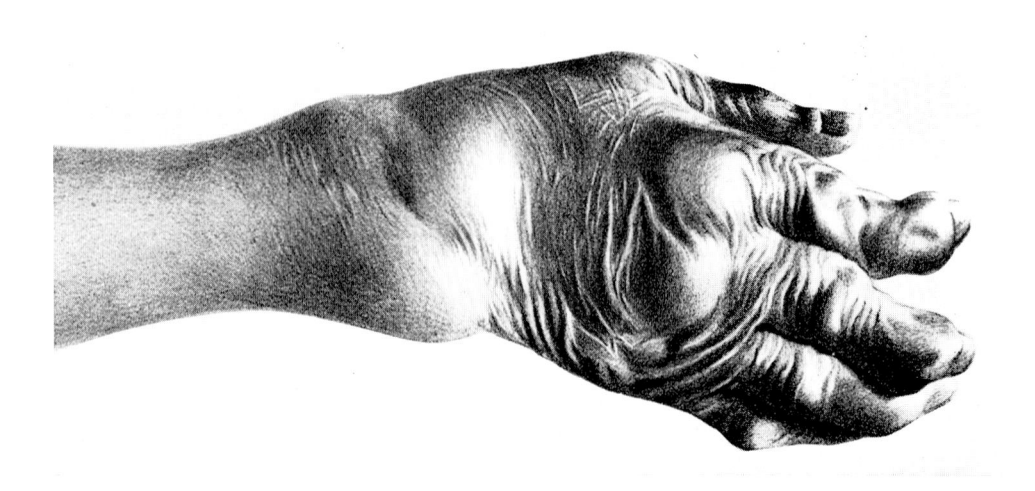

Hand und Handknochen bei chronischer Polyarthritis
Aus: R. Adams, 1857 · Lithographie

Hand bei chronischer Polyarthritis
Aus: R. Adams, 1857

Dagegen wirken die Handbilder aus dem Werk von J. M. CHARCOT nicht nur räumlich flacher, sondern widersprechen auch der heutigen klinischen Erfahrung. Bei den Händen Nr. 1 und Nr. 3 dürfte die Subluxationsverschiebung der Phalangen übersteigert gezeichnet sein. Aus dem Zeigefinger von Nr. 3 hat der Zeichner fast eine ringelnde Schlange gemacht!

Zum Abschluß eine betont didaktische Bildserie der Jetztzeit, die aus einem Studenten, Schwestern und praktische Ärzte ansprechenden Buch von CLARK-KENNEDY („Medicine in its human setting") stammt. In ihm wurden erfundene, typische Krankengeschichten vom „Medical Artist", SYLVIA TREADGOLD illustrativ verdeutlicht. Die Bilder bringen nicht nur äußere Veränderungen, sondern versuchen Bewegungsvorgänge sowie durch Gestik auch Schmerzen darzustellen. Die vier Bildchen veranschaulichen die *Manifestationen eines Infektes mit haemolytischen Streptokokken. Achtjährig acquirierte die kleine Mary Smith eine Angina follicularis (Fig. a) und erkrankte danach mit einem rheumatischen Schub unter Schwellung und Schmerzen im rechten Knie- und Knöchelgelenk (Fig. b). Fünf Jahre später zeigte sich eine Chorea minor (Fig. c). Weitere elf Jahre danach dekompensierte eine bei dem rheumatischen Infekt erworbene Mitralstenose, hier an den Beinödemen deutlich gemacht (Fig. d).* In dem Werk ist als „Early Handicap" die hier stichwortartig gegebene Krankengeschichte der kleinen Mary auf 13 Seiten flüssig und unbelastet von wissenschaftlichem Tiefgang erzählt.

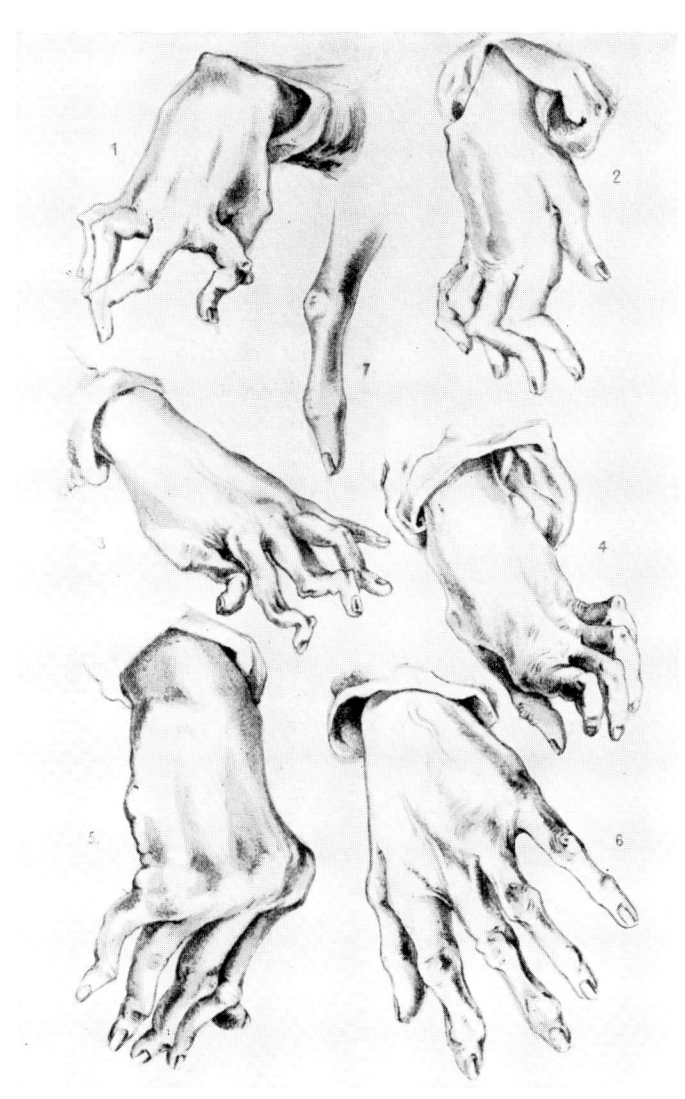

Handdeformierungen bei chronischer Polyarthritis, z. T. mit Heberdenschen Knoten · Aus: J. M. Charcot, 1886 · Lithographie

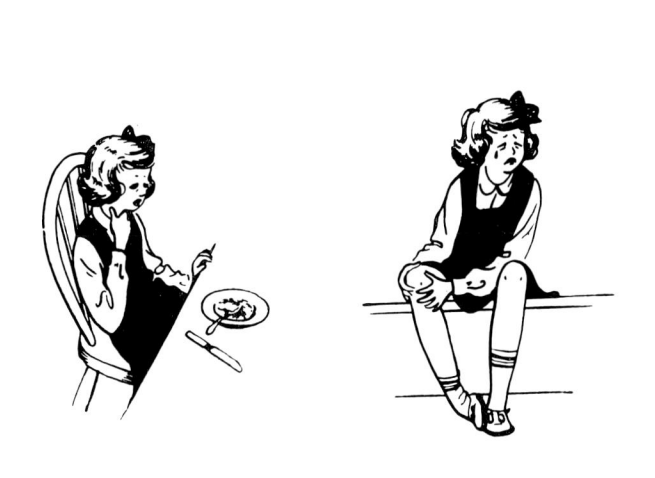

S. Treadgold: Manifestationen des rheumatischen Infektes
Zeichnungen aus: A. E. Clark-Kennedy · Um 1955

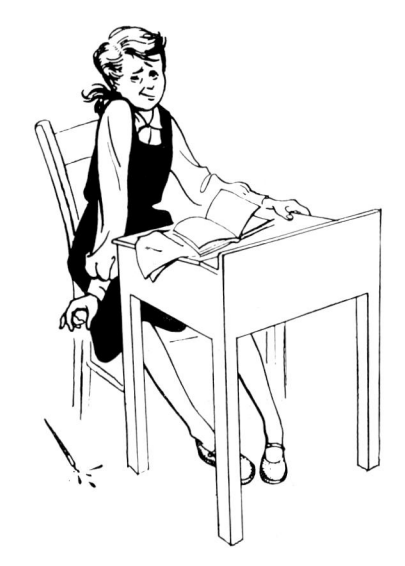

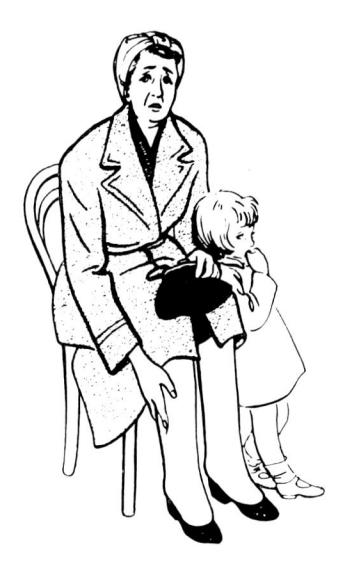

Chondrodystrophie
und andere Zwergwuchsformen

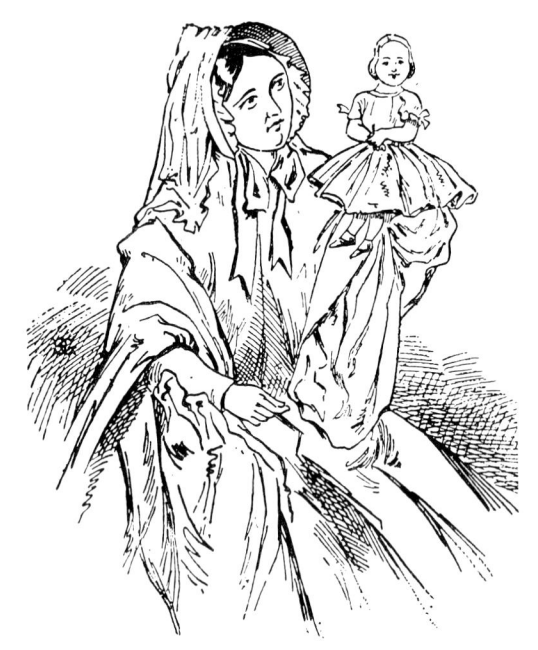

La reine des fées · Zeichnung in Illustrated London News 1851

Wie die zu groß geratenen waren auch die ganz kleinen Menschen oft das Objekt bildlicher Darstellungen. Zwergwuchs kann bekanntlich auf mancherlei Ursachen beruhen. Da die heutige Medizin die differenten äußeren Merkmale der ätiologisch verschiedenen Formen kennt, ist es reizvoll, wirklichkeitstreue frühere Darstellungen in die moderne Gliederung der Nanosomie einzuordnen.

Den echten Zwergwuchs (Nanosomia primordialis) kennzeichnet eine auch bei extremer Kleinheit erhaltene Harmonie der Proportionen. Solche Zwerge sind als Säuglinge winzig und viel zu leicht, wachsen während der Jugendzeit nur wenig und bleiben bis zum Alter klein. Es sind Diminutiv-Formen der normal großen Menschen; sie erscheinen wie durch das verkehrte Ende des Fernglases betrachtet, wie Brissaud und Meige geistvoll anmerkten. Wahrscheinlich handelt es sich um eine Keimschädigung oder Änderung der Erbanlage (Idiovariation). Die Entwicklung der Genitalien und sekundären Geschlechtsmerkmale ist oft etwas dürftig, bei Frauen in leichten Fällen die Menstruation vorhanden und die Fortpflanzung möglich.

Ein primordiales Zwergen-Kleinkind, die sogenannte Reine des Fées wurde 1852 in England gezeigt. Die aus der Gegend von Canterbury stammenden bäuerlichen Eltern hatten normale Größe. Die Mutter reiste mit dem Kind herum und ließ es gegen Geld sehen. Seine Maße bestätigen die dargestellte Winzigkeit: das 2jährige Mädchen war 40 cm lang und wog 2,5 kg. Über sein späteres Schicksal ist nichts Sicheres bekannt. — Älter waren die um 1880 gezeigten sog. Midgets americains, le général Mite und Miss Millie Edwards. Mite war nach Ausstellungsanzeigen 19 Jahre alt, 50 cm groß und 4,5 kg schwer, Miss Millie 16 Jahre alt, 45 cm groß und 3,5 kg schwer. Wahrscheinlich gab man das Alter der beiden aus Gründen der Sensation um etwa 8 Jahre zu hoch an. Sie wurden in New York, später in London gezeigt und im Buckingham-

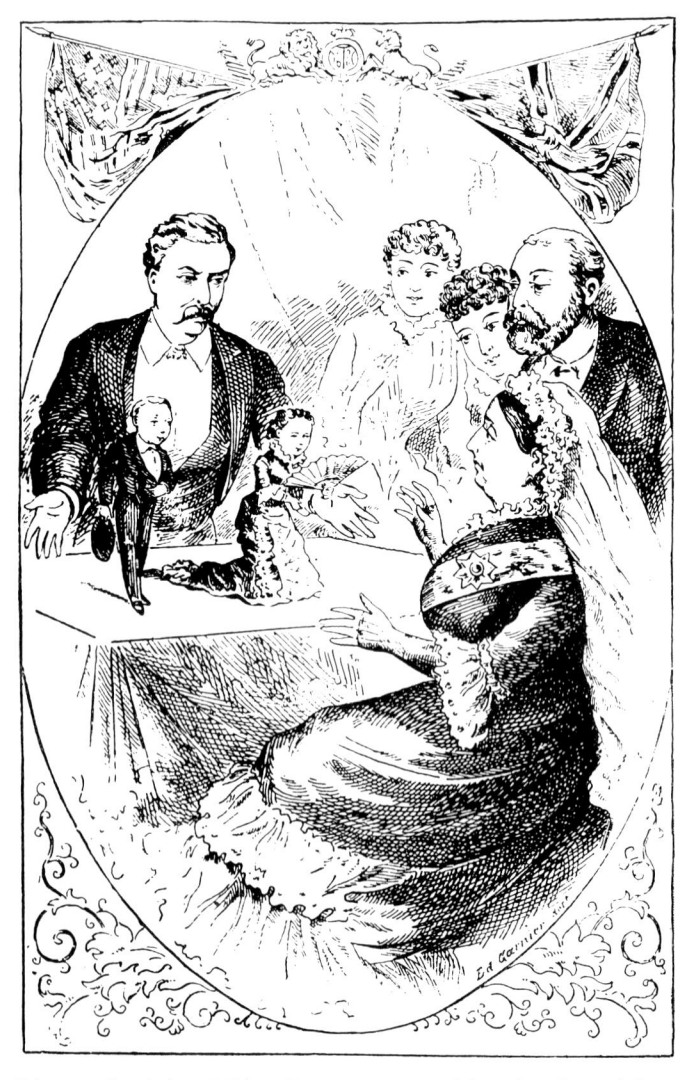

Die amerikanischen Midget-Zwerge vor Königin Victoria und ihrer Familie · Englische Lithographie, umgezeichnet von Garnier 1884

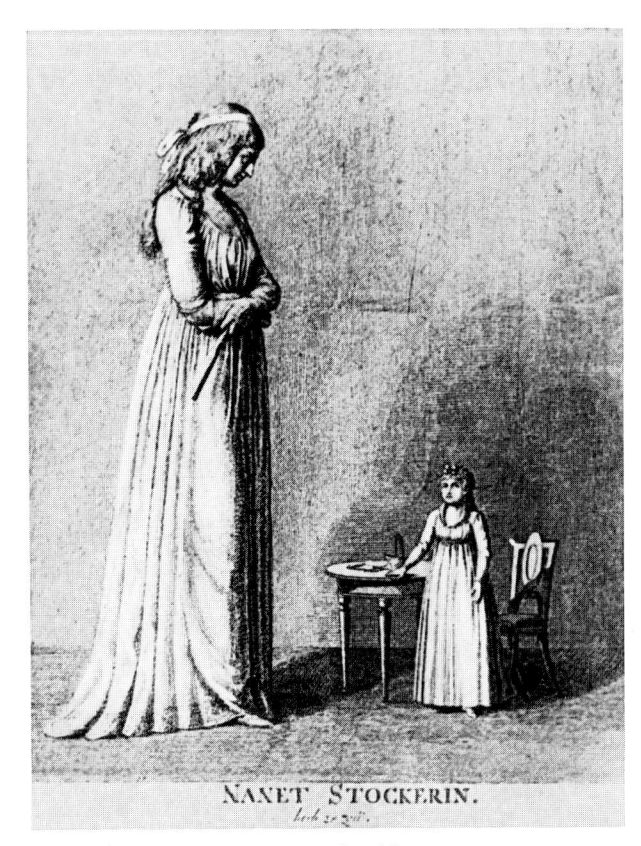

Nanet Stöckerin · Um 1800 · Kupferstich

lebendig. Er sprach mehrere Sprachen, interessierte sich für vielerlei und verfaßte seine Memoiren. Das 1788 in England erschienene Buch hatte Erfolg und wurde in andere Kultursprachen übersetzt. Er war musikalisch und spielte bei seinen Darbietungen selbstkomponierte Stücke auf der Gitarre. Er gab sich als Edelmann und reiste meist in Gesellschaft adeliger Damen. In Warschau entflammte ihn eine junge französische Schauspielerin, die jedoch über die amourösen Attacken des Zwerges klatschte und ihn dem Gespött des Hofes auslieferte. Bei der Geburt soll er 22 cm Länge gehabt haben, mit 15 Jahren war er 72 cm, mit 22 Jahren 77,5 cm groß. Durch die Schaustellungen und Memoiren besaß er genügend Geld für ein sorgenfreies Leben. 1837 starb er im 98. Lebensjahr an Altersschwäche auf seinem englischen Wohnsitz.

Auf allen erhaltenen Darstellungen wirkt er wohlproportioniert, während bei seinem Rivalen „Bébé" der Kopf

Palast der an Liliputanern höchst interessierten Königin VICTORIA vorgestellt. MITE imitierte bei seiner Schaustellung einen New Yorker Dandy und einen Betrunkenen, auch sang er mit blecherner Stimme die Marseillaise. Unser Bild zeigt die Szene nach einer englischen Lithographie, welche der künstlerisch begabte GARNIER für sein Werk umgezeichnet hat. — Eine reizende Gravüre macht uns mit der ausgewachsenen NANETTE STÖCKER, genannt die Stöckerin, bekannt. Sie kam in Kaumer im nördlichen Österreich als Kind gesunder Eltern zur Welt. Im Alter von 4 Jahren hörte sie bei einer Größe von 89 cm zu wachsen auf; ihr Gewicht hielt sich lebenslang bei 16,5 kg. Sie war lebhaft-fröhlich, mit musikalischem Talent und excellentem Appetit begabt. Nach dem Tode der Mutter (1797) reiste sie mit ihrem Beschützer durch die deutschen Lande und erhielt dank ihrer Grazie und Musikalität viel Zulauf. Der Stich macht das Wohlproportionierte ihres Körpers und die relative Kleinheit des Kopfes deutlich. Später assoziierte sie sich mit einem 97 cm großen Schweizer Zwerg, besuchte Frankreich und England und starb mit 39 Jahren in Birmingham.

Der berühmteste Primordialzwerg, der 1739 in Russisch-Polen geborene JOSEPH BORULAWSKI, war geistig sehr

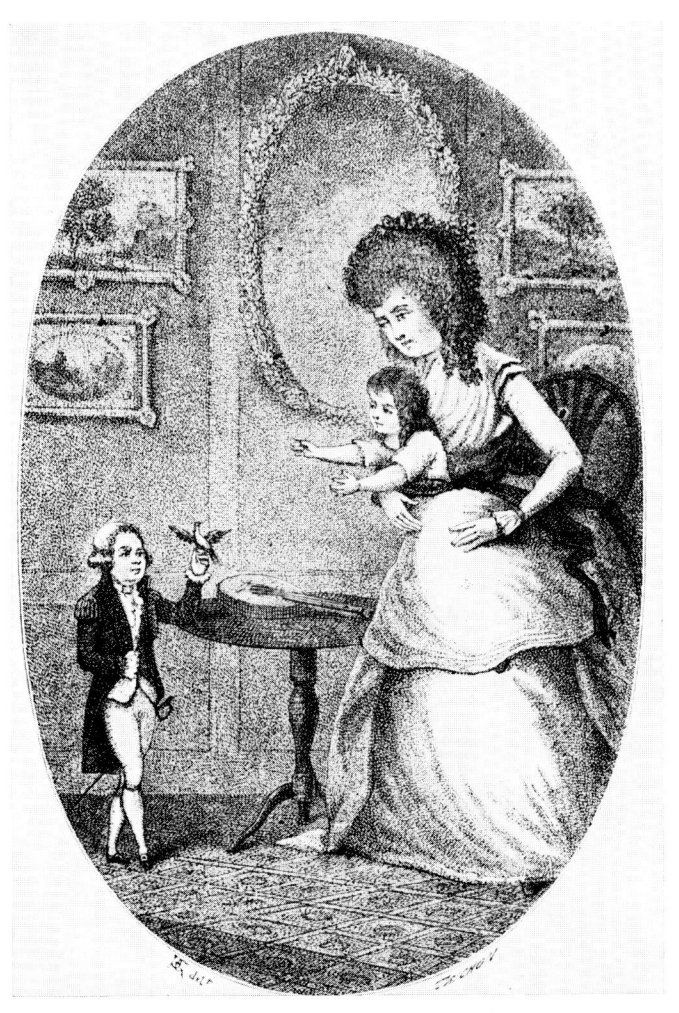

Van Assen: Joseph Borulawski · Um 1785 · Von diesem Zwerg verkaufter Punktierstich

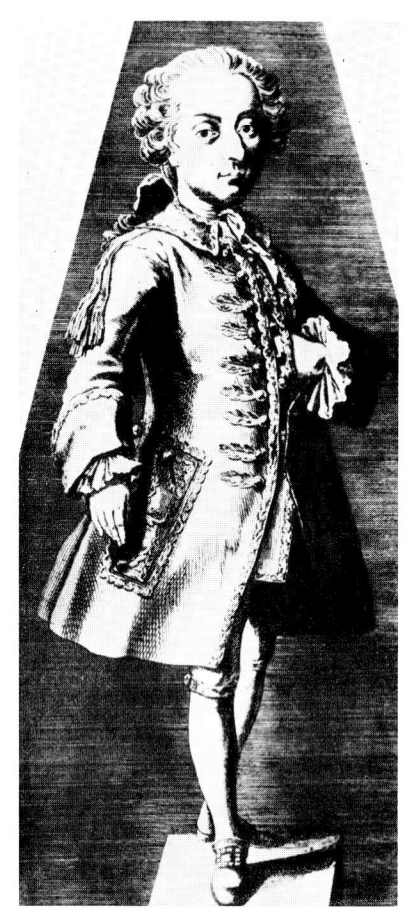

Nicolas Ferry, genannt Bébé · Um 1760 · Kupferstich

etwas groß erscheint. NICOLAS FERRY stammte aus den Vogesen. Bei seiner Geburt 1746 war er 22 cm, mit 5 Jahren 61 cm groß und erreichte mit 23 Jahren 89 cm. Ihn interessierte kaum etwas, und er wirkte wie ein dressierter Hund. 1754 holte ihn nach einer Vorstellung bei der französischen Akademie der König STANISLAUS LESCZINSKI an den polnischen Hof. Dort traf er mit BORULAWSKI zusammen. Wie BORULAWSKI in seinen Memoiren erzählt, *bemerkte der König bald* BÉBÉS *geringe Intelligenz: „Was ist doch für ein Unterschied zwischen dir* BÉBÉ *und* JOUJOU [BORULAWSKI]. *Er ist liebenswert, freundlich, amüsant und gebildet, und Du bist nur eine kleine Maschine."* Als König STANISLAUS *das Zimmer des Zwerges verlassen hatte, versuchte* BÉBÉ, *seinen Rivalen in den brennenden Kamin zu stoßen. Schreie und Gegenwehr riefen den König und die Wachen herbei; sie trennten die beiden Kampfhähne.* — BÉBÉ starb 1764 im Alter von 23 Jahren, doch kränkelte er schon seit 8 Jahren. Seine körperliche Leistungsfähigkeit ließ nach, sein Rücken krümmte sich, die Nase wurde größer. Im letzten Lebensjahre konnte er kaum noch gehen und erlag einem fieberhaften Schnupfen.

Dieser BÉBÉ gehört wahrscheinlich nicht mehr zu den primordialen Zwergen, doch ist seine ätiologische Einordnung schwierig. Bei dem gelinden Schwachsinn könnte man an eine cerebrale (diencephale) Störung, in Hinblick auf seinen Lebenslauf an ein Craniopharyngeom denken; eine hypophysäre Ätiologie ist unwahrscheinlich. Der hypophysäre Zwerg kommt meist mit normaler Körpergröße zur Welt. Später verzögert sich das Wachstum, besonders die Extremitätenenden bleiben klein (Akromikrie). Die Genitalentwicklung ist stärker gestört, es bildet sich ein asexueller Mitteltyp zwischen Mann und Frau heraus; manchmal kommt Fettsucht hinzu. Diese hypophysäre Form, welche nicht allzu selten ist, wie wir heute wissen, habe ich unter meinen Zwergenbildern nirgends mit Sicherheit diagnostizieren können.

Mit dem cerebralen und hypophysären Typ gelangen wir zu den sog. sekundären Zwergwuchsformen, bei denen der Kopf meist unproportioniert groß ist. Als weitere Endokrinose gehört der thyreogene Kleinwuchs hierher. Myxödematöse Züge kann man auf den Bildern mancher Zwerge erkennen. Als Beispiel sei hier der 22jährige KELBAM WHITELAMB abgebildet, der 86 cm groß war. Das stupide blickende, gedunsene Gesicht, die dicken Lippen wie auch die angedeutete Schwellung des Halses sprechen für eine Hypothyreose. Hier lehnt er an der Tür seiner kleinen Sänfte. — Eigentlich müßte man in der Zwerg-

Kelbam Whitelamb · 1787 · Radierung

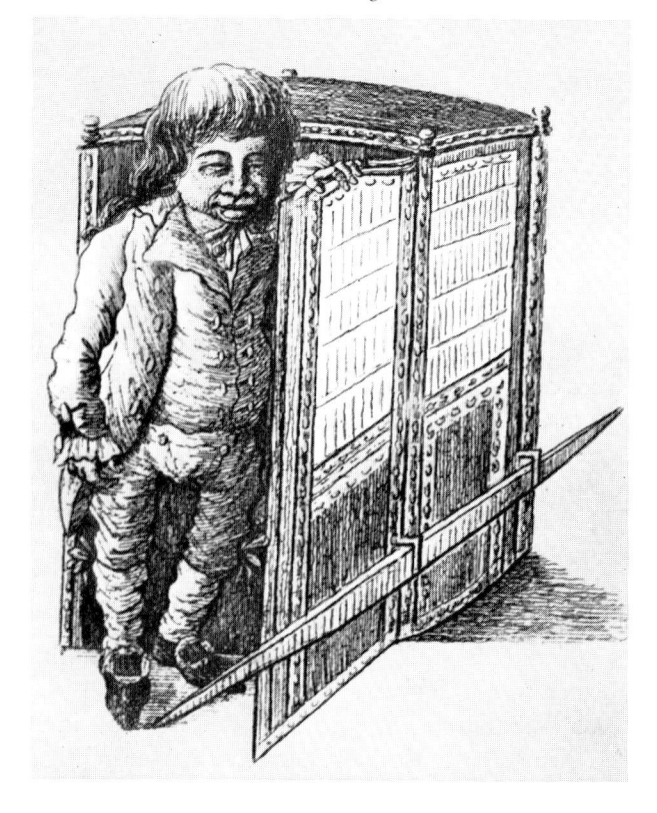

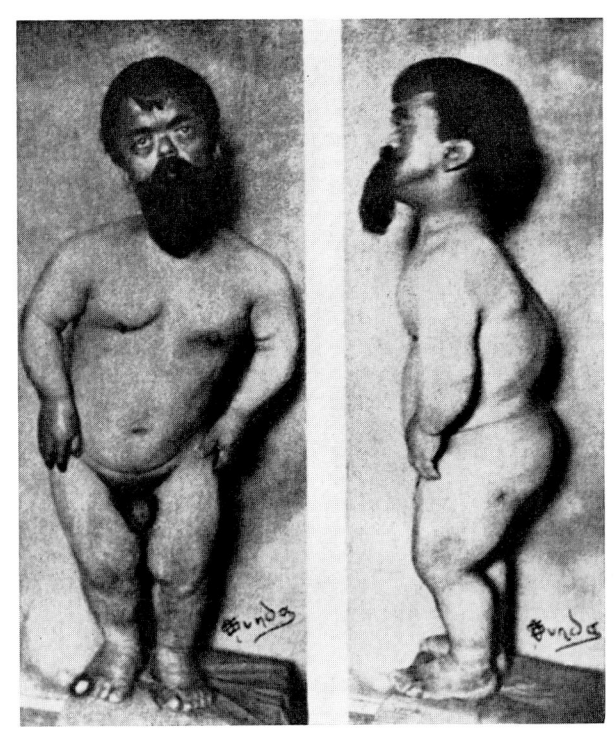

Chondrodystrophie · Nouvelle Iconographie · 1904

portraitsammlung auch Rachitiker antreffen. Doch hiernach habe ich ebenfalls vergeblich Ausschau gehalten. LAUNOIS bezeichnet einen zwerghaften französischen Advokaten m. E. zu Unrecht als Rachitiker.

Viele Zwerge gehören in die Gruppe der Chondrodystrophie. Man findet deren Charakteristika auf einigen Renaissance-Darstellungen von Hofnarren, auf Bildern von MANTEGNA, VERONESE und VELASQUEZ. Sie waren Lieblinge von Fürsten und Königen, zumal sie — intellektuell ohne Schaden entwickelt — sich vielfach durch schlagfertigen Witz auszeichneten. Nach Abgrenzung der Krankheit (PARROT 1878, KAUFMANN) ordnete man im Hochgefühl der Entdeckung viel zu viele Zwerge dieser Gruppe zu. Zwecks kritischer Sichtung seien zunächst die äußeren Kennzeichen der Krankheit herausgestellt, die eine frühe Photographie veranschaulicht. Dem Leiden liegt eine dominant vererbbare Störung des Knorpelwachstums zugrunde, wobei mangels abbaufähigen Knorpels die enchondrale Knochenbildung unterbleibt. Die dadurch veränderten Körperformen gleichen sich in den Grundzügen so weit, daß man von einer Familienähnlichkeit aller Chondrodystrophiker gesprochen hat. Die langen Röhrenknochen bleiben stark im Längenwachstum zurück. Es entstehen kurze, plumpe Extremitäten mit gut entwickelter Muskulatur und prallen Fettpolstern. Bei herabhängenden Armen reichen die Fingerspitzen nur etwa bis zur Trochantergegend. Die Verdickung der metatarsalen Weichteile drängt die drei mittleren Finger wie ein Dreizack auseinander (main en trident). Da die Tibia mehr als die Fibula im Wachstum zurückbleibt, sind die Unterschenkel häufig gekrümmt. Die Wirbelsäule biegt sich im Lendenteil stärker lordotisch ein, dagegen ist eine Skoliose wie im photographierten Falle selten. Die Kürze der Gliedmaßen läßt den Kopf zu groß wirken. Während der Kopfumfang sonst 30—36% der Körperlänge ausmacht, sind es hier 40—50%! Dazu besteht meist eine Sattelnase; denn die knorpelig angelegten Schädelbasisknochen sind gegenüber den häutig präformierten Knochen des Schädeldaches im Wachstum stark zurückgeblieben.

Wie genau Künstler diesen charakteristischen Aspekt beobachtet haben, mögen einige Beispiele zeigen. Einem holländischen Kupferstich des beginnenden 17. Jahrhunderts, der CORNELIUS GALLE DEM ÄLTEREN (1576—1650) zugeschrieben wird, ist ein Hofzwerg entnommen. Das Gesamtbild stellt den Fürsten COSMUS VON MEDICI dar, wie er inmitten seines Hofstaates von einem Dankopfer zurückkehrt. Vor dem Fürsten tummeln sich vier Zwerge. Der unsrige zeigt die gerade geschilderten Besonderheiten

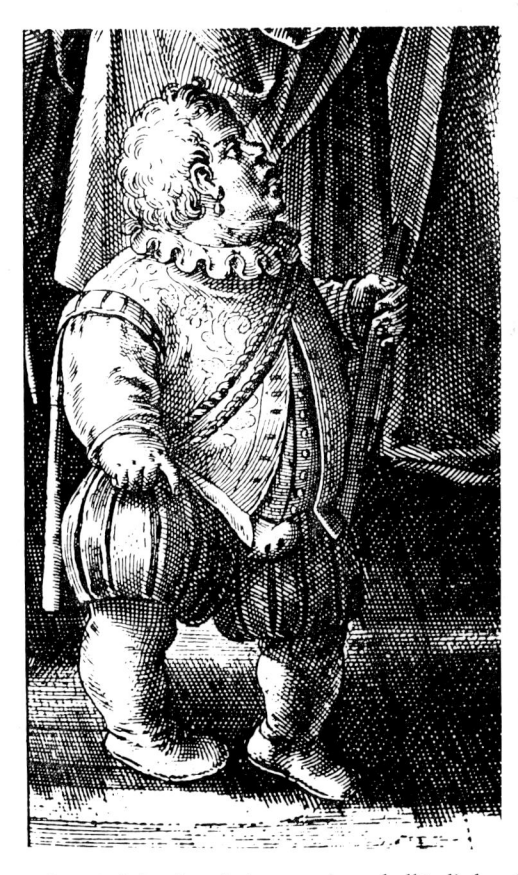

Hofzwerg der Medici · Ausschnitt aus einem holländischen Kupferstich des 17. Jahrhunderts

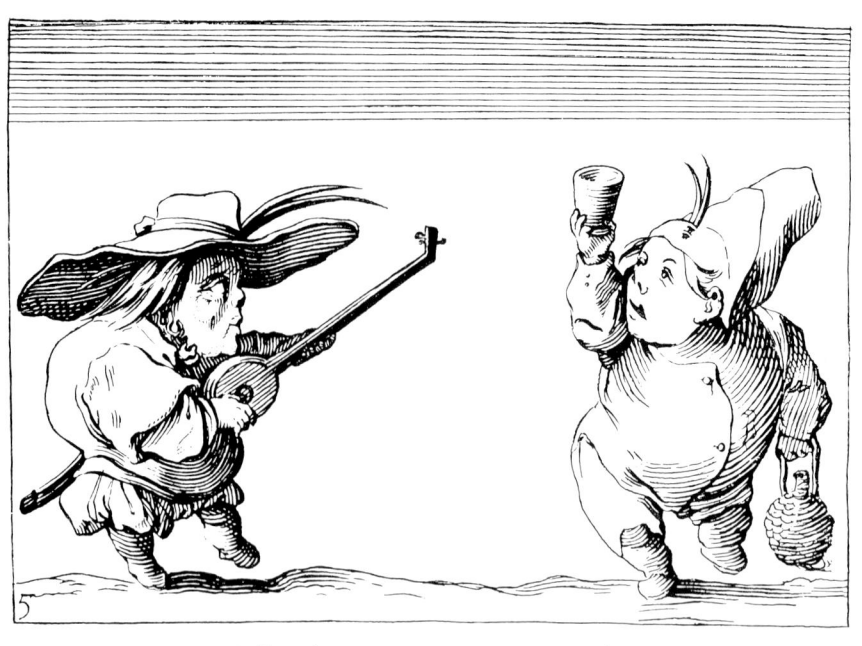

J. Callot · Zwergenpaar · Um 1625 · Radierung
Staatliche graphische Sammlung München

des Chondrodystrophikers sehr deutlich. Erstmalig hat H. MEIGE diesen Kupferstich reproduziert. Die Radierung von JACQUES CALLOT (1591—1635) ist m. W. bisher im medizinischen Schrifttum nirgends aufgetaucht. Wir treffen auch hier die leicht karikierten, doch unverkennbaren Züge der Chondrodystrophie wieder: kurze Extremitäten mit fast stummelförmigen Unterschenkeln und sehr kurzen Fingern, großer Schädel mit eingezogener Nasenwurzel.

Von DIEGO VELASQUEZ (1599—1666) zeigt der Prado vier gleichformatige Zwergenportraits. Unter ihnen ist nur der bärtige SEBASTIAN DE MORRA unzweifelhaft ein Chondrodystrophiker. „Das Kind von Vallecas" hat zwar auch eine Sattelnase, doch sind die Glieder normal gewachsen, überdies bestehen eine Ptosis und anscheinend auch Schwachsinn. „Der Narr JUAN DE CALLABAZES" wie auch „Der Hofzwerg EL PRIMO" sind proportioniert. Auf die Wiedergabe dieser häufig abgebildeten Liliputaner wurde zugunsten des interessanten Zwergenpaares verzichtet, das auf dem vielfigurigen Bilde „Las Meninas" (Die Hoffräulein) die vordere rechte Ecke einnimmt. Es sind die Zwergin MARIBARBOLA und daneben NICOLAS DE PERTUSATO, der seinen Fuß auf eine geduldige Dogge setzt. Großartig bringt der spanische Realist die morphologischen Unterschiede dieser beiden. Die MARIBARBOLA ist eine Chondrodystrophikerin reinster Prägung, deren eingezogene Nasenwurzel und rundgewölbte Stirn das schräge Licht plastisch herausmodelliert. Sie ist kaum größer als die auf dem Bilde weiter links stehende 6jährige Infantin MARGARITA. NICOLAS DE PERTUSATO ist ein wohlproportionierter primordialer Zwerg, die Hand grazil, seine Gesichtsform lebendig.

Geradezu grotesk wirkt solch ein chondrodystropher Gnom unter der riesigen Allonge-Perücke der Louis-Quinze-Zeit, wie auf dem Stich von ELIAS BÄK (1680 bis 1747). Die Figur ist für die Krankheit — korrekte Zeichenweise vorausgesetzt — insofern atypisch, als mindestens die Arme relativ zu lang sind. Die Fingerspitzen können, wie etwa beim rachitischen Zwergwuchs, die Knie bequem erreichen. — Hinsichtlich der Körperproportionen gehört Mynheer WYBRAND LOLKES durchaus zur Familie der Chondrodystrophiker. Er ist neben seiner normal großen, 50jährigen Frau dargestellt. Gegen den dunklen Langrock hebt sich die kurze main en trident deutlich ab. Doch wäre dies einer der seltenen Fälle ohne Einziehung der Nasenwurzel: der Schädel wirkt relativ zu groß, aber normal konfiguriert und dem Alter des 56jährigen entsprechend.

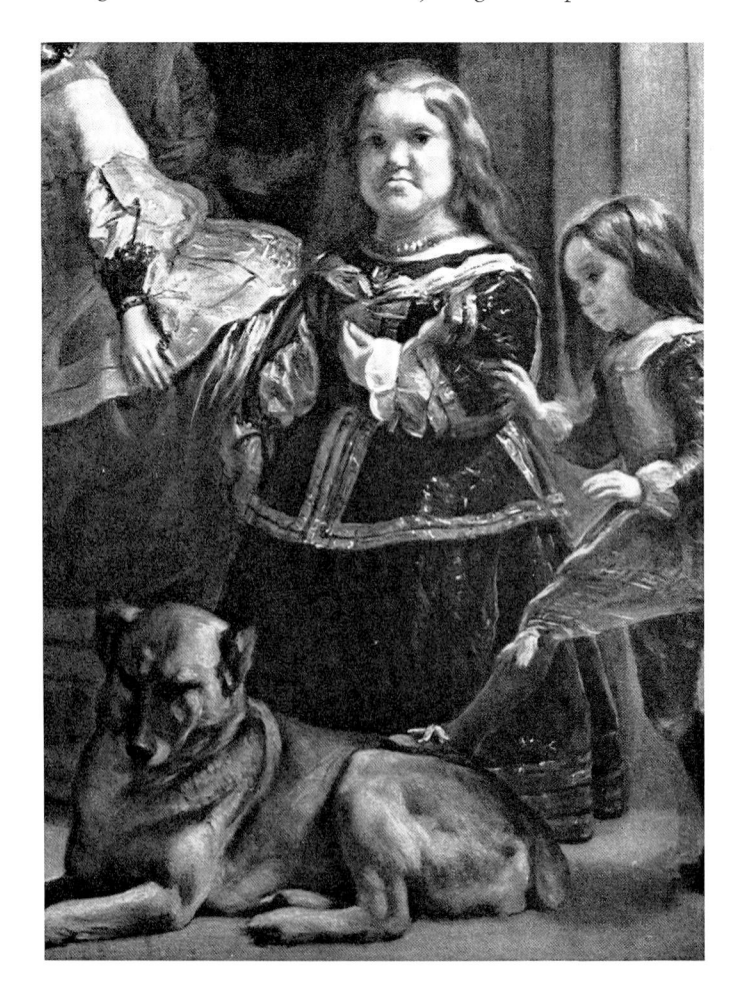

D. Velasquez · Zwergenpaar · Ausschnitt aus „Las Meninas" · 1656 · Öl auf Leinwand · Prado Madrid

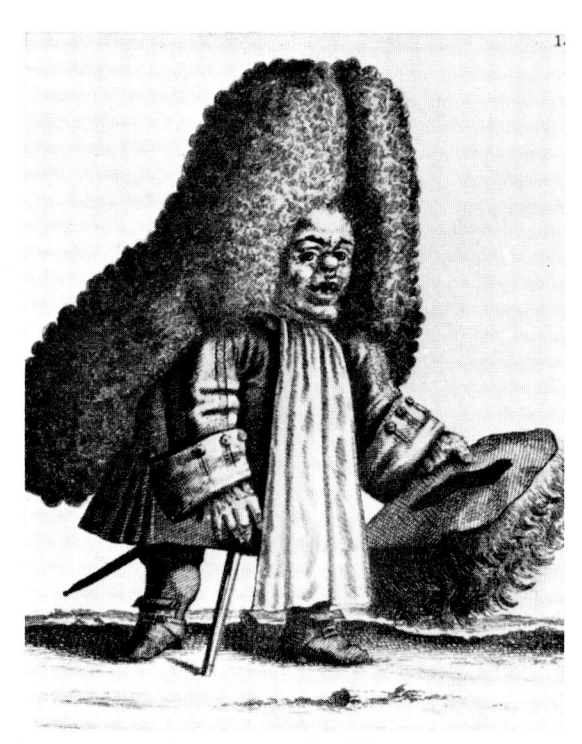

E. Bäk: Monsieur Robert von Parückenfeldt · Um 1740
Kupferstich in „Il callotto resuscitato"

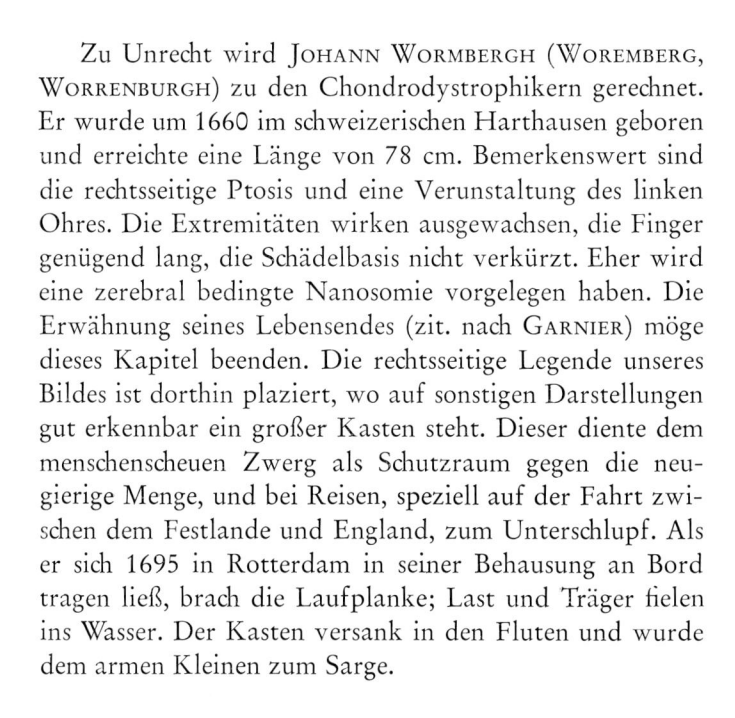

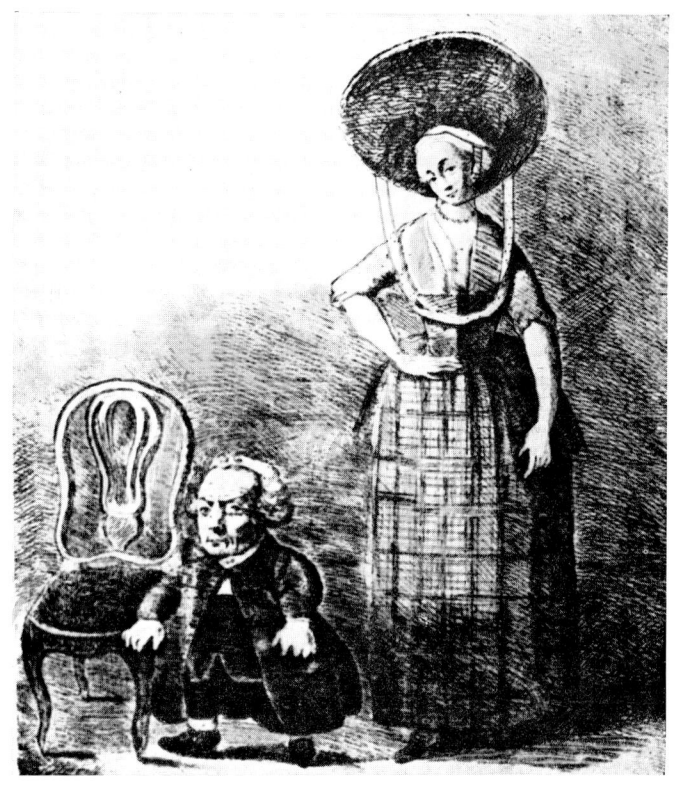

Mynheer Wybrand Lolkes und seine Frau · 1790 · Radierung

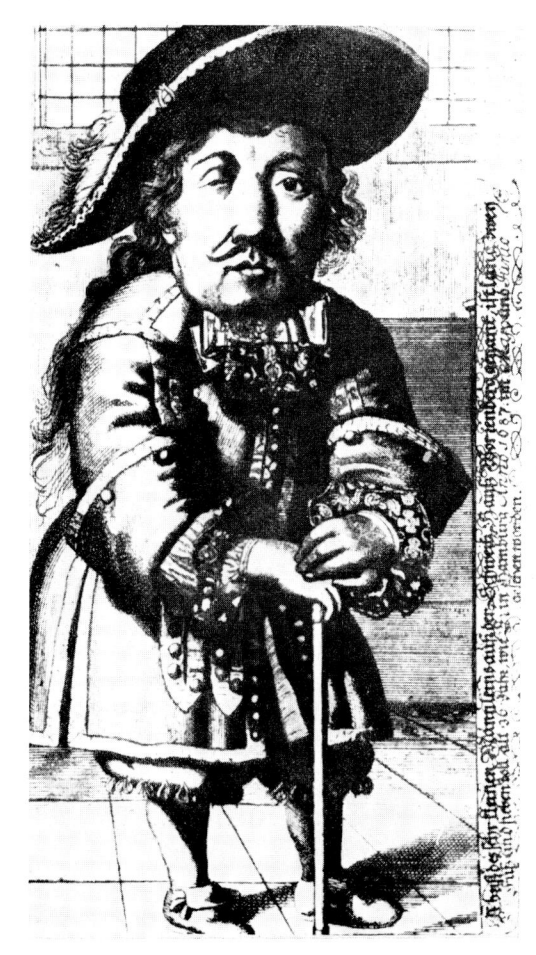

Zu Unrecht wird JOHANN WORMBERGH (WOREMBERG, WORRENBURGH) zu den Chondrodystrophikern gerechnet. Er wurde um 1660 im schweizerischen Harthausen geboren und erreichte eine Länge von 78 cm. Bemerkenswert sind die rechtsseitige Ptosis und eine Verunstaltung des linken Ohres. Die Extremitäten wirken ausgewachsen, die Finger genügend lang, die Schädelbasis nicht verkürzt. Eher wird eine zerebral bedingte Nanosomie vorgelegen haben. Die Erwähnung seines Lebensendes (zit. nach GARNIER) möge dieses Kapitel beenden. Die rechtsseitige Legende unseres Bildes ist dorthin plaziert, wo auf sonstigen Darstellungen gut erkennbar ein großer Kasten steht. Dieser diente dem menschenscheuen Zwerg als Schutzraum gegen die neugierige Menge, und bei Reisen, speziell auf der Fahrt zwischen dem Festlande und England, zum Unterschlupf. Als er sich 1695 in Rotterdam in seiner Behausung an Bord tragen ließ, brach die Laufplanke; Last und Träger fielen ins Wasser. Der Kasten versank in den Fluten und wurde dem armen Kleinen zum Sarge.

Johann Wormbergh · 1687 · Kupferstich

Ostitis deformans (Paget)

In Sir JAMES PAGET (1814—1899) begegnen wir einer der bedeutendsten englischen Arztpersönlichkeiten der zweiten Jahrhunderthälfte. Die große operative Praxis in St. Bartholomew's Hospital und vielfältige Konsiliartätigkeit dehnten seinen Arbeitstag bis auf 16 Stunden. Begeisterte Patienten, Erhebung in den niederen Adelsstand und ein jährliches Einkommen von über 10 000 Pfund zeugen für seine Resonanz. Weil er rasch arbeitete und sich mit äußerster Kürze auszudrücken pflegte, blieb sogar noch Zeit zum Musizieren und zur Pflege vieler Freundschaften. Die Beschreibung von Verlauf und Aspekt der Krankheit möge mit den Worten Pagets erfolgen: *„Die 65jährige, altersentsprechend und nicht krank aussehende Frau klagte vor allem über neuralgische Schmerzen des Rückens und der Beine, die sie für rheumatisch hielt. Sie glaubte sie durch eine Verkühlung vor 13 Jahren bedingt, denn seit der Zeit war sie kaum je schmerzfrei und hatte Kraft und Gesundheit verloren. Seit einem Jahr oder länger litt sie überdies an Anfällen von Asthma und Bronchitis. — Bald nach Beginn der Schmerzen meinte ihre Tochter zu bemerken, daß sie an Körpergröße verlöre und daß sich ihre Kopfform geändert habe. Seit der Zeit würde sie zunehmend kleiner und hätte bisher 11 cm an Größe abgenommen. Sie ist so gebeugt, daß der Kopf nach vorne geschoben erscheint, wobei das Kinn gehoben wird. Ihr Schädel, der nach eigener Aussage immer ziemlich groß gewesen sein soll, erscheint beträchtlich vergrößert, und zwar vor allem durch zusätzliche Buckel, die sich auf oder neben der Frontal- und Sagittalnaht befinden, auch auf der Temporalnaht. Sie sind symmetrisch angeordnet und vergrößern die Schädeldicke um etwa 1 cm. Doch haben sie nie zu Kopfschmerzen oder anderen lokalen Beschwerden geführt. Die Wirbelsäule ist kyphotisch verbogen und zudem etwas nach rechts abweichend. Das verursacht eine gebeugte Haltung mit hoher rechter Schulter und verkürzt den Rumpf um schätzungsweise 5 bis 6 cm. Die Rippen stehen nahezu horizontal, wirken seitlich abgeflacht und sind selbst bei tiefer Einatmung fast bewegungslos. Die Atmung erfolgt weitgehend über das Zwerchfell mit Elevation des Sternum. Bei Ruhe scheint sie auszureichen, aber bei jeder Anstrengung, Gemütsbewegung oder ungewöhnlichen Bemühungen tritt eine beträchtliche Atemstörung ein, und Treppaufgehen kann gefährlich werden; daher wird sie immer nach oben getragen. Die Oberschenkelknochen sind übermäßig auswärts und vorwärts gebogen. Ihre Schäfte sind in ihrer ganzen Länge, besonders, wie ich meine, in ihrer unteren Hälfte verdickt und stärker gerundet. Ähnlich sind die Tibien nach vorn gebogen und in ihrer ganzen Länge ver-*

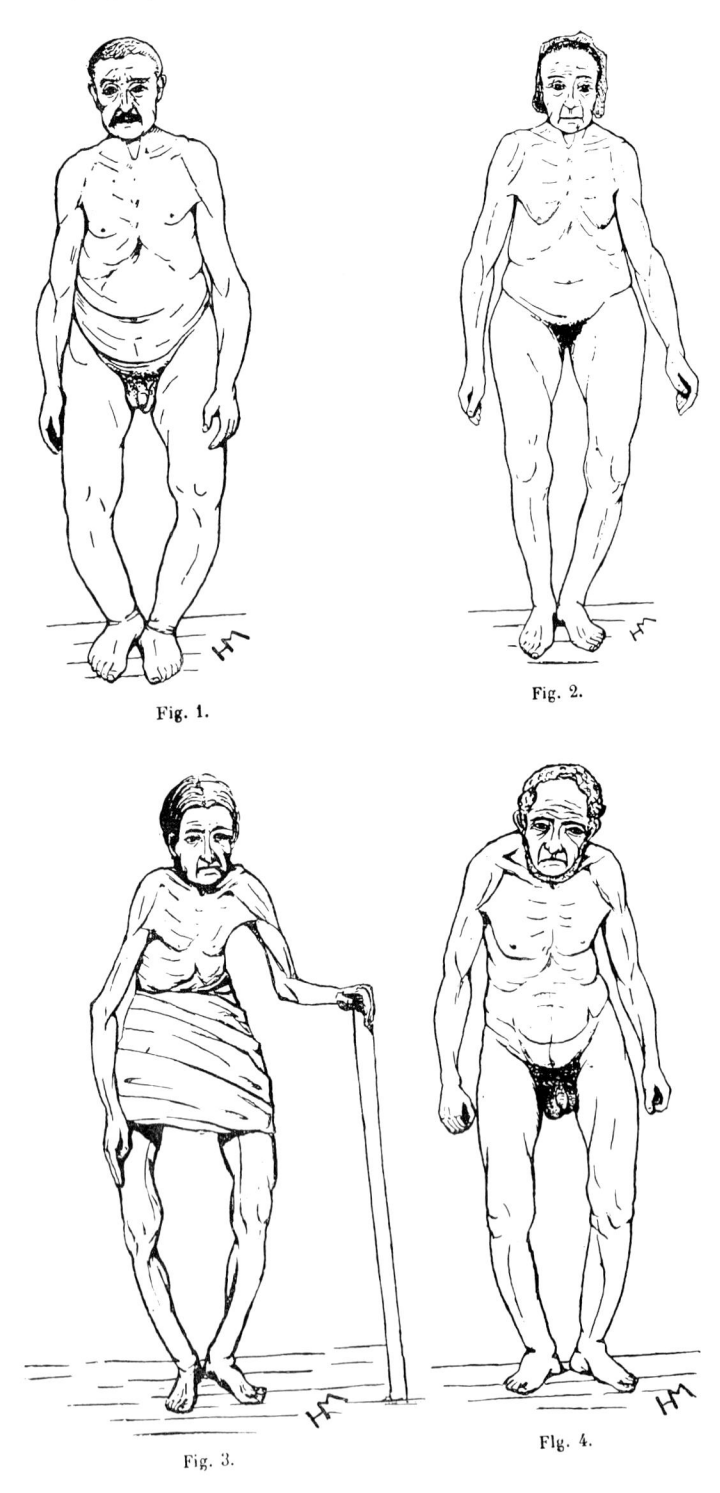

Ostitis deformans (Paget) · Zeichnungen von H. Meige nach Photographien

Fig. 1. Fall de la Tourette-Magdelaine 1894
Fig. 2. Fall Pierre Marie 1892
Fig. 3. Fall IV. John Lunn 1889
Fig. 4. Fall I. John Lunn 1889

dickt. Ihre vordere Fläche fühlt sich etwa doppelt so breit als normal an, außerdem weicher und stärker abgerundet."

„On a form of chronic inflammation of the bones, ‚ostitis deformans'" erschien 1877. Diese Veröffentlichung und eine weitere von 1882 (der die vorstehende Krankenbeschreibung entnommen ist) sind ohne Abbildungen. Ihre Resonanz war ausgesprochen gering, wenn man sie mit der Erstpublikation der Akromegalie vergleicht, der ein Bild des Kranken beigegeben war. Das lag nicht an der absolut zu geringen Krankenzahl: 1889 erwähnte PAGET, daß er selbst 11 Fälle bei Privatpatienten und ähnlich viele im Hospital gesehen habe, und LUNN sprach in demselben Jahr von *„einer großen Zahl"* von Fällen in seiner Praxis (beschrieb allerdings nur 5 näher). Es lag einfach daran, daß man nicht durch ein Bild das Interesse der Ärzteschaft weckte. Daher wurden bis 1890 in Frankreich nur 5 Fälle publiziert (LA TOURETTE) und in Deutschland nicht einer.

HENRY MEIGE hat die bis 1894 mit Frontalaufnahmen veröffentlichten 4 Fälle auf dieselbe Größe umgezeichnet. Durch diese Konformierung erkennt man die typischen Veränderungen des äußeren Aspektes auf den ersten Blick. In der Serie hat die Sydenhamsche Idee von der Krankheitseinheit konkrete optische Form bekommen. Die Krankheit modelt individuelle Verschiedenheiten zu pathischer Gleichförmigkeit.

Kreislaufleiden

Die Ohnmacht

In der sakralen Kunst der Renaissance treffen wir neben Leprösen und Hysterikern manchmal auch Ohnmächtige. Persönliche Erfahrungen der Maler gingen ein in die biblische Szene. Viele von ihnen zeigten die unter dem Kreuz Christi bewußtlos hingesunkene Maria, angefangen von ROGIER VAN DER WEYDEN, LUCAS VON LEYDEN, BOTTICELLI und HANS BURGKMAIR über TIZIAN, PAOLO VERONESE, SODOMA und TINTORETTO bis zu RUBENS und POUSSIN. Seltener erscheint das alttestamentliche Motiv der vor ihrem König und Eheherrn zusammengebrochenen ESTHER. MASSON nennt die Bilder von TINTORETTO und ANTOINE GOYPEL. Das Verhalten Esthers entspricht dem Bibeltext, Stücke zu ESTHER 4, 5: *Da er [der König] nun sein Angesicht erhob und sah sie zornig an, erblaßte die Königin und sank in eine Ohnmacht und legte das Haupt auf die Magd.*" Die Ohnmacht Marias aber fand ich bei keinem der vier Evangelisten erwähnt. Da durch die Bewußtlosigkeit die Tiefe des Seelenschmerzes optisch sehr eindringlich wirkt, griffen die Künstler meist unabhängig voneinander zu diesem Ausdrucksmittel. Die hier wiedergegebene lavierte Zeichnung von PAOLO VERONESE (1528—1588) zeigt eine mit erschlafften Gliedmaßen wie zer-

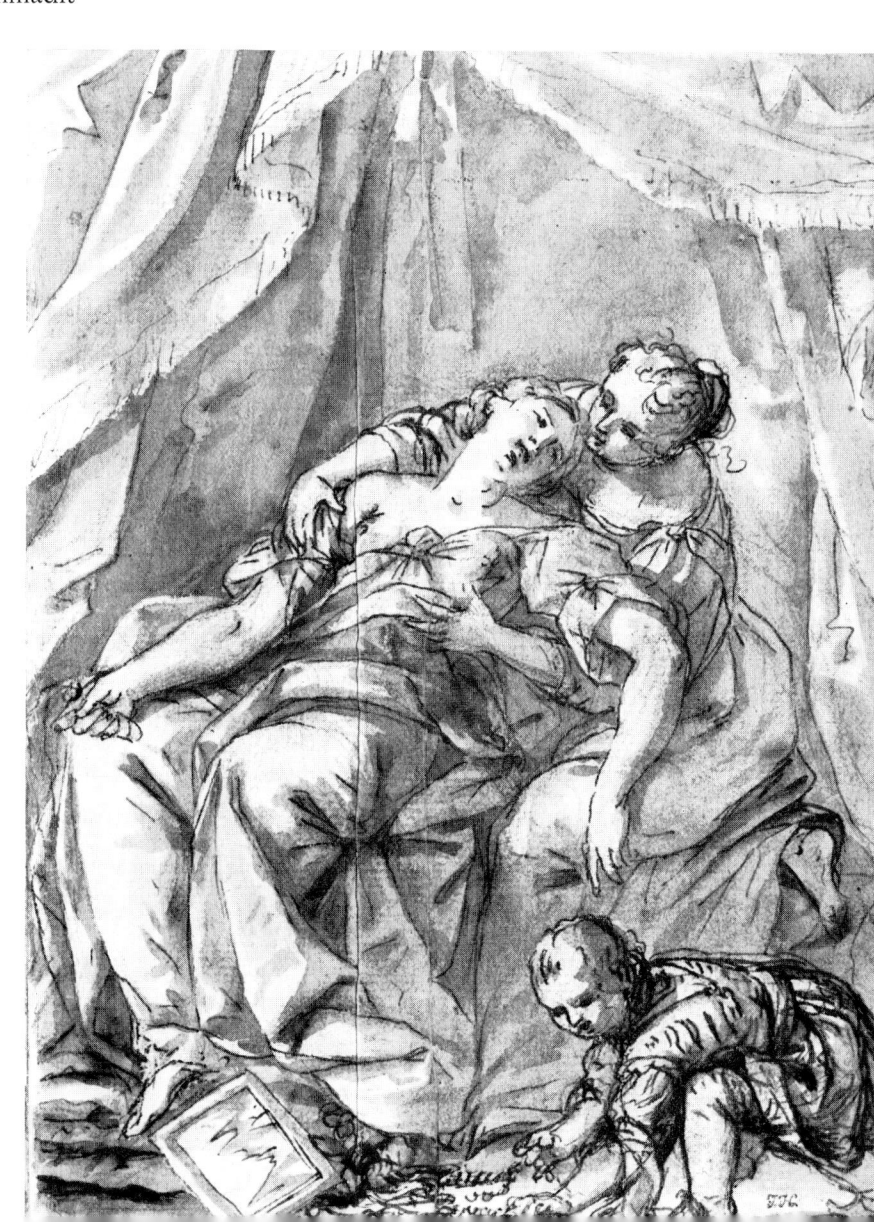

P. Veronese · Ohnmächtige · Um 1560 · Lavierte Federzeichnung · Albertina Wien

flossen daliegende Ohnmächtige, der ein Schmuckkasten vom Schoß fiel. Wahrscheinlich ist es eine Studie zu dem großen Kreuzigungsbilde im Louvre, auf dem die Seelenpein der Mater dolorosa noch durch das Sich-verhüllen der anderen Maria und die mitleidsvolle Haltung einer knienden weiteren Frau unterstrichen wird.

Die Niederländer verlegen die Ohnmachtsdarstellung ins Milieu der bürgerlichen Wohnstube. Sie wird stiller, sachlicher, menschlicher. Bei FRANS MIERIS (1636—1681) ist die Bewußtlosigkeit der jungen Dame wohl krankheitsbedingt. Sie kollabierte, während der schnauzbärtig-struppige Arzt den Harn betrachtete. Im Bemühen um die Hingesunkene hat ihr eine ältere Frau das Mieder geöffnet.

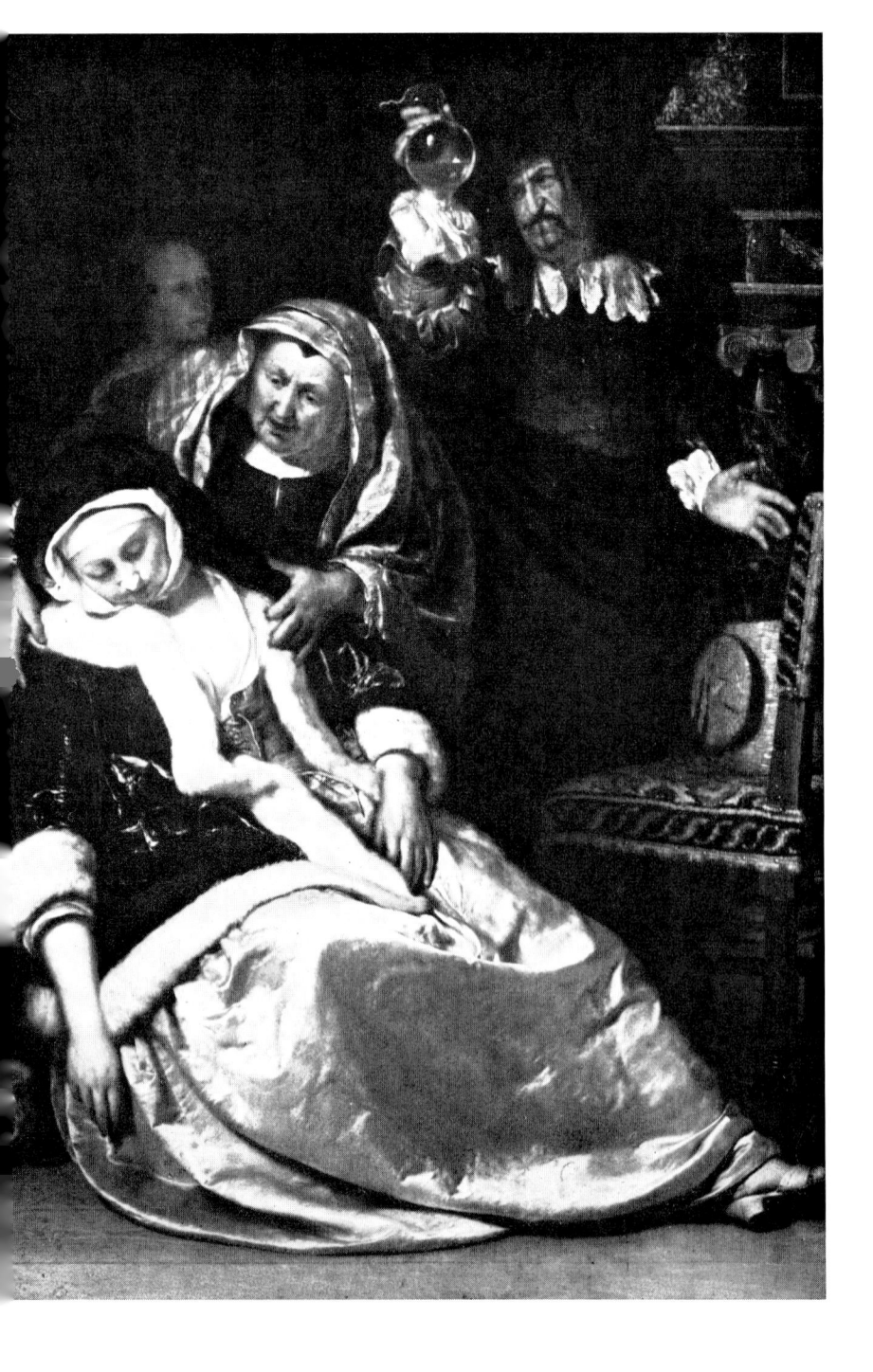

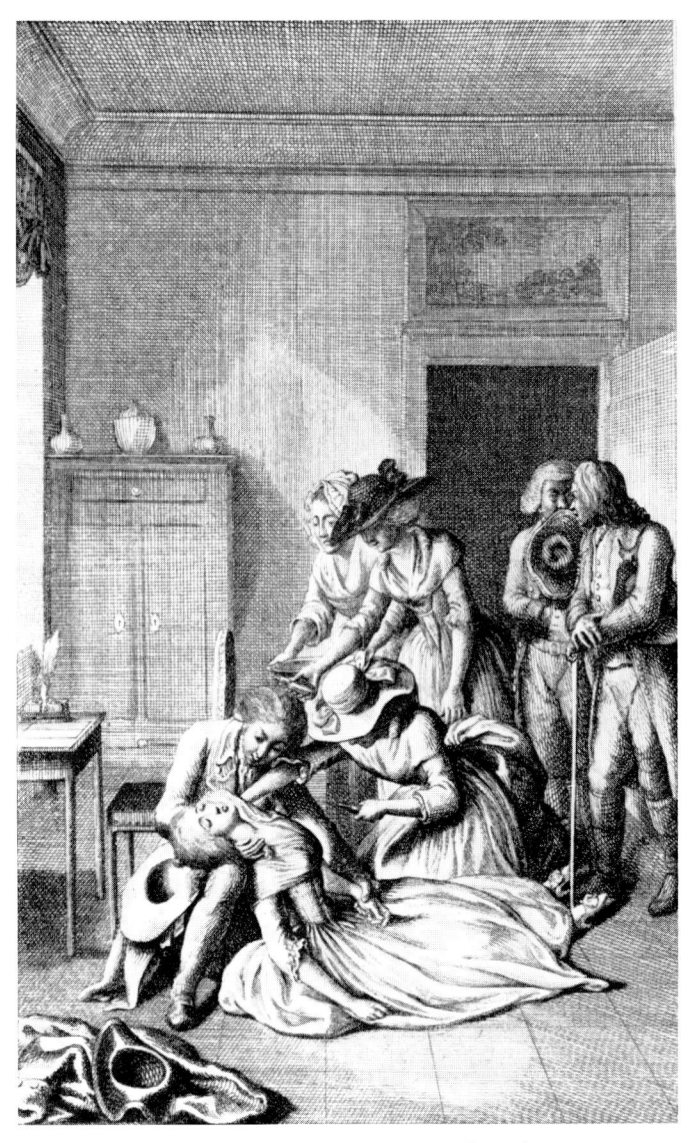

D. Chodowiecki · Ohnmacht · Um 1796 · Kupferstich
Staatliche graphische Sammlung München

Der Reiz der weiteren Bildserie liegt in jener kultur- und sittengeschichtlichen Wandlung, die aus dem pathischen Geschehen eine pathetische Geste, aus dem Kreislaufversagen ein demonstratives Umsinken machte. DANIEL CHODOWIECKI (1726—1801) bildet noch einen echten Kollaps ab. Die breit gespreizten Beine empfand das späte Dixhuitième degoutierend und nur durch Krankheit entschuldbar. Die fest geschnürte enge Taille und eine Bleich-

Fr. Mieris · Kranke Frau (Ausschnitt) · Um 1670 · Ölbild
Alte Pinakothek München

sucht förderten die Ohnmachtsneigung. Ein melodramatischer Beigeschmack kommt bei LOUIS BOILLY (1761—1845) auf. Der Sittenschilderer der Restaurationszeit läßt die Szene in einer Theaterloge spielen. Besinnungslos hängt eine Zuschauerin in den Armen ihres Mannes — vielleicht nach Anhören einer der damals gängigen romantischen Schauertragödien. Alle Nachbarn der eigenen und der nächsten Loge interessieren sich nur noch für die Ohnmächtige, nicht mehr für die Vorgänge auf der Bühne. Diese 23 Personen sind psychologisch einfallsreich differenziert. Links schüttet ein Hilfsbereiter eine Riechsubstanz auf sein Taschentuch; weiter links sitzt an der Logenwand der einzige von dem Getue Unberührte, ein älterer, schlafender Mann.

Schon damals kannte man vieles über Ursachen und Ablauf der Ohnmacht. KARL REINHOLD WUNDERLICH (1815—1877): *„Der Kranke vermag nicht mehr deutlich zu sehen; die Gegenstände um ihn drehen sich im Kreise; die Gehörseindrücke werden durch ein Summen und Sausen in den Ohren gestört; er fühlt den Boden nicht mehr und dieser scheint ihm unter den Beinen zu weichen, darum kann er sich nicht mehr in fester Stellung halten; er fängt an zu taumeln, macht Kreisbewegungen; zugleich werden die Stirne und die Gliedmaßen kalt; erstere bedeckt sich mit Schweißtropfen; das Gesicht und die Lippen erbleichen, die Sinne verdunkeln sich immer mehr; es wird ihm schwarz vor den Augen, das Gehör vergeht, zugleich wird ihm übel und zuweilen stellt sich wirkliches Erbrechen ein; bald sehr rasch und fast plötzlich stürzt er zu Boden; der Puls ist nur klein, das Athmen schwach, manchmal etwas schnarchend, das Gesicht verfallen, die Besinnung nicht ganz geschwunden.... Der Anfall geht nach einigen Sekunden, Minuten, selten nach einer Stunde zu Ende."* (Zit. nach BILZ.)

Mit dem fortschreitenden Jahrhundert steigert sich die Melodramatik der bildlichen Schilderung. Eine junge Adlige hat die Nachricht vom Duelltod ihres Geliebten erhalten. Erschreckt springt sie im langen Nachtgewande mit aufgelöstem Haar aus dem Bett und sinkt ihrem Vater und dem Freund des Geliebten entgegen, nicht ohne den linken Arm graziös vorgestreckt und mit der rechten Hand die Augen vor dem Licht der schnöden Welt abgeschirmt zu haben. — Bei E. A. BAYARD (1837—1891) verrät im pompösen Makart-Salon der Gründerjahre die junge Ehefrau durch hingleitende Faiblesse dem zärtlich besorgten Ehemann und ihrem Vater ein süßes Geheimnis. Der wie suchend vorgestreckte Arm verharrt, gestützt durch die väterliche Rechte, in seiner Stellung. — Umgeben von den Emblemen des Jugendstilmeublements ist die Braut um- und dem treulosen Bräutigam an die Brust gesunken. Ihre

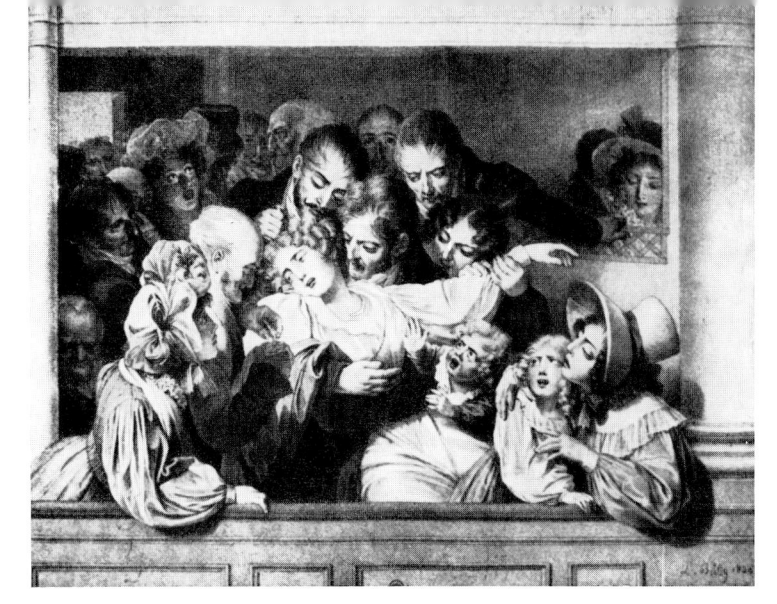

L. Boilly · Ohnmacht im Theater · 1830 · Lithographie
Cabinet des Estampes Paris

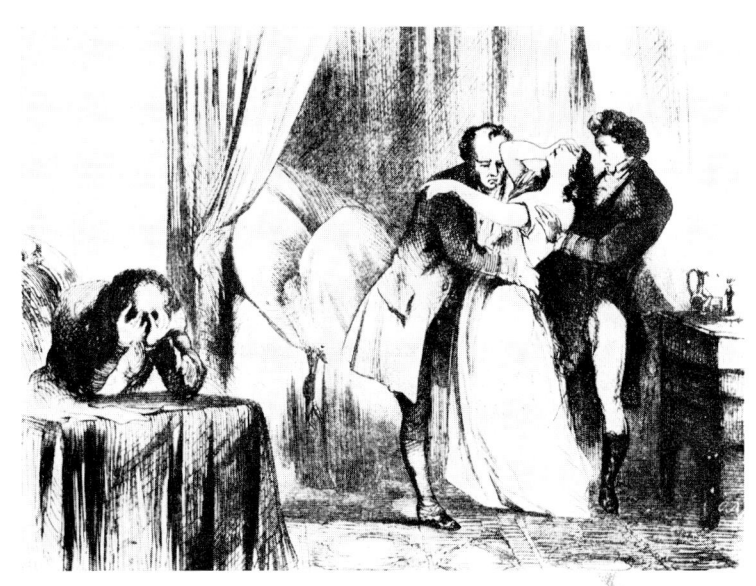

Der Tod des Geliebten · Um 1850 · Zeitschriften-Illustration
Medizinhistorisches Institut Zürich

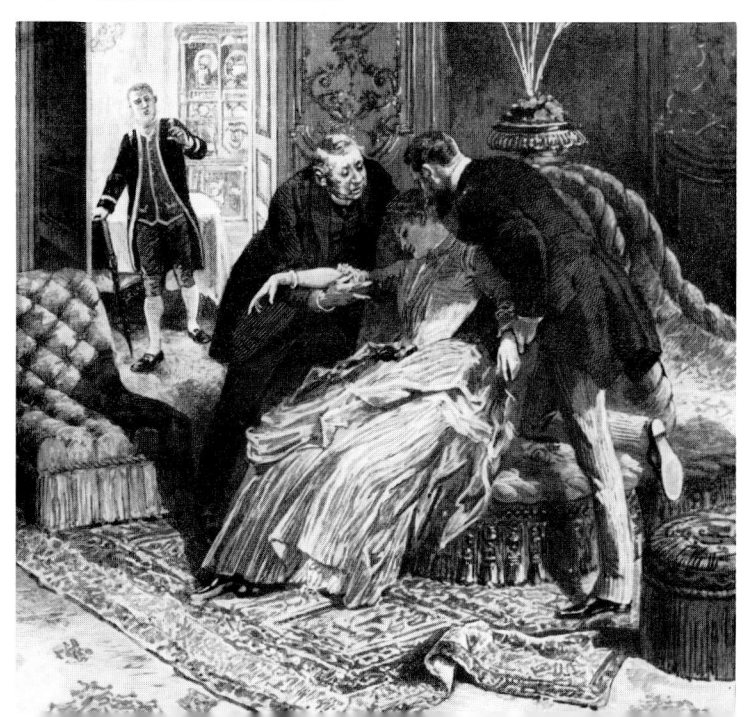

E. Bayard · Ein süßes Geheimnis · Holzstich nach Gemälde
Medizinhistorisches Institut Zürich

Haltung entspricht der fließenden Linie des Kleides: beide Arme hängen schlaff herab.

Man verzeihe dieses Vorpreschen auf der chronologischen Stufenleiter, denn das abschließende Bild „*Vor dem Altar*" ist wiederum älter. Eine verlassene Geliebte ist von ihrer Mutter dem Verführer in die Kirche nachgezerrt worden, wo gerade seine Trauung vollzogen werden soll. Tableau! Der reichen Braut schwinden die Sinne; der soignierte Vater leistet Hilfestellung. Wieder ist die Handhaltung anders: die Rechte deckt die tränenden Augen, die linke preßt sich auf das fast zerspringende Herz. In dem Sentimental-Genüßlichen und Billig-Verlogenen solcher Kitschszenen wurde die Ohnmacht zur quantité négligeable. In unserem Jahrhundert schwand dann mit der zunehmenden Sachlichkeit und natürlichen Lebensweise das Bild der demonstrativen Ohnmacht aus der bildenden Kunst. — Bei der letztgezeigten larmoyanten Episode sank die Braut unter dem Symbol des gekreuzigten Christus um; auf der ersten, der Passionsszene fanden wir die ohnmächtige Maria unter dem Urbild des Kruzifixus. So hat der Ring sich geschlossen.

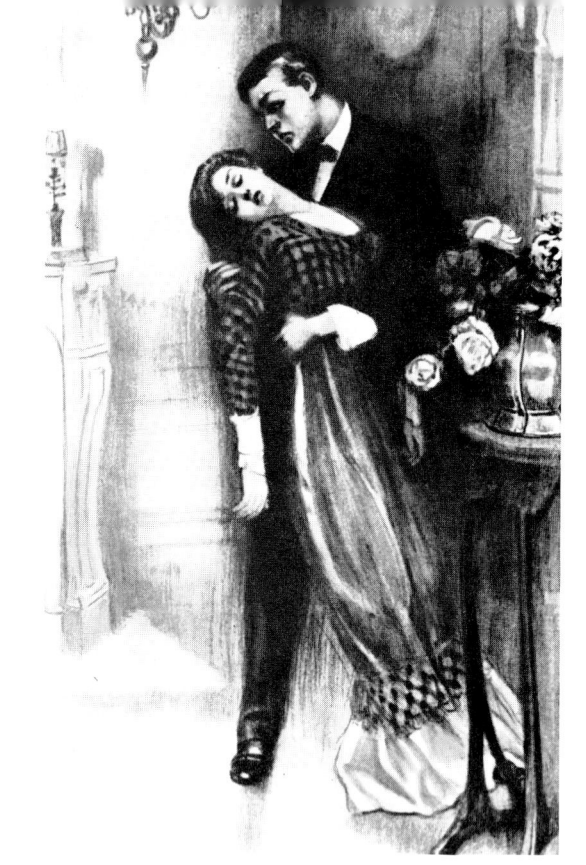

Schmerz der Trennung · Um 1905 · Getuschte Zeichnung
Medizinhistorisches Institut Zürich

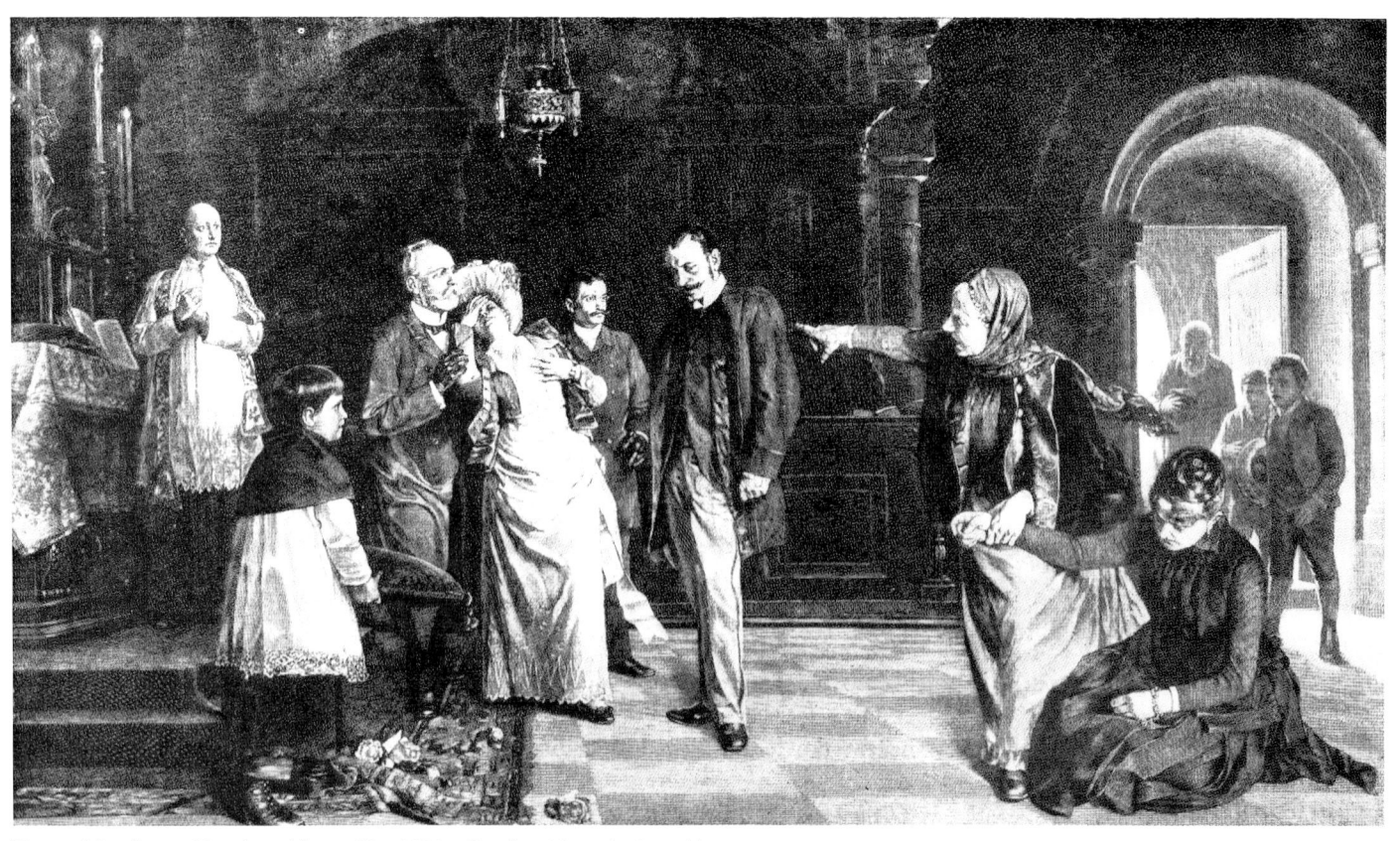

T. von Margitoy · Vor dem Altar · Um 1890 · Kupferstich nach Gemälde

Wassersucht und Ödeme

Die Laiendarstellungen von Ohnmachtszuständen lieferten zum Thema „Kreislauf" einen abgerundeten ikonographischen Beitrag. Im Fachschrifttum trifft man klinische Illustrationen der sichtbaren Symptome von Herz- und Kreislaufkrankheiten vor 1900 sehr selten. Es wurden fast ausschließlich pathologisch-morphologische Organansichten gezeigt. Eine gewisse Ausnahme machen — außer den im Kapitel „Lues" gebrachten Aneurysmen — die Veränderungen bei peripherer Durchblutungsnot. Vor diesen Gangrän-Abbildungen seien einige von Beinödemen und allgemeiner Wassersucht gebracht unter Hintanstellung der Frage, ob sie stets kardialen Ursprungs waren. Blausucht, Orthopnoe und Trommelschlägelfinger blieben hier unberücksichtigt, weil davon vor 1900 nur jeweils ein oder zwei Bilder existieren.

Auf der Andrea del Sarto (1485—1530) zugeschriebenen Rötelzeichnung liegt auf der Bettstatt eine Frau, deren sichtbares linkes Bein ödematös aufgetrieben ist. In der fast elephantiastischen Schwellung erkennt man einige Einsenkungen. Sind es Dellen, die eine Pflegerin mit ihrem linken Daumen gerade eingedrückt hat? Sind es rundliche, fötide riechende Ulzera? Die Pflegefrau hält sich nämlich mit der anderen Hand die Nase zu. Den im Profil gesehenen, griechisch gekleideten, älteren Arzt belästigt der Geruch offensichtlich nicht. Vielleicht ist das Instrument in seiner Rechten zur Sondierung der Krater gedacht. Während Mediziner und Pflegerin ihre Aufmerksamkeit auf die Inspektion des geschwollenen Beines konzentrieren, hat sich die Kranke unter extremer Körperdrehung abgewandt. Voll inbrünstiger Hoffnung fleht sie die Portraitbüste eines kirchlichen Würdenträgers an. Diese Anbetungsgeste ist der einzige religiöse Zug der Darstellung; solch nüchterne Sachlichkeit trifft man in der italienischen Schule der Zeit bemerkenswert selten.

Damit erschöpft sich schon der Bildervorrat. Auf ein paar Gemälden der Zeit sieht man auch verdickte Beine (Meige hat sie aufgezählt), doch fehlt ihnen der Reiz der zeichnerischen Genauigkeit. Ebenso dürftig ist die Ausbeute an Ascites-Darstellungen. Vor dem 19. Jahrhundert existierten da nur die Parazentese-Bilder, welche das Kapitel „Punktionen" (S. 232 f.) bringt. Ein von Meige erspähter „Arlequin hydrophique" der Comedia del Arte aus dem 18. Jahrhundert lohnt nicht die Darstellung. Die Auftreibung seines Leibes könnte genau so gut ein untergeschobenes Kissen verursacht haben.

Das optisch-sachliche Interesse der Medizin des 19. Jahrhunderts wendet sich diesen Zuständen etwas häufiger zu.

Alibert bringt in seiner Nosologie (1832) eine Frau mit erheblichen Beinödemen und Ascites bei ausgetrocknetem Gesicht. Die von poetischem Schwung getragene Beschreibung (z. B. *„La soif de Tantale s'allume dans cette hydropsie"*) spricht von Dyspnoe und Schlaflosigkeit, gibt aber bezüglich der Ätiologie keine Hinweise.

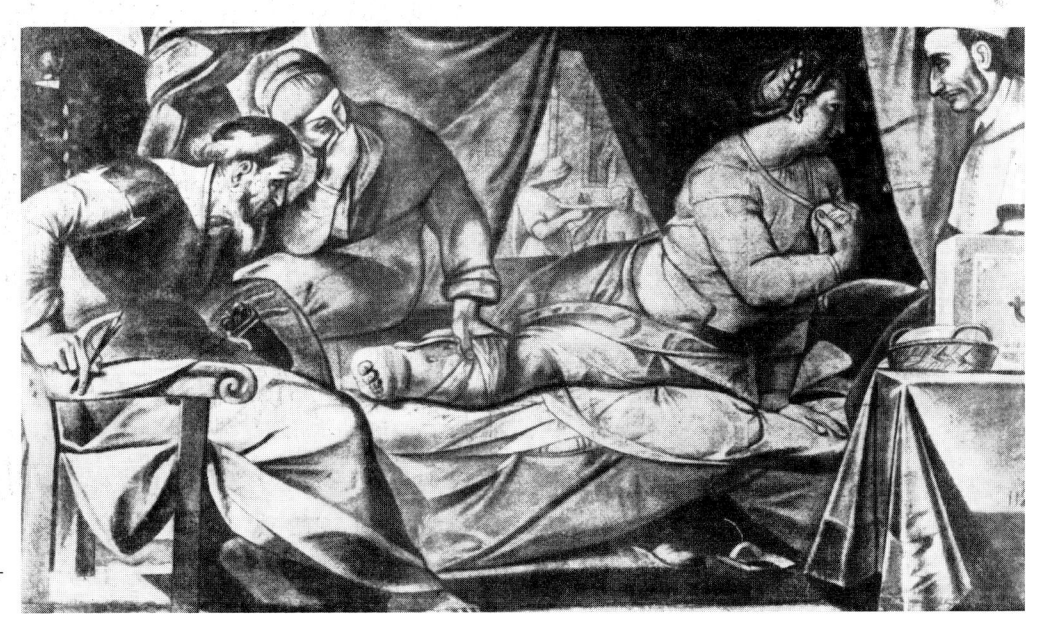

Andrea del Sarto (?) · Frau mit Beinödemen · Um 1510 · Rötelzeichnung

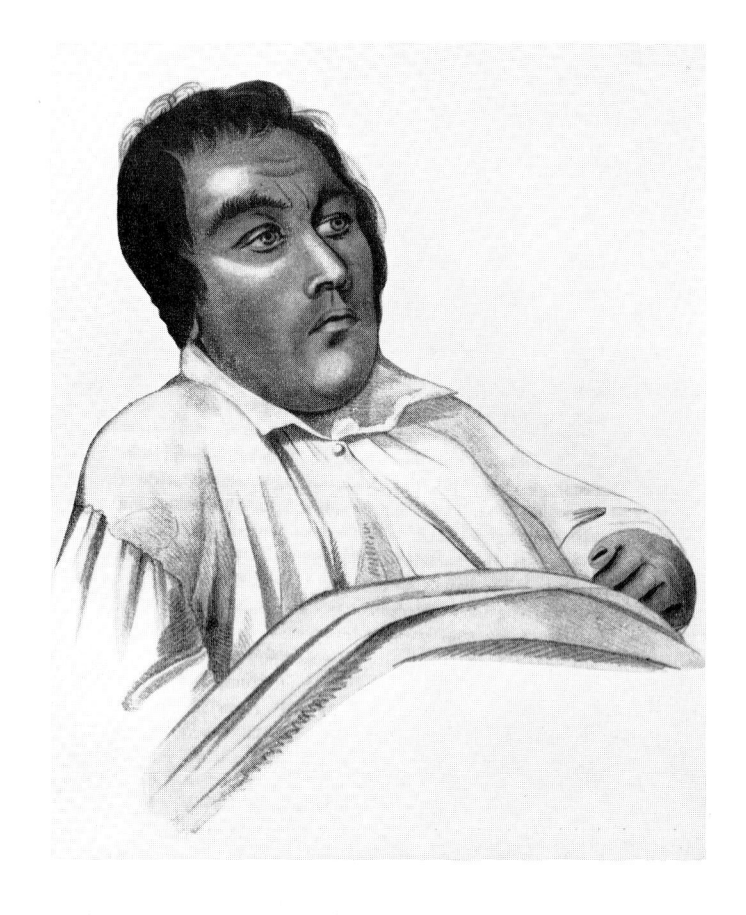

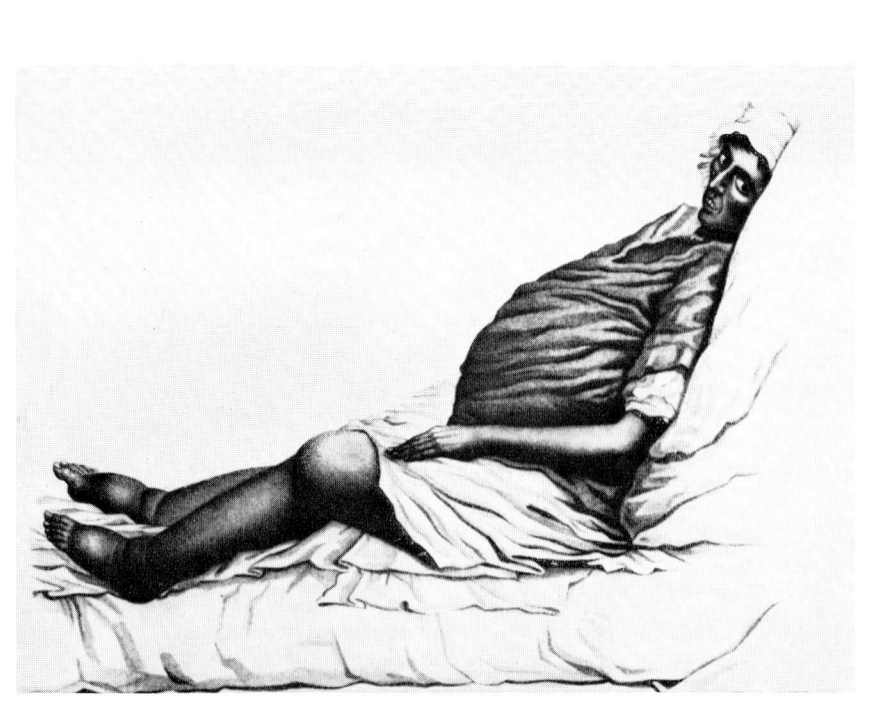

Wassersucht · Aus K. H. Baumgärtner · 1842 · Lavierte Lithographie

BAUMGÄRTNER (1838) zeigt mehrere Ödemkranke im Bilde. Der hier wiedergegebene gehört nach der Beschreibung des Cursus morbi am ehesten in die Kategorie der Herzkranken: *„Joseph M., 36 Jahre, litt schon seit mehr als einem Jahre an schwerem Athem und Herzklopfen und seine Füße waren geschwollen. Bei der Aufnahme in das Hospital hatte der Kranke schon vollständig das in dem hier vorliegenden Portrait vorgestellte Aussehen. . . . Die violette Farbe ist [in dem Gesicht] vorherrschend und Athmungsbeschwerden drücken sich in der Bewegung der Nasenflügel, der hohen Lage des Kranken im Bett etc. aus. Die stark emporgezogenen Augenbrauen und die stark nach oben gezogenen Horizontalfalten der Stirne sowie die stieren Augen drücken angstvolle Erwartung aus (Herzangst). Die linke Hand, die sichtbar ist, zeigt eine starke ödematöse Geschwulst."* — Bei der Leichenöffnung fand sich ein hochgradig erweitertes Herz, in der Brusthöhle ziemlich viel Wasser, in der Bauchhöhle etwas Wasser, und das Gewebe unter der Haut war stark infiltriert. — Bemerkenswerterweise ist hier von einer Digitalistherapie noch nicht die Rede.

Einige Bilder von hydropischen Herzkranken bringt BRAMWELL. Weiteres Illustrationsgut des Jahrhunderts war nicht zu finden. Wenn klinische Lehrbücher oder Kreislaufmonographien bebildert waren, so kamen zu den traditionellen pathologisch-anatomischen Illustrationen solche hinzu, die sich auf Perkussion und Auskultation bezogen wie Dämpfungsfiguren des Herzens, Ostienprojektion und ähnliches.

Kranke mit Ascites und Beinödemen · Aus J.-L. Alibert · 1832
Farbiger Kupferstich

Periphere Durchblutungsstörungen

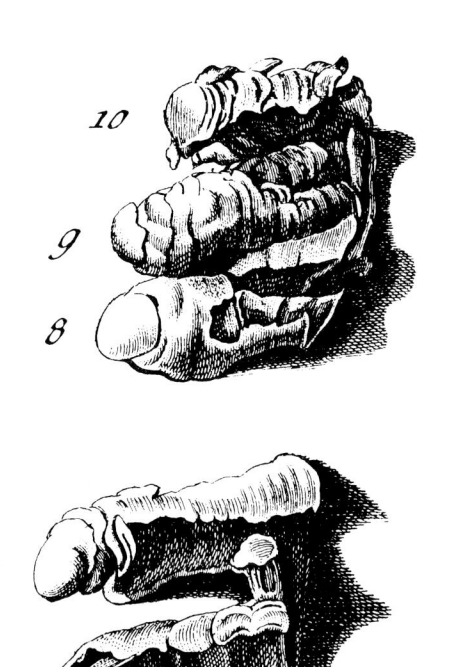

Hautabstoßung nach Ergotismus · Aus J. Taube · 1782 · Kupferstich

Unter dem Namen des heiligen oder Antonius-Feuers (ignes sacer, ignes St. Antonii) beschrieben französische Chronisten des Mittelalters die später Kornstaupe genannte und heute ausgestorbene Krankheit des Ergotismus. Die Arteriolenspasmen der chronischen Mutterkornvergiftung suchten nach feuchten Sommern weite Landstriche als verheerende, besonders die Ärmeren betreffende Seuche heim. Ein schwärzlicher Brand zerstörte, aufwärts kriechend, Haut, Weichteile und Knochen der Extremitäten, auch Genitalien und Brüste, die damit wie von einem unsichtbaren Feuer verkohlt erschienen. Nach einer gewissen Zeit wurden die gangränösen Teile abgestoßen. Die Antoniterbrüder unterhielten Spitäler zur Behandlung dieser Krankheit; eines stand in Isenheim/Elsaß, wo GRÜNEWALD um 1515 den herrlichen Altar schuf (WEIXLGÄRTNER). Noch um 1700 hingen in der Wallfahrtskirche zu Vienne in der Dauphiné solche schwarzen Gliedmaßen reihenweise an der Wand (BRODIER). Starben auch einige der Betroffenen an Entkräftung und langwierigen Eiterungen, kamen die meisten doch mit dem Leben davon. Von den schauderhaft Verstümmelten bestanden manche nur noch aus Kopf und Rumpf. — Ich erwartete sie irgendwo bildlich wiedergegeben zu finden, aber vergeblich. Nur die deutsche medizinische Publikation von TAUBE (1772) bildet eine abortive Form des Brandes ab, die dort Gangraena lente genannt wird. Finger und Zehen wurden kalt und gegen Nadelstiche gefühllos. *„Ich war so glücklich, durch langen Gebrauch des Terpentinöhls, endlich wieder Wärme und Empfindungen in die Theile zu bringen, welche ich für schon halb abgestorben hielt." „Ein armes Mädgen ... häutete über den ganzen Körper etliche Mahle. Die erste Häutung bestand in der wahren und ganzen Haut (cutis), so daß man, wenn ein Theil abgesondert war, Sehnen und Fleisch ohne Bedeckung liegen sah. Die getrocknete Decke der Finger und Zähe sprang auf, und dann war es Zeit, durch einige chirurgische Hülfe sie abzustreifen. So hart die äußerliche Seite war, so weich war die inwendige. ... Die Seltenheit dieser Begebenheit hat mich bewogen, etliche dieser abgestreiften Finger in Kupfer stechen zu lassen, um sie der Nachwelt zu überliefern."* Abgebildet ist hier: *„6 ein großer Zähe, offen. 7—10 die übrigen Zäher."*

TAUBE erlebte 1770/71 eine Epidemie in der Gegend von Celle. Von den 505 bekannt gewordenen Erkrankten verstarben 91. Etwas weiter nördlich, in der Umgebung von Lüneburg, wurde 1581 ebenfalls von 500 Fällen berichtet (HIRSCH). In dieser Gegend trat das Leiden zumeist als „Kriebel"-Krankheit in Erscheinung. Es ist die mit Paraesthesien und dem Gefühl des Kribbelns oder Ameisenlaufens beginnende konvulsive Form, die zu schmerzhaften tonischen Kontrakturen, speziell der Extremitätenbeuger führen kann. Dieser Ergotismus convulsivus dürfte nach den Untersuchungen von MELLANBY (zit. nach POULSSON) keine ausschließliche Folge der Mutterkornvergiftung sein; eine wichtige Rolle soll der Vitamin A-Mangel spielen.

Außer den epidemisch gehäuften, symmetrischen Fällen trat periphere Gangrän aus den uns heute geläufigen Ursachen auf. CORNEL TRIOEN bildet 1743 auf einer vorbildlich genau gezeichneten und vorzüglich gestochenen Kupfertafel die Beine zweier Fälle ab, bei denen wohl eine arterielle Embolie vorlag. Dazu die stark gekürzten Krankengeschichten: *„Bei der Jungfrau NICOLAA VLASVELD entwickelte sich im 23. Lebensjahr ein Brand des rechten Fußes, dann der Schienbein- und Kniegegend. Bereits 14 Jahre bestand dortselbst eine schlechte erkennbare, entzündliche Krankheit. Der herbeigerufene Chirurg tat Kräutersalbe und anderes auf die befallenen Teile, aber*

rechten Seite zurückblieb. Plötzlich trat die bis zum Oberschenkel reichende Gangrän auf. Die Kranke erduldete tapfer die Schmerzen, streckte aber oft ihre Hand gegen den Chirurgen aus und bat, er möge ihr den Fuß und das Knie abnehmen. Durchfall und eine Auftreibung des Leibes kamen dazu, später noch Krämpfe und eine Schwellung des Gesichts. Bei klaren Sinnen fühlte sie das Ende nahen und jammerte: „Es ist um mich geschehen." —

Höchst sonderbar berührt bei diesen Krankengeschichten, daß selbst ein Konsilium von Chirurgen nicht zur lebensrettenden Amputation schritt. Die operative Absetzung am Oberschenkel wird bereits bei BRUNSCHWIG und GERSDORF besprochen und im Bilde gezeigt; sie gehörte zum operativen Bestand jedes Baders und Chirurgen. Ein Textkupfer bei FABRI VON HILDEN schildert das Vorgehen in reizender, sachlich korrekter Genremanier. Da der Operateur schmerzdämpfende Mittel — bekannt war z. B. Succus hyoscyami — meist verschmähte, wurde der Kranke von kräftiger Hand festgehalten oder gefesselt. Der Arzt hat hier eine schmale Abschnürbinde unterhalb des Knies und eine breite um den Oberschenkel gelegt. Zu der zwischen den Binden geplanten Ablatio soll die auf dem staubigen Boden liegende Säge dienen. Postoperativ blutende Gefäße werden mit dem im Holzkohlenfeuer erhitzten

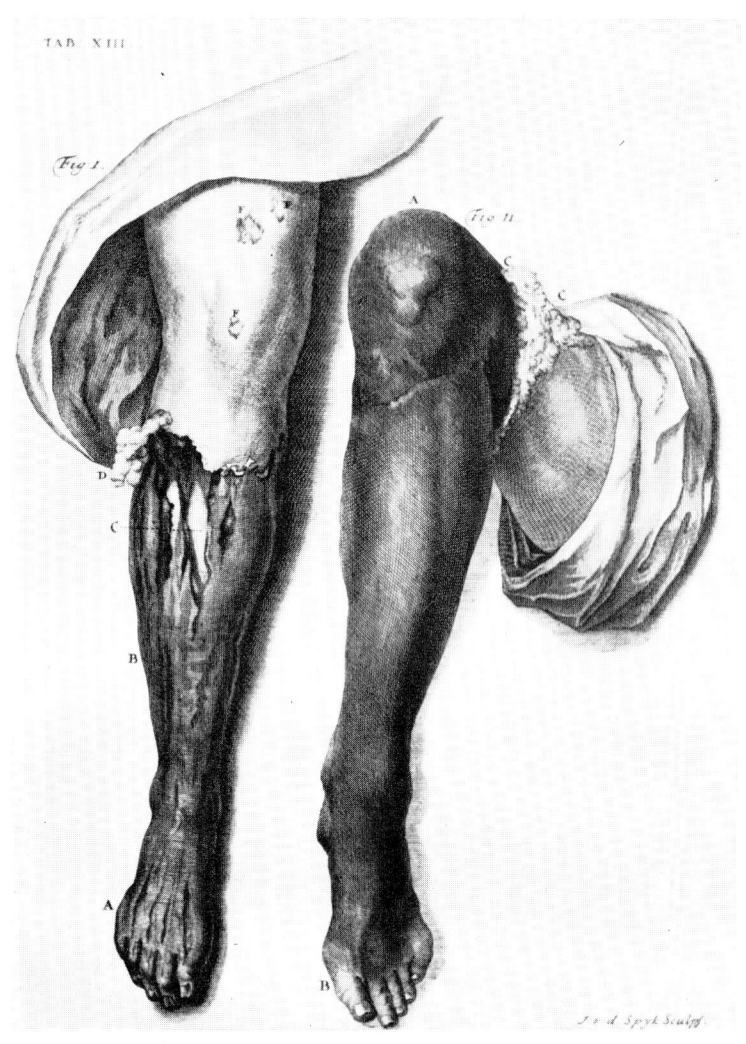

Zwei Fälle von Beingangrän · Aus C. Trioen · 1742 · Kupfertafel

alle Mühe war vergeblich, Wärme und Gefühl kehrten nicht zurück. Die Partien am Knie wechselten von grünlicher in bläuliche Farbe. Ich ließ im Gesunden oder gesund erscheinenden Gebiet Einschnitte machen, aber vergebens. Die Kranke verspürte dabei keinen Schmerz, und es entleerte sich nur etwas gelbliche Flüssigkeit". — Ein Konsilium aus mehreren, namentlich genannten Chirurgen erklärte die Gangrän für tödlich, was keine unrichtige Prognose war: unter profusen Schweißen verschied die Jungfrau. — Auf dem Bilde erkennt man bei A und B die Einschnitte im Fuß und Unterschenkel, bei D den Abfluß von Eiter und trüber Flüssigkeit und bei F kleine Geschwüre am Oberschenkel. — Ein zweiter Fall betrifft die ELISABETH FONTYN AUS LEYDEN. *In ihrem 9. Lebensjahr wurde sie von einem Krampf befallen, von dem eine Lähmung der*

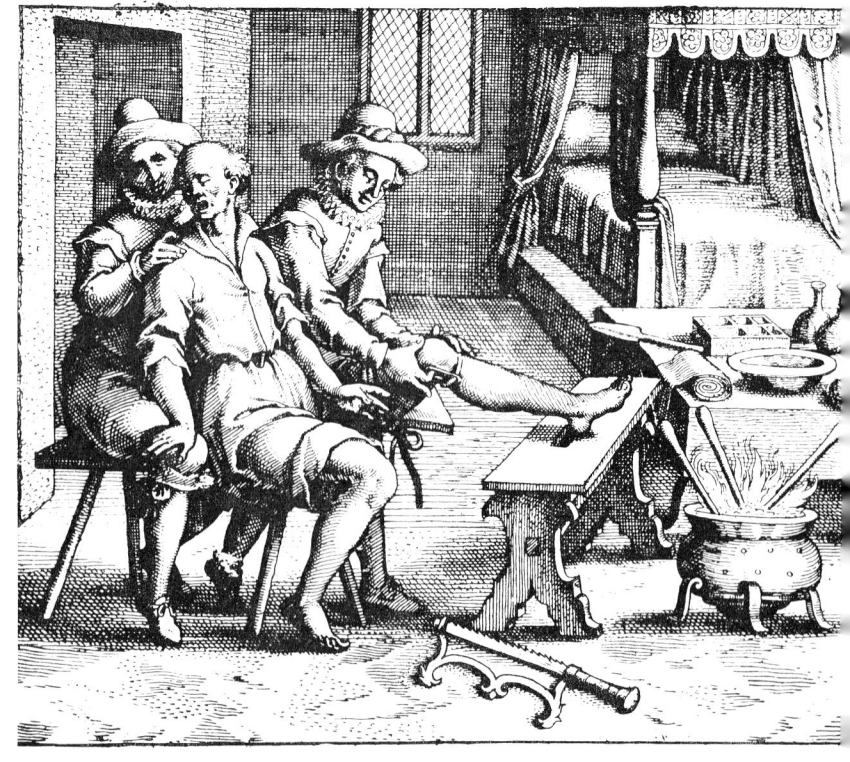

Beinamputation · Aus F. Hildanus · Um 1620 · Kupferstich im Text

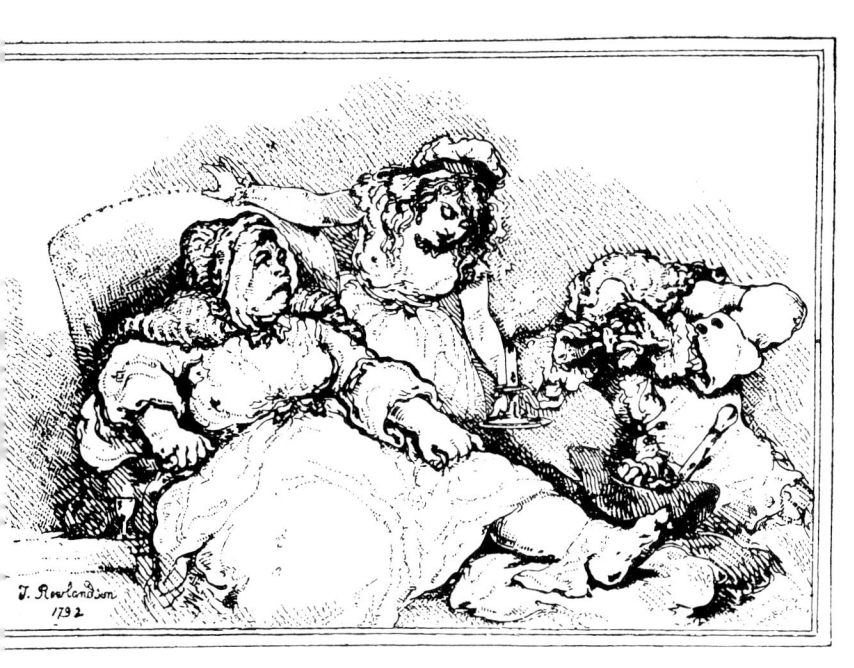

Th. Rowlandson · „On her last legs" · 1792 · Radierung

Glüheisen verschorft. Ein Schwamm zur Reinigung der Wunde und eine breite Binde liegen auf dem Tisch bereit. — Wenn man bei TRIOEN die Kranken nicht amputierte, und sie den furchtbaren ischämischen Schmerzen, der nekrobiotischen Autointoxikation und der Sepsis überließ, kann ich mir dafür nur einen Grund denken: die häufigste Entwicklung einer peripheren Gangrän war in Mitteleuropa damals die Spontanabstoßung der Gliedmaßen bei Ergotismus. Mangels genauer Diagnosenstellung hoffte man in den vorliegenden Fällen auf etwas Ähnliches.

Die Radierung von THOMAS ROWLANDSON (1756—1828) bestätigt eine pathographische Vermutung; daß man nämlich für jene Zeit des üppigen, fettreichen Lebens, des gehäuften Auftretens von Gicht und Apoplexie, auch eine Häufung von peripher-sklerotischen Prozessen annehmen muß. Man hat hier zu einem Marktweib einen Arzt gerufen; er trägt als Emblem der Arztwürde einen Stock mit hohlem Knauf und als Signum der Vornehmheit eine Perücke. Bedenklich schaut er sich durch die Augengläser die einzelnen nekrotischen Stellen an dem vom Verbandtuch befreiten Bein der Dicken an. Das „oben ohne" der beiden Frauen ist eine geläufige erotische Übertreibung Rowlandsons und entspricht nicht der damaligen Mode.

Genau ein Jahrhundert später entstand die französische Photographie, hier eingefügt als Beispiel, wie weit Indolenz bei einer peripheren Gangrän gehen kann. *18 Monate vor dem abgebildeten Zustande begann bei dem robusten, 33jährigen Bauern nach einem anstrengenden Marsch der linke Fuß zu schmerzen. Eine Art Claudicatio intermittens bildete sich heraus. Im Juni 1892 traten plötzlich sehr heftige Schmerzen im linken Bein ein; es schwoll ödematös auf und verfärbte sich schwarz. Trotz anhaltend heftiger Schmerzen und Abstoßung der nekrotischen Unterschenkelpartie ließ der Kranke sich erst am 27. November 1892 zur Amputation in das Hospital aufnehmen. Sogar die derbe Achillessehne war bereits der Nekrolyse anheimgefallen. Tibia und Fibula lagen völlig frei, dienten jedoch dem schwärzlichen Fuß noch als Stütze.*

Dieser Fall trägt schon das diagnostische Etikett „Endarteriitis obliterans progressiva". 1879 war von dem Balten WINIWARTER das Leiden als selbständige Krankheit angegeben worden; die genaue Beschreibung durch LEO BUERGER erfolgte erst 1908. Dessen Arbeit bringt nur eine Reihe von Mikrophotogrammen. Eine klinische Abbildung finden wir in der Erstpublikation von MAURICE RAYNAUD (1834—1881). Unter dem Titel „*Sur l'asphyxie locale et la gangrène symétrique des extrémités*" hatte er 1862 in Buchform über 5 eigene Fälle und 25 von befreundeten

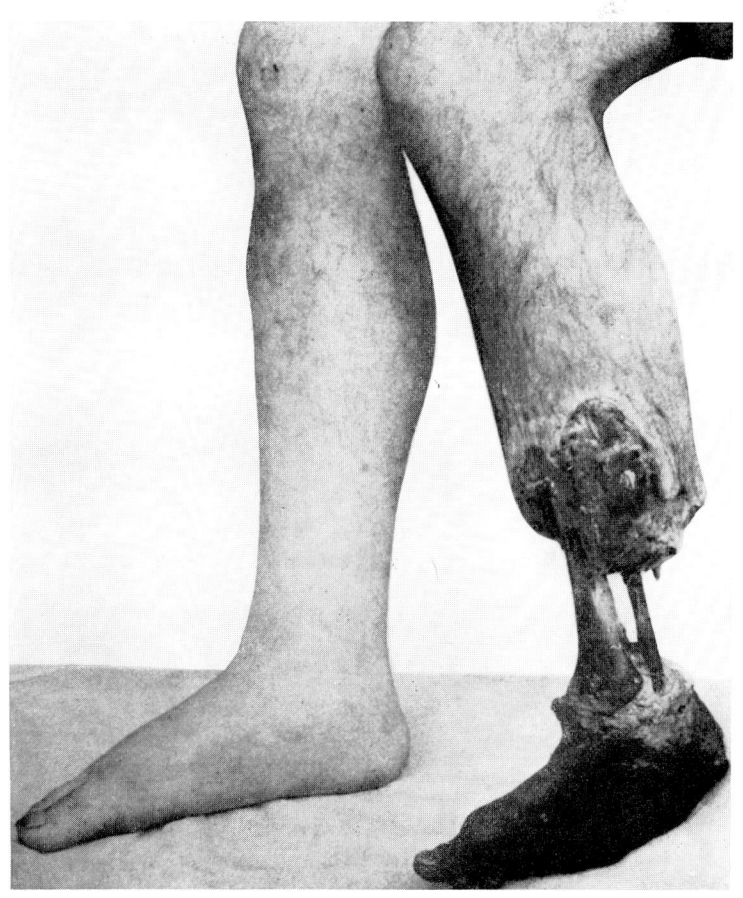

Beingangrän · Aus P. Haushalter u. a. 1902 · Photographie von 1892

Kollegen berichtet. Das reproduzierte Bild (Fall 4) zeigt Veränderungen an einer 27jährigen Frau, bei der unerwartet 1860 eine Spontangangrän aller 4 Extremitäten auftrat (sporadischer Fall von Ergotismus?). Die klassische Beschreibung des ersten Grades der lokal asphyktischen Veränderungen bezieht sich auf eine 26jährige Frau: *„Seit ihrer Kindheit zeigte sie eine Besonderheit, welche sie bei ihrer Bekanntschaft zum Gegenstand der Neugierde machte. Unter dem Einfluß geringer Kälte, überdies am ausgeprägtesten im Sommer, wurden ihre Finger wie blutlos, gefühllos und von gelbweißer Farbe. Oftmals trat dies Phänomen auch ohne Grund auf, hielt eine kleine Weile an und endete mit einer sehr schmerzhaften Reaktion, während der die Zirkulation sich nach und nach wiederherstellte und zum normalen Stand zurückkehrte. Madame X. hatte kein besseres Mittel dagegen, als die Finger heftig zu schütteln oder sie in lauwarmes Wasser zu tauchen. Die Füße wurden, allerdings schwächer, regelmäßig während der Zeit des Essens und der Dauer der Verdauung betroffen. Sonderbarerweise verschwanden die erwähnten Symptome stets bei den ersten Anzeichen einer Schwangerschaft."*

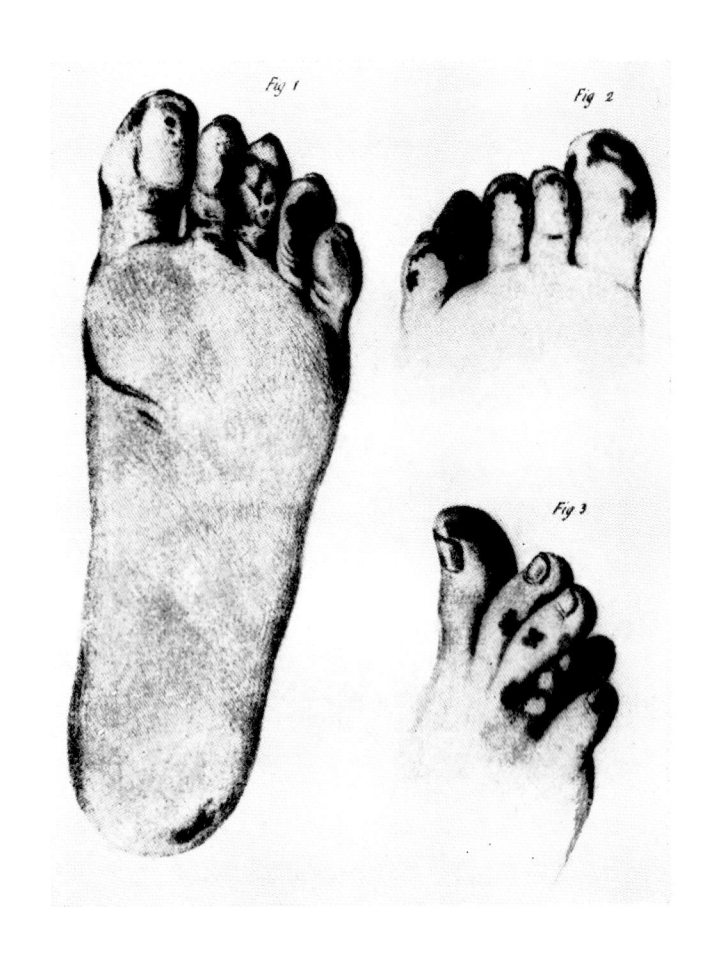

Periphere symmetrische Gangrän · Aus M. Raynaud · 1862
Lithographie

Die Physiognomik in ihrer Beziehung zum Krankenaspekt

„Physiognomik ist die Fertigkeit, durch das Äußerliche des Menschen sein Inneres zu erkennen" (LAVATER). Hierbei bezog man das vieldeutige griechische Wort *„physis"* zumeist auf das Gesicht allein, dessen Bau, Faltung und Ausdruck Einblicke in Intelligenz, Gemüt und Charakter ermöglichen sollten. Über diese allgemeinen Persönlichkeitsmerkmale hinaus wollten speziell Mediziner krankhafte körperliche und seelische Zustände aus den Gesichtszügen erkennen. Dieser ärztliche Sonderzweig der Physiognomik und seine Ikonographie wird uns hier beschäftigen.

Den beobachtungsfreudigen Griechen war seit ihrer Frühzeit die enge Beziehung zwischen Seelischem und Körperlichem geläufig. *„Bildhauer verraten in ihren Götter- und Menschenbildnissen ein feines Empfinden für die körperlichen Kennzeichen der darzustellenden Wesensart"* (C. G. CARUS). Die scharfsichtige hippokratische Medizin kennt bereits einige charakteristische Gesichtsausdrücke, von denen die *„Facies hippocratica"* der Todgeweihten im ärztlichen Sprachgebrauch bis heute lebendig geblieben ist. Das *„Prognostikon"* beschreibt sie: *„Spitze Nase, hohle Augen, eingefallene Schläfen, kalte und zusammengeschrumpfte Ohren und die Ohrläppchen zur Seite gedreht und die Haut des Gesichtes hart, gespannt und trocken und die Farbe des ganzen Gesichtes bleich oder schwarz. Wenn aber gleich zu Beginn der Krankheit das Gesicht des Patienten solchen Anblick bietet..., dann muß man ihn fragen, ob er lange Zeit nicht geschlafen oder ob er starken Durchfall oder argen Hunger gelitten habe"* (Übersetzung W. CAPELLE). ARISTOTELES (382—322 v. Chr.) gründete auf der Wechselbeziehung zwischen Körper und Seele die erste Systematik der Physiognomik. Modern wirkt die Betonung des Dynamischen: für die Charakterdeutung gelten Gebärden und Bewegungen mehr als körperliche Merkmale. Wenig wissenschaftlich, doch über die Jahrtausende fortwirkend ist seine Tiersymbolik. Ein Mensch mit dicker Nase, wie sie der Ochse besitzt, soll auch dessen Trägheit und Phlegma haben. Personen mit weißen, den Schafen ähnlichen Haaren wird ein furchtsames Gemüt zugeschrieben, den Trägern von harten, löwenartigen Haaren Mut und Tapferkeit (zit. nach LANGE).

In der Renaissance erstrebte die glanzvoll erblühte Malerei bewußt eine bildliche Kenntlichmachung des inneren Menschen, und aus den Portraits eines LEONARDO, HOLBEIN oder TIZIAN glaubt man in der Tat, manche Charakterzüge ablesen zu können. Doch nicht über eine systematische Analyse der Gesichtsform kam man dazu, sondern durch psychologisches Einfühlungsvermögen in die lange und sorgfältig beobachteten Dargestellten. Notizen über physiognomische Probleme finden sich außer bei DÜRER bei dem universalen LEONARDO, wie etwa: *Gemütsbewegungen, bei denen der erregende Gegenstand im Geiste ist, haben leichtere und bequemere Gebärden zur Folge, als wenn ein äußerer Gegenstand der Erreger ist"* (zit. nach W. WAETZOLDT).

Damals entstammte das Interesse an einer systematischen Physiognomik anderen Bereichen: diese zählt die Titelseite des frühesten Werkes auf:

„Die kunst der
Chiromantzey / vsz besehung der hend.
Physiognomey / vsz anblick des menschens.
Natürlichen Astrologey noch dem lauff der Soñen.
Complexion eins yegklichen menschens.
Natürlichen ynflüssz der Planeten.
Der zwölff zeichen Angesychten.
Ettliche Canones / zu erkantnüsz der
menschen kranckheiten / solicher weiß vormals nye
beschriben oder gedruckt."

Sein Autor ist JOHANNES INDAGINES, alias JOHANN VON HAGEN, recte JAEGER gehießen, in Nürnberg gebürtig und in Steinheim bei Frankfurt Pfarrherr. Außer der Physio-

ist das Kinn gebogen und krumm, dazu scharf und spitzig, so ist der Mensch zum Zorn geneigt, kühn und freudig." Warum aber die Kinnform der rechten Person auf *Impotenz* hinweisen soll, bleibt für uns unerfindlich. Bei der Deutung der Ohrformen spürt man das griechische Erbe: „*Welches Menschen Ohren weit und lang sind, gleich den Eselsohren, so zeugen sie auch von einer esligen Art und groben, viehischen Gebärden. Kleine Ohren wie die des Affen zeugen von wankelmütigen und betrügerischen Menschen.*" Man bemerkt: viel Spekulatives, Unmotiviertes ist hier mit Überkommenem und ein wenig Empirie vermengt.

Manche Lehrsätze und Bilder des INDAGINES übernahm der Bologneser BARTOLOMEO COCLES (COCLE oder DELLA ROCCA). Auch sein Buch wurde in Straßburg gedruckt, es erschien 1533, zehn Jahre nach dem seines Vorgängers. Der Zeichner der Bilder ist unbekannt, doch weht der Geist Straßburgs und seines Domes durch die Holzschnitte. Deutlich spürt man den Einfluß des style flamboyant der späten Gotik, wie an dem Bilde von den Augenpartien eines listi-

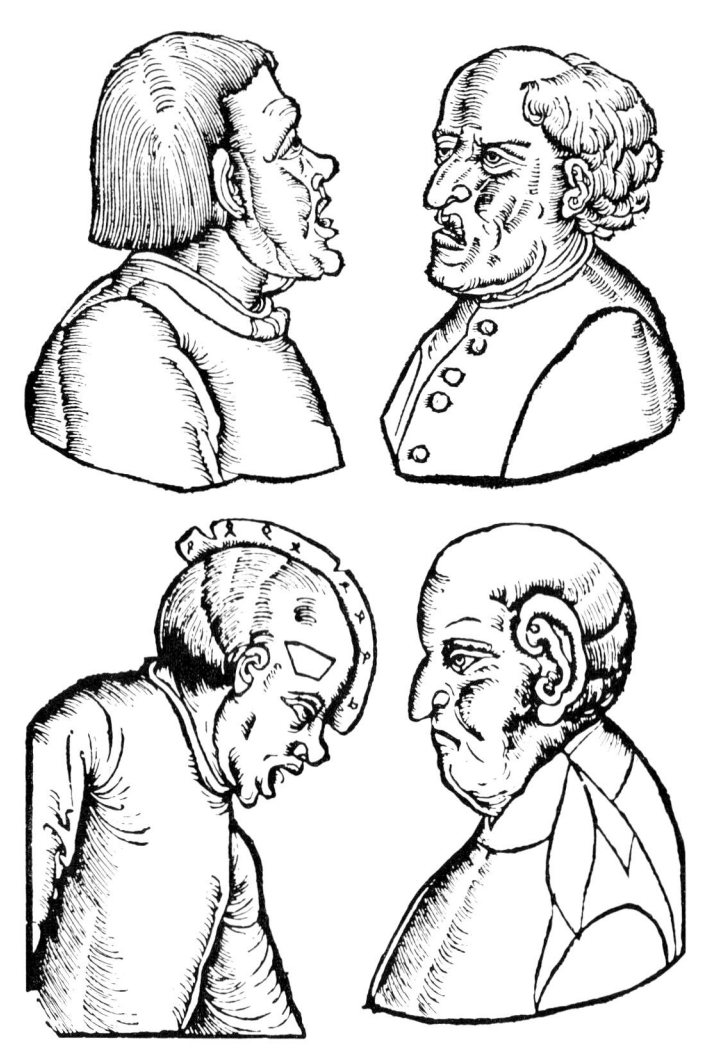

Textholzschnitte über Formen des Kinns und der Ohren
Aus J. Indagines · 1523

Textholzschnite aus B. Cocles 1533 · Lidform eines verschmitzten und arglosen Mannes

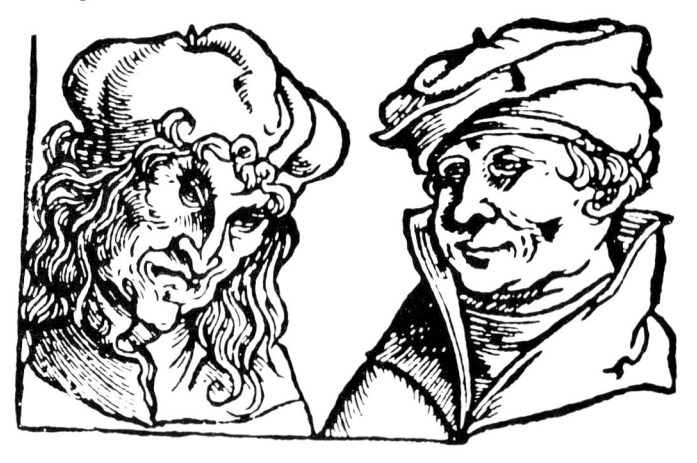

Junges Paar mit den Voraussetzungen für gute Gesundheit

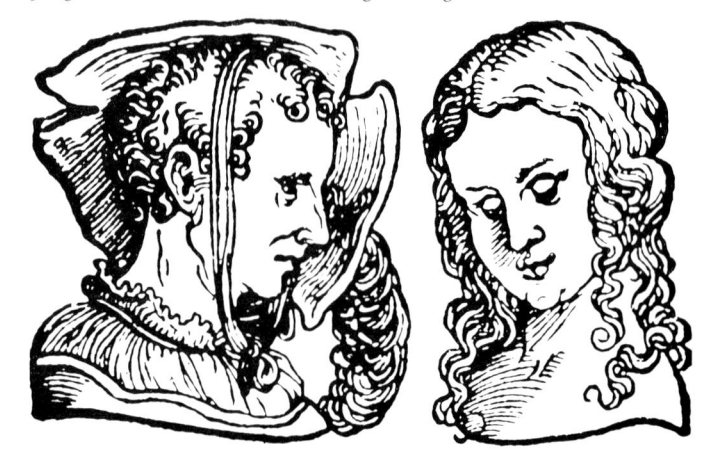

gnomik behandelte er die Chiromantie — also die Wahrsagekunst aus den Handlinien —, die Astrologie sowie die Komplexionen, das sind die Beziehungen der vier Temperamente und ihrer Krankheiten zu den Planeten. Also standen magische Disziplinen an der Wiege der neuzeitlichen Physiognomik. Das 66seitige Quartbuch hat JOHANNES SCHOTT zu Straßburg 1523 in hübschem Druck und mit verschwenderischer Illustrierung herausgebracht. Ein ganzseitiges Eingangsbild des energisch blickenden Autors stammt von HANS BALDUNG GRIEN. Ob auch die nachfolgenden, ein Seitendrittel füllenden physiognomischen Portraitpaare ihm zuzuschreiben sind oder dem HANS WECHTLIN, ist ungewiß. In ihrer lapidar-einfachen Strichführung pulsiert kraftvolles Leben. Die wiedergegebenen Portraitpaare zeigen Kinn- und Ohrenformen. Manchem Kommentarsatz des Indagines können wir in etwa zustimmen wie dem für die links dargestellte Person. „*Wenn*

gen und eines arglosen Mannes. Die linksseitige Orbitalregion mit den schrägen Lidern soll *Schlauheit, Unehrenhaftigkeit, ja Bösartigkeit* verraten. Runde Augen seien ein Zeichen von *Furchtsamkeit, Schwäche und Trägheit — aber auch von Grausamkeit.* Das außerdem gezeigte, reizende junge Pärchen befinde sich *bei guter körperlicher Verfassung und geistiger Gesundheit. Der Barett tragende Jüngling bevorzuge gemäßigte Vergnügungen und eine gesunde Ernährung, die er zur rechten Stunde einnehme; seine Verdauung sei ausgezeichnet, sein Blut von der richtigen Temperatur. Die bescheidene junge Dame teile diese Qualitäten.* — Im ganzen gesehen wirkt COCLES systematischer, auch hat er manche abergläubischen Accessoires abgestreift.

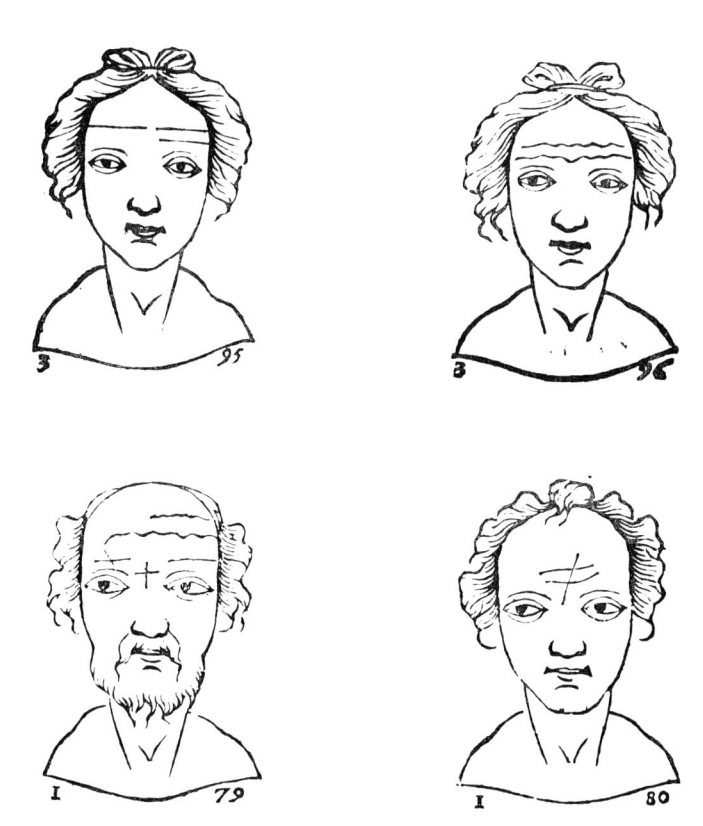

Stirnlinien bei vier Personen mit düsterer Zukunft · Aus G. Cardano
Textholzschnitte der französischen Ausgabe · 1658

Dennoch war er einem rein spekulativen Sondergebiet der Physiognomik, der Metoposkopie, heftig verfallen. Diese Stirndeutung wollte Charakter und Schicksal aus den Falten des Vorderhauptes erkennen. Zwar werde der gesamte Körper von Sternen beeinflußt, doch am stärksten die Stirn, die ihnen am nächsten sei. Der Verlauf ihrer Linien, wobei die Planeten jeweils ein besonderes Frontalgebiet regieren, sei daher höchst bedeutungsvoll. Der italienische Arzt GERONIMO CARDANO (1501—1576), dem die Welt mit der Cardanwelle auch etwas Vernünftiges verdankt, wurde der Papst dieser Lehre. Seine weitverbreitete *„Metoposcopia"* enthält etwa 800 Holzschnitte von menschlichen Gesichtern. Wie die Legende der vier hier wiedergegebenen Abbildungen erkennen läßt, schweift die Phantasie ungehemmt durch die Gefilde der Charakterdeutung und Zukunftserhellung: „*Nr. 79: Zufolge der Stirnlinien wird der Mann ins Gefängnis geworfen werden, Torturen erleiden und öffentlich gerädert werden. Nr. 80: Die Linien eines Waghalsigen, der gefangen und gefoltert werden und durch Gewalteinwirkung sterben wird. Nr. 95: Eine durch derartig gerade Stirnlinien gekennzeichnete Frau bleibt, selbst wenn sie verheiratet ist, eine Hure. Nr. 96: Eine Frau mit zwei welligen Linien wird während der Schwangerschaft sehr leiden und unter der Geburt sterben.*" Auch dieser systematisierte Nonsens hatte seine Nachbeter, von denen hier zwei wegen der ebenfalls reichen und z. T. qualitativ guten Illustrationen erwähnt seien: PHILIP PHINELA: *Libera tres nervorum,* Antwerpen 1632, und CIRO SPONTINI, *Metoposcopia,* Venedig 1637. Perplex war ich allerdings, diese Unwissenschaft noch in unserem Jahrhundert wiederzufinden. Beim Stöbern in der Bildsammlung des Medizinhistorischen Instituts in Zürich stieß ich auf ein Bild von HINDENBURG, das wahrscheinlich aus der Zeit des ersten Weltkrieges stammt. Auch mit ihm war Stirndeutung getrieben und die Reihenfolge der astrologischen Stirnfaltenbeziehung noch ganz die gleiche wie bei CARDANO!

Doch zurück zur Physiognomik! Hier versuchte der neapolitanische Arzt JOHANN BATTISTA DELLA PORTA (1535—1615) weiterzukommen, indem er die Charaktereigenschaften seiner Patienten studierte und sie in Beziehung zu Körperformen und Gesichtsveränderungen setzte. Er gibt sich durchaus kritisch: „*Diese Kunst oder Wissenschaft beruht allein auf der Mutmaßung und erreicht nicht allwegen ihr erwünschtes Ende.*" Auch ist er mathematisch-naturwissenschaftlich begabt, entwirft geschliffene, gekrümmte Glaslinsen für Fehlsichtige und setzt als erster in das Loch der Camera obscura eine Linse, so daß man ihn als Vater des Photoapparates apostrophiert. Aber Tradition und vorgefaßte Meinung bleiben beherrschend. Die

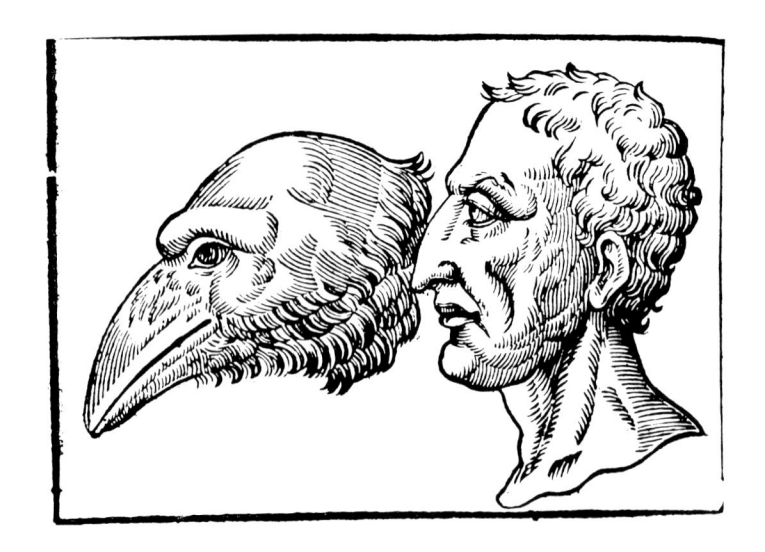

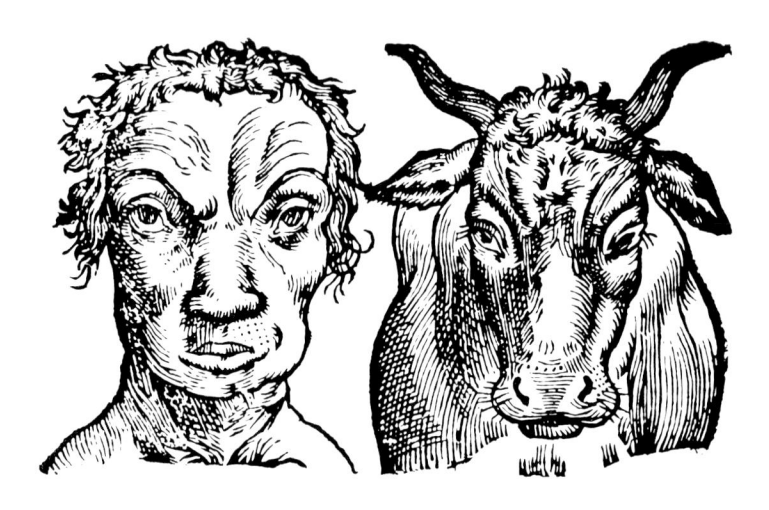

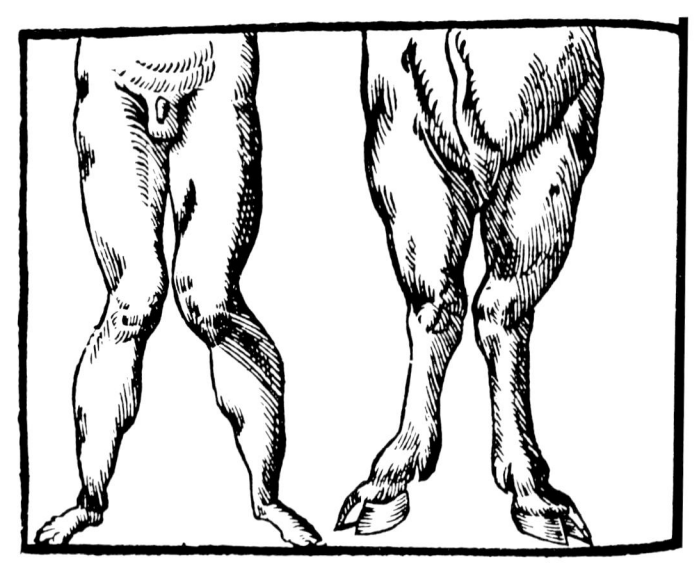

Graphische Vergleiche mit Tieren · Aus della Porta 1586
Textholzschnitte

Tiersymbolik des ARISTOTELES feiert fröhliche Urständ. In simpler Manier wird eine Parallelsetzung der menschlichen mit den (vermuteten) tierischen Eigenschaften durchgeführt und illustrativ verdeutlicht: *wer wie ein Rabe aussieht, ist unverschämt; wer einem Ochsen ähnlich sieht, ist leicht reizbar, faul und halsstarrig; wer einem Schwein ähnelt, muß eine Art Schwein sein, er ist gierig, roh und leicht erregbar, doch ohne Bescheidenheit und Intelligenz.* Wo das hinführt, zeigt die Gegenüberstellung von (rachitisch bedingten?) X-Beinen mit den Hinterfüßen eines Rindes. Diesen Menschen die Eigenschaften einer Kuh zuzuerkennen, bedeutet ein Extrem an Mißachtung der empirischen Realität zugunsten einer vorgefaßten Meinung.

Im 17. Jahrhundert ragte unter zahlreichen publizierenden Physiognomen keiner erwähnenswert hervor. Illustrativ kam nichts Neues dazu. Ältere Lehrmeinungen vermengte man weiterhin mit Aberglauben, und die Spezialisierung in Stirn-, Augen-, Hand- und Fußdeutung erreichte den Höhepunkt. Erst der kritische Geist des 18. Jahrhunderts räumte gründlicher mit dem abergläubischen Wust auf. Viele Gelehrte taten die Physiognomik völlig ab, z. B. der Vorleser FRIEDRICHS DES GROSSEN, HEINRICH ALEXANDER VON KATT, während der Bibliothekar des Königs, JOSEPH PERNETEY, sich in mehreren Werken dafür einsetzte. Dichter der Zeit erörterten physiognomische Fragen. G. E. LESSING bemühte sich im *Laokoon* (1766) unter Weglassung unkritischen Beiwerkes um System und Regeln der *„körperlichen Beredsamkeit"*. J. G. HERDER gab in seiner *„Plastik"* (1778) geistvoll *„einige Wahrnehmungen über Form und Gestalt"* unter dem Beziehungsprinzip einzelner Körperteile auf bestimmte Gesichtsregionen.

Doch ist ihre Wirkung gegenüber der von LAVATER vergleichsweise gering. Er erregte zeitweilig das ganze geistige Europa und blies in seiner Begeisterungsfähigkeit der physiognomischen Betrachtungsweise neues Leben ein. JOHANN CASPAR LAVATER (1741—1801) wirkte als evangelischer Geistlicher am Züricher See und betätigte sich nebenher als Dichter und Naturforscher. Seine 1774 bis 1778 erschienenen *„Physiognomischen Fragmente zur Beförderung der Menschenkenntnis und Menschenliebe"* hatten breite Resonanz. Man bewunderte neben dem Reichtum des Geistes sein Einfühlungs- und Urteilsvermögen. GOETHE: *„Lavaters Einsicht in die einzelnen Menschen ging über alle Begriffe. . . . Es war furchtbar, in der Nähe des Mannes zu leben, dem jene Grenze deutlich erschien, in welche die Natur uns Individuen einzuschränken beliebt hat"* (*„Dichtung und Wahrheit"*, 19. Buch). Man schätzte auch die reichen und hervorragenden Illustrationen des Werkes. LAVATER hatte von Zeichnern eigens Portraits

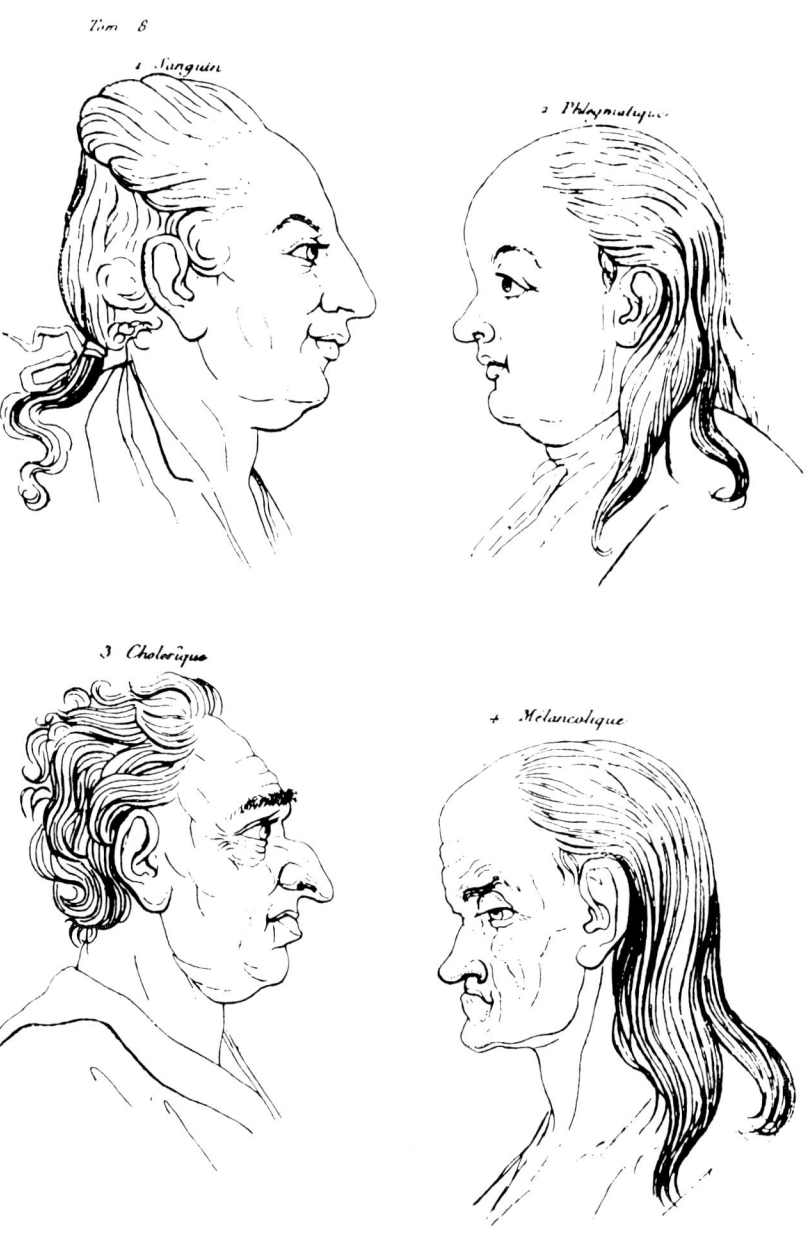

Die vier Temperamente · Aus J. C. Lavater · Franz. Ausgabe 1778
Kupferstichtafel

der Abzuhandelnden anfertigen lassen. Da ihm dies Verfahren auf die Dauer zu kostspielig wurde, begnügte er sich später mit selbstgemachten Silhouetten. — Heute ist das Pendel seiner Einschätzung zur anderen Seite ausgeschlagen. Das Fehlen einer wissenschaftlichen Grundlage wird peinlich fühlbar. LAVATER bleibt uns jede Begründung seiner Deutungen schuldig. Nach dem Urteil Goethes — der sich später von ihm abgewandt hatte — war er unsystematisch: „Keineswegs imstande, etwas methodisch aufzufassen, griff er das Einzelne einzel sicher auf... Allein es machte keine Reihe, alles stand vielmehr zufällig durcheinander." Gegenüber Kritikern reagierte er mit pedantischer Starrheit und sektiererischer Unduldsamkeit. Wenn auch seine Begabung in der Menschendeutung ungewöhnlich war, scheint sein „physiognomisches Gefühl" ihn manchmal betrogen zu haben. Als er in einem zugesandten Schattenriß Herders Züge zu erkennen glaubte, entdeckte er gleich in dem Gesicht alle Eigenschaften des ihm bekannten großen Denkers. Doch hatte er die Silhouette eines Raubmörders vor sich (zit. nach LANGE).

Der Abschnitt über die vier Temperamente möge mit seiner schwungvollen Schreibweise und autoritären Aussagefreude bekanntmachen. Es sind noch dieselben Konstitutionstypen wie in der hippokratischen Medizin, welche sie als den seelischen Ausdruck der vier Hauptsäfte des Körpers auffaßte. Über Autoren der Renaissance wie INDAGINES waren sie weitergeleitet worden. Die von LAVATER gebrachten Illustrationen — die ausdrucksvollsten seines Werkes — sprechen uns heute weit mehr als der Text an. Man spürt die akademische Schulung des Zeichners an den Portraitmeistern der großen Kunst: *„Daß Feuchtigkeit und Trockenheit, Feurigkeit und Kälte 4 Haupteigenschaften der körperlichen Ingredienzien seien, ... ist unleugbar. Daß daher gewiß wenigstens 4 Haupttemperamente entstehen; das cholerische, wo die Wärme, das phlegmatische, wo die Feuchtigkeit, das sanguinische, wo die Luft, das melancholische, wo die Erde die Oberhand hat, ... ist wieder nicht dem mindesten Zweifel ausgesetzt. ... Das cholerische Temperament ist am reizbarsten in allen Arten von Höhe, ohne Gefahr zu scheuen; das furchtsamste melancholische hingegen reizbar in allen Arten der Tiefe; das sanguinische in allen Arten von Weite bis zur Zerstreuung ins Unendliche; das phlegmatische ... geht der Nähe nach, glatten Wegen hin nach seinem kleinen oder mäßigen Horizont. Des Phlegmatikers Umrisse sind lockerer, stumpfer, hängender, ungespannter* [als die des Cholerikers]. *Die Umrisse der Augen geschweift. Ist die vorstehende Unterlippe weich, abgestumpft, kraftlos, hängend, so ists reines Phlegma. — Die eigentlichen Melancholiker haben ihren Mund größtenteils verschlossen. Die Augen rollen entweder schnell und scheinen hervorzudringen — oder sie starren still. Gegen die Lippen herunter sich senkende Nasen habe ich bei vielen Melancholikern bemerkt"* (stark gekürzt).

Mit der Auswirkung somatischer Krankheiten auf das äußere Menschenbild hat LAVATER sich nicht beschäftigt. Ohne Begründung des Weshalb bildet er lediglich einige

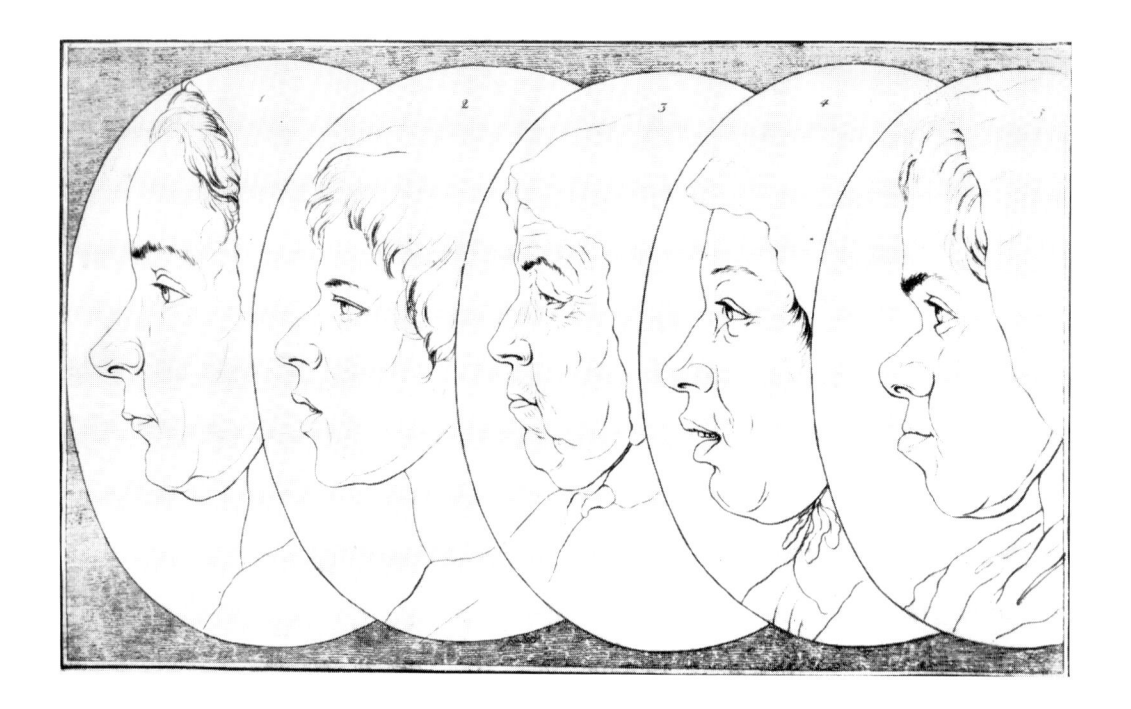

Beschränktheit und Geistesschwäche · Aus J. C. Lavater 1774 · Linienstich

Geistesgestörte und Schwachsinnige ab. Ein Bildbeispiel mit Kommentar stehe für diese Art: *„Eine senkrechte, vorspringende Stirn (1, 5), ein offener Mund (2, 4) oder eine vielfach zerfurchte Haut (3) weisen mit Sicherheit hin auf Schwäche, Nachlassen oder Beschränktheit des Geistes. Überdies kann man solche Defekte jedesmal leicht an der Kinnform erkennen, am Halse (Nr. 1, 2, 3) und an der Unterlippe von Nr. 5. Für sich allein scheint die Nase Nr. 1 Dummheit auszuschließen, und wäre die Stirn ein wenig straffer und zurücktretender, so entspräche sie der Art der Nase. Generell ist das erste Gesicht am meisten und das letzte am wenigsten begünstigt"* (übersetzt nach der französischen Ausgabe).

Das Werk Lavaters veranlaßte eine Reihe kritischer Auseinandersetzungen, u. a. von G. CHR. LICHTENBERG („*Über Physiognomik wider die Physiognomen*", 1778) und IMMANUEL KANT („*Anthropologie*", 1798). Dieser umgrenzt sie: *„Die Physiognomik ist eine Geschicklichkeit der Urteilskraft ohne Grundsätze und Vorschriften. . . . Niemals wird sie auf Regeln gebracht werden."* Er spricht ihr also den Charakter der Wissenschaft ab. Vielleicht ist der kritisch nüchterne Philosoph zu weit gegangen. Eine exakte Wissenschaft ist sie sicherlich nicht und kann es insofern nie werden, als aus bestimmten Veränderungen des Gesichtes keine eindeutigen charakterologischen Schlüsse gezogen werden können. Sie ist aber soweit empirisches Wissen, als Beobachtungen über Form, Faltung und Mimik des Gesichtes gesammelt und zu seelischen Manifestationen in kritische Beziehung gesetzt werden können. Hierbei spielt die graphische Wiedergabe der Veränderungen entscheidend mit. Durch diese erst ist es möglich, aus verstreuten Einzelbeobachtungen Erfahrungen zu subsumieren, vielleicht Gesetze zu abstrahieren. Hier rückt das Bild in eine Schlüsselstellung! — Darüber hinaus setzt sie zur richtigen Anwendung der erarbeiteten Erfahrungen und Gesetze aber ein besonderes Einfühlungsvermögen voraus, ein anscheinend seltenes Talent. Damit steht die Physiognomik zwischen Wissenschaft und Kunst — ähnlich wie etwa die Literatur- oder Kunstgeschichte und auch die Graphologie. Der Vergleich mit der Handschriftendeutung läßt ein Weiteres erkennen. Hier wie dort begann man mit einem Wust von verworrenen Annahmen und unmotivierten Deutungsaussagen. In der Graphologie gelang in unserem Jahrhundert dem klaren, methodischen Geist eines LUDWIG KLAGES, alles Akzidentelle beiseitezuschieben und ein geordnetes und übersichtliches Lehrgebäude zu errichten das jedem kritischen Einwand standhielt. Er vermochte, die dunkle Kunst fast in den Rang einer Wissenschaft zu heben. Die weitere Entwicklung wird zeigen, ob in der Physiognomik Ähnliches erfolgte.

*

Fig. 89.   Fig. 90.

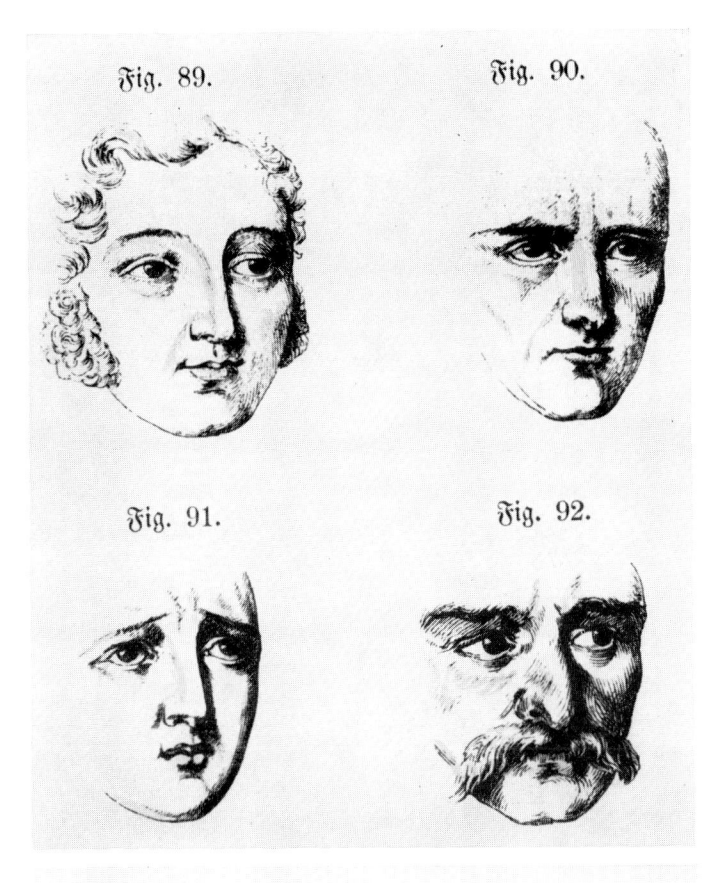

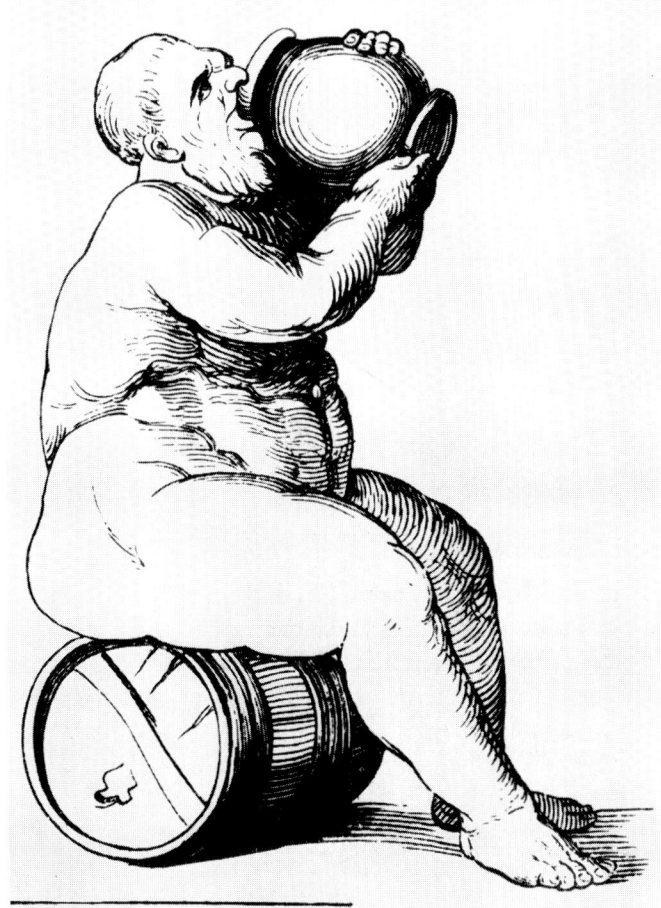

Fig. 91.   Fig. 92.

Formen der Augenbrauen; Böotische Konstitution
Textholzschnitte aus C. G. Carus 1858

In der ersten Hälfte des 19. Jahrhunderts spüren wir die Denkweise der Romantik auch in der Physiognomik. Das Äußere des Menschen wird als die sinnbildliche, die symbolische Darstellung seines seelischen Gehaltes gesehen. „Die Symbolik der menschlichen Gestalt" nennt der Spätromantiker C. G. Carus (1789—1869) sein Hauptwerk. Dieser vielgebildete Freund Goethes, ein in Dresden praktizierender Arzt, Leibarzt des sächsischen Königshauses, hat in dem Werk die Physiognomik seiner Zeit erschöpfend dargestellt. Bleibt er uns auch jeden wissenschaftlichen Beweis für seine oft geistvollen, ja poetischen Deutungen schuldig, so hat er doch zahllose Einzeltatsachen unter Einarbeitung der damals bekannten biologischen und psychologischen Kenntnisse in ein geordnetes System gebracht. Sein Buch enthält 61 Textholzstiche. Als Beispiel der Illustrations- und Schreibweise seien hier Bild und Abschnitt über die Augenbraue gewählt. *„An die Augenlider reiht sich als ausgezeichnet symbolisches Gebilde die Augenbraune oder Augenbraue. Ihre Bedeutung ruht darauf, daß sie die Grenzlinie bildet zwischen der eigentlichen Geistes- oder Hirnregion und der sensiblen oder Sinnenregion des Kopfes, und zwar eine Grenzlinie, welche dadurch hergestellt wird, daß hier an dem oberen Rande des Antlitzes jene Behaarung, welche noch in den dem Menschen am nächsten stehenden Säugethieren das ganze Gesicht bedeckte, allein übrig geblieben ist. Wird daher die Augenbraue sehr dick und stark, breitet ihre Behaarung sich wieder mehr aus, so muß sie an sich schon auf rohere mehr thierische Natur deuten, während nothwendig die fein gezogene stets eine höhere und feine Individualität ankündigt. Je mehr daher die Augenbraue sich hebt, desto mehr dehnt sich symbolisch die Gemüths- und Sinnesregion in die des Geistes aus, je mehr sie sich senkt, um so mehr ist das Entgegengesetzte der Fall. Selbst die verschiedenen Seiten derselben haben verschiedene Bedeutung, namentlich die nach Innen gekehrte Endigung deutet durch ihr sich Erheben den Schmerz ebenso bestimmt an, als das Erheben am äußeren Ende bei Senkung nach Innen die heitere Stimmung begleitet. Es liegt in diesem kleinen Gebilde eine sehr tiefe und sehr mannichfaltige Symbolik, sodaß es nicht zuviel gesagt ist, wenn* Herder *sie: ‚Den Regenbogen des Friedens' nennt, wenn sie sanft sei, im Gegentheile aber: ‚Den aufgespannten Bogen der Zwietracht, der dem Himmel über sich Zorn und Wolken sendet'."*

Carus versuchte, von den vier klassischen Temperamenten zugunsten einer neuen Typologie loszukommen. Das Hervortreten oder Verkümmertsein einzelner Organsysteme schien ihm als Einteilungsprinzip brauchbar. Bei neun Systemkreisen (Hirn-, Nerven-, Sinnesleben, Blutgefäße, Muskulatur, Atmung, Verdauung, Absonderung und Geschlechtsleben), deren jeder über- oder unterentwickelt sein konnte, ergaben sich 18 Kategorien. Er faßte sie als polare Idealtypen auf und konzidierte, daß sie im Leben nie rein realisiert würden. Seine Vorstellungen hat er mit nur einer Abbildung verdeutlicht. Sie zeigt die böotische Konstitution, bei der im Leiblichen „*die Region der Verdauungsorgane entschieden hervortritt*", doch zuungunsten des Seelischen: „*Dürftiges Geistesleben in jeder höheren Beziehung, dabei aber leicht sich durch Sinneseindrücke zufriedenstellend und dadurch einer gewissen Heiterkeit fähig.*" Der Holzstich geht auf eine Zeichnung Dürers zurück, die Namengebung auf die Böotier, welche im klassischen Altertum als verfressene, ungeistige Schlemmer galten. Seine Klassifizierung ist durch die Vielgliedrigkeit unübersichtlich, im übrigen liegt ihr jenes medizinisch dankbare Einteilungsprinzip zugrunde, das im Beginn unseres Jahrhunderts SIGAUD (1862—1921) mit seinem Type cérebral, respiratoire, musculaire und digestif wieder aufgegriffen hat.

Näher noch hat ein anderer Arzt die Physiognomik an die Medizin herangeführt. KARL HEINRICH BAUMGÄRTNER (1798—1886) war als 26jähriger Regimentsphysikus vom Großherzog von Baden 1824 auf den Lehrstuhl der Freiburger Medizinischen Klinik berufen worden. Außer über innere Medizin hielt er auch über Pädiatrie, Dermatologie und Medizingeschichte Vorlesungen, und überdies beschäftigten psychiatrische und physiognomische Probleme seinen beweglichen Geist. Die letzteren fanden in der „*Krankenphysiognomik*" ihren Niederschlag. In ungewöhnlich weitgehendem Maße bediente er sich dabei der bildlichen Darstellung. Ein Maler SANDHAAS hat die Kranken gezeichnet. Die erste 1838 erschienene Auflage enthält 72 in meist kräftigen Farben illuminierte Lithographien, davon sind 5 von anderen Autoren übernommen. Zufolge des großen (Folio-) Formates war die Auflage teuer und schwer verkäuflich. Daher ging man bei der zweiten Auflage 1842 auf Quartformat zurück. Der Text wurde ausführlicher gestaltet, die Zahl der Abbildungen auf 80 erhöht. — Die Bilder halten in der künstlerischen Technik einen Vergleich mit denen bei ALIBERT nicht aus. Die Zeichnung ist ein wenig hölzern, die Haltung der Dargestellten steif, der im Text beschriebene Gesichtsausdruck auf der zugehörigen Abbildung nicht immer erkennbar, die Kolorierung mit Wasserfarben in der zweiten Auflage meist wenig sorgfältig. Doch geht der süddeutsche Internist in einem über den Pariser Dermatologen hinaus. Während ALIBERT sich auf die präzise Darstellung der Oberflächenveränderungen konzentriert, will BAUMGÄRTNER auch die mimischen Auswirkungen körperlicher und seelischer Leiden zum Ausdruck bringen. — Die Lektüre des Buches vermittelt den Eindruck eines durch Kritik gebändigten Romantikers. BAUMGÄRTNER sieht in der Krankenphysiognomik „*die Kunst, aus der äußeren Körperbeschaffenheit der Kranken, namentlich ihres Antlitzes, die inneren krankhaften Zustände zu erkennen*". Sein Strebensziel scheint zu sein, daß beim Ansehen des Kranken „*sogleich sein ganzes Innere aufgeschlossen* [ist] *und er liegt vor uns gleichsam wie auf dem Tische des Anatomen*". Wie bei der allgemeinen Physiognomik der Charakter, so soll hier aus der „physis" die Krankheit erkannt werden. — BAUMGÄRTNER bleibt kritisch genug, dieses Ziel als kaum erreichbar zuzugeben. Es sei der Baugrund der allgemeinen Physiognomik schwankend und nur zum Teil für das medizinische Sondergebiet verwendbar. Wir müssen „*sicheren Boden gewinnen und uns von dem unsicheren und unwissenschaftlichen entfernt zu halten suchen, so sehr wir auch, ... namentlich* LAVATER *und* GALL, *für das Wenige mit sicheren Gründen Unterstützte unseren Dank zollen müssen. Wir müssen suchen, eine auf die Physiologie gestützte Physiognomik unser Eigen zu machen, das heißt, eine solche, in welcher wir den Zusammenhang zwischen Erscheinung und Ursache klar einsehen.*" Diesen strengen Maximen ist er freilich nicht treu geblieben. So antizipiert er Beziehungen der einzelnen Teile des Gesichtes zu bestimmten Körperteilen — fast wie es GALL mit einzelnen Schädelregionen für bestimmte Eigenschaften getan hat. Eine bogenförmige Verbindung zwischen Augenwinkeln und Mundwinkeln umgrenzt den Raum, „*in welchem vorzugsweise die gastrischen Leiden sich abspiegeln*". „*Eine rundliche Stelle über dem Jochbogen steht in konsensueller Verbindung mit den Brustorganen, indem sich hier die umschriebene Röte bei der Lungenschwindsucht bildet, vorzugsweise die feinen venösen Blutüberfüllungen bei Lungenleiden entstehen.*"

Sein vorerwähntes Ziel ist auch aus anderen Gründen unerreichbar, wie er etwas zögernd in der zweiten Auflage seines Buches gesteht. So gibt es Krankheiten, z. B. lokale Affektionen, die sich nicht im Äußeren des Körpers spiegeln, und andere, bei denen die äußeren Zeichen nur einen Teil des Leidens (etwa ausschließlich den Grad der Reaktion oder den Sitz der Krankheit) anzeigen. Da außerdem unterschiedliche Krankheiten dieselben Veränderungen machten, dürfte man von der Krankenphysiognomik nicht fordern, „*daß ein ganz fixes Normalbild für jedes einzelne Krankheitsbild aufgestellt werde*". — Er muß das Heranziehen anderer Befunde zur Diagnosestellung konzidieren. Bei Bewußtbleiben dieser Grenzen aber ist für ihn die Krankenphysiognomik von hohem heuristischen Wert. „*Oft würde man selbst mit Stethoskop und Plessimeter die beginnende Lungenschwindsucht nicht erkennen, wenn uns die Krankenphysiognomik nicht zu Hilfe käme.*"

Bei Betrachtung seiner Krankenportraits macht man noch andere Einschränkungen. Aus Bildern, die einen Ikterus, eine Zyanose oder Chlorose zeigen, läßt sich natürlich ohne weiteres auf die Grundkrankheit rückschließen, — aber dies sind ja simple objektive Symptome und nur bei erheblicher Begriffsverwässerung in die Physiognomik einzuordnen. Das gleiche gilt für die Facialisparese, die Halbseitenlähmung, für Tetanus und Cholera. Sind solche Leitsymptome nicht vorhanden, wie bei einer Reihe von Darstellungen abdomineller oder fieberhafter Erkrankungen, bleibt die Diagnose für uns zweifelhaft; denn mit den zeitgenössischen Bezeichnungen wie „Nervenfieber", „Wechselfieber", „nervöse Ruhr" oder „Darrsucht" kann man wenig anfangen. Kennzeichnend ist das Bild von einem Kranken mit Magenkarzinom: *„Weh diesem Unglücklichen, wie düster ist sein Blick, wie erdfahl und eingefallen sein Gesicht, wie schmerzhaft sind seine Züge! — In der That, ein charakteristisches Zeichen des Krebses ist ein besonders düsterer, griesgramiger Blick und Gesichtsausdruck überhaupt. Man erkennt in ihm das schwere, schmerzhafte Leiden und ein mit dem Schicksale haderndes Gemüth. Von den Nasenflügeln aus geht eine tiefe, schmerzausdrückende Furche um die Mundwinkel, und die fest aneinander gelegten Lippen sind auch etwas verzogen. Das Gesicht ist mager, die Wangen sind eingefallen und faltig. Die Gesichtsfarbe ist erdfahl und hat eine Beimengung von gelb, was ... eine Mitleidenschaft der Leber anzeigt. — Der Kranke befand sich im ... 32. Lebensjahre. Er war ein starker Brandweintrinker."* Die Diagnose wurde autoptisch bestätigt; der ganze Magen war krebsartig verändert, die Leber stellenweise höckerig.

Ohne ausdrückliche Erwähnung erstrebt BAUMGÄRTNER, Gesichtsveränderungen zu erkennen und darzustellen, die etwa für ein Magenkarzinom, eine Uterusgeschwulst, ein Darmleiden oder eine Lungentuberkulose typisch sind, damit sie diagnostisch genutzt werden können. Auf diesem Wege war er der erste und ist auch fast der einzige geblieben. Bis heute wissen wir nicht, ob es solch eine pathognomonische Physiognomik überhaupt gibt. Nie hat man auf diesem Gebiet systematisch weitergearbeitet, und heute diagnostizieren wir derartige Leiden schon vor Herausbildung der erst im fortgeschrittenen Krankheitsstadium auftretenden Gesichtsveränderungen. Wie jeder Initiator, geriet auch BAUMGÄRTNER manchmal in die Fallgruben des von ihm beschrittenen Feldes. Da bildet er den Kopf eines dezimierten Jünglings ab und fragt dazu: *„Warum fehlt in dem hübschen Jünglingsgesichte die Farbe der Jugend, warum sind die Wangen schlaff, die strozen sollten von Fülle der Gesundheit, und die Augenlider beinahe gedunsen? Warum zieht sich eine tiefe Furche mit brauner und bleifarbener Färbung vom inneren Augenwinkel um das untere Augenlid und warum ist der Blick so düster und scheut, unserem Auge zu gegnen? ..."* Ja, warum wohl? *„Die eigenthümlichen Ringe um die Augen erregen Verdacht, und der düstere scheue Blick bestätigt denselben."* Leider war die Bestätigung nicht einheitlich. In der ersten Auflage lautet die Bildunterschrift: *„Gonorrhoe"*, doch in der zweiten *„Kachexie des Onanisten"*. In der Zwischenzeit hatte der Kranke die Onanie eingestanden, *„welche ihn in einen Zustand versetzte, der nah an Rückenmarksschwindsucht grenzte"*.

Doch das sind kleine Schönheitsfehler im Rahmen eines insgesamt einmaligen Werkes. Baumgärtners pathognomo-

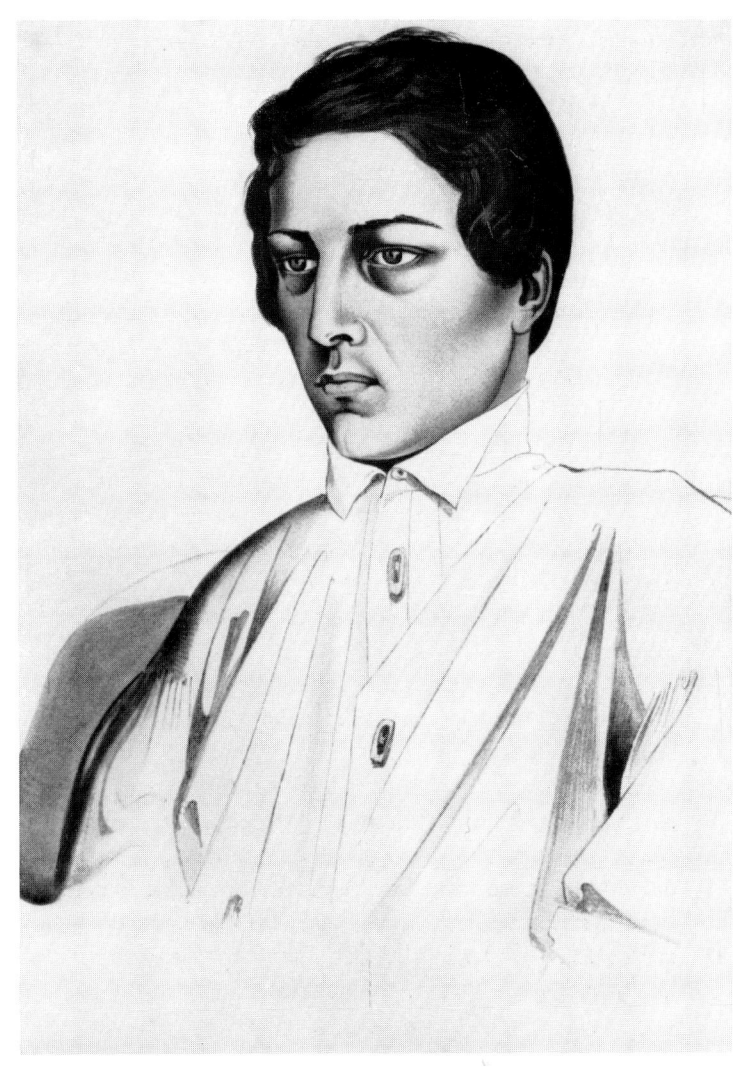

Gonorrhoe? Onanie? · Aus K. H. Baumgärtner 1838
Illuminierte Lithographie

nische Physiognomik war eine vielversprechende Konzeption, mit der er aber — wir sagten es bereits — allein blieb. Das fortschreitende Jahrhundert setzte andere Schwerpunkte; an die Stelle der ärztlichen Schau und klinischen Synthese rückte die experimentelle Analyse. Die Geistesrichtung der Goetheschen Farbenlehre wich der *„Physiologie expérimentale appliquée à la médecine"* von CLAUDE BERNARD. Ein einmaliges, außergewöhnliches Unterfangen bedeutete es in jener Zeit, deren Fachbücher ohne Krankenabbildungen waren, lebendig und farbig die äußeren Veränderungen innerer Leiden darzustellen. Es ist in seiner Vollständigkeit in Deutschland das einzige geblieben. Und nicht durch Weiterentwicklung des Eigenen entstanden hier ein halbes Jahrhundert später mancherlei Krankenillustrationen, sondern nach dem Vorgange und Vorbilde Frankreichs. — Die *„Krankenphysiognomik"* als verdienstvolle Pioniertat hatte weder Nachfolge noch zunächst Nachruhm. Erst in unserem Jahrhundert wurde man wieder darauf aufmerksam. 1928 brachte eine pharmazeutische Firma die zweite Auflage neu heraus, und 1957 veranstaltete die Freiburger Universität zu ihrer 500-Jahr-Feier eine Ausstellung der Bildtafeln.

Im weiteren Jahrhundert finden wir die Baumgärtnerschen Impulse noch einmal von dem Breslauer Pädiater O. SOLTMANN (1887) aufgenommen. Er fühlt sich als Schwimmer gegen den Strom der Zeit: *„Wenn ich ... bedenke, mit welchem unlösbaren Stillschweigen die ephemeren klinischen Handbücher über den Gesichtsausdruck und die Gebärden der kranken Kinder hinweggehen oder gar die vereinzelten Beobachtungen und Schilderungen älterer Ärzte mit souveräner Geringschätzung für leere Hirngespinste erklären, dann dürfte es doch gerechtfertigt, ja notwendig erscheinen, auf dieses wichtige Kapitel einmal näher einzugehen."* Da beim Erwachsenen Charakter, Sorgen und Reflexionen das Mienen- und Gebärdenspiel wesentlich stärker beeinflussen und stören, schätzt SOLTMANN den Wert der Physiognomik beim instinktiv handelnden Kinde ungleich höher ein. Auch er erkennt die zentrale Bedeutung der Abbildung: *„Nirgends ist wohl die Präzision des Ausdruckes so schwierig als gerade auf physiognomischen Gebiete; denn wie will man z. B. bei Schilderung eines verdrießlichen oder schlauen Gesichtsausdruckes durch die Sprache Pinsel und Palette ersetzen, trotzdem jedermann die expressiven Bewegungen dieses seelischen Zustandes sehr wohl bekannt sind?"* Doch sind seiner Abhandlung keinerlei Abbildungen beigegeben.

Die Wege der Medizin berührten das Gebiet der Physiognomik in der zweiten Jahrhunderthälfte noch einige Male. Der französische Neurologe DUCHENNE DE BOULOGNE analysierte die Motorik des Gesichtes mit faradischem Strom

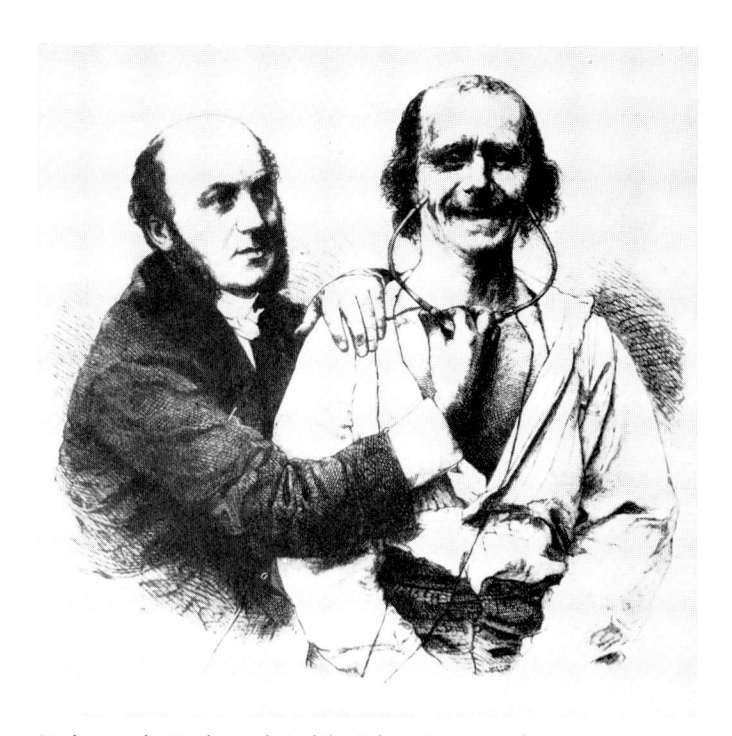

Duchenne de Boulogne bei elektrischen Reizversuchen · Holzstich aus der Gartenlaube nach einer Photographie von 1862 · Medizinhistorisches Institut Zürich

— eine rein physiologische Methode. Zwar ist es schwer, in der engen facialen Region den einzelnen schmalen Muskel isoliert zu reizen, und DUCHENNE sind gewisse Irrtümer unterlaufen, doch stellte er die Arbeitsweise der Gesichtsmuskeln auf eine wissenschaftlich sichere, morphologisch-funktionelle Basis. Der Effekt der verschiedenen Reizungen ist erstmalig photographisch in Bildern festgehalten und 1861 publiziert. (S. 54). Das bei uns verbreitete Werk von F. LANGE *„Die Sprache des menschlichen Antlitzes"* (1934) fußt vor allem auf diesen Untersuchungen.

In anderer Richtung hat CHARLES DARWIN (*„The Expression of the emotions in men and animals"*, 1872) die Physiognomik ausgeweitet. Ausgangspunkt des Werkes war eine Erfahrung seiner jahrzehntelangen Reisen, daß nämlich bei Menschen der ganzen Welt, unabhängig von der Höhe ihrer Kultur, die äußere Manifestation einer Gemütsbewegung immer dieselbe ist. Der Umstand, daß sich damit ein neues Beweismoment seiner Deszendenztheorie anbot, förderte die Ausarbeitung. So resümierte er: *„Wir haben gesehen, daß das Studium der Theorie des Ausdrucks die Folgerung bestätigt, daß der Mensch irgendwie von niederen tierischen Formen abstammt."* Der genau beobachtende Biologe bemerkte den Ausdruck von verschiedenerlei Erregtheiten des Nervensystems schon früh in der phylogenetischen Entwicklungsfolge: *„Sogar Insekten drücken Angst, Furcht, Eifersucht und Liebe durch ihr Zirpen aus."*

Doch sei die Form unserer Beschreibung zu menschbezogen und vom Standpunkt des Tieres unrichtig: *„Diese Äußerungen wollen wohl zunächst nichts ausdrücken, sondern sind nur der indirekte Effekt des sensoriellen Erregungszustandes."* — Bestimmte affektive Erscheinungen vermißt Darwin bei den Tieren, sie sind spezifisch menschlich. Hierzu gehören das Weinen, Erröten sowie der Ausdruck des Kummers. Andere sind in der Tierreihe weit verbreitet. *„Furcht wird von einer sehr frühen Periode [der Entwicklung] in derselben Art wie beim Menschen ausgedrückt, nämlich durch Zittern, Sträuben der Haare, kalten Schweiß, Blässe, aufgerissene Augen, Erschlaffung der meisten Muskeln und Bewußtlosigkeit, evtl. Niederkauern des ganzen Körpers."* Phylogenetisch lassen sich zwischen diesen Extremen die anderen Ausdruckserscheinungen eingliedern. — Illustrativ bringt das Werk — mit 21 Textbildern und sieben Heliogravüretafeln — neben anatomischen Zeichnungen und Entlehnungen von Bell, Henle, Duchenne de Boulogne vor allem Darstellungen von Tieren in verschiedenen Affektzuständen: einen liebevollen Hund, enttäuschten Schimpansen, angreifenden Schwan, eine wütend fauchende Katze usf. — Der Einfluß des Werkes ist besonders bei englischen Autoren zu spüren, z. B. sehr in der Bramwellschen Beschreibung der Physiognomik mancher Geisteskranker (S. 338).

Die Ergebnisse des Franzosen und des Engländers hat der Detmolder Arzt Dr. Theodor Piderit in seiner *„Mimik und Physiognomik"* (dessen zweite, 1886 erschienene Auflage mir vorlag) mitverarbeitet. 50 Jahre nach Carus versuchte auch er eine Zusammenfassung des bisher Bekannten, kritisch gesiebt durch eigene Beobachtungen. Von den emotionsdiktierten Annahmen eines Lavater löste er sich völlig. Im Gegensatz zu dessen Schreibweise wirkt aber sein Werk trocken und pedantisch. Die Aufgliederung speziell der Mimik der Augen und des Mundes in zahllose Einzelkonstellationen macht es unübersichtlich, zumal Deutung und Sinngebung dieser Konstellationen nur selten befriedigen. 95 Konturzeichnungen veranschaulichen wenig überzeugend das Gesagte. Auf das Gebiet der Krankenphysiognomik wagte er sich nicht vor.

*

In unserem Jahrhundert hat sich die physiognomische Forschung von der inneren Medizin zunehmend entfernt. Die Psychiater nahmen sich ihrer an. Als bedeutende Leistung ist hier die Neufassung der Körperbautypen und ihre Beziehungsetzung zu psychischen Reaktionsformen durch Ernst Kretschmer (1921) zu erwähnen. Nach Beiseitelassung alles Intuitiven und empirisch Zufälligen blieb nur eine Möglichkeit: *„Wir müssen den sauren und mühsamen Weg der systematischen, wörtlichen Beschrei-*

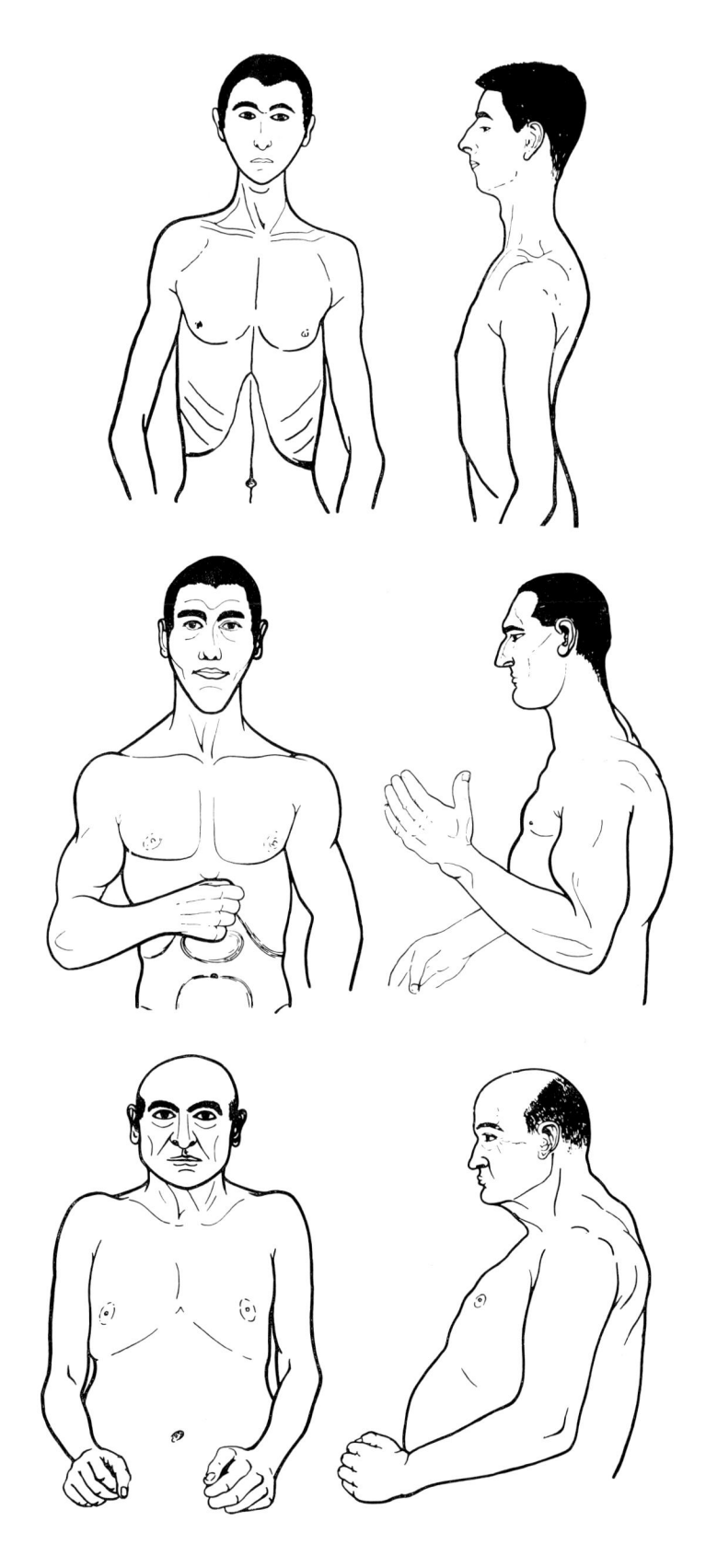

Der leptosome, athletische und pyknische Konstitutionstyp
Aus E. Kretschmer 1921 · Textabbildungen

bung und Aufzeichnung des ganzen äußeren Körpers von Kopf bis Fuß gehen, wo irgendmöglich mit Tasterzirkel und Bandmaß messen, dazu photographieren und abzeichnen.... Vor allem müssen wir lernen, unsere Augen zu gebrauchen, einfach schlicht zu sehen und zu beobachten, ohne Mikroskop und Laboratorium." Als Resultate dieser an Hunderten von Personen durchgeführten Registrierungen schälte sich für jeweils eine Vielzahl von Individuen die Häufung bestimmter Merkmalskombinationen heraus, welche zur Aufstellung des leptosomen, athletischen und pyknischen Typs führte. Ihre auch aus dem Abbildungsschema ableitbaren Merkmale brauchen, da allgemein bekannt, nicht besonders erwähnt zu werden. Die Repräsentanten dieser Typen wurden in einem weiteren Schritt auf ihre psychische Reaktionsform hin analysiert. Es ergaben sich deutlich biologische Affinitäten des pyknischen Typs zum manisch-depressiven Formenkreis, andererseits des asthenischen sowie athletischen Typs zum schizophrenen. Hier trugen also Zeichnung und Photo neben der Metrik zur Aufstellung einer allgemein anerkannten körperbaulich-konstitutionellen Typologie bei und wurde für die Physiognomik kompromißlos der wissenschaftlich exakte Weg beschritten.

DE CRINIS hat dem *menschlichen Gesichtsausdruck und seiner diagnostischen Bedeutung 1942* ein schmales Bändchen gewidmet. Die flüssig geschriebene Studie bringt im Text außer einer gewissen Unterbauung der Physiognomik durch Anschauung der modernen Psychiatrie nichts Neues. Viele der 43 Abbildungen sind Wiedergaben von Farbphotos und aufnahme- wie auch wiedergabetechnisch von ungewöhnlicher, selten wieder erreichter Güte. — In der Darstellungsart der psychologischen Verhaltensforschung werden von H. PLESSNER „Lachen und Weinen" (1950) als Ausdrucksformen einer Krise gedeutet. Das brillant geschriebene Werk ist ohne Abbildungen. — PHILIPP LERSCH stützt sich in *„Gesicht und Seele, Grundlinien einer mimischen Diagnostik"* auf Filmaufnahmen von Personen, die im Zusammenwirken von Psychologen und Psychiatern begutachtet wurden. Das anfangs der 30er Jahre abgeschlossene, doch erst 1955 erschienene Werk analysiert mit großer begrifflicher Zucht und intellektueller Klarheit die Phänomene des Ausdrucks. In der Mimik sieht LERSCH spontane körperliche Erscheinungsmerkmale, die den Charakter des Dynamischen, des Fluktuierens haben. Hingegen definiert er die Physiognomik als erfahrungsmäßige Lehre der dauernden statischen Erscheinungen, sofern sie als Zeichen seelischer Eigenart aufgefaßt werden können. Entweder liegen dabei morphologische („architektonische") Besonderheiten des Körpers vor, oder es handelt sich um die verfestigte mimische Spur eines immer wiederkehrenden Geschehens. Bis auf die Bilder — stets sind bei den Photogrammen Gesichtsteile abgedeckt — ist dieses kurze, stilistisch transparente Werk eines der vollendetsten seiner Art. KIRCHHOF hat (1959) auf der Grundlage von Filmaufnahmen *„das menschliche Antlitz im Spiegel organisch-nervöser Prozesse"* analysiert. Diese sachlich exakte Arbeit greift ein besonderes Gebiet der Physiognomik heraus. In 69 Kinematogrammen („Mimische Portraits") ist den typischen Ausdrucksformen organisch-nervöser oder myopathischer Kranker nachgegangen. Bei den Myopathischen finden sich *„pseudomimisch wirksame Werkzeugstörungen"*, die von den echten Widerspiegelungen seelischer Zustände und Verhaltensweisen zu trennen sind. Beide Ausdrucksformen können sich verflechten. Auf den beigegebenen 33 nach Filmaufnahmen angefertigten Photogrammen ist bildlich festgehalten, in welchem Umfange die Mimik durch organ-neurologische Faktoren modifiziert werden kann. — Der Vollständigkeit halber sei auf die 1955 erschienene *„Neuralpersonale Diagnostik (Anleitung zur patho-physiognomischen Betrachtung des Menschen)"* von GEORG VOLK hingewiesen. Zu ca. 460 Seiten Text bringt es 509 Abbildungen von Kranken: Photographien, die zum kleinen Teil bei anderen Autoren übernommen, meist jedoch vom Verfasser angefertigt sind und liebevoll zusammengestellt wurden. Soweit der Text Bekanntes referiert, bleibt er unanfechtbar. Vorgetragene Eigenanschauungen lassen die auf diesem Gebiet so notwendige kritische Beschränkung vermissen. Zu den Phantastereien vergangener Jahrhunderte kommen neue — wodurch wäre z. B. ein *„Calcium-Phosphoricum-Gesicht"* bzw. ein *„Kaliumtyp"* erwiesen?

Der Physiognomik verpflichtet sind außerdem die Bildbände von H. KILLIAN („Facies dolorosa" 1934, 1958), J. SCHMIDT-VOIGT („Das Gesicht des Herzkranken 1958) und M. HERTL („Das Gesicht des kranken Kindes 1962). Ihre Besprechung erfolgte schon im allgemeinen Teil (S. 58 f.).

Vom heutigen Blickpunkt her gewinnt man den Eindruck, daß die großen Möglichkeiten, welche Photographie und Kinematographie der Physiognomik boten, nämlich die Fixierung des Beobachtungsgutes, seine Sammlung und synoptische Analyse, kaum genügend ausgeschöpft wurden. Nur KRETSCHMER, LERSCH, KIRCHHOF und HERTL wußten sie zu nutzen. Das bezieht sich auf das einfarbige Bild, denn die Buntphotographie bedeutet auf diesem Gebiet — wie anderenorts (S. 60) auseinandergesetzt wird — eher einen Rückschritt. Auch fehlt in unserer Zeit der Versuch einer kritischen Gesamtschau des bisher Erarbeiteten, wie ihn im letzten Jahrhundert C. G. CARUS und später PIDERIT unternahmen. Wird es jemals noch zu einer überzeugenden Synthese kommen?

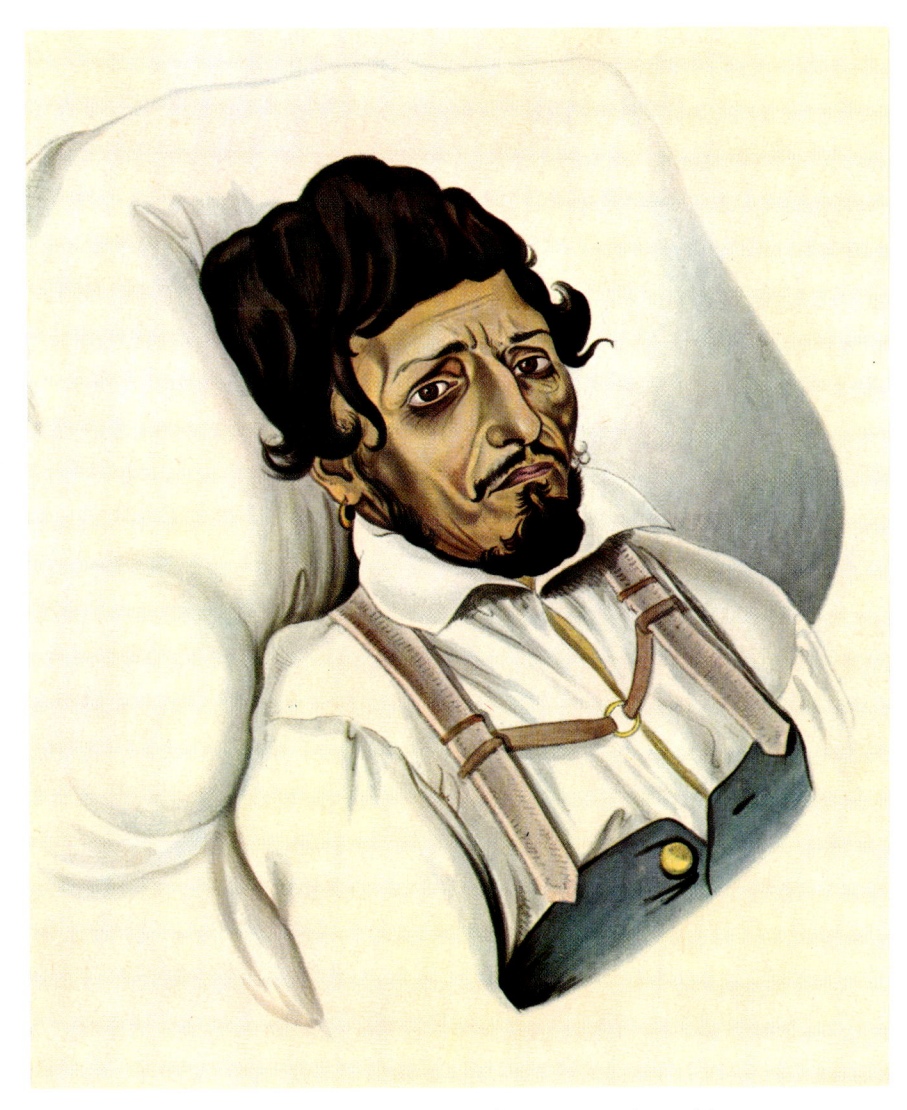

Magenkrebs · Aus K. H. Baumgärtner · 1838 · Illuminierte Lithographie

Tuberkulose

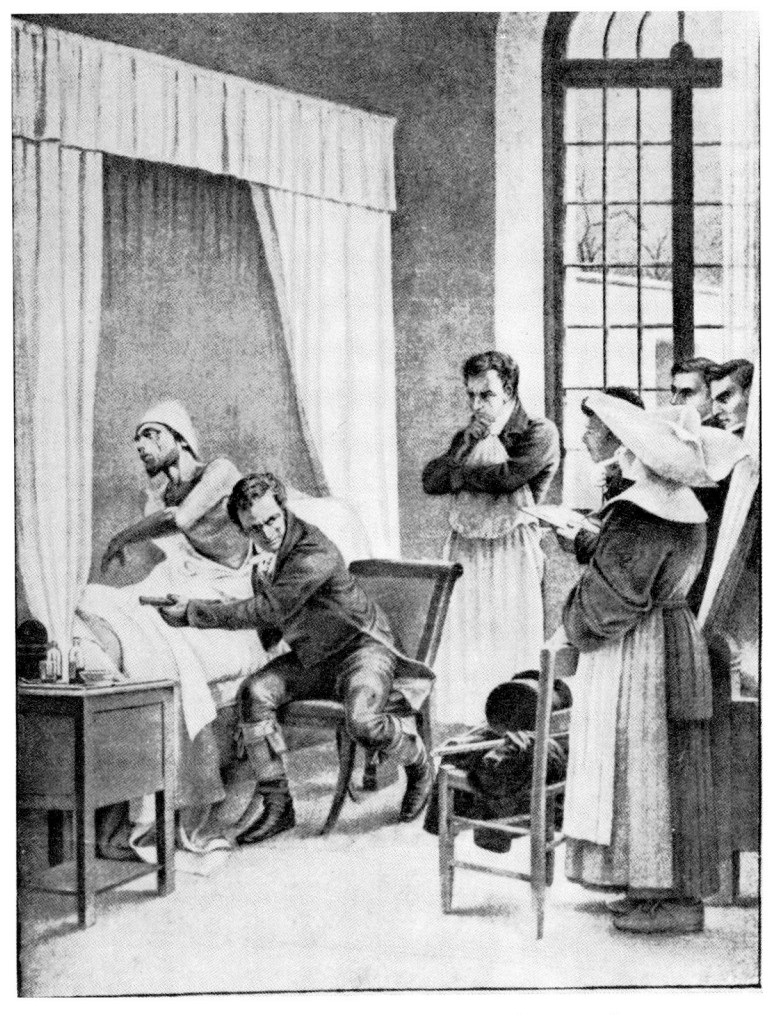

Th. Chartrans · Laennec auskultiert im Hôpital Necker einen Tuberkulösen · Um 1875 · Ölbild

Die Wiedergabe eines Ölbildes von THÉOBALD CHARTRANS (1849—1907) „LAENNEC auskultiert im Hôpital Necker einen Tuberkulösen" möge in das Kapitel einführen. Zwar ist die Szene im zeitbedingten Stil pathetischer Historienmalerei gegeben — das Bild entstand um 1875 — doch milieugerecht und der Arzt portraitgenau. RENÉ THEOPHILE HYACINTHE LAENNEC (1781—1826) konzentrierte sein Interesse, seit er 1816 Chefarzt des Hôpital Necker geworden war, auf die Krankheiten der Brust. Sein Lehrer CORVISART (1755—1821), der die Perkussion in Frankreich als klinische Untersuchungsmethode eingeführt, auch AUENBRUGGERS „*Inventum novum*" übersetzt und ausführlich kommentiert hatte (1808), mag hierfür von Einfluß gewesen sein, wie auch der Freund GASPARD BAYLE (1774—1816), der die verschiedenen Arten der pathologisch anatomischen Veränderungen bei der Lungentuberkulose erstmalig präzise beschrieben hatte („*Recherches sur la phthisie pulmonaire*" 1810). Die eigene Erfindung des von ihm so benannten Stethoskops half weiter. Zwar kannte er von Freund BAYLE bereits die direkte (immédiate) Auskultation, doch wurde das Abhorchen durch Auflegen des Ohres auf die Brustwand des Kranken nur selten praktiziert. Man bedenke, daß damals Waschmaßnahmen vom Halse abwärts wenig üblich und viele Kranke voller Ungeziefer waren. LAENNEC hatte das Stethoskop aus einem zusammengerollten Papierblatt zu dem innen aufgebohrten Holzzylinder entwickelt. Auf dem Bilde will er dieses Modell — demonstrativ hingehalten — einem abgezehrten Schwindsuchtkranken auf die Brust setzen. Es mag für LAENNEC eine Routinebewegung gewesen sein. Seit Übernahme des Necker-Hospitals hatte er in glühendem Arbeitseifer die Phänomene der Auskultation an Herz- und Lungenkranken studiert, registriert und seine Beobachtungen bei Sektionen kontrolliert. 1819 erschien „*De l'auscultation médiate*". Dann war der von jeher Kränkliche so erschöpft, daß er sich in seine ländliche Heimat, die Bretagne, zurückzog und für 2 Jahre aussetzen mußte.

Danach blieben nur noch wenige Arbeitsjahre, bis ihn 1826 die Lungenschwindsucht hinwegraffte, die er so eingehend studiert hatte. Fiebrig und hustend konnte er gerade noch die um die Klinik der Herz- und Lungenkrankheiten vermehrte zweite Auflage seines Werkes vollenden. Zwei seiner vier Kupfertafeln zeigen die tuberkulösen Veränderungen der Oberfläche und der quergeschnittenen Lunge, eine das Stethoskop und die letzte einen Kranken mit Brustfellverschwartung. Deren Legende exemplifiziere die Beobachtungs- und Beschreibungsweise Laennecs. „*Dieses Bild ist nach einem Manne mittleren Alters und kräftiger Konstitution gezeichnet, dessen rechte Brustseite durch eine chronische, latente Pleurisie geschrumpft war. Obwohl er bei der Vorderansicht vollkommen gerade steht, hat man, wenn man die linke Seite bis zur Mittellinie mit einem Blatt Papier bedeckt, auf den ersten Blick den Eindruck, als ob er gegen die rechte Hüfte geneigt sei. Doch erkennt man bei Inspektion der Stellung des Beckens und der unteren Extremitäten, daß er sich so gerade wie möglich hält und daß die scheinbare Neigung*

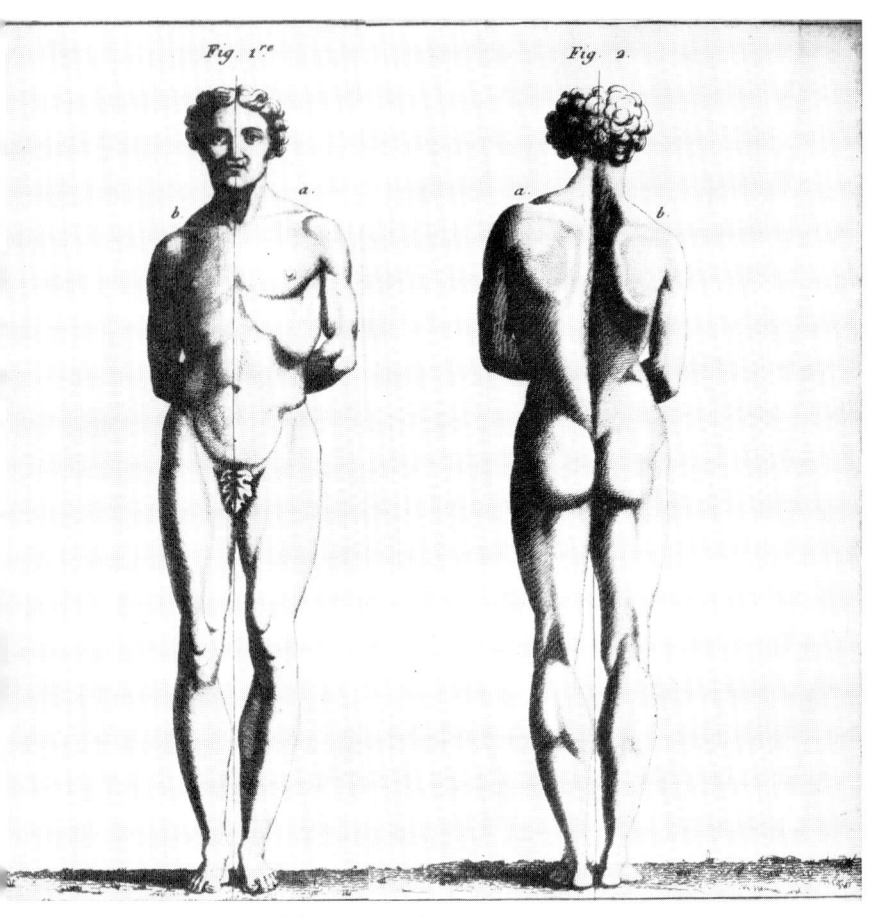

Dies sind die ersten auffindbaren Bilder von Lungenkranken. Obwohl schon vor dem 19. Jahrhundert die Tuberkulose zu den gefürchtetsten und verbreitetsten Krankheiten zählte, über die vor allem von Franciscus Sylvius (1614—1672) und Richard Morton (1637—1698) ausführliche Beschreibungen vorliegen, fehlt ein bildlicher Niederschlag in medizinischen Werken. Doch auch abgesehen von diesen hätten die ausgemergelten Züge von Schwindsüchtigen Künstler zur Wiedergabe anregen können. Man sucht vergebens; das Erschreckende und Bejammernswerte eines solchen Anblicks hatte wohl nicht genügend Kuriositätswert.

Laennecs Lehre und Werk wirkten über ganz Europa; zwei Reproduktionen mögen dies erweisen. Auf Nr. 18 seiner „Klinischen Kupfertafeln" bildete R. Froriep (1833) „Stethoskope und Plessimeter" ab. Links ist das Laennecsche Modell nachgezeichnet. Die über 30 cm lange Röhre konnte man in zwei Teile zerlegen, um sie auch in der Tasche unterzubringen. Kurz nach Laennecs Tod erreichte das

Thoraxdeformierung durch rechtsseitige Brustfellverschwartung
Aus Th. Laennec · 1826 · Kupferstichtafel

Stethoskope und Plessimeter · Aus R. Froriep · 1833
Kupferstichtafel

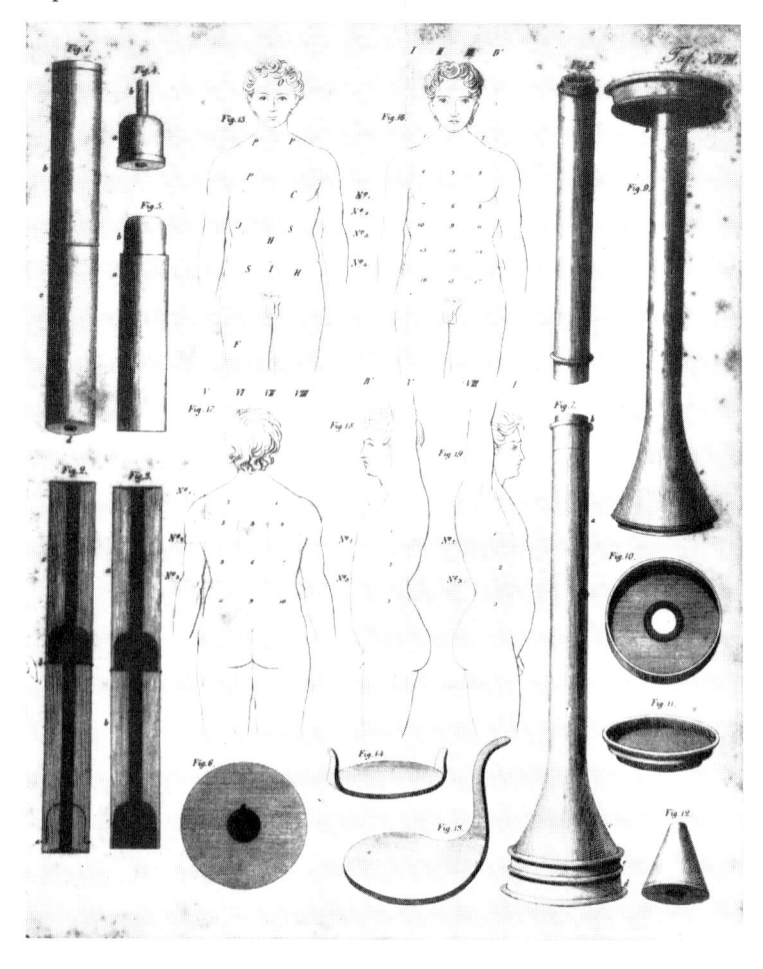

des Rumpfes daher kommt, daß die re. Brustseite in ihrem Längs- wie auch Querdurchmesser eingezogen ist. Überdies zeigt die Abflachung der rechten Vorderpartie, daß der antero-posteriore Durchmesser der Brust gleicherweise eingezogen ist. Die Muskeln des rechten Armes und der Brust haben offensichtlich an Volumen verloren. An den unteren Extremitäten besteht keine auffällige Seitendifferenz.

a) *Linke Seite in natürlichem Zustand mit athletischen Muskeln, einer weiten Brust und den trotz Embonpoint des Subjekts vorspringenden falschen Rippen.*
b) *Die rechts in allen Durchmessern eingezogene Seite mit einer etwa halb so voluminösen Muskulatur; der Rand der falschen Rippen ist kaum zu fühlen.*

Figur 2 gibt die Rückansicht der Person; sie scheint sich auf die rechte Hüfte zu neigen, obwohl die Wirbelsäule gerade ist. Die rechte Schulter ist gegenüber der linken gesenkt. Das rechte Schulterblatt steht vom Rumpf ab, und die langen Rückenmuskeln dieser Seite springen weniger vor, was die starke Schrumpfung im antero-posterioren Durchmesser anzeigt."

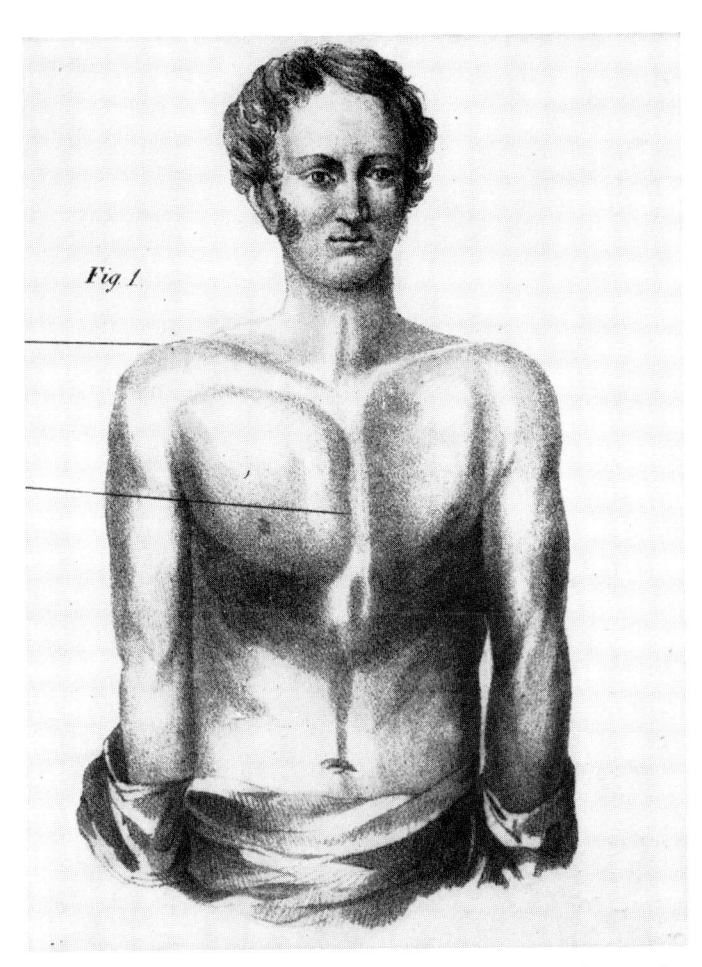

Einziehung der linken Thoraxhälfte durch Brustfellverschwartung · Aus H. Ramadge · 1836 · Lithographische Tafel

Stethoskop bereits seine definitive Form. Das unter Nr. 9 abgebildete Instrument differiert kaum von dem noch heute in der Geburtshilfe gebräuchlichen. Die Plessimeter (Fig. 44 und 45) sahen damals anders aus. Bei der topischen Orientierung auf der vorderen Brustwand hatten die uns geläufigen Mamillar-, Sternal- und Parasternallinien noch keine Bedeutung (Fig. 46). — Die folgende Lithographie demonstriert eine Schrumpfung der linken Brustseite, zwar zeichnerisch passabel, aber medizinisch weit weniger genau als bei LAENNEC, auf den übrigens in der Kommentierung des Bildes hingewiesen wird. Ich fand sie in einer holländischen Ausgabe (1836), die hinwiederum die Übersetzung war der deutschen Übersetzung eines englischen Werks von FR. H. RAMADGE.

Nach dieser dürftigen Bildausbeute hoffte ich auf reichere Ernte, als ich in einer Bibliographie den verheißungsvollen Buchtitel fand: „*Illustrations of the pulmonary consumption*". Das 1834 in Philadelphia verlegte Buch war trotz längeren Suchens über den europäischen Leihverkehr nicht aufzutreiben. Die aus der „Library of Congress, Washington" angeforderte Photokopie brachte eine Enttäuschung. Von den 12 kolorierten Kupfertafeln zeigten 11 Lungenquerschnitte verschiedener Tuberkuloseformen mit z. T. riesigen Kavernen. Nur eine einzige klinische Abbildung war dazwischen, die beifolgende Lithographie. Sie zeigt JOHN LITTLE, *einen irischen Weber und Schulmeister. Während seines 3monatigen Hospitalaufenthaltes wurde die Zeichnung von einem Kollegen des Autors* MORTON, *einem Dr.* M'NEIL, *gefertigt. Ein Abszeß buchtet die linke obere Rückenseite vor. Trotz recht genauer Krankengeschichte und eines Sektionsberichtes bleibt der pathologische Befund unklar. Anscheinend bestand ein von der oberen Brustwirbelsäule ausgehender, kalter Abszeß, der wohl mischinfiziert war. Gleichzeitig lag eine doppelseitige, kleinknotige Lungentuberkulose vor. Der Abszeß bekam mit dem Bronchialbaum Kommunikation und wurde z. T. ausgehustet. Unter Fieberanstieg füllte er sich aber immer wieder auf.*

Rückenabszeß bei einem Tuberkulösen · Aus S. G. Morton · 1834 · Lithographie

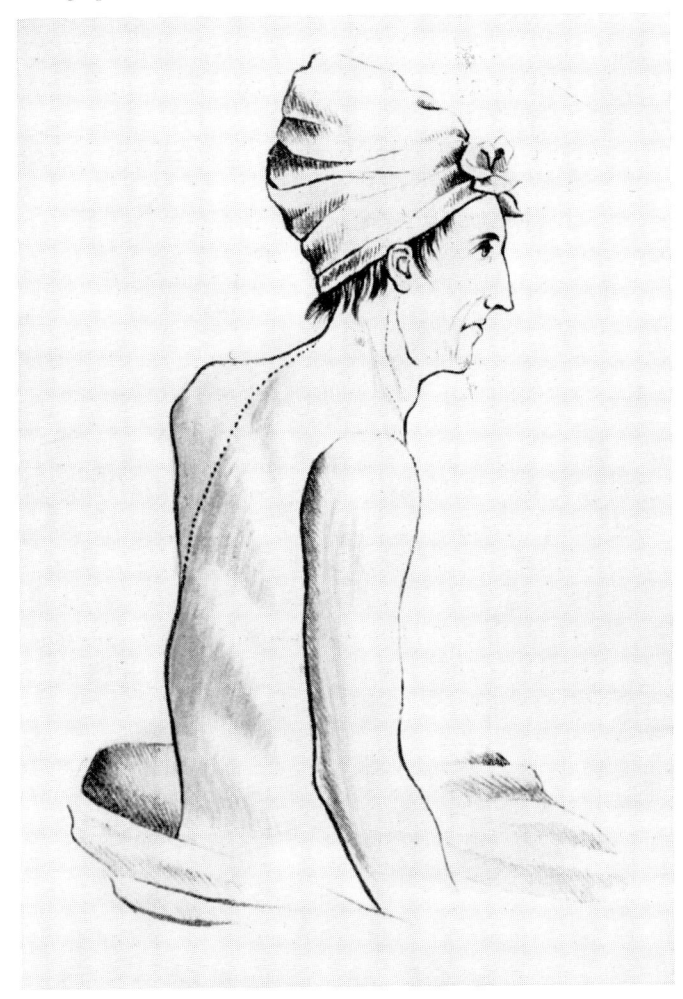

Dies alles sind jedoch nicht Darstellungen der Schwindsucht im eigentlichen Sinne als jener furchtbaren, durch eine fieberhafte, chronisch progressive Lungenzerstörung bedingten Auszehrung. Erst bei BAUMGÄRTNER finden wir sie. In drei (zweite Auflage vier) Bildtafeln zeigt er den Krankenaspekt von dem uncharakteristischen Anfangs- bis zum bitteren Endstadium. Zwei der Bilder seien wiedergegeben. Die Farbtafel (s. S. 281) zeigt ein Bauernmädchen mit noch leicht sonnengebräuntem Gesicht. „Durch diese Farbe hindurch schimmert aber in der Mitte der Wangen die ziemlich umschriebene Röthe, welche bei Lungenschwindsüchtigen so häufig vorkommt. In diesem Gesichte ist auch der Gemüthszustand deutlich ausgeprägt, den wir bei Kranken der Art häufig antreffen, eine fromme Ergebung in die Fügungen der Vorsehung und nicht aufgegebenes Hoffen auf Wiedererlangung der Gesundheit... Der mittlere Theil des Gesichtes tritt spitz hervor, während die Haut an der Stelle der Wangen eingesunken ist. Die Jochbogen stehen etwas hervor, und der obere knöcherne Rand der Augenhöhle ist deutlich sichtbar... Die stethoskopischen Untersuchungen zeigten bei dieser Kranken Tuberkeln in den oberen Kegeln der Lunge besonders der linken Seite und auch hier ziemlich deutlich eine Höhle. Der Auswurf war pituitös, ziemlich reichlich mit Eiter gemengt."

In dem elend schmalen Gesicht eines anderen jungen Mädchens kündet die wächserne Transparenz das nahe Ende des Leidensweges. Allerdings fehlt der flackrig-fiebrige Blick aus weiten, dunkel umrandeten Augen. „Das Gesichtchen ist ganz spitzig, vollkommen blaß und nur ein leichter Anflug von Röthe ist an der Stelle bemerkbar, die so oft den Schwindsüchtigen verräth. Der Blick der Kranken ist in sich gekehrt, denn sie ist ganz mit ihrem schweren Leiden beschäftigt. Die Lage der Kranken zeigt etwas Gezwungenes. Der Oberkörper liegt hoch; der Kopf steckt zwischen den hinaufgezogenen Schultern, die Halsmuskeln sind gespannt, die Brust ist äußerst schmal.... Die Kranke, ein Mädchen von 16 Jahren, noch nicht menstruiert, litt an der Form der Lungenschwindsucht, welche nicht als leichtere Beschwerde den Kranken erscheint, sondern mit Hemmung des Athmens verbunden ist. Auf der rechten Seite hatte sich nämlich vollkommene tuberculöse Infiltration gebildet, was durch gänzlichen Mangel des Zellenathmens, einen ganz massiven Ton bei der Percussion und Eingesunkensein der Brust sich kund gab, und auf der linken Seite waren viele hirseförmige Tubercln mit starker Eiteransammlung in Lungenaushöhlungen und den Luftröhrenästen, was sich durch vermindertes Zellenathmen, ein starkes Gegurgel und Gequiek beim Athmen und einen matten Ton bei der Percussion aussprach. Große Magerkeit

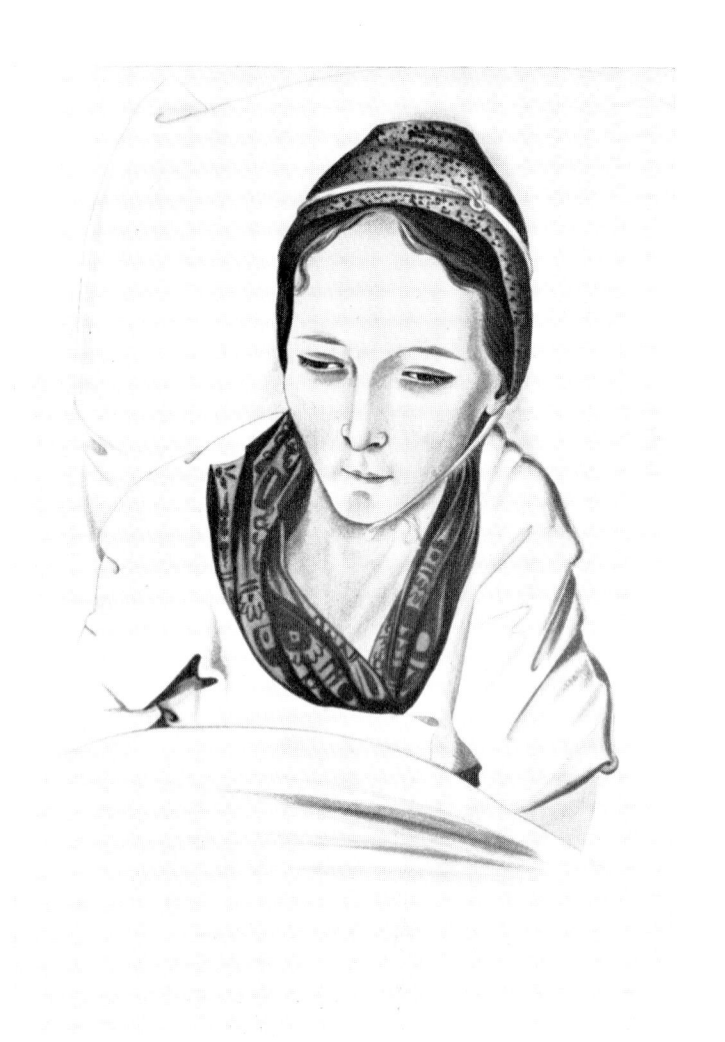

Letztes Stadium der Lungentuberkulose · Aus K. H. Baumgärtner · 1838 · Illuminierte Lithographie

und die äußerste Erschöpfung der Kräfte kündigten den nahen Tod an."

Zur Tuberkulose, speziell ihrer Lymphknotenform, gehören auch manche damals als skrofulös bezeichnete Kranke. Skrofulose war eine bevorzugte Diagnose des 19. Jahrhunderts, und BAUMGÄRTNER bildet sie nicht weniger als sechsmal ab. Darunter sind mindestens 2 der Patienten tuberkulös krank: ein junger Mann mit Halslymphknoten und das hier gezeigte 3½jährige Mädchen. Dessen Erkrankungsform liegt außerhalb unseres heutigen Erfahrungsbereichs. Da „von einer an Lungenschwindsucht leidenden Mutter geboren", dürfte an ihrer Zugehörigkeit zur Tuberkulose kaum Zweifel bestehen. *Das Kind litt an hektischem Fieber, „bekam neben anderen Zufällen von skrofulösen Leiden vier lymphatische Abszesse, nämlich einen an der Stirn, einen anderen über dem linken Seitenwandbein, einen dritten in der Gegend der rechten kurzen Rippen und einen vierten an dem linken Schenkel. Als man den Abszeß an der Stirn öffnete, zeigte sich Knochenfraß, welcher das äußere Blatt des Schädels zerstört hatte."* Demnach lag wohl eine multiple spezifische Knochenkaries mit kalten Abszessen vor.

Aliberts Tafelwerke enthalten kein Bild eines Schwindsuchtkranken. Wiedergegeben ist eine erhebliche Wirbelsäulendeformierung, wohl tuberkulöser Genese, da Perforationsöffnungen von Abszessen im Rücken erkennbar sind. Die Froriepschen *„Chirurgischen Kupfertafeln"* zeigen das Bild einer Hüftgegend mit vernarbten Abszeß-Austrittsöffnungen. — Bekanntlich wurde die Spondylitis mit Wirbelkaries erstmalig von dem Londoner Chirurgen Percival Pott (1714—1788) beschrieben (1779), ohne daß er deren tuberkulöse Natur erkannte. Er wies aber in seiner illustrationslosen Publikation auf die in schweren Fällen auftretende Beinlähmung hin. Erstaunlich, daß man keine früheren Abbildungen als die genannten findet; denn die Krankheit hat die Entwicklung der Menschheit be-

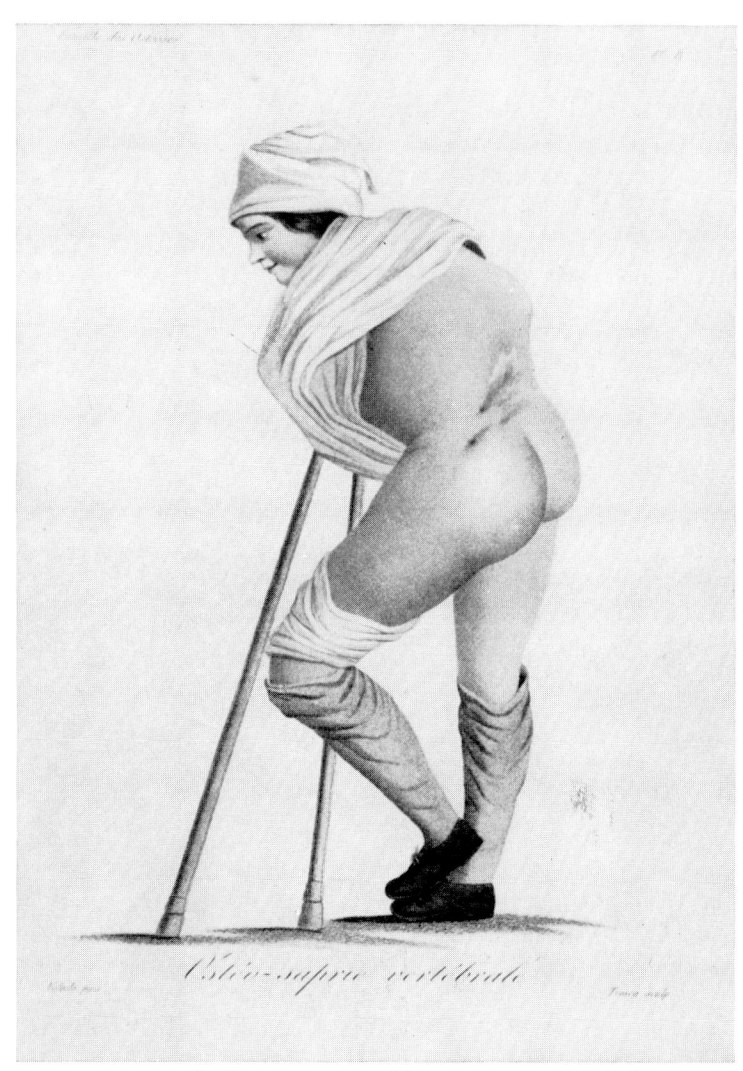

„Ostéo-saprie vertebrale" · Aus J. L. Alibert · 1858 · Im Original farbiger Kupferstich

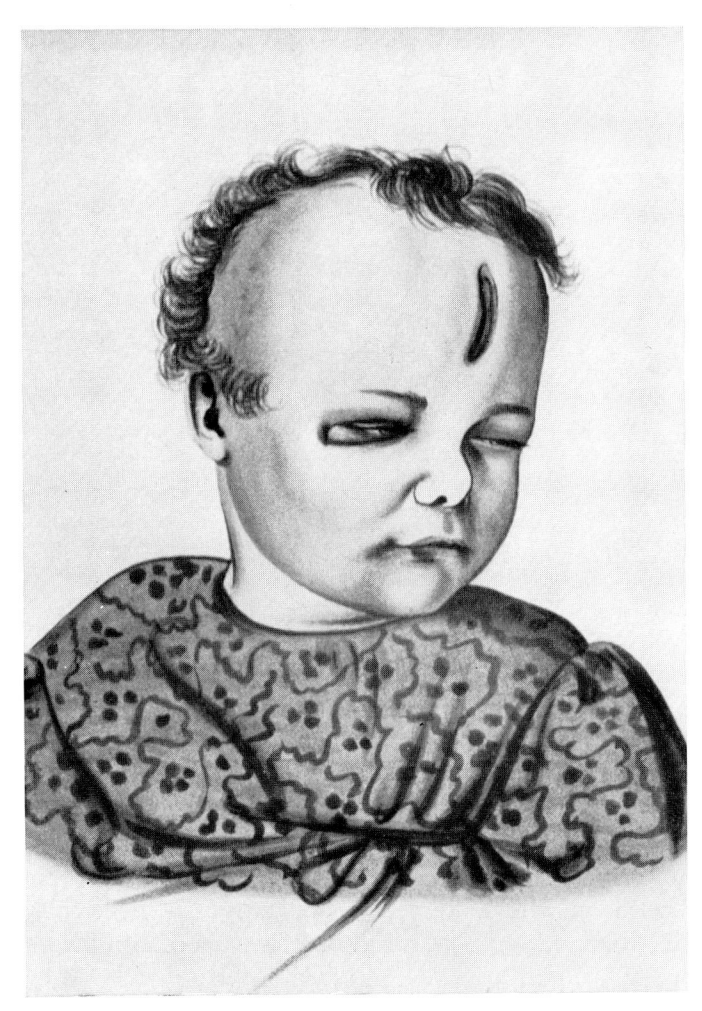

gleitet. Smith und Rüffer diagnostizierten eine spezifische Spondylitis mit Pottschem Buckel bei einer ägyptischen Mumie aus der 27. Dynastie.

Nach diesen Darstellungen aus der ersten Jahrhunderthälfte sieht man bis zur photographischen Ära kein Tuberkulosebild mehr. Wenn klinische Werke unter dem Kapitel Lungenkrankheiten Illustrationen bringen, sind es die Hilfsfiguren zur Perkussion und Auskultation mit Darstellungen der Lungen- und Herzgrenzen, Markierungen der verschiedenen Schallphänomene usf.

Seines unvergeßbaren Ausdruckes wegen sei hier ein Kunstwerk eingefügt. Das Kopfbild des jungen Mädchens

„Skrophulose" · Aus K. H. Baumgärtner · 1838 · Illuminierte Lithographie

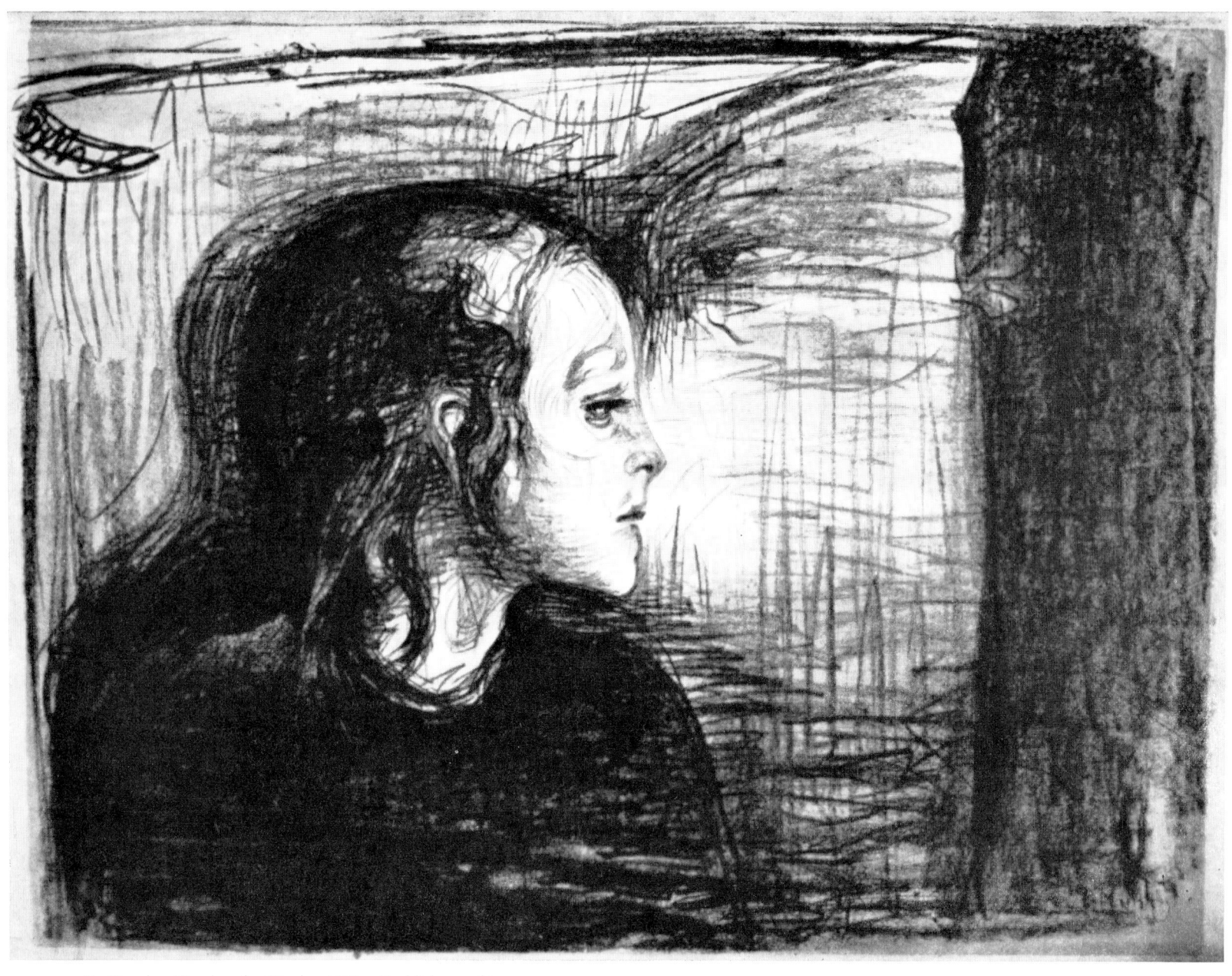

E. Munch · Das kranke Kind · 1896 · Farblithographie

stammt von dem Norweger EDVARD MUNCH (1863—1944). Das lange Krankenlager und der Tod (1877) der an Lungentuberkulose leidenden Schwester JOHANNE SOPHIE überschattete seine Jugend und beeindruckte den empfindsamen Schizothymen tief und nachhaltig. 1885—1886 malte er „Das kranke Kind" gemeinsam mit der zusammengesunkenen Mutter. Seltsam kontrastiert das vom kalkweißen Kissen sich abhebende feurig-rote Haar der abgezehrten Kranken mit den umgebenden kühlen Blau-grau- und Olivtönen des Bildes. Dieses Gemälde war für MUNCH richtungsweisend: *„Das Meiste, was ich später gemacht habe, hat seinen Ursprung in dem Bilde gehabt."* Er wiederholte es viermal (1896, 1906, 1907, 1926) in kaum veränderter Form. Die vorliegende Farblithographie entstand 1896 in Paris, ausgehend von der Studie eines kleinen, rothaarigen Modells. Leider mindert die Schwarz-weiß-Wiedergabe den Stimmungsgehalt des in Röteltönen gebrachten Steindrucks. Doch immer noch spürt man die blasse Transparenz des müden, von der Krankheit gezeichneten, unkindlichernsten Gesichtchens in seiner vergeistigten Entrückung. —

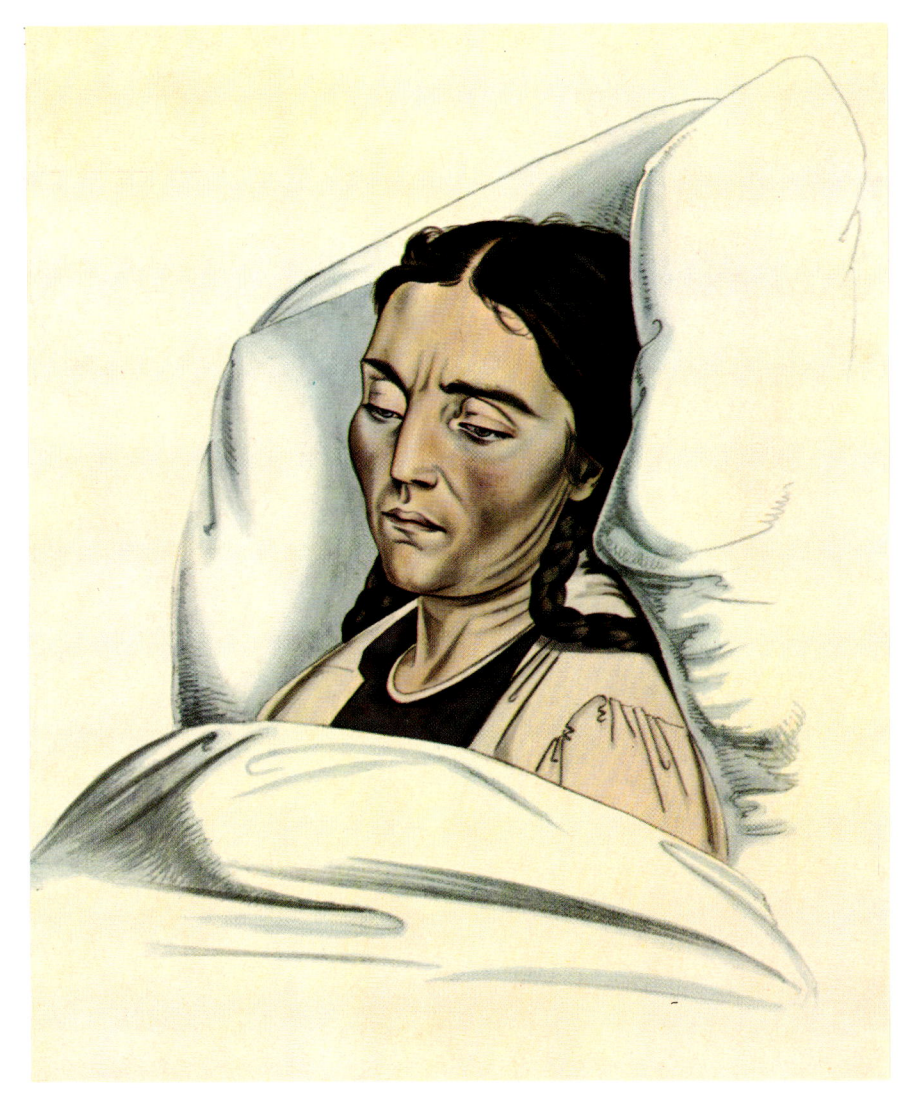

Schwindsüchtiges Mädchen · Aus K. H. Baumgärtner · 1838 · Illuminierte Lithographie

"La phthise pulmonaire est de toutes [les maladies] que nous connaissons la plus grave à coup sûr et la plus terrible" (BORDIER 1884). Die aufkommende Statistik verdeutlicht ihre weite Verbreitung wenigstens hinsichtlich der Sterblichkeit. In den Städten betrug sie zwischen 1850 und 1880 von 3,8⁰/₀₀ (Berlin) und 4,2⁰/₀₀ (Paris) bis zu 7,7⁰/₀₀ (Wien) sogar 8,8⁰/₀₀ (Remscheid) der Bevölkerung (Zahlen aus HIRSCH, dort Autorenhinweise). Besonders deletär wütete sie in Klöstern und Strafanstalten. Während in der übrigen Bevölkerung an Todesfällen durchschnittlich 12,5⁰/₀, höchstens 20⁰/₀ auf die Tuberkulose kamen (BORDIER), betrug die Quote in den französischen und holländischen Strafanstalten bis zu 50⁰/₀, in den Gefängnissen Österreichs sogar 61,3⁰/₀ (HIRSCH). Die Eindämmung dieser schrecklichen Krankheit konnte aber erst in Angriff genommen werden, als durch Findung des Tuberkelbazillus (ROBERT KOCH, 1882) die präventive Hygiene auf eine exakte Basis gestellt war. Dank der Statistiken wurde auch die Allgemeinheit aufmerksam und drängte auf Abhilfe. Karikaturisten rüttelten am sozialen Gewissen, wie etwa durch die hier wiedergegebene französische Zeichnung, die ohne Kommentar bleiben kann. Wie sehr hat sich die Situation seitdem gewandelt, und wie wenig überdenkt man dies heute! Langsame, nach Jahrzehnten messende seuchenhygienische Fortschritte entgingen der Aufmerksamkeit vielleicht völlig, sprächen nicht Zahlen wie die obigen eine beredte Sprache.

Die photographische Ära brachte manche Aufnahmen von tuberkulösen Hautveränderungen, Gelenkerkrankungen und Spondylitiden, die sich aber in ihrer Semiotik nicht von den heutigen unterscheiden. Daher übergehen wir diese Bilder zugunsten der darstellerischen Wiedergabe einer therapeutischen Situation, die heute schon mehr oder minder der Vergangenheit angehört. Das „Schlafen im Freien in Leysin" läßt die große Ära der Hochgebirgs-Freiluftbehandlung wiedererstehen. Deren Beginn lag früher und andernorts, als man annimmt; 1840 hatte der englische Arzt GEORGE BODINGTON (1799—1882) Liegekuren in der frischen Luft der stadtfernen Siedlungen eingeführt, ein fast revolutionäres Vorgehen; denn damals sonderte man hoffnungslose Fälle in kleinen geschlossenen Räumen ab, deren schlechte, verbrauchte Luft sie mit allen eigenen Ausdünstungen atmeten. Der spätere Drang in größere Höhen erscheint dem, der die Statistiken des letzten Jahrhundertdrittels durchsieht (in BORDIER, HIRSCH, PUSCHMANN), nicht verwunderlich: übereinstimmend fand man eine mit steigender Seehöhe abnehmende Tuberkulosemortalität. Davos und Leysin erlebten als Sanatoriumsorte des Hochgebirges im ersten Viertel unseres Jahrhunderts ihre Blütezeit. Die Zauberberg-Atmosphäre ist in unserem Bilde treffend eingefangen.

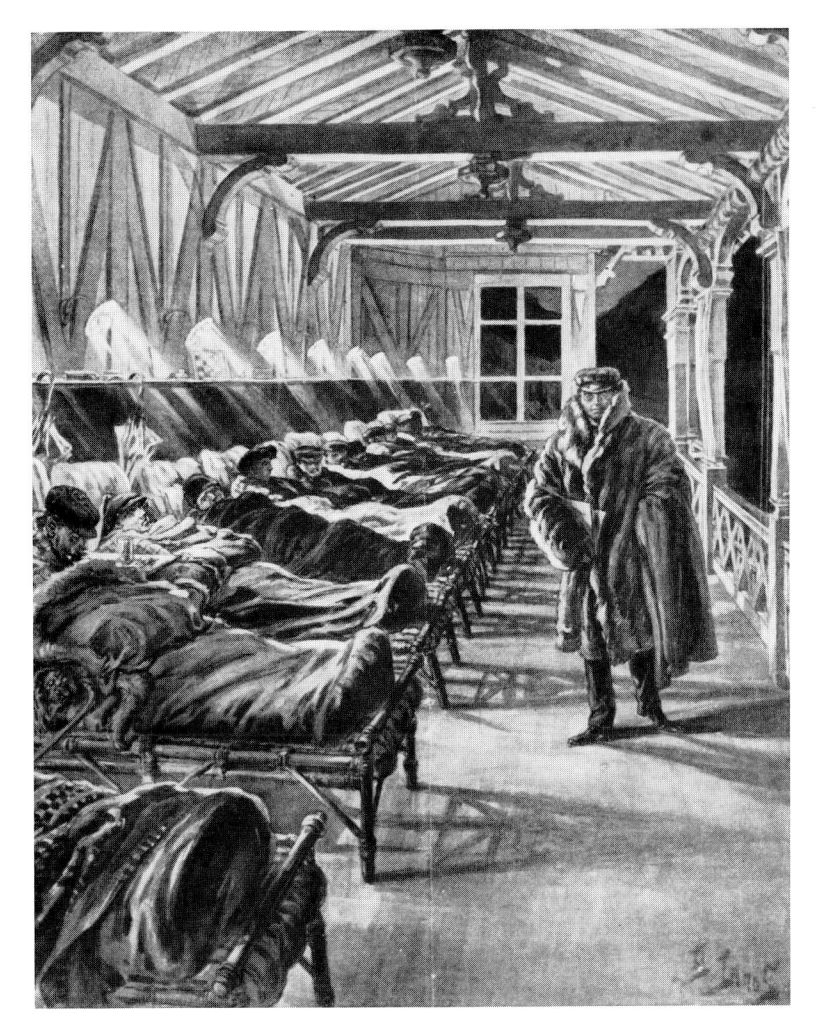

Leysin · Das Schlafen im Freien · Um 1910 · Zeitschriften-Illustration · Medizinhistorisches Institut Zürich

„...Da haben wir einen kleinen tuberkulösen Spitzenkatarrh... Bewahre!, nichts Ernstes!... Hier in Paris haben ja 45% der Angestellten eine Tuberkulose... Sie sind also nicht die einzige" · L'Assiette au Beurre · 1905

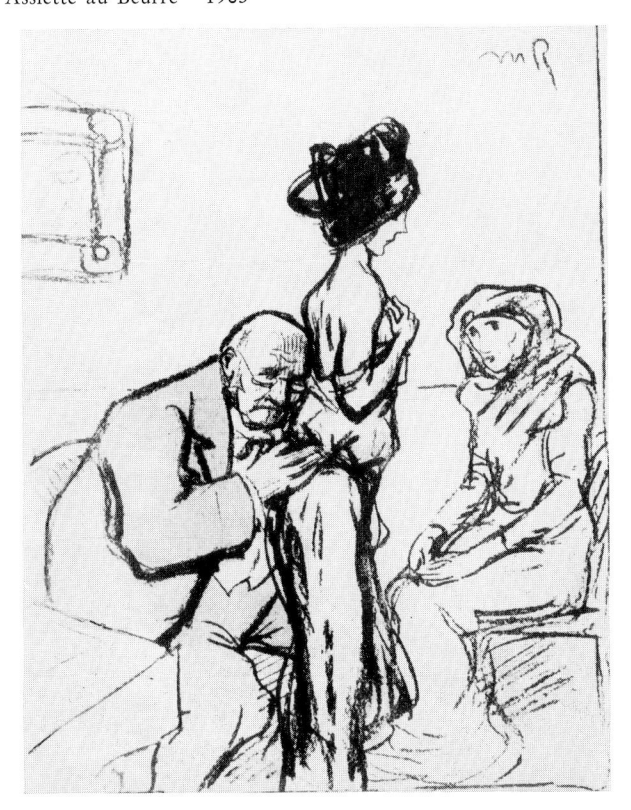

Syphilis

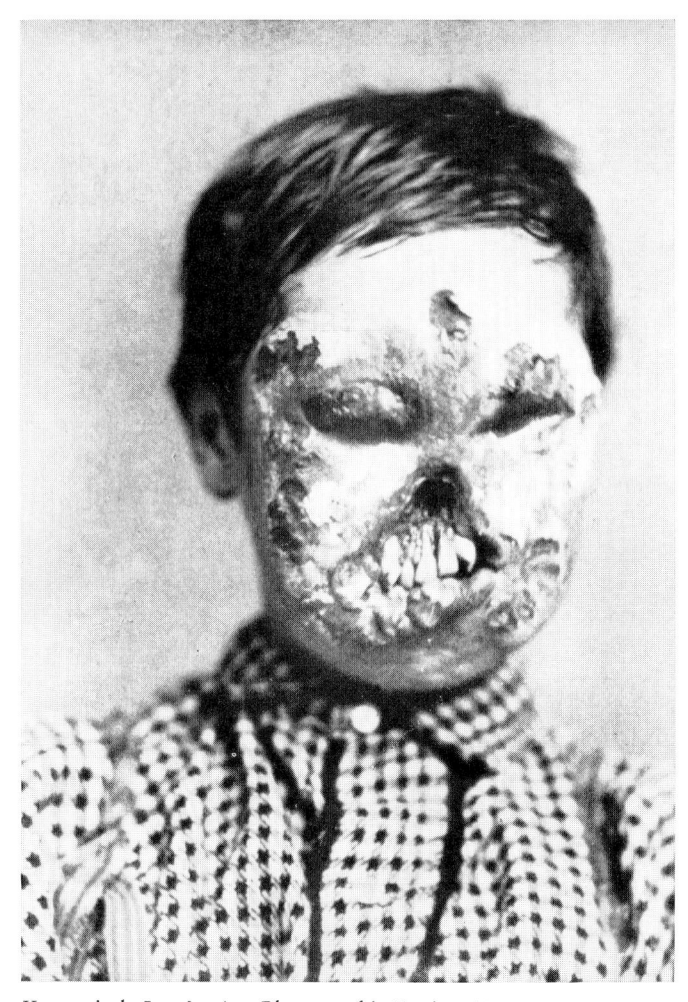

Kongenitale Lues? · Aus Photographic Review 1871

Im letzten halben Jahrhundert hat eine zunehmend wirksame Therapie in unglaublichem Maße Zahl und Schweregrad der Syphiliskranken vermindert; die gleichzeitig entwickelte Serodiagnostik ermöglichte zudem eine frühzeitige Erkennung des Leidens. Wie wenig sicher die Diagnose vor der Einführung der Komplementbindungsreaktion durch WASSERMANN (1906) war, zeigen viele Beispiele des Schrifttums. Hier soll die Problematik an einem Fall des amerikanischen Dermatologen L. H. DUHRING (1872) anhand der Photographie und der Daten des Kranken erörtert werden. *Als 6jähriger „schlimme Augen". Mit 10 Jahren Schlag auf die Nase, die stärker anschwoll und verstopfte. 3 Monate später entleerten sich aus ihr einzelne Knochenstückchen und weiterhin ab und zu knöcherne Fragmente. Ein geschwüriger Zerfall ergriff zunächst Spitze und Scheidewand der Nase, um nach und nach auf Wangen, Oberlider und Stirn überzugreifen. Die Kniegelenke schwollen an. Rapide verschlechterte sich das allgemeine Befinden. — Das Bild zeigt den Zustand des 12jährigen, als er 1867 in Philadelphia ins Spital aufgenommen wurde. Trotz des ausgedehnten geschwürigen Gesichtszerfalls litt er nicht unter Schmerzen, Jucken oder Brennen; lediglich bei Abnahme der Verbände traten gewisse Beschwerden auf. Man behandelte monatelang mit Jodkali.* — DUHRING *sah den Knaben im Mai 1871 wieder. Er war bei ständiger Appetitlosigkeit sehr abgemagert. Dauernd floß Speichel aus dem Munde. Die Beine schmerzten. Die Gesichtsulzerationen mit Ausnahme der der Lidgegenden hatten sich in strahlige Narben verwandelt. Eine dicke opake Schicht überzog beide Hornhäute und hatte das Sehvermögen fast ganz genommen.* — DUHRING hielt dieses furchtbare Ulcus rodens für eine Lues congenita tarda. Die Vorgeschichte war völlig leer. Eltern und sonstige Geschwister waren gesund. Ein Epitheliom glaubte er sicher, einen Lupus weitgehend ausschließen zu können. Auch heute ist die Diagnose nicht zu korrigieren. Vielleicht hat es solche furchtbaren Syphilisformen gegeben. Ähnliche Gesichtsveränderungen sind aus Philadelphia bereits in SWAIM's Panacea (1833) abgebildet (S. 66), die mit nekrotisierenden Ulzerationen an den Extremitäten sowie Gelenkauftreibungen einhergingen.

Der Totenschädelaspekt unseres Jungen ähnelt dem des Kranken auf dem Heinsiusschen Titelkupfer. Da das Buch

Behandlungsmaßnahmen bei Syphilis · Aus N. Heinsius 1700
Untere Hälfte des Titelkupfers

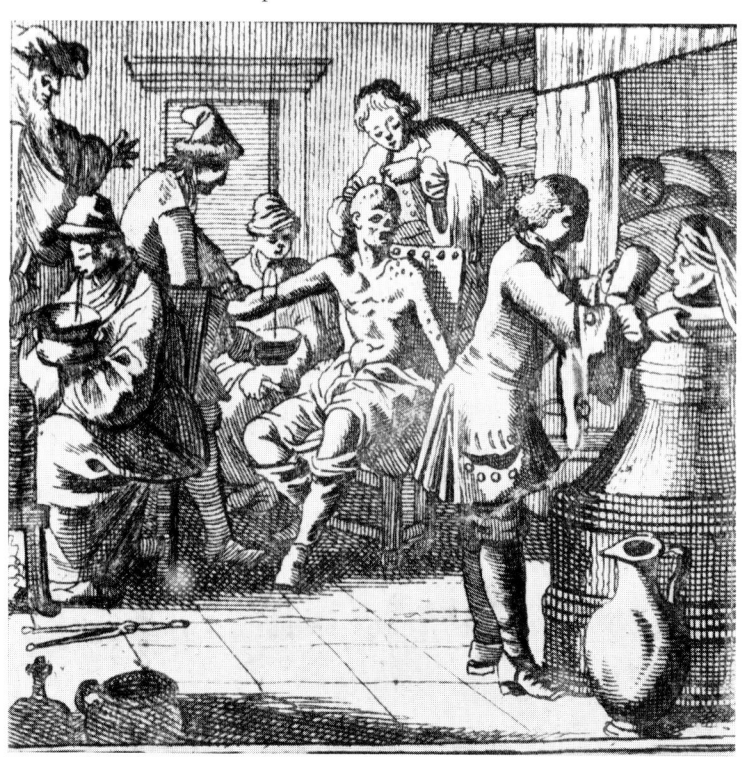

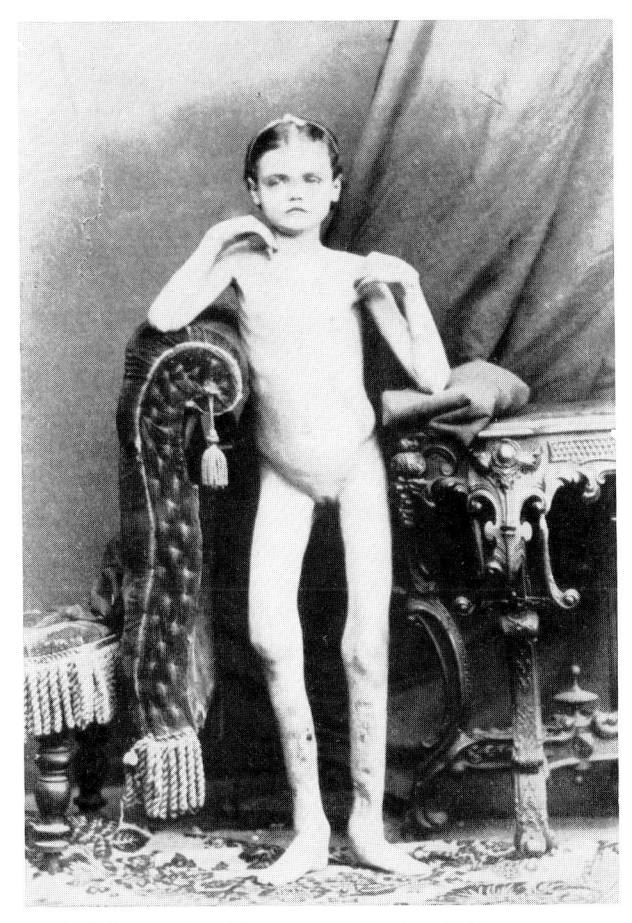

Kongenitale Lues · Aus Photographic Review 1870

J. HUTCHINSON (1861), der die Trias eingekerbte Schneidezähne, Labyrinthaffektionen und interstitielle Keratitis als typisch erkannt hatte. Die im folgenden Jahrzehnt aufkommenden photographischen Journale brachten von dieser Form hie und da Bilder, darunter das hier gezeigte eines 14jährigen Mädchens mit Sattelnase und Unterschenkelgummen. Die Aufstellung zwischen Möbelstücken im Pseudorenaissancestil der Zeit sieht man auf den damaligen wissenschaftlichen Photographien nicht selten. Englische Ärzte waren an dem Leiden speziell interessiert. Dies findet seinen Niederschlag in der großen Zahl von 14 Abbildungen, welche das Bramwellsche Atlaswerk ihm einräumt. Herausgegriffen sei die präzise Nachzeichnung der Photographie eines jungen Mannes, die nur knapp kommentiert ist: *„Typischer Fall mit vorausgegangenen, ausgedehnten Ulzerationen des Nackens, Gesichts und des Ohres. Ein langer Hautzipfel ist am Ohr verblieben. 21jähriger, im Wachstum zurückgebliebener Patient. Eingesunkene Nase. Weicher Gaumen durch Ulzerationen zerstört. Delle im Stirnbein. Seitliche Schneidezähne des Oberkiefers stärker gekerbt, Cornea klar."*

Dasselbe Alter hatte auch der Franzose, welcher aus dem ikonographischen Werk der Nancy-Klinik (HAUS-

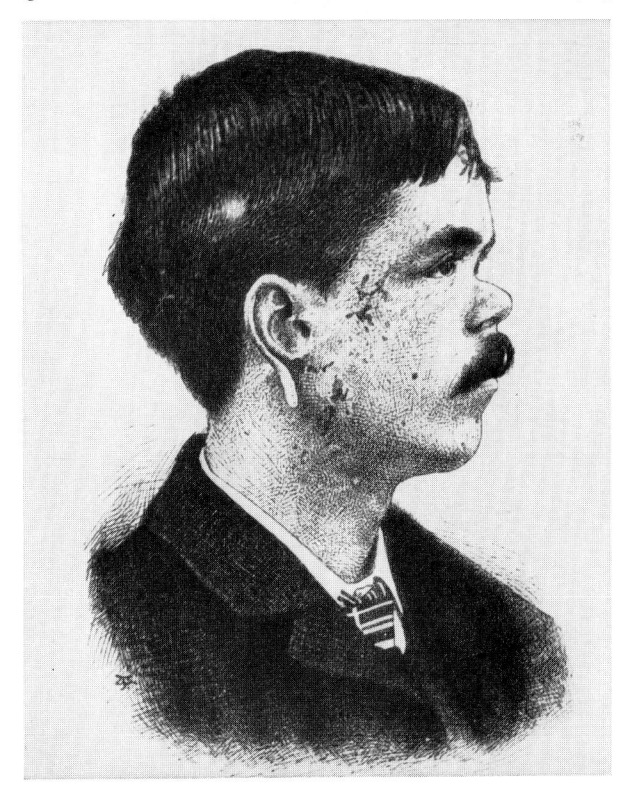

Kongenitale Lues · Aus Bramwell 1891 · Holzstich nach Photographie

„Schmachtende Venus oder curieuser Tractat von spanischen Pocken und sog. Frantzosen" betitelt ist, soll der Kranke einen Luetiker darstellen. Dazu präsentiert der Stich die antiluetische therapeutische Palette der Zeit: Vomieren, Aderlaß, Schwitzprozeduren und Ausschabung der Hautulzerationen mit einem scharfen Löffel. Ein Frontispiz mit ähnlichen „Heil"-Verfahren ist dem Luesbuch von BLANKAART (1684) vorangestellt. Interessanterweise liegt dort im Vordergrund ein fast nackter, sehr magerer Mann mit serpiginösen Hauterscheinungen und einer ausgeprägten Sattelnase, die somit als Symptom bereits bekannt war.

Aus dem weiten Gebiet der Lues sind hier — das sei zur Gliederung des Kapitels gesagt — nur drei die innere Medizin berührende, optisch markante Verlaufsformen herausgestellt: die kongenitale Lues, das Gefäßaneurysma und die Tabes dorsalis.

Das Interesse an der angeborenen Syphilis belebte sich nach der — unbebilderten — Veröffentlichung von

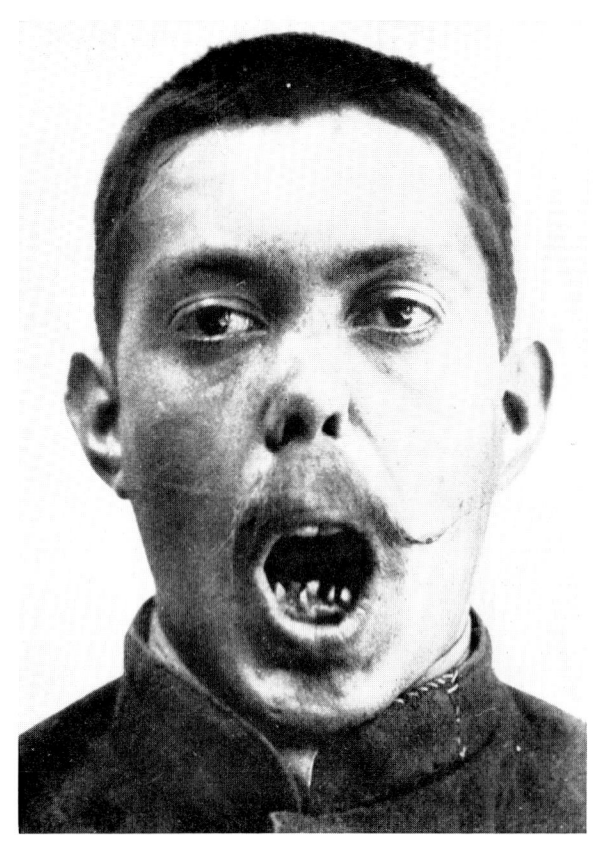

Kongenitale Lues · Aus P. Haushalter 1902

Lues connata · Aus M. Hertl 1962

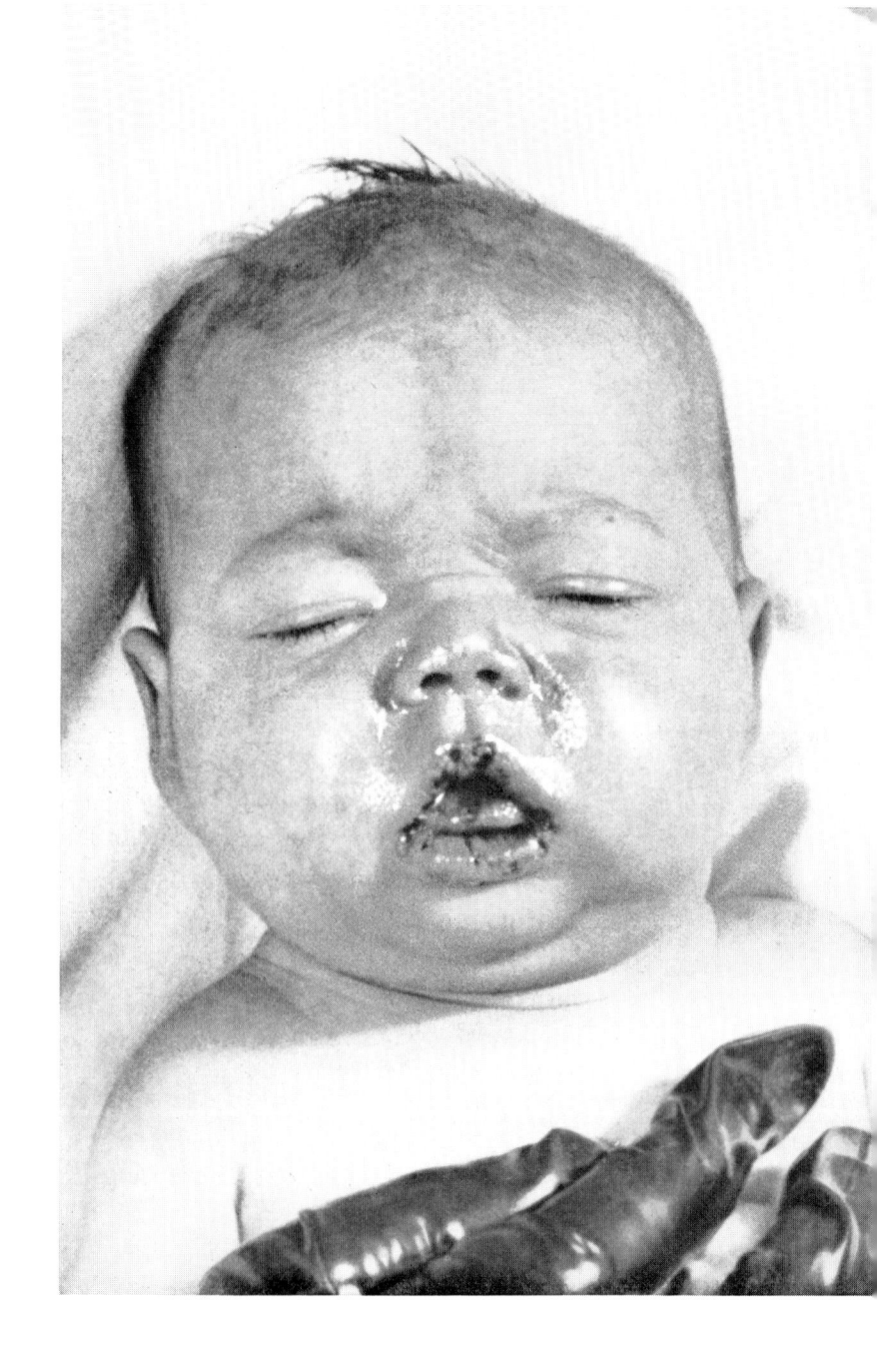

HALTER, 1902) uns mit Keratitis-getrübten Augen ansieht. Quer über die tief eingesunkene Nasenwurzel läuft eine breite Narbe; an den unregelmäßigen unteren Schneidezähnen sind stärkere Querrillen erkennbar. — Dem Werk von HERTL (1962) ist die gut abgetönte, moderne Photographie entnommen, zu der folgende Angaben gehören: *„Hohe Stirn. Breite, eingesunkene Nasenwurzel, stumpfe, kurze, aufgebogene Nase. Borkige Einlagerungen in die gelichteten Augenbrauen. Starre, infiltrierte Lippen mit zahlreichen, blutenden Rhagaden, offenstehender Mund. Schmerzhaft erschwerte Nahrungsaufnahme. Wassermannsche Reaktion positiv, auch bei der Mutter. Osteochondritis, Osteomyelitis. Leber 4 cm, Milz 2 cm unterhalb des Rippenbogens. 7 Wochen alter Junge."*

*

Gefäßwandaneurysmen waren im 18. Jahrhundert nicht selten; G. M. LANCISI (1654—1720) kannte sie und vermutete ihre Beziehung zur Lues, hat sie aber in der Folge seiner anatomischen Stiche nicht graphisch fest-

Aorten-Aneurysma; der äußerliche und der Organ-Befund
Aus J. Cruveilhier 1828—1842 · Lithographische Tafel

gehalten. Im 19. Jahrhundert stellt der große JEAN CRUVEILHIER in seinem Atlaswerk das pathologisch-anatomische Bild eines Aneurysma des Aortenbogens dem klinischen gegenüber. Hiermit wird ein Strebensziel jener Zeit optisch deutlich: man wollte an die tiefe, dunkle Wurzel der sicht- und fühlbaren Oberflächenveränderungen, wollte wissen und analysieren, welche pathischen Prozesse der inneren Organe ihnen zugrundelagen. *Wir betrachten die Gefäßerweiterung bei einem 68jährigen, an Pneumonie verstorbenen Küfer. Sie war zwei Jahre vorher sichtbar geworden und hatte zur Arosion des Sternum und Unterbrechung des linken Vagus geführt.* — Von den in den nächsten Jahrzehnten verschiedenenorts (z. B. bei AUVERT und WARDROP) gebrachten Bildern der Aneurysmatiker wurde das aus dem Ceruttischen „*Pathologisch-anatomischen Museum*" (1821) wiedergegeben. Es ist die Lithographie eines riesigen, die linke Halsseite ballonartig vorwölbenden Karotisaneurysma. Der Strang des Sternocleido schnürt den Gefäßsack etwas ein, welcher vom Ohrläppchen bis zur Kinnspitze reicht. Über den Fall berichtete erstmalig HENRY COATES im 40. Band der Medico-chirurgical Transactions. *Der 41jährige Tagelöhner litt wegen eines pulssynchronen Klopfens unter ständigem Kopfschmerz und lag meist im Bett; der Druck der Geschwulst erschwerte Atem und Schlucken. Der kühne Behandler versuchte eine operative Unterbindung der zuführenden Arterie, zunächst mit gewissem Erfolg. Die Geschwulst verkleinerte sich um Zweidrittel, der Kranke promenierte 6 Wochen nach der Operation im Garten. Doch machte eine chronische Wundeiterung die Besserung zunichte. Bei reichlichen Verordnungen von Tinct. opii, Chinadekokt, Calomel, Brechweinstein und Einläufen griff die Eiterung um sich, arterielle Blutungen kamen dazu und 11 Wochen post operationem verstarb der Patient.* — Eine frühe, sehr eindrucks-

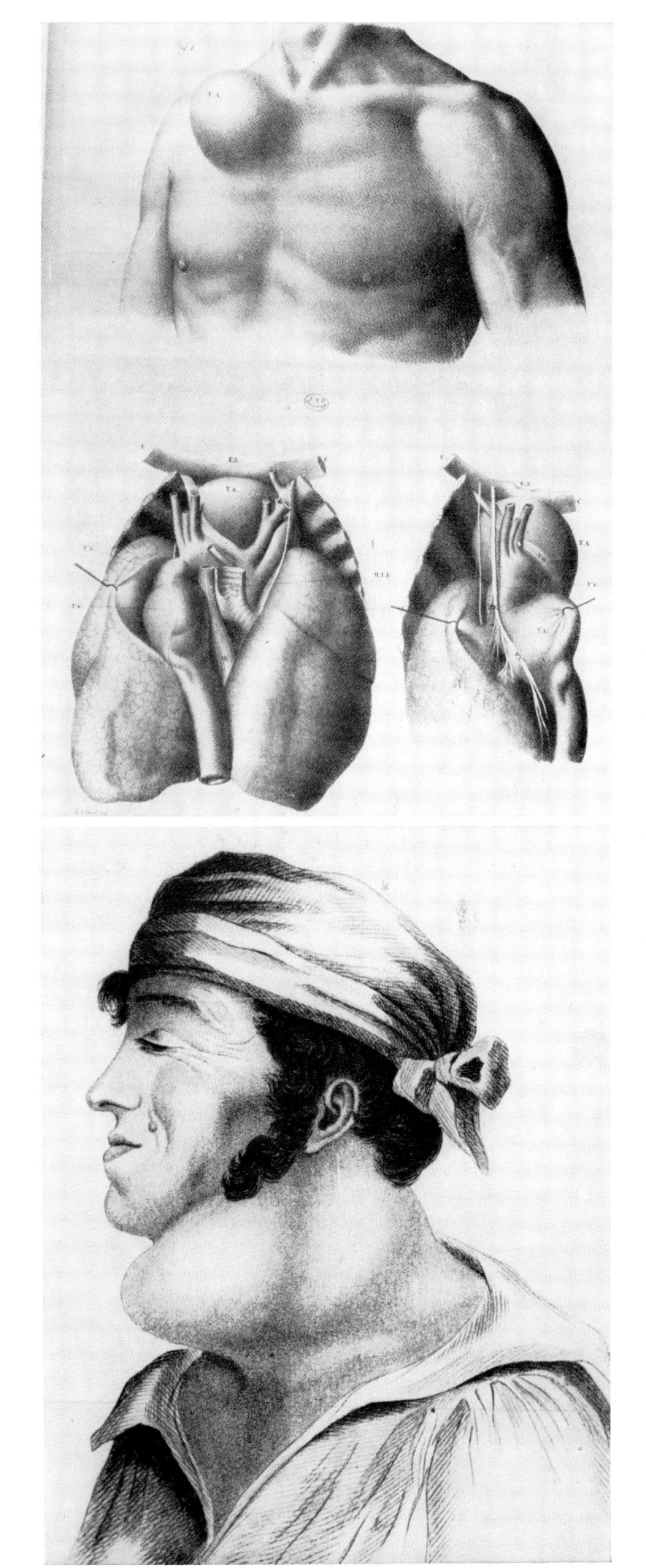

Carotis-Aneurysma · Aus Cerutti 1821 · Lithographie

volle, aber im Druckverfahren schlecht wiedergegebene Photographie veröffentlichte W. J. Smith in den Illustrated Medical News 1889 aus Dublin. *Bei dem 49jährigen Flachsarbeiter hatte sich innerhalb von zwei Jahren ein kleiner Buckel über die ganze re. Brustseite ausgedehnt und riesig hochgewölbt. Trotz Rupturgefahr verließ der Patient das Krankenhaus.*

*

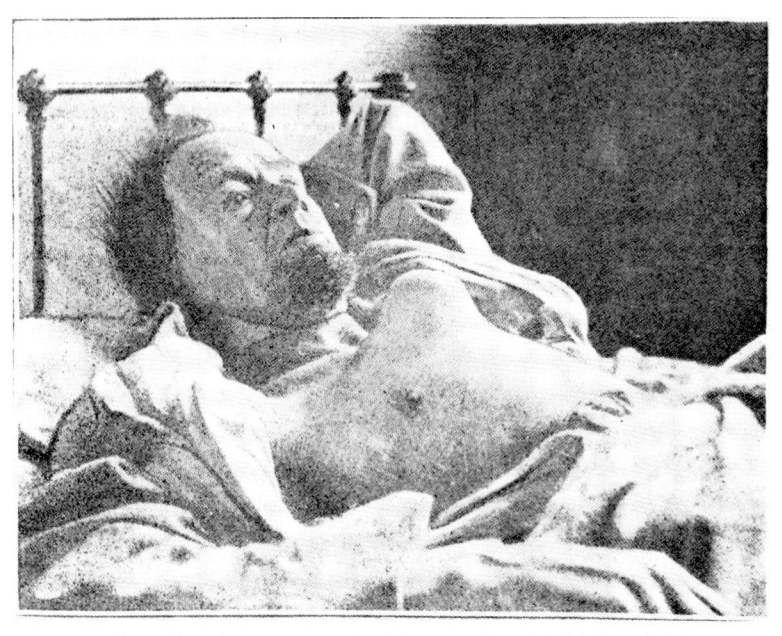

Für den heutigen Kliniker ist mit der Tabes dorsalis auch das Bild der tabischen Arthropathie sehr selten geworden. Diese Gelenkkomplikation kennt man seit 100 Jahren. Daß bei der Unzahl an Tabikern des vorigen Jahrhunderts die hochgradigen Knochendeformierungen nicht einmal den Pathologen als Besonderheit auffielen, ist merkwürdig. Erst 1868 hat J. M. Charcot die Arthropathie genauer beschrieben und ihren Zusammenhang mit der Lues erkannt. Sie betraf damals etwa 5% der Tabiker (Marie, Erb) und bevorzugte die unteren Extremitäten. In den 149 Fällen Flatows waren 60mal die Kniegelenke, 59mal die Fußgelenke und 30mal die Hüftgelenke teils ein-, teils doppelseitig betroffen. Gut und genau zeigt die einfache Konturenzeichnung bei Westphal das Wesentliche, insbesondere die Rekurvatur der Kniegelenke. *Der 46jährige Mann hat sich mit 22 Jahren venerisch infiziert. Die ersten Anzeichen der Arthropathie reichten 7 Monate zurück. Ohne Schmerzen schwoll zunächst das rechte Bein stärker an und wurde durch ein entzündliches Ödem in der Beweglichkeit etwas behindert; später folgte das linke nach.* — Die rapide Progredienz eines solchen Prozesses

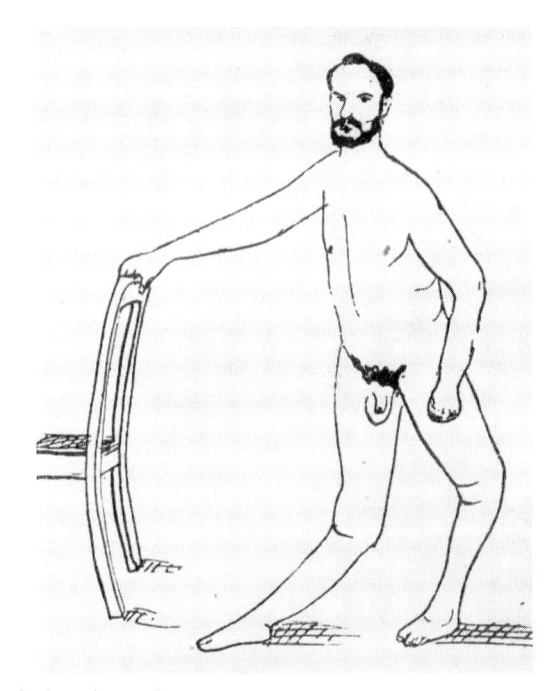

Ascendens-Aneurysma · Aus Illustrated medical News 1889
Zeitschriftenreproduktion einer Photographie

Kniegelenksarthropathie mit Rekurvation · Nach F. O. Westphal aus P. Marie 1892 · Textholzschnitt

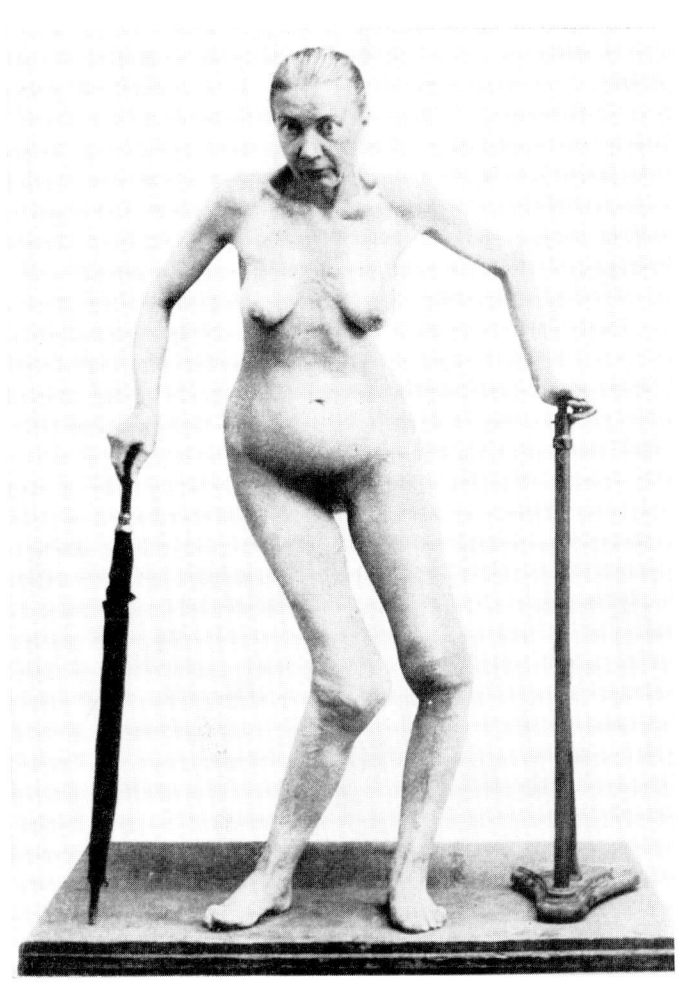

Bekanntlich leistet die tabische Hypotonie der Rekurvation der arthropathischen Gelenke Vorschub. Herabsetzung des Muskeltonus, wohl auch Erschlaffung der Gelenkbänder und -kapseln ermöglichen eine hampelmannartige Beweglichkeit. Dies mögen zwei Abbildungen veranschaulichen. In den Lehrbüchern der Zeit findet man meist die hier aus FRENKEL und FAURE übernommene Stellung mit der extremen, über den Kopf hinausgehenden Hüftgelenksbeugung des im Kniegelenk gestreckten Beines. Doch ist die Darstellungsmöglichkeit damit nicht ausgeschöpft, wie das Photo aus SEIFFER erkennen läßt. Hier wird die Überstreckbarkeit in den verschiedenen Ebenen durch eine schlangenakrobatische Pose wiedergegeben.

Arthropathie mit seitlicher Kniegelenksverbiegung · Aus Nouv. Iconographie 1893

zeigt ein Fall des Charcot-Schülers BRISSAUD. *Bei der 50jährigen, bisher rüstigen und leistungsfähigen Frau bestanden seit einigen Jahren gelegentlich Beinschmerzen. Am 20. November 1888 spürte sie beim Tragen eines Sackes mit Äpfeln Schmerzen im linken Knie und bemerkte, daß es geschwollen und etwas schief war. Am 21. Januar 1889 war der photographisch festgehaltene Zustand mit jener hochgradigen seitlichen Abknickung in beiden Kniegelenken erreicht.* — Meist gab ein geringes Trauma den ersten Anstoß; eine stärkere, kaum schmerzhafte Schwellung folgte. Die initiale Schwellung war — wie auf der sauber durchgeführten Lithographie aus SEIFFER zu sehen — anfangs auf das Gelenk und seine Umgebung beschränkt. Später breitete sie sich aber über das ganze Bein, vor allem den Unterschenkel, aus.

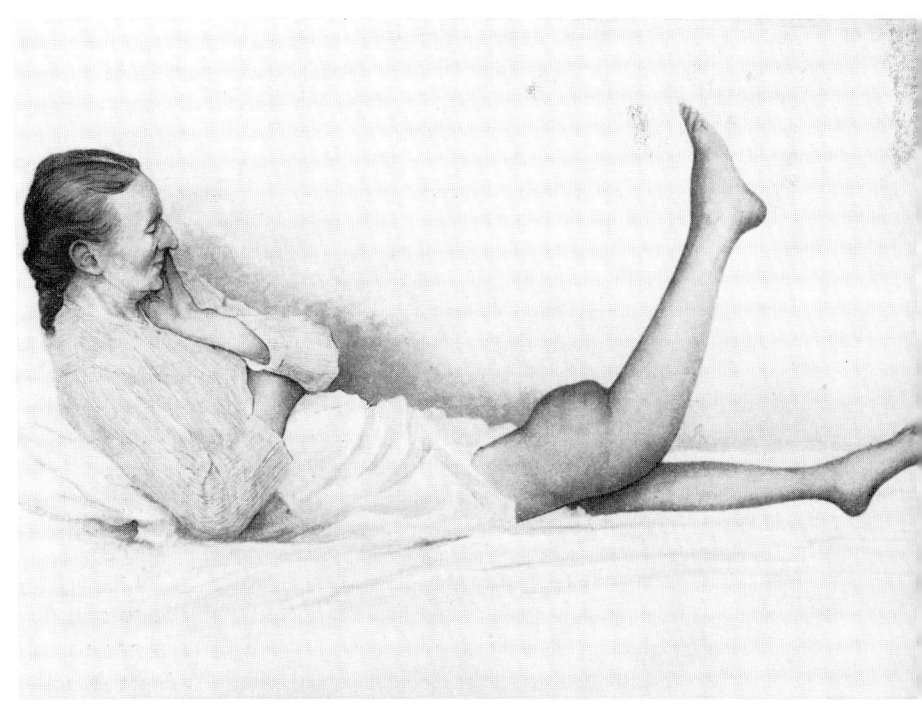

Kniegelenksarthropathie mit stärkerem Erguß · Aus Seiffer 1902
Schwarz-weiß-Wiedergabe einer Tafel

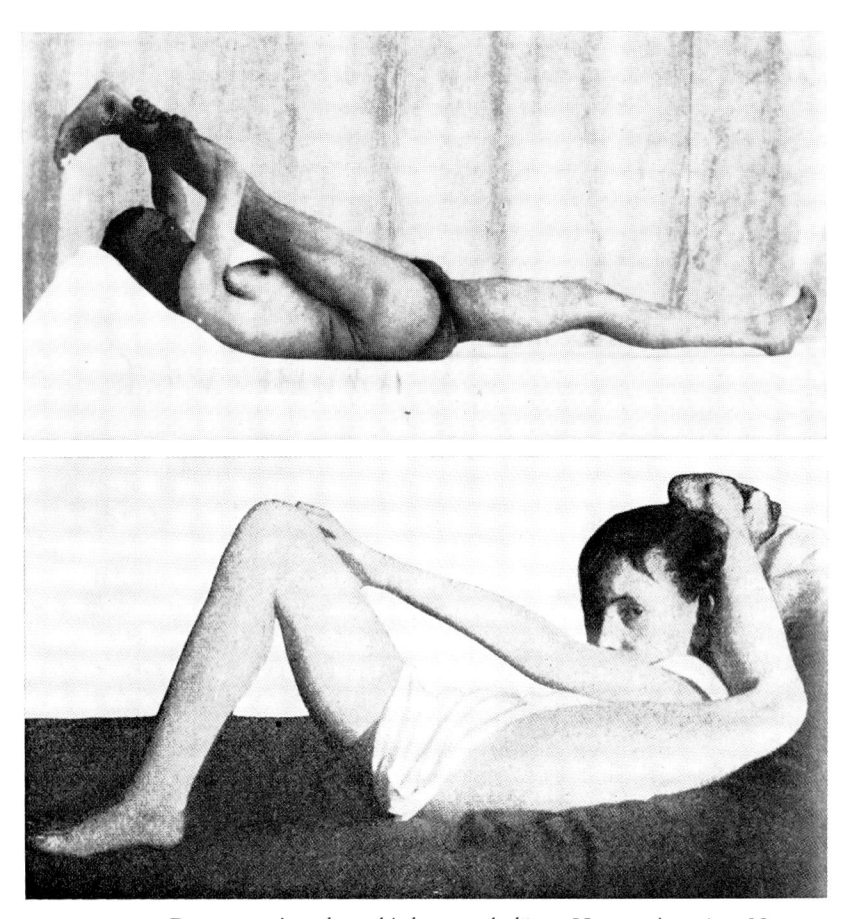

Demonstration der tabischen muskulären Hypotonie · Aus Nouv. Iconographie 1896 und Seiffer 1902

lung. Hier löste der unbemerkt im Kollumgebiet frakturierte Oberarmknochen sich derart aus seiner bindegewebigen und muskulären Halterung, daß er — die Haut vorbeulend — bis zum Unterkieferwinkel gelangte. Zwei Jahre vorher hatte, ein hier nicht reproduziertes Bild zeigt es, eine riesige, über kindskopfgroße Schwellung der Schultergelenksgegend bestanden. Von derselben, „BERTHEL" genannten tabischen Veteranin zeigt P. MARIE ein Ellenbogengelenk. Der distale Humerusanteil hat sich weit über die Gelenkflächen von Radius und Ulna hinausgeschoben. Das Gelenk ist so deformiert, daß ohne Bildlegende eine regionale Zuordnung kaum möglich ist.

Trophoneurotisch bedingt war wohl auch das von der Charcotschen Schule beschriebene Mal perforant. Es trat

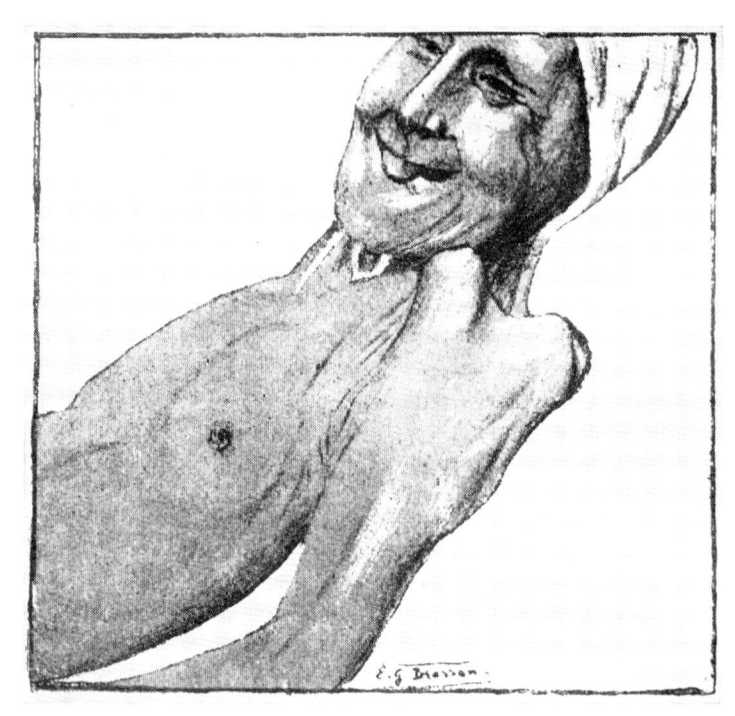

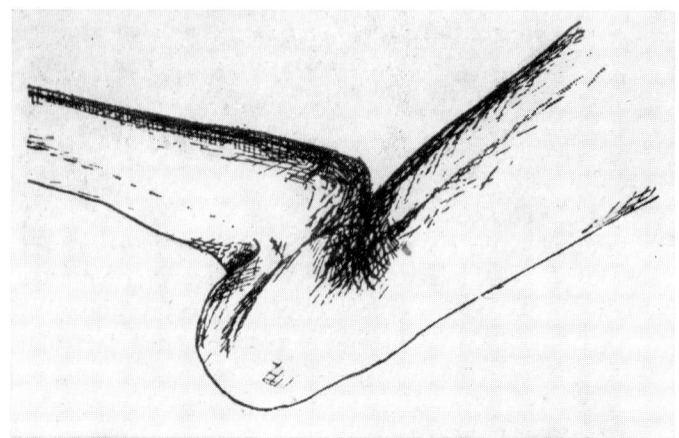

Muskuläre Hypotonie und trophische Störungen mit eigentümlicher Knochenbrüchigkeit wirken bei der Entstehung der Spontanfraktur zusammen. Bei der Schmerzlosigkeit der tiefen Substrate bleibt das Brechen eines Knochens oft unbemerkt; das Glied wird weiterbewegt, bis eine stärkere Dislokation oder exorbitante Kallusbildung darauf hinweisen. Bei der abgemagerten Tabikerin, deren Radierung J. M. CHARCOT bringt, diagnostiziert man die linksseitige Femurfraktur an der starken Verkürzung des Oberschenkels, dessen Weichteile sich zu mehreren zirkulären Wülsten zusammengeschoben haben. Bei solchen Diaphysenfrakturen konnten Knochenfragmente mehr oder minder resorbiert werden, im vorliegenden Falle so sehr, daß der Knochen sich auf knapp die Hälfte seiner ursprünglichen Länge verkleinert hatte, wie die spätere Autopsie erkennen ließ. — Die läppisch grinsende andere tabische Alte entstammt ebenfalls der Charcotschen Sammlung.

„Berthel" mit Spontanfrakturen im linken Schultergelenk und (gesondert gezeigt) rechten Ellenbogengelenk · Aus P. Marie 1892

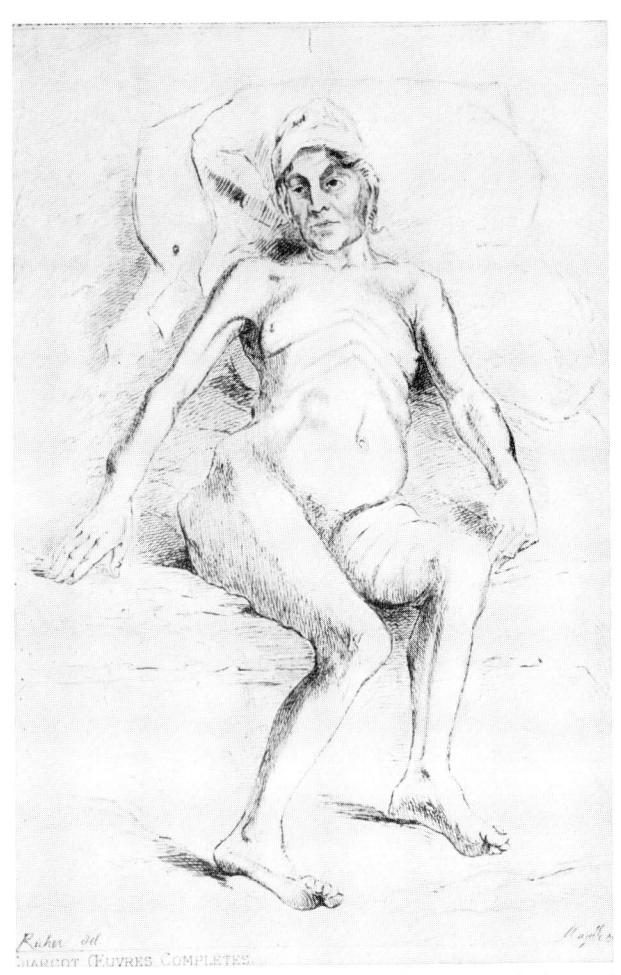

P. Richer · Tabikerin mit alter Spontanfraktur des linken Oberschenkels · Aus J. M. Charcot 1886—90 · Radierung

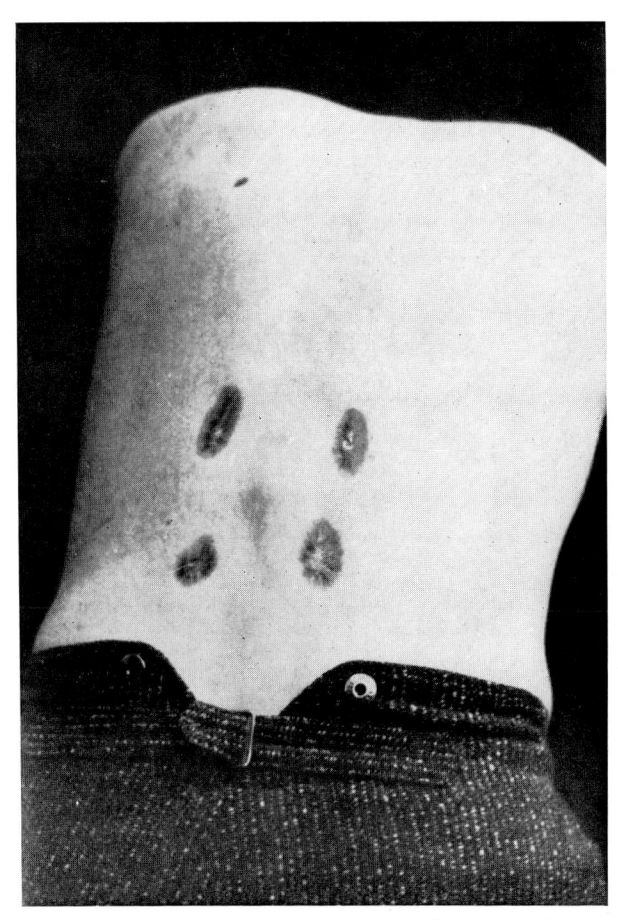

Narben nach Kauterisation · Nouv. Iconographie 1888
Frühe Photographie

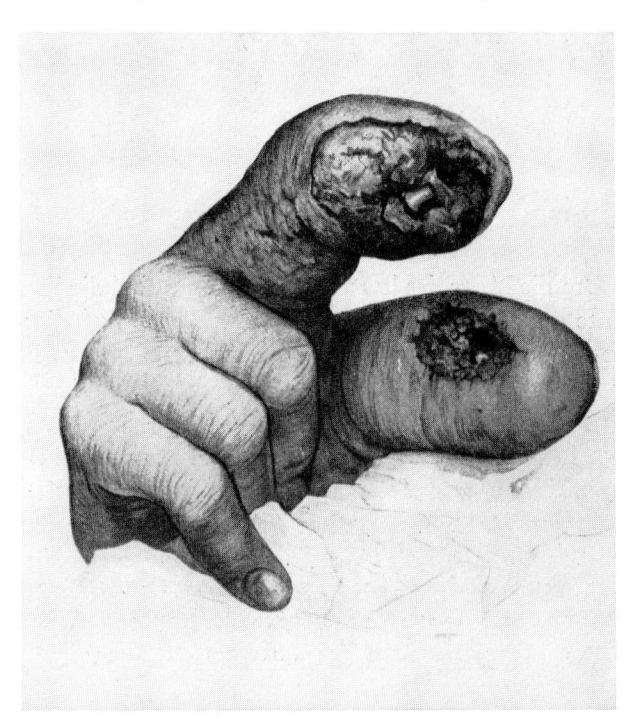

Mal perforant der Hand · Aus Seiffer 1902 · Im Original farbig

meist unter der Fußsohle, an der Stelle des stärksten statischen Druckes auf. Von dieser chronisch progredienten, kraterförmigen Nekrose wurden nach und nach Muskulatur, Sehnenscheide, Knochen und Gelenke arodiert. Hier ist das Bild einer derartigen Veränderung an der Hand wiedergegeben, wo allerdings das Mal perforant seltener auftrat.

Zwei Illustrationen zur Therapie mögen das Kapitel beschließen. Bis über die Mitte des letzten Jahrhunderts hinaus spielte das Brenneisen bei luetischen Erkrankungen eine brutale Rolle. Seine Spuren überliefert schon die Photographie. Bei lanzinierenden Schmerzen glühte man den Kranken tiefe, talergroße Löcher in die lange Rückenmuskulatur — eine vom penetranten Geruch verkohlten Fleisches und dem Schreien der Gequälten begleitete Prozedur. Vier hier als Narben gezeigte Wunden waren auch HEINRICH HEINE (1799—1856) in den Rücken gebrannt worden. Seine wahrscheinlich luetische, zur völligen Beinlähmung führende Krankheit (LANGE-EICHBAUM) hielt ihn

291

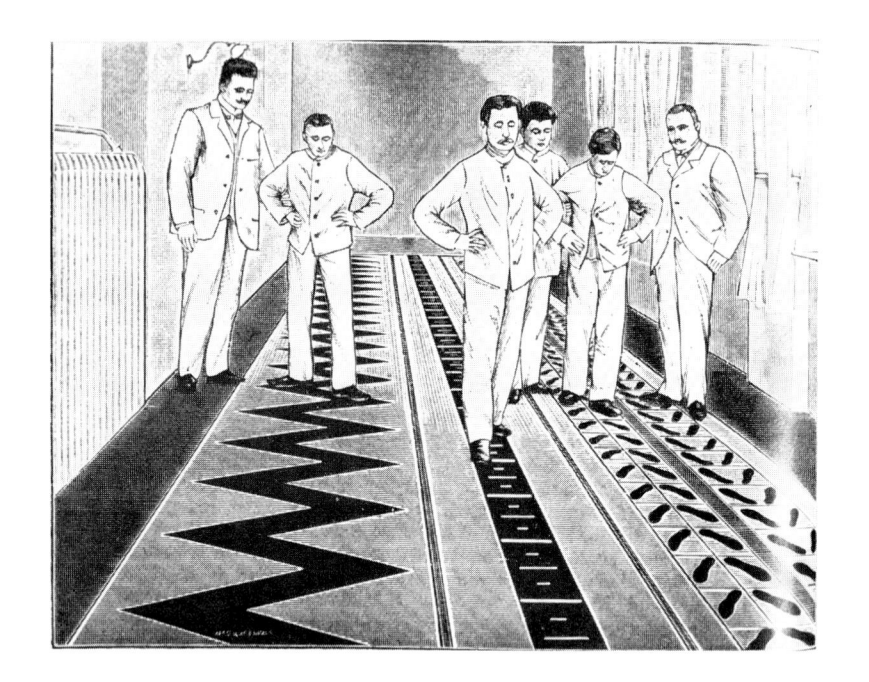

von 1848 bis zum Lebensende in der „*Matratzengruft*" fest, dem Bett seiner winzigen Pariser Wohnung in der Rue d'Amsterdam. Trotz übergroßer Opium- und Morphiumdosen quälten die heftigen Schmerzen zeitweise so sehr, daß er in das furchtbare Kauterisieren einwilligte. „*Ich werde den lieben Gott, der so grausam an mir handelt, bei der Tierquälergesellschaft verklagen.*" — Friedlicher ist das Milieu des Übungsraumes für ataktische Tabiker. Auf einem Linoleumteppich trainieren sie Gehsicherheit. Verschiedene Schwierigkeitsgrade — Balken, Strich, Zickzack — sind aufgedruckt. Alle größeren neurologischen Abteilungen hatten solche Laufbahnen, und die erzielten Erfolge genügten der damaligen therapeutischen Anspruchslosigkeit.

Gehübungen der Tabiker auf Linoleummustern · Aus Seiffer 1902

Nervenkrankheiten

Eine Neurologie ohne Illustration ist uns kaum denkbar. Wie ließe sich das semiotische Arsenal neurologischer Störungen, etwa die Auswirkungen von Kontrakturen, die feineren Reliefunterschiede elektiv atrophierter Muskeln, die Imponderabilien mancher Haltungsanomalien und Gangstörungen — wie ließe sich dies alles kürzer und vollständiger als durch ein Bild übermitteln? Wenn wie bei Neuentdeckungen und Raritäten Vergleichbares noch nicht vorliegt, kann es seitenlange Detailschilderungen ersetzen und bestätigt expressis verbis das chinesische Sprichwort: „*Ein Bild sagt mehr als tausend Worte.*" Aber auch in der Neurologie ist die wissenschaftliche Illustration jungen Datums. Die Schilderung ihrer Entwicklung mag hier stellvertretend für die anderen Teilgebiete sein.

Um die Mitte des letzten Jahrhunderts sind die Fundamente gelegt. Wir stehen „*auf einem Felde, auf dem ein* FLOURENS, *ein* MAGENDIE, *ein* SWAN, *ein* CHARLES BELL, *ein* JOHANNES MÜLLER *bereits so Großes für Anatomie und Physiologie geleistet haben* —". Dies schrieb J. BEHREND in dem Vorwort zur deutschen Ausgabe (1842) der „*Krankheiten und Störungen des Nervensystems*" von MARSHALL HALL. Entsprechend dem Gewicht der pathologischen Anatomie als Grundlage und Ausgangspunkt der Klinik füllen morphologische Darstellungen 7 oder 8 Stahlstichtafeln des Werkes. Nur eine zeigt Klinisches: Handlähmungen, Hemiplegie und Facialislähmung (S. 300). Das Primat der Pathologie ist bei ERNST VON LEYDEN noch absolut. In seiner „*Klinik der Rückenmarkskrankheiten*"

(1874—1876) sind den drei Buchteilen 15 z. T. farbige Tafeln beigegeben, die histologische Bilder, Markquerschnitte sowie Abbildungen von Karies und Frakturen der Wirbelsäule bringen. Sogar bis in unser Jahrhundert hinein wirkt dieses Primat. In der 1. Auflage von NONNES „*Syphilis und Nervensystem*" (1902) betreffen alle 42 Textabbildungen mikroskopische oder makroskopische Anatomie.

Der Anstoß zur Änderung kam aus Frankreich. J. M. CHARCOT begann ebenfalls mit anatomischen Illustrationen. In „*Klinische Vorträge über Krankheiten des Nervensystems*" (Deutsche Ausgabe 1874) bringen die 25 Textholzschnitte und 8 chromolithographischen Tafeln überwiegend Morphologisches. Doch ist Klinisches — wenn auch spärlich — hinzugekommen: 5 Bilder von Hysterikern im Anfall bzw. mit Kontrakturen sowie eine Gegenüberstellung der Hand bei Schüttellähmung und Gelenkrheumatismus. Den Mangel an Krankenabbildungen empfand CHARCOT als Aufforderung. An der Salpêtrière begann eine systematische graphische Dokumentation. CHARCOT, der selbst talentiert zeichnete, drängte seine Assistenten zur bildlichen Registrierung der Krankheitsveränderungen und hatte glücklicherweise auch Künstler wie PAUL RICHER und EDOUARD BRISSAUD als Mitarbeiter. Außerdem entstand unter LONDE eine höchst betriebsame photographische Abteilung. Bald reiften die Früchte solchen Strebens in Form der „*Iconographie de la Salpêtrière" (1878—1880)*. Überwiegend photographische Aufnahmen von Hysterikern füllen die 3 Bildbände; Nervenkranke wurden außer einigen Epilepsiefällen nicht abgebildet. In der ab 1888 erschienenen Zeitschrift „*Nouvelle Iconographie de la Salpêtrière*" sind dagegen die vielen publizierten neurologischen Beobachtungen durchweg mit photographischen Illustrationen verdeutlicht. Dies blieb so bis zum Eingehen der Zeitschrift (1914).

Von größeren Monographien seien aus der illustrierfreudigen Charcotschen Schule die „*Leçons sur les Maladies de la Moelle*" (1892) von PIERRE MARIE erwähnt. Das pathologisch-anatomische Bild ist zurückgedrängt. Die meisten der 244 Illustrationen geben klinische Befunde wieder, gezeichnet nach Modellen oder Photographien. Was v. LEYDEN noch weitschweifig zu beschreiben sich mühte, zeigen hier kleine, in den Text gestreute Bilder klar, lebendig und einprägsam. „*Eine große Zahl der Abbildungen kommt aus den Sammlungen der Salpêtrière* [wo P. MARIE damals nicht mehr tätig war]. *Dank der Freizügigkeit meines Lehrers* CHARCOT *durfte ich sie veröffentlichen*" (aus dem Vorwort des Werkes). — Damit war das Beispiel gegeben. Allenthalben bemühte man sich um die bildliche Wiedergabe. In Deutschland hat H. OPPENHEIM die Bebilderung begeistert aufgegriffen. Sein „*Lehrbuch der Nervenkrankheiten*" (1894) bringt 220 eigene Photographien und von fremden Autoren — vor allem P. MARIE, DUCHENNE und seinem Lehrer WESTPHAL — entlehnte Abbildungen.

Viele Kliniken begannen ebenfalls mit dem systematischen Sammeln von Bildern, nun ausschließlich Photographien. Aus dem Ertrag der Nervenklinik der Berliner Charité publizierte W. SEIFFER 1902 den mit 26 farbigen und 246 Textbildern vorbildlich ausgestatteten *Atlas und Grundriß der Nervenkrankheiten*. 1908 folgte aus dem Bildmaterial der Heidelberger Erbschen Klinik ein Band von S. SCHOENBORN und H. KRIEGER mit 186 Lichtdrucktafeln und 13 Textbildern. Das rege Interesse für die Semiotik schwand, als sich die Neurologie nach den ersten beiden Dezennien mehr den apparativen — röntgenologischen, vasographischen und elektroencephalographischen — Methoden zuwandte. Seitdem ist der Anteil der klinischen Illustrationen zurückgegangen und ihre Bildqualität kaum besser als vor 50 Jahren. — Was in der Nervenheilkunde CHARCOT für die Darstellung bedeutete, zeigt ein Vergleich mit der ähnlich auf visuelle Symptomatik ausgerichteten Endokrinologie. Dort fehlte ein solcher Protagonist, und das aus vielen kleinen Quellen zögernd zusammenfließende Bildmaterial blieb unsystematisch, uneinheitlich und lückenhaft.

Doch nun zu den Bildern! Seit 1880 schwoll ihre Zahl so lawinenartig an, daß allein schon die Wiedergabe aller Erstabbildungen der einzelnen Nervenkrankheiten Rahmen und Proportionen des Buches sprengen und monoton wirken würde. Daher wählten wir die folgenden drei Gebiete aus: vorwissenschaftliche Bilder (jeweils in Gegenüberstellung mit späteren wissenschaftlichen), frühe Bilder aus medizinischen Werken sowie die der Paralysis agitans als einer darstellerisch besonders ergiebigen Krankheit.

*

Vorwissenschaftliche Abbildungen von Nervenkranken sind relativ selten. Nur auf Wiedergaben der Facialislähmung trifft man häufiger. Wir erkennen sie auf den Tongefäßen der Inkas und Masken der Ceylonesen, den Skulpturen der romanischen und gotischen Kathedralen bis hin zu den Groteskzeichnungen des Barock. Lähmungen und Kontrakturen wurden im 15. und 16. Jahrhundert beim Aussatz abgebildet, wie bereits im Kapitel „Lepra" besprochen. Manches ist zur Krankheitserkennung zu ungenau wiedergegeben. Auch bei dokumentarisch präziser Zeichnung bleibt die Diagnose vielfach mehrdeutig wie bei einem Blatt von PIETRO FRANCESCO MOLA (1612—1665).

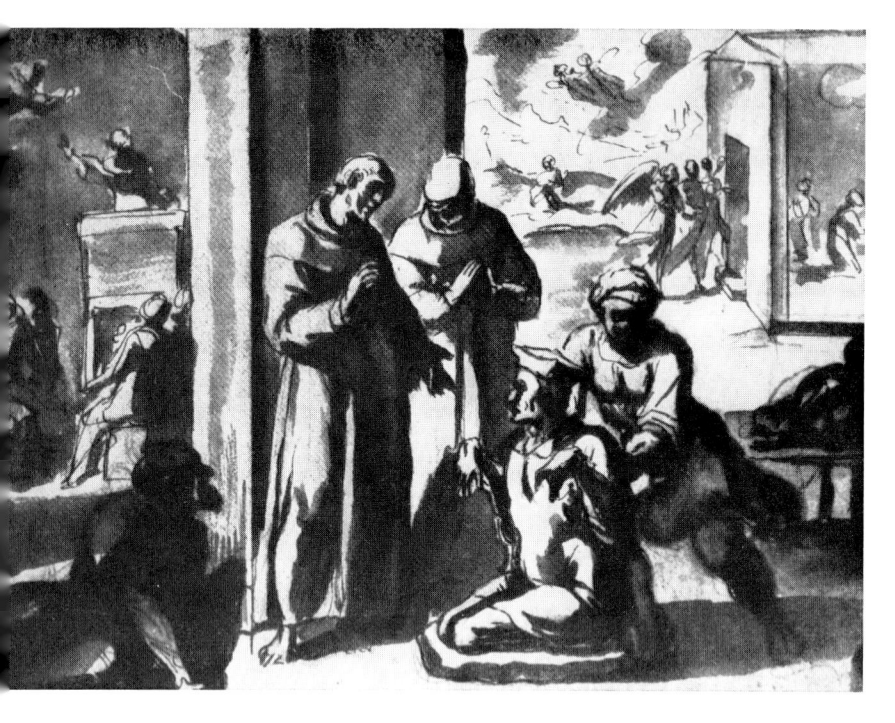

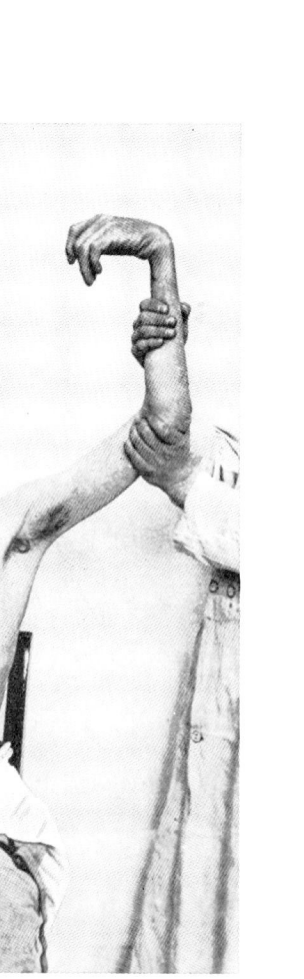

F. Mola · Der heilige Franziskus heilt einen Kranken · Um 1650
Lavierte Zeichnung · Sammlung Dr. Trenel

Da kniet ein Kranker vor dem HEILIGEN FRANZISKUS VON PAOLO (1416—1507). Bei der offensichtlichen Lähmung im Armgebiet überlegt man, ob die Beine auch betroffen sind, ob das Knieen Ausdruck der Heiligenverehrung oder einer Parese ist. Doch wird bei demutsvollem Kniebeugen wohl nie das Gesäß die Hacken niederdrücken. Da man überdies ein Kissen unter den Kranken schob, ein Helfer ihn kräftig in den Achselhöhlen stützt und er wahrscheinlich mit der rechts stehenden Trage gebracht wurde, kann eine Beinlähmung als gesichert angenommen werden. Beide Hände fallen wie bei einer Radialislähmung schlaff herab. M. TRENEL, der Besitzer der lavierten Zeichnung, kommt in einer sorgfältigen differentialdiagnostischen Abgrenzung gegen eine alkoholische und lepröse Neuritis, gegen eine Arsen- und Quecksilberlähmung zu der Annahme einer Bleilähmung. Hierfür ist ja die doppelseitige Fallhand pathognomonisch, und in schweren Fällen kann eine Beinparese dabei sein. Da heute diese Neuritisform aus dem Erfahrungsschatz der Ärzte zu schwinden beginnt, sei der Zeichnung eine Photographie gegenübergestellt. *„Außer der Radialislähmung tritt hier besonders auch die sonst bei der Bleilähmung seltene Atrophie der Oberarme durch Lähmung von Bicepsgruppe und Deltoideus hervor. Beachte auch die Lücke anstelle des M. supinator longus!"* (SCHOENBORN-KRIEGER).

Bleilähmung · Aus Schoenborn-Krieger · 1908 · Photographie

J. Callot · Bettler · Um 1625 · Radierung · Graphische Sammlung München

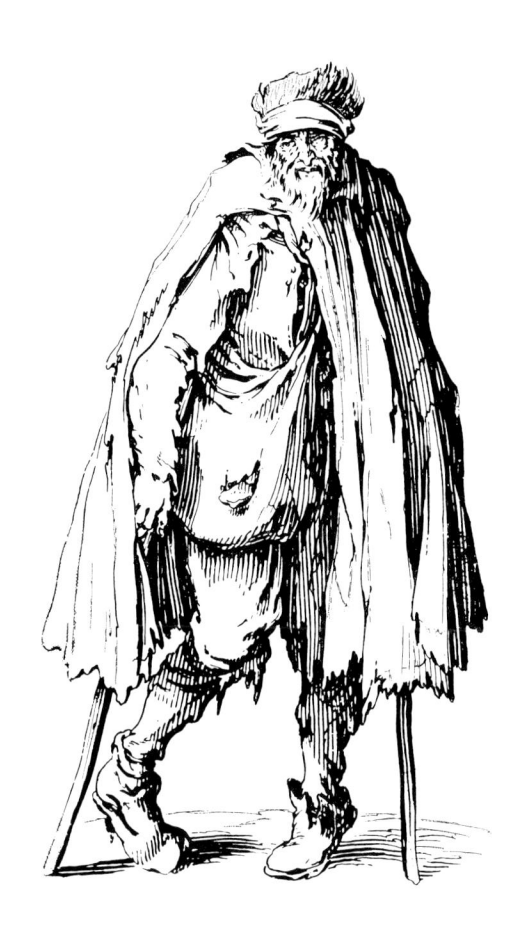

Unter den Radierungen von JAQUES CALLOT (1592—1635) fand ich die eines Bettlers mit spastischer Paraparese der Beine. Die Oberschenkel sind einwärts rotiert, die Hüft- und Kniegelenke leicht gebeugt, die Füße supinatorisch gekantet und derart stark in Spitzfußstellung, daß die Fersen beim Gehen den Boden nicht berühren. Die Arme scheinen von der Lähmung nicht betroffen zu sein. Die Konfrontierung mit einer Abbildung aus J. M. CHARCOT unterstreicht die Richtigkeit der Gliederstellung bei CALLOT. CHARCOT bildet eine frühkindliche spastische Paraparese (Littlesche Krankheit) ab. Bis auf eine stärkere, die Knie zusammenpressende Oberschenkeladduktion gleicht die Beinstellung des Kindes der des Bettlers.

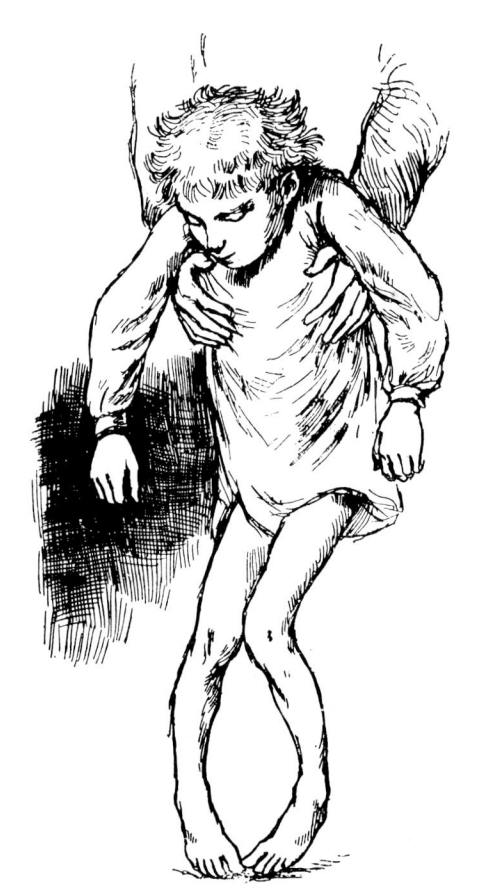

Infantile spastische Beinparese · Aus J. M. Charcot · 1886—90 Textholzschnitt

Der Hemiplegiker der nächstfolgenden Abbildung ist auch ein Bettler. Die Zeichnung stammt von PRECIOSI, der zwischen 1850 und 1870 in Konstantinopel wirkte (SUHEYL UNVER). Die Stellung der paretischen Extremitäten ist für die Wernicke-Mannsche Praedilektionshaltung nach apoplektischem Insult nicht völlig charakteristisch. Typisch sind hier Schultergelenksadduktion, Unterarmpronation und Handgelenksbeugung; die Beugung im Ellenbogengelenk ist aber im allgemeinen stärker ausgeprägt. Dies zeigt die Gegenüberstellung und außerdem, daß das Bein im Kniegelenk meist gestreckt wird, was die supinatorische Kantung des Fußes betont und ein Vorwärtsführen des Beines durch Zirkumduktion möglich macht.

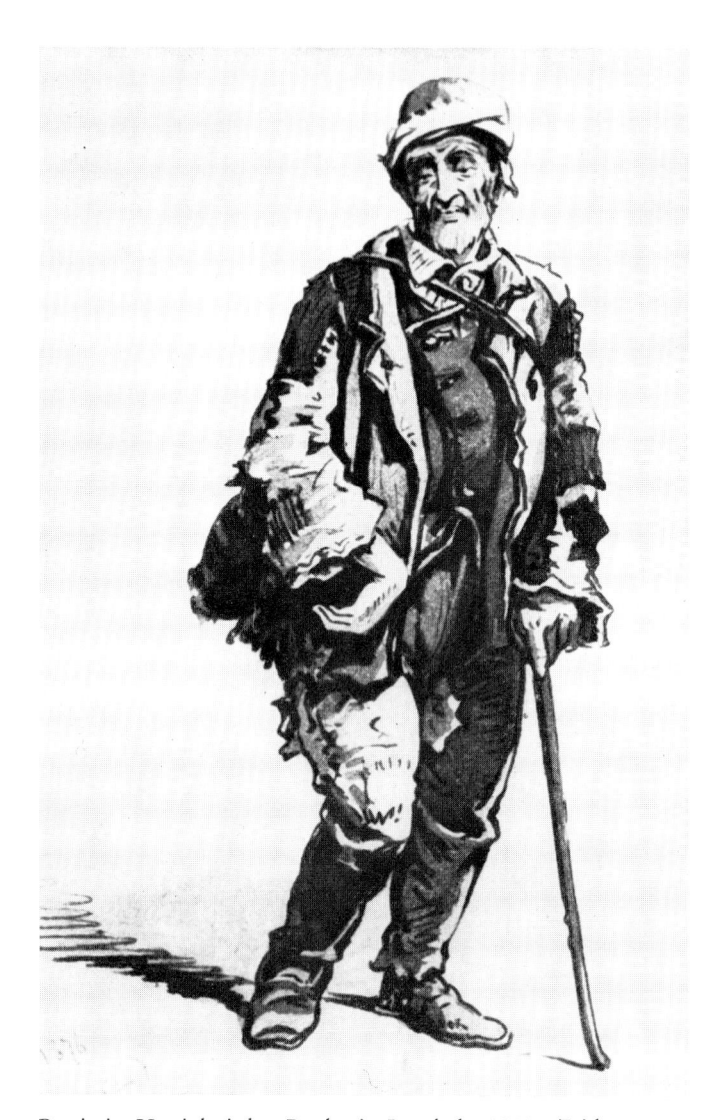

Preciosi · Hemiplegischer Bettler in Istanbul · 1876 · Zeichnung
Aus Aesculape 1936

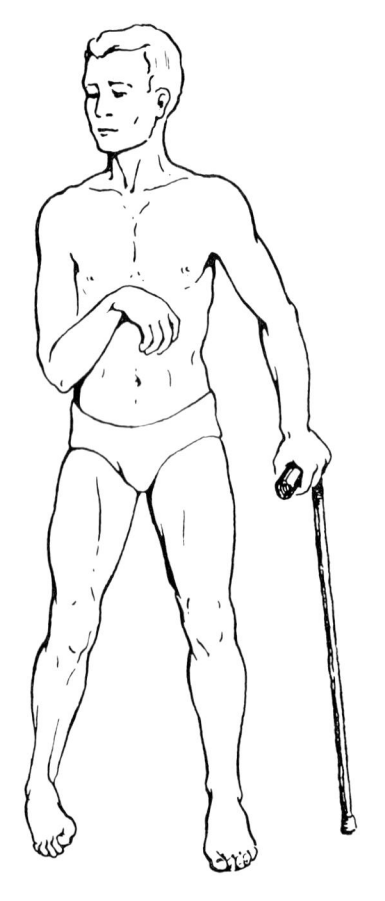

Hemiplegie mit Wernicke-Mannscher Prädilektionshaltung
Aus H. Vogt 1953

J. Duplessi-Bertaux · Epileptischer Anfall · Um 1800 · Radierung

Bei der vielfachen bildlichen Wiedergabe hysterischer Manifestationen sollte man für die epileptischen Anfälle eine ähnliche Häufigkeit erwarten. Dem ist nicht so. Die Epilepsie ist von (ärztlich nicht dirigierten) Laien nicht eindeutig dargestellt worden. Manche Bilder können einen epileptischen Anfall zeigen, doch ist eine Abgrenzung gegen den hysterischen Anfall kaum möglich. Auf dem wiedergegebenen Stich von Jean Duplessi-Berteaux (1747—1819) würde man ohne die Unterschrift eher eine Ohnmacht vermuten, zumal der Hingesunkene mit Wasser besprengt wird. Doch ist wohl die dem Krampf folgende Bewußtlosigkeit gemeint, und die erregte Menschenmenge soll auf die Dramatik des vorangegangenen Anfalls hinweisen. An die Darstellung des Krampfes selbst ging man erst unter ärztlicher Direktive heran. Seiffer (1902) hat ihn abgebildet und neuerdings Clark-Kennedy in den populärwissenschaftlichen *„Patients as People"*. Das brutale Hinschlagen des jungen Mannes während des Kaffeetrinkens in einem Restaurant, der klonische Krampf mit Trismus sowie Seitendrehung von Kopf und Augen — all dies gibt die Zeichnerin in einem klug kalkulierten Ausschnitt wieder.

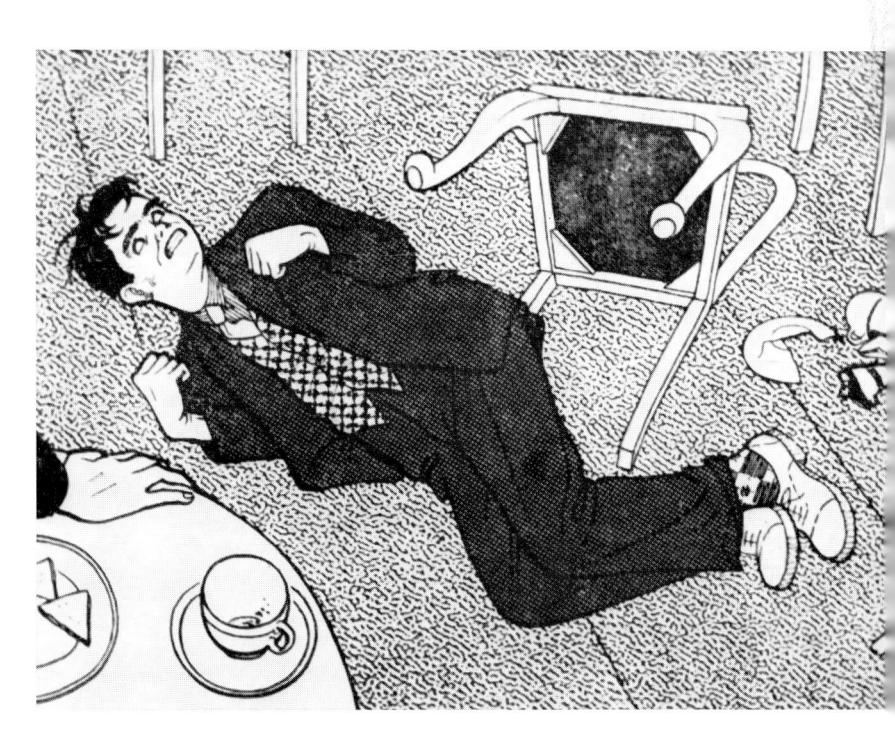

*

S. Treadgold · Epileptischer Krampfzustand
Aus Clark-Kennedy · 1956

Kongenitaler Hydrocephalus · Aus den Ephemeriden von 1706
Kupferfalttafel

In frühen Medizinbüchern findet man manchmal ein aus Lust am Monströsen gebrachtes Bild, welches mehr am Rande zur Neurologie gehört: den kongenitalen Hydrocephalus. Das hier wiedergegebene Beispiel stammt aus den Ephemeriden von 1706, wo es eine zweifach gefaltete Tafel füllt und eine kurze Beschreibung von Dr. Lukas Schröck erhielt. *Der Umfang des Schädels habe sich in den ersten drei Lebensmonaten etwa verdreifacht und bis zum Tode des Säuglings im 7. Monat nochmals verdreifacht.* Korrekt gezeichnet ist das starke Hervortreten der Venen, weniger richtig die Augenpartie: durch die enorme Vergrößerung des Hirnschädels werden ja die Bulbi abwärts gedrängt, und die Oberlider sinken herab.

Die Fortschritte der Anatomie spürt man mehr an Künstlerbildern als auf intern-medizinischen Tafeln. Bei dem Stich vom Schiefhals kann man die Wiedergabe der Muskulatur nur als erbärmlich bezeichnen, obwohl das Niveau der sonstigen Abbildungen im Blasiusschen Werk durchaus anspricht. Eine kurze Beschriftung erklärt, daß der basal in die sternale (c) und clavikulare (b) Partie geteilte Musculus mastoides in seinem oberen Anteil (a) rigide sei. —

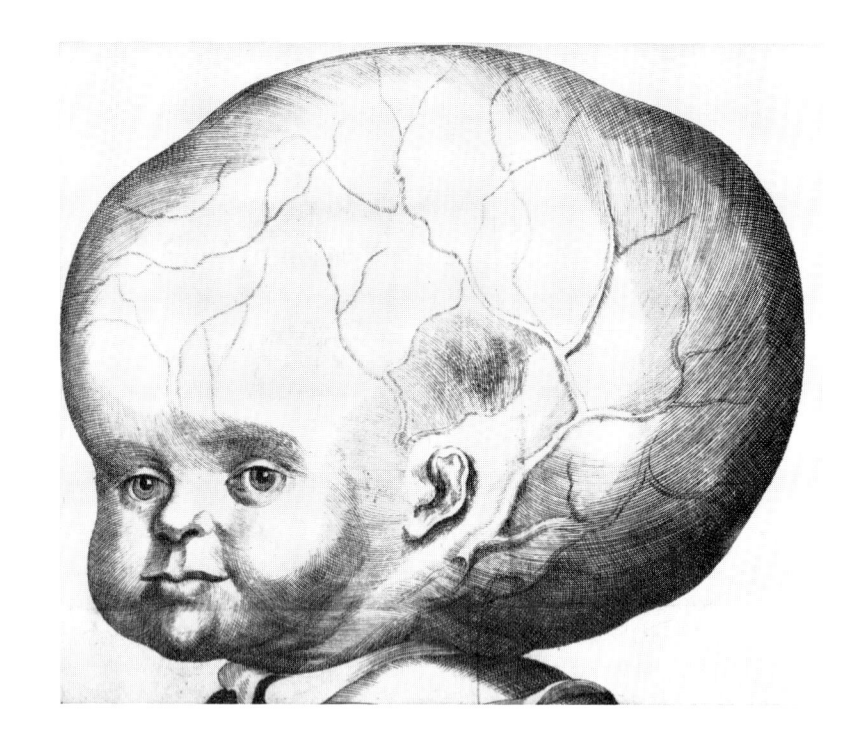

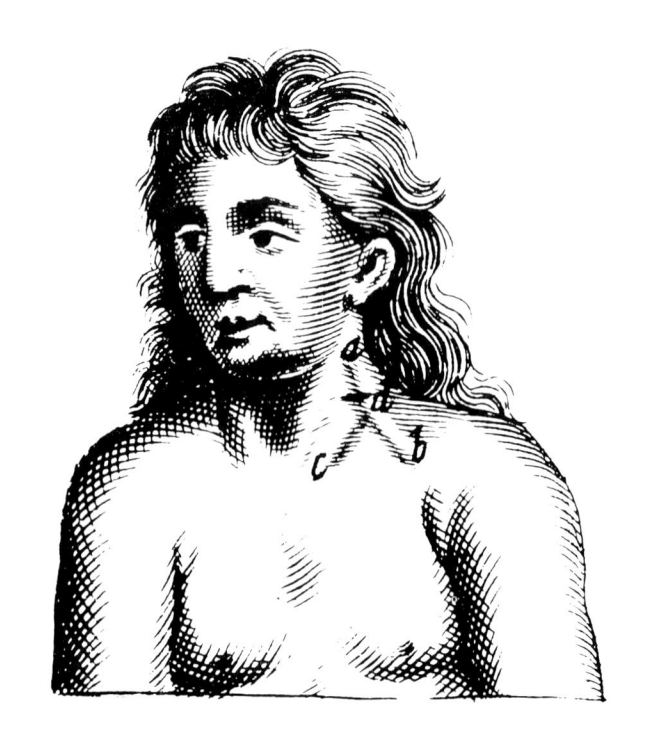

Spastischer Schiefhals · Aus G. Blasius · 1711 · Kupferstich

Vorwärtsbewegung bei Beinlähmung · Aus Erdmann · 1802
Punktierstich

In den Aufsätzen und Beobachtungen des Dr. ERDMANN (1802) finden wir das Bild eines 27jährigen Schuhmachers mit Beinparese. *Im 3. Lebensjahr hatte sein linkes Bein plötzlich versagt; es wurde „dünn wie ein Stecken" und mitsamt dem Fuße völlig unbeweglich. Unglücklicherweise versteifte auch das rechte Bein im Kniegelenk später, und zwar durch Narbenzug nach Geschwüren. Doch konnte der fleißige und energische Schuster sich noch einigermaßen — wie der Punktierstich erkennen läßt — mit einer kleinen Stütze und Vorschieben der Füße von Hand fortbewegen.*

Ursache der Beinparese wird eine Poliomyelitis gewesen sein, welche 1840 vom Cannstatter Orthopäden JACOB HEINE (1794—1871) gegen andere Lähmungsformen abgegrenzt wurde. Zur Monographie Heines gehören 7 Steindrucktafeln, darunter die eines 11jährigen Knaben. Seine Beine sind hochgradig atrophisch-paretisch und das linke vier Zoll kürzer als das rechte. Mit Stützen vermochte der Knabe kurze Zeit zu stehen, doch kaum zu gehen; das Sitzen wurde durch eine ausladende Kyphoskoliose beeinträchtigt. HEINE *demonstriert mit berechtigtem Stolz, was eine 12monatige Behandlung in seiner orthopädischen Heilstätte ausmachte. Die Muskulatur ist erstarkt, die Verkrümmung der Wirbelsäule weitgehend korrigiert, mit Krücken und einem linksseitig erhöhten Schuh das Gehen „schnell und kräftig" möglich.* Alle Lithographien des Werkes, die außer gelähmten Kranken auch orthopädische Geräte zeigen, sind zeichnerisch und technisch einwandfrei. Atrophisch-paretische Muskelpartien lassen sich von intakten gut unterscheiden. Merkwürdig berührt die Manier, gesunde Extremitäten als Torsi darzustellen.

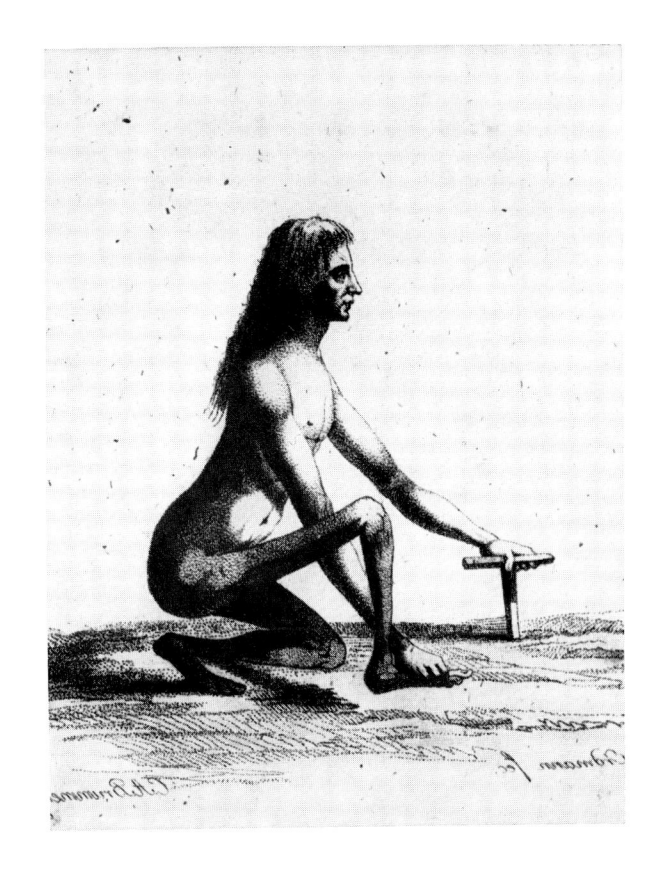

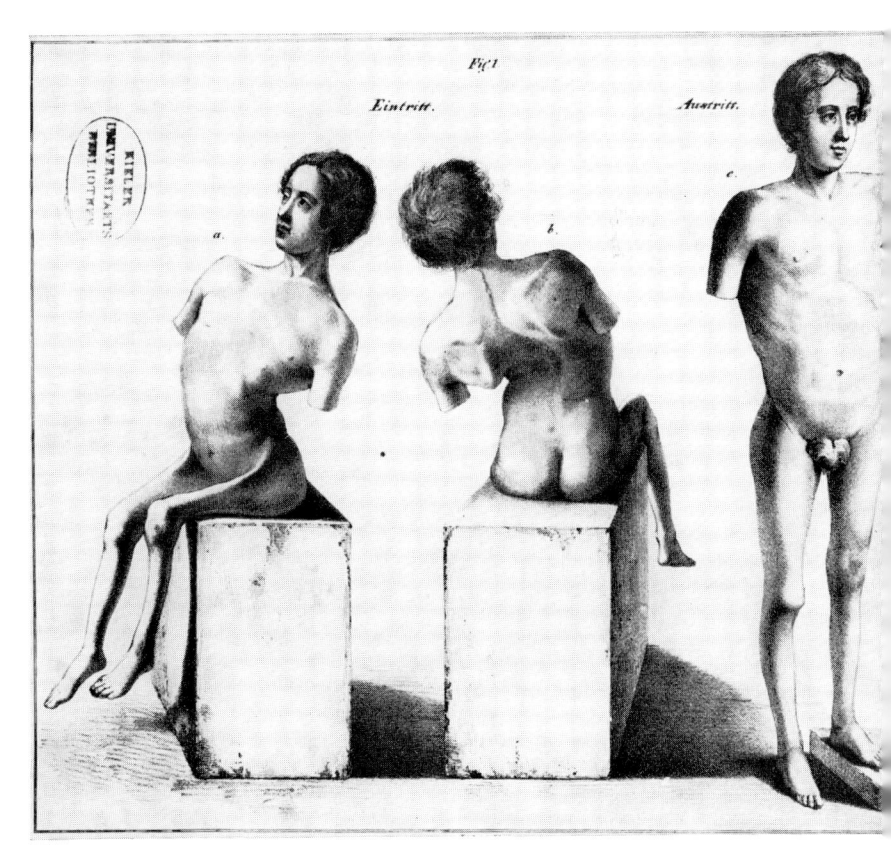

Elfjähriger Knabe mit Kinderlähmung vor und nach der Behandlung
Aus J. Heine · 1840 · Lithographische Tafel

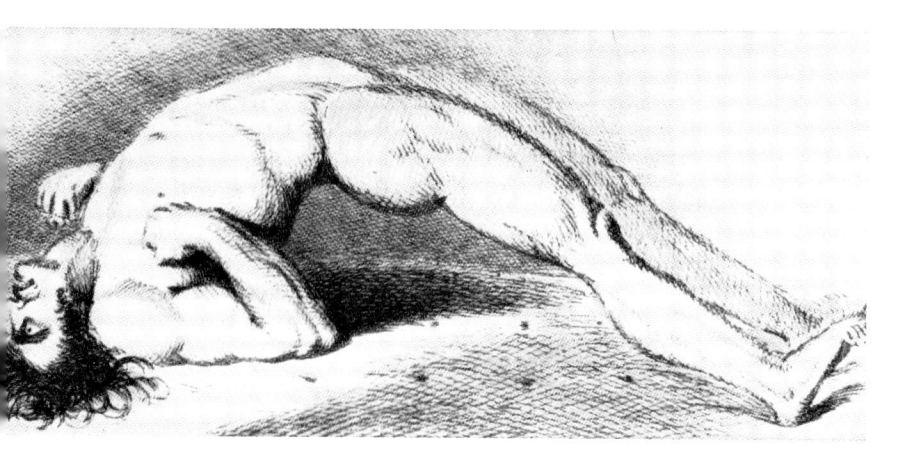

Ch. Bell · Tetanuskranker Soldat · Radierung nach einer Zeichnung von 1809

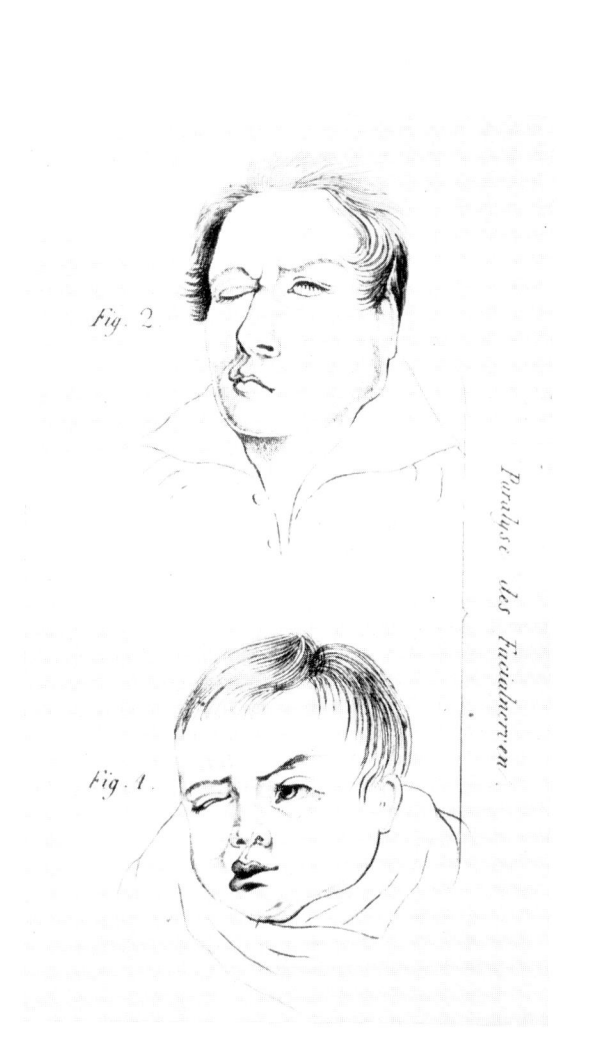

Das nächstfolgende Bild ist in mehrfacher Hinsicht bemerkenswert. Einmal als Motiv: der Körper eines Tetanuskranken wird durch den Krampf der langen Rückenmuskeln opisthotonisch aufgebäumt. Ferner durch den Autor: die morphologisch genaue Zeichnung stammt von dem als Anatom, Physiologe und Chirurg gleichermaßen fruchtbaren Edinburgher CHARLES BELL (1774—1842). Sie entstand 1809 während seiner militärchirurgischen Dienstzeit bei den Horse Guards in Spanien. BELL hat sie in der *„Anatomy of Expression"* als Radierung publiziert und kommentiert. *„Ich zeichnete einen Soldaten, der in der Schlacht von Corunna verwundet worden war. Ähnlich wie er waren drei weitere Männer betroffen; um die gleiche Zeit zeigten sie dieselben Symptome, so daß der Charakter des Leidens unverkennbar war."* Schließlich bleibt eine Parallele hervorzuheben: diese Körperstellung wurde weltweit bekannt durch die Publikationen der Charcotschen Schule als die Arc-de-cercle-Manifestation der Hysterie.

Die Serie möge ein Konturstich von Facialisparesen aus dem eingangs erwähnten Neurologiewerk von MARSHALL HALL (1790—1875) beschließen, der noch recht linkisch und ausdruckslos wirkt.

*

Zwei Kranke mit linksseitiger Facialisparese · Aus M. Hall Deutsche Ausgabe 1842 · Konturstich

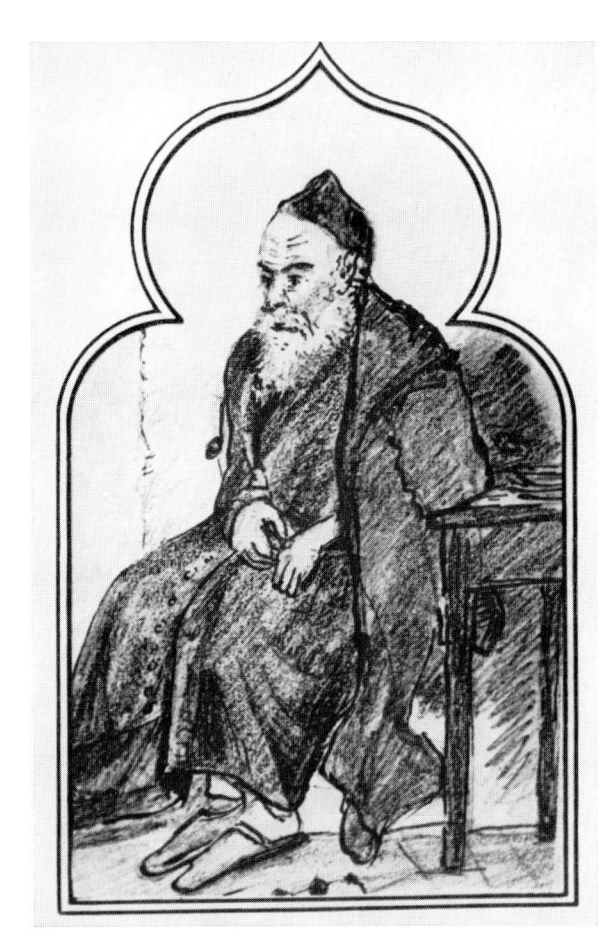

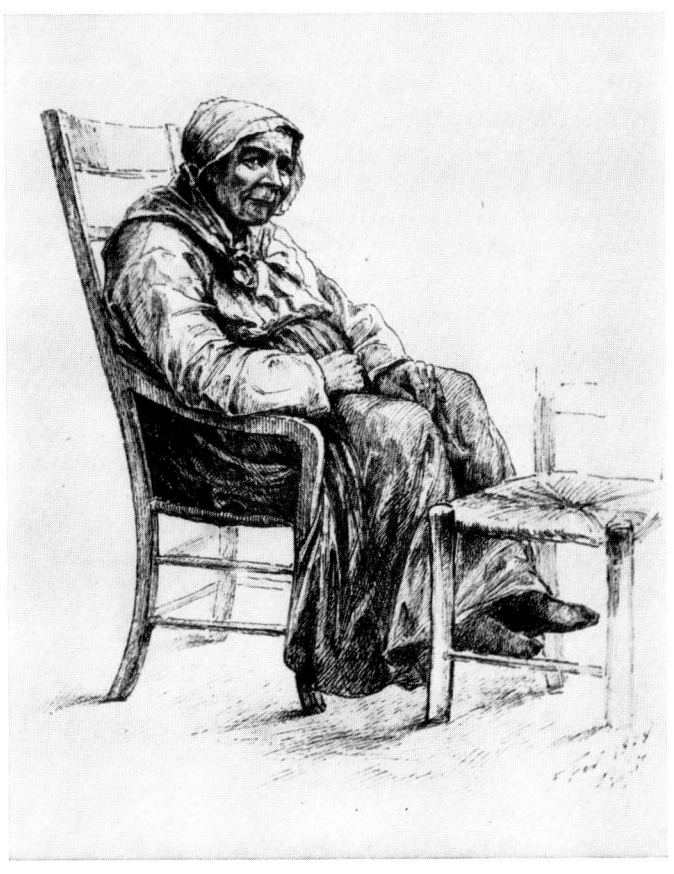

J. M. Charcot · Kaufmann in Tetuan mit Paralysis agitans · 1889
Zeichnung

Bei der Parkinsonschen Krankheit zeigt sich eindrucksvoll die Umwandlung des Individuellen zum Krankheitstypischen. Das Aussehen aller Kranken ist stereotyp gleichförmig. Die gebeugte Haltung, die Unbeweglichkeit der Gesichtszüge, Starrheit des Blickes, die im Ellenbogengelenk etwa rechtwinklig geknickten, fest an den Körper gepreßten Vorderarme, die charakteristische Pillendrehbewegung der eingeschlagenen Finger, die mäßige Knieflexion, der mühselig schleifende Gang: all dieses kehrt bei jedem wieder. Nach dem Erinnerungsbild eines Falles kann man die Diagnose sofort stellen, wenn man den Kranken ins Sprechzimmer treten oder kurz und von weitem auf der Straße sieht. Die Schilderungen der Beschreiber stimmen mit bemerkenswerter Einhelligkeit überein. Wohl bei keinem Leiden ist die Sydenhamsche Konzeption eines charakteristischen Krankheitstyps optisch so frappant wie bei der Paralysis agitans.

JAMES PARKINSON (1755—1824) hat schon in seiner ausgezeichneten, aber bildlosen Beschreibung („*An essay on the shaking palsy*", 1817) auf fast sämtliche Symptome, vor allem das Maschinenhafte der Bewegungen hingewiesen. CHARCOT wurde zu Beginn seiner neurologischen Studien (1859) durch diese Publikation auf die Krankheit aufmerksam, welche er gegen Multiple Sklerose abgrenzte. Auch zeichnerisch hat er sich an ihr versucht. 1889 brachte er von einer Reise nach Marokko aus Tetuan die Skizze eines jüdischen Kaufmannes mit. Der schmuddelige Greis ist als orientalischer Typ bemerkenswerter denn als Kranker. So selbstverständlich ein neurologisch Erfahrener bei den nächstfolgenden Bildern die Diagnose stellen kann — hier ist es prima vista nicht möglich. Gewiß, wenn man sie weiß, ordnet man den erstarrten Gesichtsausdruck, den gekrümmt versteiften Rücken wie auch die Haltung der Hände ihr zu. Aber alles ist längst nicht so charakteristisch gegeben wie bei den folgenden Figuren von RICHER, deren Diagnose sich ohne weiteres aus Haltung, Gesichtsmaske und Handstellung anbietet. Also auch medizinisches Wissen und zeichnerisches Talent gewährleisten nicht immer ein typisches Abbild der Krankheit. Freilich hatte RICHER auf diesem

P. Richer · Paralysis agitans · Zeichnung · Nouv. Iconographie 1888

P. Richer · Parkinson-Kranker vom Flexionstyp, stehend und gehend · Nouv. Iconographie 1888

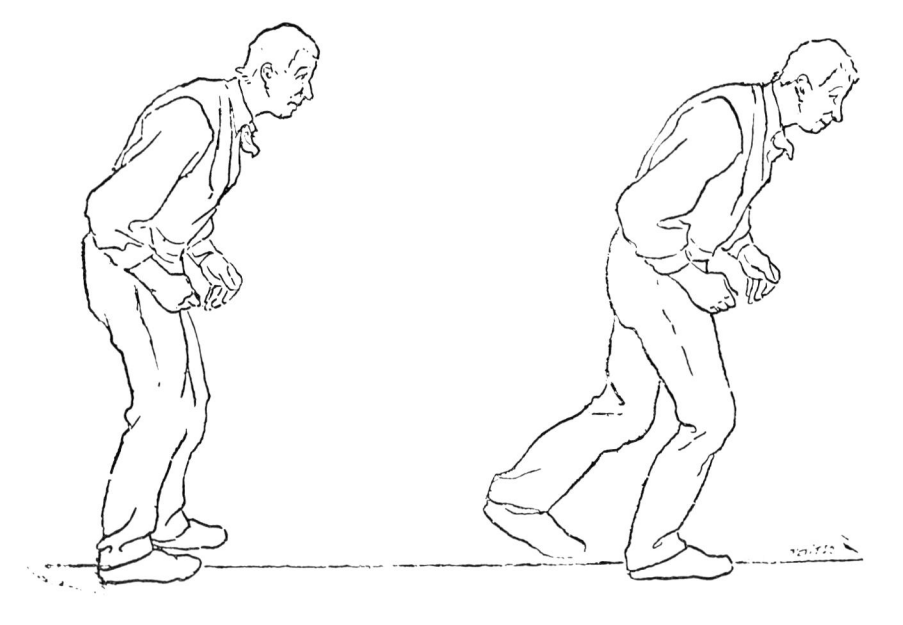

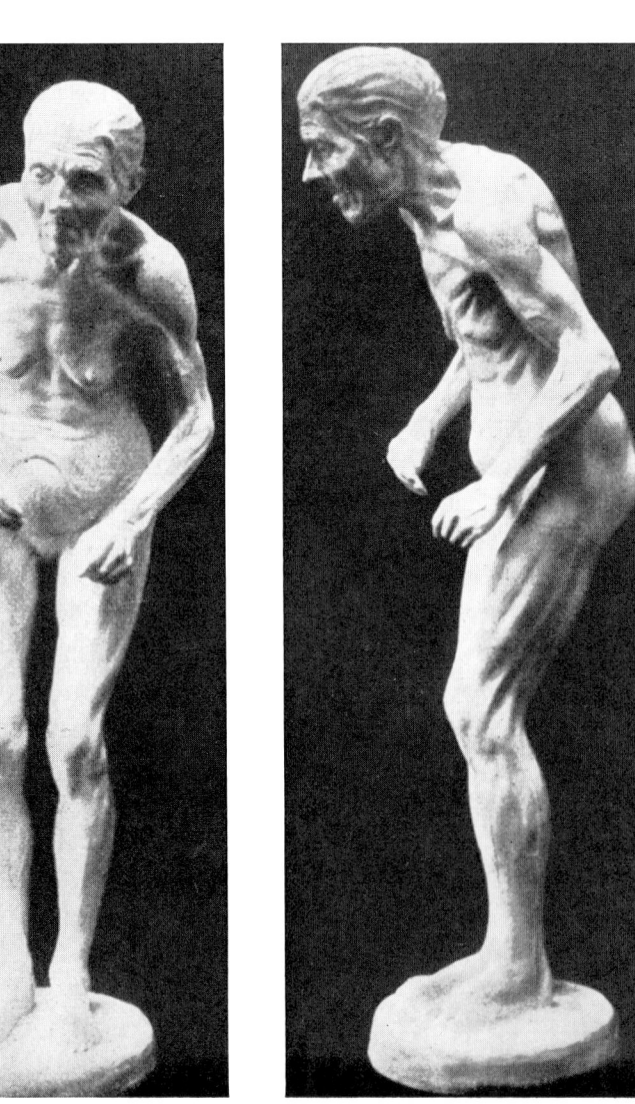

Gebiet seinem Lehrer eine große graphische Erfahrung voraus. Während mehrerer Jahre zeichnete er fast alle in die Salpêtrière aufgenommenen Parkinsonkranken und bekam das Kennzeichnende in Griff und Griffel. Die sitzende alte Frau war übrigens ein Dauergast des Hospitals und Requisit vieler Charcotscher Vorlesungen. In dessen gesammelten Werken ist sie in zwei anderen Haltungen — stehend sowie vornübergebeugt — verewigt. Die hier gebrachte Radierung stammt von 1878 und wurde im Eröffnungsband der Nouvelle Iconographie publiziert. Viele Assistenten der neurologischen Abteilung behielten sie so in Erinnerung, wie sie am Eingang eines großen Krankensaales alles Kommen und Gehen genau verfolgte.

Ferner analysierte RICHER die Bewegungsabläufe der Kranken, wozu ihn wahrscheinlich die damals aufkommende Kinematographie anregte. Unsere Zeichnung demonstriert, wie die beim Stehen durch Muskelrigidität fixierte Haltung mit krummem Rücken, vorgeschobenem Kopf und in den Mittelgelenken gebeugten Extremitäten beim Gehen stereotyp beibehalten wird, nur daß sich der ganze Körper propulsiv noch weiter nach vorne neigt.

Auch plastisch hat er die Krankheit dargestellt. Die Figur ist nach einer Photographie in der Nouvelle Iconographie 1895 mäßig gut reproduziert. Trotzdem erkennt man, wie großartig Körperhaltung und Mimik, die schlaffe, greisenhafte Haut und die durch die Rigidität sich allenthalben abzeichnenden Muskeln wiedergegeben sind. Es handelt sich um eine 58jährige Tagelöhnerin, deren genaue Krankengeschichte dort abgedruckt ist. — Einer besseren Reproduktion wegen wollte ich die Plastik in der Salpêtrière erneut photographieren. Man holte von einem Schrank eine fußhohe Statuette, die so verstaubt war, daß sie erst nach langer Bearbeitung einigermaßen sauber ins Bild gekommen wäre. Ich resignierte; doch hat mich das Schicksal dieser wohl genauesten medizinischen Plastik recht erschüttert.

P. Richer · Statuette einer Parkinson-Kranken · Nouv. Iconographie 1895

Die Hysterie

Laienbilder aus vier Jahrhunderten

Stets hat die Theatralik hysterischer Reaktionen Künstler zur Darstellung gereizt. Wir betreten hier ein ikonologisch fruchtbares Feld. Krankheitsgeschichtlich beeindruckt die Plastizität: Bei gleichen konstitutionellen Faktoren und symptomatischen Grundzügen („*fertigen Schablonen*" nach R. BING), modifizierten Vorstellungen und Strebensziele der verschiedenen Zeiten die jeweiligen Manifestationen. Die temporären Anschauungen bedingten überdies eine wechselnde Beurteilung der Hysteriker: als göttlich Erleuchtete, Geschlagene und später Geheilte, als vom Teufel oder von Dämonen Besessene, als Hexen oder Betrüger, als psychisch schwer Leidende oder als eingebildete, den Mitmenschen Theater vorspielende Kranke. Die Titel früher Bilder entsprechen der verschiedenen Beurteilung. Hier sollen nacheinander die Darstellung der Krampfanfälle, der Lähmungen und Gefühlsstörungen sowie der Massenhysterie gezeigt werden.

Den konvulsiven hysterischen Anfall deutete man vormals meist als Besessenheit. Zumal von frühen Italienern wurden „Besessene" vielfach dargestellt. CHARCOT und RICHER wiesen sie auf 67 Gemälden nach (*„Les Démoniaques dans l'art"*, 1887), und RICHER hat die Zahl späterhin noch vergrößert (*„L'art et la médecine"*, 1901). Allerdings ist die Gleichsetzung besessen = hysterisch nicht ganz statthaft, worauf JEAN VINCHON aufmerksam machte. Der Aspekt einer dämonischen Besessenheit kann auch in einer Katalepsie, Schizophrenie, mystischen Ekstase oder Epilepsie seine Ursache haben. Diese reservatio mentalis gilt analog für die folgenden Bilder.

Eine Zeichnung von RAFFAEL (1483—1520), Studie zur „Transfiguration", eröffne die Reihe. Auf dem letzten seiner Ölbilder zeigt der Umbrier einen Jungen im Zustand der Ekstase. Nach den Worten der Bibel, der Evangelist legt sie dem Vater in den Mund, könnte es sich dabei um einen Fallsüchtigen oder Mondsüchtigen handeln. Doch

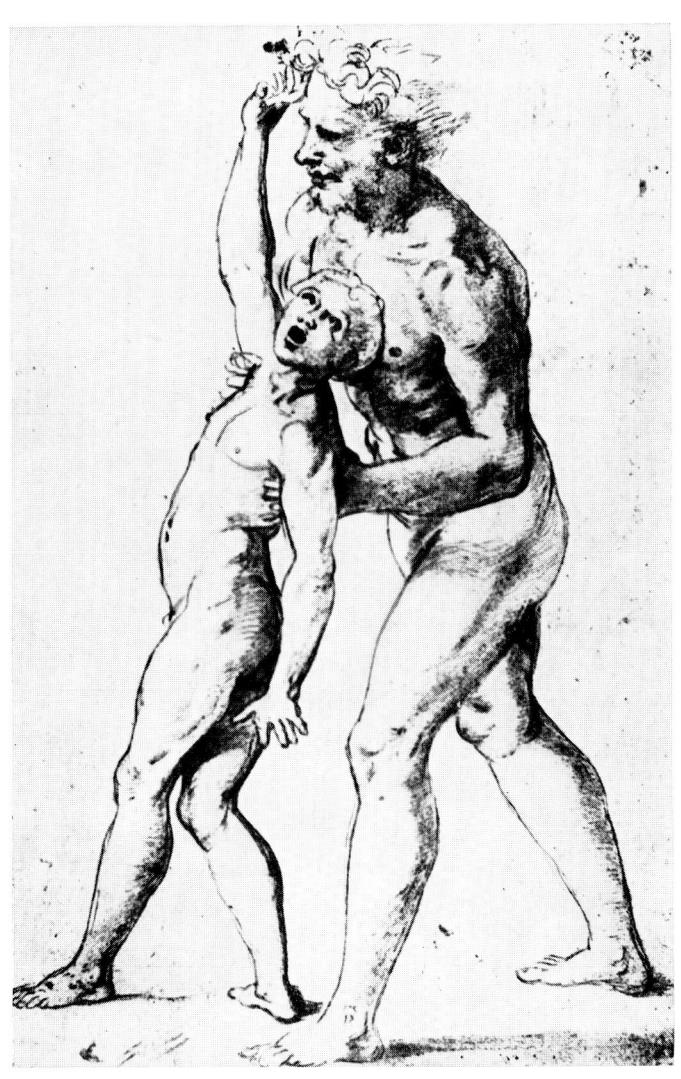

Raffael · Junger Besessener · Zeichnung zur „Transfiguration"
Ambrosiana, Mailand

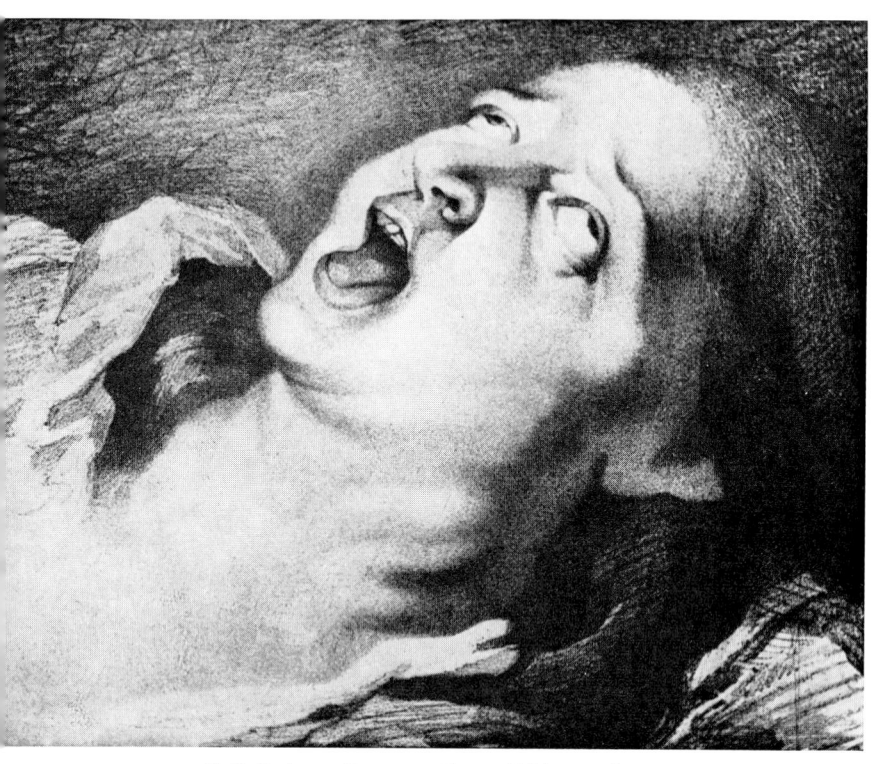

P. P. Rubens · Besessene Frau · Zeichenstudie · Entnommen aus Iconographie de la Salpêtrière

spricht die Körperstellung gegen Epilepsie. Eine Hysterie ist wahrscheinlicher, wenn auch der Charcotschen Schule die Körperstellung nicht in das von ihr erarbeitete Schema paßte. *„Unter den Möglichkeiten der Gliedstellungen des konvulsiven Anfalles, die tausendfach variieren können, ist die von RAFFAEL dargestellte vielleicht die einzige, die wir zu beobachten niemals Gelegenheit hatten. Man weiß, daß bei ausgestreckten Armen die Finger unter scharfer Pronation zumeist zur Faust geschlossen sind."* (RICHER.) Von RAFFAEL ist überliefert, daß er gut beobachtete und nach sorgfältigen Naturstudien komponierte. Wahrscheinlich lag auch dieser Figur irgendeine optische Erfahrung zugrunde.

Gnade vor den Augen Charcots und Richers fand dagegen die Darstellung einer Hysterika bei PETER PAUL RUBENS (1577—1640). Deren Kopf, Zeichnung zu dem Detail eines Kolossalgemäldes, ist isoliert wiedergegeben. An ihm bewunderten sie die Genauigkeit, mit der der große Flame die Kennzeichen der *„Grande attaque"* registrierte: *den durch Schreien bis zur völligen Überdeckung des Muskelreliefs geblähten Hals, den hechelnd bei vorgestreckter Zunge geöffneten Mund, die geblähten Nasenflügel, die unkoordiniert nach oben gedrehten und von den Oberlidern teilweise verdeckten Bulbi.* All dies, wie auch *die Stellung der Arme, sei realistisch-korrekt.* — Die Zeichnung war für das Bild „Ignatius von Loyola, Besessene und Kranke heilend" (Wien) bestimmt. Die Austreibung des Bösen, der Exorzismus, wird hier außer an der Frau an einem Manne exerziert, der im Lösungsstadium des Anfalles zu Boden gestürzt ist. Dasselbe Thema hat RUBENS auf einem in Genua hängenden Bilde etwas variiert. Die Hysterika, offenbar dasselbe Modell, ist dort in Rückansicht gegeben; doch erregt hat sie so ihren Kopf nach hinten und zur Seite gedreht, daß wir einen Blick auf ihr Profil gewinnen.

Neben RUBENS und VAN DYCK steht JACOB JORDAENS (1593—1678) als Meister der flämischen Großfiguren-Malerei. Mehrfach stellte er eindeutige Hysteriker als Besessene dar. Vollsaftig gibt seine Malweise ihr unbändiges Toben wieder. Die gezeigte Gruppe ist der Ausschnitt aus einer Kupferstichkopie des Ölbildes „Der HEILIGE MARTIN heilt einen Besessenen" (Louvre). Nicht weniger als fünf Männer bemühen sich mit kräftigen Griffen um

J. Jordaens · Der heilige Martin heilt einen Besessenen · Detail aus einer Kupferstichkopie

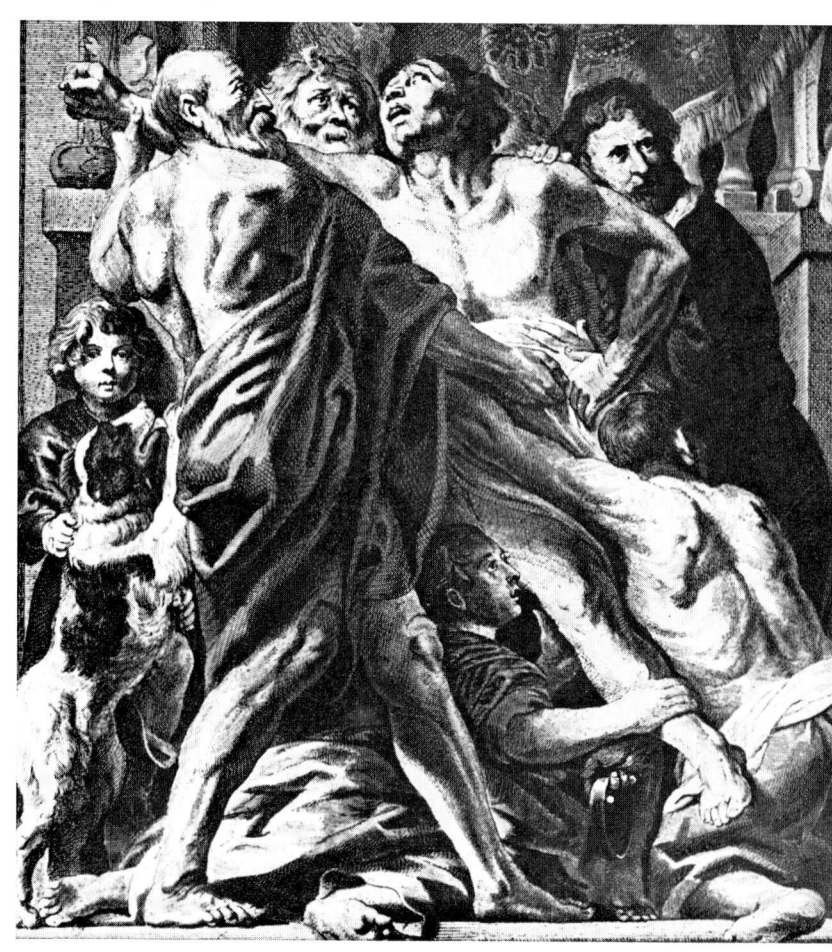

Die hysterische Lähmung der Margaretha Engelhart · 1643 · Flugblatt mit Kupferstich · Germanisches Nationalmuseum Nürnberg

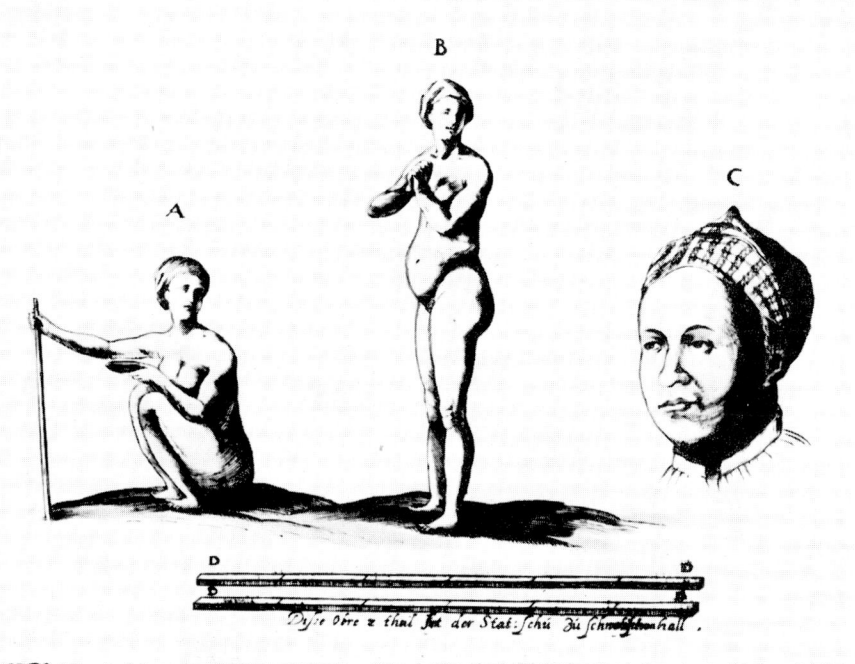

den Berserker, dem in der Exitation Riesenkräfte gewachsen sind. Beachtenswert die muskulösen, meisterhaft wiedergegebenen Schulterblattpartien bei dem knieenden wie auch bei dem stehenden, halbnackten Bändiger.

Mit der Heilung hysterischer Lähmungen und Kontrakturen haben sich die Heiligen — wenn man den Bildaussagen der Künstler Glauben schenken darf — nicht befaßt. Die Geschichte einer solchen Lähmung erzählt ein illustriertes deutsches Flugblatt aus der Zeit des 30jährigen Krieges. MARGARETHE ENGELHART floh 1634 nach der Schlacht von Nördlingen. „Nun ist [das flüchtige Mägdlein nachtüber] unversehens an beyden Schenkeln so gantz erkrummet, daß des Morgens beyde Knie an den Brüsten angestanden." Acht Jahre lang bewegte sie sich dann auf einen Stab gestützt in Hockstellung rutschend vorwärts (Fig. A). Nach der Schlacht von Leipzig 1642 verspürte sie eines Nachts ein übergroßes Reißen im Leib und ein Dehnen in den Gliedern. „Jedoch als der Gütige Gott unverhofft Gnade gegeben, daß sie ihre Schenkel wieder strecken können, hat sie sich in einer halben Viertelstund gehling also auffgericht, daß sie nun gantz gerad ist und (Gott Lob) wider auffrecht gehen kan" (Fig. B). Eine Muskelatrophie war während der Zeit nicht aufgetreten.

Eine Anzahl großartiger Bilder von funktionellen Störungen der Motorik finden sich in dem Mirakel-Buch des CARRÉ DE MONTGERON (S. 44). Als Beispiel für eine Läh-

J. Restout · Die gelähmte und die geheilte Marie Anne Couronneau
Aus dem Mirakelbuch 1737 · Kupferstiche

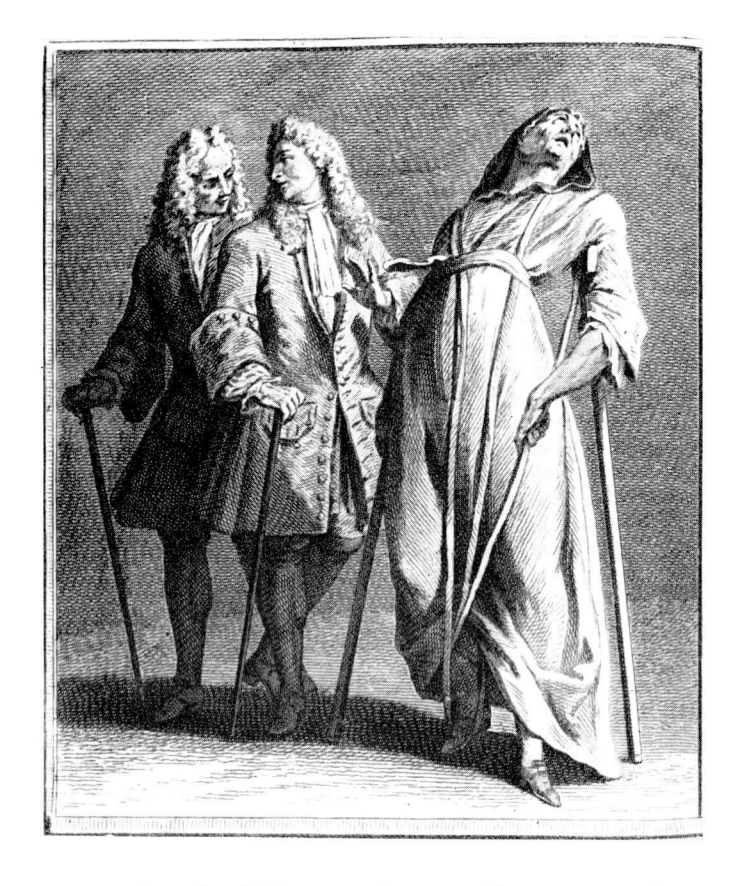

mung seien die Stiche von der Krankheit und Heilung der MARIE ANNE COURONNEAU gebracht. *Die 68jährige Dienstmagd stammte aus einer ehemals reichen protestantischen Familie; selber konvertierte sie später und fühlte sich durch ihre niedere Stellung gedemütigt. Nach einem Schlaganfall 6 Monate vorher blieb das linke Bein kalt, ohne Bewegung und Gefühl, „wie das Glied einer Leiche". Auch hatte die Sprache gelitten, sie konnte kaum einige Worte richtig hervorbringen. Nachdem alle Mittel der Medizin erschöpft sind, schleppt sie sich — ein Horror für die Passanten! — mit letzter Kraft nach St. Médard. Man legt die Todesmatte auf das Grab des Diakon. Sie betet inbrünstig. Kaum hat sie geendet, weiß sie sich geheilt. Sie spürt Bewegung in den gelähmten Gliedern. Aus alter Gewohnheit greift sie zu den Krücken, merkt aber beseligt, daß sie überflüssig sind. Wie die abgestreifte Haut ihres Siechtums trägt sie sie hocherhoben vor sich her. Mit unglaublicher Leichtigkeit und Schnelligkeit geht es voran; laufend wird eine Treppe von drei Stockwerken genommen, und fast fliegend eilt sie in das Gemach ihrer Dienstherrin, welche sieht und erfährt, daß ihre Magd geheilt ist.* — Diese Zusammenstellung aus dem Eingangsresümee des Wunderberichtes wird durch die Bilder veranschaulicht und ergänzt. Der Ausgleich der linksseitigen Gangstörung erfolgte mittels zweier Krücken und eines Schlingenbandes.

„Bei jedem Schritt warf sie den Oberkörper nach hinten und machte heftige Anstrengungen, um mit einem Ruck und mit ihren Hilfsmitteln die linke immobile Seite nach vorn zu bekommen." Neben der Dienstmagd stehen auf dem Bilde die behandelnden Doktores: BAILLY, *ein Arzt von großer Reputation,* und BOUDOU, *der erste Chirurg des Hôtel Dieu. Beide stimmen darin überein, daß die Lähmung komplett und inkurabel sei."* — Hier hat wohl ein hysteriformes Persistieren der anfänglich apoplektisch bedingten linksseitigen Parese vorgelegen. Überaus charakteristisch ist die demonstrativ theatralische Haltung auf dem Bilde wiedergegeben: dieses Nachhintenwerfen von Kopf und Oberkörper, Stützen auf die Krücken, Vorzerren des Beines mit dem Stoffband — ich kenne keine Darstellung der Hysterie, auf der ein Künstler intuitiv das Wesentliche so richtig und gültig gezeigt hat! Und dann auf dem zweiten Bilde die gewandelte innere Einstellung. Voller Hoffnung und neuer Lebensimpulse stürmt die fast 70jährige, frei von den Fesseln des Leidens und seiner Attribute, die energisch ergriffenen Krücken vor sich herschwingend, eine Wendeltreppe hinauf.

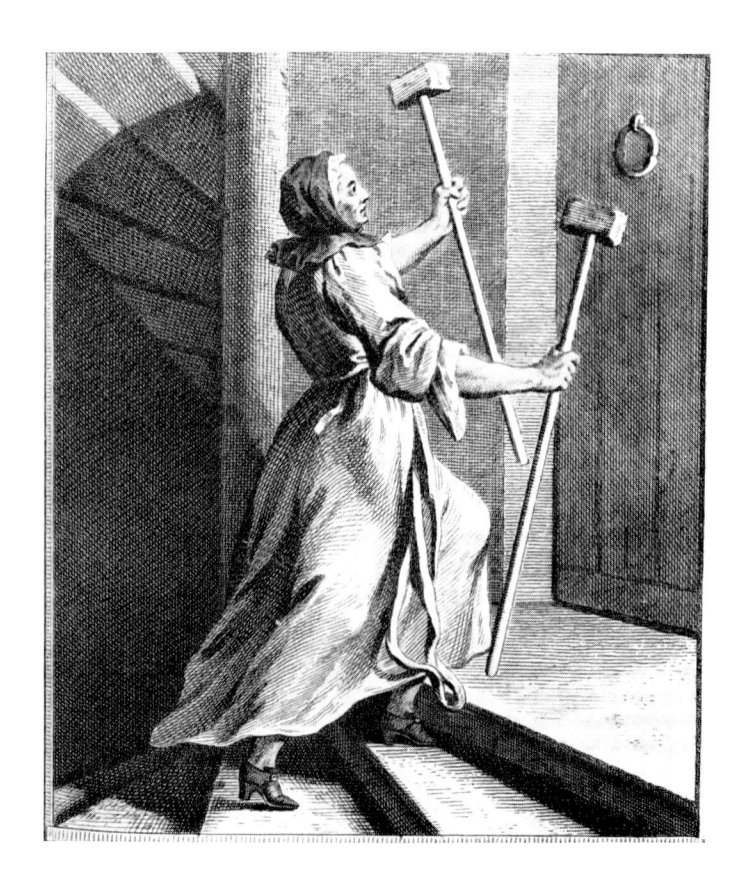

Da Sensibilitätsstörungen, organische wie hysterische, optisch stumm sind, transformieren wir Ärzte sie üblicherweise durch Schraffierung auf einem Körperschema ins Sichtbare. Einen originellen anderen Darstellungsmodus fand ich auf einem Kupferstich von 1740. Da hat sich ein Mann aus dem Bayernlande, veranlaßt durch einen ihm erschienenen Geist, über 300 weißblaue Schleifchen auf Körper und Gesicht nähen lassen. Geltungs- und Demonstrationsbedürfnis dieses CHRISTOPH FELLNER sind hier auf eine so brutale Weise befriedigt, daß er *„in der Obern Pfalz in Verhafft genohmen worden"*.

Bekanntlich sind hysterische Reaktionen anderen suggestiblen Personen induzierbar, sozusagen kontagiös. Aus erregter seelischer Grundstimmung eines Kollektivs resultiert die Massenhysterie, die im Laufe der Jahrhunderte unter den verschiedensten Konstellationen wiederkehrte. Die Charcotsche Schule und später J. SCHUMACHER in Deutschland haben die großen psychischen Epidemien des ausgehenden Mittelalters studiert und als typisch hysterische Manifestationen angesehen. Hierzu gehören die Kinder-

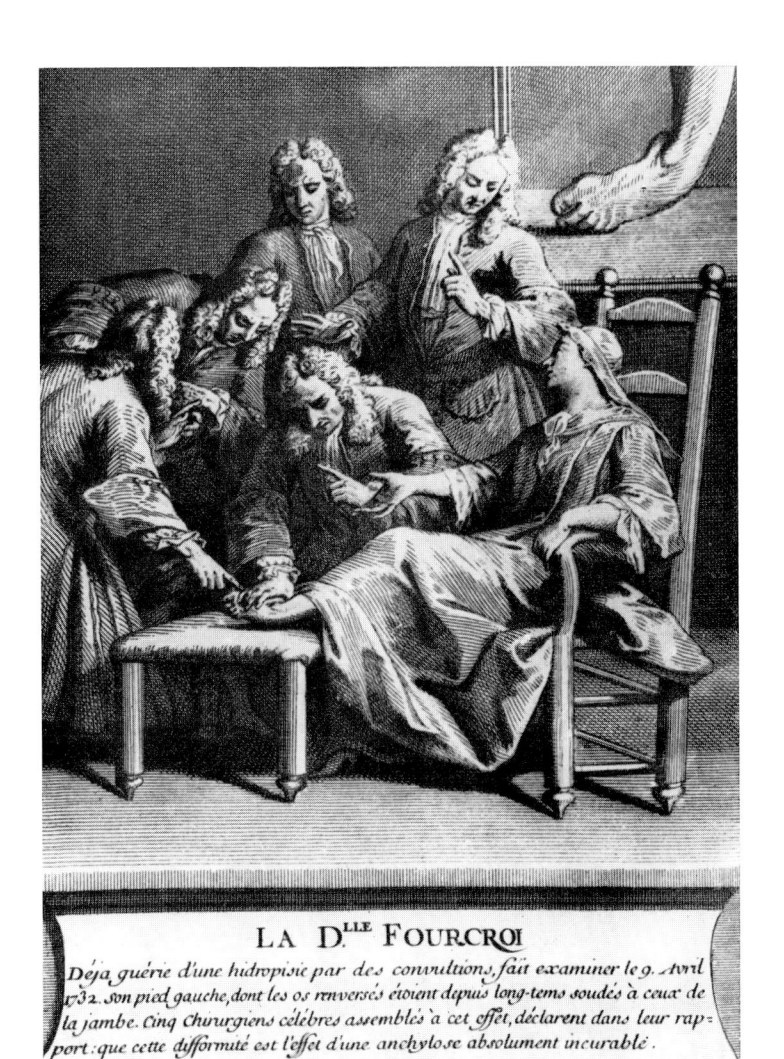

J. Restout · Mlle Fourcroi und fünf ihre Fußkrankheit begutachtende Chirurgen · Aus dem Mirakelbuch 1737 · Kupferstich

Hysterische Gefühlsstörung bei Christoph Fellner · 1740 · Kupferstich · Graphische Sammlung München

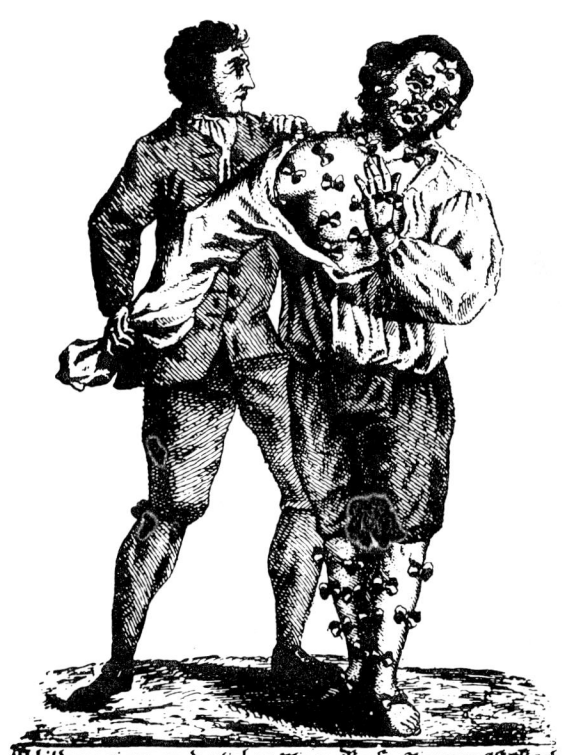

Aus demselben Werk ist die seit der Jugendzeit bestehende hysterische Fußkontraktur der 26jährigen Kaufmannstochter MARIE JEANNE FOURCROI wiedergegeben. Das Mädchen kränkelte seit seiner Kindheit; *Fieberzustände, Brustschmerzen und Wassersucht sind vermerkt. Der linke Fuß war derart supinatorisch verkantet, daß sie beim Gehen nur den äußeren Fußrand aufsetzte. Die zum Konsil versammelten fünf berühmten Chirurgen des Bildes erklärten die Deformität in ihrem Rapport für völlig unheilbar, da durch eine knöcherne Ankylose bedingt. Fünf Tage nach der gelehrten Untersuchung verfiel MARIE am Grabe des Diakon in Konvulsionen. Die Ankylose löste sich. Das Bein erhielt die natürliche Form wieder und seine Bewegungen eine Kraft und Geschmeidigkeit, als hätte eine Deformität nie bestanden.*

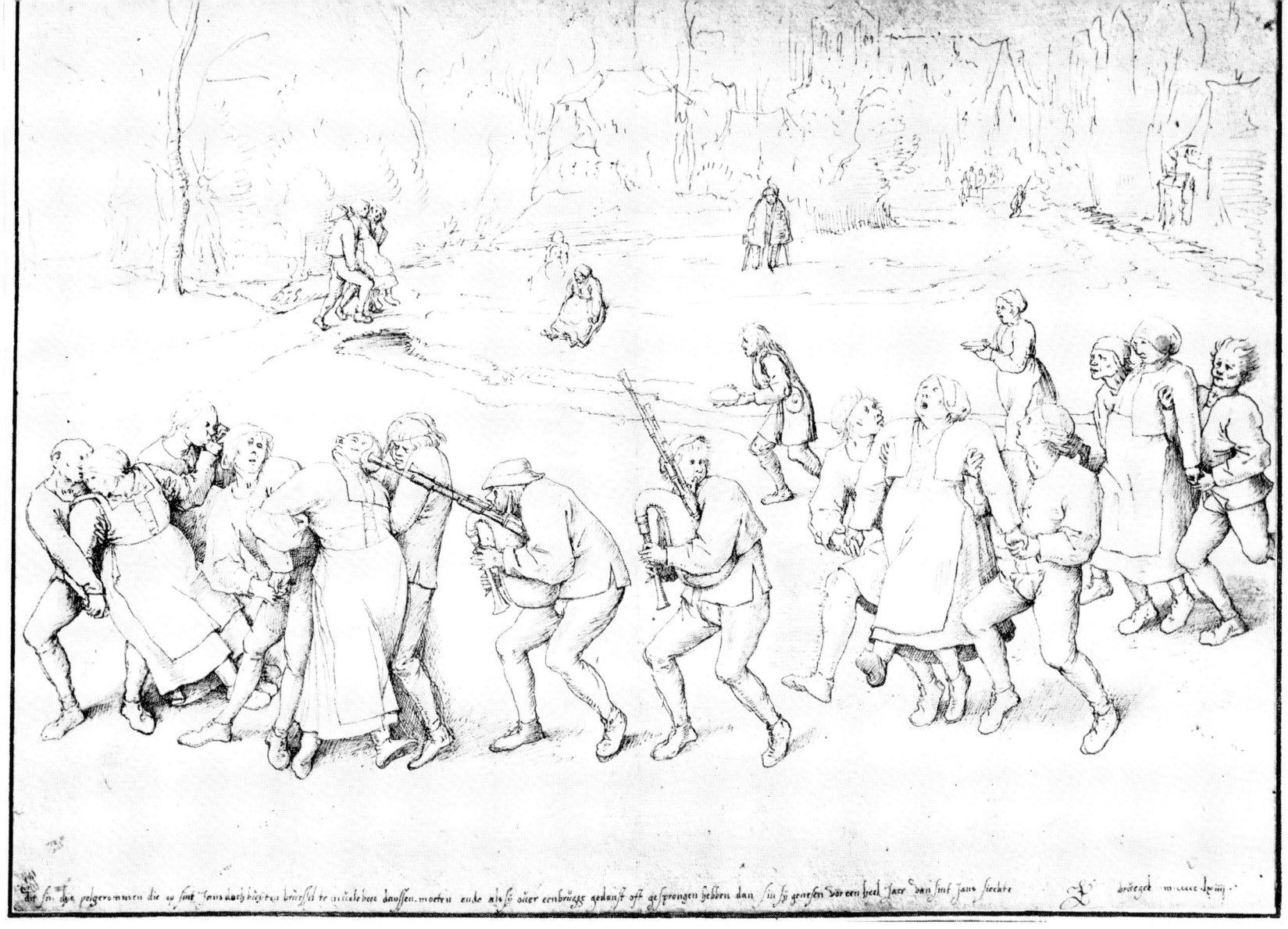

P. Bruegel d. Ä. · Die Epileptikerinnen von Meulebeck · Um 1565 · Silberstiftzeichnung · Albertina, Wien

kreuzzüge, die Tanzmanie, in Italien der Tarantismus, der Veitstanz mit seinem schottischen Analogon leaping ague, schließlich Massenorgien im Rahmen des Hexenglaubens. Verwertbare Bilddokumente davon existieren nicht vor dem 16. Jahrhundert.

Pieter Bruegel d. Ä. (um 1525—1569) hat ein Ereignis mit dem Zeichenstift festgehalten, das sich 1564 nahe Brüssel in Meulebeck zutrug. Die in der Albertina, Wien, aufbewahrte Zeichnung ist wahrscheinlich die Kopie eines Schülers (Stix), das Original verschollen. Sehr verbreitet ist ein Nachstich von H. Hondius (1642), der die Darstellung auf drei Kupfertafeln zerlegt. Eine friesartige deutsche Kupferstichmodifikation bewahrt das Germanische Nationalmuseum zu Nürnberg. Der Vorgang hat sich nach dem am unteren Rande unserer Zeichnung und bei Hondius gegebenen Hinweisen folgendermaßen zugetragen: Eine Anzahl Frauen war ein halbes Jahr lang voller Unruhe und Tanzwut. Man schaffte sie daher zu einer (im Hintergrunde der Zeichnung skizzenhaft angedeuteten und anscheinend als wundertätig bekannten) Brücke. Voran gehen Spielleute, die auf Sackpfeifen musizieren. Die Pilgerinnen folgen höchst ungern, vier im Vordergrunde werden von Stallknechten gestützt und gezerrt. Sie kreischen, widerstreben, und nur der genau in ihr Ohr gerichtete scharfe Ton einer Sackpfeife vermag die eine zu bändigen. An der Brücke sperren sie sich so heftig, daß man sie hinübertragen muß. Auf der anderen Seite sinken sie ermattet nieder. Bewohner des nahen Ortes kommen und verabreichen ihnen ein warmes Essen. Die tanzwütigen Frauen sind geheilt. — Wurde das Blatt auch in der Albertina als „Die Epileptikerinnen von Meulebeck" katalogisiert, so handelt es sich zweifelsohne um eine Massenhysterie, deren letztes, der Heilung vorausgehendes Aufbäumen hier gezeigt ist.

An dem Grabmal des Diakon François de Paris auf dem kleinen Friedhof St. Médard herrschte nach 1730 ein wahrer Hexensabbat. Arm und Reich wallfahrtete dorthin. Gelähmte und Irre, Blinde und Taube, Wassersüchtige und Krebskranke wankten zu dem Grabstein, oder man trug sie hin. Eine vielköpfige, mehr heulende als singende und betende Menge umschloß sie dort. Wurde eine Wunderheilung erhofft oder erreicht, so erfaßte manche der Umstehenden Zittern oder Krampfen, andere gerieten in Trance oder in Ekstase. Die Aureole des Wunders bewirkte, daß in diesem Jahrhundert der Eleganz und Sittenverfeinerung die Zurschaustellung häßlicher Krankheiten inmitten einer gröhlenden, psychogen infizierten Menge als attraktiv empfunden wurde. — Unser Stich läßt an den herbeiströmenden Krüppeln und Kranken und einigen von Konvulsionen ergriffenen Frauen die inbrünstige Verehrung erkennen, welche man dem (hier bereits von königlichen Garden bewachten) Grabe des Diakon entgegen brachte. Rechts davor liegt eine Frau mit zwei Krücken, die der oben beschriebenen Madame Couronneau ähnelt.

Aus dieser Zeit stammt auch die Gravure von B. Picard, die einer ausführlichen Erklärung bedarf. Man be-

Am Grabstein des Diakon de Paris · 1731 · Radierung

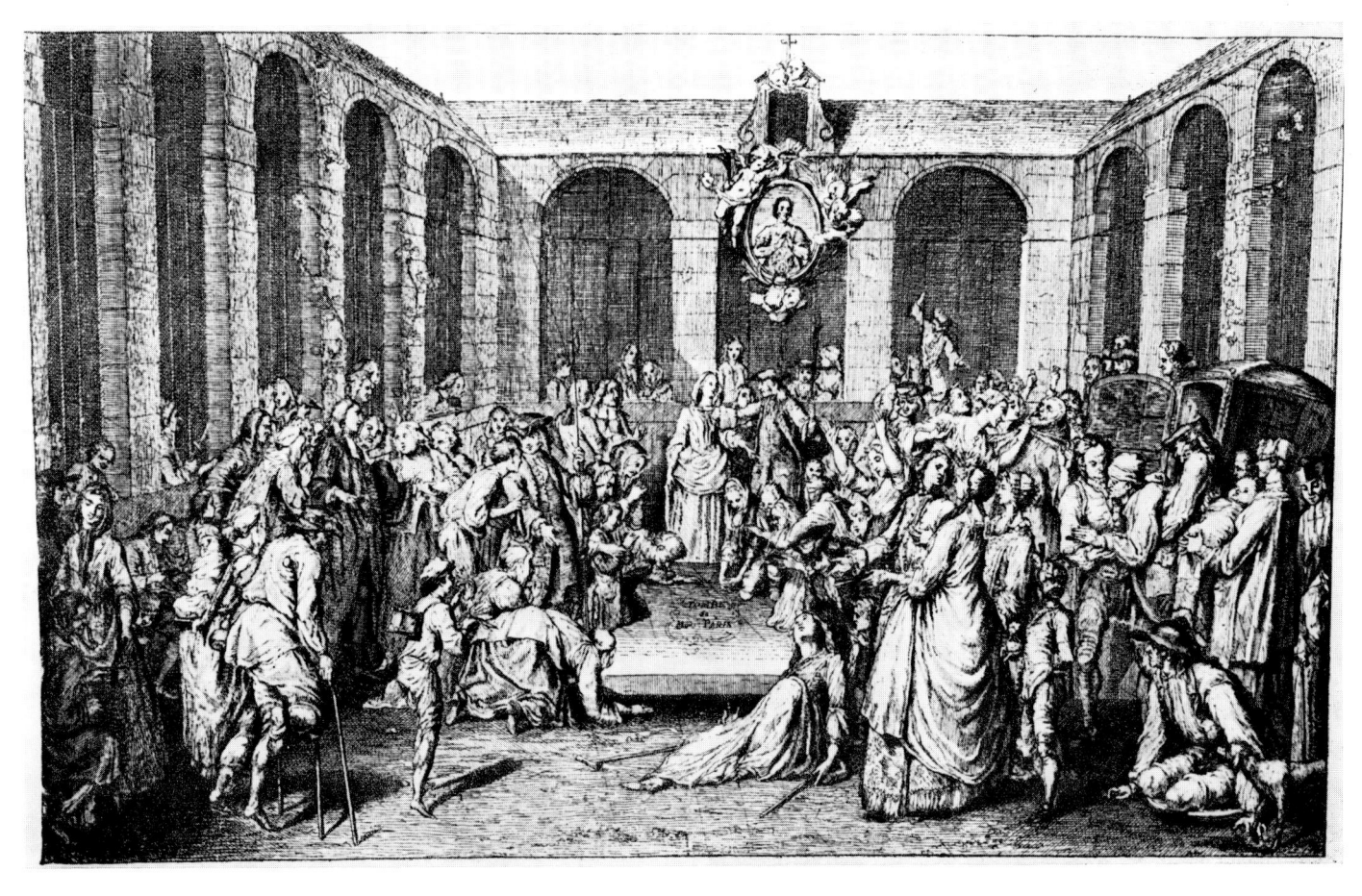

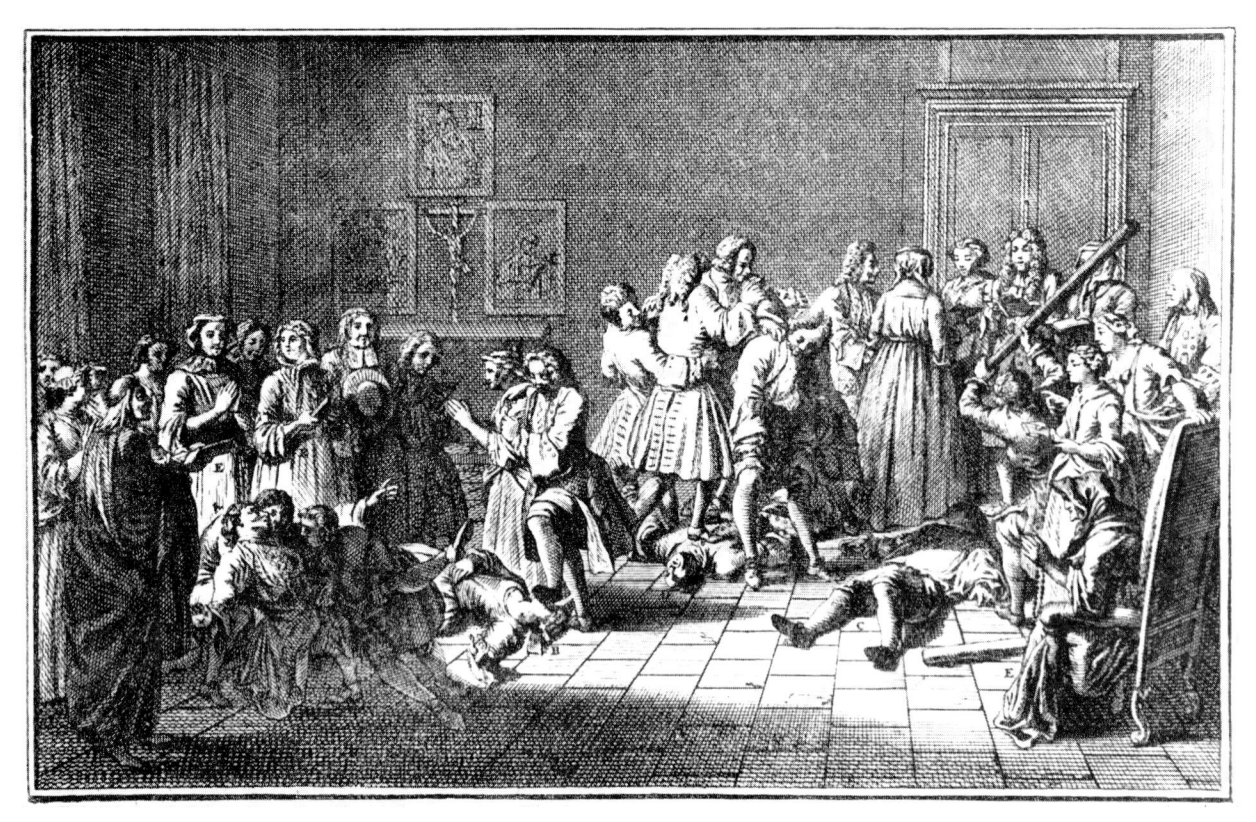

B. Picard · Die „großen Hilfen" · Um 1735 · Kupferstich

zeichnete damals mit „Hilfen" (secours) diverse Praktiken, *die eine gewisse Beruhigung in die Angst und Enge der Konvulsionen bringen und dem göttlichen Schutz zum Durchbruch verhelfen sollten, zeigend, „daß Gott von Zeit zu Zeit in die Glieder gewisser Konvulsionäre eine wunderbare Kraft gießt, die sie bis in ihre feinsten, zartesten und schwächsten Fibern durchdringt und über die heftigsten Schläge erhaben sein läßt."* (Aus „L'Œuvre des Convulsions", zit. nach RICHER). Nun, über heftige Schläge mußten Konvulsionäre notwendigerweise erhaben sein, wenn, wie auf dem Bilde bei C, ein Mann einen dicken Knüppel gegen den am Boden liegenden Bewußtlosen schwingt. Links daneben bei D trampeln zwei kräftige Männer auf einem ähnlich Bewußtlosen herum, während der Mann bei B — weit zarter! — einer im angedeuteten Arc de cercle Liegenden lediglich mit dem Fuß ins Gesicht stößt. Die psychogene Abschaltung des Gefühls muß sehr vollständig gewesen sein. — Zu den „großen Hilfen" gehörte weiterhin das Stechen mit Nadeln, Nägeln wie auch kleinen Stoßdegen. Gleich Fakiren gaben die Befallenen Beweise ihrer Anästhesie. Die „kleinen Hilfen" bestanden vor allem in Kneifen, Stoßen oder Drücken gewisser Körpergegenden. Diese Manipulationen hielten sich bis in unser Jahrhundert. Nach dem Vorgange von CHARCOT versuchte man speziell durch Druck auf die Ovarien, die Anfälle entweder manuell oder mit mechanischen Kompressorien zu kupieren.

Auch noch im 19., so aufklärungsstolzen Jahrhundert kam es in Frankreich zu hysterischen Epidemien, von denen die in Morzine ihren graphischen Niederschlag fand. Ein 9jähriges Mädchen wurde 1853 von Nervenkrisen ergriffen. In Besançon erklärten Priester sie für besessen und heilten sie durch Auflegen des Heiligen Schweißtuches. Die Geschichte erregte im Lande einiges Aufsehen, vor allem im Flecken Morzine, den geistlich ein recht beschränkter, doch sprunghaft exaltierter Vikar betreute. Im März 1857 fiel dort eine 10jährige Schäferin nach einem Schreck in einen Krampfzustand, der rasch auf ihre gleichaltrige Freundin übergriff. Man glaubte die Mädchen von der Heiligen Jungfrau beeinflußt. Eine alte Teufelsbeschwörerin schaltete sich ein, um die Krankheit auf andere Mädchen zu übertragen. Nun brach ein Dämonium los. Es erkrankten bald 27, dann 110, schließlich mehr als doppelt so viele, meist weibliche Personen mit Schreien, Erbrechen und Konvulsionen. 1861 löste man den Vikar ab und vertrieb die Konvulsionäre aus ihrem Nistplatz der Kirche. Doch die Epidemie flammte erneut auf, der kränkelnde Erzbischof bemühte sich persönlich um den Ort. Unser Bild zeigt die große Schau, welche die Besessenen unter seinen Augen im Kirchenschiff abzogen. Kapuziner wurden angefordert, ein Generalinspektor griff scharf durch und 150 Konvulsionäre gingen freiwillig ins Exil. Die anderen hielt ein Detachement Infanterie in Schach. Nur langsam beruhigte sich der Ort. Doktor CONSTANS hat die Betroffenen ärztlich zu analysieren versucht. Bei einigen fand er eine konstitutionelle Hysterie, andere waren akzidentell induziert. Alle hielten sich für verdammt und vom Teufel besessen.

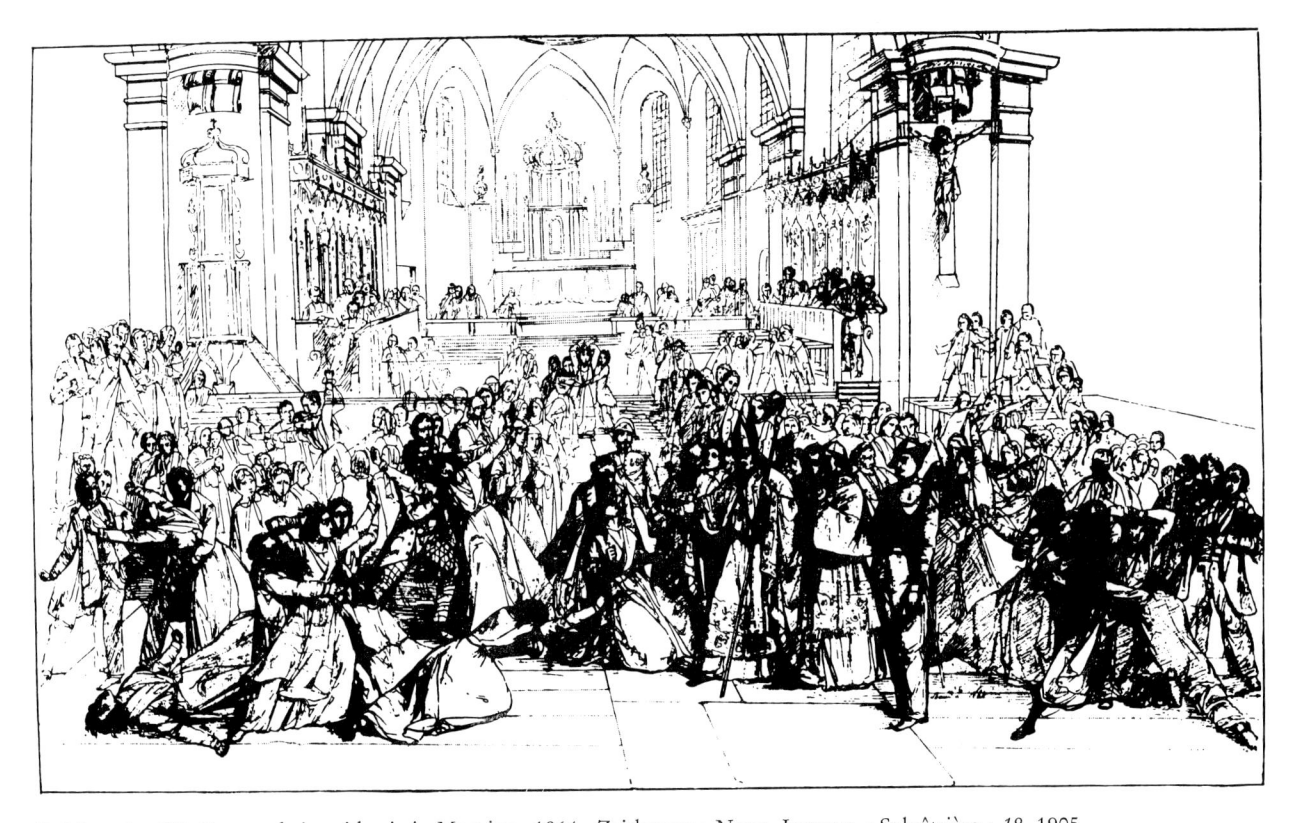

L. Margain · Die Besessenheitsepidemie in Morzine · 1864 · Zeichnung · Nouv. Iconogr. · Salpêtrière · *18,* 1905

Fachmedizinische Darstellungen

Seit der Renaissance beschäftigten sich viele Wissenschaftler, so auch illustre wie THOMAS WILLIS (1621—1675) und THOMAS SYDENHAM (1624—1684) mit der Hysterie und steuerten Krankenbeobachtungen und Gedanken zur Pathogenese bei. Doch fehlten bis zur zweiten Hälfte des vorigen Jahrhunderts medizinisch-wissenschaftliche Abbildungen. Die dann in großer Zahl auftauchenden entstammten zunächst nur der Charcotschen Klinik, und erst später kam dieses oder jenes Illustrative von anderer Seite dazu, vergleichsweise wenig und nichts Neues. So bringt dies Kapitel nur Bildpublikationen der Salpêtrière.

Die Atmosphäre des Hospitals und der Nimbus Charcots werden am besten durch das Gemälde von ANDRÉ BROUILLET lebendig. Das interessante Sujet in bewegter,

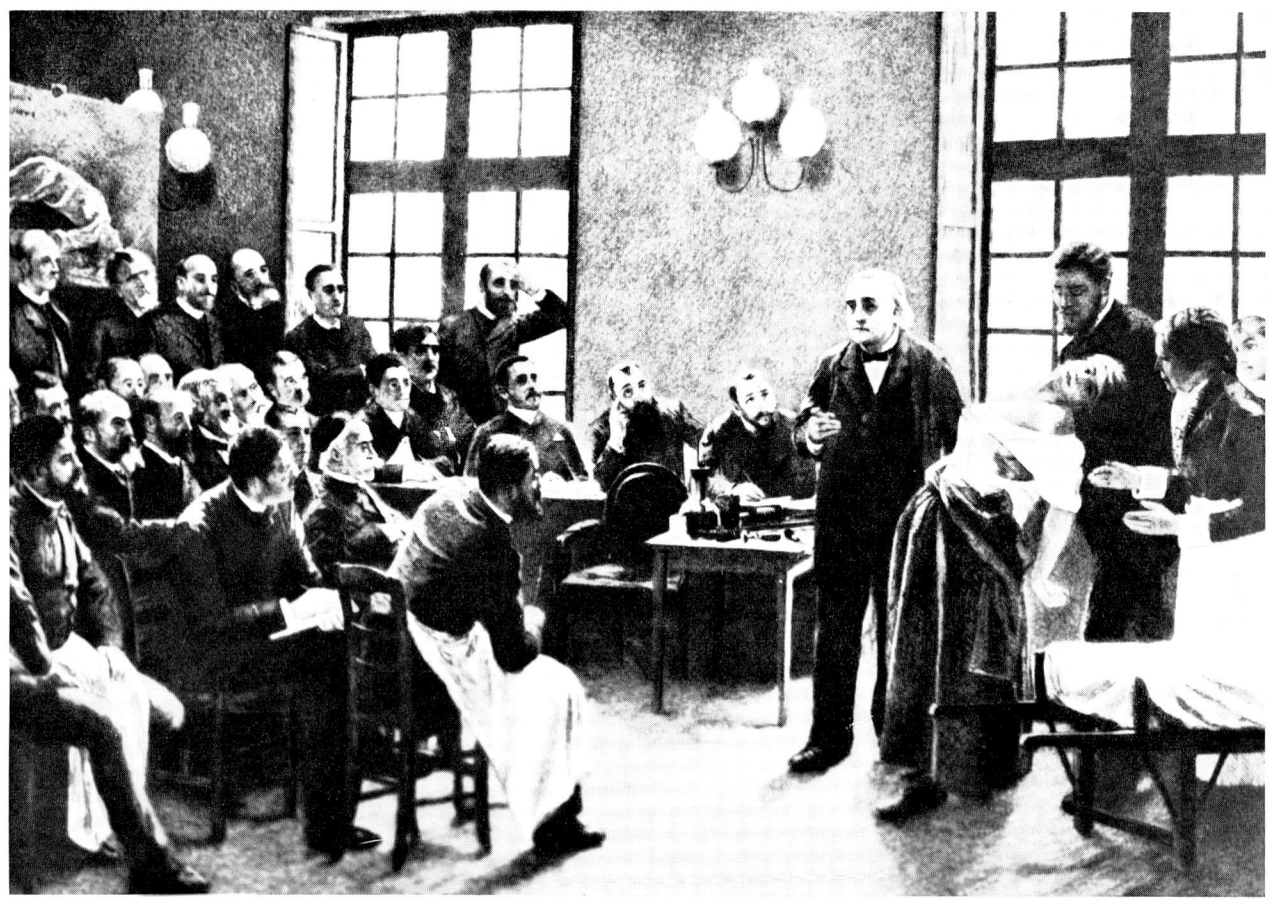

A. Boruillet · Prof. Charcot demonstriert einen Hysterie-Fall · 1887 · Ölbild

realistischer Darstellung war Clou des Pariser Salons von 1887. CHARCOT demonstriert in der berühmten Dienstag-Vorlesung einen Fall von Hysterie. Der aufrecht stehende, untersetzte Nervenarzt fasziniert durch seinen Kopf, auf dem das volle Licht liegt. AXEL MUNTHE spricht von einem „Cäsarenhaupt mit Adleraugen". Ausführlicher schildert ihn der Schweizer Augenarzt GEORGES BORELL: *„Sein mächtiges Haupt erinnerte an den antiken Jupiter, vom größten griechischen Bildhauer geformt, der imposanteste Kopf, den ich je gesehen habe, außergewöhnlich breite Stirn, der Ausdruck ein wenig traurig, nicht sehr lebhaftes Mienenspiel, mit schönen, forschenden Augen."* Das portraitgenau wiedergegebene Auditorium älterer, meist bärtiger Ärzte besteht aus seinen Assistenten, Pariser Kollegen und interessierten Ausländern; AXEL MUNTHE hat ihn hier gehört und SIGMUND FREUD. Viele seiner Mitarbeiter erlangten Berühmtheit: die beiden Neurologen PIERRE MARIE und JOSEPH BABINSKI, PAUL RICHER und der Psychologe PIERRE JANET. — Die demonstrierte junge Kranke, von Stationsarzt, Krankenschwester und Pflegerin betreut, hat sich unter Zuckungen zurückgeworfen, und das herabgesunkene Hemd gibt die Brust frei. Sie deutet den Arc de cercle an. Man weiß heute, daß eine geschickte Regie der Assistenten die Kollegdarbietungen der Hysteriker mitbestimmte. Hat dies oder die im Hintergrunde sichtbare Demonstrationstafel das Mädchen zu der Haltung veranlaßt?

Charcots Forschungen sind mit dem Namen der unter LUDWIG XIV. zum Spital umgewandelten und weitläufig ausgebauten Schießpulverfabrik eng verknüpft. 1862 übernahm er die Leitung. Noch heute fühlt man sich beim Besuch seiner Bibliothek und seines Sprechzimmers in den Bannkreis dieses vielseitigen Geistes und unermüdlichen Arbeiters gezogen. Die ersten acht Jahre der dortigen Tätigkeit widmete er überwiegend den organischen Nervenkrankheiten, dann verschob sich sein Interesse auf das

Gebiet der Hysterie. Zwischen 1870 und 1880 hat er zahlreiche Krankheitsfälle beobachtet, beschrieben und systematisiert. Sein Augenmerk galt vor allem dem großen Anfall; die anderen Manifestationen liefen mehr nebenher. Sie seien daher nur gestreift.

Das Bild der hysterischen Beinlähmung stammt aus dem Eingangsartikel der Nouvelle Iconographie. *Der 47jährige Botaniker hatte 1879 an einer abenteuerlichen wissenschaftlichen Expedition teilgenommen und einen Keulenschlag auf die linke Kopfseite erhalten. Einer kurzdauernden Bewußtlosigkeit folgte eine rechtsseitige Lähmung. Nach der Rückkehr in die Heimat besserte sie sich. 1881 trat jedoch eine linksseitige Lähmung auf, sie bildete sich nach Aufregungen wieder zurück. 1883 zeigte sie sich erneut, wurde stärker, griff um sich und war 1886 bei der Aufnahme in die Salpêtrière von einer Schmerzunempfindlichkeit der linken Seite begleitet. Der Kranke ging nur an Krücken, wobei das mäßig atrophische linke Bein schleifend nachgezogen und nie vom Boden abgehoben wurde.* — Das Bild des Mannes mit halbseitigem Gesichts- und Zungenkrampf steht in einem mediko-artistischen Aufsatz über groteske Masken (vor allem an Kirchenportalen), mit denen dieser Kranke verglichen wird. Krankheitsdaten fehlen. —

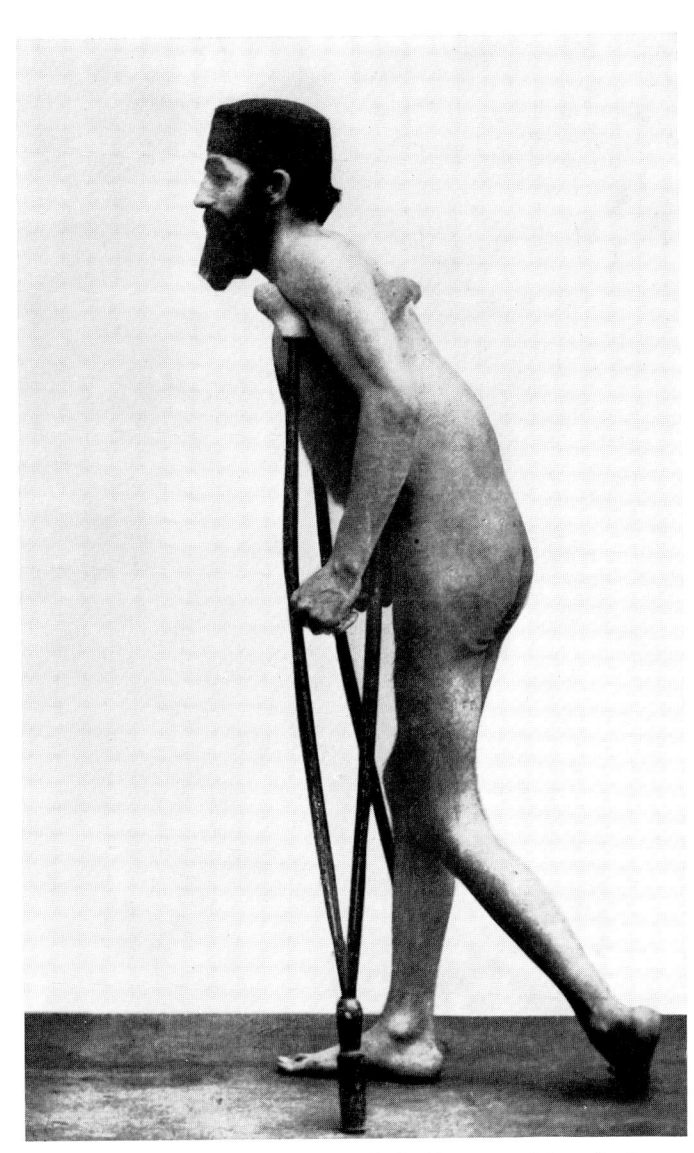

Hysterische Beinlähmung · Aus G. de la Tourette · Nouvelle Iconographie, *1* · 1888

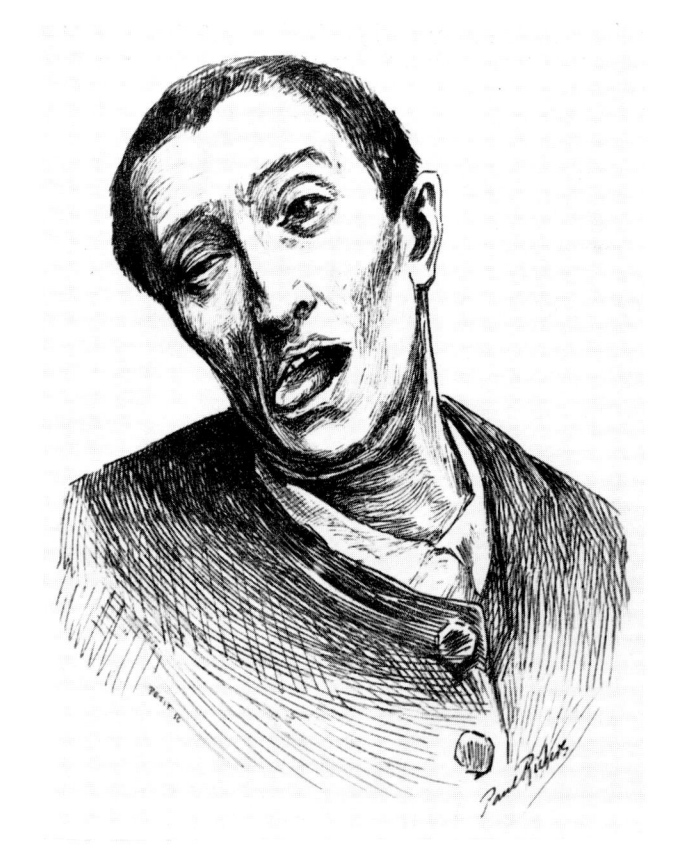

Halbseitiger hysterischer Lippen- und Zungenkrampf · Aus J. M. Charcot und P. Richer · Nouvelle Iconographie, *5* · 1892

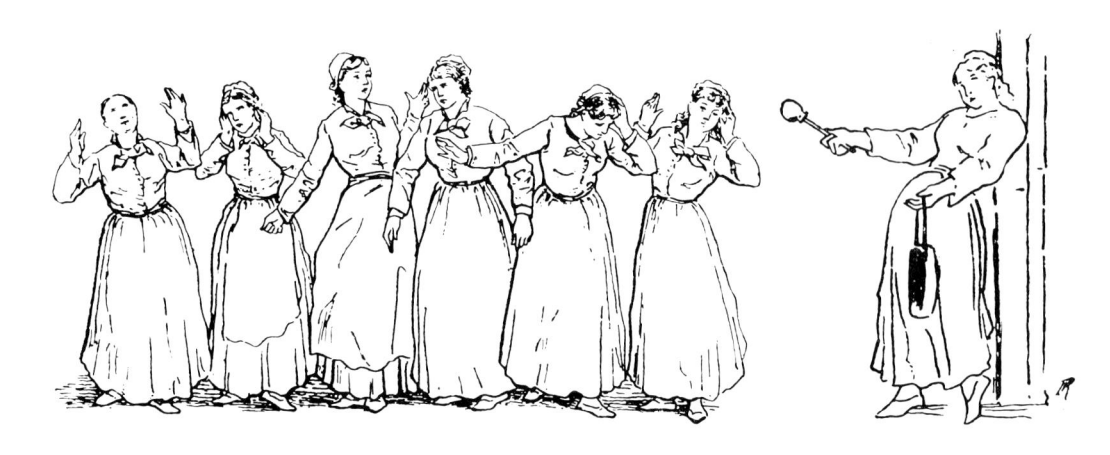

Kollektive Hysterie beim Ertönen eines Gongs · Aus P. Richer 1883 · Zeichnung

Die Szene der Massenhysterie kombiniert zwei Bilder. *Die den Gong schlagende Frau geriet stets nach dessen Ertönen in einen lethargischen Zustand. Mit erhobenen Armen lehnte sie längere Zeit bewegungslos an der Mauer. Die Frauengruppe war zum Photographiertwerden zusammengeholt worden. Überraschend ertönte kurz vor der Aufnahme der Gong, und prompt fielen sie alle so gewissenhaft in kataleptische Stellungen, daß ein Lichtbild trotz der damals längeren Expositionszeit möglich war. Es ist hier umgezeichnet.*

Die grande attaque, auch Hystero-Epilepsie genannt, gliederte CHARCOT in drei Perioden und jede von ihnen in einzelne Phasen. RICHER hat den Ablauf des Geschehens zeichnerisch fixiert. „Etudes cliniques sur la grande hysterie ou hystero-épilepsie" (1883) ist von seiner Hand mit 197 interkalierten Zeichnungen und 10 radierten Tafeln illustriert. Viele Zeichnungen entstanden nach Photographien aus der „Iconographie de la Salpêtrière". Keinem sonstigen Krankheitsphänomen ist man graphisch je so lückenlos detailliert nachgegangen; geschickt wurde eine fließende Bewegung in ihren Wende- und Höhepunkten festgehalten. Bei den ausgewählten Bildbeispielen weisen Buchstaben auf ihren jeweiligen Platz im Anfallsablauf, der hier nach der Richerschen Beschreibung fast bis auf Stichworte gerafft wurde.

Dem großen Anfall gehen tagelang vielgestaltige Prodromi voraus. Unruhig laufen die Betroffenen hin und her und müssen vom Pflegepersonal beruhigt und gehalten werden (Fig. A). *Eine Kranke* (B) *stürmt „halbnackt, mit wehenden Haaren und zurückgeworfenem Kopf durch die Räume, den Stamm vor- und rückwärts bewegend, von einem Fuß auf den andern springend und die Arme lebhaft über den Kopf schwingend". Andere Kranke haben vorher gewisse Störungen der Organfunktion, etwa Speichelfluß, einen Laryngospasmus oder Herzpalpitationen. Alle sind reizbar, zornig, schwer zu meistern.*

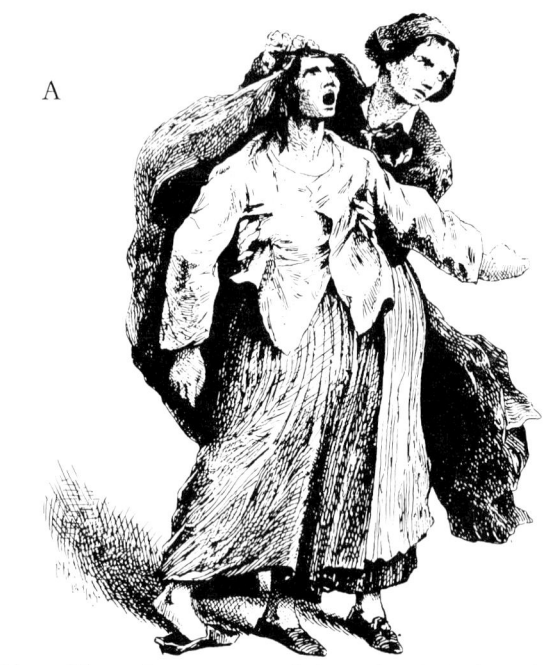

P. Richer · Illustrationen zur grande hysterie · I. Prodromalstadium

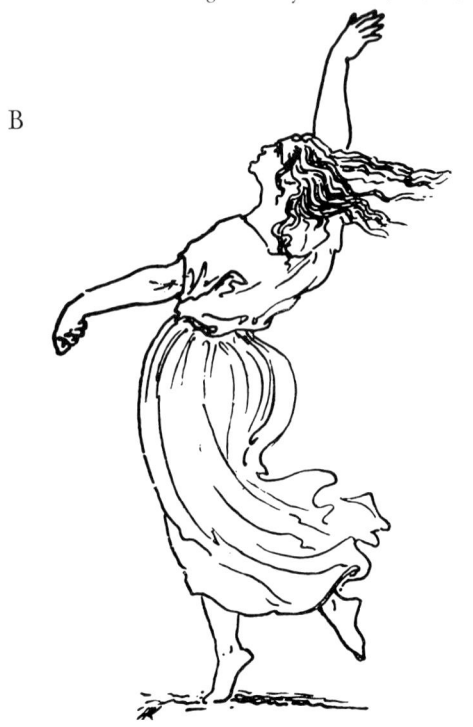

Die erste oder epileptoide Periode ist durch einen brüsken Krampf aller Körpermuskeln und Bewußtseinsverlust gekennzeichnet. Ehe aber die Kranken in die Immobilisation fallen, vollführen die Gliedmaßen ausfahrende Bewegungen (C), vor allem der Arme, seltener der Beine. Meist folgen einseitige tonische Konvulsionen. Langsam geht der Kopf nach hinten, dann nach vorn. Das zunächst extrem blasse Gesicht rötet sich, die Stirn liegt in Falten. Die Oberlider decken die verdrehten Augäpfel, die Pupillen sind erweitert oder verengt. Manchmal öffnet sich der Mund, die Zunge wandert von einem Mundwinkel zum andern, das Gesicht grimassiert (D). — Bei der anschließenden völligen Immobilisation verharren die Kranken meist in starrer Streckung (E). Der Kopf ist zurückgeworfen, der Hals gebläht, seine Venen zeichnen sich wie dicke Stränge ab. Schaum tritt auf die Lippen des zyanotisch gefärbten Gesichtes. Die Fäuste sind geballt. Auch die Beine bleiben in Extension, dabei die Füße in Spitzfußstellung und die Knie übereinander gekreuzt. Der fast stählern gestraffte Stamm liegt auf dem Rücken oder einer Seite und ist vielfach opisthotonisch gekrümmt. — Kurze, rasche Oszillationen der tetanisierten Glieder leiten in die klonische Phase über (F). Die Bewegungen können den ganzen Körper einschließlich des Gesichts betreffen. Häufig überwiegt jedoch die eine Körperseite. Nach und nach ebben die Zuckungen ab, und Ruhe kehrt in den Körper zurück. Dann ist die Muskulatur vollständig erschlafft, der Kopf gegen eine Schulter gesunken, die Atmung regelmäßig (G). In dem leicht kongestionierten Gesicht sind die Augen geschlossen.

Nach kurzer Pause beginnt die zweite Periode der Kontorsionen und großen Bewegungen, von CHARCOT *zunächst als Clownismus bezeichnet. Alle ihre Erscheinungsformen scheinen eine übersteigerte Entladung der Muskelkraft zum Ziel zu haben. In der ersten Phase der Kontorsionen dokumentieren die Kranken eine Vorliebe für die Arc-de-cercle-Stellung (H). Sie wurde in der Salpêtrière bei allen Hysterikern beobachtet. Kopf und Füße stützen den in Bogenform aufwärts gekrümmten Körper. Der Bogen gipfelt in dem meteoristisch aufgetriebenen Bauch. Alle Muskeln versteifen so extrem, daß die Kreisbogenhaltung auch nach Umstoßen unverändert bleibt. Manchmal liegt der Kranke bereits von vornherein auf der Seite, oder aber der auf dem Bauch Ruhende beugt Kopf und Füße aufwärts (I). Die Gesichtsmuskeln sind auch kontrahiert; die Augäpfel konvergieren bis zu einem schrecklichen Schielen. Diese Kontorsionen dauern länger als das tetanische Stadium, der Arc de cercle wird bis zu 10 Minuten gehalten. — In der folgenden Phase der großen Bewegungen nimmt das Ausmaß der Motorik stark zu (J). Meist ergreift die Be-*

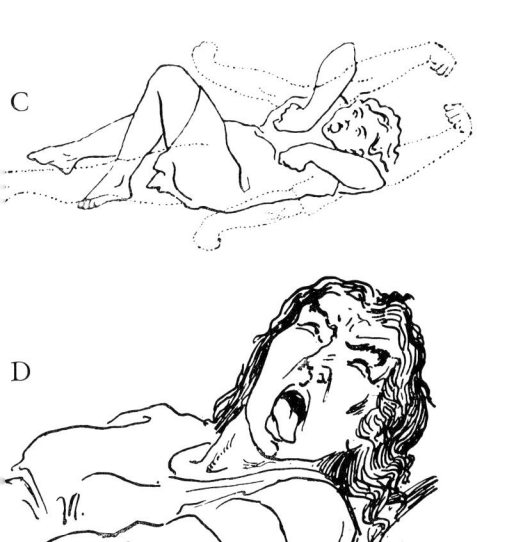

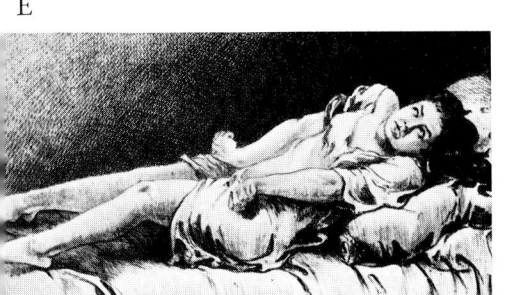

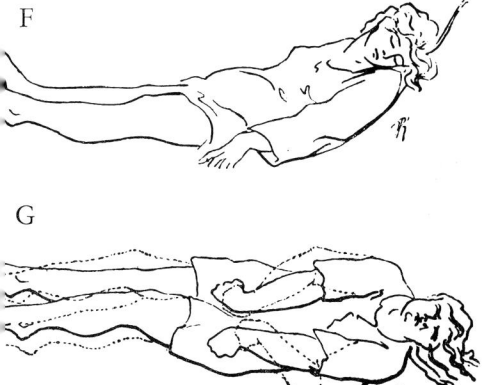

P. Richer · Illustrationen zur grande hysterie · II. Epileptoide Periode

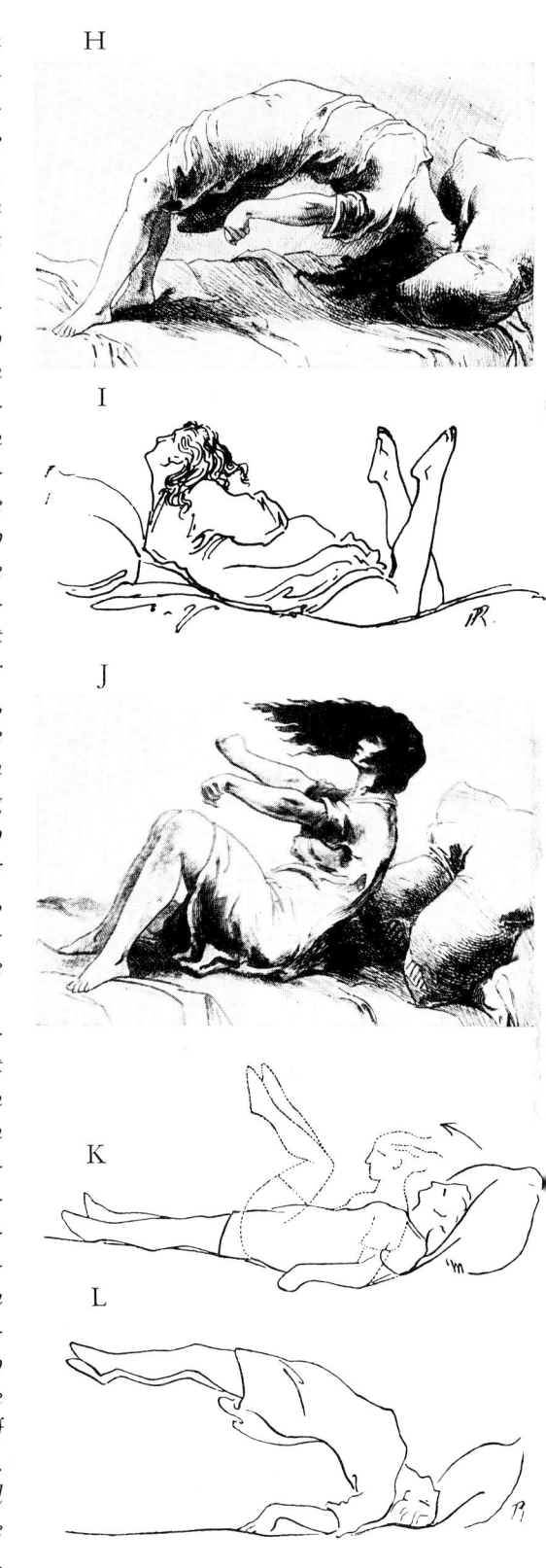

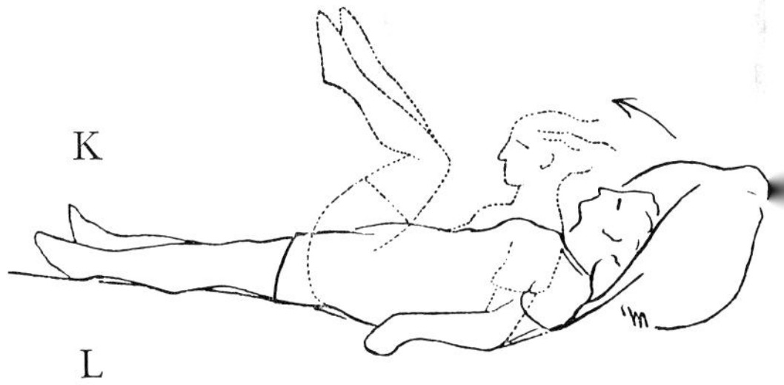

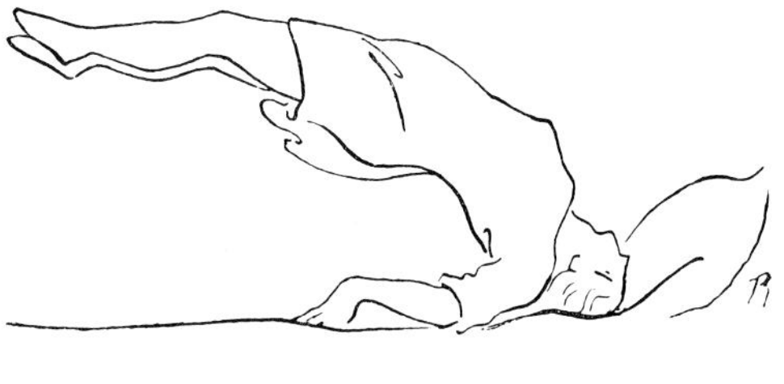

P. Richer · Illustrationen zur grande hysterie · III. Periode der großen Bewegungen

Meist geht die zweite Periode ohne feste Grenze in die dritte der „Attitudes passionelles" oder „Poses plastiques" über. Halluzinationen entführen die Kranken in eine imaginäre Welt, in der sie oft die Hauptrolle spielen. Die sie beseelenden Gefühle spiegeln sich in der Physiognomie so lebhaft wieder, daß Mimik und gelegentliche Worte es möglich machen, Wendungen und Höhepunkten solch eines Dramas zu folgen. Während dieser Periode besteht völlige Gefühllosigkeit. Stiche, Ammoniakgeruch, Konjunktivalreizung, heftige ohrnahe Geräusche — nichts kann den Ablauf des Delirs stören. Einzig Stimulierung der hysterogenen Zonen — vor allem Druck auf die Ovarien — rufen die Kranken in die reale Welt zurück, gelegentlich auch ein Elektroschock. Nach dem Erwachen entspricht die Schilderung des Geschehenen in allen Punkten den Wahrnehmungen der Umgebung. Häufig wird der Gegenstand der Halluzinationen aus der eigenen Vergangenheit genommen. Glückliche (N) oder unglückliche Situationen werden mit Lebhaftigkeit reproduziert, wobei frohe und trübe Stimmungen einander folgen oder sich vermengen können. Manchmal sitzt sie still und scheint zu horchen (O): „Hört, hört, welch schöne Musik!" — In einer Reihe von Szenen spielt der Geliebte mit. Sie scheint ihn um Verzeihung zu bitten oder fühlt sich — wohlig zurückgesunken — mit ihm vereint (P). Manchmal wirft sie sich mit anbetender Gebärde auf die Knie, wobei ihre Stimme den Ausdruck der Angst und Furcht annimmt (R). In anderen Fällen scheint sie eine Schreckensszene zu sehen oder sich von Mördern bedroht zu glauben (Q), oder sie figuriert als Racheengel mit erhobenen Armen; Schreie ausstoßend, verfolgt sie Verbrecher. Danach ist der Anfall, der im allgemeinen etwa eine halbe Stunde dauert, beendet. Manchmal bleibt eine Art Delir noch längere Zeit bestehen. —

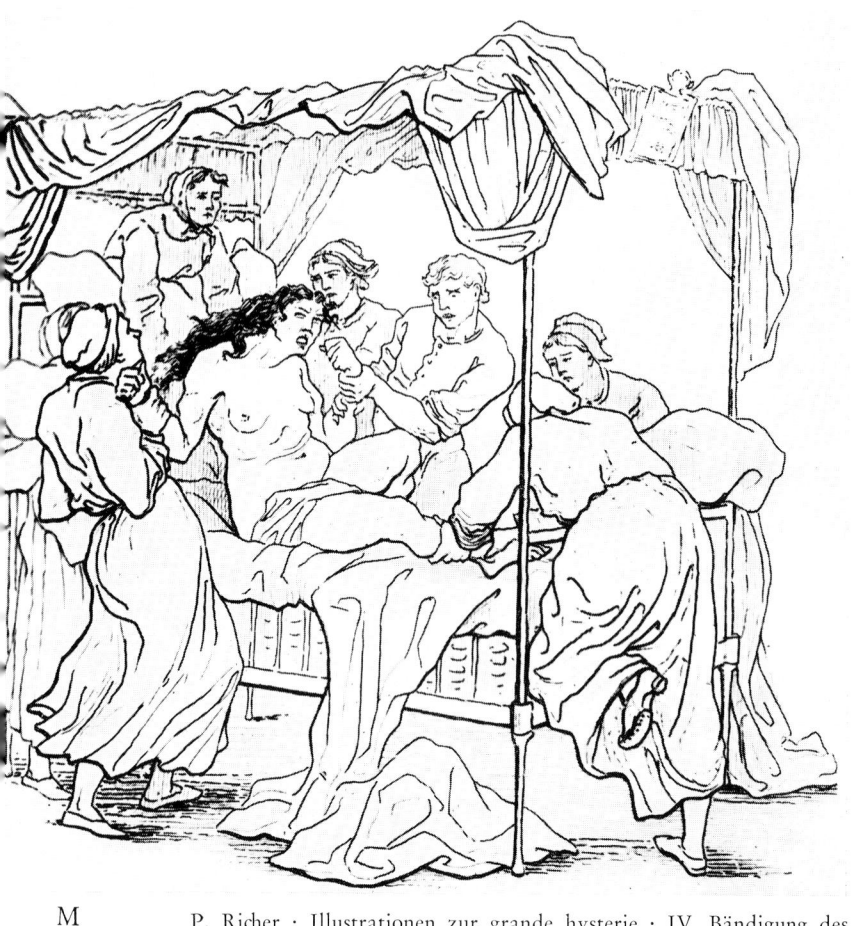

M P. Richer · Illustrationen zur grande hysterie · IV. Bändigung des Tobens während der Periode der großen Bewegungen · Radierung

wegung den ganzen, völlig erschlafften Körper. Dasselbe Muster wird stereotyp und rapid bis zu zwanzigmal wiederholt. Am häufigsten nähert eine brüske Flexion des Stammes die Stirn den Knieen, danach schlagen Rücken und Kopf heftig gegen das Kissen (K). Manchmal zeigen die Bewegungen größere Mannigfaltigkeit. Die Kranke nimmt die Beine hoch und wirft sie, sich streckend, stärker in die Luft und dann in ausholender Bewegung gegen das Fußende des Bettes (L) und wiederholt diese anstrengende Bewegungsfolge bis fünfzehnmal. Die Motorik ist kaum zu bändigen. Bandagen helfen nicht immer. Nach allen Seiten sich windend, versucht die Kranke, sie abzustreifen. Oder es entbrennt ein Kampf gegen das verstärkte Pflegepersonal. Der Bewegungsdrang steigert sich zur furienhaften Wut, die Kranke spuckt und stößt, versucht, sich und anderen das Gesicht zu zerkratzen, die Pflegerinnen zu beißen und heult wie ein wildes Tier (M). Häufig ist das Ende dieser Phase durch einen durchdringenden, fast pfeifenden, mehrfach wiederholten Schrei der zusammengekrümmten Kranken gekennzeichnet.

Dieses nosologische System Charcots ist andernorts nie bestätigt worden. Bereits STRÜMPELL kritisierte: „Es unterliegt keinem Zweifel, daß ein großer Teil der von CHARCOT beschriebenen eigentümlichen Erscheinungen künstlich herangezüchtet war. Die Hysterischen waren eine Zeit lang die enfants gâtés der Salpêtrière. Kein Wunder, daß Suggestion und Autosuggestion bei Kranken und Ärzten (!) die schönsten Früchte zeitigten. Die damals aufgestellten ‚Regeln' und die ‚Sätze' haben alle nur einen sehr begrenzten Wert." Später analysierte FREUD das „Theater der Hysterie" und hat sie gänzlich ihres Zaubers beraubt (GLASER).

Es ist medizinhistorisch und psychologisch gleichermaßen interessant, wie dieses Lehrgebäude zustande kam. Die Interessenverlagerung vom Organisch-Neurologischen zur Hysterie war bei CHARCOT das zufällige Ergebnis einer administrativen Maßnahme. Wie PIERRE MARIE berichtet, wurden bestimmte alte Teile der Salpêtrière so baufällig, daß sie geräumt werden mußten. Dabei sonderte man schwerer Geistesgestörte von den Anfallskranken ab, und diese, vorwiegend Epileptiker und Hysteriker, kamen unter die unmittelbare Betreuung Charcots. Während auf der neuen Station Frequenz und Schwere der Anfälle der Epileptiker unverändert blieben, affizierten sich die Hysteriker durch das Zusammensein. Speziell die jüngeren von ihnen begannen jede Phase des epileptischen Anfalles nachzuahmen, die tonischen und die klonischen Zuckungen, die halluzinatorische Verwirrtheit usf. (zit. nach VEITH). In seiner rein experimentell-analysierenden Mentalität, der alles Psychologische fernstand, sah CHARCOT diese Zusammenhänge nicht. Er wollte die große Hysterie ebenso als Krankheitseinheit aufbauen wie etwa die von ihm gefundene Multiple Sklerose. Übrigens rückte er in den letzten Lebensjahren (1893), durch mehrseitige Kritik veranlaßt, von dieser Systematisierung etwas ab. Doch seine Autorität hatte sie bereits überallhin verbreiten helfen.

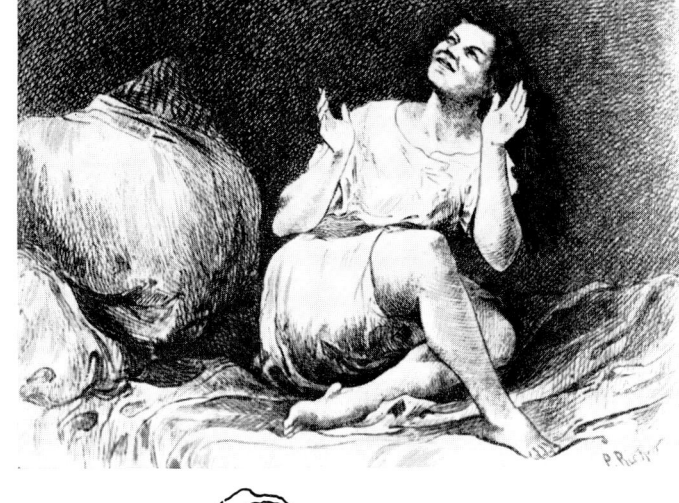

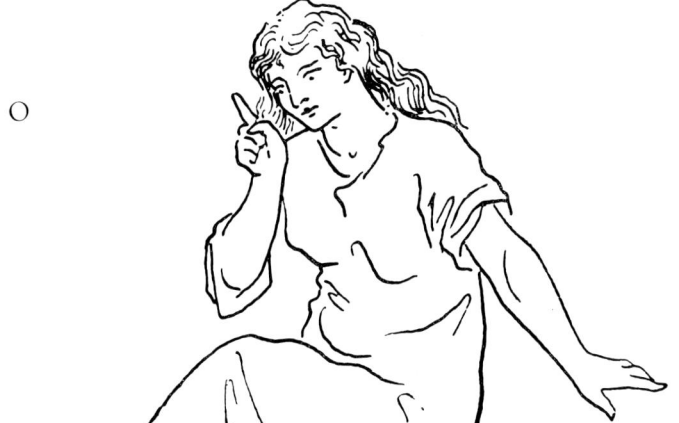

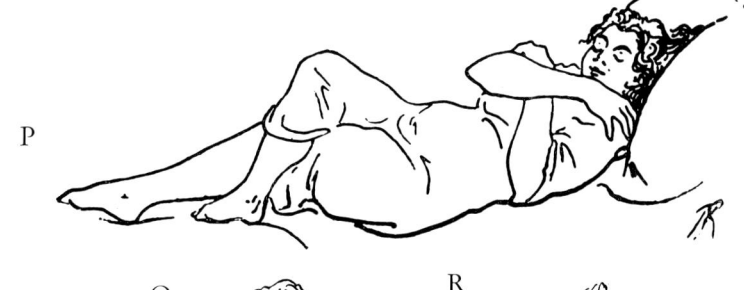

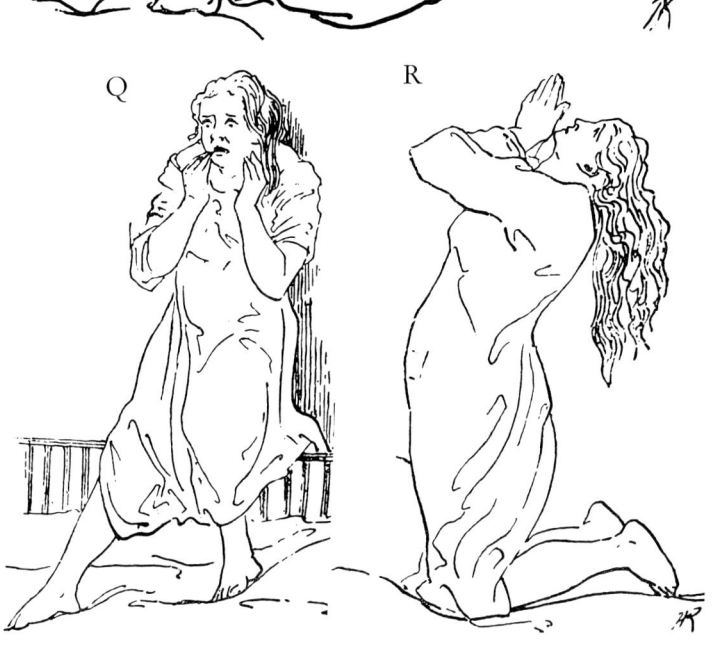

Läßt man den großen Anfall beiseite, so sind auch andere hysterische Manifestationen — Lähmungen, Kontrakturen, Sensibilitätsstörungen — wesentlich seltener geworden. Heute ist an die Stelle der Hysterie die vegetative Dystonie getreten. Während im ersten Weltkrieg psychogene Erscheinungen den Ärzten durchaus geläufig waren, fehlten sie im zweiten bei den europäischen Armeen fast ganz. Eine Ausnahme machten die jugoslawischen Partisanen. Dort wurden alle möglichen Reaktionen beobachtet bis zu solchen, die dem großen Anfall Charcots ähnlich sahen (PARIN). Man kann damit rechnen, daß sie bei primitiven Menschen unter bestimmten Bedingungen auch künftig ausbrechen, wie heute die Massenhysterie bei Beat-Musik-Veranstaltungen. Damit ihre Kenntnis vom Sande der Geschichte nicht völlig zugedeckt wird, wurden hier die Bilder des Künstler-Arztes PAUL RICHER ausführlicher wiedergegeben.

P. Richer · Illustrationen zur grande hysterie · V. Periode der Attitudes passionelles

317

Geisteskrankheiten

Irrenhäuser und Irrenpflege

Den Arabern galt die Geisteskrankheit, das Dämonium, als göttliche Begnadung; ehrfürchtig, fast wie einer Prophetie lauschten sie den Reden der Befallenen. Hie und da baute man ihnen schon Asyle. Das mittelalterliche Abendland sah in den Irren von Gott Gerichtete, die von der christlichen Barmherzigkeit ausgeschlossen waren und behandelte sie mitleidlos und schlecht. Es bedeutete noch das bessere Los, wenn ein verantwortungsbewußter Magistrat sie in Elendsherbergen, Gefängnisse oder Leprosorien abschob und dort bei Wasser und Brot vegetieren ließ. Anderswo verfolgte man sie als Behexte oder Besessene oder jagte sie einfach aus der Stadt; in Wäldern und Höhlen krochen sie unter, verwilderten, verhungerten.

Dem Holzschnitt von LUCAS CRANACH (1472—1553) merkt man die Furcht vor diesen Waldmenschen an. Ein aus seinem Unterschlupf entwichener Irrer wütet auf dem Hof eines alleinstehenden Bauernhauses. Dem Amoklauf fielen zwei Erwachsene und ein Kind zum Opfer. Ihre zerstückelten und angenagten Körper liegen über den Hof verstreut. Eben schleppt der auf allen vieren Kriechende im Gebiß ein Kleinkind fort. Entsetzt eilt aus dem Fachwerkhaus die Bauersfrau herbei. — Solch beklemmende Vorstellungen werden besonders die außerhalb der Städte wohnenden Streusiedler gehabt haben.

Zahlreiche Geisteskranke wurden Opfer der Hexenverfolgungen, die wieder allenthalben in der Reformationszeit aufflackerten. Manche Einsichtige versuchten, dem seuchenartig um sich greifenden Irrglauben entgegenzu-

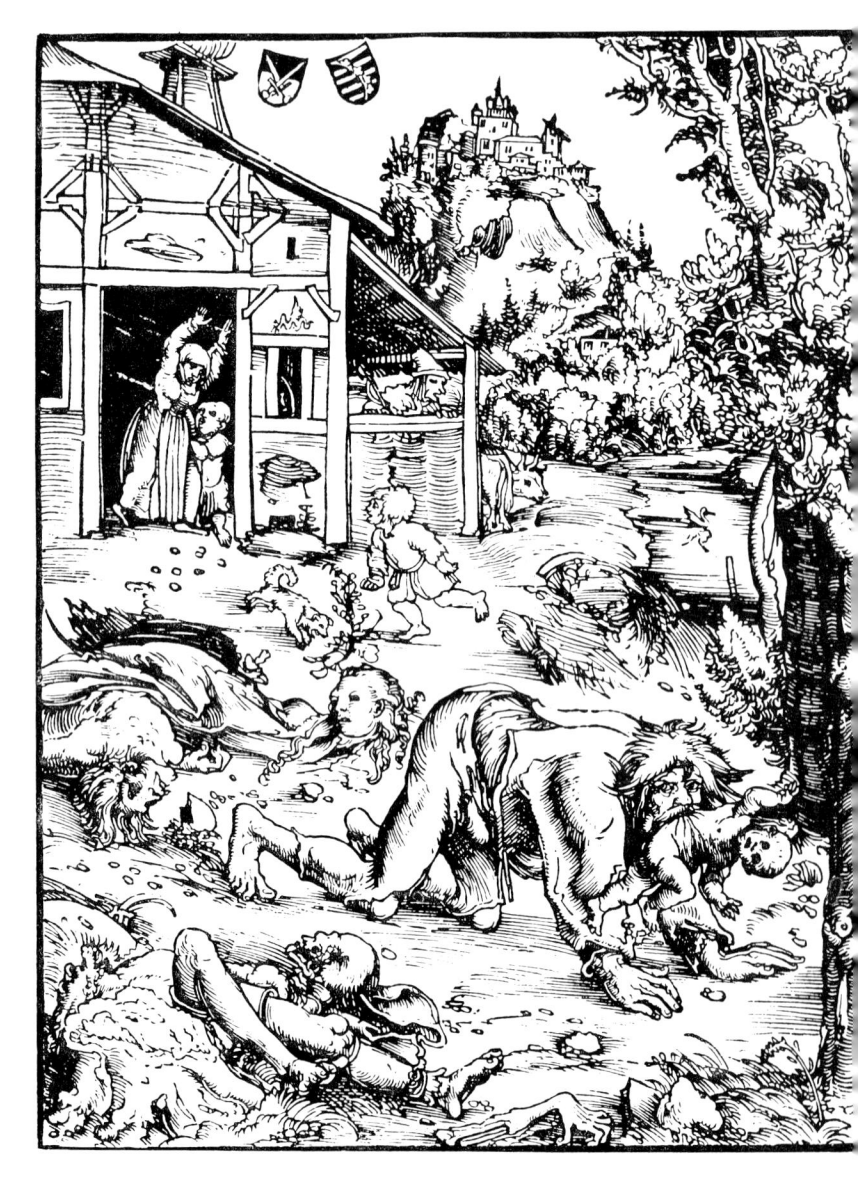

L. Cranach · Waldmensch · Um 1520 · Holzschnitt · Kupferstichkabinett Berlin

318

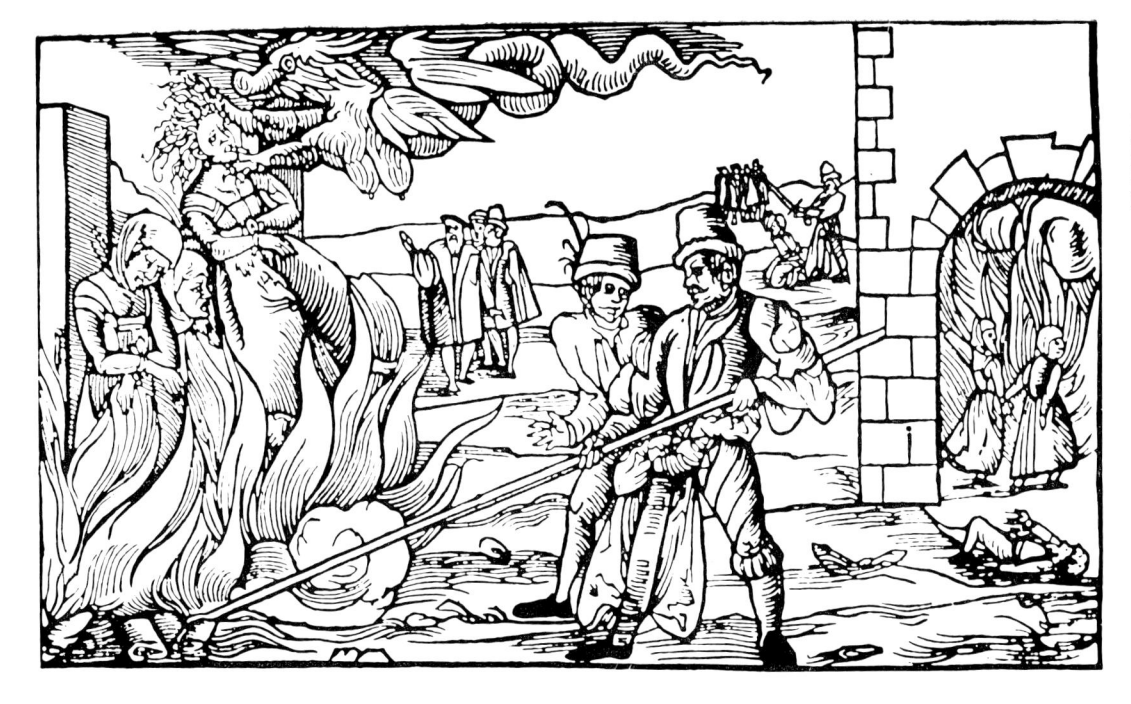

Hexenverbrennung in Derneburg · 1555 · Deutscher Flugblattholzschnitt · Galerie Moritzburg, Halle

treten. So bat der rheinische Arzt JOHANN WEYER (1515 —1588) den Kaiser in einer Petition um Schonung der vermeintlichen Hexen, *„die ja bloß Melancholische, Wahnsinnige oder Hysterische"* seien, leider vergeblich! Verbrennungen wie die hier gezeigte waren an der Tagesordnung. Der Holzschnitt stammt aus einem (bei WÄSCHER reproduzierten) Nürnberger Flugblatt, dessen erläuternder Text durch Dummheit und Aberglauben erschüttert. *In Derneburg am Harz wurden im Oktober 1555 drei Frauen als Hexen verbrannt. Wie die Zuschauer beobachteten, hob der Teufel eine von ihnen in die Lüfte und entführte sie. Ihr Ehemann wurde enthauptet, den einer anderen Frau fand man tot vor seiner Haustür.* — Nur eine Zahl soll für den Umfang des Unwesens zeugen. Ein sächsischer Richter jener Zeit rühmte sich, 35mal die Bibel gelesen und zwischendurch 20 000 Hexen verurteilt zu haben! (SOLDAU und HEPPO).

Manchenorts wurden die „Narren" mit einer Kappe in Verschlägen wie dem abgebildeten eingesperrt, um gegen Entgelt dem schaulustigen Volk auf Jahrmärkten gezeigt zu werden. Auch im Winter blieben sie darin — denn ein Irrer hatte nach damaliger Anschauung kein Gefühl für Kälte. Starben sie darüber hin, so lag bei ihnen — wie noch der hochgeistige MORGAGNI folgerte — eben kein echter Wahnsinn vor. Auf dem Holzschnitt fungiert dieser Käfig allerdings — nach den (hier weggelassenen) Bemerkungen der handelnden Personen — im Sinne einer derben erotischen Allegorie als Männerfalle.

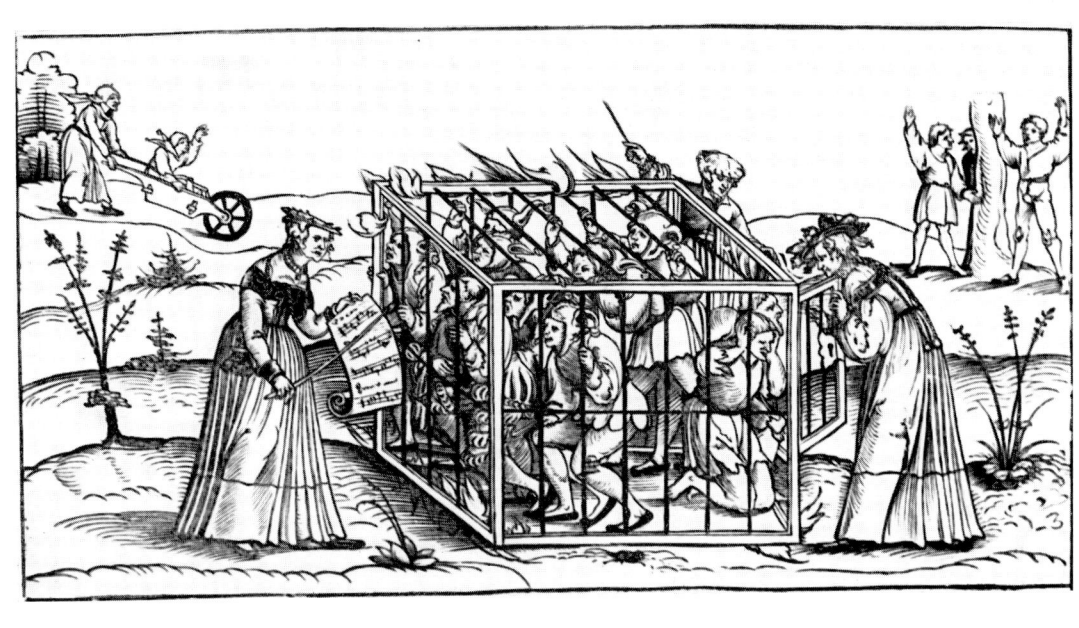

Narrenkäfig · Um 1550
Deutscher Holzschnitt
Germanisches Nationalmuseum
Nürnberg

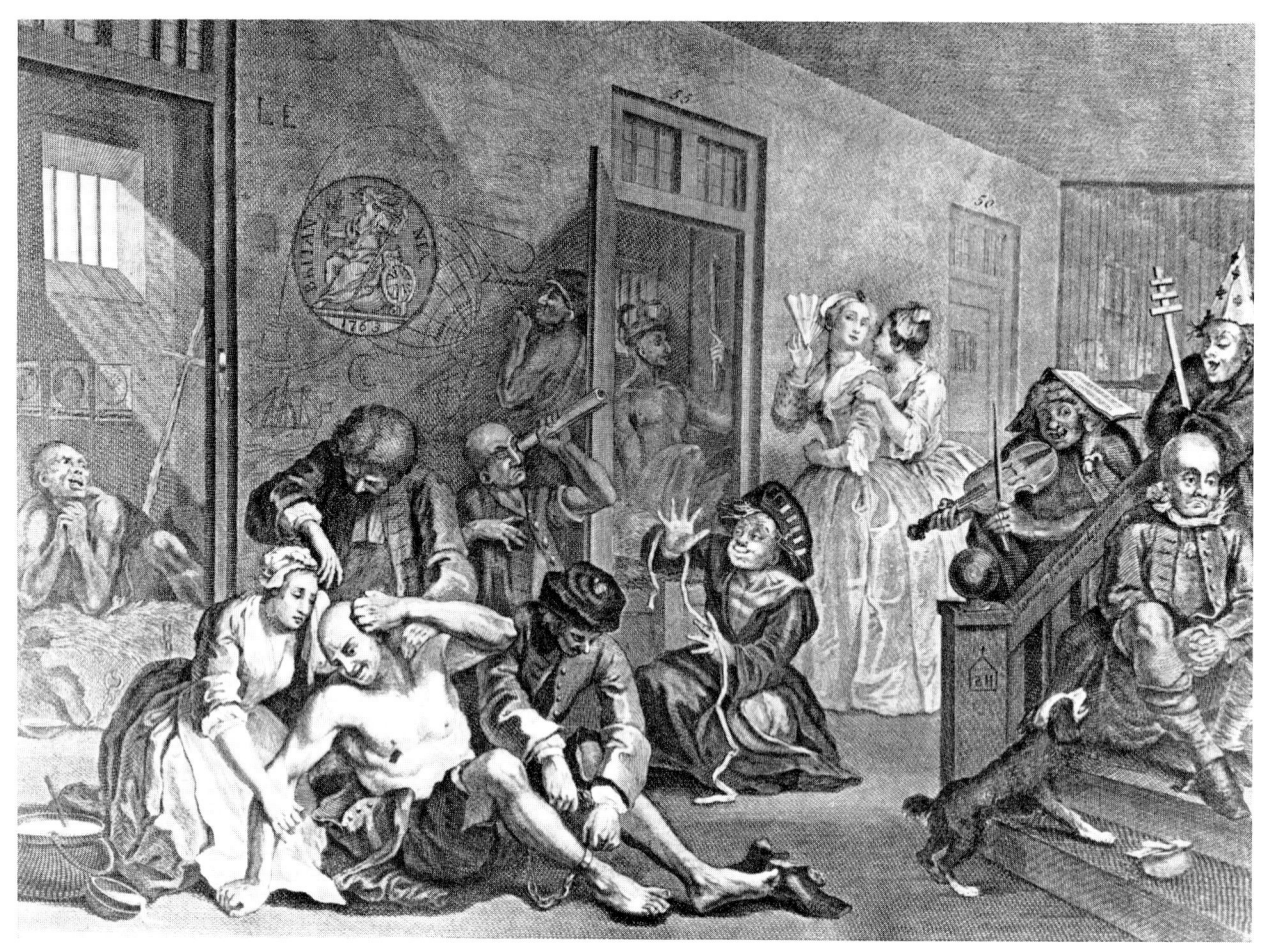

W. Hogarth · Irrenasyl in Bedlam · 1735 · Kupferstich (seitenverkehrt) nach Gemälde

Erst in der Barockzeit begann man, feste Häuser für die Irren einzurichten. Die Insassen wurden z. T. als Arbeitskräfte vermietet. Von einem schottischen Pächter wird berichtet, daß er Narren vor Wagen, Pflug und Egge spannte und wie Zugvieh prügelte (HAISCH). — Das Leben in einem solchen Irrenasyl gibt WILLIAM HOGARTH (1697 — 1764) in dem achten und letzten Bild der Serie „The rake's progress" (Weg eines Wüstlings) wirklichkeitsnah wieder. Der Göttinger Professor für Naturwissenschaften und Mathematik GEORG CHRISTOPH LICHTENBERG (1742 —1799), dessen „Aphorismen" ihn als geistvollen, wagemutigen Enthüller menschlicher und sozialer Schwächen ausweisen, hat für seine deutschen Landsleute 1784 aus genauer Kenntnis der englischen Verhältnisse die Hogarthschen Kupferstiche kommentiert. *„Hier wird unser Held endlich zur Ruhe gebracht. Die Handlung ist eine sepultura inter vivos, eine Beisetzung unter den bürgerlich Toten; er wird in Bedlam, dem Londoner Tollhause, an Ketten gelegt. Größtenteils nackend liegt er im Vordergrunde, während ein Mann seine Ketten schließt. Hinter ihm kniet die Gefährtin seiner Jugend, teilnehmend an seinen Leiden. Einer der Krankenwärter scheint von dem Schmerz des Mädchens gerührt. Er sucht, ihr Gesicht vom Wüstling auf eine Art zu entfernen, die seinem Gefühl Ehre macht. — Auf dem langen Gange, der Katakombe, die wir hier erblicken, dürfen die Unschuldigsten frei herumgehen, wenigstens bis an das große Gitter, nur die von einem tiefern und gefährlicheren Grade werden in den nummerierten Zellen beigesetzt. In Bedlam gibt es deren Hundert, man sieht hier die Nummern 54, 55 und 56. In Nr. 54 liegt der schwärmende, religiöse Abergläubige, und in Nr. 55 sitzt auf einem Thron von Stroh und durch sich selbst gekrönt mit Stroh der politische Phantast. Vor dem Kabinett stehen ein paar Mamsellen in ziemlich reicher Seide. Was wollen diese Damen hier? Die Nackten bloß sehen? An der Treppe zur Rechten spukt etwas in dem Trio, fast so etwas wie Glaube, Liebe und Hoffnung. Der Glaube mit dem dreifachen Kreuze und der einfachen Krone singt seine Mette mit dem Blöck-Mäulchen. Die Hoffnung, das Notenbuch quer auf dem Kopf, so daß sie das Ansehen eines Musikpultes erhält, geigt fort, und die melancholische Liebe träumt, einen Strohkranz als Strick um den Hals, ohne zu hören, daß der Hund sie anbellt. — Man wird es dem Erklärer hoffentlich gern vergeben,, wenn er auf einige schreckliche Szenen hier nur hingewiesen hat. Sie bedürfen keiner Erklärung und vertragen auch keine. Ich* *werde auf mehrere Blätter dieser Serie zurückkommen müssen — aber auf dieses achte Blatt — in meinem ganzen Leben nicht wieder. Ich kann und will es nicht leugnen, es ist mir sauer geworden. Mit meiner Empfindung bei dem Schlusse dieses Kapitels weiß ich daher nichts zu vergleichen als das unbeschreibliche Wohlbehagen, das meinen ersten freien Atemzug begleitete, als ich im Oktober 1775, nach einem kurzen Besuch in diesen Begräbnissen von Bedlam, wieder in die freie Luft heraustrat."*

Im übrigen Europa sah es ähnlich aus. FRANCISCO GOYA (1746—1828) vermittelt uns 1795 nach eigener schwerer Krankheit nicht nur die reale Beobachtung eines in einem Jochbogenkeller untergebrachten Irrensaales, sondern auch die drängende Fülle eines inneren Erlebens der Eingekerkerten. In der Mitte des Gewölbekellers streitet ein vom Teufel besessener Nackter mit Dreispitz gegen einen unsichtbaren Feind. Rechts zu seinen Füßen dünkt einer sich König mit einer Krone aus Spielkarten und einem Szepter aus Holz. Noch weiter rechts schickt ein halbnackter Priester seine Segnungen ins Leere. Linksseitig ballt sich die Menge um einen, der die Messe zelebriert, Palmwedel haltend und Federn im Haar. Man küßt ihm die Rechte, kniet vor ihm oder hat sich zu Boden geworfen. Nur spärliche Lumpen bedecken die meisten Kranken. Man bemerkt weder einen Wärter noch Fesseln. JOHANN CHRISTIAN REIL, der Freund Goethes, schildert (1803) ähnliche Verhältnisse mit der Emphase des Reformators, der die furchtbaren, aus der Vergangenheit unverändert übernommenen Verhältnisse mit den Augen einer neuen Zeit sieht. *„Wir sperren diese unglücklichen Geschöpfe gleich Verbrechern in Tollkoben, ausgestorbene Gefängnisse, neben die Schlupflöcher der Eulen in öden Klüften über den Stadttoren oder in die feuchten Kellergeschosse der Zuchthäuser ein, wohin nie ein mitleidiger Blick eines Menschenfreundes dringt, und lassen sie daselbst, angeschmiedet in Ketten, in ihrem eigenen Unrat verfaulen. Ihre Fesseln haben ihr Fleisch bis auf die Knochen aufgerieben, und ihre hohlen und bleichen Gesichter harren des nahen Grabes, das ihren Jammer und unsere Schande zudeckt."*

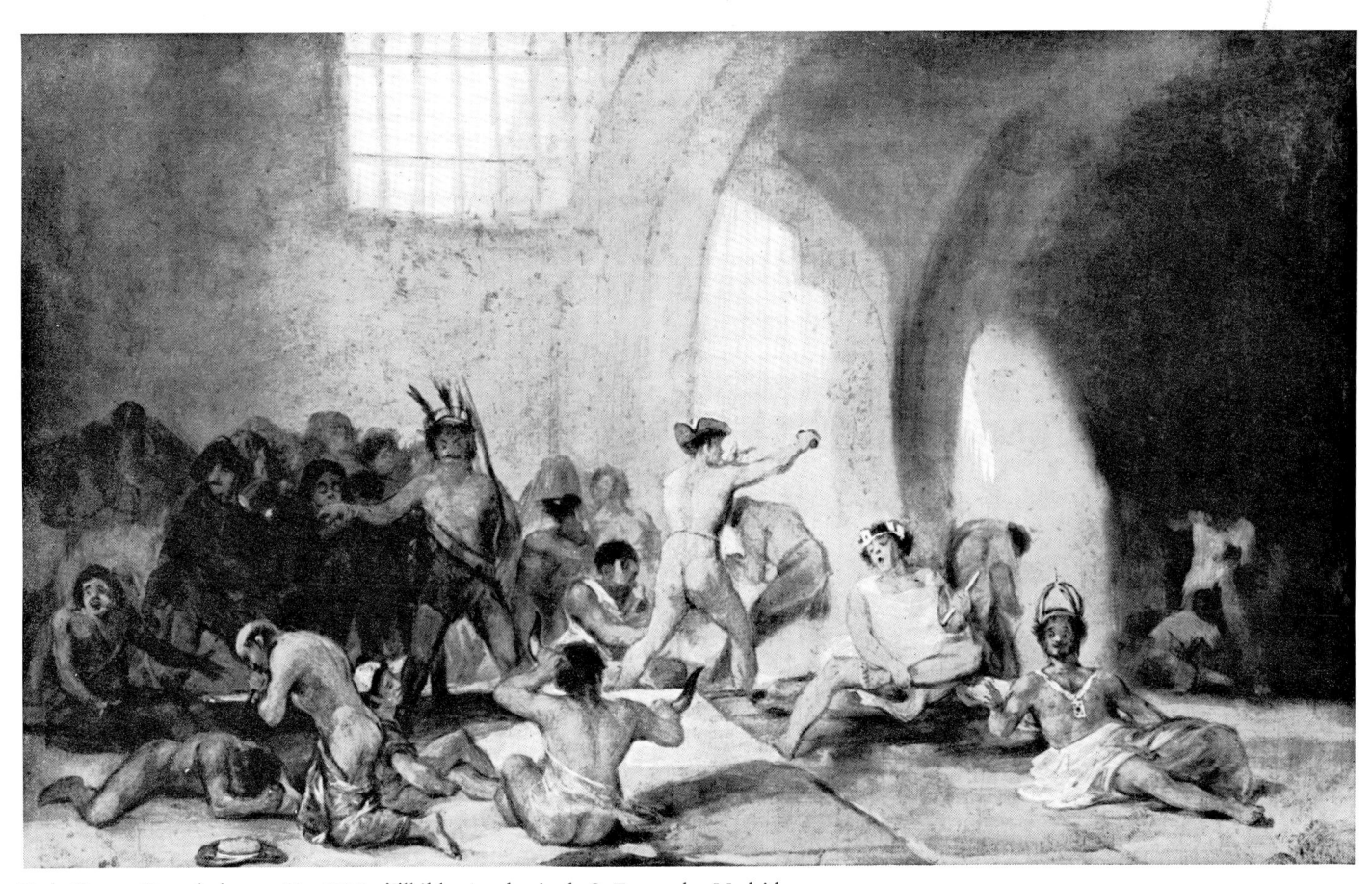

F. de Goya · Casa de locos · Um 1795 · Ölbild · Academia de S. Fernando, Madrid

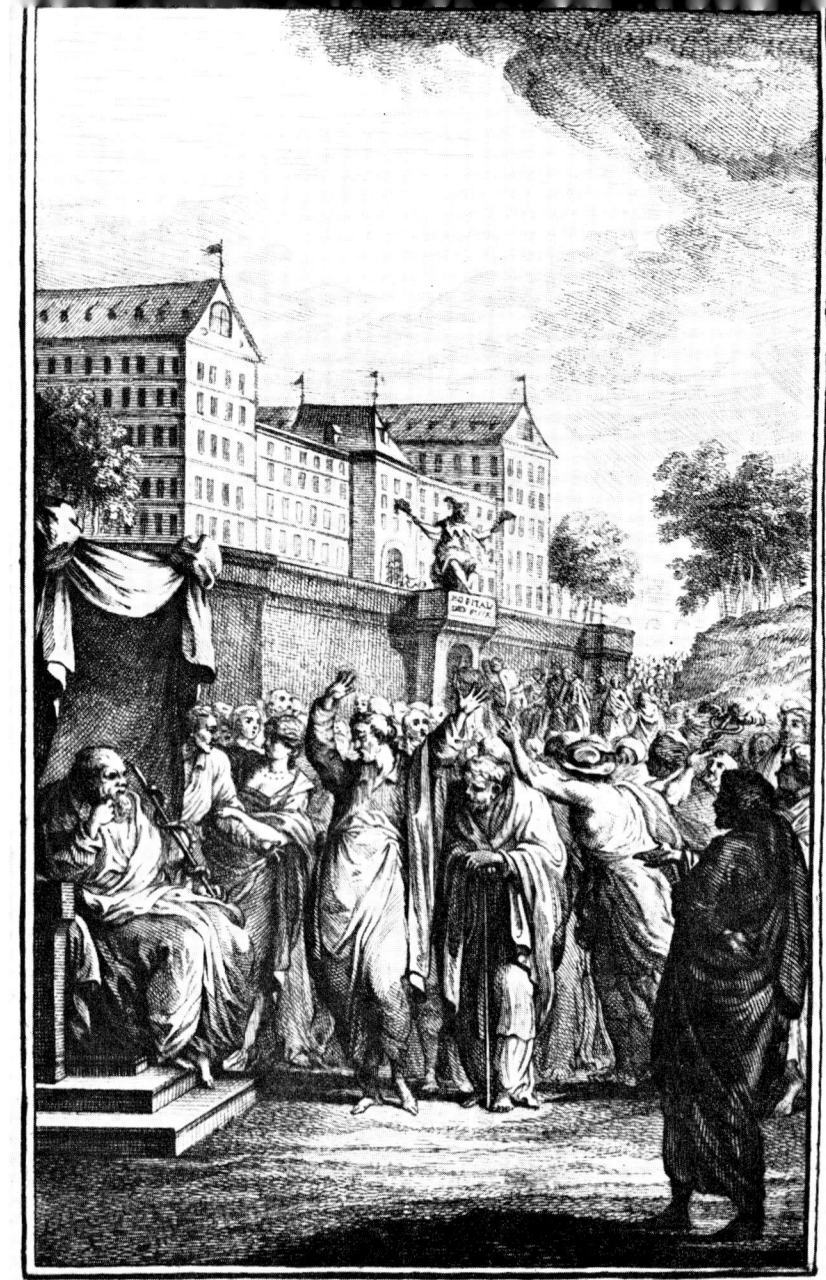

C. Eisen · Götterszene mit Irrenhospital · Aus W. Walsh · 1765 · Titelkupfer

Bereits im 18. Jahrhundert erstrebte die in England eifrige philantropische Bewegung auch eine Verbesserung der Unterbringung und Pflege der Irren. Das ersehnte Ideal eines solchen Krankenhauses führte in Frankreich der durch Illustrierung galanter Druckwerke bekannte C. Eisen im Hintergrund eines Titelkupfers vor. Bei den vorderen Personen fehlt die psychologische Charakterisierung ihrer Geistesgestörtheit. Die Szene wird so erklärt: *„Aeskulap und Merkur sind auf die Erde gekommen, um die Menschheit vom Wahnsinn zu befreien. Der sitzende Aeskulap hört sich aufmerksam an, was jemand über den Wahn seines Nachbarn zu sagen weiß. Merkur hält die Menge im Zaum. Mit Vehemenz versucht ein Stoiker zu beweisen, daß mit Ausnahme seiner Sekte das ganze Menschengeschlecht verrückt sei. Ein anderer, der über dessen Eitelkeit lacht, scheint wegen seiner vernünftigen Ansichten über das Irresein die Hilfe Aeskulaps weniger zu brauchen."*

Das erste, als Irrenhaus vorgeplante Bauwerk war der Narrenturm in Wien, vom Volksmund wegen seiner runden Form als „Kaiser Josephs Gugelhupf" bezeichnet. Dieser 4 Stockwerke hohe Steinbau diente von 1784 bis 1869 seiner Bestimmung. Auf den Steinfußböden der 139 2,5 × 3 m großen Einzelräume (sog. Keuchen), die durch vergitterte Fensterchen spärlich erhellt wurden, lagen 250 bis 300 Kranke. Leider brachte der „Narrenturm" keineswegs die von seinem humanitären kaiserlichen Bauherren gewünschte Verbesserung des Loses der Insassen. Noch 1846 entsetzte sich Mahir in einem *„Bericht über Irrenanstalten": „Gänge und Keuchen sind dunkel, auf eine im höchsten Grade kerkerhafte Weise durch furchtbar massive eiserne Türen und Tore, Ringe und Riegel verwahrt, so daß es gewiß dem raffiniertesten Verbrecher und Bösewicht nicht möglich wäre zu entkommen. Die größte Unreinlichkeit, ein scheußlicher, unerträglicher Gestank, Heulen und Brüllen, ein entsetzendes, schauderhaftes Jammergeschrei vieler, noch an schweren Ketten und eisernen Reifen, an den Beinen und Armen, selbst am Halse, auf die grausamste Weise gefesselter Irrer sind Objekte, welche*

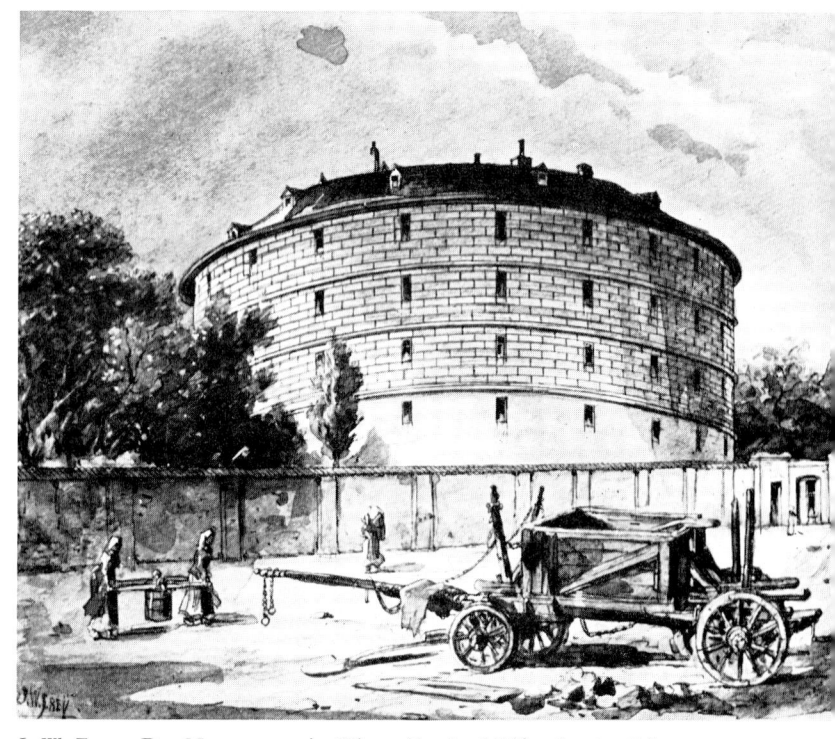

J. W. Frey · Der Narrenturm in Wien · Zweite Hälfte des 19. Jahrhunderts · Aquarell · Historisches Museum der Stadt Wien

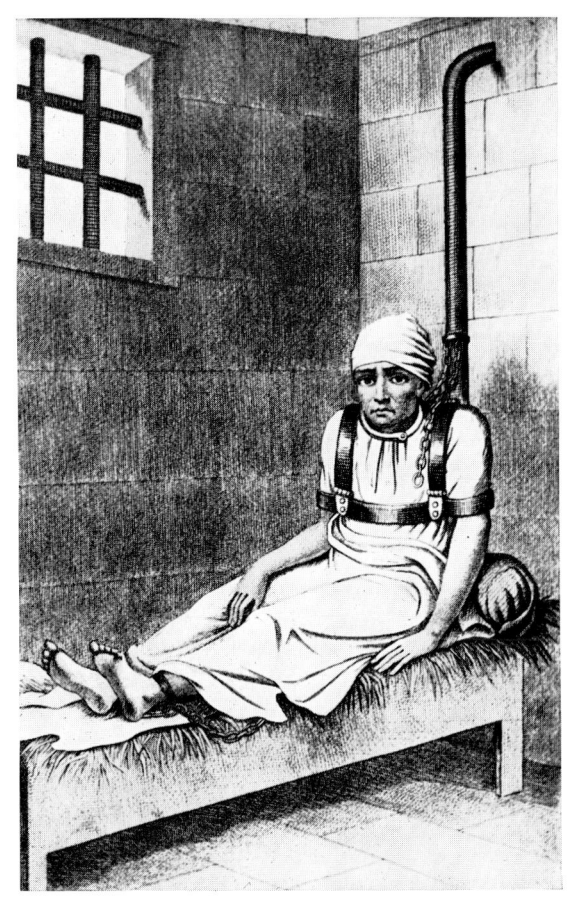

Angeketteter Geisteskranker in Bedlam · Aus J.-E. Esquirol · 1838 · Kupfertafel

daraus zu befreien wußte, ließ man aus Newgate ein 23 Pfund schweres, eisernes Gestell kommen. Der Unglückliche wurde an Hals und Füßen gefesselt; den Rumpf umschlang ein eiserner Gürtel, an welchem die Arme fixiert waren. Vom Halsband und vom Gürtel lief eine zehnzöllige Kette zu einem Ring. Dieser verschob sich auf einer Eisenstange, welche in Decke und Fußboden eingelassen war. So hat der Unglückliche, der sich nicht einmal auf dem Bett ausstrecken konnte, 9 Jahre lang gelebt!"

Diese furchtbaren Verhältnisse besserten sich im Paris der großen Revolution; doch erst 1860 hatte man die Irrenbefreiung überall in Europa durchgesetzt. Wegbereiter war PHILIPPE PINEL (1745—1826), Chefarzt der Anstalt Bicêtre, einem als Gefängnis und Irrenasyl dienenden Komplex. MIRABEAU berichtete 1788 über die dortigen Verhältnisse: „Die neu Eingetroffenen werden wahllos in diese wilde Schar von Irrsinnigen geworfen, und von Zeit zu Zeit zeigt man sie wie wilde Tiere dem ersten besten Lümmel, der dafür 6 Heller zahlt." PINEL trat kühn, bewegt durch die großen humanistischen Ideen seiner Zeit, für die Heilbarkeit der Geisteskranken und ihre Befreiung aus den Ketten ein. Nicht ohne Gefahr, wie Pinels Sohn sich erinnerte. Als Volksfeind denunziert, wurde er 1793 von COUTHON kontrolliert. Als der Präsident der Kommune die Eingekerkerten einzeln auszufragen versuchte, dem besuchenden Arzte in diesem Turme entgegentreten. Die armen und unglücklichsten aller Geisteskranken, die ich jemals gesehen habe, werden gleich den wildesten Raubtieren hier gehalten und gefüttert; die schlechteste Menagerie bietet ein unweit freundlicheres und menschlicheres Ansehen. Auf allen Gesichtern sind gräßlicher Jammer, Schmerz und Verzweiflung ausgeprägt; bei magerer Kost und unter unaufhörlichen Schmerzen des Körpers, die durch gewalttätige Heilversuche hervorgerufen werden, wird diesen beweinenswerten Kranken nie ein Strahl der Sonne zuteil." Jährlicher Durchschnitt der Patienten der ersten 60 Jahre: Alter 40 Jahre, Aufnahmen 221, Todesfälle 55.

Mehrfach wurde schon die Fesselung der Geisteskranken erwähnt. Bis zu welchem Ausmaß sie erfolgen konnte, hat J.-E. ESQUIROL (1772—1840) abgebildet und kommentiert. Das Bild des englischen Patienten soll mit den eigenen, ohne Zwangsjacke und Fesseln dargestellten Kranken des französischen Psychiaters kontrastieren. „Nirgends blieb der Gebrauch bzw. Mißbrauch der Ketten so lange wie in England. Als ein Marineoffizier einmal seiner Umgebung drohte, legte man ihn in Ketten. Weil er sich

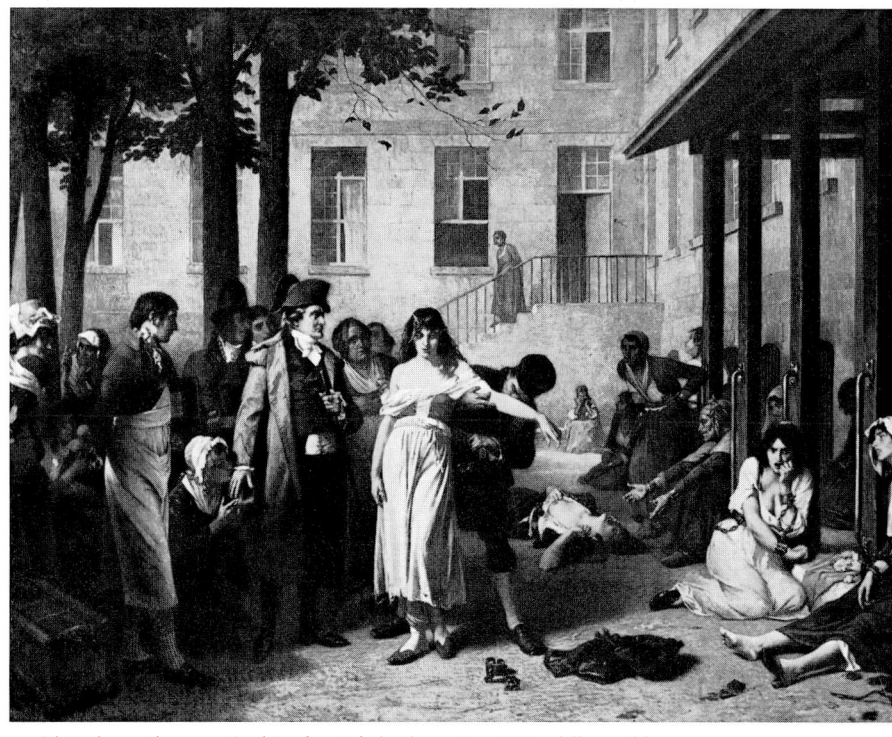

T. Robert-Fleury · Pinel in der Salpêtrière · Um 1890 · Ölgemälde

war ihm bald das Geschrei und Geheul derart zuwider, daß er PINEL *anfuhr: „Bürger, du bist selbst ein Narr, daß du solches Vieh loslassen willst! Mach mit ihnen, was du willst; ich fürchte, du wirst selbst ein Opfer deines Vorurteils werden."* Nach und nach entfernte PINEL den Geisteskranken die Fesseln und verbot den Wärtern die Anwendung der Züchtigungsinstrumente. Manche für unheilbar gehaltene Internierte erwiesen sich als gesund, wiele wurden ruhiger und lenkbar. Als er 1795 Leiter der Salpêtrière wurde, setzte er sein Befreiungswerk dort fort. Das Ölbild von TONY ROBERT-FLEURY (1837—1911) dürfte mit Ausnahme der pathetischen Pointierung einer solchen Befreiungsszene etwa entsprechen. Das Anketten der Unruhigen auf dem Hofe zum Freiluftdaueraufenthalt ging auf die überkommene Vorstellung zurück, daß Irre Kälte unbehelligt ertragen könnten.

Im Beginn des 19. Jahrhunderts treffen wir auf die ersten Versuche einer Behandlung der Geisteskranken. Da vielen Maßnahmen die These zugrunde lag, Schmerz und Schrecken könnten die Irren zur Vernunft bringen, kam man zu sinnlosen, grausamen Methoden (z. B. Peitschen mit Brennesseln). Sie wurden in Deutschland von ERNST HORN (1818) und PETER JOSEPH SCHNEIDER (1824), in Holland von JOSEPH GUISLAIN (1826) systematisiert. HORN, der von 1806—1818 die innerlich und geistig Kranken der Berliner Charité betreute, schätzte besonders das Einbinden in einen Sack, da er Dunkelheit für ein probates Mittel hielt, Geistesgestörte einsichtig zu machen. Als man 1811 eine 21jährige Kranke in dem Sack tot auffand, trug ihm dies seitens seines chirurgischen Kollegen eine Anklage wegen Mordes durch Erstickung ein. — Weise Richter des Kammergerichts zogen Sachverständige zu, die unschwer die unbehinderte Atmung durch den groben Sack erweisen konnten. HORN wurde in diesem, vielleicht ersten Haftpflichtprozeß freigesprochen (zit. nach JAECKEL). Die Abbildungen einiger Behandlungsmaßnahmen sind durch ein paar Kommentare der erwähnten Autoren so ergänzt, daß die Quälereien deutlich werden. Mitleidige Regungen kamen in jener sich sonst so empfindsam gebenden Zeit nicht auf.

Der Zwangsstuhl, damals Tranquillizer genannt, hat sich bis in unser Jahrhundert gehalten. *„Unruhige, unfolgsame, schreiende und gefährliche Irre werden in einen Zwangsstuhl zur Bezähmung und Besserung eingeschnallt. ...* HEINROTH *bemerkt, daß diese Vorrichtung für die Kranken durchaus nicht schädlich sei, indem sie wochenlang und noch länger auf dem Zwangsstuhl ohne den mindesten körperlichen Nachteil sitzen können.* HEINROTH *gebraucht denselben an einem dunklen, einsamen Ort und sah darauf sonst nicht zu bändigende Individuen mild und*

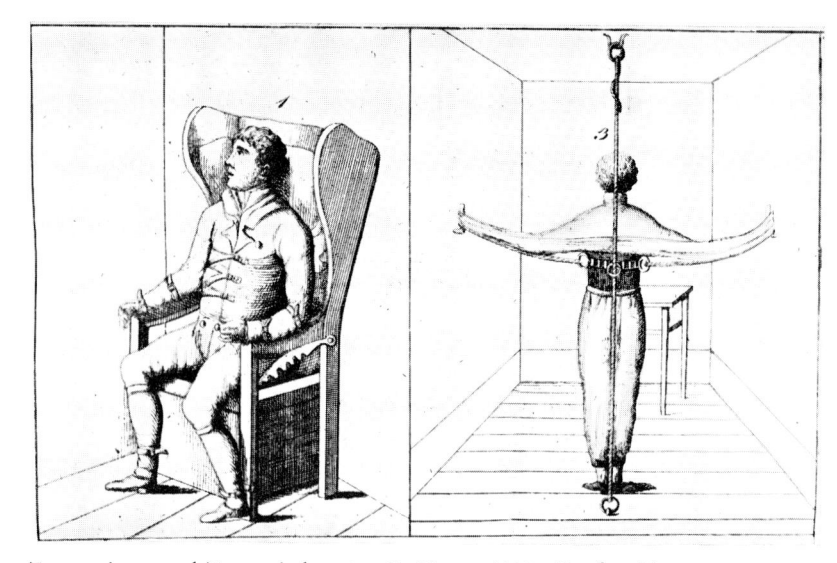

Zwangssitzen und Zwangsjacke · Aus E. Horn · 1818 · Kupferstich

nachgiebig werden" (HORN). — Bei dem 8 bis 12 Stunden durchgeführten Zwangsstehen wird der Kranke an Seitenwänden, Decke und Boden seiner Zelle so festgezurrt, daß er sich nur einige Zoll hin- und herbewegen, weder liegen noch sitzen kann. HORN rühmt es als *„eines der unschuldigsten, bequemsten und sichersten Beruhigungsmittel. Es wird nach mehrmaligen Versuchen so sehr gefürchtet, daß schon die bloße Ankündigung hinreicht, die Irren zur Ordnung und zum Gehorsam zurück zu führen."* — Sturzbäder wurden weniger häufig durchgeführt, da sie relativ viel Personal erforderten, das auch damals knapp war. *„Über den in der Holzwanne Angeschnallten gießt der durch eine Bretterwand geschützte Wärter in rascher Folge die vollen Eimer kalten Wassers. Die Prozedur wird eine Stunde, ja mehrere Stunden lang fortgesetzt."*

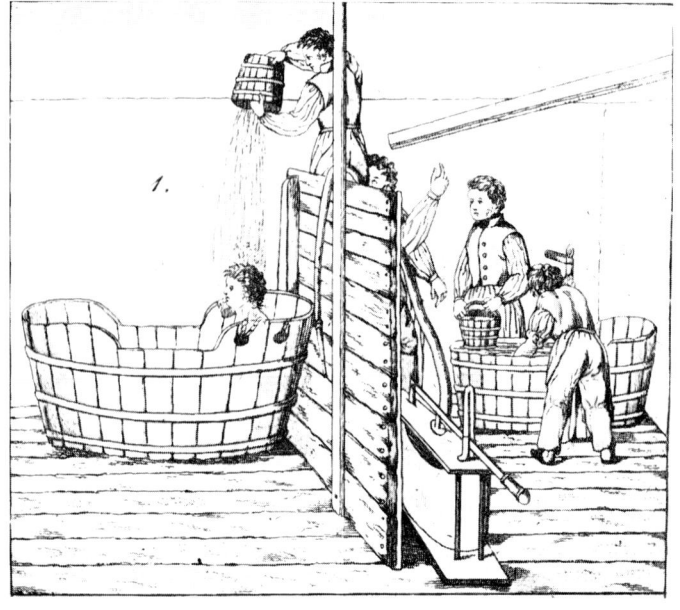

Sturzbäder · Aus E. Horn · 1818 · Kupferstich

Besondere Wirkungen erhoffte man von einer kontinuierlichen Rotation des Kranken. Die Idee war alt. In den vorausgegangenen Jahrhunderten wurden gelegentlich unruhige Kranke in einer hölzernen Trommel von mehr als 2 m Durchmesser eingesperrt und diese stundenlang um ihre Mittelachse gedreht. HORN verwandte den Drehstuhl und das Drehbett. Der Drehstuhl war noch relativ schonend, einfach zu tischlern, und von einem Wärter zu bedienen. Nach fortgesetztem Drehen stellten sich Schwindel und Erbrechen ein. Das Drehbett kreiste samt dem mit den Füßen nahe der Achsensäule der Maschine befestigten

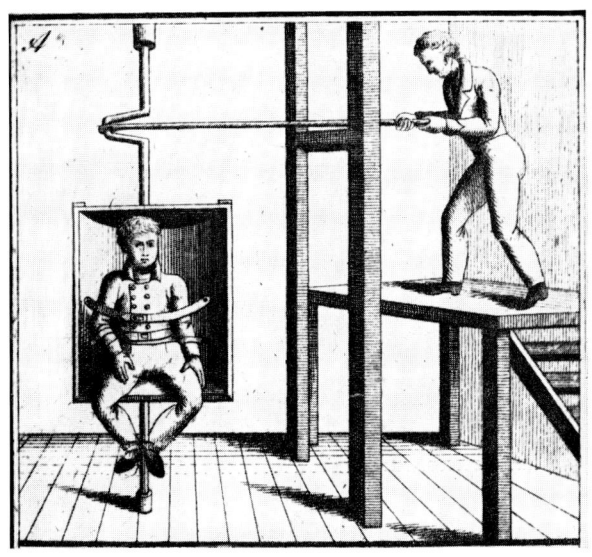

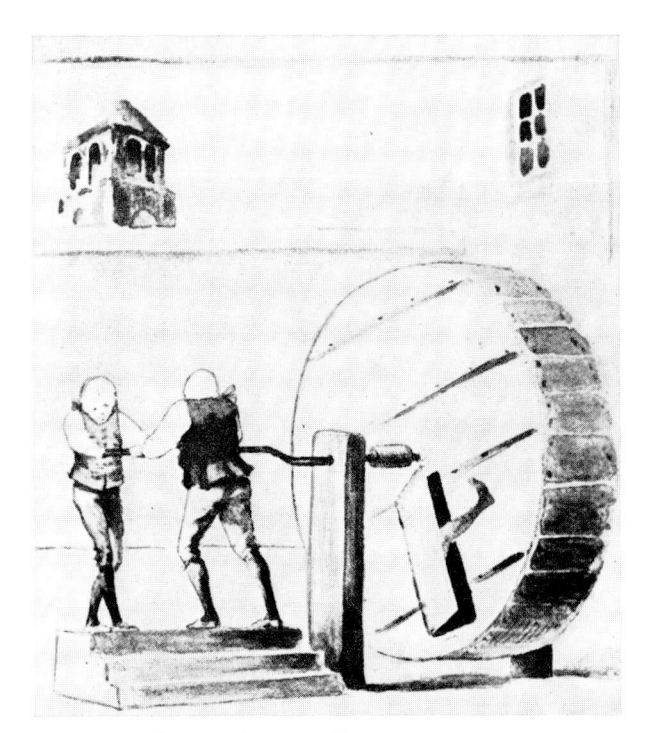

G. Meunier · Drehtrommel · Aquarell

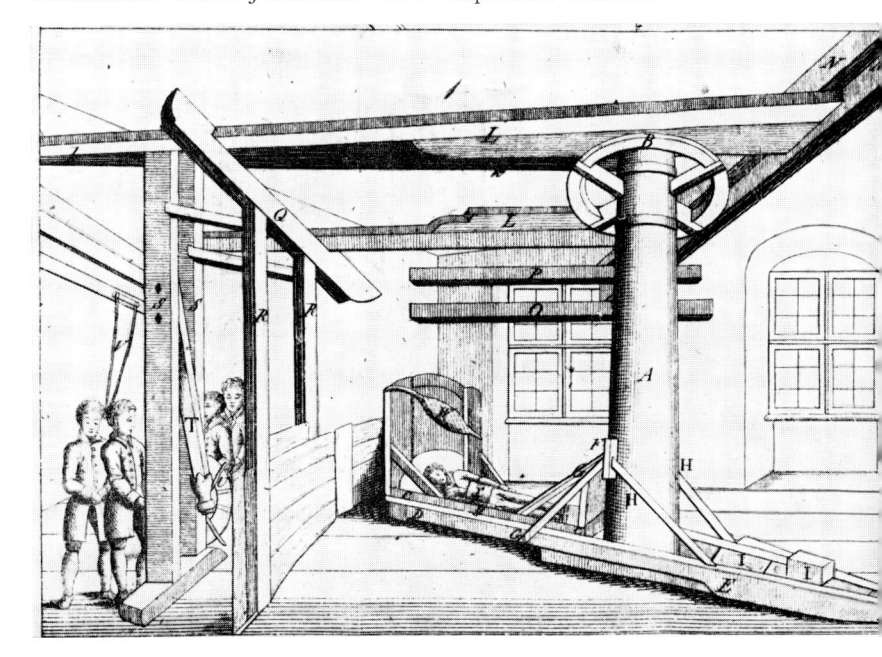

Drehstuhl · Aus J. Guislain · 1826 · Kupferstich

Drehmaschine · Aus P. J. Schneider · 1824 · Kupferstich · Falttafel

Kranken mit 40—60 Umschwingungen pro Minute. 4—6 Gehilfen brachten es durch Hebelzug in Bewegung. Dazu SCHNEIDER: *„Die Wirkungen sind sehr zusammengesetzt und sowohl körperlich als geistig; ein sonderbares Gefühl, als ob man den Atem verliere, Beklommenheit, Schwindel, Übelkeit, Würgen, heftiges Erbrechen, partielles Ergießen des Blutes in die Bindehaut des Auges. Wenige konnten die Bewegung über 2—3 Minuten aushalten. Wir gebrauchten das Drehbett ganz vorzüglich bei Anfällen der Tobsucht, ganz besonders aber gegen allgemeine Tobsucht (Mania catholica), wo es als ein Spezificum wirkt. ‚Wo dies nicht hilft',* sagt HEINROTH, *‚da hilft nichts'."*

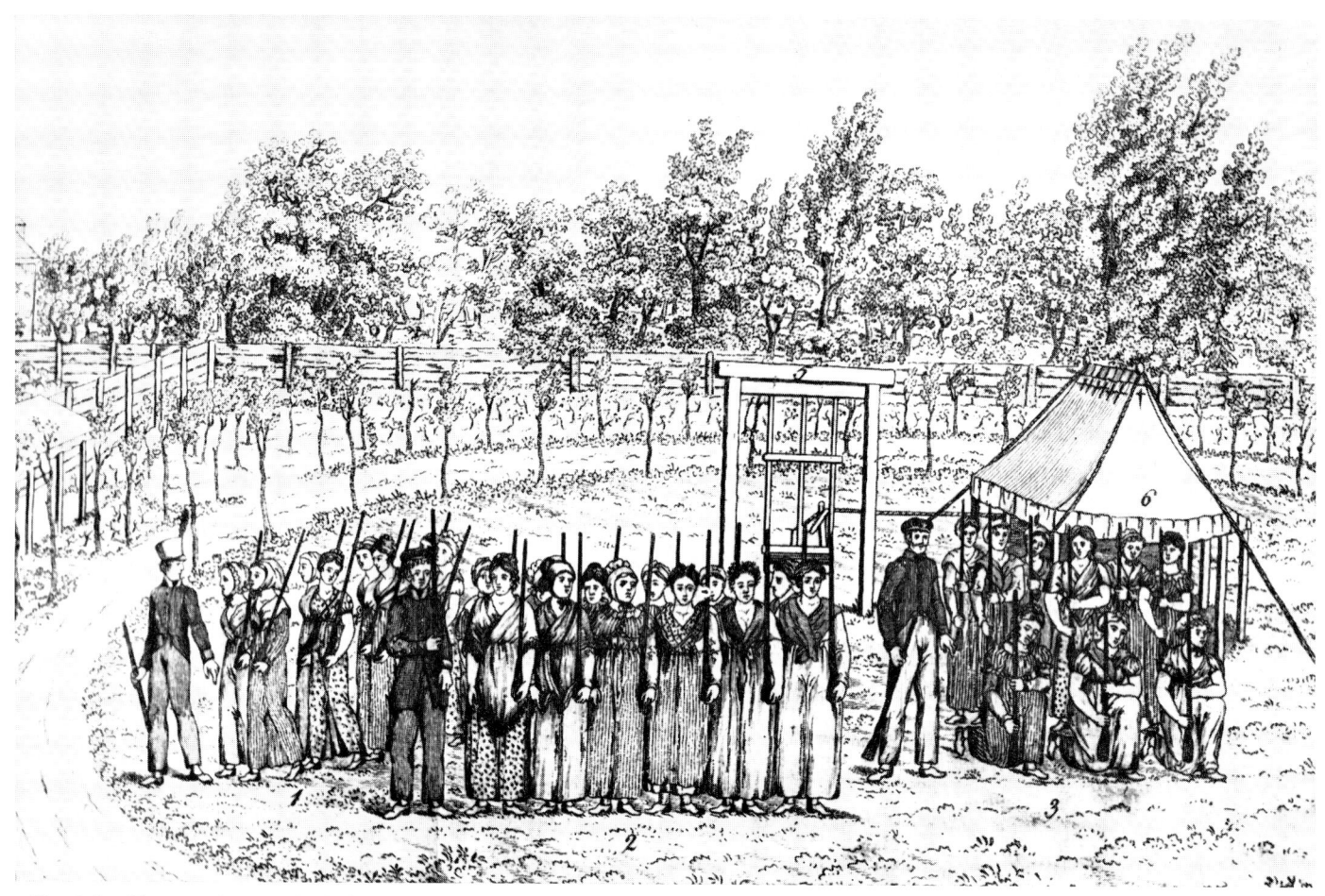

Militärische Übungen für Irre beiderlei Geschlechts · Aus E. Horn · 1818 · Gefaltete Kupfertafel

Doch gab es damals auch humane Bestrebungen! Der Preuße HORN konnte sich unter körperlicher Bewegung in frischer Luft allerdings nur militärischen Drill vorstellen, wobei Invaliden der Befreiungskriege als Sergeanten dienten. *Bei Ankunft des Arztes ertönten ein Trommel- oder Hornsignal und das Kommando „Ordnung". Während die Kranken in Reih und Glied standen, erstattete der Sergeant (Oberwärter) den Rapport. „Es ist hier ein Teil des Charité-Irrengartens mit seiner Einrichtung ... gezeichnet. Drei Abteilungen geisteskranker Frauen (1, 2, 3) werden von drei rekonvaleszenten Soldaten exerziert. Ihre Gewehre sind aus Holz, bequem, doch plump und schwer, um die Bewegungen mäßig lästig zu machen. Unfolgsamen und trägen Kranken werden Tornister, die mit einigen Pfunden Sand gefüllt sind, umgehängt. 5. Schaukeln zur Belustigung der Irren in den Freistunden. 6. Zelt für Schatten und kühle Sitzplätze in den Sommermonaten."* Der Alemanne SCHNEIDER war großzügiger. Er forderte: „*Den Irren täglich auf eine zweckmäßige, dem Grade seiner Bildung sowie seinen Kräften und Lieblingsneigungen entsprechende Weise zu beschäftigen. Dadurch wird das phlegmatische, arbeitsscheue, gedankenlose, finstere Hinbrüten in den Betten abgestellt, Gleichgültigkeit und Unreinlichkeit werden abgewehrt und der Kranke aus seiner überspannten Geisteswelt zur wirklichen und objektiven Ansicht des Lebens gezwungen.*" Der Holländer GUISLAIN endlich übernahm auch französische Elemente in seinen Therapieplan. Mit drastischen Methoden ist er zurückhaltend: „*Man muß der exspektativen Methode weiten Raum geben; die Anwendung der Mittel je nach der aufsteigenden, stationären und absteigenden Krankheitsperiode modifizieren; den Zustand durch geistige und körperliche Ruhe, durch Annehmlichkeiten, durch gute Behandlung und tröstende Worte beruhigen.*"

Diese deprimierende Bilderfolge beschließen wir mit der Zeichnung eines renommierten Künstlers der Romantik. Der 21jährige WILHELM KAULBACH (1805—1874) suchte auf Anregung seines Lehrers CORNELIUS die Irrenanstalt in Düsseldorf auf. Von dem Gesehenen tief erschüttert, von einzelnen Gestalten bis in den Traum verfolgt, versuchte er, sich durch zeichnerische Niederlegung von dem Gesehenen zu befreien. Jede Figur ist in einem eindrücklichen Realismus nach dem Leben gezeichnet. Die Kranken sind recht ordentlich gekleidet und nicht mehr angekettet; es besteht noch keine Trennung der Geschlechter. Mit der Bewegtheit der ins Freie Gelassenen kontrastiert die phlegmatische Ruhe des Wärters mit Schlüsselbund und Zuchtpeitsche. Die Schicksale der dargestellten Kranken waren KAULBACH „bis ins Detail" durch den Anstaltsarzt mitgeteilt worden. Sie sind später bei JOHANN AUGUST SCHILLING („*Psychiatrische Briefe*" 1863) wiedergegeben. Dort sind die als exogen angenommenen Ursachen der Psychosen aus der Perspektive einer engherzigen Moral in „sittlichen Verfehlungen" gesehen. Das Schicksal der Kranken wird manchmal ungewollt komisch, fast nach Moritatensängerart dargestellt. Den im Schillingschen Werk 75 Seiten umfassenden, weitschweifigen Ausführungen sind hier einige Passagen entnommen, die im Rahmen der Krankengeschichte das soziale Milieu und die Anschauungen der Biedermeierzeit schildern.

In der Vordergrundmitte sitzt eine *„kräftige, wohlgebaute, edle und hochgewachsene Figur. Der Kopf ruht vorgeneigt auf der rechten, zornig und krampfhaft geballten Faust.... Die nackten Schienbeine lassen auf einen*

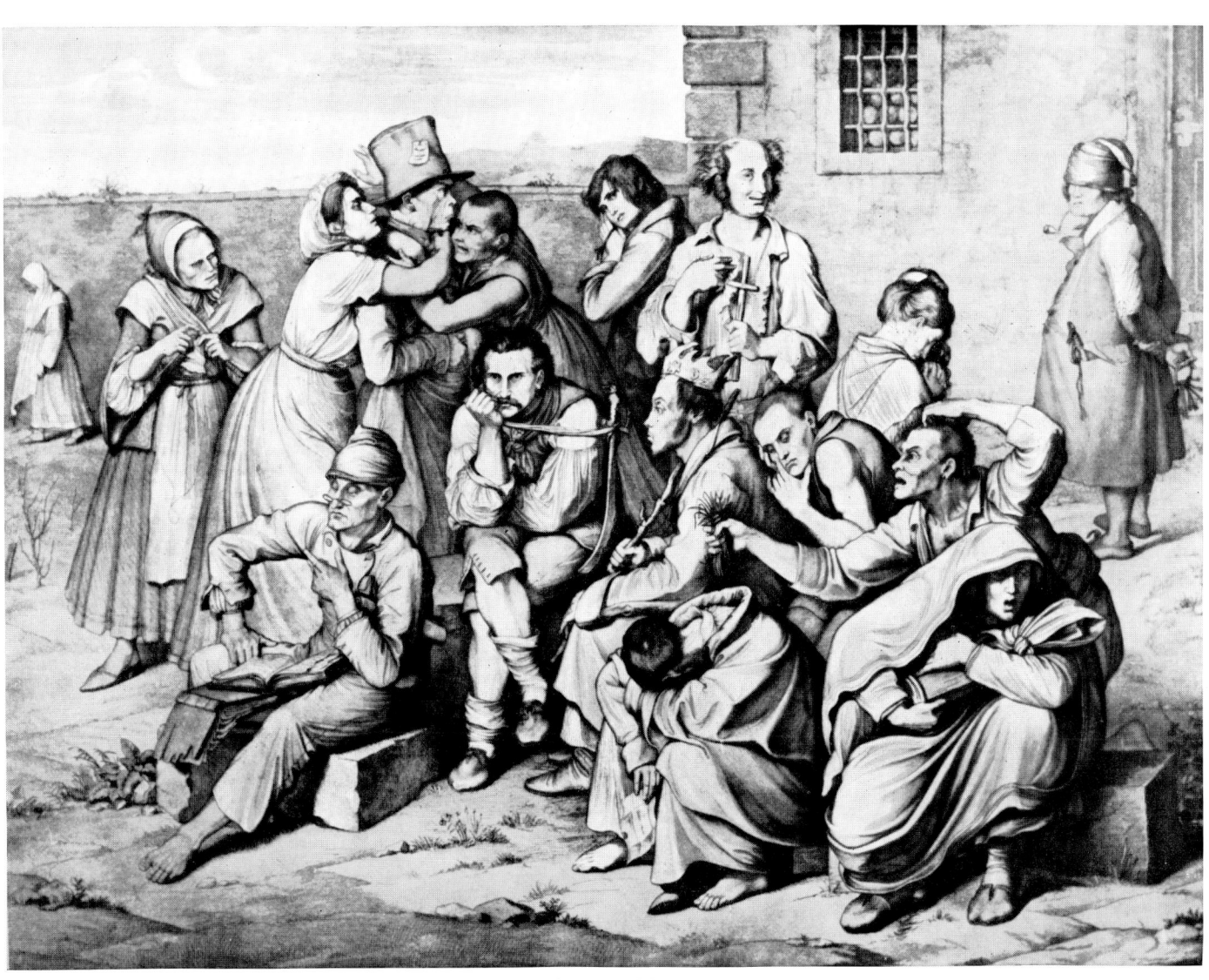

W. Kaulbach · Das Narrenhaus · Bleistiftzeichnung · 1835 als Kupferstich publiziert

eisernen, robusten, herkulischen Bau des ganzen Körpers schließen. Das Gesicht mit dem dunklen und reichen Haar, der struppige Schnurrbart, die fletschenden Zähne, die geballte, den halben Mund verdeckende Faust und insbesondere die zornblitzenden und wutsprühenden Augen sprechen zusammen einen drohenden Grimm aus, der aber seine Ohnmacht in diesen Verhältnissen fühlt." Dieser Soldat der Kaisergarde der Großen Armee war bei Waterloo im Hinterhaupt verwundet worden. Seitdem quälte ihn ständig ein dumpfer, innerer Kopfschmerz. Nach Sturz des Kaiserreiches „nistete ein finsterer Gram, verbunden mit bitterem Groll sich im Innern ein". Gegenüber den neuen Verhältnissen „brach die innere Wut in hellen Flammen auf. Er wurde rasend, stürzte zur Vendôme-Säule, schreiend, die Erde Frankreichs sei verraten, fiel alle Vorübergehenden mit dem Degen an und mußte in Ketten gelegt werden. Seitdem hört er nichts als den ständigen Kanonendonner der großen Kaiserschlachten von Marengo und Austerlitz."

Im Hintergrunde wird ein Mann mit Filzzylinder von zwei Frauen umhalst. „Betrachten wir die rechte der den Kritiker bestürmenden Damen, so sprechen deren verzerrtes, durch die ganze Wust aller gemeinen Leidenschaften abgemagertes Gesicht, ihr kurzes, sicher durch schlechte Krankheiten ausgegangenes Haar, ihre ganz nackten Arme sowie die Haltung nur zu deutlich, als daß es einer weitgehenden Darlegung der inneren Affekte dieser alten Phryne bedürfe. Von Haus aus war unser Landkind mit nicht besonders viel Religion ausstaffiert, und der geringe Fond war bald durch einen guten Teil jugendlichen Leichtsinnes paralysiert und entkräftet. In der Stadt kam sie zu einer liederlichen Herrschaft, welche dafür, daß sie ihrem Kindermädchen keinen Lohn und keine Abendkost zu reichen brauchte, einige Stunden dasselbe allabendlich auf der Promenade spazieren ließ. Die Promenade einer Abendstunde allein konnte mehr eintragen an klingender Münze als ein vierteljährlicher Lohn, sauer und unter Mühen verdient. Die zum Stadtfräulein gewordene Landjungfrau kam allmählich von einer Hand in die andere und wurde zuletzt einer Zitrone gleich, für die man einige Groschen zahlt, sie ausdrückt und zugleich beiseite wirft. Das bittere Bewußtsein, daß diese, von denen sie das scheußliche Gift in ihre Adern eingeimpft bekam, sie nicht mehr kennen wollten, brachte sie ins Narrenhaus. Verdorben am ganzen Körper, doch noch hie und da von den gemeinsten, tierischen Regungen der Leidenschaften und Wünsche aufgestachelt, denen sie vorher gedient hatte, wegen ihrer geistigen Verrücktheit unfähig, um nur als schmutzige Rettichverkäuferin die Schenken und Straßen zu durchwandern, lebt sie hier, um das Ende ihres scheußlichen Siechtums abzuwarten."

Rechts im Vordergrunde sitzt die „wahnsinnige Mutter", die auf ihren Knieen ein in Tüchern eingeschlagenes Stück Holz wie ein Kind fest umschlungen hält und zur Ruhe einzusingen scheint. Wir erfahren über sie: „Die einst schöne Jungfrau hatte alles Widerratens und aller Warnungen ungeachtet einen leichtfertigen, elenden Buben geheiratet. Der Gatte wurde seiner holden Gemahlin bald schon müde und verschwelgte das Geld auswärts mit Dirnen bei Becherklang und Würfellust. Das Weib, das indessen Mutter geworden war, mußte zu Hause allein sitzen. Sie konnte mit ihrem schwächlichen, unter großem Kummer zur Welt gebrachten Kinde weinen und klagen — das rührte ihn nicht. Sein ganzes Streben schien dahin zu gehen, sie baldigst ins Grab zu bringen, um abermals mit einer jungen Frau frische Mitgift zu erhalten. Das Hauswesen kam soweit herunter, daß sie mit ihren letzten Habseligkeiten auch ihr Hochzeitskleid verkaufen mußte. Am anderen Morgen sollte das väterliche Erbgut, das Haus, den Gläubigern überlassen werden. Spät am Abend kam der Mann betrunken nach Hause. Sie nahm das halbverhungerte, wimmernde Kind und mit einem fast lachenden Tone sagte sie zu ihm: „Da draußen unter den Weidenbüschen am See habe ich einen Schatz entdeckt, den will ich Dir zeigen." Sie ging mit ihrem Kinde im Arm voran, der betrunkene Mann ihr nach. Als die Beiden hinkamen, im Mondscheine, zu dem Wasser, an dem die Weidenbäume ihre grotesk schauerlichen Schatten warfen, rief sie mit hellkreischender, herzzerreißender Stimme: „Da hast Du Deinen Schatz, Du verfluchter Mörder, den fische Dir heraus aus den Fluten" und warf das mit dem Tode ringende, abgezehrte Kindlein hinab. — Starr stand der liederliche Vater einige Minuten da. Dann eilte er rasch davon und keine Spur mehr kam von ihm zutage. Die Mutter aber wurde im grauenden Tage ganz in dieser Stellung wiedergefunden, in welcher sie auf unserer Abbildung dargestellt ist. Sie hatte ein Stück Holz aus dem Wasser aufgefischt, wiegte es auf dem Schoße und sang dazu eine herzzerreißende Jammermelodie.... Und seitdem läßt sie nicht ab, Tag und Nacht dasselbe Lied zu wiederholen, das vermeintliche Kind einzuwickeln und auf ihren Knieen zu wiegen."

Der Wahnsinn

Üblicherweise versteht man unter Wahnsinn eine Seelenstörung, bei der Wahnvorstellungen und Sinnestäuschungen besonders hervortreten. Zu seiner Kennzeichnung bieten sich dem Künstler verschiedene Möglichkeiten an. Einmal kann er die Auswirkungen der Wahnvorstellungen in Gestik und Mimik des Kranken darstellen, zum andern Halluzinationen graphisch sichtbar werden lassen und schließlich allein in der Physiognomie des Kranken die Emanation der Seelenstörung wiederzugeben versuchen.

Auswirkungen von Wahnvorstellungen zeigten Hogarth, Goya und Kaulbach auf den Bildern im letzten Kapitel. Da hatte z. B. einer die Embleme des Königtums angelegt, jemand boxte gegen einen unsichtbaren Gegner, oder eine Frau meinte, in einem Stück Holz ihr Kind zu wiegen. Abgesehen von der Wiedergabe von Irrenasylen finden wir sie seit dem Narrenschiff des Hieronymus Bosch (Louvre, Paris) auf einer Reihe meist karikierender Darstellungen. Im Gegensatz zu den Hofnarren, die bei körperlicher Deformierung geistig normal und von schlagfertigem Witz waren, erscheinen solche Straßennarren in der Regel erheblich geistesgestört. Wir bringen einen Stich Daniel Hopfers (ab 1566 in Augsburg erwähnt, bis 1598). Sechs Personen umtanzen eine ältere, kropfige Frau, die in den Händen einen Stecken mit Würsten und einen Krug mit Wein hält. Ein buckeliger, lorbeerbekränzter Trompeter spielt auf. Schellen an Hand- und Fußgelenken kennzeichnen die Tänzer als Narren, auch der teils stumpfe, teils durch Visionen oder Tanzrhythmen erregte Gesichtsausdruck verrät die Geistesstörung. Dem links hinten Tanzenden klafft dunkel eine zackige Stirnwunde, die ihn anscheinend nicht beeinträchtigt. Der manieristisch-barocke Stil des ausgehenden Jahrhunderts gleicht sich diesem Tanzdämonium vorzüglich an.

Die bildnerische Sichtbarmachung von Visionen und Halluzinationen ist in der Sakralkunst der beginnenden Neuzeit mit dem Namen des Heiligen Antonius ver-

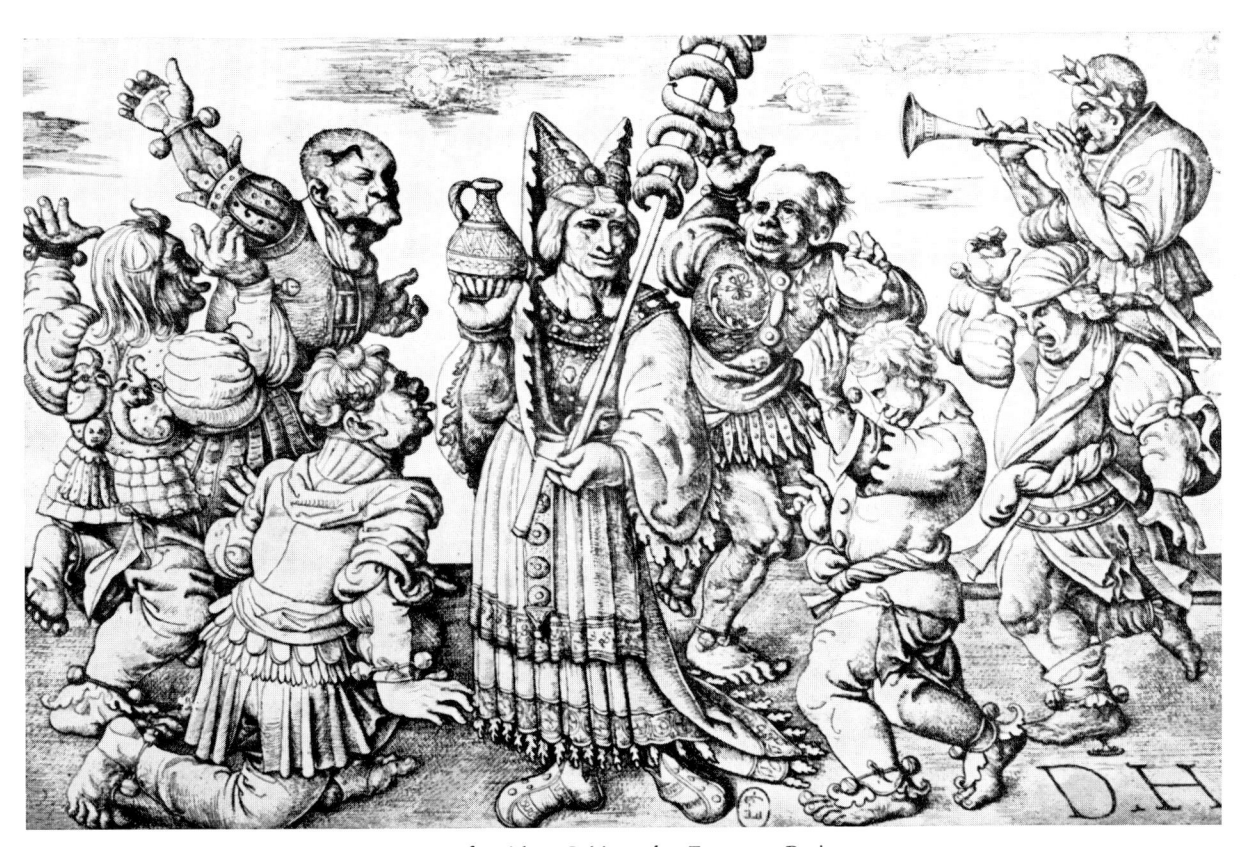

D. Hopfer · Narrenreigen · Um 1590 · Kupferstich · Cabinet des Estampes, Paris

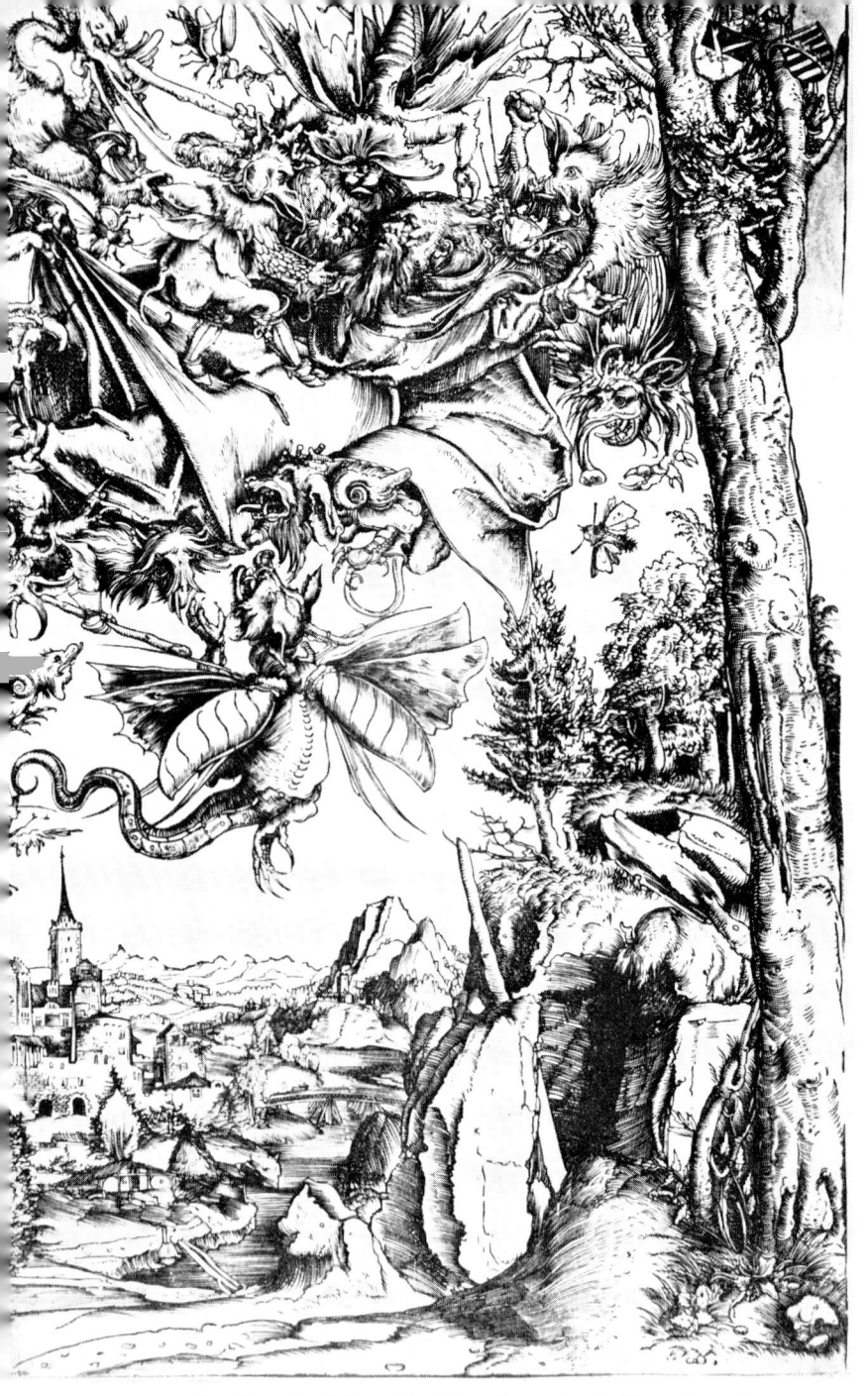

L. Cranach d. Ä. · Die Versuchung des heiligen Antonius · 1516 · Holzschnitt · Kupferstichkabinett Berlin

setzt. Aus dieser Idylle wird ANTONIUS von satanischen Dämonen in die Lüfte gerissen und gepeinigt. Der arme Duldergreis ist schutz- und hilflos den durcheinanderquirlenden Fratzengestalten preisgegeben. Man unterscheidet Fliegen-, Larven- und Molchteile, die mit tierischen Phantasiegebilden zu gräßlichen animalischen Phantasmagorien kombiniert sind: Ausgeburten religiöser, durch die Wehen der Reformation gesteigerter Angstträume. In Grünewalds visionärer Schau agieren ähnliche Scheusale, nur daß sie drastischer, auch wuchtiger dargestellt sind.

Die animalische Wahnwelt bricht nochmals bei FRANCISCO GOYA (1746—1828) in die bildende Kunst ein. Die halluzinatorische Bedrängnis des Menschen hat kein neuzeitlicher Künstler häufiger und peinigender gestaltet; überall in seinem graphischen Werk — den „Caprichos", „Desastres de la guerra" wie auch „Proverbios" — drängen sie hervor. „Der Traum der Vernunft gebiert Ungeheuer"

knüpft. Der Legende nach war dieser Einsiedler der ägyptischen Wüste durch teufliche Geister geplagt und Anfechtungen aller Art ausgesetzt. Dieses Motiv gestalteten SCHONGAUER in einem Stich, CRANACH in einem Holzschnitt, später GRÜNEWALD in einem Tafelbild des Isenheimer Altars (Detail S. 16) und NIKLAUS MANUEL ebenfalls in einer Altartafel (Berner Museum). Der Holzschnitt von LUCAS CRANACH D. Ä. (1472—1533) mit der Datierung 1506 entstammt seiner Frühzeit. Die Klause des Heiligen ist aus öder Wüste in eine blühende, von der Märchenstimmung des Donau-Stils erfüllte Voralpenlandschaft ver-

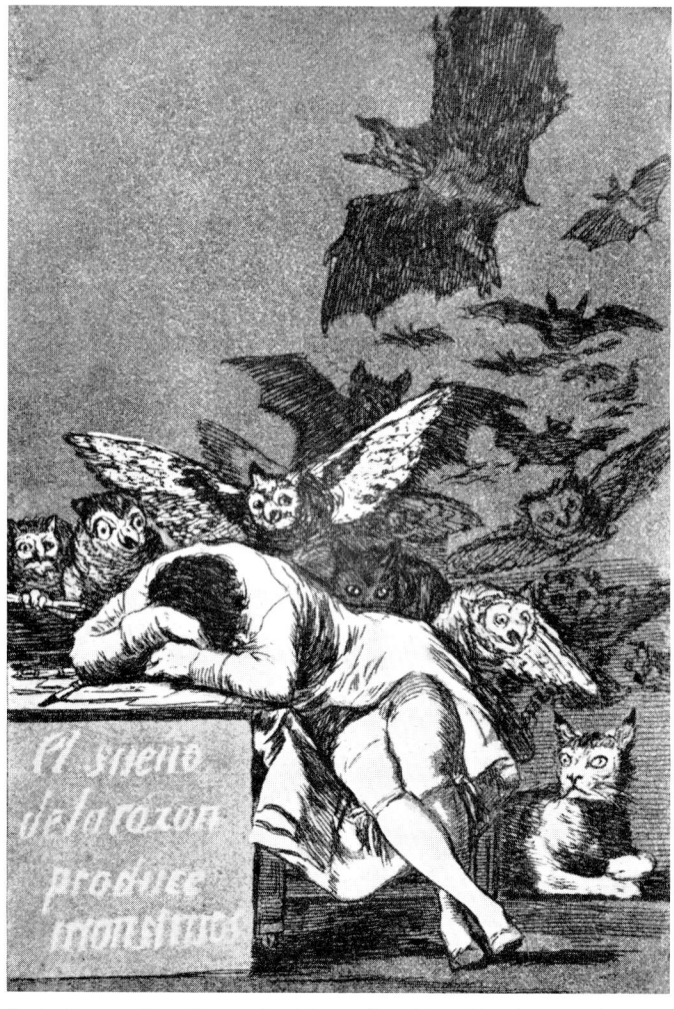

F. de Goya · Der Traum der Vernunft gebiert Ungeheuer · Aus Los Caprichos · 1793—1798 · Radierung

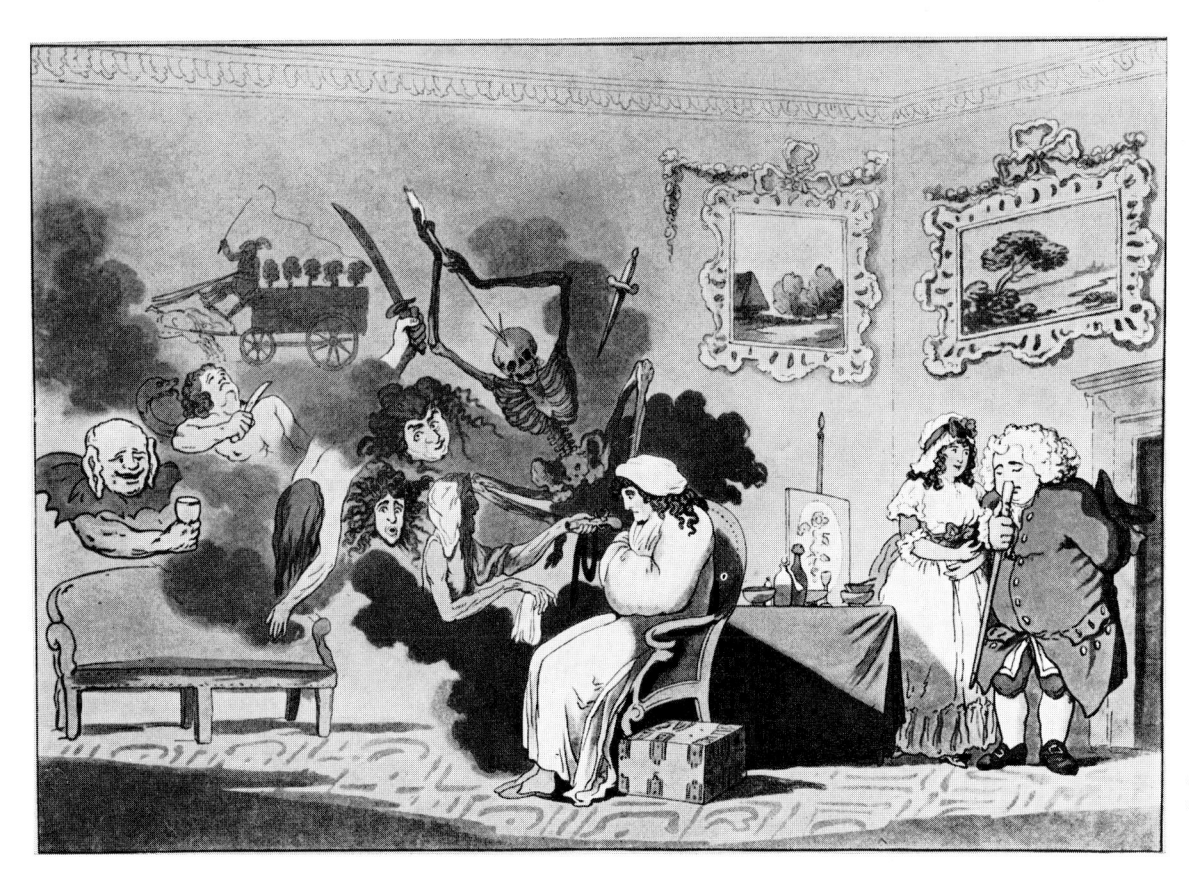

Th. Rowlandson
The Hypochondriac
1792 · Buntdruck

schrieb er auf eine Radierung. Bei den von der Vernunft verlassenen Menschen erzeugt die Phantasie jene fledermaus- und eulenartigen Nachtmare, die in mächtiger nächtlicher Flut den Wehrlosen attackieren. Den Wahnwesen fehlt bei aller suggestiven Eindringlichkeit der Formenreichtum der Renaissancekunst.

Einige Jahre vor diesem Blatt aus „*Los Caprichos*" entstand ein lavierter Stich von TH. ROWLANDSON, der auch Halluzinationen zeigt. Hier aber bedrängt den Geistesgestörten nichts Animalisch-Transzendentes. Außer einem Skelett ist aller Spuk von dieser Welt; menschliche Schemen reichen Pistole und Giftbecher, schwingen Schwert oder Messer. Ein Wagen mit aufgereihten Köpfen erinnert an die französische Revolution. Solchem Verfolgungswahn steht der Arzt jener Zeit ratlos gegenüber; verlegen schnüffelt er am hohlen Knauf seines Stockes, dem damaligen Symbol der Arztwürde. Die Wahnwelt hat sich diametral geändert. Der Mitmensch selbst wird zur Bedrohung und bleibt es auch künftig auf den visionären Zeichnungen eines WILLIAM BLAKE (1757—1827), den gespenstischen Gemälden eines JAMES ENSOR (1860—1949), auf den zeichnerischen Konfessionen eines EDVARD MUNCH (1863—1944) bis zu den metaphysischen Graphiken eines ALFRED KUBIN (1877—1958). Dieser seltsame, bisher nie gewürdigte Wandel der

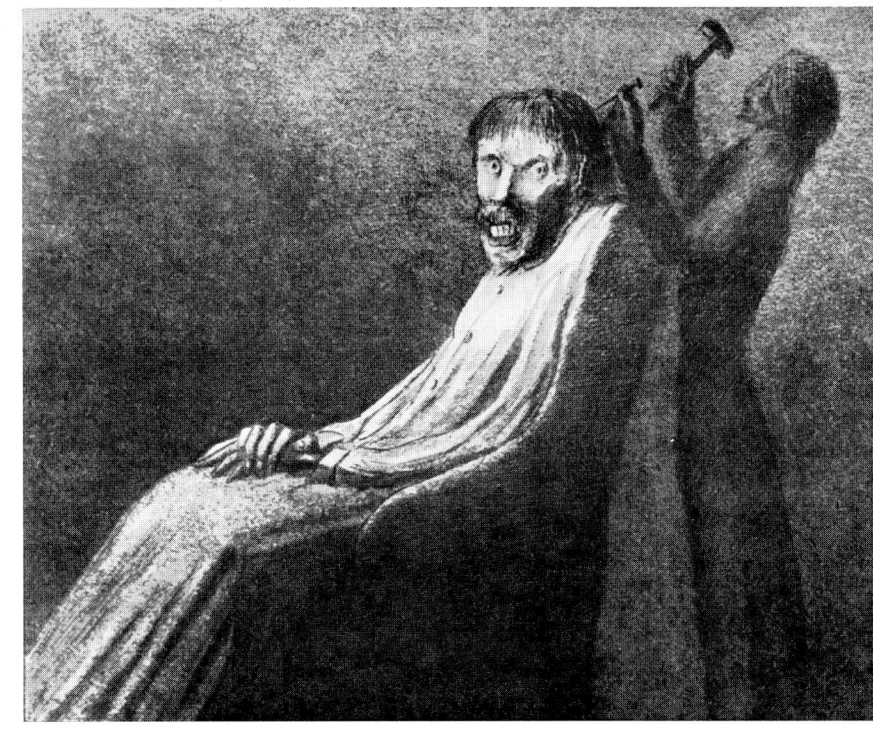

A. Kubin · Wahnsinn · Aus Dämon und Nachtgesichte · Lithographie

Wahnwelt ist kulturgeschichtlich hochinteressant. Er begleitet die geistesgeschichtliche Umschichtung vom theozentrischen Weltbild des Mittelalters zu der mehr oder minder egozentrischen Diesseitsorientierung, die mit dem Humanismus einsetzte. Es ist kaum Zufall, daß jenes zeitlich nach dem Rowlandsonschen entstandene Blatt von Goya aus einem im Kirchenglauben noch fest verhafteten Lande stammt. Kam doch im Madrid des ausgehenden 18. Jahrhunderts auf 3 Wohnhäuser jeweils eine Kirche oder Kapelle!

Jeder der vier letzterwähnten Künstler war schizothym mit zeitweiligen schizophrenen Schüben. So leitet der „Wahnsinn" von Kubin über zur *„Bildnerei der Geisteskranken"*. Unter diesem Titel publizierte Prinzhorn 1922 ein grundlegendes Werk, dem eine Reihe weiterer (u. a. von Bader, Lieser, Volmat) gefolgt sind. Doch liegen die bildlichen Eigenleistungen von Kranken jenseits der Limitierung dieses Buches. Das Blatt von Kubin steht auf der Grenzscheide, da hier der Geistesgestörte, dem ein spindeldürrer Dämon einen Nagel in den Kopf schlägt, von einem (mindestens zeitweilig) Kranken gezeichnet wurde. Kubin hat selbst erzählt, daß ihn (1901) mitten in einer Varieté-Vorstellung die Dämonen überfielen und ihn zwangen, das Bedrängende in Zeichnungen abzureagieren (zit. nach P. F. Schmidt).

Die dritte Möglichkeit des Künstlers, nämlich seelische Störungen im Gesichtsausdruck allein wiederzugeben, ist die bildnerisch schwierigste. Portraitzeichnerisches Können muß sich mit psychologischem Einführungsvermögen paaren. Erst die Kunst des 19. Jahrhunderts griff sie auf. Als erster portraitierte Théodore Géricault (1791 — 1824) Wahnsinnige. Die geistige Strömung der Zeit begünstigte das persönliche Interesse des Malers. Gerade die Romantik spürte — wir sahen es schon bei Kaulbach — dem fremdartig Irrationalen, Spukhaften und Makabren nach. Géricault kam bei der Arbeit zu seinem kolossalen „Floß der Medusa" (1819 Louvre, Paris) mit der Medizin in Berührung; zur dokumentarisch genauen Darstellung Sterbender studierte und skizzierte er sie im Krankenhause. Dann nahm er Köpfe von Verbrechern und Enthaupteten als Modelle. Zwischen 1821 und seinem sehr frühen Tode 1824 malte er im Auftrage des Dr. Georget, eines ihm bekannten Chefarztes der Salpêtrière, zehn Bilder von Geisteskranken. Fünf sind uns erhalten. Ihre ungewöhnliche physiognomische Eindringlichkeit wird mit sparsamsten Mitteln ohne gesteigert verzerrende Mimik, auch ohne besondere Irrenattribute erreicht. Wahrscheinlich sollten sie zur Illustration von Georgets Werk *„De la Folie"* dienen. Man weiß, daß da z. B. ein Kinderdieb, eine Spielwütige und ein Mann mit Kommandiermanie

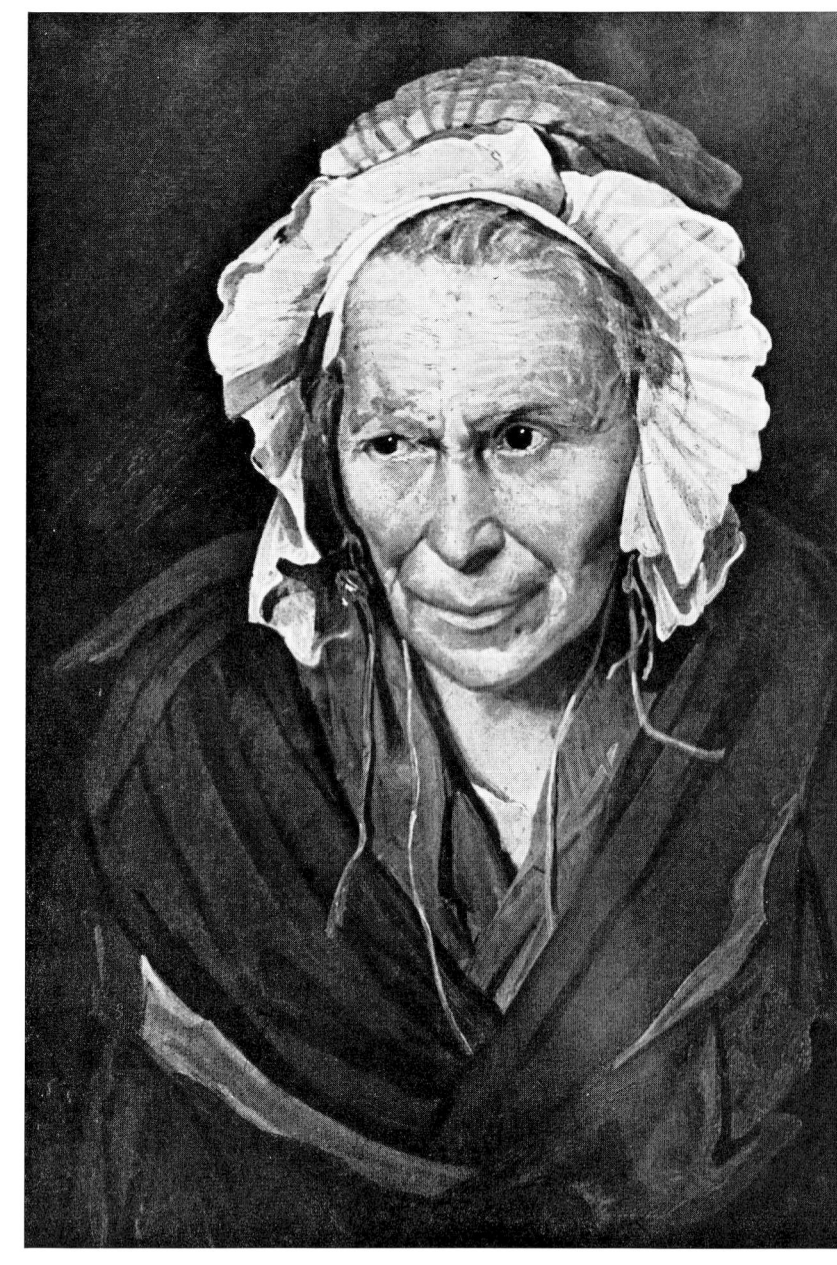

Th. Géricault · La hyène · Um 1822 · Ölbild · Musée des Beaux Arts, Lyon

wiedergegeben ist. Die hier gebrachte, *„Hyäne"* genannte Frau litt monoman an furchtbarer Eifersucht und endete in tiefer geistiger Umnachtung. Das Bild stimmt in allen Einzelheiten mit dem Georgetschen Krankenbericht überein, wobei die Schwarz-weiß-Wiedergabe zwar noch das Hervortreten der Schläfenadern, nicht aber das Blutunterlaufene der irren Augen erkennen läßt. Trotz der von nüchterner, sozusagen klinischer Beobachtung zeugenden, realistisch genauen Darstellung wirkt die Alte irgendwie gespenstisch.

Wie ungleich schwieriger die Darstellung des introvertierten, nur aus physiognomischen Indizien zu folgernden Wahnsinns ist als die eines Falles mit evokativen Gesten, zeigt der Vergleich mit der Radierung des Wallonen ANTOINE JOSEPH WIERTZ (1806—1865), die etwa 20 Jahre später entstand. Nach anfänglichem Erschrecken über die gezeigte Furchtbarkeit berührt bei näherem Zusehen die kitschige Sentimentalität fast peinlich. Eine durch Unglück und Hunger irr gewordene Mutter hat ihr Kind getötet, ein Beinchen abgeschnitten und in den Kochkessel gesteckt. Ein Leinentuch deckt Schnittwunde und Kinderkopf. So wird das Interesse des Beschauers nicht von dem Gesicht der Frau abgelenkt, dessen stiere Lustigkeit furchtbar mit den Spuren der Metzelei kontrastiert. Zur Betonung der sozialen Anklage liegt auf dem Boden links vorn der Steuerzettel. Die Anschauung von der exogenen Psychoseentstehung wurde hier propagandistisch für den Frühsozialismus ausgewertet.

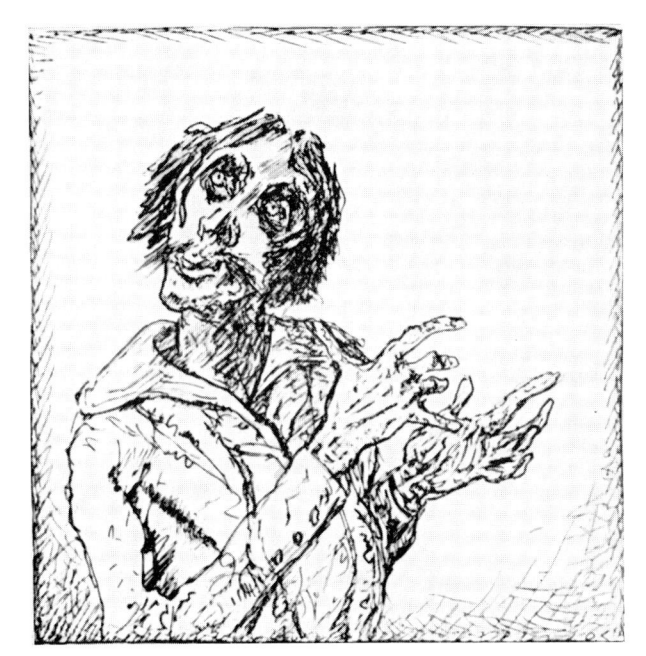

A. Kubin · Zeichnung aus Dämonen und Nachtgesichte

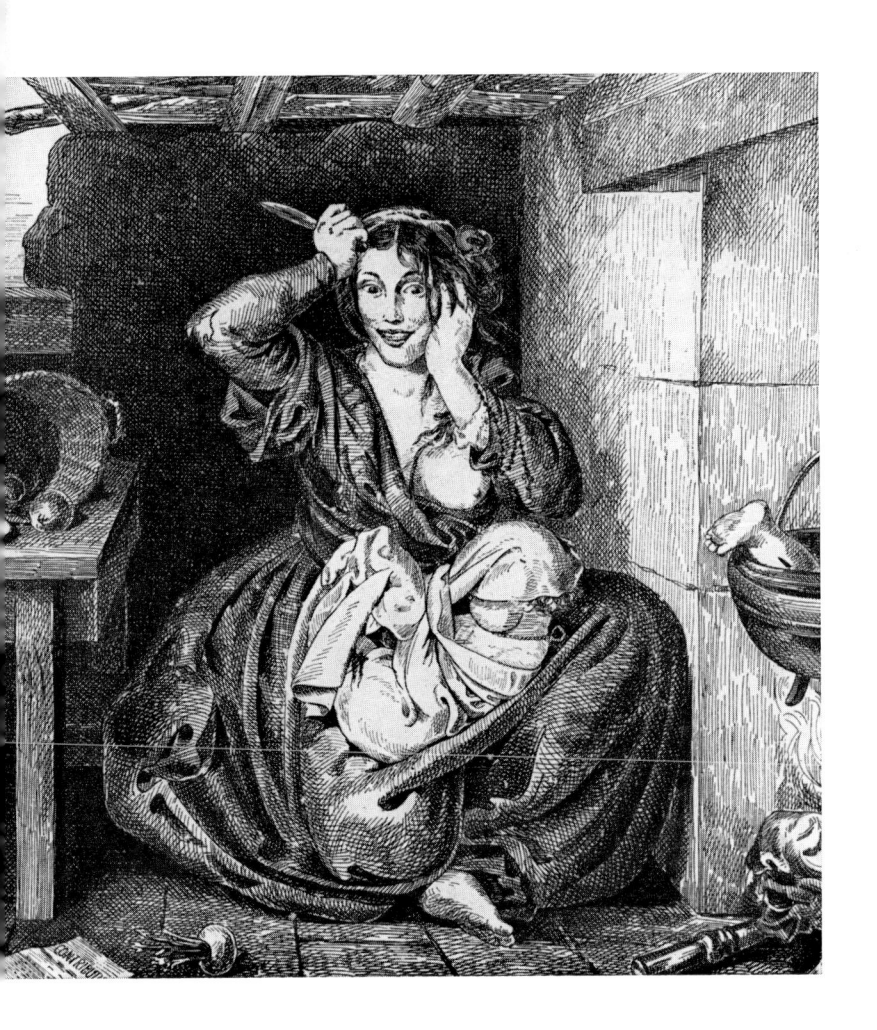

Alfred Kubins Federzeichnung mag erweisen, daß gelegentlich auch in der Ära des Expressionismus ein differenzierter Gesichtsausdruck wiedergegeben wird. Der „Naturalist des Übersinnlichen" konfrontiert uns mit einem hageren, wirrhaarigen Manne, dessen weit aufgerissene, helle Augen ferne Welten zu sehen scheinen. Langgliedrige, knotig verdickte, überstreckbare Finger des Leptosomen möchten etwas Imaginäres umgreifen. Die künstlerische Wesensart des schizothymen KUBIN gab bei solchen Zeichnungen sicherlich entgegen der Zeitströmung den Ausschlag. Typische Expressionisten brachten der Physiognomik wenig Interesse entgegen.

Bald nach GÉRICAULT tauchten Bildnisse von Geisteskranken auch in fachmedizinischen Büchern auf. Während bei PH. PINEL (1801) drei Abbildungen von Dementen lediglich zur Demonstration der besonderen Schädelform eingesetzt sind, steht bei seinem Schüler J.-E. ESQUIROL (1772—1840) bereits das Interesse für die mimische Auswirkung des gestörten Seelenlebens ganz im Vordergrund.

A. J. Wiertz · Faim, folie, crime · Um 1845 · Radierung

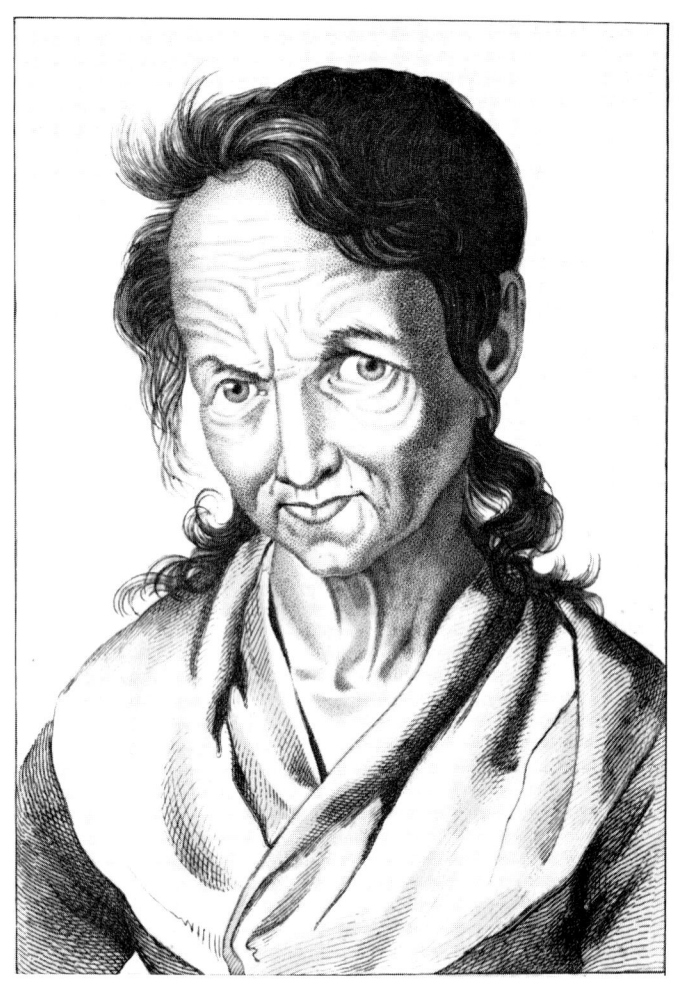

Démonomaniaque · Aus J.-E. Esquirol · 1838 · Punktierstich

27 Oktavtafeln in Punktierstich illustrieren seine 1838 erschienenen „Maladies mentales". Die charakteristischen, wenn auch vielfach steifen Krankenportraits zeigen alle damals bekannten Arten von Geisteskrankheiten. Die Geschichte der hier abgebildeten 57jährigen Wäscherin findet sich im Kapitel „Démonomanie". *Heirat mit 17 Jahren, Mutter von 5 Kindern. Mit 46 Jahren Tod des Mannes und eines der Kinder. Sie begann, ihre Arbeit zu vernachlässigen und ständig in die Kirche zu laufen. In der Folge steigerte sich der Zustand unter Selbstanklagen und Höllenfurcht zu einer Art religiösem Delir. Bei der Aufnahme in die Salpêtrière ist sie bereits extrem abgemagert. Körper und Gesicht sind in ständiger unruhiger Bewegung.* „Seit einer Million Jahre bin ich die Frau des großen Teufels, spreche und schlafe mit ihm, und ständig sagt er mir, daß er der Vater meiner Kinder sei. Mein Körper ist aus Teufelshaut gemacht, voller Kröten, Schlangen und anderer dreckiger, satanischer Tiere. Ich brauche nichts zu essen [in Wirklichkeit ißt sie viel]; alles, was man mir gibt, ist vergiftet, und ich wäre seit langem tot, wenn ich nicht des Teufels wäre." Der Kupferstich gibt die flatterige Unruhe und quälende Angst wie auch die halluzinatorische Gespanntheit der bescheidenen Wäscherin gut wieder und zeichnet kalligraphisch genau jede Fältelung des vergrämten Gesichtes nach.

In demselben Jahre (1838) erschien in Deutschland die Baumgärtnersche Krankenphysiognomik, der das nächste Bild entnommen ist. „*Die Kranke, jetzt 52 Jahre alt, fiel schon vor 17 Jahren in Seelenstörung, welche in Schwermuth, mit Wuth unterbrochen, bestand. Die äußere Ursache war häuslicher Kummer, insbesondere der Verlust des Sohnes. Die Wuthanfälle blieben allmälig aus, dagegen dauerte das düstere Hinbrüten ununterbrochen fort und ging nach und nach in eine Art von Geisteserstarrung über. Die Augen stieren trübe hinaus, die Stirne zwischen den Augenbrauen ist gerunzelt und der Mund hat ungefähr die nämliche Haltung; es ist aber der Glanz der Augen beinahe*

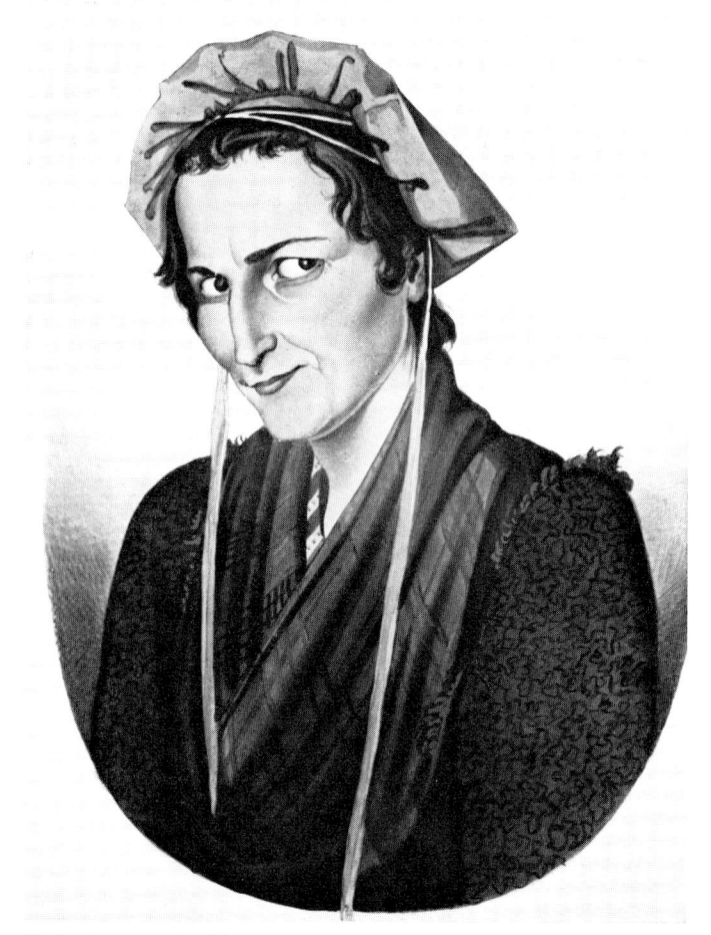

Wahnsinn · Aus K. H. Baumgärtner · 1838 · Lavierte Lithographie

edel geformte, fast aristokratisch anmutende Kopf spiegelt absolute Gedanken- und Impulslosigkeit, nur die sinnlich aufgeworfenen Lippen und elegisch verträumten Augen lassen einen Rest des lange schon wahnhaft veränderten Gefühlslebens ahnen.

Sein österreichisches Pendant wirkt weniger aristokratisch. MAX LEIDESDORF (1818—1889) „Direktor der Döblinger Privatheilanstalt bei Wien, Dozent der Psychiatrie an der Wiener Hochschule" stellt ihn den Lesern seines Lehrbuches der psychischen Krankheiten (1865) vor. Das Bild ist nach einer Photographie in die Stahlplatte gestochen. *Der 31jährige Mann verfiel nach Phasen von Bewußtlosigkeit „in konsekutiven Blödsinn ohne Lähmung, wie auch seine Gesichtszüge völlige Gedankenlosigkeit bekunden."* — Wie das Leiden in unser heutiges diagnostisches Schema einzuordnen wäre, muß offen bleiben. Ich setze das Bild vor allem aus Gründen des ikonologischen Vergleichs hierher. Rückblätternd lasse man einmal in Ruhe die vier letzten großartigen Krankenportraits auf sich wirken. Welch breite Skala des Gesichtsausdruckes und der physiognomischen Vielfalt!, welche Verschiedenheit im Glanz, in der Beseelung und Konzentriertheit des Blickes!

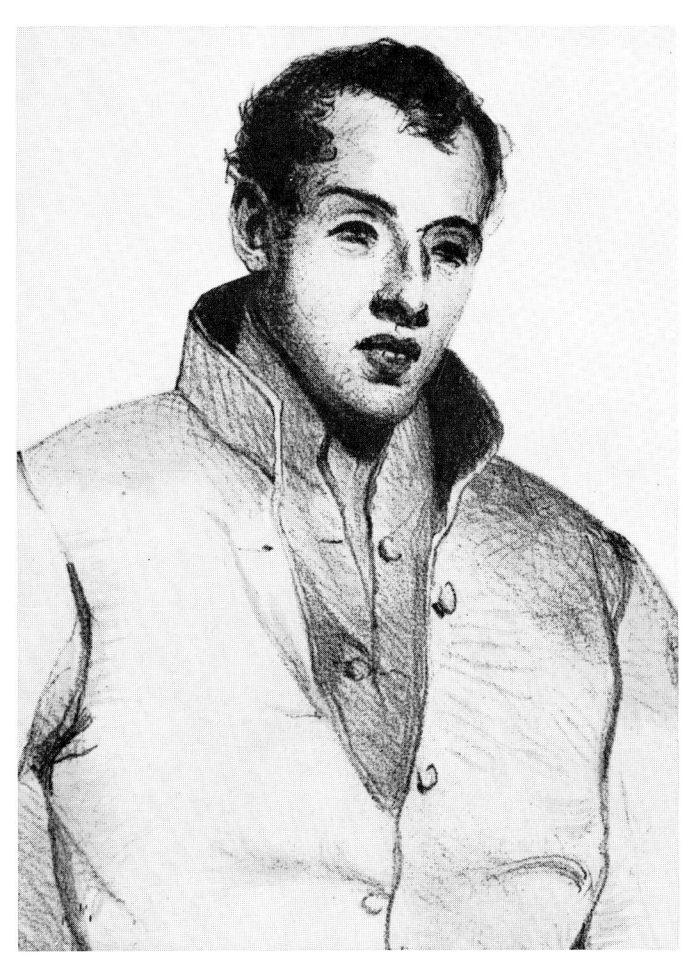

Dementer Geisteskranker · Aus A. Morison · 1848 · Lithographie

erloschen, und in dem Gesicht ist bei weitem die Spannung nicht, sondern es sind vielmehr die Furchen zurückgeblieben, die eine Leidenschaft in früherer Zeit gegraben hat. Wir sehen einen ausgebrannten Vulkan vor uns." Von den erwähnten Furchen ist allerdings auf dem farbigen Original ähnlich wenig wie auf der unbunten Wiedergabe zu sehen. Das starre, relativ glatte Gesicht beeindruckt besonders durch den extrem zur Seite gerichteten Blick der stechend schwarzen Augen.

Sir ALEXANDER MORISON (1779—1866) bezieht die Abbildung vollgültig in seine Vorlesungen über Natur, Ursachen und Behandlung der Geisteskrankheiten (1848) mit ein. Die von CHARLES GOW gezeichneten 22 lithographischen Tafeln entstanden auf Initiative und unter Überwachung des Autors. Der hier abgebildete 23jährige Geisteskranke hebt sich als eine großartige graphische Leistung aus dem Durchschnitt der Tafeln des Werkes heraus. Ihr Zeichenduktus ist den englischen Portraitisten wie REYNOLDS, GAINSBOROUGH und LAWRENCE verpflichtet. Dieser

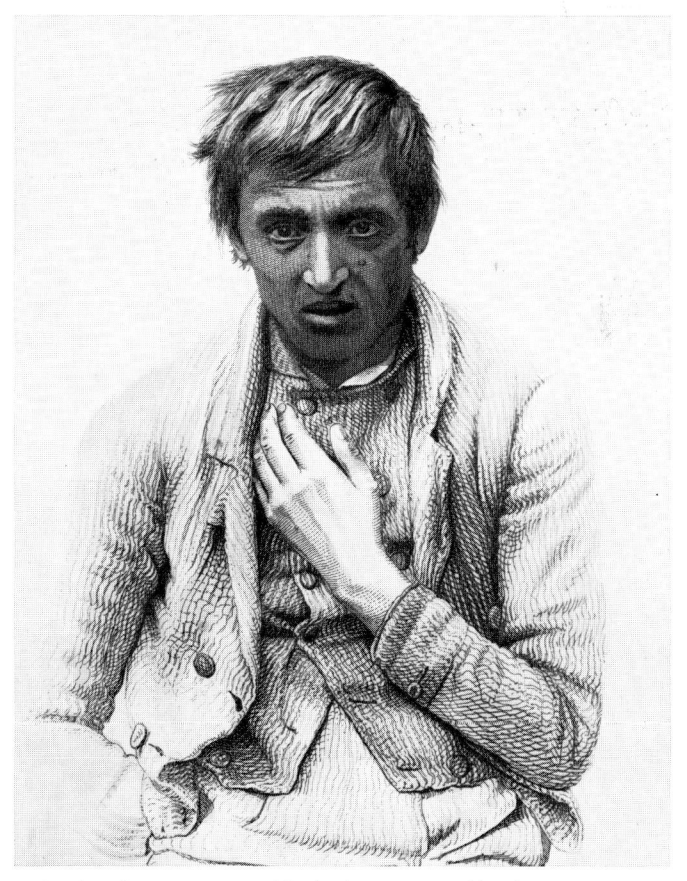

Geisteskranker · Aus M. Leidesdorf · 1865 · Stahlstich

Melancholie und Manie

Die Dürersche Melancholie steht wider Erwarten der Kunstkenner nicht am Anfang dieser Bilderfolge. Ihre Mimik ist zu spärlich und die seelische Grundhaltung anders gemeint. Auf dem Stich liegt das Gesicht der mächtigen, geflügelten Frau so im Schatten, daß seine Züge keine besonderen Veränderungen erkennen lassen. Im übrigen kennzeichnen die Attribute ihrer Umgebung sie als Sinnbild des rastlos grübelnden und forschenden Geistes. Die aufgekommene trübe Stimmung muß als Konsequenz der Unzulänglichkeit und Vergeblichkeit des irdischen Bemühens gedeutet werden. Die Medizin verstand unter Melancholie nichts Momentanes, sondern etwas Dauerndes. In der „Schwarzgalligkeit" sahen die klassischen Griechen eines der vier Temperamente, und diese Lehre wurde durch GALEN dem Abendlande weitergereicht. Als Melancholiker galten ernste, in sich zurückgezogene, schwerblütige Naturen, die stets die dunklen Seiten des Lebens vor Augen hatten. In diesem Sinne treffen wir sie bei LAVATER (S. 265), bei CARUS und in der Psychiatrie noch bis zum Ausgange des letzten Jahrhunderts. Doch engte man den Begriff ein, nachdem 1853 J. P. FALVET das zirkuläre (manisch-depressive) Irresein abgegrenzt hatte; mehr und mehr wurde der Ausdruck synonym mit der zyklothymen Depression verwandt. Die nachfolgend gezeigten Kranken fallen aber noch unter die weitere Begriffsfassung, so daß sich unter ihnen gewiß auch symptomatische, wahrscheinlich schizophrene Depressionen finden.

Nach DÜRER sucht man, abgesehen von einer Rowlandsonschen Karikatur, künstlerische Melancholie-Darstellungen vergeblich; so können wir unmittelbar zu den fachmedizinischen übergehen. Ähnlich wie zum Wahnsinn liefern ESQUIROL und BAUMGÄRTNER (1838) auch hierzu die frühesten Bilder. Diesmal möge die Gegenüberstellung mit dem Deutschen beginnen.

HENRIETTE N., *jetzt 30 Jahre alt, sollte als ein Mädchen von etlichen 20 Jahren sich verehelichen und gab auch ihre Zusage hierzu; als jedoch der Trauungstag näher heranrückte, zerriß sie wiederum das Band, mit welchem man sie mit einem ihr nicht angenehmen Individuum verknüpft hatte. Bald darauf empfand sie über diesen Schritt Reue, wurde traurig und fiel, als sie durch einen Brand, der in ihrer Nähe ausbrach, in heftigen Schrecken versetzt wurde, in wirkliche Seelenstörung. Sie antwortete auf die ihr vorgelegten Fragen nur in abgebrochenen Worten; verlangte Gift, sprach von Verdammung, schrie und weinte, kleidete sich oft nackt aus etc. Allmählich verfiel die Kranke in ein stummes Nachdenken und verweilt nun schon zwei Jahre in dem Zustande. Hier ist Erstarrung im Blicke, Miene*

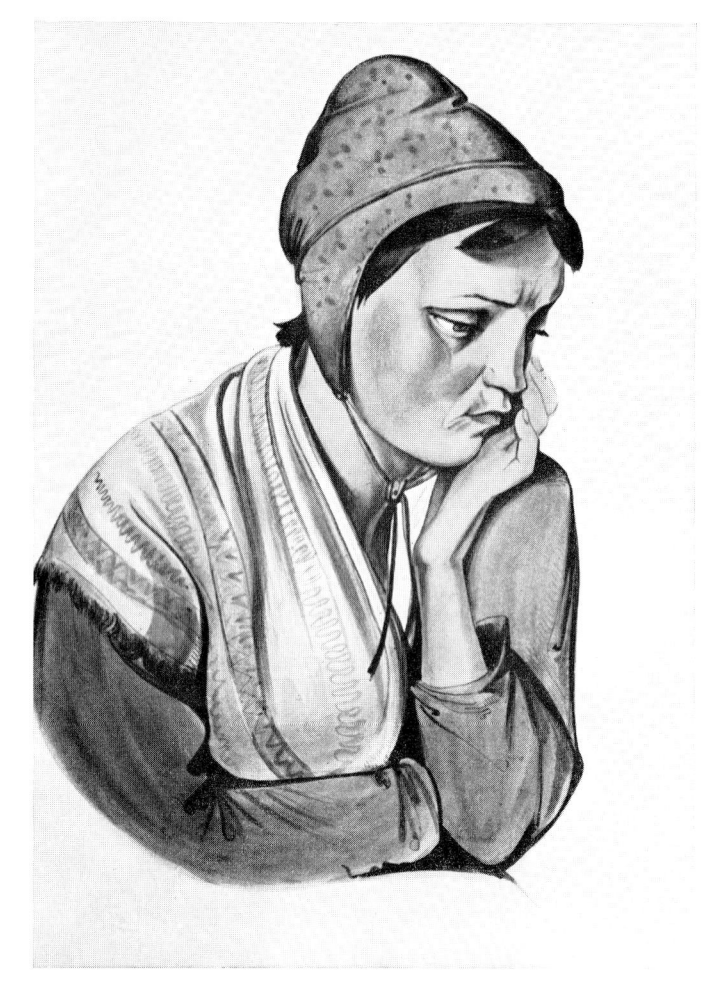

Schwermut · Aus K. H. Baumgärtner · 1838 · Lavierte Lithographie

und Haltung des Körpers ausgeprägt, und um das warme Herz hat sich eine Eisdecke gelegt, die jede neue Gefühlsregung unmöglich macht. Die Augen sind unbeweglich vor sich hinstarrend und keinen äußern Gegenstand treffend, die Augenlider halb gesenkt, denn es sucht das Auge das Tageslicht nicht. Die Augenbrauen sind einander genähert, und die Stirnhaut zwischen ihnen ist gerunzelt, die Verfinsterung im Innern des Lebens anzeigend. Die Nase ist ein wenig gerümpft, die Oberlippe ist etwas nach oben gezogen und zeigt einige Fältchen sowie auch in der Unterlippe, welche ebenfalls nach oben gezogen ist, einige schwache Falten. Die Haare sind kurz geschnitten und hängen unordentlich herab. So steht die Kranke den ganzen Tag hindurch und das ganze Jahr an einer Mauer in dem Hofe des Irrenhauses, ohne eine Bewegung vorzunehmen oder ein Wort zu reden. Um sie bequemer malen zu können, hat man die Kranke genötigt, sich niederzusetzen." Die geschilderten mimischen Veränderungen vermitteln überzeugend den Eindruck der Schwermut. Die beschriebenen Falten erscheinen in der zweiten Auflage des Werkes wesentlich kräftiger durchgezeichnet als auf unserm der ersten Auflage entnommenen Bild.

Esquirol, der die Melancholie auch Lypemanie nennt, bringt die Abbildung von drei Fällen, deren kennzeichnendste ausgewählt wurde. Dargestellt ist ein etwa 30-jähriges, adliges Fräulein. *„Mit 16 oder 17 Jahren fiel sie beim Tode des Herzogs* von Enghien *in eine tiefe Depression, fast momentan wurden ihre Haare grau."* Später lebte sie eine Reihe von Jahren bis zu ihrem relativ frühen Tode in der Salpêtrière. *„Die lange, sehr magere Frau beeindruckte durch große blaue Augen bei blasser Hautfarbe. Stets saß sie, einzig mit dem Hemde bekleidet, am oberen Ende des Bettes, den Kopf in die rechte Hand und die Ellenbogen auf die Knie der angezogenen Beine gestützt. Durch diese ständige Stellung war es zu einer Kontraktur der Beine gekommen, welche sich allen Streckver-*

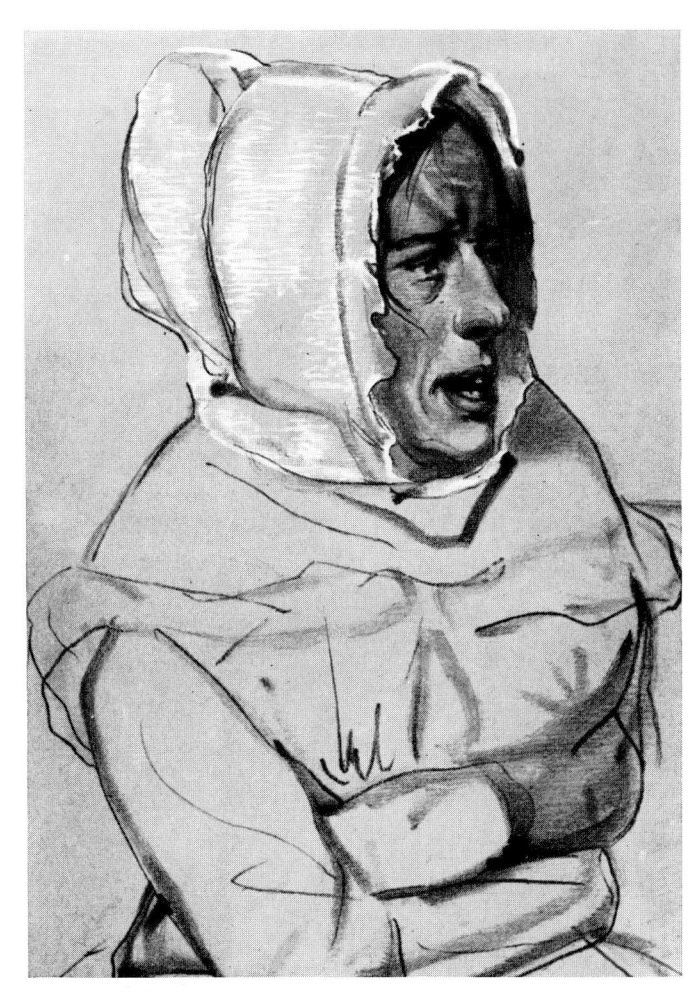

Depression · A. Morison · 1848 · Mit Kreide grundierte Zeichnung

suchen widersetzte. Nie sprach sie andere Personen an, antwortete auch nicht auf Fragen, ab und zu murmelte sie einige Silben, die vermuten ließen, daß sie jemand sah und erwartete. Sie aß wenig und war hartnäckig obstipiert. Ihr Blick wich nie von einem in Reichweite des Bettes hängenden Kruzifix." Die großen Augen, das vergrämte Gesicht und die starre innere Haltung werden von dem Bilde eindrucksvoll eingefangen. Wahrscheinlich war es für den Künstler nicht schwierig, die starr und unbeweglich in eine Richtung blickende Frau zu zeichnen.

Es folgt auch hier ein Bild aus Morison (1848) mit seiner Legende. Anne B., *eine 45jährige Schneiderin, wurde während einer 5 Monate dauernden geistigen Störung 1845 ins Bethlehem-Hospital aufgenommen. Starke erbliche Familienbelastung. Als Störungsursache wurde Kummer über den Tod ihres Vaters angegeben. Periode unregelmäßig und spärlich. Depression mit Neigung zum Selbstmord bestimmten ihre geistige Störung. Sie glaubte sich von Gott*

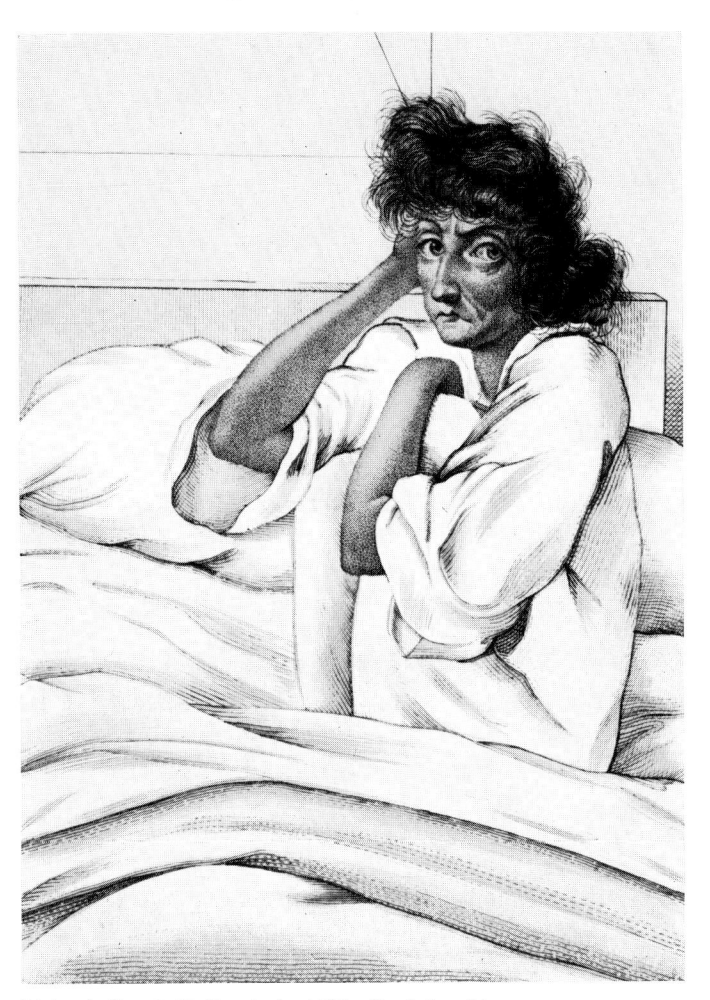

Melancholie · J.-E. Esquirol · 1838 · Punktierstich

337

versucht und bejammerte fortwährend ihr Unglück. Während der ganzen Zeitdauer des Hospital-Aufenthaltes blieb sie in demselben trostlosen Zustand und versuchte dauernd, sich zu erwürgen. Gelegentlich aß sie, ohne dafür einen Grund nennen zu können, ihre Fäkalien. Oft waren ihre Redereien sehr blasphemisch; sie gab vor, ihre Geistesstörung nur zu heucheln." Nicht ohne weiteres sieht man der Frau auf dem Bilde die Melancholie an. Wahrscheinlich handelte es sich um eine symptomatische Depression. Das Blatt ist dem später erschienenen Werk von BRAMWELL entnommen, wo es durch eine zusätzliche Kreidegrundierung ausdrucksvoller gestaltet wurde.

Ein Originalbeitrag von BRAMWELL (1891) möge folgen. Er ist durch eine sehr ausführliche Analyse der Mimik kommentiert, die auf Anschauungen und Ergebnisse von DARWIN sowie DUCHENNE DE BOULOGNE zurückgreift. GEORGIA W., *46jährige Hausgehilfin im Armenhaus Craiglockart, Mutter geisteskrank. Im 20. Lebensjahr akute Manie. Seit der Zeit interniert. Zeitweilig gewalttätig, bedrohte ihre Schwägerin mit dem Taschenmesser. Manchmal suizidal, da sie sich — Halluzinationen — verfolgt glaubt. Nach der Erregungsphase wird sie zunehmend unsozial, träge und stumpf. „Die als melancholische Demenz*

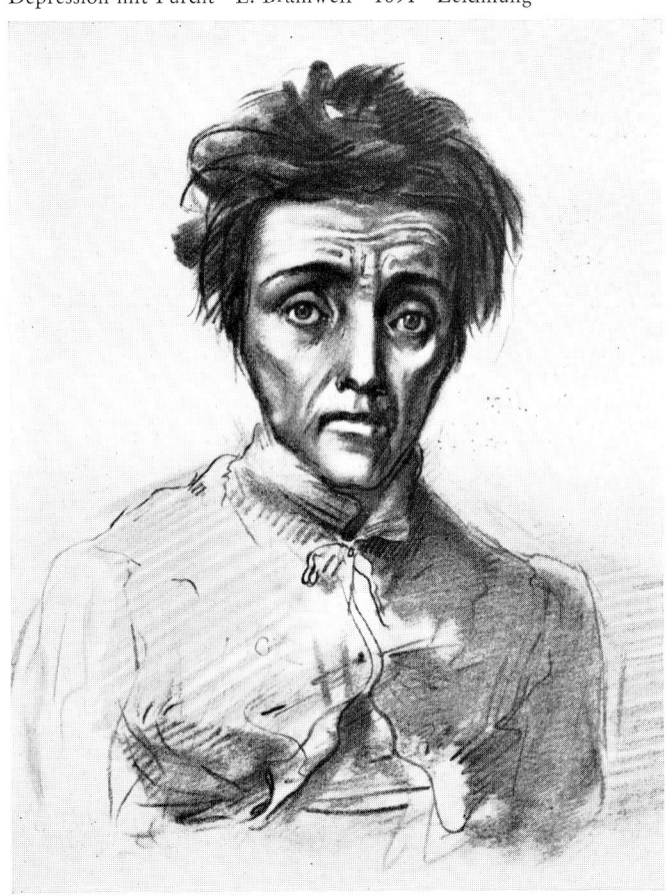

Depression mit Furcht · E. Bramwell · 1891 · Zeichnung

einzuordnende Zeichnung zeigt eine Frau von galligem Temperament — klein, mit dunklem Haar und düsterem Aussehen. Der Ausdruck der Melancholie ergibt sich aus:
a) *dem bogenförmigen Verlauf der inneren Augenbrauenteile durch Kontraktion der zentralen Partie des occipito-frontalen Muskels;*
b) *dem leichten Zusammenschieben der inneren Augenbrauenränder durch Aktion des Musculus corrugator supercilii, was hier durchaus deutlich ist;*
c) *dem Herabfallen der Mundwinkel, wahrscheinlich infolge Tonusverlust der Wangenmuskulatur;*
d) *dem Sinken der Oberlider wegen des Tonusverlustes des oberen Levator palpebrae.*
Die Demenz ist ausgedrückt durch:
a) *die tiefen dauernden Querfalten der Stirn, welche auch auf die lang anhaltende Melancholie hinweisen;*
b) *die leichte Hochziehung der Augenbrauen durch stärkere Kontraktion des M. corrugator supercilii, des „Denkermuskels";*
c) *die Ungepflegtheit der Haare, welche vielfach noch ausgeprägter als hier ist;*
d) *den allgemeinen Tonusverlust in der Gesichtsmuskulatur.*
Der Ausdruck der Melancholie wird von zwei Quellen gespeist: (1.) Der Tonisierung der Muskulatur des verängstigten, kämpfenden oder fliehenden Tieres und (2.) dem Tonusschwund der Muskeln des erschöpften, gefangenen Tieres. Die erregte Melancholie bedingt (1.), die passive (2.). Dies ist ein Fall von passiver Melancholie; nur der Supraorbitalmuskel ist tonisiert. Nach DARWIN *ist dieser Muskel kontrahiert, um die Lidspalte zu öffnen, damit das verängstigte Tier besser den Feind sehen und ihm entfliehen kann."*

*

Auch der Begriff Manie machte einen Bedeutungswandel durch. Das griechische Wort meinte Wut und Raserei; von den früheren Ärzten wurde es auch für Besessenheit und Sucht gebraucht. Erst nach FALVET (1853) wird der Terminus auf eine Phase des manisch-depressiven Irreseins festgelegt. Die vier gebrachten Krankenportraits sollen außer der Spannweite der graphischen Darstellung wiederum die nationalen wie zeitlichen Verschiedenheiten der Krankenbeschreibung zeigen. ESQUIROL (1838) ist erneut unser erster Gewährsmann, auch hier folgen MORISON und BRAMWELL, dazu ein reizender jüngerer Bildbericht aus der Nouvelle Iconographie.

„Die 21jährige Kellnerin, deren Vater durch Selbstmord endete und die von einer epileptischen Tante erzogen wurde, ist relativ klein, mäßig ernährt, von blonden Haaren, blauen Augen und tristem Charakter; V... war

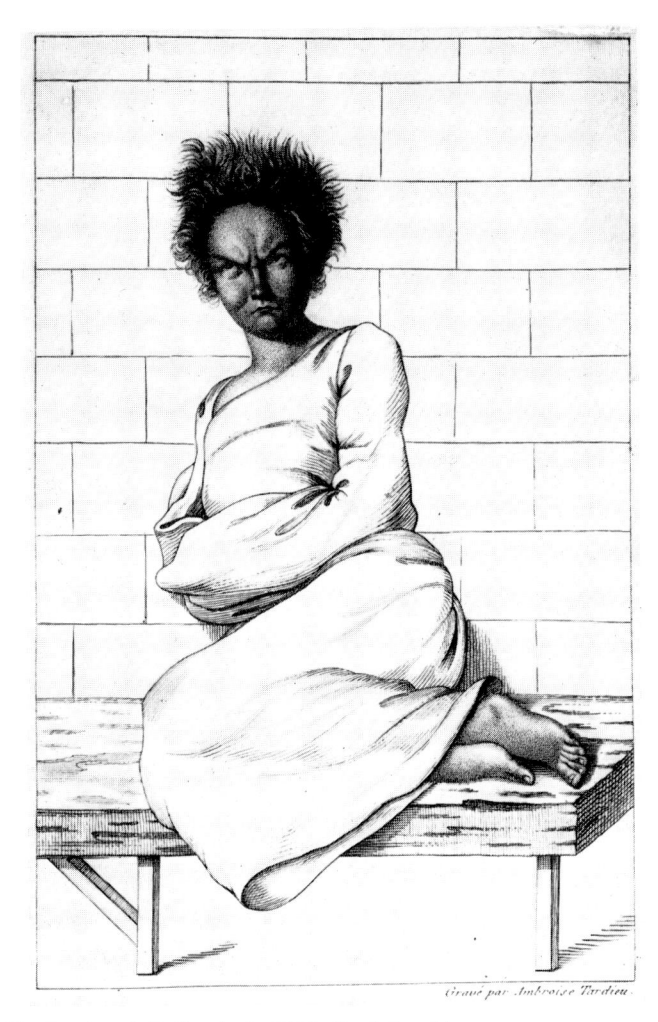

Manie · Aus J.-E. Esquirol · 1838 · Punktierstich

still, sehr arbeitsam und ordentlich." Nach Einsetzen der Menstruation folgten Depression und Schlafstörungen. Eine Zustandsverschlechterung der 21jährigen besserte sich auch nach 3 Aderlässen am Fuß nicht. Der Versuch, sich zu ertränken, führte zur Einweisung in die Salpêtrière. *"Hier blieb sie zunächst still, bewegungslos und ohne Nahrungsaufnahme bei unwillkürlichen Dejektionen. Laue Bäder, Zugpflaster an den verschiedensten Körperstellen, Blutegel an der Vulva werden verschrieben."* Allmähliche Aufhellung des depressiven Zustandes. Ein halbes Jahr später bricht die Manie aus. *"Das rötliche Gesicht drückt Verachtung aus. Bei ständiger Loquacitas sind die Worte abgehackt, die Bewegungen brüsk. Die Kranke ist sehr erregt, behält keine Kleider an, flucht, droht, schlägt um sich, beißt, schreit, tanzt, lacht. Auch bei Kälte bleibt sie nackt, wirft das Schuhwerk weg, läuft barfuß auf den Hof, tobt, macht obszöne Vorschläge, schlägt Gegenstände entzwei usf."* Der Autor ist mit der graphischen Wiedergabe der Kranken zufrieden. *"Die Züge der Erregung, der Entrüstung und des Zornes sind in der Zeichnung zu erkennen."* Man kann seinem Urteil beipflichten.

MORISON (1848). *"ELIZA V., 43 Jahre, Zimmermädchen, wurde 1846 in einer zwei Wochen dauernden maniakalischen Attacke im Bethlehem-Hospital aufgenommen. Als Krankheitsursache kamen Liebeskummer und irrtümliche religiöse Ansichten in Frage. Bei leidenschaftlichem Temperament gab sie sich bis auf die erwähnte Attacke insgesamt besonnen. Bei der Aufnahme war sie zeitweilig ausgesprochen boshaft und widerspenstig. Ihr Gedächtnis war lückenhaft, ihre Redeweise vage und manchmal inkohärent. Heftige Anfälle von Hysterie trafen sie. Nach einer zweimonatigen Behandlung mit Purgantien und tonischen Medikamenten konnte sie als geheilt entlassen werden."*

BRAMWELL (1891). *"Patientin des Royal Asylum Morningside, deren Gesicht eine ungestüme Heiterkeit und starke Erregtheit ausdrückt. MARY G. war bei irritabler Disposition von freundlichem Wesen und großer Geschäftigkeit. Mit Ausnahme von MARY waren die anderen neun Kinder ihrer Mutter an Hydrocephalus gestorben. Insgesamt unauffällig, zeigte sie zur Zeit der Periode stets eine erregte geschwätzige Fröhlichkeit, ohne zu Hause Schwierigkeiten zu machen. Erst im beginnenden Klimakterium mußte sie wegen eines schweren Erregungsanfalles*

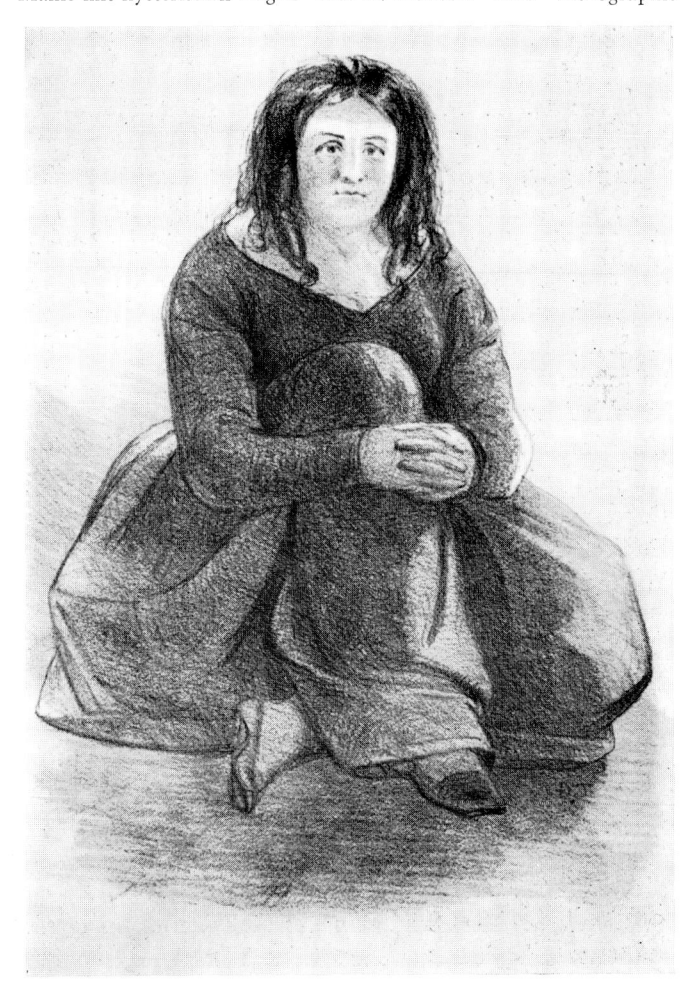

Manie mit hysterischen Zügen · Aus A. Morison · 1848 · Lithographie

nach Morningside gebracht werden. Die bisher rundlich-kräftige Frau magerte unter Appetitlosigkeit und Erbrechen ab. Nachts steigerte sich die Erregtheit zur Gewalttätigkeit — lachend und schimpfend lief oder tanzte sie auf dem Korridor umher, mit den Fäusten gegen die Türen der Nachbarzellen trommelnd. Nach 6 Wochen ebbte der Furor ab, nach 3 Monaten konnte die wieder völlig unauffällige Mary *aus dem Asyl entlassen werden. Solche Zustände kamen in unregelmäßigen Abständen von 1½ bis 3 Monaten wieder. Daher blieb sie später ununterbrochen im Asyl, bis sie einem Herzleiden mit Wassersucht erlag. Die Autopsie ergab eine Mitralstenose.*

R. Benon *und* P. Denès *in Nouvelle Iconographie de la Salpêtrière 1913. Als der Weber* Pierre *1878 mit 40 Jahren in das Hospice général in Nantes aufgenommen wurde, bestand eine Depression mit ängstlichen Erregungszuständen, Nahrungsverweigerung, Suizidgefahr. Bald schlug sie in Manie um, die bei der Publikation noch bestand.* „Der 74jährige ist von ausgezeichneter Gesundheit, alle Arterien fühlen sich weich an. Sein Gang ist elastisch, mit Lebhaftigkeit lacht, singt, tanzt er, die Sprache ist leicht und klar. Konzentrierte Aufmerksamkeit, rapides, präzises Gedächtnis. Neigt zu Späßen, Possen und Streichen, größtenteils durch ihn wird die Gesamtheit der Kranken erheitert. Leicht zornig, doch nicht nachtragend. Findet die Gelegenheit, wo es in der Anstalt etwas zu trinken gibt, rasch heraus und kommt dann manchmal berauscht zurück. Seine schlampige Kleidung wechselt häufig. Manchmal ist sie zu eng und kurz, meist zu lang, so daß er mit herabhängenden Hosen und zu weitem Jackett unter einem knopflosen Hemd herumgeht."

Mit diesem stets fröhlichen, possenreißenden Maniakus möge die Bilderfolge abschließen. Das Original ist mit Rötelkreide gezeichnet. Wohl nicht zufällig griff man noch 1913 darauf zurück, zur Zeit einer bereits unumschränkten Alleinherrschaft der Photographie. Eines fiel mir beim Durchmustern meiner Sammlung für die beiden letzten Kapitel auf. So mächtig der Strom psychiatrischer Bilder in der Ära des Zeichenstiftes floß, so kümmerlich rann er nach dem Aufkommen der Photographie. In ihren speziell psychiatrischen Monographien publizierten Esquirol 27 Portraittafeln (ausgewählt aus 200, die er hatte zeichnen lassen) und Morison 22; in den die gesamte innere Medizin erfassenden Bildbänden von Baumgärtner und Bramwell sind 12 bzw. 11 Geisteskranke abgebildet. Esquirol begründete dieses illustrative Bemühen: „Das Studium der Physiognomie der Irren ist nicht eine Sache oberflächlicher Neugier. Es hilft jene Ideen und Affekte entwirren, welche den Wahn des Kranken unterhalten." — Blättert man dagegen in psychiatrischen Werken unseres

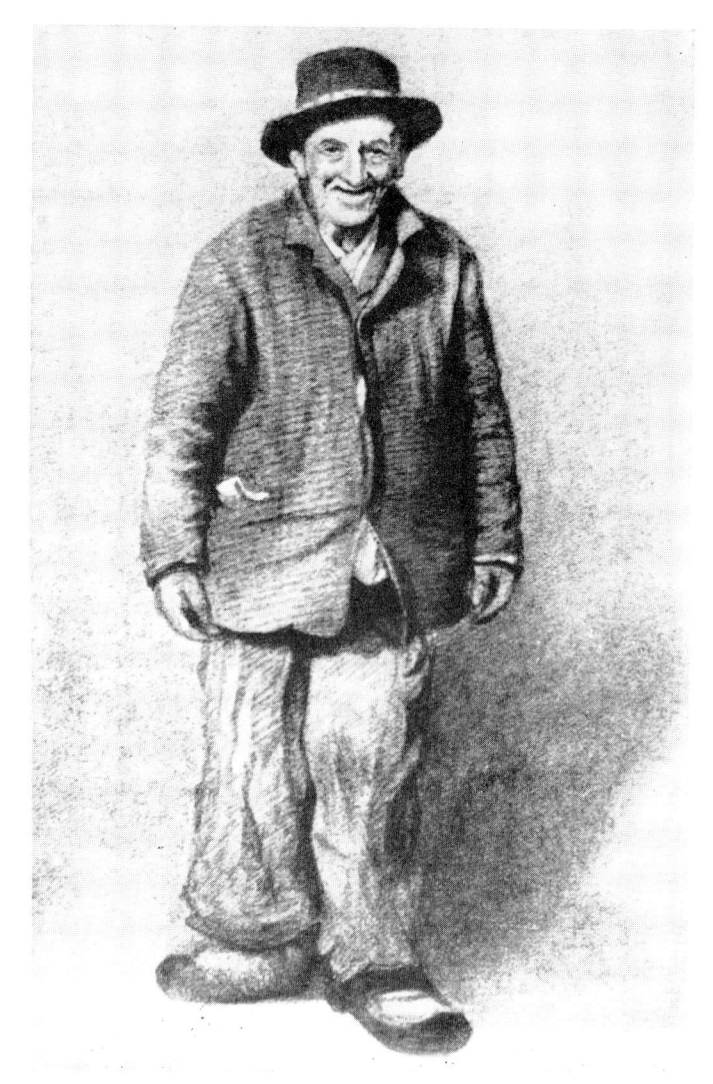

Chronische Manie · Nouvelle Iconographie de la Salpêtrière · 1913 · Rötelzeichnung

Jahrhunderts, so findet man vielfach keine Krankenabbildungen oder die vorhandenen dürftig. Selten ist der charakteristische, meist nur ein zufälliger Gesichtsausdruck des Kranken getroffen. Beliebt sind Gruppenphotographien etwa von Depressiven oder Katatonen, da sie dem Beschauer eher ermöglichen, aus der Vielzahl zum Typischen vorzustoßen. Auch bildet man etwa einen Maniker gern agitierend oder inmitten zahlreicher Hausgegenstände oder Zeitschriften ab, entsprechend der früheren Darstellungsweise, die die Auswirkungen von Seelenstörungen zeigt. An der bildlichen Darstellung der Geisteskranken kann man besonders deutlich die photographisch bedingte Einbuße an physiognomischer Prägnanz spüren. Wie das letzte Dutzend Bilder zeigt, blühte für die kurze Zeit eines halben Jahrhunderts ein psychologisches Krankenportrait von hohem künstlerischem Niveau.

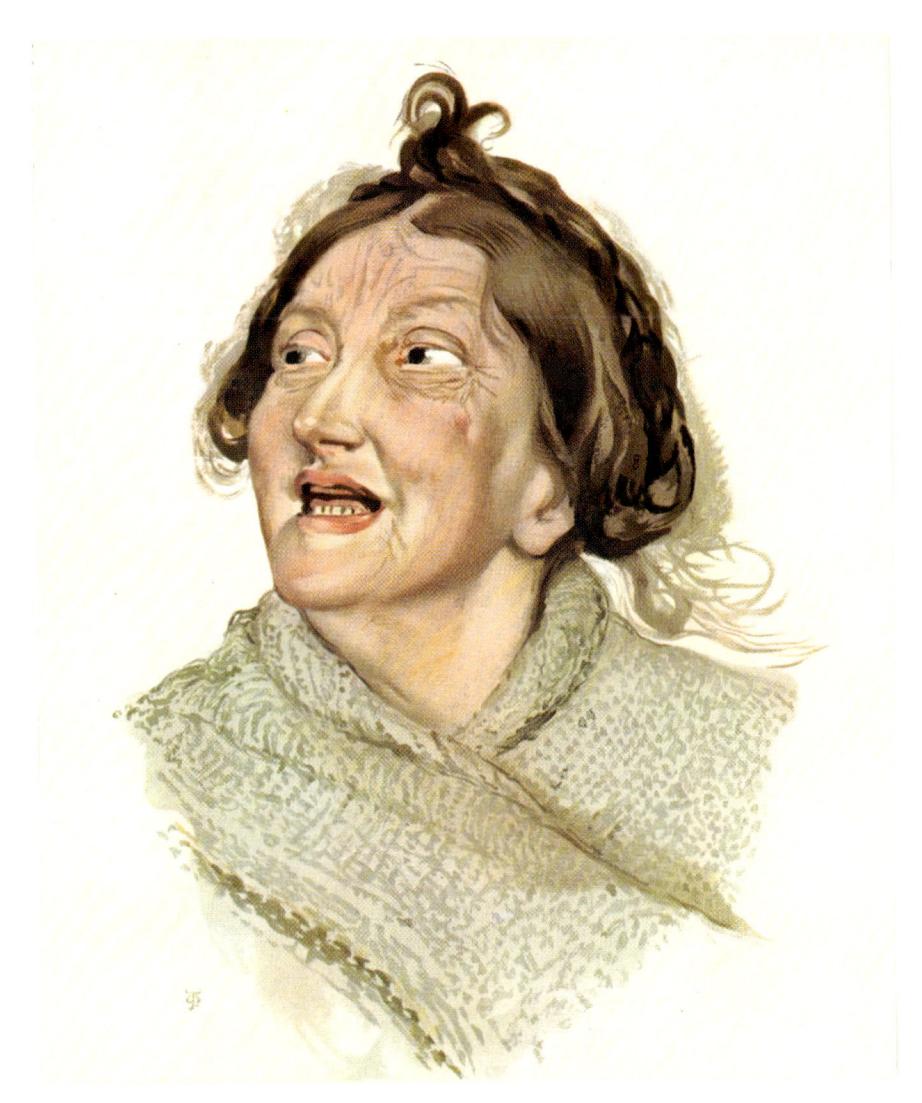

Manie · Von Williamson · Aus E. Bramwell · 1891 · Aquarell

Kontemplative Rückschau

Diese Ikonographie der Krankenabbildung zeigte die Früchte der Mühen vieler Künstler- und Arztgenerationen. Mißt man das Geschaffene aber an den Schaffensmöglichkeiten, an dem, was unschwer hätte erreicht werden können, so merkt man betroffen, wie wenig davon realisiert wurde. Mit diesem Mißverhältnis stand von jeher das Krankenbild unter einem Unstern.

Er schien schon über dem medizinischen Erbe der Araber. Ihre großen Ärzte wie RHAZES und AVICENNA hatten ihren Beitrag zur Bereicherung und Systematisierung der Medizin und zur Kenntnis von Heilpflanzen in illustrationslosen Schriften niedergelegt. Der Koran verbot figurale Darstellungen, und ähnlich wie die islamitischen Moscheen blieben heilkundige Bücher ohne Bildschmuck. Nicht einmal die besprochenen Arzneipflanzen sind gezeichnet. Mit den übersetzten Schriften kam diese bildfeindliche Einstellung auf die spätmittelalterliche Medizin des Abendlandes. Zwar brachen später für die anatomische Darstellung Männer wie LEONARDO DA VINCI und ANDREAS VESAL diesen Bann, für das Bild des Kranken fand sich kein solcher Neuerer. Immer und überall stieß man auf die Fanale des Leidens: auf Gesichtsverunstaltungen und Verstümmelungen der Aussätzigen, auf Krüppel und Gelähmte, auf Zusammengebrochene und Krampfende. Aber kein Arzt der Zeit kam auf den Gedanken, das zu skizzieren oder zeichnen zu lassen. Hätte nur der eine oder andere Renaissance-Kollege daran gedacht, wieviel mehr wüßten wir von den Krankheiten des 16. Jahrhunderts! Doch Künstler verschlossen sich nicht dem Eindruck der Kranken. Da das alltägliche Leben als Thema ausschied, brachten sie ihre Beobachtungen in der ihnen einzig möglichen Kunstform des religiösen Bildes unter. Dort ließen sie sich motivmäßig gut einbauen: Altes und Neues Testament berichten von Kranken, und die späteren Heiligen widmeten sich der Leidensbetreuung als sozusagen adäquater Tätigkeit. So identifizieren wir in der Sakralkunst auf Tafelbildern, Holzschnitten und Kupferstichen zahlreiche Lepröse, viele Hysteriker, Ohnmächtige, Zwerge, Blinde und manches mehr.

Die Kunstformen weiteten sich, nachdem der sog. Hausbuchmeister (zwischen 1475 und 1490 am Mittelrhein und in den Niederlanden wirkend) unbefangen beobachtete Szenen des weltlichen Lebens in die Kupferplatte ritzte. Die Gattung des Genrebildes war geschaffen, das aus dem Treiben des Alltags eine anekdotische Begebenheit herausgreift (BRIEGER). In der deutschen Graphik nach 1500 wird diese Tendenz gelegentlich bei DÜRER, vor allem bei den sog. Kleinmeistern deutlich. Hier sind mit Bildern vertreten: der Petrarca-Meister (S. 29), LEONARD BECK (um 1480—1542), HANS WEIDITZ (um 1500—1536), HANS BROSAMER (um 1500—1552), HANS WECHTLIN (nachweisbar zwischen 1502 und 1526), HEINRICH ALDEGREVER (1502 bis nach 1555) und JOST AMANN (1539—1591). Unter den Szenen des bürgerlichen Lebens findet man bei ihnen eine Reihe medizinischer Darstellungen. Die Stoffwahl ist naturgemäß eine andere als bei den Sakralkünstlern. Der Aderlaß wird Lieblingsthema, dazu kommen das Schröpfen, die öffentliche Badestube, das Wildbad, der Lehnstuhlkranke im Familienkreise, der an das Leidensbett tretende Arzt, ausnahmsweise auch einmal ein Seuchenbild. Der mit der semiotischen Krankendarstellung in der religiösen Kunst gemachte Anfang versandete wieder.

Die Genremalerei erreichte ihre weiteste Verbreitung während des 17. Jahrhunderts in den Niederlanden. Die unerhörte Bilderproduktion dieses kleinen Landes trägt aber unserem Spezialgebiet wenig Früchte ein. Auf den Gemälden finden wir den Arzt fast nur beim Pulsfühlen oder Harnbeschauen, gelegentlich bei der Handhabung von Klistier und Schröpfkopf. Symptomatisch kenntliche Kranke fehlen. Eine besondere Entwicklung dieser großen

Zeit, die Titelblattillustration, warf aber eine bescheidene Ernte für das Krankenbild ab. Schon die deutschen Kleinmeister brachten medizinische Motive als Titelholzschnitt ärztlicher Werke. Diese Titelabbildung griff die holländische Kunst bereitwillig auf. Vielleicht angeregt von ärztlichen Autoren stellten Künstler in Titelkupfern Rachitis, Syphilis und vor allem die Gicht dar. Hier wurde mit dem semiotischen Bilde im ärztlichen Fachbuch ein Anfang gemacht!

Doch war mit dem Frontispiz weder ein diagnostischer noch nosographischer Zweck verbunden; es war Buchschmuck, der zum Kauf anreizen sollte. Noch standen die Ärzte den sichtbaren Krankheitssymptomen indifferent gegenüber. Sie bedeuteten ihnen nicht Wegweiser zur Diagnose, eher pittoreske Begleiterscheinungen. Erst die Nosologisten schafften Wandel. Fruchtbar erwies sich die Sydenhamsche Konzeption von den Krankheitseinheiten und die Gliederung der Symptome in die besonderen, konstanten und die variablen, akzidentellen (S. 40). Im 18. Jahrhundert führte FRANÇOIS BOISSIER DE SAUVAGES aus Montpellier diese Denkrichtung fort und versuchte, Krankheiten in die Gruppen und Klassen eines Systems zu ordnen. Da er jedoch in seinem 1763 erschienenen Werk die 2400 Spezies weder in ein anatomisches noch ätiologisches Gerüst einbauen konnte — dazu reichten die Kenntnisse nicht —, basiert seine Klassifikation auf Symptomen (FABER). Damit kamen diese — wenn auch in anderem Sinne als bei SYDENHAM — erneut zu Ehren. Zahlreiche Imitatoren der Sauvagesschen Nosologie (deren bedeutendste VOGEL in Göttingen und CULLEN in Edinburgh waren) verbreiteten die Aufwertung der Symptome über ganz Europa. Jetzt hätte man sich mit dem Studium der Semiotik auch dem Abbilden der äußeren Krankheitsveränderungen zuwenden können, zumal die graphische Kunst des Jahrhunderts verheißungsvolle Vorboten entsandte. Doch brach eine andere Strömung revolutionierend in die klinische Medizin ein.

MORGAGNIS „*De sedibus et causis morborum, per signa diagnostica investigatis et per anatomen confirmatis*" (1761) war zwar ohne Abbildungen, hat aber der Illustration der medizinischen Bücher für mehr als ein Jahrhundert bestimmende Richtung gegeben. Nach der speziell von der Pariser Schule eines BICHAT, CORVISART und LAENNEC propagierten, für ganz Europa maßgeblichen Ansicht sollte die Klinik das morphologische Krankensubstrat aufzeigen. Forschende Kliniker waren meist ihre eigenen pathologischen Anatomen, und nur in der Pathologie wähnten sie den geistigen Wind der Wissenschaft zu spüren. Daher finden wir in den meisten illustrierten Lehr- und Sammelwerken des 19. Jahrhunderts überwiegend, wenn nicht ausschließlich, makroskopische pathologisch-anatomische Abbildungen, denen sich in der zweiten Jahrhunderthälfte mikroskopische zugesellten.

Auf Umwegen über die Dermatologie und die Physiognomik entwickelte sich danach im 19. Jahrhundert das Krankenbild. Wir konnten verschiedentlich die einzigartigen Zeugnisse des Barons ALIBERT bewundern, herrliche farbige Krankenportraits. Wir verfolgten die Bemühungen Baumgärtners, im Antlitz die Spuren der körperlichen und seelischen Krankheitsveränderungen zu erkennen und wiederzugeben. Pioniertaten brauchen Zeit zu ihren Auswirkungen. In der Mitte des letzten Jahrhunderts erscheinen einige Krankheitsatlanten mit vorzüglichen Bildern. Einer Vollendung der klinischen Abbildung schien nichts mehr entgegenzustehen. Es gab genügend akademisch geschulte Zeichner und Maler, und kundige Ärzte legten ihnen das Wesen des jeweiligen Krankheitsvorganges sowie das Wichtigste an den äußeren Veränderungen dar. Die Künstler beschäftigten sich während der langsamen Entstehung von Zeichnung oder Aquarell mit ihrem Modell, beobachteten, unter welchem Sehwinkel sich die pathischen Oberflächenveränderungen plastisch und distinkt abhoben und kamen im Gespräch der Psyche des Kranken näher. Dank ihrer Schulung in der Portraitmalerei, die auf einer von BOTTICELLI bis TINTORETTO, von HOLBEIN bis PHILIPP OTTO RUNGE reichenden Tradition basierte, versuchten sie, außer den Krankheitserscheinungen der Oberfläche auch die geistige Situation einzufangen. Wir finden Hautkolorit und -elastizität genau wiedergegeben, Falten, Runzeln, Narben wie auch Wirrhaare, Warzen, Sommersprossen minutiös registriert. Wir erkennen aber ebenso die seelischen Auswirkungen: Hingabe oder Verbissenheit, Gottergebenheit oder Auflehnung, Lethargie oder schmerzhaftes Verzerrtsein. Das alles vermochte die handwerkliche Kunst präzise und würdig auszudrücken.

Diese Blüte hat sich nie voll entfaltet. Einzelne verstreute Blumenblätter zeugen von der erhofften Schönheit des Ganzen. Es hängt mit den besonderen Gegebenheiten der Entwicklung der klinischen Abbildung zusammen. Wir stellen uns gewöhnlich eine kulturelle Evolution in der Form einer Sinuskurve vor: nach tastendem Beginnen erreicht das zunehmende Erkennen und Ausüben der neuen Möglichkeiten einen Schaffenshöhepunkt; über die routinemäßige Erstarrung der gewonnenen Form schwinden langsam Interesse und Begeisterung für das Erreichte. Solch eine Entwicklung können wir hinsichtlich der gotischen Sakralarchitektur an den Kathedralen Nord-Frankreichs, bezüglich der impressionistischen Malerei an den Bildern des Jeu-de-paume-Museums ablesen. Beim Krankenbild wird aber weder ein Entwicklungszenit noch ein anschließendes Absinken des Formniveaus deutlich, das Metapher der Sinuskurve paßt nicht. Wenn man ein Gleichnis sucht, so ist sein weiteres Geschick eher mit dem Verhalten von Uferwellen vergleichbar, von denen (aus dem Meer des allgemeinen technischen Fortschritts) immer neue den Strand (das illustrative Feld) überfluten. Keine Welle kann ungestört ausrollen, schon ihr schäumender Kamm wird oftmals von der nächsten überspült.

Zunächst beobachten wir eine Querwelle, die am Strande das Auslaufen der anderen hemmt. Die Physiologie durchsetzte die Klinik. Dies hatte eine Abwertung der unmittelbaren Beobachtung am Krankenbett im Gefolge; das Interesse für die Physiognomik, ja überhaupt für den Krankenaspekt und seine bildliche Fixierung erlahmte wieder. BERNHARD NAUNYN bedauerte es 1908 in einer Retrospektive über die Berliner Schule vor 50 Jahren: *„Erst seit kurzer Zeit hat die deutsche innere Medizin an der Nosographie, Semiologie und der Diagnostik teil; daß dies so spät erfolgte, ist die Auswirkung der physiologischen Schule."* Worauf damals der Wert-Akzent lag, entnimmt man den neu hinzugekommen Lehrbuch-Illustrationen. Es sind vor allem die Zackenbilder krankheitstypischer Fieberverläufe. Als erster hatte LUDWIG TRAUBE (1818—1876) regelmäßig die Thermometrie geübt und KARL REINHOLD WUNDERLICH (1815—1877) die Fieberkurve eingeführt. Beide waren Schüler des universalen Physiologen JOHANNES MÜLLER (1801—1858). Wie allein dieses sich schon auf die Krankenbeobachtung auswirkte, zeigt der anekdotische Hinweis STRÜMPELLS, seinem Lehrer WUNDERLICH sei der Vorwurf gemacht worden, die klinische Visite mehr den Fieberkurven als den Kranken selbst abzustatten. Hinzugekommen waren weiterhin Atmungskurven und Registrierungen des Radialispulses, speziell bei Klappenfehlern. Der Physiologe CARL LUDWIG (1816—1895), auch ein Schüler JOHANNES MÜLLERS, hatte das erste Kymographion zur fortlaufenden Aufzeichnung physikalischer Vorgänge gebaut. — In der Rolle des Entwicklungshemmers der semiotischen Abbildung war also der pathologischen Anatomie 50 Jahre danach die Physiologie gefolgt.

Dann deckte eine große Brandungswelle alles zu. 1838 schlug die Geburtsstunde der Photographie. Auf ihrem Siegeszug verdrängte sie in der zweiten Jahrhunderthälfte die alteingeführten graphischen Techniken wie Stich, Holzschnitt und Lithographie. Schnell und relativ billig zu handhaben, durch Reproduktionsmöglichkeit jeder Mengenanforderung genügend, fand sie in die Medizin und andere Zweige der Naturwissenschaften rasch Eingang. Die Liquidierung der früheren Darstellungsverfahren erfolgte mit einem bestechenden Argument: im Namen der Wahrheit! — Wir wissen heute, daß das, was die photographische Linse auf die Bromsilberschicht bannt, keinen absoluten Realitätswert hat. Es ist eine von vielen Wahrheitsmöglichkeiten, im zufälligen Sekundenbruchteil herausgefroren aus einem Krankheitsablauf, und meist nicht die wesentliche, die typische. Der Photograph kann vieles aus einem Gesicht machen. Die Bildpublizistin LISELOTTE STREHLOW hat kürzlich unter dem bezeichnenden Titel *„Das manipulierte Menschenbildnis"* gezeigt, was alles Kamera und Labortechnik ermöglichen. In unserem Falle käme es darauf an, zunächst das Krankheitstypische der Oberfläche herauszuarbeiten. Ein Mediziner als Lichtbildner wird die photographischen Variablen so wählen, daß das an der Krankheit als typisch Empfundene im Abbild zum Ausdruck kommt. Er wird kleine Kunstgriffe nicht verschmähen, etwa eine Extremitätendeformierung durch ausgetiftelte Lagerung eindrucksvoll inszenieren, eine Struma durch sehr schräges Spotlight bei schwacher Frontalbeleuchtung (und evtl. auch Fettung der Haut) plastisch herausarbeiten und eine Cava-Stauung der vorderen Bauchwand mit Hilfe von Infrarotplatten über den Augenschein hinaus verdeutlichen. Wann aber bemüht sich schon ein Mediziner um die Photographie? Unsere Lehrbücher und Zeitschriften sind voller Bilder, die von technisch beschlagenen, medizinisch aber unerfahrenen Photoassistentinnen gemacht wurden. Noch trüber sieht es mit der Darstellung der seelischen Krankheitsspiegelung aus, wie mit der Wiedergabe der quälenden Dyspnoe eines Asthmatikers oder der angstvollen Verzerrtheit eines Infarktkranken. Solche Gesichter in charakteristischer Mimik festzuhalten, aus dem ständig wechselnden Mienenspiel den typischen Moment abzupassen, ist fast nur dem psychologisch geschulten, photographisch versierten und ein wenig künstlerisch talentierten Mediziner möglich. Im Momentanen das Typische zu erspähen, geht über das Vermögen üblicher Photographen weit hinaus. Trotz der fast schon ein Jahrhundert strömenden Flut medizinischer Photos sind daher die Autoren guter Darstellung an den Fingern einer Hand abzuzählen: CURSCHMANN, KILLIAN, HERTL.

Diese Betrachtungen gelten den Nachteilen, die das Ersetzen des Zeichenblattes durch die Photographie mit sich brachte. Während der Kranke vom Maler persönlich und in Ruhe mit seinen körperlichen Veränderungen und seelischen Nöten erfaßt wird, irritieren ihn Apparatur und Plötzlichkeit der Lichtbildaufnahme, so daß nur ein zufälliger, vom Wesentlichen weit entfernter Abklatsch zustandekommt. Das Verharren der Schwarz-weiß-Photographie auf einem im Durchschnitt recht bescheidenen Niveau hat noch weitere Gründe.

Nun folgt nämlich eine Welle, die durch Sog das Wasser des flachen Uferstreifens mehr und mehr wegzieht. 1895 entdeckte W. C. RÖNTGEN die nach ihm benannten Kathodenstrahlen. Die Möglichkeit, pathische Veränderungen der inneren Organe auf Leuchtschirm oder Film sichtbar zu machen, gab nicht nur der Diagnostik eine neue Richtung, sondern bedeutete für das Krankenbild eine Umorientierung, Standpunktverschiebung. Die Gegebenheiten der radiologischen Untersuchung verlagerten die Diagnosenfindung in ein früheres Krankheitsstadium. Nimmt man die Fortschritte des seit der Jahrhundertwende sich zügig entwickelnden klinisch-chemischen Laboratoriums dazu, so bedeutet dies — wie S. 73 näher ausgeführt —, daß viele Krankheiten bereits vor dem Manifestwerden äußerer Veränderungen diagnostisch faßbar wurden. Da somit der Aspekt nicht mehr zur Krankheitsfindung beitrug, verlor er an Interesse und klinischer Valenz. Doch auch wo die äußere Symptomatik noch diagnostisch herangezogen wurde, hatten die Verhältnisse sich verschoben. Wie jeder menschlichen Fähigkeit sind auch dem visuellen Gedächtnis Grenzen gesetzt. Heutigentags ist die Kapazität für optische Engramme bei Internisten und auch manchen Praktikern weitgehend durch die verwirrende Vielzahl der röntgenologischen Erscheinungsformen ausgelastet. Das Aussehen des Kranken wird zwar perzipiert, aber nicht mit dem einem Röntgenfilm entgegengebrachten diagnostischen Interesse. Das semiotische Bild hat viel von seinem klinischen Wert eingebüßt. Nicht zufällig wurde es am längsten in einem Teilgebiet kultiviert, in das die Röntgenologie relativ spät Eingang fand — in der Nervenheilkunde. Zu erwähnen bleibt, daß die im Kapitel über unser Jahrhundert genauer besprochene, stete Zunahme der Abbildungen klinischer Lehrbücher den Krankenbildern nicht zugute kommt. Deren Zahl ist seit der Jahrhundertwende dort etwa gleich geblieben. Zugenommen haben die bildlichen Darstellungen aus jenen Disziplinen, die der Semiotik sozusagen das Wasser abgraben: Röntgenogramme, mikroskopische Punktat-, Blut- und Urinsediment-Darstellungen, biochemische Schemata und pathophysiologische Kurven.

Noch einmal wirft das Meer der Entwicklung eine Welle an den Strand. Mitte der 30er Jahre unseres Jahrhunderts kam fast gleichzeitig in den USA und Deutschland der Dreischichtenfilm zur subtraktiven Wiedergabe der natürlichen Farben auf den Markt. Er bedrängte den Schwarz-weiß-Film wie dieser seinerzeit die graphischen Techniken. Jeweils werden die neuen Verfahren enthusiastisch aufgegriffen, und viele Entwicklungsschößlinge der älteren verdorren. Das sind Abläufe, die man in unserer Zeit der sich überstürzenden technischen Neuerungen auch sonst verfolgen kann. Die künstlerischen Ansätze des Stummfilms machte der Tonfilm zunichte, die großartigen Abstrahierungs- und Stilisierungsmöglichkeiten in Schwarzweiß mußten dem Jahrmarktbunt in Kolor weichen. Bei dem raschen Umsichgreifen der Buntphotographie sollte man meinen, daß die Farbschicht für medizinische Aufnahmen viele Vorteile böte. Aber so ist es nicht. S. 60 wurde erwähnt und begründet, daß und weshalb man bis heute von keiner farbrichtigen Wiedergabe sprechen kann. Doch muß man sie zur Dokumentation fordern. Überdies erscheinen alle nur mit einer Blitzröhre genommenen Portraits — und das sind die meisten — flach, flau und ohne Oberflächenrelief. Zwei Röhrenleuchten bringen die physiognomisch bedeutsamen Furchen und Falten wenigstens andeutungsweise zur Darstellung, wenn auch in farbig nie so gut wie in schwarz-weiß. Sie werden überstrahlt von dem Rot irgendwelcher Hauteffloreszenzen, die sofort den Blick absorbieren. Kaum je strebte ein Farbphotograph einen krankheitstypischen Gesichtsausdruck an.

Was wird die Zukunft bringen? Die gezeigten Entwicklungslinien lassen sich weiterführen: Durch Panorama- und Gestaltwandel der Krankheiten, durch ihre Erkennung vor dem Auftreten äußerer Symptome schrumpft die früher so formenreiche und pittoreske Schau des semiotisch Darstellenswerten auf wenige, einförmige Typen zusammen. Schwarz-weiß- und Farbphotographie konkurrieren in ihrer Wiedergabe — und behindern einander an der Entfaltung der ihnen gemäßen Möglichkeiten. Ihre Bildprodukte gelangen an einen Arzt, dessen Interesse meist weniger ihnen gilt als etwa den Röntgenogrammen, die einen Großteil seiner optischen Kapazität einnehmen. — So wird der über dem Krankenbild stehende Unstern seine fatale Strahlkraft wohl auch in der Zukunft nicht verlieren. Diese Konstellation, Glanz und Elend eines Werdeganges, prägte das vorliegende Werk, begründete wohl auch das bisherige Fehlen eines ähnlichen und dürfte seinen Platz im Schrifttum bestimmen.

I. Kurze Bibliographie des illustrierten medizinischen Buches

Allgemeine Vorbemerkungen

Bei latinisierten und graecisierten Autorennamen ist der Ursprungsname — falls bekannt — hinzugefügt, auch wenn er im Buchtitel nicht angegeben. Bei Namen von Verfassern und Verlegern mit wechselnder Schreibweise wurde die gebräuchlichste Form gewählt, selbst wenn diese von der im Buch abwich.

Die zum Teil sehr langen Titel älterer Bücher sind sinnentsprechend verkürzt.

Der Verlagsort ist jeweils in der heutigen deutschen Schreibweise angegeben, auch wenn er im Werk nur lateinisch steht; z. B. Leyden statt Lugdunum.

Da das Buchformat Rückschlüsse auf die Abbildungsgröße erlaubt, wurde es mit vermerkt.

    2° (Folio): bis 45 cm Höhe
    4° (Quart): bis 35 cm Höhe
    8° (Oktav): bis 25 cm Höhe
    16° : bis 15 cm Höhe.

Lagen von einem Werk differente Ausgaben vor, so sind die in einem späteren Jahrhundert erschienenen im Jahrhundert der Erstauflage mitvermerkt.

Einige im Text erwähnte unbebilderte alte Werke wurden dieser Aufstellung eingefügt.

Das 15. und 16. Jahrhundert

ABULCASIS (Alsaharavius): Liber theoreticae necnon practicae Alsaharavii... 2°. S. Grim u. M. Wirsung, Augsburg 1519. Schöner Holzschnitt von Burgkmair. (Konsil von sechs Ärzten).

ACTUARIUS, JOANNES: Hoc in volumine ... digesti sunt de urinis... 4°. B. Vitalis, Venedig 1519. Schlußholzschnitt: Prophet mit venezianischem Löwen.

ALBERTI, SALOMON: Historia plerarunque partium humani corporis, membratim scripta... 8°. Erben von J. Crato, Wittenberg 1585. Reichliche Textholzschnitte, doch nur anatomische Darstellungen.

ALBERTUS, MAGNUS: Von wunderbar natürlichen Wirckungen, Eygenschafften und naturen... etzlicher Kreuter Edelgesteyn unnd Gethier. 4°. Leipzig 1531. Zoologische und botanische Abb.

— Ein newer Albertus Magnus, von Weiberen und Geburten der Kinder, sampt ihren Artzeneyen... 16°. Nettessem, Köln 1598. Zahlreiche Textholzschnitte von Kindslagen, Arzneipflanzen, astrologischen Figuren, ein Zodiakus.

ALBOSIUS, JOANNES: Portentosum lithopaedion, sive embryon petrefactum urbis senonensis... 8°. J. Sauve (Savine), Senonis 1582. Holzschnitt: Gravida mit Steinkind im geöffneten Bauch.

ALLENDORF, PHILIPP v.: Der Judenn Badstub, Eyn Anzeygung ihrer manigfeltigen schedlichen hendel. 1535. Titelholzschnitt der Badestube.

ALLER: Das allerbewertest und kürtzest Regimennt, für die newe Kranckheyt, die Englisch Schwaiszsucht genannt... 4°. 1529. Titelholzschnitt Krankenstube.

ALPINUS, PROSPERO: De medicina Aegyptiorum, libri IV. 4°. N. Redelichfysen, Paris 1595. Mit zwei ganzseitigen und mehreren kleinen Holzschnitten (Darstellung des Schröpfens).

APOLLINARIS, QUINTUS: (pseudonym?) Manual Buchlein von allerhandt Gifft, Wunden, unnd Feldt Kranckheyten ein kurtzer Bericht. 4°. J. Cammerlander, Straßburg etwa 1535. Abb. durchweg aus Brunschwig entlehnt (giftige Tiere, Wurmaustreibung, Laßmann).

ARATUS, SOLENS: Phaenomena et Prognostica, Interpretibus M. Tullio Cicerone. 2°. Th. Graminaeus, Köln 1569. Nur astrologische und astronomische Abb.

ARCULANUS, JOHANNES: Commentaria in nonum librum Rasis ad regem Almansorem... 2°. Erben von L. A. Junta, Venedig 1542. Nur Zierleisten und Initialen.

ARTICELLA, JOHANNITIUS: Liber ysagoge. 8°. P. Bergomensis, Venedig 1507. Ganzseitiger Holzschnitt: Laßmann.

Artzneybuch: Artzneybuch köstlich für mancherlei Kranckheyt des gantzen Leibs... Von vielen hochberümpten und erfarnen Ärtzten... 4°. M. Sachse, Erfurt 1546. Titelvignette, Holzschnitt: Behandelnder Arzt.

ASTENSUS, LEONARD BOTALLUS: De curatione per sanguinis missionem liber... 2°. Chr. Plantinus, Antwerpen 1583. Nur Titelvignette.

AVILA, LUDWIG de: Ein nützlich Regiment der Gesundtheyt, genant das „Vanquete", mitsampt einem kurtzen Regiment, wye man sich in der Pestilentz halten soll... 4°. H. Steyner, Augsburg 1531. Mit großem Titelholzschnitt und fünf sehr schönen Text-Holzschnitten (Laßmann, Genre-Szenen) von Hans Burgkmair, Hans Weiditz, Jörg Breu.

Badenfart: Eyn newe Badenfart. Von allerhand außenwelten wasser und schweyß Bädern. 4°. J. Cammerlander, Straßburg etwa 1530. Mit Titelholzschnitt (Badeszene), Laßmann und Zodiakus als ganzseitige Holzschnitte.

BAIRO, PIETRO: Della materia medicinale libri quattro. 4°. G. A.

Valvassori, Venedig 1561. Etwa fünfzig Holzschnitte, nur Pflanzen.

Balneis: De balneis omnia quae extant apud Graecos, Latinos et Arabos... 2°. Erben von L. A. Junta, Venedig 1553. Mit fünf interessanten, ganzseitigen Holzschnitten (u. a. antike Bäder, Bad von Plombières).

BARTHOLOMAEUS, ANGLICUS: Libro de Proprietatibus rerum en romance. Hystoria natural. 2°. G. de Avila, Toledo 1529. Spanische Ausgabe mit 28 etwas modifizierten Textholzschnitten.

— Le Propriétaire des choses. 2°. N. Couteau für J. Longis, Paris 1539. Mit 29 kleineren, bzw. großen Holzschnitten, einige wiederholt: Zodiakus, Laßmann, Anatomieszene, Pflanzen, Tiere, Landschaften, Lehrer mit Schülern.

BOCK, HIERONYMUS: Artzneybüchlein, ordentliche, gemeine Cur und hülffe für das Stechen und Seitengeschwür, genannt Pleuritis... 4°. Augsburg 1551. Mit kleinen Textholzschnitten: Monatsbilder und Badeszenen.

BOEHAM, MATTHIAS: Ain nützlich unnd für den gemainen Mann genügsam gegründte Underricht, wie sich dieser Zeyt der Pestilentz halben zu halten sey. 4°. P. Ulhart, Augsburg etwa 1550. Zwei Holzschnitte vom Sitz der Bubonen, verkleinert im Titel wiederkehrend.

BRANT, SEBASTIAN: Das Narrenschiff. 4°. Straßburg 1494 (Nachdruck 1964 Reclam, Stuttgart). Unter zahlreichen Holzschnitten (z. T. von Dürer) drei mit Arztdarstellungen.

— De monstrosu partu apud Wormatiam. 4°. M. Schott, Straßburg 1495. Titelholzschnitt: Wormser Cephalopagen.

BRUNSCHWIG, HIERONYMUS: Das ist das Buch der Cirurgia. Hantwirckung der Wundartzney. 2°. J. Grüninger, Straßburg 1497 (Nachdruck 1923). Dies erste deutsche Werk über Chirurgie ist mit 53 Holzschnitten illustriert, davon viele ganzseitig: Krankenszenen, chirurgische Schnittführung, Apotheken, Wirkung der Hieb- und Stichwaffen. 2°. H. Schoensperger, Augsburg 1497. Holzschnitte ähnlich wie in der Straßburger Ausgabe, um einige vermehrt. Weitere Auflage: H. Schoensperger, Augsburg 1539. Umzeichnungen der Holzschnitte von Hans Weiditz.

—— Liber pestilencialis de venenis epidemie... Das Buch der Vergift der Pestilentz, das da genant ist der gemein sterben. 2°. J. Grüninger, Straßburg 1500 (Original). Mit 23 Holzschnitten, z. T. fast blattgroß, vergl. Besprechung im Text Seite 26.

—— Das Buch der Gesuntheit. Liber de arte destillandi simplicia et composita... 2°. J. Grüninger, Straßburg 1505 (1. Ausgabe 1500). Mit größerem Titelholzschnitt und 257 kleineren Textholzschnitten, die Destillierapparate und Öfen aller Art zeigen, anatomische Darstellungen und ein Dampfbad. Außerdem Genre-Szenen des Grüningerschen Verlages.

—— Das neue Destillierbuch der rechten Kunst... 2°. B. Grüninger, Straßburg 1531. Abb. ähnlich wie beim Destillierbuch 1505. Bekränzter Leser, zusätzlich Destillier- und Kühlapparate.

— Thesaurus pauperum. Ein fürtrefflich und volkomne Hauszapoteck gmeyner gebreuchlicher artzeney. 4°. C. Egenolf, Frankfurt 1537 und 1539. Genrebilder, Arzt am Krankenbett, Tafelnde, Zahnextraktion.

Calender: Calender mit Underrichtung astronomischer Wirckungen, natürlichen Influentz der Gestirn, Planeten unnd himmlischen Zeychen. 4°. C. Egenolf, Frankfurt 1547. Mit vielen kleinen Holzschnitten; medizinische Motive: Badeszene, Schwitzprozedur, Aderlaß.

CARDANUS, HIERONYMUS: Offenbarung der Natur unnd natürlicher Dingen... 2°. H. Petri, Basel 1559. Mit Autorenportrait im Titel und einigen kleinen Textholzschnitten mit geometrischen Figuren, physikalischen Darstellungen.

CHAMPIER, SYMPHORIEN: Libelli duo, Primus de medicinae claris scriptoribus... Secundus legum divinarum conditoribus... 8°. J. de Campis, Lyon 1506 (?). Titelbild: Schöner Holzschnitt, Allegorie.

CHAPPUYS, FRANÇOIS: Sommaire contenant certains et vrais remèdes contra la peste. 8°. Genf 1543. Laßmann. Zwei Ansichten.

CHARETHANUS, JOANNES de: siehe KETHAM, J. de

CLOWES, WILLIAM: A briefe and necessarie treatise, touching the cure of the disease called Morbus Gallicus, or Lues Venerea... 4°. T. Cadman, London 1585. Einzelne Textholzschnitte, Genreszenen, Destillierapparate.

COCLES, BARTHOLOMAEUS: Physiognomiae et chiromantiae compendium. 8°. J. Albertus, Straßburg 1536. Im ersten Teil 14 Textholzschnitte, Doppelportraits in gotischer Manier. Im zweiten Teil etwa 120 Handabbildungen.

— Phisionomei: Complexion und Art eines jeden Menschen, auss Gestalt unnd Form des Angesichts... 4°. Straßburg 1541. 19 Textholzschnitte, meist Portraits in Medaillonform.

CORDUS, EURICIUS: Für die newe, hievor unerhörte und erschröcklich tödtliche Kranckheyt und schnellen todt, die Englisch schweysssucht genannt... 4°. Chr. Egenolph, Straßburg 1529. Holzschnitt auf Titelblatt, zwei uncharakteristische Kranke, von Ärzten umgeben.

CRASSO, GIROLAMO: Diario empirico... Nel quale si dimostra il modo di curare ogni sorte ferita nel corpo humano... 8°. Erben von F. Rampazetto, Venedig 1577. Nur Titelvignette und Initialen.

CUBE, JOHANN von (WONNECKE von CAUB): Ortus sanitatis. 4°. Schöffer, Mainz 1485. Nachdruck 1924, München, Verlag der Münchner Drucke. Mit Text von W. L. Schreiber: Die Kräuterbücher des 15. und 16. Jahrhunderts. 368 Holzschnitte von Pflanzen und Arzt mit Uringlas.

DROETUS, PETRUS: Consilium novum de pestilentia. 8°. B. Jobinus, Straßburg 1576. Nur ein Textholzschnitt von Destillierofen.

DRYANDER, (JOHANNES EICHMANN): New Artzney und Practicirbüchlein, zu allen Leibs Gebrechen und Kranckheiten. 8°. Erben von C. Egenolf, Frankfurt 1572. Mit Textholzschnitten des Egenolphschen Verlages. Arzt am Krankenbett, Badeszene, Aderlaß, außerdem Laßmann von anderem Zeichner.

DRYANDER: Von dem Sterben oder der Pestilentz... bedencken. 4°. Egenolph, Frankfurt 1631. Einige kleine nichtmedizinische Textbilder.

ELLUCHASEM, ELIMITHAR: Tacuini sanitatis... de sex rebus non naturalibus. 2°. J. Schott, Straßburg 1531. Mit 39 Schlußvignetten von Hans Weiditz: Pflanzen, Fleischarten, häusliche Szenen. Einiges Medizinische: Badebehandlung, Purgieren, Vomieren.

— Schachtafelen der Gesuntheyt. 1. Erstlich durch bewarung der sex neben natürlichen Ding... 2. Zum anderen durch erkantnussz Cur und Hynlegung aller Krankheyten... 2°. H. Schott, Straßburg 1533. Dieselben Abb. wie in lateinischer Ausgabe.

ETSCHENREUTER, GALLUS: Aller heilsamen Bäder und Brunnen Naturkrafft... so in Teutschlanden bekommt... Müller, Straßburg 1571. Hübscher kleiner Titelholzschnitt, Badeszene.

FERRARA, GABRIELE, CAMILLO: Nova selva di cirurgia, divisa in due parti. 8°. B. Carampello, Venedig 1596. 8 Abb. von spaßig deformierten Destillierkolben.

FETTICH, THEOBALD: Ordenung und Regiment, wie man sich vor der überscharpffen und gifftigen Kranckheit der Pestilentz zu enthalten. 4°. Egenolph, Frankfurt etwa 1530. Titelholzschnitt: Laßmann.

FEUERBERGH, JOHANNES Pyrmontanus: Fons sacer. Das ist Beschreibung des wunderbaren... Heiligbrunnen gelegen in der Graffschaft Pyrmont. C. Grothe Erben, Lemgo 1597. Erste Darstellung des Pyrmonter Bades nach Metobius.

FICINUS, MARSILIUS: Von dem gesunden und langen Leben. J. Grüninger, Straßburg 1505.

— Von dem gesunden und langen Leben, der rechten Artzneyen... Deutsch von Johannes Argé. 2°. J. Grüninger, Straßburg um 1540. Einige Bilder von Brunschwig entlehnt, dazu reizende, vielfigurige Genreszenen.

— Das Buch des Lebens Marsilii Ficini des hochgelerten und wolerfahrenen Florentiners zu behalten gesundes und langwyriges Leben — Artzneybuch. 2°. J. Grüninger (?), Straßburg um 1530. Mehrere Abbildungen wie in Brunschwigs Destillierbuch.

— Regiment des Lebens. J. Cammerlander, Straßburg 1536. Abb. wie oben.

FIERAVANTI, LEONARDO: Capricci medicinali,...divisi in tre libri ... 8°. L. Avanzo, Venedig 1561. Textabb.: Einige Destillierkolben.

Florenz, COLLEGIO de MEDICI: Ricettario Fiorentino di nuovo illustrato... 2°. G. Marascotti, Florenz 1597. Sehr schöner Titelkupfer, Allegorie, 5 Textabb. von Destilliergeräten.

FOLTZ, HANS: Dises Puchlin saget uns von allen paden die von natur heiß sein. Nürnberg um 1480. Nachdruck Heitz und Mündel, Straßburg 1896. Darstellung eines Wildbades.

FRIESZ, LAURENT (PHRYESEN, LAURENTIUS): Spiegl der Artzny des gleichen vormals nie von keinem doctor in tütsch uszgangen ist nützlich und gutt allen denen so d'artzt radt begerent, auch den gestreiffelten leyen... 2°. J. Grieninger, Straßburg 1519. Ganzseitige Holzschnitte, Laßmann, Situsdarstellung, Skelett, Textholzschnitte des Grüningerschen Verlages.

— Ein hochnutzlicher Tractat, eygenschafft unnd wurckung der wunderbaren natur aller Wildbeder, so in Teutschen landen gelegen. 2°. B. Grieninger, Straßburg 1538. Kleiner Titelholzschnitt eines Wildbades.

FUCHS, LEONHARD: De curandi ratione libri octo, causarum signorumque catalogum breviter continentes... 16°. G. Rouillius, Lyon 1554. Mit 8 ganzseitigen Holzschnitten, chirurgische Instrumente.

GANIVETUS, JOANNES: Amicus medicorum... cum opusculo quod inscribitur „caeli enarrant"... 12°. P. Rollet und B. Fraenus für G. Rouillius, Lyon 1550. Diagramme von Sternkonstellationen.

GATINARIA, MARCUS: De curis egritudinum particularium noni Almansoris practica uberrima. 4°. S. Bevilaqua für V. de Portonariis, Lyon 1506. Titelholzschnitt: Engel. Sehr hübscher Druck!

GERSDORF, HANS von: Feldbuch der Wundartzney. 2°. J. Schott, Straßburg 1517. Mit 24 Textholzschnitten, blattgroß, wahrscheinlich von Johann Wechtlin aus Straßburg, chirurgische Instrumente, Operationen, Aderlaß- und Wundenmann, Arm- und Beinstrekkungen, Schienen eines gebrochenen Beines, Trepanierungen, zwei Lepradarstellungen.

GERSON, JOHANNES: Opera (nur 1. Teil). 2°. N. Kesler, Basel 1489. Schöner, ganzseitiger Holzschnitt eines Wanderers mit Wappen.

HASFURTUS, VIRDUNGUS, JOANNES: De cognoscendis, et medendis morbis ex corporum coelestium positione Libri IIII. 4°. D. Zenarius, Venedig 1584. Nur astrologische Figuren.

HEURIUS, JOANNES: Praxis medicinae nova ratio: qua, libris tribus methodi ad praxin medicam... 4°. Ex „Off. Plantiniana", F. Raphelengius, Leyden 1587. 10 Holzschnitte von Badevorrichtungen, Destillierkolben, Klistierspritzen.

INDAGINE, JOANNES (HAGEN, JOHANN): Introductiones apotelesmaticae elegantes, in chyromantiam, physiognomiam, astrologiam naturalem. 8°. D. Zephelius, Frankfurt 1522. Mit zahlreichen Linienholzschnitten (chiromantische und physiognomische Figuren, astrologische Diagramme im Text).

— Die Kunst der Chiromantzey, usz Besehung der Hend, Physiognomey, usz Anblick des Menschen. 2°. J. Schott, Straßburg 1523. Schön gedrucktes Buch, Illustrierung wie oben, Indagine 1, zusätzlich Allegorien der Planeten, der Tierkreiszeichen.

Kalender, deutsch: In diesem teutschen Kalender vindet man gar hübsch nach einander die zwelff zeychen... 4°. H. Schoensperger, Augsburg 1495. 57 Holzschnitte und 12 figürliche Darstellungen, darunter Aderlaß- und Badeszenen.

KEGELER, CASPAR: Einn Regiment... darinnen sich, vor der erschrecklichen Kranckheyt, der Pestilentz, preserviren, bewaren und enthalten... 8°. V. Schuman, Leipzig 1521. 2 Holzschnitte am Schluß: Christopherus und Christus.

KENTMANN, JOHANN: Ein kurtz', nütz' und sehr tröstlich Regiment, wie man sich... vor der schwinden und gifftigen Seuch, der Pestilentz, behüten. 4°. P. Seitz, Wittenberg 1568. Nur 2 Holzschnitte, Wappen und Laßmann.

KETHAM, JOHANNES DE: Fasciculus medicine... consilium pro peste evitanda, Anatomia... 2°. J. und G. de Gregoriis, Venedig 1491 und 1493. 1. Auflage: 5 anatomische Tafeln (Laßmann, Zodiakus, Schwangere). 2. Auflage: Außerdem 4 Tafeln (Arzt besucht Pestkranken, medizinische Konsultation, Petrus de Montegnana, Anatomieszene).

— Wundartzney zu allen Gebrechen des gantzen Leibs... 1540, 1542. Wundartzney zu allen Gebrechen des gantzen Leibs, und zu jedem Glied besonder... 4°. H. Gülffrich (Gullferinck), Frankfurt 1549. Mit 5 kleinen Holzschnitten (chirurgische Instrumente) auf der Titelseite, einem doppelseitigen Laßmann und 4 Holzschnitten (Zodiakus, Gefäßdarstellungen) im Text.

Küchenmeisterey: Küchenmeisterey. 4°. M. Hüpfuff, Straßburg 1507. Titelholzschnitt: Küchenbetrieb.

KUCK, GHEERAERT VAN: Hier beghint een cleyn tractaetken van dye epedemia ofte van die pestilentie... 8°. J. van Ghelen, Antwerpen 1543. Holzschnitt im Titel: Pestkranker und Frau.

LANFRANCUS, MEDIOLANUS: Kleyne Wundartzney... auss fürbit des Gregorii Flüguss... dabei viler bewerter Recepten heylsamer Salben... 4°. C. Egenolph, Straßburg 1528. Einige Genreszenen, Arzt am Krankenbett.

LANGNER, ANDREAS: Promptuarium. Wie zur Zeit der Pestilentz, ein jeder gesunder und krancker, jung oder alt, Mann oder Weibsperson... 4°. Erben von J. Berwaldt, Leipzig 1576. Ein Laßmann, eine anatomische Blutgefäßfigur.

LEONARDO, M.: Capricci medicinali... L. Ananzio, Venedig 1561. Nur einige Destillierkolben.

LUTHER, MARTIN: Ob man vor dem Sterben fliehen muge. 4°. H. Steiner, Augsburg 1527. Ohne Abb. Pestbeschreibung.

LYCOSTHENES, CONRADUS: Prodigiorum ac ostentorum chronicon... 2°. H. Petri, Basel 1557. Insgesamt 1471 Holzschnitte: Landschaften, fremdartiges Getier, tierische Mißbildungen. 120 Abb. zur menschlichen Pathologie, z. T. Fabelwesen, 74 Bilder von biologisch möglichen Mißbildungen und Mißgeburten.

MAGNI, PIETRO, PAOLO: Discorsi... sopra il modo di sanguinare. 4°. B. Bonfadino, Rom 1580. 11 sehr hübsche Kupferstiche von Adamo Ghise, darstellend den Aderlaß an verschiedenen Körperstellen, Laßmann, Venenbild.

— Discorsi... intorno al sanguinar i corpi humani, il modo di atac-

care le sanguisughe e ventose... 4°. B. Bonfadino und T. Diani, Rom 1584.
— Discorsi sopra il modo di sanguinare... Mercur, Rom 1618. Discorsi sopra il modo di sanguinare... 8°. B. Fontana, Brescia 1618. Dieselben Abb. wie in der ersten römischen Ausgabe, nur nicht so gut.

MANLIUS, JOHANNES: Loci communes Manlii, das ist: herrliche, schöne Historien allerley selten unnd neuwen Exampel, Gleichniss.. 2°. P. Reffeler für S. Feyerabend, Frankfurt 1574. Viele Holzschnitte von Jost Amman und Meister S. F. Genre- und biblische Szenen, nichts Medizinisches.

MARSILIUS, VICINUS: (Ficinus von Florenz). Siehe Ficinus, Marsilius.

MATTIOLI, PIETRO, ANDREA: I discorsi ne i sei libri della materia medicinale... 2°. V. Valgrisi, Venedig 1555. Überwiegend Pflanzenabb., einzelne Genreszenen (Berufe).

MERCURIALIS, HIERONYMUS: De arte gymnasticae apud antiquos... libri sex. 4°. Junta, Venedig 1573. Titelholzschnitt und 10 großartige Textholzschnitte, Bäder, Sportarten der klassischen Welt.

MOLITORIS, ULRICUS: Hexen Meisterey... ein schön Gespräch von den Onholden, ob dieselben bösen Weyber, Hagel, Reiffen und ander Ongefell den Menschen züschaden machen können. 4°. Köln 1545. 2 Holzschnitte, Hexen, Gastmahl, mehrfach wiederholt.

MONARDES, NICOLAS: De simplicibus medicamentis ex Occidentali India delatis... 8°. C. Plantin, Antwerpen 1578. Zahlreiche (etwa 80) Holzschnitte von Pflanzen.

NIPHUS, AUGUSTINUS: Parva naturalia,... Physiognomica,... de animalium motu... de longitudine et brevitate vitae... 2°. O. Scotus (Erben), Venedig 1523. Geometrische Zeichnungen.

OCYORIS, TARQUINIUS (alias SCHNELLENBERGIUS): Experimentia. Von zwentzig Pestilentz Wurtzeln unnd Kreutern, wie sie alle unnd ein jegliches besonder für Gifft unnd Pestilentz gebraucht mögen werden. 8°. G. Rab und Erben von W. Han, Frankfurt 1563. Nur Holzschnitte von Pflanzen.

Ortus sanitatis: Von allen Tieren. Grüninger, 1530. Zahlreiche rohe, plumpe Tierholzschnitte.

PANIZZA, LUDOVICO: De venae sectione in inflammationibus quibuscunque fluxione genetis, per sanguinis missionem curandis... 2°. J. F. Camocius, Venedig 1561. 1 Holzschnittseite: Väter der Medizin.

PARACELSUS, THEOPHRASTUS VON HOHENHEIM: Propheceien und Weissagungen. Vergangne, gegenwertige, und künfftige Sachen, Geschicht und Züfäll, hoher und niederer Stende... Doctoris Paracelsi, Johann Liechtenbergers... und anderer. 4°. H. Steiner, Augsburg 1549. 32 Holzschnitte, symbolische Weissagungsfiguren.
— Prognosticatio... Ad... Principem Ferdinandum Roman(um) Regem semper Augustum atque Archiducem Austriae conscripta. 4°. Paris um 1650. Mit 32 Kupferstichen, symbolische Weissagungsfiguren.
— Wundt- und Leibartzney, die gantze Chirurgei belangend. 8°. C. Egenolph, Frankfurt 1555. 2 Holzschnitte, Bauchoperation, Konsultation.
— Erster bis dritter Theil der grossen Wundtartzney... von allen Wunden, Stich, Schüsz, Brennt, Thierbissz, Beinbrüch... 4°. G. Rab und Erben von W. Han, Frankfurt 1563. Mit 3 Titelholzschnitten auf den Einleitungsblättern der drei Teile (Apotheke, Beinwundenversorgung, Kranker im Bett), außerdem chirurgisches Instrumentarium, „Wundenmann".
— Opus chyrurgicum... Wundt und Artzney Buch, Darinnen begriffen welchermassen allerhandt Kränck, Gebresten und Mängel... 2°. M. Lechler für S. Feyrabend und S. Hüter, Frankfurt 1565. 9 sehr schöne Bilder von Jost Amman: Schlachtszene, Steinschnitt, Auslöffeln von Pestbeulen, Leprakranke, Schröpfszene, vielfach wiederholt.
— Dat Secreet der Philosophijen inhoudende hoemen alle aertsche dinghen ghelijck als Alluyn... 4°. J. Roelants, Antwerpen 1556. 1 Holzschnittseite mit Destillierapparaten.
— Von der Pestilentz. H. Bürger, Straubing 1563. Genreszene: Lesender Mann, keine medizinischen Abb.
— Badenfart Büchlin... zum andernmal von neuwem gedruckt. Mit Fleisz und Müh, Doctor Adams von Bodenstein. 8°. P. Schmidt, Frankfurt 1566. 1 Abb. am Schluß: Gefaßtes Warmbad.
— Een excellent Tracktaet leerende hot men alte ghebresten der Pocken sal moghen ghenesen. L. Veste, Antwerpen 1570. Titelholzschnitt: Arzt am Krankenbett.

PARÉ, AMBROISE: Traicté de la peste, de la petite vérole et rougéole. André Wechel, Paris 1568. Ohne Abb.

Pest: Ein kurtz Regiment wie sich zu zeiten der Pestilentz zu halten sey. 4°. J. Petri, Nürnberg 1533. Ganzseitiger Holzschnitt: Laßmann.

PETRARCA-MEISTER: Holzschnitte des zu: „Von der Artzney bayder Glück des guten und widerwärtigen". Augsburg 1532? Nachdruck: Henschel, herausgeg. W. Scheidig, Berlin 1955.

PICCIOLI, ANTONIO: De manus inspectione libri tres. 8°. J. B. Ciotti, Bergamo 1587. 1 Handabb.

PLATER, FELIX: De febribus liber: genera, et curationes febrium tribus capitibus proponeus... 8°. Erben von A. Wechel, C. Marnius und J. Aubrius, Frankfurt 1597. Nur Schrifttabellen.

PLATINA, BARTHOLOMAEUS: Von allen Speisen und Gerichten. Straßburg 1530. Textholzschnitte von Pflanzen und Schlachttieren.

PORTA, GIOVANNI, BATTISTA della: De humana physiognomia libri IIII. 2°. J. Cacchi, Vico di Sorrento 1586, 1618, 1623. Abb. ähnlich wie beim nächstfolgenden.
— Nunc primum ab innumeris mendis quibus passim Neapolitana editio scatebat vindicata. 8°. J. Wechel und P. Fischer, Frankfurt 1591. Mit 32 ganzseitigen Holzschnitten (Gegenüberstellung der Tier- und Menschenphysiognomik).

Portentosum lithopaedion sive Embryon petrefactum. (ohne Autor, vielleicht Haedius). 8°. J. Sauve? Senonis 1582. Holzschnitt: Gravida mit Steinkind im geöffneten Bauch.

Regimen Sanitatis. Regimen sanitatis zu deutsch, wie man einen gesunden Menschen erkennen soll. 2°. C. Dinckmut, Ulm 1482. Kalenderholzschnitte, Genreszenen.
— Das alleredlest und bewehrtest Regiment der Gesundheit, 4°. H. Steiner, Augsburg 1530. 4 hübsche Holzschnitte. 2 ärztliche Ansammlungen.
— De conservanda bona valetudine Scholae Salernitanae, opusculum. 8°. Erben von C. Egenolph, Frankfurt 1557. Etwa 60 interponierte Holzschnitte, Pflanzen und Genrebilder.

REUSNER, HIERONYMUS, J. WILLICHIUS: Urinarium probationes... illustratae scholis medicis, H. Reusneri. S. Hennigpeter, Basel 1582. Nur Urintöpfe abgebildet, etwa 80.

ROSETINI, PIETRO und ROSETINI, LODOVICO: Compendio di tutta la cirurgia, estratto da tutti... 8°. L. Avanzo, Venedig 1561. Nur Abb. chirurgischer Instrumente.

RUEFF (RÜFF), JACOBUS: Ein schön lustig Trostbüchle von den Empfengknussen und Geburten der Menschen, unnd iren vilfaltigen Zufälen unnd Verhindernussen... ouch schönen Figuren. 4°. C. Froschouer, Zürich 1554. Mit 69 Holzschnitten, 12 davon ganzseitig (biologisch mögliche Mißgeburten und Fabelwesen).

Ryff, Walter, Hermann: Kleyne teutsche Apoteck, Confect oder Latwergen büchlein. 4°. S. Emmel, Straßburg 1552. Ganzseitiger Holzschnitt: Laßmann.
— Feld und Stattbuch, bewerter Wundartznei, New widerumb ersehen. 4°. Erben von C. Egenolph, Frankfurt 1556. Laßmann, Skelett, Zodiakus, Instrumente, Genreszenen.
— Spiegel und Regiment der Gesundtheit wie man derselben nach aller Speisz unnd Tränck, ausz Küchen, Keller, und Apotecken brauchen und messen soll. 8°. Erben von C. Egenolph für A. Lonicerus, J. Cnipius und P. Steinmeyer, Frankfurt 1574. Etwa 40 interponierte Holzschnitte: Lebensmittel und Tafelszenen.
Schedel, Hartmann: Liber chronicarum. (Schedels Weltchronik). 2°. A. Koburger, Nürnberg 1493. Deutsche und lateinische Ausgabe. Mit über 1800 Bildern von 652 Holzstöcken: Biblische und historische Figuren sowie (seiten- bis doppelseitengroße) Stadtansichten. Größtes und populärstes Bilderbuch der Jahrhundertwende. Bildzeichner: Michael Wolgemut und Wilhelm Pleydenwurff. Medizinisch: Einzelne Abb. von Mißbildungen, Elephantiasis, Tier-Menschwesen.
Schola Salernitanae: De conservanda bona valetudine (Scholae Salernitanae cum Arnoldi Noricomensis). 8°. Egenolph, Frankfurt 1520. Etwa 60 interponierte Holzschnitte, Genreszenen, Pflanzen.
Schricken zu Wyen: Artzney-Büchlein. 1523. Titelbild: Arzt in Krankenstube.
Seitz, Alexander: Ein schöner Tractat von dem Saturnischen Gschoß der Pestilentz. 4°. München 1521. Titelholzschnitt: Gottvater, Mann, Frau.
— Ein nützlicher Tracktat... von der Aderlaß. Weyssenburger, Landshut 1521. Laßmann.
Sibenbürger, Dionysius: Ein nützliches, unnd tröstliches Regiment wider das gyfftig Fieber der Pestilentz... 4°. C. Gutknecht, Nürnberg 1544. Titelvignette mit Stadtwappen, z. Schluß wiederholt.
Thurneisser, Leonhart: Pison, das erst Theil. Von kalten, warmen, minerischen und metallischen Wassern... 2°. J. Eichhorn, Frankfurt (Oder) 1572. Autorenportrait, einige kleine astrologische Textholzschnitte.
— Historia unnd Beschreibung influentischer, elementischer und natürlicher Wirckungen, aller fremden unnd heimischen Edelgewechssen... 2°. M. Hentzsken, Berlin 1578. Zahlreiche Pflanzenabb., allegorischer Titelholzschnitt.
Ulstadt, Philip: Coelum Philosophorum. Von Heymlicheyt der Natur, das ist, wie man nit alleyn ausz Wein sonder auch ausz allen Metallen, Früchten, Fleysch, Ayern, Wurtzien, Kreuttern sol destillieren Aquam Vite... 2°. J. Cammerlander, Straßburg 1536. Etwa 40 Textholzschnitte, vor allem Destillieröfen.
Wecker, Johann, Jakob. De secretis libri XVII. 8°. „Off. Pernea", Basel 1587. Kleine astrologische und physikalische Zeichnungen.
Willichius, Jodocus: Urinarum Probationes... illustratae scholis (sic) medicus, Hieronymi Reusneri... 8°. S. Henricpeter, Basel 1582. Etwa 80 Uringläser.
Valascus de Taranta: Practica quae alias Philonium dicitur, una cum intraductorio Joannis de Tornamira... 4°. N. Wolff, Lyon 1500. 2 ganzseitige Holzschnitte, Skelett und Laßmann.

Das 17. Jahrhundert

Abercromby, David: De spaanse Pok-Meester beschryvende den Oorsprong, Oorsaak en regte Geneling der Pokken. 8°. ten Hoorn, Amsterdam 1691. Titelkupfer: Darstellung von Heilmaßnahmen.
Abraham a Santa Clara: Mercks Wienn, das ist: desz wütenden Todts eine umständige Beschreibung. 8°. P. P. Vivian, Wien 1680. Nur ganzseitige Kupferstiche gegenüber Titelblatt und am Schluß; kleinere Eingangsvignette und Darstellung des Todes.
Aderlaß-Büchlein: Neu vermehrtes und verbessertes Aderlaß-Büchlein, das ist: Ein astronomischer Grund und Bericht vom Aderlassen, Schrepfen und Baden. 8°. A. Endter, Nürnberg 1665. Laßmann mit Venenzeichnung, Zodiakus, Tierkreis- und Planetenfiguren.
Aldrovandus, Ulysses: Monstrorum historia. 2°. A. Bernia, Bologna 1642. Zahlreiche, z. T. ganzseitige Holzschnitte von Mißbildungen, Bartmenschen und Wunderbildern.
Alpinus, Prosper: De medicina Aegyptiorum libri quatuor... et Bontius, Jacob, de medicina Indorum. 4°. N. Redelichuysen, Paris 1645. Außer einigen Textabb. nur 2 ganzseitige Holzschnitte.
Amato, Cintio d': Prattica nuova et utilissima... 4°. G. B. Brigua, Venedig 1669. Laßmann, Aderlaßinstrumente, Blutegel, 6 Holzschnitte von verschiedenen Aderlaßstellen. Neapel 1671. Aderlaßbilder und Schröpfen.
Artzney- und Badbuch. Oder historische Beschreibung vast aller heilsamen Bäder und Sawerbrunnen. (siehe Bauhini, Joan. De aquis...)
Aubin, Eustache d' und Gesselin, Jean: Les anciens et renommés autheurs de la médecine et chirurgie, Hippocrate; Des ulcères, des fistules, des playes de la teste. 8°. J. Gesselin, Paris 1634. Abb. von chirurgischen Instrumenten, Maschinen und von Verbänden.
Avicenna: Canon medicinae quo universa medendi scienta pulcherrima... 2°. Junta, Venedig 1608. Titelseite mit 12 umrahmenden Kupferstichen, u. a. antike Autoren, Massage, Dislokation, Schröpfen, Aderlaß.
Barbette, Paul: Tractus de Peste (observationibus variis illustratis) 8°. Typographia Hackiana, Leyden 1677. Fallberichte, 2 Titelkupfer u. a. pulsfühlender Arzt.
Bartholin, Thomas: Historarium anatomicarum et medicarum rariorum centuria 5 et 6 Hafniae. 8°. P. Haubold, Kopenhagen 1661. Kupfertafeln im Text: Arzt in Pestkleidung, Vaginalprolaps, Monstren und anatomische Abb.
Bauhin, Kaspar: De hermaphroditorum monstrosorum; partuum nature, libri 2. 8°. H. Galler, Frankfurt 1614. 6 Kupfertafeln, Autorportrait, Zwitter, u. a. siamesische Zwillingszwitter, Monstren.
— und Joachim Olhafio: Foetus monstrosi in pago Prust territorii Dantiscani. 8°. Hünefeld, Danzig 1613. Monstren.
Bauhini, Joan: De aquis Medicatis nova methodus Libris quatuor comprehensa. J. Foillet, Montbéliard 1607 und 1644. (1644 siehe auch Artzney- und Badbuch). Abb. Äpfel, fossile Schnecken u. ä., keine Bäder.
Belot, Jean: Les Oevres contenant la chiromence, Physionomie etc. 8°. C. La Rivière, Lyon 1649. Physiognomie-Abschnitt mit 2 Holzschnitten, Chiromantie mit einigen Händen.
Besler, Basil: Contemplatio Rariorum et aspectu dignorum varii generis. 4°. Nürnberg 1622. Nur Animalia marina, Conchilia, Lapides, Fructus.
Beverwyck, Joh. van: Schat der Gesontheyt. 8°. H. van Esch für M. Havius, Dortrecht 1637. Mit etwa 80 biblischen und Genreszenen, hübsche Darstellungen.
— Schat der Ongesontheyt ofte Genees-Konste van de Sieckten. 8°. J. Gorissz, Dortrecht 1642. Titelkupfer (Arzt). Landschaft mit Bergleuten und Tieren, Kranich, Golgatha-Szene, Daphne, Marine.

— Van de Blauw-Schuyt. 8°. H. van Esch, Dortrecht 1642. Nur Pflanzenzeichnung und Titelvignette.

— Steen-Stuck. Den oorspronck, tey kenen't vorkomende genesinge van Steen en de Graveel, Het II Deel. 8°. M. Feermans, Bybel 1649. Außer anatomischen Abb. 2 Landschaften.

BLANCARD, STEPHANO (BLANKART oder BLANKAART, STEPHAN): Nieuw lichtende Praktyk der Medicynen Newens de Hedendaagse Chymia. 8°. Van Hoorn, Amsterdam 1678. Sehr hübscher Titelkupfer: Arzt à la mode beim Krankenbesuch.

— Venus belegert en Ontset, oft Verhandelinge van de Pokken. 8°. T. ten Hoorn, Amsterdam 1684. Titelkupfer, 2 Texttafeln, Luetiker und Behandlung.

— Verhandelinge van het Podagra en vliyende Jigt ... 8°. J. ten Hoorn, Amsterdam 1684. Recht hübscher Titelkupfer, Gichtkranke und Heilmaßnahmen.

— Anatomia practica rationalis. 8°. C. Blancard, Amsterdam 1688. Titelkupfer.

— Cartesianische Academie der Grundlehre der Artzney-Kunst. Aus dem Niederländischen ins Hochdeutsche übersetzt. 8°. J. F. Gleditsch, Leipzig 1690. 7 Kupfertafeln: Physikalische Darstellungen, Lungenmodelle.

— Die belägert- und entsetzte Venus, das ist Chirurgische Abhandlung der sogenannten Franßoßen, auch Spanischen Pocken-Kranckheit. 8°. F. Gleditsch, Leipzig 1690. Titelkupfer, Luetiker und Luesbehandlung, und einige Kupferstich-Abb. von Heißluftmaßnahmen. Weitere Ausgabe 8°. P. Kühtzen, Augsburg um 1700. Dieselben Abb.

— Gründliche Beschreibung vom Scharbock und dessen Zufällen. 8°. F. Gleditsch, Leipzig 1690. 5 Tafeln von Pflanzen, Abb. einer komplizierten Spritze. Weitere Ausgabe Leipzig 1704. Thomas(?). Keine Abb. vom Skorbut.

— Acurate Abhandlung von dem Podagra und der lauffenden Gicht. 8°. F. Gleditsch, Leipzig 1692. Titelkupfer wie in holländischer Ausgabe (1684).

BLASIUS, GERARD: Observationes medicae rariores. 8°. A. Wolfgang, Amsterdam 1677. 8°. H. und J. BOOM, Amsterdam, 1700. Siamesische Zwillinge, anatomische und parasitäre Details. 8°. A. Langerack, Leyden 1711. Einige Abb. von Geschwülsten und Abszessen.

BLEGNY, NICOLAS de: Monatliche, neueröffnete Anmerckungen über alle Theile der Artzney Kunst, zusammengebracht im Jahre 1679. 12°. G. Schultz, Hamburg 1680—1683. Einige Abb. von Monstren, Würmern, Steinkind, Punktion.

BLONDEL, FRANÇOIS: Thermarum Aquis Granensium et Porcetanarum descriptio. 12°. A. Metternich, Aachen 1671. J. du Preys 1685. Titelkupfer, Stadt- und Bäderansichten. 4°. J. H. Clemens f. d. Autor, Aachen 1688. Einzelne in den Text eingedruckte Kupfer, Badeeinrichtungen und -maßnahmen.

— Ausführliche Erklärung und augenscheinliche Wunderwirckung deren heylsamen Badt- und Trinckwässeren zu Aach ... 4°. J. H. Clemens, Aachen 1688. Abb. ebenso wie in latein. Ausgabe 1688.

BONETUS, THEOPHILUS: Medicina septentrionalis collatitia. 2°. L. Chovet, Genf 1686. 30 Kupfertafeln im Linienstich: Monstren, Aortenaneurysma, Elephantiasis, Gallen-, Urethra- und Magenkonkremente.

BONTI, JACOB: De medicina indorum, Libr. IV. Francis, Leyden 1642. Nur Titelkupfer. Beriberi-Beschreibung.

BOSSCHE, GULIELMUS VAN DEN: Historia medica, in qua libris IV animalium natura ... 4°. J. Mommart, Brüssel 1639. Etwa 60 interponierte Abb. von Tieren.

BOTALLI, LEONARD: Opera omnia, medica et chirurgica. Leyden 1669. Nur einige anatomische Abb.

BULWER, JOHN: Chirologia or the naturall language of the hand. Whereunto is added the Chironomia or the art of mannuall rhetoricke... 8°. T. Harper für H. Twyford, London 1644. Handlinien-Abbildungen.

— Anthropometamorphosis, man transformed artificial changeling. 4°. W. Hunt, London 1653. Zahlreiche interponierte, physiognomische Abb.

BUSSCHOF, HERMANN: Two treatises, the one medical of the gout, by H. B., the other partly chirurgical, partly medical, containing some observations. 8°. M. Pitt, London 1676. Titelkupfer: Darstellung der Gichtbehandlung.

CARDANO, GIOVANNI: La metoposcopie. 8°. Th. Jolly, Paris 1658. Etwa 800 Holzschnitte von menschlichen Gesichtern.

CASTELLANI, GIOVANNI, MARIA: Filactirion della flebotomia et arteriotomia ... con l'aggiunta ... 4°. P. und A. Discepoli, Viterbo 1619. Ganzseitige Holzschnitte: Schröpfköpfe und -hörner, Phlebotomiemesser.

CATS, JACOB: Alle de Wercken, Zoo onde als Nieuwe. 4°. J. S. Schipper, Amsterdam 1660. Medizinisches nur am Rande erwähnt. Zumeist Gedichte über Begebenheiten des Lebens. Etwa 1000 Seiten mit ca. 400 interponierten Kupfern.

CHIROSOPHUS, COGNOMENTO: Anthropometamorphosis (siehe Bulwer), W. Hunt, London 1653. Mit über 100 im Text eingestreuten Holzschnitten von künstlichen Körperveränderungen.

CORDUS, VALERIUS: Dispensatorium sive pharmacorium conficiendorum ratio. Cum P. Coudebergi et ... 12°. J. A. Huguetan, Lyon.

CRAANEN, THEODOR: Tractatus physico-medicus de homine. P. van der Aa, Leyden 1689. Reich mit meist anatomischen und physikalischen Stichen illustriert. 39 Tafelkupfer, Aderlaß, Metallspritze.

DEKKERS, FRIEDRICH (FREDERIC DECKERS): Praxis Barbettiana cum notis et observationibus. 12°. Leyden 1669. Titelkupfer: Pulsfühlender Arzt.

— Exercitationes practicae. 4°. J. Luchtmans, Leyden 1694. Sehr schöner mythologischer Kupfer im Titel, zahlreiche Kupfertafeln: Schröpfköpfe, Schröpfen, Kauterisieren, Punktieren einer Cyste, Mißbildungen, Kind mit Rachitis, sonst Chirurgisches.

DIEMERBROECK, ISBRAND: Opera omnia anatomica et medica. 4°. Ultrajectum (?) M. à Dreunen und G. à Walcheren 1685. Mythologischer Titelkupfer: Aeskulap auf Sockel, Figuren.

DOLAEUS, JOHANNES: Encyclopaedia chirurgica rationalis. 4°. J. J. Hertz, Venedig 1645. Hübsche Titel- und Einführungskupfer, allegorische Figuren.

DUVAL JAQUES: Traité des Hermaphrodits. Rouen. 1612. Nachdruck Paris. Lisieux 1880. Titelkupfer: Hermaphrodit.

England, A short forme of thanksgiving to God for staying the contagious sickenesse of the plague. 4°. B. Norton und J. Bill, London 1625. Titelumrahmung mit allegorischen Figuren (Holzschnitt).

Ephemeriden: „Miscellanea curiosa Medico-Physica Academiae naturae curiosorum sive ephemeridum..." Frankfurt und Leipzig 1670—1712. Nürnberg ab 1705. Etwa 10—20 saubere Kupferstiche pro Band. Merkwürdige Tiere, Pflanzen, anatomische Abb., Geschwülste, Mißbildungen und einiges Klinische.

ETTNER, JOHANN, CHRISTOPH v.: Des getreuen Eckharts unwürdiger Doctor. Augsburg und Leipzig 1660 (?). Vermengung von Medizin und Geschichte des 30jährigen Krieges. Nur Titelkupfer.

— Des getreuen Eckharts entlauffener Chymicus, in welchem vornemlich der Laboranten und Process-Krämer Bossheit und Betrügerey... 8°. L. Kroninger und Erben v. G. Göbel, Augsburg 1697. Titelkupfer: Genredarstellungen.

— Des getreuen Eckharts unwürdiger Doctor (vom rechtschaffenen Medicus). 8°. L. Kroninger und Erben v. G. Göbel, Augsburg 1697. Titelkupfer.

FABER, JOHANN: Kurzer und notwendiger Unterricht, wie sich ein jeder... bey jetzt schwebenden gifftigen pestilenzischen Fiebern verhalten solle. Gregoria, Ingolstadt 1621. Ohne Abb.

FABRICIUS, HILDANUS, GULIELMUS (WILHELM, FABER V. HILDEN): New Feldtartzneybuch von Kranckheiten und Schäden, so in Kriegen den Wundartzten fürfallen. 8°. L. König, Basel 1615. Zahlreiche chirurgische Abb. und Operationsbilder. Keine internen Krankheitsfälle bis auf Kontraktur im Knie- und Fußgelenk mit Muskelatrophie.

— De gangraena et sphacelo, tractatus methodicus. 4°. 1620. Textabb. von chirurgischen Instrumenten. 2 sehr schöne Kupferstiche von Amputationen.

— Consilium... de conservanda valetudine, item de thermis Vallesianis, et... 4°. M. Merian, Frankfurt 1629.

— Opera observationum et curationum medico-chirurgicarum. 4° J. Beyert, Frankfurt 1646. Titelkupfer: Genreszenen. Textbilder teils Holzschnitt, teils Kupferstich: Hauthorn, Acanthosis, Darmfistel, Bandwurm, Bauchbruch, Elephantiasis, Klistierspritze, Katheterisieren, Amputationen und andere chirurgische Bilder.

FINELLA, FILIPPO: Libri tres nervorum. 8°. B. Moretus, Antwerpen 1632. Etwa 8 Abb. von bizarren Destillierkolben.

FORESTUS, PETRUS: Het onzeker ende bedrieghlick vordeel der wateren het welke de pis-besienders... 4°. P. van Waesberghe, Rotterdam 1626. Uringlas (Kupferstich) auf Titelseite. Einzige Abb.

GALAMINO, AUGUSTINO: Vita et miracula sp. dominici praedicatorii ordinis primi institutoris. J. Leckert. Um 1600. Abb. aus dem Heiligen-Leben. 1 Lepröser.

GEIGERN, MALACHIAS: Kelegraphia, das ist außführlicher Bericht... von den Brüchen... neben Herrn Guilhelmi Fabricii Hildani Bericht von der Bräune oder Halsgeschwulst. 8°. J. Görlin, Stuttgart 1662. Einige Textholzschnitte, chirurgische Instrumente.

GENT, J. B.: Chirologia or the natural language of the hand. Harper, London 1644. Über Blindensprache mit den Händen.

GLISSON: De Rachitide. Leyden 1671. Kupfer-Frontispiz mit Rachitikern.

GRAEF, REGNIER de: Traitté de la nature et de l'usage du suc pancréatique. 8°. O. de Varennes, Paris 1666. Abb. von Pankreas und Arzneiflaschen.

GRÜNBERGH, NIC.: Observationes medicae. 1689. Ohne Abb.

HADDEN, JACOB van: Pleuris ofte Zyde-Wees, Genesing sonder Aderlaten. 8°. J. Lescaille, Amsterdam 1657. Nur eine anatomische Zeichnung.

HARVEY, WILLIAM: De mortu cordis et sanguinis in animalibus, anatomica... 4°. J. Maire, Leyden 1639. 2 Abb.-Tafeln, Kupferstiche nach dem Text.

HEINSIUS, NICOLAS: Naukeurige Verhandeling van het Podagra end' algemeene Jigt. 16°. J. ten Hoorn, Amsterdam 1698. Titelkupfer: verschiedene Gichtkranke, Behandlungsmaßnahmen.

— Übel vexierter und wohl soulagierter Podagrist oder curiöser Tractat vom Podagra. 16°. Chr. Hulze, Frankfurt und Leipzig 1701. Titelkupfer wie bei holländischer Ausgabe von 1698.

— Schmachtende Venus oder curieuser Tractat von spanischen Pocken und sogenannten Frantzosen (aus dem Holländischen). 16°. Frankfurt und Leipzig (ohne Jahr, um 1700). Nur Titelkupfer.

HELVETIUS: Traité des Pertes de Sang. L. d'Houry, Paris 1674. Nur Instrumentenabb.

HERVELT, JACOB van: Geneeskundige Aanmerkingen in sijn dagelijkse Practyk voorgevallen. 8°. J. ten Hoorn, Amsterdam 1693. 6 Textholzschnitte von Schwitzprozeduren.

HILDEN, WILHELM, FABER v.: (siehe Fabricius, Hildanus, Gulielmus.)

HILL, THOMAS: A pleasant history: declaring the whole art of phisiognomy, orderly uttering all the... 12°. W. Jaggard, London 1613. Zahlreiche schlechte, sich wiederholende Holzschnitte, vieles von Indagine entlehnt.

HOFFMANN, FRIEDRICH: Opus de methodo medendi. Chr. Kirchner, Leipzig 1668. Kupfertafeln mit Darstellungen von Heilpflanzen und Monstrositäten (Hermaphrodit, Frau mit riesigem Ovarialkystom).

HORST, GREGOR: Büchlein von dem Schorbock... mit angehencktem Rath in Pest Zeiten. Auffs newe... 8°. N. Hampel, Gießen 1615. Recht sorgfältiges Buch ohne Abb.

JOEL, FRANCISCUS: Operum medicorum... tomus primus (-quartus)... in lucem... 4°. H. Carstens, Lüneburg, A. Michaelis, Hamburg 1616—1622. Nur einige astrologische Zeichnungen.

KIESER, FRANZ: Cabala chymica concordantia chymica. Azot philosoph(orum) solificatum. Drey unterschiedliche... 8°. M. Spiess, in Verlegung J. Spiess, Mühlhausen 1606. Nur astrologische Zeichnungen.

KIRCHBERGER, JOHANN, HEINRICH: Aphorismi seu canones medicinales de peste. Das ist: Kurtze Erinnerungspuncktern von der Pest. 4°. B. Scherffen, Nürnberg 1625. Nur Laßmann-Figur, Vorder- und Rückseite.

LAMZWEERDE, JOH., BAPTISTA VAN: Armamentarium chirurgicum Johanni Sculteti. 8°. Perkins, Amsterdam 1672. Fortsetzung des Werkes von Scultetus mit 29 Kupfertafeln, darunter Lammbluttransfusionen, Bauchpunktion.

— Chirurgiae veteris ac modernae promptuarium. 8°. Amsterdam 1672. Abb. von Eingriffen.

— Monita solutaria de magno thermarum et acidularum abusu. Köln 1684. Einige Kupfertafeln von physikalischen Heilmethoden.

LICETUS, FORTUNIUS: De monstrorum caussis, natura, et differentiis, libri duo. 4°. P. Frambottus, Padua 1634. Abb. ähnlich wie Lycosthenes, aber weniger, z. T. in schönen Kupferstichen. Titelblatt mit theatralischer Schaustellung von Mißgeburten.

— Pyronasche sive de fulminum natura de qua febrium. 4°. Crivellarius, Padua 1634. Mit einem Holzschnitt.

LOSELIUS, GULIELEMUS: De internorum externorumque morborum ferme omnium. 12°. G. Vernoy, Bordeaux 1620. Nur eine Instrumententafel (Holzschnitt).

LOWER, RICHARD: Tractatus de corde. 1669. Faksimile Bd. 1932, Oxford. Keine besonderen Abb.

MALFI, TIBERIO: Nuova prattica della decoratoria manuale et della sagnia diversa in libri tres... 4°. T. Beltrano, Neapel 1629. 4 ganzseitige Holzschnitte mit chirurgischen Instrumenten und anatomischen Details. 11 Kupferstiche der verschiedenen Aderlaßmöglichkeiten.

MERCKLIN, GEORG, ABRAHAM: Tractatio med. curiosa de Ortu et Occasu Transfusionis Sanguinis. 8°. J. Zieger, Nürnberg 1679. Titelkupfer mit verschiedenen Blutübertragungsarten.

MINDERER, RAYMUND: De pestilentia liber unus, veterum et neotericorum... 8°. A. Aperger, Augsburg 1619. Nur Titelumrahmung (Prophet und König) sowie Vignetten.

MOLANI, JOHANNIS: Medicorum ecclesiassicum diarium. 4°. J. Masius und Ph. Zangrius, Loewen 1645. Titelvignette, Kruzifix.

MURALT, JOHANNES: Vademecum cum Anatomicum sive Clavis Medicinae. 8°. Gessner, Basel 1677. Titelkupfer: Sektion im Krankensaal.

OOMIUS, SIMON: Des Heeren verderflicke Pyl. Oste twee boken van de Pest. 12°. Van Beaumont, Amsterdam 1665. Titelkupfer mit 2 Bildern: 1) Allegorie, 2) Pestkranker und Verstorbener.

PANSA, MARTIN: Vom Lendenschmerz, von der Colica, von der Melancholie, von der Schwindsucht, von der Gicht. 8°. H. Grossen, Leipzig 1615. Nur Anfangs- und Schlußvignetten.

PARTLITZ, SIMEON. Officiarium magistratus medicorum, amicorum, pictura Justitiae... 12°. P. Wittelius für J. Birckner, Erfurt 1624. Zahlreiche Personenbilder.

PAULINUS, FABIUS: Tabulae isagogicae in universam medicinam. 4°. Junta, Venedig 1608. 3 Holzschnitte gegenüber dem Titel. Physikalische Behandlung bei den Türken.

PHINELL, PHILIPP: Libri tres nervorum. 8°. B. Moretus, Antwerpen 1632. Etwa 100 rohe Holzschnitte zur Stirndeutung, Autorenportrait.

PLANIS-CAMPI, DAVID de: Discours de la phlébotomie. 4°. Buisard, Paris 1621. Nur Titelkupfer: 4 Aderlaßdarstellungen.

PLATTER, FELIX: Praxeos medicae, Tomi tres, Cum Centuria posthuma. E. König, Basel 1656. Nur illustriertes Titelblatt: Galen, Hippokrates, Sektionstisch.

PORTA, GIOVANNI, BATTISTA della: De humana physiognomia (sic) libri IV... 2d postrema priori. 8°. N. Hoffmann für Erben von J. Fischer, Frankfurt 1618. Illustrationen siehe Ausgabe Padua 1623.

— Della Fisonomia dell' huomo, Libri VI. 4°. P. P. Tozzi, Padua 1623. Autorenportrait (Kupfer), zahlreiche Textholzschnitte: Tiere, auch in Gegenüberstellung mit Menschen.

PURMANN, MATTHÄUS, GOTTFRIED: Grosser und gantz neugewundener Lorbeer Krantz der Wund-Artzney. 8°. J. C. Brandenburgern, Leipzig 1692. 12 Kupfertafeln: Bluttransfusion vom Lamm.

REDEKER, CONRAD: Brevis Descriptio Bilfeldiani fontis et unus eiusdem... J. Jansson, Amsterdam 1668. 1 schöner Kupferstich der primitiven Badeeinrichtungen.

RHENANUS, JOHANN: Solis e puteo emergentis: sive dissertationis chymiotechnicae libri tres. 4°. A. Humme, Frankfurt 1613. Mit vielen Textabb. von Destillier- und alchimistischen Geräten.

RIPA, CESARE: Iconologia, overo descrittione d'imagini della virtu vitii, affetti... 4°. P. P. Tozzi, Padua 1611. Etwa 100 Holzschnitte, personifizierte Eigenschaften und Leidenschaften. Kaum Medizinisches. Lepra?

ROSACCIO, GIOSEPPE: Il Medico... Libro terzo. Nel quale con brevita e modo facile si tratta della virtu de' Sali cauati dalle Piante Medicinali. 4°. P. Farri, Venedig 1621. Nur Titelornamente: Kolbengefäße.

SANCTORIUS, SANCTORIUS (SANCTORIO, SANCTORIO): Commentaria in primam fen primi libri Canonis Avicennae. 2°. J. Sarcina, Venedig 1626. Großartiges Werk, im Text etwa 40 kleine Holzschnitte und einzelne Kupfertafeln: Fiebermessung, Pulsuhr.

— De Statica medicina. 16°. A. Ulacy, Den Haag 1657. 16°. L. de Haro, Leyden 1642. Abb. wie in folgender Ausgabe.

— De Statica medicina. C. Boutesteyn, Leyden 1703. Kupfertafel: Versuchsanordnung zur Perspiratio insensibilis.

SCHENCK V. GRAFENBERG, JOHANN, GEORG: Wunder-Buch von menschlichen unerhörten Wunder- und Miszgeburten... 4°. M. Becker für Witwe und Söhne von D. van Bry, Frankfurt 1610. Zahlreiche Kupfertafeln im Text von glaubwürdigen, mehr noch unglaubwürdigen Mißgeburten.

SCHMIDT, JOSEPH: Kurzer, jedoch gewisser Bericht dreyer erblicher Kranckheiten: Pest, Frantzosen und Scharbock, wie sie mögen curirt werden. 8°. J. Wehe, Augsburg 1667. Keine Abb.

SCHOTT, CASPAR: Physica curiosa sive mirabilia naturae. 1662 und 1697. 60 ganzseitige, z. T. gefaltete Kupfertafeln, Nr. 1—16 menschliche Mißbildungen und Mißgeburten, danach Tiere und Fabeltiere.

SCHWENCKFELDT, CASPAR: Hirschbergischen warmen Bades in Schlesien. Kurtze und einfältige Beschreibung. 8°. J. Rhambaw, Görlitz 1607. Nur je eine Darstellung des steinernen und hölzernen Bades.

SCULTETUS, JOHANNES: Armamentorium chirurgicum. 8°. Amsterdam 1672. Mit 56 Tafeln meist chirurgischen Inhalts, Ascitespunktion.

SEBIZIUS, MELCHIOR: Discursus medico-philosophicus de casu adolescentis cuiusdam... 4°. A. Bertram für P. Ledertz, Straßburg 1617. 15 Kupfertafeln, u. a. Schlangenbilder.

SEVERINI, MARC AUREL: De efficaci medicina, Liber III. Beyerum, Frankfurt 1646. Nur Titelkupfer.

SGAMBATO, GIOVANNI, ANDREA: De pestilente faucium affectu Neapoli saeviente opisculum. 4°. T. Longus, Neapel 1620. Mythologischer Kupferstich am Schluß: Löwenbändiger Herkules.

SOLINGEN, CORNELIUS: Embryologia. 1673. Ohne Abb.

STALPART van der WIEL, CORNELIUS: Observationum rariorum. 8°. Van der Aa, Leyden 1687. Bd. I 11 Tafeln, Bd. II 17 Tafeln, nur Anatomisches und Zoologisches.

STEEGHIUS, GODEFRIDIUS: Ars medicina. C. Marinius, Frankfurt 1604. Nur Bild des Autors und Initialen.

TULP, NICOLAAS: Observationes medicae, Editio nova. 8°. L. Elzevir, Amsterdam 1652. Titelblatt mit mehrfigurigem Kupferstich. 15 Kupfertafeln im Text, darunter ausgehusteter Lungensequester, Taenien, Blasenstein und mehrere Monstren.

TULP, NICOLAAS: Observationes medicae. Editio sexta, liber IV. 8°. G. Wishoff, Leyden 1738. Observationes medicae. Editio sexta. 8°. G. Wishoff, Leyden 1749. Abb. wie in Ausgabe 1652, dazu Autorenportrait und Titelvignette.

VIDIUS, VIDUS: Ars medicinalis. 2°. Junta, Venedig 1611. Anatomie-Buch mit etwa 55 morphologischen Kupfertafeln. Chirurgie-Buch mit etwa 100 Holzschnitten von Geräten und Verbänden. Medikamentenbuch ohne Abb.

WEYPERT, JOAN, FRANCISCUS: Güldenes Kleeblatt der Wundarzney. Zubrodt, Frankfurt 1662. Ohne Abb.

WILLIS, THOMAS: Affectionum quae dicuntur hystericae et hypochondricae. 8°. F. Lopez, Leyden 1671. Anatomische Zeichnung.

— Opera omnia. 4°. H. Westenium, Amsterdam 1682. Sehr hübscher Titelkupfer: Kranker, klassische Figuren.

Das 18. Jahrhundert

ACKERMANN, J. F.: Über die Kretinen, eine besondere Menschenabart der Alpen. 8°. Gotha 1790. Nur 1 Abb.: Schädelbasis.

Aderlaßmännlein, das aufrichtige oder der neue Bader von Trossfeld. 16°. 1799. Nur Titelholzschnitt: Laßmann.

ALDERSON, JOHN: An essay on the rhus Toxicodendron, pubescent poison oak, or sumach, with cases... it's efficacy in the cure of paralysis and the other diseases of extreme. 8°. R. Rawson, Hull 1793. 1 Abb. der Toxicodendronpflanze.

Amusements des eaux de Schwalsbach, des bains de Wisbaden et de Schlangenbad. 8°. Lüttich 1739. Nur einige Ortsansichten.

— des eaux d'Aix-la-Chapelle, oder Zeitvertreib bey den Wasern zu Achen. 8°. Berlin 1737. Ohne Abb.

ANDRY, M.: L'orthopédie ou l'art de prévenir et de corriger dans les enfants les difformités du corps. 8°. P. de Hondt, Den Haag 1743. 12 Kupfertafeln (17 Abb.), hübsche Darstellungen von Verkrümmungskorrekturen.

ANDRY de BOISREGARD, NICOLAS: De la génération des vers dans le corps de l'homme... 12°. L. d'Houry, Paris 1700. 4 Kupfertafeln am Schluß: Taenie, Bothriocephalus, fabulöse Würmer, auch Spermien und Läuse.

— De la génération des vers dans le corps de l'homme. 12°. Th. Lombreuil, Amsterdam 1701. Abb.: Taenie, Bothriocephalus, fabulöse Würmer, auch Spermien und Läuse.

ARISTOTELES: Aristotles master-piece compleated. In two parts. 12° Glasgow 1782. Einige grobe Holzschnitte von Monstren.

AURELIANUS, CAELIUS: De morbis acutis et chronicis. 4°. Westen, Amsterdam 1709. Hübscher Titelkupfer und Abb. eines Sonnenbades.

BAECK, ABRAHAM, D. M.: De medicamentis domesticis eorumque usu in dysenteria. 4°. Uppsala 1741. Nur 2 rohe Holzschnitte, Abb. von Uppsala.

BAKER, Sir GEORGE: De catarrho et de dysenteria Londoniensi. 4°. W. G. Richardson und S. Clark, London 1764. 2 Tafeln mit Abb. von Darmveränderungen bei Ruhr.

BARNEVELD, WILHELM van: Medizinische Elektrizität (Aus dem Holländischen). 12°. Schwickert, Leipzig 1787. 3 Kupfertafeln: Elektrische Versuche.

BENNET, CHRIST: Talidorum teatrum sive phtiseos athrophicae. 16°. Leyden 1742. Nur Abb. von therapeutischen Styli.

BERRYAT, J.: Recueil de memoires ou collection de pièces académiques concernants la médecine... Mise en ordre par J. Berryat. 4°. Dijon 1754—1766. 3 Bände. Nur anatomische und Pflanzenabb.

Beschreibung deren Gesundheits-Bädern Baaden, Teutsch-Altenpurg und Pyrenwarth. Nürnberg 1734. Titelkupfer: Badehalle in Baden bei Wien.

BOERHAAVE, HERMANN: A method of studying physick... and the whole praxis of medica interna. 4°. H. P. für C. Rivingston, London 1719. Nur einige physikalische Abb.

BOISSIER de SAUVAGES, FRANÇOIS: Nosologia methodica. Bd. 1—5. F. de Tournes, Amsterdam 1768. Keine Abb., nur Vignetten.

CAMPER, PETRUS: Discours sur le moyen de représenter... les diverses passions qui se manifestent sur le visage. 4°. B. Wild und G. Altheer, Utrecht 1792. 11 Tafeln, Linienstich, Lehrbuch der physiognomischen Zeichenkunst.

CARRÉ de MONTGERON, LOUIS, BASILE: La vérité des Miracles opérés à l'intercession de M. de Paris et autres appellans. Bd. 1—3. 4°. 1737—1741. 38 ausgezeichnete, ganzseitige Stiche, vor allem von Jean Restout II, Kranke vor und nach der Wunderheilung.

CAVALLO, TIBERIUS: A complete treatise of electricity in theory and practice. 8°. E. und C. Dilly, London 1777. 3 Kupferstiche mit elektrischen Reizversuchen, keine Personen.

COCCHI, ANTONIO: Dei bagni di Pisa. 4°. Stamp. Imp., Florenz 1750. Nur einige Grundrisse.

COCHIN, CHARLES, NICOLAS: Almanach iconologique Ie partie: Les vertus et les vices. IIe partie: Des sciences. 2 Bände. 24°. Lattre, Paris 1774—1776. Nichts Medizinisches unter den zahlreichen Abb.

CONOLLY, JOHN: Lunatic asylums (Hospitals for the insanity). London 1790. Nur Pläne als Abb.

CULPEPER, NICHOLAS: Culpepers' English physician, and complete herbal... 4°. London 1789. Im 1. Teil 37 handkolorierte Pflanzentafeln. Im 2. Teil 4 Kupfertafeln: Anatomie, Geburtshilfe.

DU PETIT, FRANÇOIS, POURFOUR: Lettres d'un médecin des hôpitaux à un autre médecin. Namur 1710. Anatomische und Pflanzenabb.

ELLER, JOHANN, THEODOR: Nützliche und auserlesene medizinische und chirurgische Anmerckungen... innerlicher und äußerlicher Kranckheiten, Operationen (in der Charité vorgefallen). 8°. J. A. Rüdiger, Berlin 1730. Kupfertafeln: Grundriß und perspektivische Ansicht vom Hospital.

Ephemeriden: Siehe 17. Jahrhundert.

8°. Rienner, Würzburg 1797. Inaug.-Dissertation ohne Abb.

FRIEDREICH, NICOLAUS: De paralysi musculorum faciei rheumatica.

GORTER, JOHANNES de: Praxis medicae systema. 8°. J. Wigmans, Hardervici 1750. Nur kleine Titelvignette.

HALLER, ALBRECHT v.: Deux memoires sur le mouvement du sang et sur les effects de la saignée. 8°. Lausanne. Ohne Jahr. 1 Kupferstich.

— Elementa physiologiae corporis humani. 8 Bände. 4°. M. M. Bousquet, Lausanne 1757. Bis auf Titelkupfer des Autors und einige anatomische Abb. ohne Illustrationen.

HOWARD, JOHN: The history of lunare hospitals. London 1741. Keine Abb.

— An account of the principal lazarettos in Europe. 4°. Johnson u. a., London 1791. Fast nur Grundrisse, einige Stahlstiche.

JENNER, EDWARD: An inquiry into the causes and effects of variolae vaccinae... The Cow Pox. 8°. S. Low, London 1798. 4 Tafeln in farbigem Linienstich, Kuhpockeneruptionen an Hand und Oberarm.

KOCH, CHRISTIAN, ANDR.: Affectum in Libris Praxi rarissimum ab Hermanno Boerhaave. 4°. Ph. Bonk, Leyden 1738. Einige physikalische und anatomische Abb.

LANCISI, GIOVANNI, MARIA: De motu cordis et aneurysmatibus. 4°. J. M. Salvioni, Rom 1728. Autorenportrait, nur anatomische Abb. auf gesonderten Tafeln.

LEVACHER de la FEUTRIE, A. F. THOMAS: Traité du rakitis ou l'art de redresser les enfants contrefaits. 8°. Lacombe, Paris 1772. 5 Kupfertafeln mit 30 Figuren, die diverse Apparate zum Redressieren der Wirbelsäule darstellen.

MALACARNE, MICHAELE, VINCENZO: Sui gozzi e sulla stupidita... dei cretini. Turin 1789. Keine Abb.

MATTERBY, GEORGE: A new medical dictionary. 4°. Johnson, London 1775. 25 Tafeln, vorwiegend anatomische und Pflanzendarstellungen, nur 1 therapeutische.

Medical observations and inquiries. By the society of physicians in London. Bd. 1—5. 8°. Johnson, London 1763—1776. Kupferstiche meist anatomischen Inhalts, z. B. Aortenaneurysma, Schädelosteom. Osteomalaciefall.

MOEHRINGIUS, PAUL, HENR., GERARD: Historiae medicinales. 8°. Z. Romberg, Amsterdam 1739. Nur 2 anatomische Abb.

MONTGERON: Carré de (siehe unter Carré).

MOSER: Brauchbare Nachrichten für diejenigen, so sich des... Wildbades bedienen wollen. Stuttgart 1758. Ohne Abb.

RECUEIL de memoires (siehe unter Berryat).

SANDIFORT, EDUARD und GERHARD: Museum anatomicum academiae. Bd. 1—4. 2°. Luchtmans, Leyden 1793—1835. Nichts Klinisches. In 4 Bänden insgesamt 197 Kupfertafeln mit pathologisch-anatomischen Präparaten.

SCHERER, NICOLAUS, ALEXANDER: Versuch über die medizinische Anwendung der Gasarten. 8°. Breitkopf und Härtel, Leipzig 1799. 1 Kupfertafel, physikalische Abb.

SCHILLING, G. G.: De lepra commentationes. 8°. Luchtmans, Leyden 1778. Leprakranker auf Titelblatt, sonst nur 3 Pflanzentafeln.

SCULTET: Wapenhus der Heel-Meesters. 2 Bände. 4°. Vom Waesberge, Amsterdam 1743. Späte holländische Ausgabe, gute Kupfer!

SENAC: Traité de la structure du coeur... et de ses maladies. Briasson, Paris 1749. Ohne klinische Abb.

STAMBIO, CAJETAN: Abhandlungen über die Pellagra. Aus dem Italienischen von Dr. Weigel. 8°. J. G. Müller, Leipzig 1796. Dürftig, ohne Abb.

STORCH, JOHANN: Theoretische und Praktische Abhandlung von Kinderkrankheiten. 12°. G. Grießbach, Eisenach 1750. Steinfötus, wenig Abb., mehr Frauenheilkunde.

STÖRCK, ANTON und H. J. COLLIN: Anni medici. 8°. F. de Tournes, Amsterdam 1779. Nur botanische Abb., Arnica.

TAUBE, JOHANN: Die Geschichte der Kriebel-Krankheit, welche in den Jahren 1770—1771 gewütet hat. 8°. Dieterich, Göttingen 1782. Auf einer mehrfach gefalteten Foliotafel 12 Abb. im Linienstich von Fingern und Zehen mit charakteristischen Nekrosen.

TRION, CORNELIUS: Observatorium medico-chirurgicum. 4°. P. van der Eyk, Leyden 1743. Kupferstich: Ascitespunktion, Beingangrän, sonst nur Chirurgisches.

TROTTER, THOMAS: Medicina nautica, an essay on the diseases of seamen. 12°. Cadell, London 1797. 1. Auflage nicht illustriert.

VALENTINI, MICHAEL, BERNHARD: Novellae medico-legalis. 4°. H. Zunnerianos und J. A. Jungius, Frankfurt 1711. Nur Titelkupfer: Statuen und Genreszenen.

— Medicina nov-antiqua. 2. Auflage. 4°. J. M. am Sande, Frankfurt 1713. Frau mit riesigem Kystom, Hermaphrodit, Mißbildungen.

VELSCH, GEORG, HIERONYMUS: Dissertatio medico-philosophica de aegrophilis. 8°. Cooke, Augsburg 1768. Einzelne Blasensteine.

— De Vena medinensi sive de Dracunculus Veterum. 8°. Th. Goebel, Augsburg 1774, 3 gute Abb. von Guineawurmbefall.

WALSH, WILLIAM: L'hôpital des fous (traduit de l'angois). 8°. Jorry, Paris 1764. 3 Vignetten, schöner Titelkupfer.

WOYT, JOHANN, JACOB: Abhandlung aller im menschlichen Leibe vorfallender Krankheiten. 4°. Lauckische Erben, Leipzig 1735. Kupfer gegenüber Titelblatt mit 8 Szenen (Anatomie, Apotheke, Arzt am Krankenbett, Zoologisches).

Das 19. Jahrhundert

Accademia Virgiliana di Science, Lettre et Arti, Mantua. Jaqueline Foroni, rendue à son véritable sexe... 2°. Franz. und ital. Druckerei S. Zeno, Mailand 1802. 5 gute Kupfertafeln, Ganzfigur und Abb. des Genitale.

ADAMS, JOSEPH: Observations on morbid poisons, chronic and acute. 4°. Callow, London 1807. Tafeln im Punktierstich: Lepra, Elephantiasis.

— A popular view of vaccine inoculation, with the practical mode of conducting it. 8°. Phillips, London 1807. 1 Tafel beigeheftet: Punktierstich, koloriert, Pockeneruptionen.

ADAMS, ROBERT: A treatise on rheumatic gout. 8°. J. Churchill, London 1857. Interkalierte Holzschnitte, meist anatomisch.

— Illustrations of the effects of rheumatic gout. 2°. J. Churchill, London 1857. 11 lithographische Tafeln mit überwiegend anatomischen und einigen klinischen Abb.

ADDISON, THOMAS: On the constitutional and local effects of disease of the supra-renal capsules. 4°. Highley, London 1855. 11 farbige Lithographietafeln, 8 davon mit Krankenportraits, sonst pathologisch-anatomische Abb.

ADOLPHUS, EDWIN: An essay on the pathology of urine. 4°. J. Lee, London 1838. 6 anatomische Nierenabb., handkoloriert.

AHLFELD, FRIEDRICH: Die Mißbildungen des Menschen. 8° (Textband). 2° (Atlas). Grunow, Leipzig 1880—1882. Atlas mit 59 kunstlos gezeichneten lithographischen Tafeln von Mißbildungen.

AIKIN, CHARLES, ROCHEMONT: A concise view of all the most important facts,... concerning the cow-pox. 8°. R. Phillips, London 1801. 1 Tafel im Punktierstich, farbig getuscht, Entwicklung der Impfpocken.

ALDINI, GIOVANNI: Essai théorique et expérimental sur le Galvanisme avec une série d'expériences. 4°. Fournier, Paris 1804. 10 gute Kupfertafeln am Schluß. Tierversuche, Menschenversuche, physikalische Anordnungen.

ALIBERT, JEAN-LOUIS: Description des Maladies de la peau, observées à l'Hôpital de St. Louis. 2°. Barrois, Paris 1806. Atlas mit 56 farbigen Kupfertafeln, darunter Lepra, Kretin.

— Monographie des Dermatoses ou précis théorique et pratique des maladies de la peau. 8°. Daynac, Paris 1832. Ohne Abb.

— Nosologie naturelle ou les maladies du corps humain. 1. Auflage. 2°. Caille und Ravier, Paris 1832. Nosologie naturelle. 2. Auflage. 2°. Baillière, Paris 1838. 1. Auflage mit 24, 2. Auflage mit 33 farbigen Tafeln, u. a. Hermaphrodit, Kretin, großes Schilddrüsenadenom, Unterschenkelvarizen, wahrscheinlich auch Addisonsche Krankheit.

— Clinique de l'Hôpital Saint-Louis. 2°. Corman und Blanc, Paris 1833. 63 Tafeln, die meisten aus dem Werk von 1806 übernommen. Dazu Scharlach, Windpocken, echte Pocken, Erysipel.

ANNESLEY, Sir JAMES: Researches into the nature, causes and treatment of the more prevalent diseases of India. 2°. Longman etc., London 1828. 21 pathologisch-anatomische Tafeln im 1. Band, 19 im 2. Band, Chromolithographien.

AUGUSTIN, F., L.: Verhandeling over het Galvanismus. Aus dem Hochdeutschen. 8°. J. M. Moeleman, Arnheim 1801. 1 Kupfertafel mit elektrischen Geräten und Kopf mit Elektroden.

AUTENRIETH, HERMANN, FRIEDRICH: Die Hängematte als zweckmäßiges Transportmittel verwundeter Krieger. 4°. Tübingen um 1835. Hübsche Abb., Konturstiche mit transportierenden Soldaten.

AUVERT, ALEXANDER: Selecta praxis medico-chirurgica quam Mosquae exercet Alex. Auvert. 2°. Baillière, Paris 1848—1851. Atlas mit 120 Tafeln in farbigem Kupferstich mit Pinselretusche oder Aquatinta, meist pathol.-anatom. Präparate. Unter den klinischen Präparaten überwiegend Geschwülste, Aneurysma der Subklavia.

BAAS, JOHANN, HERMANN: Medizinische Diagnostik unter besonderer Berücksichtigung der Differentialdiagnostik. 2. Auflage. Stuttgart 1883. Nur wenige, nicht originelle Abb.

BALLHORN, GEORG-FRIEDRICH und STROMEYER: Traité d'inoculation de la vaccine. 8°. A. König, Paris 1801. 2 kolorierte Tafeln im Punktierstich mit Impfpusteln.

BARRINGTON, GEORGE: Biographical annals of Suicide. 8°. Tegg und Castleman, London 1803. Einige Abb. von Selbstmordarten.

BATEMANN, THOMAS: Abbildungen von Hautkrankheiten. 4°. Landes-Industrie-Comptoir, Weimar 1829. 40 Tafeln, meist schlecht kolorierte Punktierstiche, Lepra.

BAUMGÄRTNER, Dr. KARL-HEINRICH: Krankenphysiognomik. 1. Auflage. 2°. Rieger, Leipzig, Stuttgart 1839. 72 nach der Natur gemalte Krankheitsbilder, davon 5 aus fremden Werken übernommen, 67 selbstgemalt. Zeichnung übertrieben, Farben sehr hart.

— Krankenphysiognomik. 2. Auflage, vermehrt und verbessert. 8°. Rieger und Comp., Leipzig 1842. 80 kolorierte Kupferstiche von 64 Krankheiten.

BEALE, LIONEL, JOHN: A treatise of deformities, exhibiting a concise view of the nature and treatment of the principal distortions and contractions of the limbs, joints and spine... 8°. J. Wilson, London 1830. Kupfertafeln und Holzschnitte im Text, meist pathol.-anatom., 1 klinische Kyphoskoliose.

BEAUMONT, WILLIAM: Experiments and observations on the gastric juice and the physiology of digestion. 8°. F. P. Allen, Plattsburgh 1833. 3 Stiche im Text, Magenfisteln darstellend.

BELL, GEORGE: A treatise on the cow-pox. 12°. Longman etc., Edinburgh 1802. 2 kolorierte Tafeln, Impfpockenentwicklung.

BERGERON, P. JACQ.: Manuel pratique de Vaccine. 8°. Méquignon-Marvis, Paris 1821. Einige Abb.

BERTRAM, JAMES: Flagellation and the flagellants. A history of the Rod in all countries. 8°. W. Reeves, London ohne Jahr (1870?). Zahlreiche Flagellantenszenen aus verschiedenen Jahrhunderten.

BEYLARD, E. J.: Du rachitis, de la fragilité des os, de l'ostéomalacie. 4°. Rignoux, Paris 1852. 8 recht gute lithographische Tafeln, 6 von Kranken, 2 von Knochenpräparaten.

BIRCHER, HEINRICH: Der endemische Kropf und seine Beziehung zur Taubstummheit und zum Cretinismus. 8°. B. Schwab, Basel 1883. 3 Karten. Krankenabb. von Iphofen übernommen.

BLACKALL, JOHN: Observations of the nature and cure of Dropsies. 2. Aufl. Longman, London 1814. Völlig ohne Abb.

BONNET, AMADÉE: Traité des maladies des articulations. 2 Bände. 8°. Lyon, Paris 1845. Ohne Abb. Atlas 4°. 16 lithographierte Tafeln meist von pathol.-anatom. Präparaten, 3 von Kranken.

BORDIER, A.: Géographie médicale. 8°. Reinwald, Paris 1884. Einzelne Holzschnitte im Text.

BOSCH, W.: De Dysenteria tropica. 4°. Nordendorp, S'Gravenhage 1844. 11 Tafeln, Kupferstiche — selbstkoloriert — von anatomischen Präparaten.

BOSE d'ANTIC, LOUIS, AUGUSTIN, GUILLAUME: Histoire naturelle des vers contenant leur description et leur moeurs. 2 Bände. 12°. Detersille, Paris 1802. Abb. von Würmern im allgemeinen, keine Darmparasiten.

BOSTWICK, HOMER: A treatise on the nature and treatment of seminal diseases, impotency and other kindred affections. 12°. Stringer and Townsend, New York 1849. Nur einige anatomische Abb.

BOSWORTH, NEWTON: The accidents of human life, with hints for their prevention. 12°. Leckington, Allen, London 1813. 7 Kupfertafeln mit Rettungsgeräten.

BOUILLAUD, J.: Traité clinique des maladies du coeur. Bd. 1 und 2. 4°. J. B. Baillière, Paris 1835. 8 anatomische Kupfertafeln.

BOUILLON-LAGRANGE, EDMONDO, JEAN, BAPTISTE: Essai sur les eaux minérales, naturelles et artificielles. 8°. J. Klostermann, Paris 1810. Nur Stiche von Badeanlagen.

BOULAY de la MEURTHE: Histoire de Choléra-Morbus dans le quartier de Luxembourg. 12°. Renouard, Paris 1832. 1 Titelvignette.

BOURNEVILLE, MAGLOIRE, DÉSIRÉ et P. REGNARD: Iconographie photographique de la Salpêtrière. 3 Bände. 8°. Delahaye und Lecrosnier, Paris 1876—1880. Bd. I: 40 photographische Tafeln, 5 Radierungen von P. Richter. Bd. II: 39 Tafeln in photographischer Wiedergabe. Bd. III: 40 Photolithographietafeln: Zahlreiche Aufnahmen von Hysterikern, einzelne Epileptiker. Die Photographien werden von Band zu Band besser.

BOUVIER, H.: Leçons cliniques sur les maladies chroniques de l'appareil locomoteur. 8°. Baillière, Paris 1858. 4°. Atlas nicht gefunden.

BRAMWELL, BYROM: Atlas of clinical medicine. 3 Bände. 2°. Univers. Press, Edinburgh 1891—1896. Insgesamt 100 Tafeln und 54 Holzschnitt-Illustrationen im Text. Lichtdrucktafeln nach Photographien meist gut, die farbigen Lithographien nur teilweise geglückt. Dieses englische Standardwerk bringt Bilder aus allen Gebieten der Inneren Medizin.

BRAUNE, WILHELM und OTTO FISCHER: Der Gang des Menschen. In Abhandlungen der mathematisch-physikalischen Klasse der Königl.-sächs. Gesellschaft der Wissenschaften. 4°. S. Hirzel, Leipzig 1895. Frühe Photos.

BREMER, J. J.: Die Kuhpocken. Kurzgefaßte Übersicht für Eltern und Nichtärzte. 2. Auflage. 12°. Haude und Spener, Berlin 1804. 6fach gefaltete, kolorierte Kupfertafel mit Entwicklungsstadien der Impfpusteln.

BRETONNEAU, P.: Des inflammations spéciales du tissu muqueux et de la diphtérité. 4°. Crevot, Paris 1826. 3 Kupfertafeln: Anatomische Darstellungen.

BRIGHT, RICHARD: Reports of medical cases, selected with a view of illustrating the symptoms and cure of diseases. 2 Bände. 4°. Longman etc., London 1827. 2°. Band der Tafeln. 40 sehr schöne pathologisch-anatomische Abb. 1 Hydrocephalus, sonst nichts Klinisches.

CADET de GASSICOURT, CHARLES, LOUIS, FELIX: Premiers secours avant l'arrivé du médecin ou petit dictionnaire des cas d'urgence (et une instruction sur les champignons). 12°. Labé, Paris 1845. 5 kolorierte Gravurtafeln mit Pilzen.

CARRO, JEAN de: Carlsbad, les eaux minérales et ses nouveaux bains à vapeur. 8°. Franick, Karlsbad 1827. 3 Kupfertafeln: 2 Badeanlagen, eine mit Münzen.

CARSWELL, ROBERT: Pathological Anatomy Illustrations of the elementary forms of disease. 4°. Longman etc., London 1838. Nichts Klinisches. Nur morphologische Abb.

CARUS, CARL, GUSTAV: Symbolik der menschlichen Gestalt. 2. Auflage. 8°. G. Ohms, Leipzig 1858, Nachdruck Hildesheim 1962. 161 Textabb., meist schematische Zeichnungen: Anatomie, Physiognomik.

CAZENAVE, ALPHÉE: Leçons sur les maladies de la peau. 2°. Labé, Paris 1856. 59 besonders schöne, genau kolorierte Kupferstiche.

— Traité des syphilides ou maladies vénériennes de la peau. 8°. Loquin, Paris 1843. 2°. Atlas mit farbigen Tafeln von ungewöhnlich guter Qualität.

CEELY, ROBERT: Beobachtungen über die Kuhpocken, Vaccination, Revaccination und Variolation der Kühe. 8°. Schweizerbart, Stuttgart 1841. 35 Kupfertafeln, recht gute kolorierte Punktierstiche: Pockeneruptionen in verschiedenen Phasen bei Mensch und Tier.

CERUTTI, LUDWIG: Pathologisch-anatomisches Museum. 2 Bände. 2°. Baumgärtner, Leipzig 1821—1824. Mit insgesamt 11 Kupfertafeln und 4 lithographischen Tafeln, u. a. Aneurysma am Hals, Elephantiasis.

CHARCOT, JEAN-MARTIN: Klinische Vorträge über Krankheiten des Nervensystems. 4°. Metzler, Stuttgart 1874. Einige klinische, überwiegend anatomische Abb.

— und P. RICHER: Les Démoniaques dans l'art. 8°. Delahaye und Lecrosnier, Paris 1887. Mit 67 Textabb., Konturzeichnungen von P. Richer, hysterische Positionen.

— Les Difformes et les Malades. 8°. Lecrosnier und Babé, Paris 1889. Mit etwa 60 Textabb., vorwiegend Konturzeichnungen.

CHARCOT, JEAN-MARTIN: Oeuvres complètes, recueillées et publiées par Bourneville. 8°. Bureaux du progrès médical, Delahaye und Lecrosnier, Paris 1886—1890. Textholzschnitte, hysterische Positionen und Kontrakturen, arthritische Extremitätenveränderungen.

— Nouvelle Iconographie. Siehe unter N.

CHEYNE, JOHN: Essays on the diseases of children with cases and dissections. 8°. Mundell, Edinburgh 1801—1802. 12 hübsche Tafeln mit kolorierten Punktierstichen, rein patholog.-anatom. Abb.

CHOULANT, LUDWIG: Handbuch der Bücherkunde für die ältere Medizin. 8°. Voss, Leipzig 1841 (Neudruck 1926). Kein Hinweis auf Abb.

— Geschichte und Bibliographie der anatomischen Abbildung. 8°. Weigel, Leipzig 1852. Ältere anatom. Darstellungen in 43 Holzschnitten und 3 Chromolithographien.

— Graphische Inkunabeln für Naturgeschichte und Medizin. 8°. 1858. (Nachdruck Olms, Hildesheim 1963.) Ohne Abb.

CISSÉ, JOSEPH, de: Description intéressante de Claude-Ambroise Seurat, appelé l'homme anatomique, ou le Squelette vivant. 12°. A. Veysset, Clermont 1827. Mit Holzschnitt des Beschriebenen.

CLOT, ANTOINE, BARTHÉLEMY: Relations des Epidémies de Choléro-Morbus. 12°. Frissay ainé, Marseille 1832. Mit Tabellen, ohne Abb.

CLOT-BEY, ANTOINE BARTHELEMY: Histoire d'une tumeur éléphantiaque du scrotum du poids de 110 livres... 8°. Feissat, Marseille 1830. Lithographische Darstellung des Kranken vor und nach der Operation.

— De la Peste, observée en Egypte. 8°. Fortin, Masson, Paris 1840. 2 kolorierte Kupfer von Pestkostümen.

COMBE, ANDREW: The principles of physiology applied to the preservation of health... 8°. Maclachlan und Stewart, Edinburgh 1836. 20 anatomische Textabb.

CONOLLY, JOHN: The physician. I: The Cholera. 12°. C. Knight, London. Nur 4 anatomische Figuren.

COOKE, WILLIAM: A practical treatise on tinea capitis contagiosa and its cure... 4°. Cradock und Joy, London 1810. 2 hübsche Krankenportraits, Alopecia areata?

COOKE, THOMAS: A practical and familiar view of the science of physiognomy... 8°. für Mrs. Cooke, London 1819. 6 Lithographien, die Temperamente darstellend.

CRUVEILHIER, JEAN: Anatomie pathologique du corps humain. 2°. Baillière, Paris 1828—1842. 229 Tafeln pathologisch-anatomischer Präparate von meist überragender Qualität. Einzelne Gegenüberstellungen zum klinischen Bild: Aortenaneurysma, Haut bei Melanosarkom. Typhus und Cholera.

CURSCHMANN, HEINRICH: Klinische Abbildungen. (Sammlung von Darstellungen der Veränderungen der äußeren Körperformen bei inneren Krankheiten). 2°. Springer, Berlin 1894. 57 Tafeln in schön abgetönter Heliogravüre nach Photographien. Im Bildmaterial überwiegend Nervenkrankheiten in guter Plastik aufgenommen.

DANIELSSEN, DANIEL, CORNELIUS und BOECK, CARL, WILHELM: Om spedalskhed... Atlas utgivet efter foranstaltung of den Kongelige Norske Department (Regjerings-Dep. for det Indre) 2°. F. D. Beyer, Bergen 1847.

— und BOECK, WILHELM: Traité de la spedalskhed ou éléphantiasis des grecs. 8°. Baillière, Paris 1848. Im Atlas 24 farbige Abb. Tafeln mit 10 Portraits von Leprakranken, leprösen Veränderungen einzelner Körperteile, sonst Pathologisch-Anatomisches.

DARWIN, CHARLES: The expression of the emotions in man and animals. 8°. Murray, London 1872. Überwiegend Abb. von Tieren, menschliche Mimik durch einen Schauspieler demonstriert. Nichts Humanpathologisches.

DÉJERINE, J., J.: Sur l'atrophie musculaire des ataxiques. Revue de Médecine. 1889. IX. 81, 208, 294. Atrophie der Tabiker

DÉJERINE-(KLUMPKE), AUGUSTE: Contribution à l'étude des polynevrites en général et des paralysies et atrophies saturnines. (Thèse pour le doctorat). 8°. Davy, Paris 1889. Einige Zeichnungen von Handlähmungen.

DELESTRE, JEAN, BAPTISTE: De la physiognomie (Texte, Dessin, Gravure). 8°. Renouard, Paris 1866. 530 Figuren im Text, vorwiegend physiognomische Portraits.

DEMANGEON, JEAN, BAPTISTE: Physiologie intellectuelle ou developpement de la doctrine du Prof. Gall sur le cerveau et ses fonctions. 8°. Delance, Paris 1806. Kupfertafel mit Schädel in 4 Ansichten, Portrait von Gall.

DEMME, HERMANN: Über endemischen Kretinismus. 8°. Fischer, Bern 1840. Doppelseitige, lithographierte Tafeln nach Federskizzen. Kretinen, Bruder und Schwester.

DEROCHE und FRAGNEY: Portraits photographiques. (Faculté de médecine, Montpellier). 4°. Montpellier 1858. Nur Abb. von Professoren, sehr frühe Photos.

DEVERGIE, F. M.: Clinique de la Maladie syphilitique. 4°. Paris I 1826. II. Maurice 1833. 150 Tafeln in farbigem Punktierstich, äußere Erscheinungen der Lues.

DÉZOTEUX, Fr. und VALENTIN, LOUIS: Traité historique et pratique de l'inoculation. 12°. Agasse und Fuchs, Paris o. J. um 1800. Einzelne Kupfer.

DONNÉ, AL.: Cours de Microscopie... des fluides de l'économie. Atlas au Microscope-Daguerreotype. 4°. Baillière, Paris 1845. 15 Tafeln, überwiegend Kristalle aus Harnsedimenten.

DUCHENNE, GUILLAUME-B. A. (de BOULOGNE): Album de Photographies pathologiques. 4°. Baillière Fils, Paris 1862. 16 frühe, recht schlechte photographische Tafeln mit der Darstellung von Nerven- und Muskelkranken.

— Méchanisme de la Physiognomie humaine. 4°. Baillière, 2. Auflage, Paris 1876. 9 photographische Tafeln mit 144 Figuren (Auswirkungen des elektrischen Reizes an den Gesichtsmuskeln) und ein Frontispiz (der Autor bei Reizversuchen). Beachtliche Bilder der photographischen Frühzeit.

DUMAS, CHARLES, LOUIS: Principes de Physiologie ou introduction à la science expérimentale... de l'homme vivant. 8°. Déterville, Paris 1800—1803. Nur im 4. Bd. 2 Abb. von Skeletten.

DUPARC, HESSEL, MOZES: De spierzamen trekkingen der zelver genezing un het byzonder toegepast op de verkrommingen der voeten. 8°. J. Domkeus, Groningen 1843. 2 Tafeln von Schienenapparaten.

DUSCH, THEODOR von: Lehrbuch der Herzkrankheiten. 8°. Engelmann, Leipzig 1868. Mit 41 Holzschnitten, meist pathologisch-anatomische Perkussionsfiguren, Basedowkranker.

O'DWYER, JOSEPH: Diphtheria, its nature and treatment. W. Wood, New York 1889. Zahlreiche Textholzschnitte: Anatomische, therapeutische Maßnahmen.

ELLIS, Sir WILLIAM, CHARLES: Traité de l'aliénation mentale ou de la nature des causes, des symptômes et du traitement de la ... 8°. J. Rouvier, Paris 1840. 2 Grundrisse von Irrenanstalten.

ESQUIROL, JEAN-ETIENNE: Des Maladies mentales considérées sous les rapports médical, hygienique et médico-legal. 8°. J. B. Baillière, Paris 1838. Atlas mit 27 Tafeln im Punktierstich: Portraits von Geisteskranken, Kretins.

ERDMANN, CARL, G.: Aufsätze und Beobachtungen aus allen Theilen der Arzneywissenschaft. Gerlach, Dresden 1802. Ohne Abb.

ESMARCH, FRIEDRICH und D. KULENKAMPFF: Die Elephantiastischen Formen. 2°. Richter, Hamburg 1885. 29 Tafeln und 28 Textfiguren. Eigene und fremde Beobachtungen der Elephantiasis, teils farbig als Chromolithographie.

EWALD, C. A.: Klinik der Verdauungskrankheiten. II: Die Krankheiten des Magens. 8°. A. Hirschwald, Berlin 1888. 18 Holzschnitte, nur anatomische Präparate und Mikroskop. I: Lehre von der Verdauung. 1890. Ohne Abb.

FEILER, JOHANN, NEPOMUCK: Über angeborene menschliche Mißbildungen im allgemeinen und Hermaphroditen insbesondere. 8°. Landshut 1820. Zahlreiche handkolorierte Kupfertafeln.

FILATOW, NIL: Kurzes Lehrbuch der Kinder-Krankheiten. (Übersetzung). Wien 1897. Keine klinischen Abb.

FODERÉ, F. E.: Traité du goitre et du crétinisme. Bernard, Paris 1802. Ohne Abb.

FÖRSTER, AUGUST (JOH. THEOD.): Die Mißbildungen des Menschen, systematisch dargestellt (Atlas). 4°. Mauke, Jena 1861. Atlas von 26 Tafeln, jede mit 12 oder mehr Mißbildungen im Konturstich.

FRERICHS, FRIEDRICH, THEODOR: Klinik der Leberkrankheiten, 2 Bände. 4°. Vieweg und Sohn, Braunschweig 1858—1861. Etwa 80 Stahlstiche und Holzschnitte im Text. Atlas: 26 kolorierte Stahlstichtafeln, Pathologisch-Anatomisches.

FRITSCHE und E. KLEBS: Ein Beitrag zur Pathologie des Riesenwuchses. Vogel, Leipzig 1884. Mit 3 lithographischen Tafeln.

FRORIEP, ROBERT: Chirurgische Kupfertafeln. Landes-Industrie Comptoir. Weimar 1820—1847. 95 Hefte mit 487 Tafeln in schwarzem und farbigem Kupferstich.

— Symptome der asiatischen Cholera im November und Dezember 1831 zu Berlin, abgebildet und beschrieben von ... 4°. Landes-Industrie-Comptoir, Weimar 1832. 8 gemalte Kupfertafeln: 3 Portraits von Cholera-Kranken, Einzelabbildungen von Körperpartien. 3 Tafeln mit pathologisch-anatomischen Abb.

— Klinische Kupfertafeln ... in Bezug auf innere Krankheiten. 4°. Landes-Industrie-Comptoir, Weimar 1828 bis 1837. 12 Lieferungen mit insgesamt 85 Tafeln, meist nach fremden Vorlagen. Cholera, Lepra, Varioloïs, Varicellen, Noma, sonst nur meist anatomische Abb.

GAFFKY, GEORG u. a.: Bericht über die Tätigkeit der zur Erforschung der Pest im Jahre 1897 nach Indien entsandten Kommission. 4°. J. Springer, Berlin 1899. Einzelne schematische, dürftige Zeichnungen und Photographien, pathologisch-anatomische Abb.

GARNIER, EDOUARD: Les nains et les géants. Hachette et Cie, Paris 1884. 42 Abb. in Text oder Tafeln, vom Autor nach Originalen umgezeichnet.

GARROD, ALFRED, B.: The nature and treatment of gout and rheumatic gout. Walton und Maberly, London 1859. 6 Tafeln (4 davon Farblithos), einige Textabb., Gelenke von Gichtikern, sonst Pathologisch-Anatomisches, Uratkristalle.

GERARDIN, NIC. V. A. und GAIMARD: Du Choléra-Morbus en Russie et en Autriche. 8°. Levrault, Paris 1832. 2 Stahlstiche, Doppeltafeln koloriert, Wienerin in gesundem und krankem Zustand, Darmpräparat.

GERHARDT, C.: Lehrbuch der Auscultation und Percussion. 2. Auflage. M. Lauph, Tübingen 1871. 31 Holzschnitte im Text und 1 Tafel.

GESELLIUS, FRANZ: Die Transfusion des Blutes. St. Petersburg und Leipzig 1873. 17 Holzschnitte: Schröpfköpfe, Transfusionsinstrumente, Arzt bei der Blutentnahme.

GONNON: Album Gonnon, 1893—1908. Iconographie médicale. Lyon. Wiedergabe einer Reihe von medizinischen Genre-Bildern.

GOWERS, W. R.: Epilepsy and other cronic convulsive diseases. 8°. Churchill, London 1887. Ohne Abb.

GRAVES, ROBERT, JAMES: A system of clinical medicine. Fannin & Co., Dublin 1843. Ohne Abb.

GUISLAIN, JOSEPH: Traité sur aliénation et sur les hospices des aliénés. Von der Hey, Amsterdam 1826. Mit Abb. von Drehstühlen und Schaukeln zur psychiatrischen Therapie.

HALL, MARSHALL: Über die Krankheiten und Störungen des Nervensystems. 8°. Leipzig 1842. Bd. XXIX der „Bibliothek von Vorlesungen der vorzüglichsten und berühmtesten Lehrer des Auslandes über Medizin, Chirurgie und Geburtshülfe". Einzelne Linien-Abb.

HEBRA, FERDINAND V., A. ELFINGER und C. HEITZMANN: Atlas der Hautkrankheiten. 2°. Gerold, Wien 1856—1876. 65 bunte und 65 Konturtafeln, schöne Abb. von guter Farbtreue.

HEINE, J.: Beobachtungen über Lähmungszustände der unteren Extremitäten und deren Behandlung. Köhler, Stuttgart 1890. Mit 7 lithographischen Tafeln: Lähmungszustände, orthopädische Korrekturen.

HELLER, JOH. FLORIAN: Die Harn-Concretionen. Tendler und Comp., Wien 1860. 12 Tafeln in Farbdruck.

HORN, E.: Öffentliche Rechenschaft ... nebst Erfahrungen über Krankenhäuser und Irrenanstalten. Realschulbuchhandlung, Berlin 1818. Etwa 6 Kupfer, befriedigende Qualität.

HUART, LOUIS: Physiologie du Médecin. Aubert und Cie, Paris o. J. um 1840. Satirische Vignetten von Trimolet.

HUCHARD, HENRI: Traité clinique des maladies du coeur. Bd. IV. Paris 1899—1905. Nur morphologische, keine klinischen Abb.

HUNTER, JOHN: The works of J. H. with notes. J. F. Palmer, London 1835. 4 Textbände ohne Abb. 1 Atlasband mit 53 Kupfertafeln, anatomische und zoologische Abb., nichts Klinisches.

— Oeuvres Complètes. 4 Bände, 1 Atlas. 4° Atlas, 8° Text. Masson et Cie, Paris 1843. Textbände ohne Abb., im Atlas 64 lithographische Tafeln, eine patholog.-anatom. Abb. und ein ausgehusteter Bronchialbaum.

IPHOFEN, AUGUST, ERNST: Der Cretinismus, philosophisch und medizinisch untersucht. Arnold, Dresden 1807. 1 Lithographie.

JACOBI, MAXIMILIAN: Über die Anlegung und Einrichtung von Irrenheilanstalten. Berlin 1834. 4 Stahlstiche.

KÄMPF, JOHAN: Verhandelinge over de Verstoppingen des Onderbuiks. 2. Aufl. Van Es, Amsterdam 1810. Nur anatomische Abb., Darm.

LAENNEC, RENÉ H.: Traité de l'auscultation médiate et des maladies des poumons et du coeur. 2. Auflage. 4°. Chaudé, Paris 1826. 10 schlechte lithographische Tafeln: 9 patholog.-anatomische, 1 klinische Abb.

LANE, J.: Life and the water cure. Facts and Fancies. G. Bohn, London 1851. Abb. von Wassergüssen, Ortschaften und Landschaften.

LAVATER, J. G.: Essai sur la Physiognomie. 4. Teil. Van Cleef, Den Haag 1803. Abb. einiger Irrer, sonst nur körperlich und geistig Gesunder.

LEIDESDORF, MAXIMILIAN: Lehrbuch der psychischen Krankheiten. 2. Auflage. 8°. F. Erke, Erlangen 1865. 5 Tafeln mit großartigen Stahlstichen nach Photographien. Bildnisse von Geisteskranken.

LELOIR, HENRI: Traité pratique et théorétique de la lèpre. 4°. Delahaye und Lecrosnier, Paris 1886. Im Atlas 22 Tafeln, Heliogravüren nach gutgelungenen Photographien oder farbschwache Chromolithographien, Portraits Leprakranker, lepröse Extremitätenveränderungen.

LEYDEN, E.: Klinik der Rückenmarks-Krankheiten. Bd. 1—2. A. Hirschwald, Berlin 1874. Keine klin. Abb.

LONDE, ALBERT: La Photographie médicale. Gauthier-Villars, Paris 1893. Abbildungen früher Photo-Gerätschaften.

MACEWEN, WILLIAM: Die infektiös-eitrigen Erkrankungen des Gehirns und Rückenmarks. Deutsche Ausgabe. J. F. Bergmann, Wiesbaden 1898. Lidödem, Abszeß, sonst nur Anatomisches.

MAHIR, OSCAR: Über Irren-Heilanstalten, Pflege der Geisteskranken. Cotta, Stuttgart 1846. Ohne Abb.

MAREY, F. J.: Le mouvement. Masson, Paris 1897. Vorwiegend technische Zeichnungen.

MARIE, PIERRE: Leçons sur les maladies de la moelle. Masson, Paris 1892. 244 Textabb., größtenteils klinisch. Photographien oder Zeichnungen nach Photos.

MEDIN, OSKAR: L'état aigu de la paralyse infantile. Paris 1898. Nur anatomische Bilder.

MOEBIUS, PAUL, JULIUS: Allgemeine Diagnostik der Nervenkrankheiten. Vogel, Leipzig 1886. Ohne Abb.

MORISON, Sir ALEXANDER: Outlines of Lectures on the Nature, causes and treatment of insanity. 4. Ausgabe. 8°. Th. Cauths Morison (son of the author), London 1848. Mit 102 Tafeln, überwiegend Lithographien unterschiedlicher Güte, Geisteskranke darstellend.

MORTON, SAMUEL, GEORGE: Illustrations of pulmonary consumption. 8°. Key und Biddle, Philadelphia 1834. 12 Abb.-Tafeln, z. T. kolorierte Linienstiche, davon nur 1 klinische, sonst pathologisch-anatomische.

MUYBRIDGE, EDWARD: The human figure in motion. London 1885 (Chapman und Hall 1907). Nur normale Gehfiguren.

Nouvelle Iconographie de la Salpêtrière, Clinique des maladies du système nerveux. Publiée sous la direction du Professeur Charcot. 8°. Lecrosnier und Babé, Paris 1888—1914. Bd. 1—27. Mit zahlreichen Tafeln, zunächst in Phototypie (50 im 1. Bd.), und Textabb. (89 im 1. Bd.), später Klischeedrucke. Qualität der Illustrationen in den einzelnen Jahrzehnten unterschiedlich, meist gut. Viele Bilder von neurologischen Störungen, medico-artistische Reproduktionen.

OPPENHEIM, HERMANN: Lehrbuch der Nervenkrankheiten. S. Karger, Berlin 1894. (2. Auflage 1898.) 287 Abb., u. a. Tabische Arthropathie, Dystrophia musculorum, Syringomyelie, hysterische Kontraktionen.

PARISET, E.: Observations sur la fièvre jaune, faites à Cadix en 1819 par M. M. Pariset et Mazet. 4°. Audot, Paris 1820. Mit 5 farblithographischen Tafeln: Portraits von Gelbfieberkranken, Zungenveränderungen, recht linkisch.

PELIKAN, EUGEN, W.: Gerichtlich-medizinische Untersuchungen über das Skopzenthum in Rußland. Übersetzt von Dr. N. Iwanoff. 4°. Ricker, Gießen 1876. 16 lithographische und chromolithographische Tafeln: Portraits von Skopzen und Skopzinen sowie Abb. von den Auswirkungen der verstümmelnden Operationen.

PETER, MICHEL: Traité clinique et pratique des maladies du coeur. Paris 1883. Nur anatomische Abb.

PETZHOLDT, ALEXANDER: Die Pockenkrankheit mit besonderer Berücksichtigung auf die pathologische Anatomie. 4°. Wigand, Leipzig 1836. Mit 4 Tafeln, Pockeneruptionen in schwarz-weißer und farbiger Lithographie.

PINEL, PHILIPPE: Philosophisch-medizinische Abhandlungen über Geistesverwirrungen oder Manie. 8°. Schaumburg, Wien 1801. 2 Kupfertafeln mit je 6 Schädel- bzw. Kopfbildern.

PINEL, SCIPION: Traité de Pathologie cérébrale ou des maladies du cerveau. 8°. Paris 1844. Keine Abb.

POLYA, JOSEPH und JOH. C. GRÜNHUT: Summa observationum quas de Cholera orientali in liberae regiaeque civitatis Pest nosocomiis collectas. 8°. Wigand, Budapest 1831. 4 Falttafeln, z. T. farbige Lithographien. Außer anatomischen Präparaten Mädchen mit Nasengangrän, Bilder von Extremitätengangrän.

QUATREFAGES, A. de: Les Pygmées, avec 31 figures intercalées dans le texte. Baillière et fils, Paris 1887. Holzschnitte von Negern.

RAMADGE, FRANS HOP.: De longtering kan genezen worden. Aus dem Englischen. Meyer, Amsterdam 1836. 4 Tafeln, 1 anatomische, 1 klinische.

RAYER, PIERRE, F. O.: De la Morve et du Farcin chez l'homme. 4°. J. B. Baillière, Paris 1837. 2 Tafeln im Punktierstich, rein anatomisch, Trachea-Lunge, nur ein gangränöser Knoten unter dem Ohr.

RAYER, PIERRE, F. O.: Traité des maladies des reins. 3 Bände. 8°. Baillière, Paris 1839. Im 1. Bd. 6 Kupfertafeln. Atlas mit 60 rein anatomischen Tafeln, keine klinische Abb.

RAYNAUD, MAURICE: Mémoire sur le Choléra-Morbus asiatique qui a regné à Toulon 1835. Imprimerie royale, Paris 1836. Keine Abb.

— De l'asphyxie locale et de la gangrène symétrique des extrémités. Leclerc, Paris 1862. Einige Abb.

RECKLINGHAUSEN, FRIEDRICH V.: Über die multiplen Fibrome der Haut und ihre Beziehung zu den multiplen Neuromen. A. Hirschwald, Berlin 1882. 2 Fälle abgebildet.

REIL, J. CH.: Rhapsodien über die Anwendung der psychischen Curmethode auf Geistesstörungen. Halle 1803. Keine Abb.

RICHER, PAUL: Etudes cliniques sur la grande hystérie ou hystéro-épilepsie. 8°. Delahaye, Paris 1883. 197 interkalierte Zeichnungen und 10 radierte Tafeln vom Autor.

RICHTER, ADOLPH, LEOPOLD: Der Wasserkrebs der Kinder. 8°. C. F. Enslin, Berlin 1828. 2 Aquatinta-Portraits von Kindern mit Noma.

RICORD, PHILIPPE: Traité complet des maladies vénériennes. Clinique iconographique de l'Hôpital des vénériens. 2°. Paris 1851. 40 farbige Abb.

ROTH, MATTHIAS: The preservation and cure of many chronic diseases by mouvements. London 1851. Konturzeichnungen von heilgymnastischen Übungen.

SCHAEFER, J.: Hombourg (v. d. Höhe) et ses environs. Lange, Darmstadt 1865. Nette Stahlstiche von Kureinrichtungen, Hotels, Stadtansichten.

SCHAFHÄUTL, KARL-ERNST v.: Ein physiologisch-medizinisches Rätsel: Die wassertrinkende Jungfrau Maria Furtner. München 1885. Ohne Abb.

SCHEEL, PAUL: Die Transfusion des Blutes und Einsprützung der Arzeneyen in die Adern. 2 Bände. 12°. F. Brummer, Kopenhagen 1802, 1803. Mit einer Kupfertafel: Spritze.

SCHILLING, JOH. AUGUST: Psychiatrische Briefe oder die Irren, das Irresein und das Irrenhaus. Schlaren, Augsburg 1863. Einzelabb. der Figuren von Kaulbach.

SCHNEIDER, P. J.: Entwurf zu einer Heilmittellehre gegen psychische Krankheiten. Lauph, Tübingen 1824. Abb. von Drehstühlen, Zwangsjacken usw.

SEILER, BURKARD, WILHELM: Observationes nonnullae de testiculorum... descensu et partium genitalium anomaliis. W. Engelmann, Leipzig 1817. Keine Abb.

SENSBURG, FRANZ: Der Cretinismus mit besonderer Berücksichtigung auf dessen Erscheinung im Unter-Main- und Rezat-Kreise des Königreiches Bayern. W. Backe, Würzburg 1825. Lithographien von vier Kretins.

STERNBERG, MAXIMILIAN: Die Akromegalie. Hölder, Wien 1897. Mit 16 Abb. akromegaler Erscheinungsformen.

SWAIM, WILLIAM: Swaim's Panacea (Treatise on the alterative and curative virtue of Swaim's Panacea and its application to the different diseases of the human system). 1. Bd. J. Brioren, Philadelphia 1833. Kupferstiche: Ulzerationen. Kranke in desolaten Zuständen.

— Swaim's vermifuge, a valuable family medicine... debility of the digestive organs. Philadelphia 1851. Einzelne Kupfer, u. a. mit Würmern und Schwerkranken.

Talma, S.: Studie über Lungenschwindsucht. Beyers, Utrecht 1879. 1 mikroskopisch-anatomische Tafel.

Thomsen, J. (Kreisphysikus in Kappeln): Tonische Krämpfe in willkürlich bewegten Muskeln in Folge von ererbter psychischer Disposition. Arch. für Psychiatrie und Nervenkrankheiten. VI. S. 702—718. 1876. Keine Abb.

Tiselius, W. J.: Ausführliche Beschreibung und Abbildung der beiden sogenannten Stachelschweinmenschen aus der englischen Familie Lambert. 2°. Literarischer Comptoir, Altenburg 1802. 2 Kupfertafeln, koloriert.

Tollet, C.: Les édifices hospitaliers depuis leurs origines jusqu'à nos jours. 1. Bd., 2. Auflage. Paris 1892. Kupferstiche von alten und neueren Hospitälern, Stadtansichten.

Verstraeten, C.: L'acromégalie. Revue de médecine, IX, S. 377. 1889. 2 schlechte Photos.

Vierordt, O.: Rachitis und Osteomalacie. Hölder, Wien 1896. 12 Abb. von kindlicher Rachitis und pueperaler Osteomalacie.

Vogler, J. A.: Die Heilquellen zu Ems. Pauls, Koblenz 1821. Nur Stich des Ortes.

Waitz, F. A. C.: Ziekten der Kinderen. 4°. C. G. Sculpke, Amsterdam 1843. Mit einer Konturstich-Tafel, Nabelbinden.

Walther, P. Fr. v.: Über die angeborenen Fetthautgeschwülste und andere Bildungsfehler. Ph. Krüll, Landshut 1814. Mit 2 Kupfertafeln, 22,5 × 39 cm, Lipomatose.

Wardrop, James: Über die Aneurysmen und eine neue Methode, sie zu heilen. Aus dem Englischen. 8°. Landes-Industrie-Comptoir, Weimar 1829. 2 gefaltete Tafeln im Linierstich mit Aneurysmen der verschiedensten Gefäße. 1 Bildnis eines Patienten.

Weatherhead, Hume: De Hoofdpijn. Aus dem Englischen. Diederichs, Amsterdam 1844. Nur anatomische Abb.

Weber, Wilhelm: Mechanik der menschlichen Gehwerkzeuge. Nebst einem Heft mit 17 Tafeln. Dieterichs, Göttingen 1836, Abb. fast wie kinematographisch.

Wellberg, Johannes: Klinische Beiträge zur Kenntnis der Lepra in den Ostseeprovinzen Rußlands. 8°. Laakmann, Dorpat 1884. 6 Krankenabb. auf 3 Lichtdrucktafeln, schlechte Photos.

Wenzel, Joseph und Karl: Über den Cretinismus. Schaumburg, Wien 1802. Keine Abb.

Wilke, Heinrich Theodor: De cretinisme. Dissertation. Berlin 1828. Nur anatomische Abb., Schädel.

Zambaco, Demetrius, Alexander (Pascha): Les Lepreux ambulants de Constantinople. 4°. Masson et Cie, Paris 1897. Mit 47 größtenteils farbigen Tafeln mäßiger Güte.

Das 20. Jahrhundert
Bibliographie nur der besprochenen Werke

Bailey, Percival: Die Hirngeschwülste. Deutsche Ausgabe. 8°. Enke, Stuttgart 1936. Mit 137 Textabbildungen: Sehr klare und übersichtliche Federzeichnungen von McHugh, vor allem charakteristische Krankenaspekte, hirnanatomische und -histologische Ansichten.

Clark-Kennedy, A. E.: Medicine in its human Setting. Patients as people. 8°. Faber und Faber, London o. J. Jeweils mit Textillustrationen. Zeichnungen von Sylvia Treadgold.

Haushalter, P., Etienne, Spillmann und Thury: Clinique médicale iconographique. 2°. Naud, Paris 1902. 62 Tafeln mit jeweils 4—10 Photographien sehr unterschiedlicher Qualität.

Hertl, Michael: Das Gesicht des kranken Kindes. 8°. Urban und Schwarzenberg, München—Berlin 1962. Mit 11 mehrfarbigen und 139 einfarbigen, größtenteils ganzseitigen Abbildungen.

Killian, Hans: Facies dolorosa. Das schmerzensreiche Antlitz. 2. Aufl. Lex. 8°. Dustri, Remscheid—Lennep 1956. Mit 69 einfarbigen Abbildungen von Kranken, meist etwa 15 × 20 cm groß.

Klostermann, G. F., H. Südhoff und W. Tischendorf: Der diagnostische Blick. Atlas zur Differentialdiagnose innerer Krankheiten. Lex. 8°. Mit 451 meist mehrfarbigen Abbildungen, vielfach in Kleinformat (5,5 × 6,5).

Netter, Frank, H.: The Ciba Collection of medical illustrating. I. Nervous System. 1953. II. Reproductive System. 1954. III. Digestive System. (3 Teile) 1957. IV. Endocrine System and selected metabolic diseases. 1965. 4°. Ciba, New York. Auf jeder Seite mit einer etwa 16 × 21 cm großen, von Netter gezeichneten und aquarellierten Farbtafel. Es enthalten: Bd I 122 Abb., Bd. II 233 Abb., Bd. III 1—3 526 Abb. und Bd. IV 222 Abb.

Schmidt-Voigt, Jörgen: Das Gesicht des Herzkranken. Physiognomische Leitbilder zur Aspektdiagnose cardio-vasculärer Erkrankungen. 8°. Cantor, Aulendorf 1958. Mit 73 farbigen Abbildungen, meist 10 × 14,5 cm.

Thomae-Bildtafeln „Klinische Visite". 4°. Thomae GmbH. Ab 1966. Farbphotographische Wiedergaben von Hautveränderungen bei den verschiedenen inneren Leiden.

II. Sonstiges Schrifttum

Allgemeine Übersichten und Literatur „Zur Einführung"

ARTELT, W.: Index zur Geschichte der Medizin, Naturwissenschaft und Technik. I. Bd. Urban und Schwarzenberg, Wien—München 1954.

BAAS, J. H.: Die geschichtliche Entwicklung des ärztlichen Standes und der med. Wissenschaft. Wreeden, Berlin 1896.

BETTMANN, O. L.: A pictorial history of Medicine. Ch. C. Thomas, Springfield 1956.

BLAND, D.: A history of book illustration. Faber & Faber, London 1958.

BORDIER, A.: Géographie médicale. Reinwald, Paris 1884.

BRIAN INGLIS: Geschichte der Medizin. Übersetzt von Dr. Heister. Scherz, Bern—München—Wien 1966.

BUCK, H. A.: The dawn of modern Medicine. University Press, New Haven & London 1920.

— The growth of Medicine from the earliest times to about 1800. University Press, New Haven & London 1917.

CHARCOT, J. M.: Les malades dans l'art. Nouvelle Iconogr. Salpêtrière. *2*, 1889, 45.

CHOULANT, L.: Geschichte und Bibliographie der anatomischen Abbildung. R. Weigel, Leipzig 1852.

— Handbuch der Bücherkunde für die ältere Medizin. L. Voss, Leipzig 1828.

COPE, Z.: Sidelights on the history of Medicine. Butterworth, London 1957.

DIEDERICHS, E. (Herausgeb.): Deutsches Leben der Vergangenheit in Bildern. 2 Bde. Diederichs, Jena 1908.

DIEPGEN, P.: Geschichte der Medizin. 2 Bde. in 3 Teilen. de Gruyter, Berlin 1949, 1955, 1959.

FISCHER, A.: Geschichte des deutschen Gesundheitswesens 1965. Reprographischer Nachdruck der Ausgabe 1933. G. Olms, Hildesheim.

FÜLÖP-MILLER, R.: Kulturgeschichte der Heilkunde. Bruckmann, München 1937.

GAROSI, A.: Inter artrium et medicinae doctores. Oschki, Florenz 1963.

GARRISON, H. und L. T. MORTON: A medical bibliography. 2. Aufl. Garfton, London 1954.

GOLDHAHN, R.: Spital und Arzt von einst bis jetzt. Enke, Stuttgart 1940.

GOLDSCHMID, E.: Entwicklung und Bibliographie der pathologisch-anatomischen Abbildung. K. W. Hiersemann, Leipzig 1925.

— Quellen und Werdegang der medizinischen Graphik. Verhandl. Schweiz. naturforschenden Gesellsch. *126*, 1946, 203.

GONNON: Album Gonnon, Iconographie médicale. Lyon 1893—1908.

GOULD, G. und W. PYLE: Anomalies and Curiosities in Medicine. Saunders, Philadelphia & London 1901.

GURTL, E.: Geschichte der Chirurgie und ihrer Ausübung. A. Hirschwald, 3 Bde. Berlin 1898.

HAHN, A. und P. DUMAITRE: Histoire de la Médecine et du livre médical. Perrin, Paris 1962.

HECKER, J. F. C.: Die großen Volkskrankheiten des Mittelalters (hist.-pathol. Untersuchungen). Th. Enslin, Berlin 1865.

HIRSCH, A.: Handbuch der historisch-geographischen Pathologie. II. Aufl., 3 Bde. Enke, Stuttgart 1886.

— Bibliographisches Lexikon der hervorragenden Ärzte aller Zeiten und Völker. 6 Bde. Urban und Schwarzenberg, Wien und Leipzig 1884—1888.

HIRTH, G.: Kulturgeschichtliches Bilderbuch aus drei Jahrhunderten. 6 Bde. G. Hirth, Leipzig und München 1881/1882.

HOLLÄNDER, E.: Die Medizin in der klassischen Malerei. 3. Aufl. Enke, Stuttgart 1923.

LAIGNEL-LAVASTINE, M.: Histoire génerale de la médecine, de la pharmacie etc. 3 Bde. Michel, Paris 1936—1950.

MAJOR, R. M.: Classic Descriptions of Disease. 3. Aufl. Thomas, Springfield 1948.

METS, A. de: Iconographie médicale anversoire. Buschmann, Antwerpen 1929.

— Iconographie médicale gantoise. Gent 1929.

MÜLLERHEIM, R.: Die Wochenstube in der Kunst. Enke, Stuttgart 1904.

NETTER, Fr.: Medical illustration. Its history, significance and practice. Bulletin New York Acad. Medicine *33*, 1957, 357.

PACHINGER, A. M.: Die Mutterschaft in der Malerei und Graphik. Müller, München und Leipzig 1906.

PECKER, A. und H. ROULLAND: L'accouchement au cours des siècles. Dacosta, Paris 1958.

PETERS, H.: Aus pharmazeutischer Vergangenheit in Wort und Bild. 2 Bde. Springer, Berlin 1889 und 1891.

— Der Arzt und die Heilkunst in der deutschen Vergangenheit. Diederichs, Leipzig 1900.

PUSCHMANN, TH.: Handbuch der Geschichte der Medizin. 3 Bde. G. Fischer, Jena 1903.

RICHER, P.: L'art et la médecine. Vigot Frères, Paris 1901.

SELIGMANN, K.: The history of Magic. Pantheon, New York 1948.

SIGERIST, H. E.: Große Ärzte. Eine Geschichte der Heilkunde in Lebensbildern. J. F. Lehmann, München 1931.

TABANELLI: Lo strumento chirurgico e la sua storia. Romagna medica. 1958.

VOGT, H.: (I). Grundzüge der pathologischen Physiologie. Urban und Schwarzenberg, München—Berlin 1953.

— (II). Medizinische Karikaturen von 1800 bis zur Gegenwart. 2. Aufl. Lehmann, München 1962.

WÄSCHER, H.: Das deutsche illustrierte Flugblatt. 2 Bde. VEB-Verlag, Dresden 1955.

WEINDLER, F.: Geschichte der gynäkologisch-anatomischen Abbildungen. v. Zahn und Jaenich, Dresden 1908.

Probleme der Krankenabbildung

BORD: Le rétable d'Isenheim, peinture de Grünewald. Aesculape *29*, 39, 84.

CHARCOT, J. M. und P. RICHER: Les syphilitiques dans l'art. Nouvelle Iconogr. Salpêtrière *1*, 1888, 258.

CHRISTOFFEL, U.: Der Berg in der Malerei. Verlag des S.A.C. Bern 1963.

GREGORY, R. L.: Auge und Gehirn. Zur Psychophysiologie des Sehens. Kindler, München 1966.

HEIN, W.-H.: Die Pharmazie in der Karikatur. Govi-Verlag, Frankfurt a. M. 1964.

HOLLÄNDER, E.: Wunder, Wundergeburt und Wundergestalt in Einblattdrucken des XV. bis XVIII. Jahrhunderts. Enke, Stuttgart 1921.

KNIPPING, H. W. und H. KENTER: Heilkunst und Kunstwerk. Schattauer, Stuttgart 1961.
KÜHN, H.: Wirklichkeitsnahe und abstrakte Kunst. Universitas *19*, 1964, 859.
LAIGNEL-LAVASTINE, M.: L'extension des orteils dans l'art. Nouvelle Iconogr. Salpêtrière *18*, 1905, 117.
— L'extension des orteils chez l'enfant. Aesculape *26*, 1936, 80.
MEIGE, H.: La lèpre dans l'art. Nouvelle Iconogr. Salpêtrière *10*, 1897, 418.
SALMI, T.: Wachstum und Entwicklung des normalen Kindes. In: Fanconi, G. und A. Wallgreen, Lehrbuch der Pädiatrie. 5. Aufl. Schwabe, Basel—Stuttgart 1958.
SONDEREGGER, A.: Mißgeburten und Wundergestalten in Einblattdrucken und Handzeichnungen des 16. Jahrhunderts. Zürich 1927.
WEIXLGÄRTNER, A.: Grünewald. Schroll, Wien— München 1962.

*Grundlagen und Werdegang
der medizinisch-wissenschaftlichen Illustration*

Die Anfänge und das 16. Jahrhundert

AVALON, J.: Un chirurgien strasbourgois du XVe siècle J. Brunschwig. Aesculape *14*, 1924, 225.
BRUNSCHWIG, A.: H. Brunschwig of Straßburg. Annals of medical history. New series *1*, 1929, 640.
BRUNSCHWIG, H.: The book of Cirurgia with a study on H. Br. by H. E. Sigerist. Lien, Mailand 1923.
CHOULANT, L.: Graphische Inkunabeln für Naturgeschichte und Medizin. R. Weigel, Leipzig 1858. (Nachdruck München 1924.)
ENGLERT, L.: Von altdeutscher Heilkunst. Bibliogr. Institut, Leipzig 1935.
FAVARO, G.: Anatomie und Physiologie des Leonardo. In: Leonardo da Vinci. Das Lebensbild eines Genies. Deutsche Ausgabe: Vollmer, Wiesbaden 1955.
FRENZEL, E.: Paracelsus als literarisches Motiv. Ciba-Symposion *12*, 1964, 196.
GEISBERG, M.: Die deutsche Buchillustration in der 1. Hälfte des 16. Jahrhunderts. Schmidt, München o. J.
HEITZ, P. und W. SCHREIBER: Pestblätter des XV. Jahrhunderts. Heitz und Mündel, Straßburg 1901.
KETHAM, J.: Fasciculus medicinae. Faksimile des Venezianer Erstdruckes von 1491 mit einer Einführung von Karl Sudhoff. Lier, Mailand 1924.
— Fasciculus medicinae 1493. Introduction by Ch. Singer. Florenz 1925.
KLEBS, A. C. und K. SUDHOFF: Die ersten gedruckten Pestschriften. Verlag d. Münchener Drucke, München 1926.
KRISTELLER, P.: Die Strassburger Bücherillustration im XV. und im Anfange des XVI. Jahrhunderts. Bär und Herrmann, Leipzig 1888.
POYNTER, F. N. L.: A catalogue of incunabila in the Wellcome Historical Medical Library. Oxford Univ. Press, London 1954.
SCHEIDIG, W.: Holzschnitte des Petrarca-Meisters zu „Von der Artzney bayder Glück". Henschel, Berlin 1955.
SCHMIDT, H. und H. SCHADEWALD: Michelangelo und die Medizin seiner Zeit. Schattauer, Stuttgart 1965.
SCHÖFFER, P.: Hortus sanitatis. Faksimile-Ausgabe mit Nachwort von Schneider. München 1924.
SCHREIBER, W.: Handbuch der Holz- und Metallschnitte des XV Jahrhunderts. Bd. IV. Hiersemann, Leipzig 1927.
SUDHOFF, K.: Erstlinge der pädiatrischen Literatur. Münchener Drucke, München 1925.
— Graphische und typographische Erstlinge der Syphilisliteratur 1495—1496. C. Kuhn, München 1912.
— Neue Beiträge zur Vorgeschichte des „Ketham". Arch. Gesch. Med. *5*, 1912, 280.
WALLRATH, R.: Das schöne gdruckte Buch im ersten Jahrhundert nach Gutenberg. 3. Aufl. Wienand, Köln 1962.

Das 17. und 18. Jahrhundert

BAAS, J. H.: William Harvey, der Entdecker des Blutkreislaufes. Enke, Stuttgart 1878.
BISHOP, P. J.: A list of papers... on Leopold Auenbrugger and the history of percussion. Medical history *5*, 1961, 192.
BUESS, H.: Albrecht von Haller und die anatomische Abbildung. Dtsch. med. Wschr. *83*, 1958, 2303.
BURCH: Colour printing and colour printers. Pitman, London 1910.
DELAUNAY, P.: Le monde médical parisien au 18. siècle. Rousset, Paris 1906.
GUHNE, G.: Über einige Titelkupfer medizinischer Werke. Berliner Medizin 1958, H. 23.
HOFER, Ph.: Baroque book Illustration. A short Survey. Cambridge 1951. Harvard University Press.
JONES, E. W.: The life and works of Fabricius Hildanus. Medical History *4*, 1960, 112.
MANN, G.: Medizinisch-naturwissenschaftliche Buchillustration im 18. Jahrhundert in Deutschland. Marb. Sitzungsber. *86*, 1964, 3.
MARIE, A.: Les convulsionaires de St. Médard. Aesculape *14*, 1924, 54, 86.
SINGER, C.: The discovery of the circulation of the blood. Dawson, London 1956.

*Das 19. Jahrhundert, erste und zweite Hälfte,
20. Jahrhundert und Rückschau*

American illustrated medical dictionary by W. A. Newman Dorland. Saunders, Philadelphia & London 1900/1945.
BRIEGER, L.: Das Genrebild. Die Entwicklung der bürgerlichen Malerei. Delphin-Verlag, München 1922.
BRODIER, L. J.: L. Alibert, médecin de l'hôpital Saint-Louis. Maloine, Paris 1923.
CROY, O.: Reproduktion und Dokumentation. Heering, Seebruck 1962.
DEBAT, Fr.: Le Baron Alibert. Aesculape *15*, 1925, 74.
FABER, K.: Nosographie in modern internal medicine. Hoeler, New York 1923.
GERNSHEIM, A.: Die frühe medizinische Photographie. Medizinischer Bilderdienst Roche, Febr. 1963, 7.
— The history of Photography. Oxford Univ. Press, London 1955.
GOLDSCHMID, E.: Wachsplastik und ihre Museen. Jesneris 1951, 91.
GUILLAIN, G.: J. M. Charcot. Sa vie, son oeuvre. Masson & Cie, Paris 1955.
KISSELBACH, TH. und SCHEERER: Photokurs in Farbe. Heering, Seebruck 1956.
Lehmann Verlag, J. F. 75 Jahre (Festschrift). München 1965.
LONDE, A.: La photographie médicale. Gauthier-Villars, Paris 1893.
MEIGE, H.: Charcot artiste. Nouvelle Iconogr. Salpêtrière *11*, 1898, 489.
MELICOW, M.: Interrelationships of medicine and art. Bulletin of the New York Acad. of Medicine *33*, 1957, 347.

Müller, W. und W. Wirth: Aus der medizinischen Photographie. Photo-Technik und -Wirtschaft *17*, 1966, 17.
Naunyn, B., zit. nach Faber.
Pawek, K.: Das optische Zeitalter. Walter, Olten und Freiburg 1963.
— Totale Photographie. Walter, Olten und Freiburg 1960.
Scheerer, Th. M.: Leica und Leica-System. Umschau, Frankfurt 1960.
Shapiro, M.: Graphic art in Medicine. Med. Annals of Columbia *17*, 1948, 409.
Strelow: Das manipulierte Menschenbildnis. Econ, Düsseldorf 1961.
Strümpell, A.: Aus dem Leben eines deutschen Klinikers. 2. Aufl. Vogel, Leipzig 1925.
Tourette, G. de la: Jean Martin Charcot. Nouvelle Iconogr. Salpêtrière *11*, 1898, 489.

Wandel der Krankheiten

Berg, H. H.: Gestaltwandel innerer Krankheiten. Monatskurse ärztl. Fortb. 1957, H. 9, 1.
— Zeitgemäße Betrachtungen zum Panoramawandel innerer Krankheiten. Münch. med. Wschr. *96*, 1954, 459.
Doerr, W. (Herausgeber): Gestaltwandel klassischer Krankheitsbilder. Eine klinische Studie von K. Kühn und H. H. Jansen. Springer, Berlin—Göttingen—Heidelberg 1957.
— und Fr. Stein: Therapeutisch bedingte Pathomorphose. Münch. med. Wschr. *96*, 1954, 660.
Evers, J.: Gestaltwandel des Krankheitsgeschehens. Haug, Ulm 1964.
Fowler, W. M.: Chlorosis — an obituary. Ann. of Medical History *8*, 168.
Henschen, F.: Über Veränderungen im Krankheitspanorama Schwedens während der letzten 50 Jahre. Schweiz. med. Wschr. 1947, Nr. 37/38.
Hoff, H.: Vegetative Dystonie. Klinik der Gegenwart. Bd. 2, 381. Urban & Schwarzenberg, München—Berlin 1956.
Meige, H.: Claude Seurat, le squelette vivant. Aesculape *26*, 1936, 262.
Rath, G.: Moderne Diagnose historischer Seuchen. Dtsch. med. Wschr. 1956, 2064.
Riesman, D.: Deceased diseases. Ann. of Medical History *8*, 160. (Neue Serie.)
Rodenstein: Obstetrical Gazette. Cincinnati 1885. (Zit. nach Gould und Pyle.)
Rudder, B. de: Die akuten Zivilisationsseuchen. Thieme, Leipzig 1934.

Die Seuchen

Allgemeines

Colnat, A.: Les épidémies et l'histoire. Ed. Hippocrate, Paris 1937.
Hecker, J. F. C.: Die großen Volkskrankheiten des Mittelalters. Enslin, Berlin 1865.
Kollath, W.: Die Epidemien in der Geschichte der Menschheit. Greif-Verlag, Wiesbaden 1951.

Pest

Bell, W. G.: The great plague in London 1665. John Lane, London und New York 1924.
Bilddokumente aus dem zweiten Weltkrieg. Verlag Das Beste, Stuttgart—Wien—Zürich o. J.
Bryn, K.: Daniel Defoe und die Große Pest in London. Documenta Geigy. XI, 1965.
Charcot, J. M. und P. Richer: Les pestiférés de Jaffa par Gros. Nouvelle Iconogr. Salpêtrière. *4*, 1891, 246.
Crawfurd, Sir R.: Plague and pestilence in literature and art. Clarendon Press, Oxford 1914.
Defoe, Daniel: Chronik der Pestjahre. Deutsche Ausgabe Sammlung Dieterich. Karl Schünemann, Bremen.
Dukes, M. N. G.: Die große Pestilenz in London. Orgarama (Orgapharm), *3*, 1966, 23.
Forestier, Th. le: Traité de la peste. Rouen, 1909.
Friedell, E.: Kulturgeschichte der Neuzeit. C. H. Beck, München 1927—1931.
Gaffarel, P. und M. Duranty: La peste de 1720 à Marseille et en France. Paris 1911.
Hecker, J. F. C.: Der schwarze Tod im 14. Jahrhundert. Enslin, Berlin 1832.
Klebs, A. C. und K. Sudhoff: Die ersten gedruckten Pestschriften. Münch.-Drucke-Verlag, München 1926.
Lütge, Fr.: Das 14./15. Jahrhundert in der Sozial- und Wirtschaftsgeschichte. Jahrb. f. Nationalökonomie und Statistik. *162*, 1950, 161.
Rath, G.: Die Pest. Ciba-Zeitschrift 1955, Nr. 73.
Reber, zit. nach Salzmann.
Richter, W. (Herausgeber): Im Kampf gegen die Seuche. Schülke und Mayr. Hamburg (o. J., um 1940).
Rodenwald, E.: Die Entseuchungsverfahren des venezianischen Gesundheitsdienstes. Sudhoffs Arch. Gesch. Med. Naturw. *38*, 1954, 1.
Salzmann, C.: Masques portés par les médecins en temps de peste. Aesculape. *22*, 1932, 5.
Scheidig, W.: Die Holzschnitte des Petrarca-Meisters. Henschel, Berlin 1955.
Schöppler: Die Geschichte der Pest zu Regensburg. Gmelin, München 1914.
Sticker, G.: Die Geschichte der Pest. Töpelmann, Gießen 1908.
Wilson, F. P.: The Plague in Shakespeare's London. Oxford Paperbacks 1962.

Lepra

Benesch, O.: Die Zeichnungen der niederländischen Schule des 15. und 16. Jahrhunderts in der Albertina. Schroll, Wien 1928.
Charcot, J. M. und P. Richer: Deux dessins de lépreux par Hans Burgkmair. Nouvelle Iconogr. Salpêtrière. *4*, 1891, 327.
Charcot, J. M. und P. Richer: Sur un lépreux d'Albrecht Dürer. Nouvelle Iconogr. Salpêtrière. *4*, 1891, 42.
De spedaslke i Norge 1936—1940. H. Aschehoug, Oslo 1943.
Fay, H.: Histoire de la lèpre en France. Champion, Paris 1909.
Klövekorn, G. H.: Der Aussatz in Köln. Bayer, Leverkusen 1966.
Koenen, J.: Quelques figures de lépreux dans l'oeuvre d'Hans Burgkmair. Aesculape. *20*, 1930, 228.
Laschitzer, S.: Die Heiligen aus der „Sipp-, Mag- und Schwägerschaft" des Kaisers Maximilian I. Jahrbuch der kunsthistorischen Sammlungen des allerhöchsten Kaiserhauses. Bd. IV, 70. Bd. V, 117. Tempsky, Wien 1886/1887.
Meige, H.: La lèpre dans l'art. Nouvelle Iconogr. Salpêtrière. *10*, 1897, 418.
Möller-Christensen, V.: Bone changes in Leprosy. Munksgaard, Kopenhagen 1961.

Rollet, J.: La maladie de Job. Aesculape *15*, 1925, 96.
Tivollier, M.: Les lèpreux des îles Loyalty. Aesculape. *27*, 1937, 212.
Tricot-Royer: Les signes distinctifs des lépreux en Belgique. Aesculape. *19*, 1929, 215. Une image de Job le lépreux. Aesculape. *20*, 1930, 35.
Virchow, R.: Zur Geschichte des Aussatzes, besonders in Deutschland. Arch. path. Anat. *18*, 1860, 138 und 273. *19*, 1860, 43. *20*, 1861, 166 und 459.
Vogelsang, M.: Om Armauer Hansen og Spedalskhetens Historie i Norge. Norwegian Universities Press, Bergen—Oslo 1962.
Vogt, H.: Die Lepra in Mitteleuropa. Hautarzt. *17*, 1966, 432.
Wellberg, J.: Klinische Beiträge zur Kenntnis der Lepra in den Ostseeprovinzen Rußlands. Laakmann, Dorpat 1884.
Zambaco, Dr. A.: La lèpre à travers des siècles et des contrées. Masson, Paris 1914.

Pocken und Cholera

Chaumier, E.: Le musée de la vaccine du Plesis-les-Tours. Aesculape. *2*, 1912, 106.
Crookshank, E. M.: History and pathology of vaccination. 2 Bde. Lewis, London 1889.
Doiteau, V.: La curieuse figure du Dr. Gachet. Aesculape. *29*, 1939, 169, 211, 250, 278.
Lacoste, E.: Une description du Choléra dans „le juif errant" d'Eugène Sue. Aesculape. *20*, 1930, 199.

Überkommene Heilmaßnahmen

Aderlaß und Schröpfen

Avalon, J.: La saignée chez nos aieux. Aesculape. *29*, 1939, 97.
Bauer, J.: Geschichte der Aderlässe. Gamml, München 1879.
Castiglioni, A.: Der Aderlaß. Ciba-Zeitschrift. 1954. Heft 66.
Charcot, J. M. und P. Richer: La ventouseuse par Berkelenkam. Nouvelle Iconogr. Salpêtrière. *5*, 1892, 216.
Meige, H.: La saignée en images. Nouvelle Iconogr. Salpêtrière. *16*, 1901, 69, 532.
Sudhoff, K.: Tradition und Naturbeobachtung in den Illustrationen medizinischer Handschriften und Frühdrucke. J. A. Barth, Leipzig 1907. (Studien zur Geschichte der Medizin. Heft 1.)
Strauss, H. A.: Der astrologische Gedanke in der deutschen Vergangenheit. Oldenbourg, München und Berlin 1926.
— Psychologie und astrologische Symbolik. Rascher-Verlag, Zürich 1953.

Badeanstalten und Heilbäder

Fricker: Geschichte der Bäder zu Baden. Aarau 1880.
Friedenthal, R.: Goethe. Sein Leben und seine Zeit. Piper, München 1963.
Friedenwald, J. und S. Morison: The history of the enema with some notes of related procedures. Bulletin of the History of Medicine. *8*, 1940, 68 und 239.
Fromm: Über „Tafelwasser" in rechtlicher und hygienischer Beziehung. Vierteljahresschrift f. gericht. Medizin. 3. Folge. *25*, 1903.
Kalweck, J.: Tractat von ... Pfefferbad inn Oberschweitz. Dillingen 1631.
Kriegk: Deutsches Bürgerthum im Mittelalter. Frankfurt 1868, neue Folge 1871.

Lortel, J.: Albrecht Dürer aux eaux. Aesculape. *18*, 1928, 132.
Luz, W. A.: Das Büchlein vom Bad. Herbig, Berlin 1958.
Martin, A.: Deutsches Badewesen in vergangenen Tagen. E. Diederichs, Jena 1906.
Montaigne, M. de: Tagebuch einer Badereise. Übersetzt von O. Flake. Steingrüben, Stuttgart 1963.
Moser (1758), zit. nach Martin.
Paul, J. M.: Le massage à travers les ages. Aesculape. *27*, 1937, 14.
Pfyffer: Geschichte der Stadt und des Kantons Luzern. (Zit. nach E. Martin), Zürich 1850, 1852.
Sebizius: Beschreibung und Widerlegung etlicher Mißbräuche und Irrtumb ... in dem Gebrauch der Saurbrunnen. Straßburg 1647.
Türckheim, Baron von, zit. nach Thiel, R.: Männer gegen Tod und Teufel. Neff, Berlin 1943.
Zappert: Über das Badewesen mittelalterlicher und späterer Zeit. Arch. f. Kunde österreichischer Geschichtsquellen. *21*, 1859. (Zit. nach A. Martin.)
Zedlers: Universal-Lexikon. (Zit. nach E. Martin), Halle und Leipzig 1733.

Mißgeburten

Bouquet, H.: Les hommes à queue. Aesculape. *4*, 1914, 86.
Chantave, L.: La formation des envies et des monstres. Aesculape. *2*, 1912, 68.
Cordier, R.: L'artemis d'Ephèse et les images à seins multiples de la nature. Aesculape. *20*, 1930, 125.
Fisher: Transaction of the Med. Soc. of New York 1866. (Zit. nach Gould & Pyle.)
Fournier, R. Monstre peromele. (Anonymer Aufsatz über diese Mißgeburt.) Aesculape. *26*, 1936, 76.
Hart: Lancet. 1866. I. 71. (Zit. nach Gould & Pyle.)
Lamers, A. J. M.: Benoit Formaggini, „homme tronc". Aesculape. *27*, 1937, 260.
Leichtenstern: Zit. nach Gould & Pyle.
Pebove: Ambroise Paré. Nouvelle Iconogr. Salpêtrière. *17*, 1904, 92.
Püschel, E.: Angeborene Gliedmaßendefekte im Schrifttum des 16. und 17. Jahrhunderts. Medicina Königvkiado, Budapest 1964, 121.
Sievers, G.: Klinisch-statistische Studien zu aktuellen Mißbildungsproblemen. Arzneimittelforschung. *14*, 1964, 605.
— Zur Frage der Häufigkeit angeborener Mißbildungen. Med. Klin. *60*, 1965, 1761.
Virchow, R.: Siamesische Zwillinge. Berlin. Med. Wschr. 1871, Nr. 13.

Ernährungsbedingte Krankheiten

Fettsucht, Gicht, Vitaminmangelkrankheiten

Allison, R. S.: Sea-diseases. The story of a great natural experiment. London 1942.
Aschoff, L., und W. Koch: Skorbut. Eine path.-anat. Studie. G. Fischer, Jena 1919.
Avalon, J.: Sarah, la "vénus hottentote". Aesculape *15*, 1925, 259.
Babinski, M. J.: Tumeur du corps pituitaire. Revue neur. *8*, 1900, 531.
Bienvenn: Los goutteux célèbres. Piperazidine Midi, Paris o. J.
Cabanès, A.: La goutte et l'humour. Piperazidine Midi, Paris 1926.
Carel, R.: L'obésité dans l'histoire et la littérature. Aesculape. *29*, 1939, 26, 57.
Coquelet, L., zit. nach Delort.

DARTIGUES und BONNEAU: Lipomatose monstreuse. Nouvelle Iconogr. Salpêtrière. *12*, 1899, 216.
DELORT, M.: Sur la physiologie du gout. Aesculape. *29*, 1939, 241.
FRÖHLICH, A.: Ein Fall von Tumor der Hypophysis cerebri ohne Akromegalie. Wien. Klin. Rundschau. *15*, 1901, 883 und 906.
FUNK, C.: Die Vitamine. Bergmann, Wiesbaden 1914.
GILLRAY, J.: The works of ... from the original Plates. Henry G. Bohn, London o. J.
Guinness Superlatives. Deutsche Ausgabe: „Rekorde, Rekorde, Rekorde." C. Ueberreuther, Wien—Heidelberg 1963.
HARRIS, H. F.: Pellagra. MacMillan. New York 1919.
HARRIS, L. J.: Vitamins and vitamin deficiencies. Bd. 1. Introductory and historical. Churchill, London 1938.
HESS, A.: Scurvy, Past and Present. Lippincott, Philadelphia und London 1920.
KIRBY, R.: La vénus hottentote en Angleterre. Aesculape. *33*, 1952, 14.
KREBEL, R.: Der Scorbut in geschichtlich-literarischer, pathologischer, prophylaktischer und therapeutischer Beziehung. Wastig, Leipzig 1866.
LIND, J.: A treatise of the scurvy. Reprint of the first edition. University Press, Edinburgh 1953.
PERCY und LAURENT: Goinfres, gloutons, polyphages. Aesculape. *20*, 1930, 291.
RICHER, P.: La robe de la graisse. Nouvelle Iconogr. Salpêtrière. *3*, 1890, 20.
ROWLANDSON: The Caricaturist. A selection from his work. 2 Bde. Chatto & Windus, London 1880.
TUSZEK, F.: Klinische und anatomische Studien über die Pellagra. Fischer, Berlin 1893.
VEDDER, E.: Beriberi. Wood, New York 1913.
ZIMMERN, A.: Sur un cas de rachitisme familial. Nouvelle Iconogr. Salpêtrière. *14*, 1901, 299.

Endokrine Krankheitsbilder
Allgemeines

ABDERHALDEN, R.: Die innere Sekretion. Ciba-Zeitschrift. 1951. H. 48/49.
BARKER, L. F.: Endocrinology and Metabolisme. 2 Bde. Appleton, New York und London 1922.
ROLLESTON, Sir H. D.: The endocrine Organs in health and disease. With a historical review. Oxford Press, London 1936.
WILLIAMS, H. (Herausgeber): Textbook of Endocrinology. Saunders, Philadelphia—London 1950.

Kropf, Kretinismus, Myxödem und Basedowsche Krankheit

FOURNIER, A.: Deux statuettes de myxoedémateux. Aesculape. *19*, 1929, 82.
HENDY, Sir Ph.: Die National- Galerie London. Knaur, München—Zürich 1959.
JASON: The thyroid gland in medical history. Froben Press. New York 1946.
KÖST, zit. nach Rolleston.
LAIGNEL-LAVASTINE, M.: La glande thyroide dans l'oeuvre de M. Ingres. Aesculape. *19*, 1929, 72.
LÉVI, L.: La thyroide et ses affections. Aesculape. *19*, 1929, 58.
MEIGE, H.: Le goitre dans l'art. Nouvelle Iconogr. Salpêtrière. *10*, 1897, 292.
— Les variations du cou dans l'art. Aesculape. *19*, 1929, 87.
PETIT, A. le: Siehe Picard.
PICARD, J.: La pathologie dans l'oeuvre d'Alfred le Petit. Aesculape. *22*, 1932, 155.
QUERVAIN, F. de und C. WEGELIN: Der endemische Kretinismus. J. Springer, Berlin und Wien 1936.
REBER, B.: Coindet et l'iode chez les goiteux. Aesculape. *19*, 1929, 101.
—. Le docteur Coindet. — Les crétins du Valais. Aesculape. *3*, 1913, 92.
SCHNEIDER, zit. nach Rolleston.
Une jeune Myxoedémateux mongoloide dans un tableau de Jordaens. Aesculape. *15*, 1935, 253.
Un cas de goitre exophtalmique de Leonardo da Vinci. Aesculape. *26*, 1936, 50.
WAGNER V. JAUREGG, J.: Myxoedem und Kretinismus (in Handbuch der Psychiatrie). Deuticke, Leipzig und Wien 1912.
WHYMPER, E.: Berg- und Gletscherfahrten. 5. Aufl. Westermann. Braunschweig—Berlin, o. J.

Akromegale und Riesen

MARIE, P.: L'acromégalie. Nouvelle Iconogr. Salpêtrière. *1*, 1888, 239, *2*, 1889, 45, 96, 188. *4*, 1891, 174.
MEIGE, H.: Les géants dans l'art. Nouvelle Iconogr. Salpêtrière. *15*, 1902, 590.
MINKOWSKI, O.: Über einen Fall von Akromegalie. Berlin. Klin. Wschr. 1887, 371.

Kastraten, Zwitter

BERNER, O.: Hermaphroditismus und sexuelle Umstimmung. J. A. Barth, Leipzig 1938.
BIE, O.: Die Oper. S. Fischer, Berlin 1923.
DUMAITRE, P.: Un procès d'hermaphroditisme au XVIIe siècle. Histoire de la médecine *1*, 1951, 19.
GOLDSCHMIDT, R.: Die sexuellen Zwischenstufen. J. Springer, Berlin 1931.
HAAS, R.: Die Musik des Barock. Akademische Verlagsgesellschaft. Potsdam—Wildpark 1928.
— Aufführungspraxis der Musik. Athenaion, Potsdam—Wildpark 1931.
KELLER, R.: Hermaphroditismus. Ciba-Zeitschrift. 1939 (Nr. 70).
MATIGNON: Annales des orig. génito-urin. Zit. nach Tandler-Grosz 1896.
MEIGE, H.: Deux cas d'hermaphrodisme antique. Nouvelle Iconogr. Salpêtrière *8*, 1895, 56.
NEUGEBAUER, F. L. von: Hermaphroditismus beim Menschen. Klinkhardt, Leipzig 1908.
RICHER, P.: Les hermaphrodites dans l'art. Nouvelle Iconogr. Salpêtrière *4*, 1892, 386.
TANDLER, J. und S. GROSZ: Über den Einfluß der Kastration auf den Organismus. 2. Die Skopzen. Archiv für Entwicklungsmechanik (Roux) *30*, 1910, 236.

Pubertas praecox und übermäßige Behaarung

DOUBLE, Le: Les vélus dans la peinture et la céramique. Aesculape *2*, 1912, 214.
— Les vélus dans la science et dans l'histoire. Aesculape *2*, 1912, 158.

Guthrie, L., und W. Emery: Clin. Soc. London *40*, 1907, 175
Harris, zit. nach Gould & Pyle.
Horst, H. van der: La femme à barbe. Aesculape *39*, 1956, 260.
Key, W.: La femme à deux barbes. Aesculape *26*, 1936, 42.
Laignel-Lavastine, M.: Deux familles de femmes à barbe. Aesculape *32*, 1951, 127.
— Les femmes à barbe. Aesculape *14*, 1924, 68.
Ogle, J. W., zit. nach Rolleston.
Sacchi, E.: Di un casu di gigantismo infantile. Rivista sperimentale di freniatria *21*, 1895, 149.
Schmitz-Cliever, E.: Zur Geschichte und zur Darstellung der Morgagnischen Krankheit. Sudhoffs Archiv *49*, 1965, 364.
Tiselius, W. H.: Vorläufige Nachricht von einem außerordentlich dicken Kinde. Magazin für den neuesten Zustand der Naturkunde *5*, 1803, 289.

Neue Heilmaßnahmen

Injektionen, Bluttransfusionen, Punktionen und Elektrotherapie

Blundell, J.: Experiments on the Transfusion of Blood by the Syringe. Medico-chirurgical Transactions *9*, 1818, 56.
Buess, H.: Die Bluttransfusion. Ciba-Zeitschrift, Heft 79, 1956.
— Die historischen Grundlagen der intravenösen Injektion. Sauerländer, Aarau 1946.
— Die Injektion. Ciba-Zeitschrift, Nr. 100, 1946.
Fraunberger, Fr.: Elektrizität im Barock. Deubner, Köln o. J.
Hasse, O.: Über Transfusion. Virchows Arch. *64*, 1875, 243.
Howard-Jones, N.: A critical study of the Origins and early development of hydrodermic medication. Journ. History of Medicine *2*, 1947, 201.
Kane, H. H.: The hypodermic Injection of Morphia. Its history, advantages and dangers. New York 1880.
Maluf, N. S.: History of blood transfusion. Journ. History Med. allied sciences *9*, 1954, 59.
Riedel, H.: Von den Anfängen der Elektromedizin. Deutsches Ärzteblatt *62*, 1965, 2209.
Sander, Fr.: Zur Lammbluttransfusion. Berl. klin. Wschr. *11*, 1874, 189.
Scheel, P.: Die Transfusion des Blutes und die Einsprützung der Arzneyen in die Adern. Kopenhagen 1802.
Waldmann: Der Magnetismus in der Heilkunde. Dtsch. Arch. Geschicht. Medizin *1*, 1878, 381.

Krankheiten der Bewegungsorgane, Zwerge

Avalon, J.: Nicolas Ferry, dit «Bébé», nain du roi Stanislas Leczinski. Aesculape *29*, 1939, 107.
Baillou: Das Rheumabuch des Doktor Ballonius. Nachdruck. Deutsch von W. Rühmann. Mittenwald 1938.
Erdheim, J.: Nanosomia pituitaria. Beitr. path. Anat. und allg. Path. *62*, 1916, 302.
Grasset, Pr.: Un «homme monie». Nouvelle Iconogr. Salpêtrière *9*, 1896, 257.
Launois, P. E.: Remarque iconographique sur quelques nains. Nouvelle Iconogr. Salpêtrière *24*, 1911, 116.
Meige, H.: Claude Seurat, le squelette vivant. Aesculape *26*, 1936, 261.
— Sur les nains dans l'art. Nouvelle Iconogr. Salpêtrière *14*, 1901, 372.
Meunier, H.: Un cas d'osteite déformante de Paget. Nouvelle Iconogr. Salpêtrière *7*, 1894, 17.
Parhon, C. und A. Schunda: L'achondroplasie. Nouvelle Iconogr. Salpêtrière *24*, 1911, 185.
Parhon, G. und J. Zalplachta: Sur deux cas d'achondroplasie. Nouvelle Iconogr. Salpêtrière *18*, 1905, 539.
Tourette, G. de la: Sur un cas d'osteite déformante de Paget. Nouvelle Iconogr. Salpêtrière *7*, 1894, 1.
Verdier, H.: Les nains et les fous chez Velasquez. Aesculape *4*, 1914, 46.
Weill, A. und J. Nissim: De la myosite ossifiante progressive. Nouvelle Iconogr. Salpêtrière *11*, 1898, 476, 519.
— Rheumatisme articulaire chronique. Nouvelle Iconogr. Salpêtrière *3*, 1890, 16.

Kreislaufleiden

Bilz, F. E.: Das neue Heilverfahren. Lehrbuch der naturgemäßen Heilweise. Bilz, Dresden—Radebeul 1882.
Buerger, L.: Thromboangiitis obliterans. Amer. J. Med. Science *136*, 1908, 567.
Laignel-Lavastine, M.: La pâmoison de la vierge. Aesculape *25*, 1935, 50.
Leibbrand, W.: Beitrag zur Geschichte der Ohnmacht als Kunstausdruck. Dtsch. med. Wschr. *61*, 1935, 2064.
Masson, L.: Quatre scènes d'évanouissement. Aesculape *25*, 1935, 98.
Meige, H.: Les hydropiques dans l'art. Nouvelle Iconogr. Salpêtrière *17*, 1904, 496.
— Quelques oedèmes dans l'art. Nouvelle Iconogr. Salpêtrière *16*, 1903, 129.
Raynaud, M.: Sur l'asphyxie locale et la gangrène symetrique des extrémités. Rigaux, Paris 1862.
Reddy: Fainting and collapse in ancient indian sculpture. Bull. Hist. Med. *8*, 1940, 277.
Richet, Ch.: Histoire de la circulation de Michel Servet à William Harvey. Aesculape *15*, 1925, 47.
Schott, A.: Historical notes on the iconography of the heart. Cardiologia *28*, 1956, 229.
Weixlgärtner, A.: Grünewald. Schroll, Wien—München 1962.

Physiognomik

Crinis, M. de: Der menschliche Gesichtsausdruck und seine diagnostische Bedeutung. Thieme, Leipzig 1942.
Dietz, D.: Medical magic. Dodd, Mead & Co, New York 1938.
Ferves, C.: Der Ausdruck des Kranken. Einführung in die pathologische Physiognomik. Lehmann, München 1935.
Heller, H.: Grundformen der Mimik des Antlitzes. Schroll, Wien 1902.
Hippokrates: Auserlesene Schriften. Eingeleitet und neu übertragen von Wilhelm Capelle. Artemis Verlag, Zürich 1955.
Kirchhof, J.: Das menschliche Antlitz im Spiegel organisch-nervöser Prozesse. Hogrefe, Göttingen 1959.
Kirchhoff: Der Gesichtsausdruck bei inneren Krankheiten. Sammlung klinischer Vorträge. Barth, Leipzig 1909.
Kloos, G.: Die Konstitutionslehre von Carl Gustav Carus mit besonderer Berücksichtigung seiner Physiognomik. Karger, Basel—New York 1951.
Kretschmer, E.: Körperbau und Charakter. J. Springer, Berlin 1921.
Lange, Fr.: Die Sprache des menschlichen Antlitzes. 4. Aufl. J. F. Lehmann, München 1952.

Lavater, J. C.: Physiognomische Fragmente. Ausgewählt und kommentiert von Fr. Märker. Heimeran, München 1948.
Lersch, Ph.: Gesicht und Seele. Reinhardt, München und Basel 1955.
Otto, W. F.: Die Gestalt und das Sein. 1955.
Plessner, H.: Lachen und Weinen. Groningen 1950.
Schumacher, J.: Geschichte der med. Fakultät der Universität Freiburg. Studium generale *16*, 1963, 91.
Sikorsky, J.: Des indices physiognomiques de la démence apatique. Nouvelle Iconogr. Salpêtrière *6*, 1893, 173.
Soltmann: Über das Mienen- und Gebärdenspiel kranker Kinder. Jahrb. Kinderheilk. *26*, 1887, 206.
Strauss, H. A.: Psychologie und astrologische Symbolik. Rascher, Zürich 1953.
Virchow, H.: Gesichtsmuskeln und Gesichtsausdruck. Arch. f. Anatomie und Entwicklungsgeschichte. 1908, 371.
Volk, G.: Neural-personale Diagnostik. Anleitung zur pathophysiognomischen Betrachtung des Menschen. Haugg, Stuttgart 1955.
Waetzold, W.: Die Kunst des Porträts. Hirt, Leipzig 1908.

Die Tuberkulose

Brown, L.: The story of clinical pulmonary tuberculosis. Williams & Wilkins, Baltimore 1941.
Piéry, M. und J. Roshem: Histoire de la tuberculose. Dvin et Co., Paris 1931.
Smith, G. E. und M. A. Ruffer: Pottsche Krankheit an einer ägyptischen Mumie aus der Zeit der 21. Dynastie. Töpelmann, Gießen 1910.

Luetische Erkrankungen

Brissaud, F.: Arthropathie nerveuse. Nouvelle Iconogr. Salpêtrière *7*, 1894, 219.
Frenkel und M. Faure: Des attitudes anormales... dans le tabes dorsal. Nouvelle Iconogr. Salpêtrière *9*, 1896, 189.
Lange-Eichbaum, W.: Genie, Irrsinn und Ruhm. 4. Aufl. Reinhardt, München—Basel 1956.
Meige, H.: Le facies dans la paralysie. Nouvelle Iconogr. Salpêtrière *7*, 1894, 368.
Proksch, J. K.: Die Geschichte der venerischen Krankheiten. Hanstein, Bonn 1895.

Nervenleiden

Charcot, J. M. und P. Richer: Le paralytique de Raphael. Nouvelle Iconogr. Salpêtrière *4*, 1891, 170.
Meige, H.: Les possédés dans l'art. Nouvelle Iconogr. Salpêtrière *17*, 1904, 319.
— La vieille femme nue de la bibliotheque nationale. Aesculape *15*, 1925, 178.
Nonne, M.: Syphilis und Nervensystem. S. Karger, Berlin 1902. 3. Aufl. S. Karger, Berlin 1915.
Richer, P.: Habitude extérieure et facies dans la paralysie agitante. Nouvelle Iconogr. Salpêtrière *1*, 1888, 213.
— Un type de paralysie agitante. Nouvelle Iconogr. Salpêtrière *4*, 1891.
— und H. Meige: Etude morphologique sur la maladie de Parkinson. Nouvelle Iconogr. Salpêtrière *8*, 1895, 361.
Schoenborn, S. und H. Krieger: Klinischer Atlas der Nervenkrankheiten. Winter, Heidelberg 1908.

Seiffer, W.: Atlas und Grundriß der allgemeinen Diagnostik und Therapie der Nervenkrankheiten. Lehmann, München 1902.
Suheyl Unver: Les gueux mutilés d'Instanbul. Aesculape *26*, 1936, 169.
Temkin, O.: The falling sickness. A history of Epilepsy. Hopkins, Baltimore 1945.
Threnel, M.: L'épilepsie de Louis XIII. Aesculape *19*, 1929, 227.
— Un cas de paralysie saturnine. Aesculape *22*, 1932, 98.

Die Hysterie

Charcot, J. M. und P. Richer: Le Mascaron grotesque et l'hémipasme glossolabié hystérique. Nouvelle Iconogr. Salpêtrière *5*, 1892, 87.
Delprat, C.: Contracture faciale bilatérale hystérique. Nouvelle Iconogr. Salpêtriére *5*, 1892, 38.
Glaser, H.: Die neurotischen Erkrankungen und unsere Zeit. Universitas *13*, 1958, 61.
Kaech, R.: Die Hysterie. Ciba-Zeitschrift. Heft 120, 1950.
Margan, L.: Autour d'une épidémie de démonopathie. Nouvelle Iconogr. Salpêtrière *18*, 1905, 471.
Marie, A.: Le miracle de Saint-Médard. Aesculape *14*, 1924, 54 und 86.
Meige, H.: La procession dansante d'Echternach. Nouvelle Iconogr. Salpêtriére *17*, 1904, 323.
Nathan, M.: L'esprit et ses maladies. Rieder, Paris 1930.
Parin, P., zit. nach Teirich.
Schumacher, J.: Die seelischen Volkskrankheiten im deutschen Mittelalter. Junker und Dünnhaupt, Berlin 1917.
Souques, A.: Une recente exorcitation en Bavière. Nouvelle Iconogr. Salpêtriére *6*, 1893, 56.
Stix, A.: Beschreibender Katalog der Handzeichnungen der Albertina. Bd. II. Zeichnungen der niederländischen Schulen. Schroll, Wien 1928.
Strümpell, A.: Lehrbuch der inneren Krankheiten. Kapitel Hysterie. 29./30. Aufl. Vogel, Leipzig 1930.
Teirich, R.: Die Neurose der Partisanen. Universitas *10*, 1955, 949.
Tourette, G. de la: L'attitude et la marche dans l'hémeplégie hystérique. Nouvelle Iconogr. Salpêtrière *1*, 1888, 1.
— Le miracle opéré sur Marie Anne Couronneau. Nouvelle Iconogr. Salpêtrière *2*, 1889, 211.
Veith, I.: Hysteria. The History of a disease. University of Chicago Press, Chicago & London 1965.
Vinchon, J.: Hysterie. Stock, Paris 1925.

Geisteskrankheiten

Adam, H. A.: Über Geisteskrankheiten in alter und neuer Zeit. Regensburg 1928.
Ackerknecht, E. H.: Kurze Geschichte der Psychiatrie. Enke, Stuttgart 1957.
Bader, A. u. a.: Insania pingens. Ciba, Basel 1961.
Benon, R. und P. Denés: Manie chronique. Nouvelle Iconogr. Salpêtrière *24*, 1911, 119.
Bertram, J.: Flagellation and the flagellants. New Ed. by M. Cooper. London um 1870.
Deux "sots" du recueil d'Arras. Aesculape *22*, 1932, 90.
Dupré, E.: Le puérilisme démential sénile. Nouvelle Iconogr. Salpêtrière *18*, 1905, 88.
Haisch, E.: Irrenpflege in alter Zeit. Ciba-Zeitschrift, Heft 95, 1959.

Jaeckel, G.: Die Charité. Die Geschichte des berühmtesten deutschen Krankenhauses. Hestia, Bayreuth 1963.

Laignel-Lavastine, M. und J. Vinchon: Les maladies de l'esprit et leurs médecins du XVI. au XIX. siècle. Editions médicales. Paris 1930.

Le Fou et la Folle de Géricault. Aesculape 22, 1932, 80.

Lemke, R.: Psychiatrische Themen in Malerei und Graphik. Fischer, Jena 1959.

Lichtenberg, G. C.: Williams Hogarth's Zeichnungen. 2. Aufl. Rieger, Stuttgart 1857.

Lieser, H.: Die inneren Gesichte Eugen Gabritschevskys. Bayer, Leverkusen 1965.

Meige, H.: Les fous dans l'art. Nouvelle Iconogr. Salpêtrière *22,* 1909, 97.

Mora, G.: Dramatic presentation by mental patients. Bull. Hist. Med. *31,* 1957, 260.

Müller, M.: Géricaults paintings of the insane. Journal of the Warburg and Courtauld Inst. IV, 1940/1941.

Pinel, Ph.: Mémoires de l'Academie royale de Médecine. 5, 1836.

Prinzhorn, H.: Bildnerei der Geisteskranken. Ein Beitrag zur Psychologie und Psychopathologie der Gestaltung. J. Springer, Berlin 1922.

Reynault, F.: Etude médico-psychologique sur l'oeuvre de Wiertz. Aesculape *3,* 1913, 192.

Soldau, W. G. und U. Heppo: Geschichte der Hexenprozesse. 3. Aufl. 2 Bde. Stuttgart 1912.

Schilling, J. A.: Psychiatrische Briefe oder die Irren, das Irresein und das Irrenhaus. Schlosser, Augsburg 1863.

Schmidt, P. F.: Geschichte der modernen Malerei. Kohlhammer, Stuttgart 1952.

Trabucchi, C.: Psychosis and plastic expression. Rassegna (Mailand) *41,* 1964, 6.

Vinchon, J.: L'art et la folie. Aesculape *14,* 1924, 45.

— L'art et la folie. Stock, Paris 1950.

— Quelques images de la mélancholie. Aesculape *25,* 1935, 91.

Verzeichnis der Personennamen

Vornamen medizinischer Autoren sind auf die Anfangsbuchstaben gekürzt, die aller anderen Personen ausgeschrieben. Ausschließlich in der Bibliographie verzeichnete Namen blieben unberücksichtigt. Kursiv gedruckte Seitenzahlen weisen auf Abbildungen hin.

A

ABERCROMBY, D. 38, 351
ABRAHAM A SANTA CLARA 83, 130, *131*, 351
ACKERMANN, J. F. 196
ACQUAPENDENTE, F. DE 39
ADAMS, J. 103, 356
ADAMS, R. 241, *242*, 356
ADDISON, TH. 53, 57, *221*, *222*, 356
ADLER, J. *231*
AESKULAP 107, 118, 322
AGOTY, GAUTIER D' 44
AHLFELD, FR. 151, 356
AIKEN, CH. 103, 356
ALBERT, VAN (RIESE) 208
ALDEGREVER, HEINRICH 343
ALDINI, G. 236, *237*, 356
ALDOVRANDUS, U. 212, *213*, 221, *223*, 351
ALEXANDER I. (v. Rußland) 209
ALIBERT, J.-L. 48, 49, 51 f, *183*, 186, *193*, *195*, 196, 215, *255*, *256*, 268, *279*, 344, 356
ALLENDORF, PHILLIPP *133*, 347
ALTDORFER, ALBRECHT 16, 38
AMATO, C. D' 123, *124*, *130*, 351
AMMAN, JOST 32, 78, *94*, 343
ANDERNACH, G. VON 127
ANDRY, M. 176, *177*, 335
ANEMORINUS 143
ANGLICUS, B. *120*, 121, 348
ANTONIA, HELENA 220
ST. ANTONIUS 17
ARAN, F. 57

ARISTOTELES 261, 264
ASCHOFF, L. *182*, 184
ASH (Captain) 169
ASSEN, VAN *245*
AUENBRUGGER, L. 46, 275
AUGUSTIN, MAX 83
AUVERT, A. 73, 287, 356
AVALON, J. 12
AVERROES 76
AVICENNA 76, 343, 351
AVILA, L. DE *32*, 33, 347

B

BÄK, ELIAS *249*
BARBETTE, P. *233*
BARBIERI, G. F. 125
BARNEVELD, W. VAN *236*, 355
BARTELSMANN, E. 166
BARTHOLIN, T. 153, 351
BARTMANN, SARTJEE *167*
BARTOLIN, PIETRO 82
BASEDOW, C. A. VON 57, 200 ff
BATEMANN, TH. 222, 356
BAUDELAIRE, CHARLES 21
BAUDOIN, PIERRE-ANTOINE *138*
BAUHIN, C. 212, *213*, 351
BAUMGÄRTNER, K. H. 53, 111, 181, *185*, 197, *198*, *256*, 268-271, *269*, 273, 278, 279, 281, *334*, *336*, 340, 344, 356, 357
BAYARD, E. *253*
BECK, LEONHARD 29, *92*, *93*, 343
BEHREND, J. 292
BELARD 215

BELL, CH. 271, 292, *300*
BELL, G. 80, 103, 357
BELLUGUE, P. 12
BENDA, C. 206
BENON, R. 340
BERG, H. H. 64, 364
BERGERON, P. J. *104*, 357
BERNARD, CL. 270
BESNIER, E. 101
BETTMANN, O. L. 229, 362
BEWERWYCK, J. VAN *137*, 351
BEWICK, THOMAS 47
BEYERS, J. 41
BEYLARD, E. J. *178*, 179, 357
BICHAT, M. F. X. 52, 344
BICKERT (Richter) 165
BIERMER, A. 57
BILZ, F. E. 253
BLAKE, WILLIAM 331
BLANCARD, ST. 38, 135, *136*, 171, 183, 214, 352
BLASIUS, G. 298, 352
BLONDEL, FR. 144 ff, *145*, 252
BLUNDELL, J. *230*, *231*, 367
BOCK D. Ä., HANS *142*
BODINGTON, G. 283
BOECK, C. W. 91, 97, 100
BOEHMER, G. R. 164
BOERHAAVE, H. 39, 46, 355
BOILLY, LOUIS *253*
BOISSIER DE SAUVAGES, FR. 45, 344, 355
BOLEYN, ANNE 156
BOLTRAFFIO, GIOVANNI A. 19, *20*
BONETUS, TH. 213, 352

BONNET, A. 52, *239*, 357
BONTIUS, J. *187*
BORDIER, A. 95, 257, 283, 357
BORELL, G. 312
BORRO (Feldhauptmann) 164
BORULAWSKI, JOSEPH *245*
BOSCH, HIERONYMUS 15, *92*, 95, *149*, 151, 329
BOSE (Physiker) 235
BOSSÉ, ABRAHAM *126*, 127, 131, 137, *138*
BOTTICELLI, SANDRO 19, 251, 344
BOURNEVILLE, M. D. 54, 357
BRAMWELL, E. 56, *109*, 110, *199*, 202, 222, 256, 271, *285*, 338, 339, 340, 341, 357
BRANT, SEBASTIAN 150, *151*, 348
BREKELENKAM, QUIRIN *17*, 18, *129*
BREMER, J. J. *103*, 357
BREU, JÖRG *32*, 33
BRIEGER, L. 343
BRIGHT, R. 52, 53, 357
BRIGIDI, V. *205*
BRISSAUD, E. *200*
BROCA, P. 99, 160
BRODEL, MAX. 60
BROSAMER, HANS 27, 343
BROUILLET, ANDRÉ 311, *312*
BROWN-SÉQUARD, C. E. 222
BRUEGEL D. Ä., PIETER 90, 151, *163*, 164, 308
BRUNN, ISAAK 220, 221
BRUNSCHWIG, H. 24, 25, 26, 27, 31, 32, 34, 66, 67, 76, 97, 122, 258, 348
BRYN, K. 80, 364
BUERGER, L. 259
BURGADE, LOUIS 67
BURGKMAIR, HANS 29, 33, 93, 251
BURNEY (Forschungsreisender) 209
BUSSCHOF, H. 38, *171*, 352
BUYTENWEGH, WILLEM 36

C

CABANIS, G. 48
CADWALADER, TH. 177
CAELIUS AURELIUS *43*
CAFFARELLI 208, *209*
CALCAR, JAN VON 30
CALLOT, JACQUES 38, *248*, 295

CAMPI, FELIX 45, *214*, 215
CARAVAGGIO, MICHELANGELO 124
CARDANO, G. *263*
CAROLINA-ZWILLINGE *156*
CARRÉ DE MONTGERON, L. B. 44, 305 ff, 355
CARREÑO, JUAN 166
CARUS, C. G. 261, *267*, 271 f, 336, 357
CASALS, C. *183*
CATOZZE, MARCO *161*
CATTER (RIESE) 208
CAZENAVE, A. 52, *99*, 100, 357
CEELY, R. 104
CELSUS 232
CERUTTI, L. *287*, 357
CEZANNE, PAUL 112
CHAM (AMADEUS DE NOË) 21
CHAMBERLAIN, HOUSTEN STEWART 15
CHARCOT, J.-M. 11, 17, 54, 55, 57, *175*, *199*, 200, 201, 204, 238, *243*, 288, 290, *293*, 295, *301*, 303, 310, 311-317, 357
CHARTRANS, THEOBALD 275
CHODOWIECKI, DANIEL 156, *252*
CHOULANT, LUDWIG 11, 358
CRISTINE VON SCHWEDEN 144
CHRISTOPHERUS 207
CIMMERN 179
CISSÉ, J. DE 66, 351
CLARK-KENNEDY, A. E. 60, *243*, 297
CLEMENS XII. (PAPST) 208
CLOT-BEY, A. B. *71*, 358
COCLES, B. *262*, 262 f, 348
COLOMBA, C. 31
COLOREDO, LAZARUS 151, *153*
CONSTANS 311
COQUELET, L. 173
CORDUS, E. *64*, 348
CORVISART, J. N. 46, 275, 344
COURONNEAU, MARIE-ANNE 306, 309
COUTHON 323
CRAANEN, TH. *125*, 126, 226, 352
CRANACH D. Ä., LUCAS 151, *318*, *330*
CRAWFURD, R. 74, 364
CREIGHTON, C. 102
CRINIS, M. DE 60, 272, 367
CRUVEILHIER, J. 46, 52, 242, *287*, 358
CUBE, J. VON, siehe KUBA
CULLEN, W. 174, 344

CURLING, TH. 72, 200
CURSCHMANN, H. 55, *56*, *202*, 345, 358
CUSTOD, PAUL 220

D

DAGUERRE, JACQUES 54
DAMMANN, JAKOB 207
DANIELSSEN, D. C. 91, 100, 358
DARWIN, CHARLES 15, 270 f, 336, 358
DAUMIER, HONORÉ 22, 47, *115*
DEFFREGGER, FRANZ V. 107
DEFOE, DANIEL 82
DEKKERS, F. 18, *19*, *130*, 176, *234*, 352
DELACROIX, EUGÈNE 47
DELAYE, J. 196
DELORME, CH. 84
DEMME, H. *198*, 358
DENNIG, H. 167
DENÈS, P. 340
DENIS, J. B. 229
DESCARTES, RENÉ 37
DEVERGIE, M. G. A. 51, 358
DEZOTEUX, FR. 103, 358
DIAMOND, H. W. *54*
DICKSEN, TH. 177
DONNÉ, A. 54, 358
DOERR, W. 64, 364
DORÉ, GUSTAVE 47
DOU, GERARD *17*, 18
DRYANDER, J. 33, 128, *134*, 135
DUCORNET, CAESAR 159
DUCHENNE, H. 57, 293
DUCHENNE (DE BOULOGNE) 54, 142, *270*, 270 f, 338, 358
DÜRER, ALBRECHT 15, 19, 20, *21*, 38, *91*, *132*, 143, 151, 261, 343
DUHRING, L. A. 54, 284
DUNSTALL, J. *82*, *83*
DUMENIL 161
DUPUYTREN, E. 53
DUPLESSI-BERTEAUX, J. *297*
DURANTY 85
DUSART, CORNELIS *129*
DUSCH, TH. V. *201*
DUVAL, J. 38, *212*, 352
DYCK, ANTONIS VAN 304

E

Eijkmann, C. 188
Eisen, Charles *322*
Elfinger, A. 52, 221
Elisabeth (Schutzheilige) 90
Elsholz, J. S. *225, 226*
Elluchasem, E. *32, 33*, 348
Elzizeigni, Joachim 208
Emery 218
Engelhardt, Margarethe *305*
Ensor, James 331
Erasmus von Rotterdam 80
Erb, W. 57, 205, 288, 293
Erdmann, C. G. *299*, 358
Esmarch, Fr. 71, *72*, 359
Esquirol, J. E. *196, 323, 333, 334*, 336, *337, 339*, 340, 358
Estienne, Ch. 31
Estley 53
Etschenreuter, G. *141*, 348
Eulenburg, A. *227*
Evers, J. 68, 364

F

Faber 344, 363
Fabricius Hildanus, G. *41*, 137, *258*, 353
Fallaise, Jacques de *168*
Falvet, J. *336, 338*
Farinelli 208, *209*
Faure 289
Favoro, Giuseppe 30
Feiler, J. N. 215, 359
Fellner, Christoph 304
Ferry, Nicolas *246*
Feuerbergh, J. 141, 349
Feutrie, L. *177*
Finella, F. 263, 353
Fischer, A. 96
Fischer, Theresia *216*
Fischer, J. 155
Flatow, W. 288
Flourens, M. J. P. 292
Florange 163
Fodéré, F. E. 189, 359
Foerster, O. 19
Förster, A. 151, 359

Folz, Hans *76, 139*, 349
Forbes, J. 174
Formaggini, Benoit 161, *162*
Foroni, Jacqueline *214*, 215
Fossel, H. von 103
Foucault, L. 54
Fourcroi, Marie Jeanne 307
Fourment, Helena 203
Fournier, Rosalie *160*
Fracassati, C. 225
Fracastoro, G. 65
Frank, Anton 207
Frapoli, Fr. 185
Frenkel, H. 289
Freud, S. 312, 316
Freund, W. A. 205
Fricker 142, 365
Friedell, Egon 13, 76, 163, 364
Friedenthal, Richard 148, 365
Friedreich, N. 57, 216, 355
Friedrich, J. A. *81*
Friedrich, L. D. 16
Friedrich II. (der Grosse) 208
Friedrich II. (Pfalzgraf) 206
Friesz, L. *134, 139*, 349
Fritsche, Chr. F. 204, *205*, 359
Fröhlich, A. 166
Fromm 143
Froriep, L. F. 53
Froriep, R. 53, 110, *111*, *276*, 279
Fuesslin, Melchior 84
Fürst, Paulus 84
Funk, C. *188*

G

Gachet, Paul 116
Gadner 156
Gaffarel, P. 85, 364
Gaimard 112
Gainsborough, Thomas 335
Galas (General) 164, *165*
Galen 31, 39, 170, 189, 232, 336
Galilei, G. 38, 39
Gall, F. J. 268
Galle, Cornelius d. Ä. *247*
Galvani, Luigi 236
Garnier, E. *244*, 245, 249, 359
Garrison, F. H. 42

Garrod, A. B. 174, *175*, 359
Gatenaria 137
Gautier, Armand *116*
Gavarni, Paul 22, 47
Gerardin, N. V. A. *112*, 359
Gericault, Théodore *332*, 333
Gericke, Otto von 234
Georget 332
Gersdorf, H. von 31, 88, 89, 99, 120, 258, 349
Gesellius, Fr. *231*, 359
Gesnerus, C. *140*
Ghise, Adamo *34, 122*, 134
Gigli, Bernard *207*
Gillray, James 22, 45, *47*, 48, 104 *107*, 127, *173, 174*, 177
Glaser, H. 316, 368
Glisson, Fr. 38, 40, 81, *176*, 353
Godlee, R. J. 205
Goethe, Johann Wolfgang von 16, 47, 147, 148, 264, 265, 267, 270, 321
Goldschmid, E. 11, 100, 150
Gothrie *218*
Gould, G. (und W. Pyle) 71, *151*, 160, 165, 166, *241*, 362
Gow, Charles 335
Goya, Francisco de *321*, 329, *330*
Goypel, Antonie 251
Graefe, A. v. 201
Grandville 115, *116*
Gray, S. 234
Greely (Pol-Forscher) 169
Greenfield, J. 201
Greenhow 222
Gregory, R. L. 14, 362
Grien, Hans Baldung 262
Grimm, Gebr. 13
Gros, Baron Antoine Jean 117
Grosz, S. 209, 211
Grünhut, J. C. 111
Grünewald, Mathias 16, 17, 257, 330
Guarinonius 128
Guercino *125*
Guislain, W. 324 f, *325*, 359
Gull, W. 200
Gurlt, E. 121, 362
Gutenberg, Johann 23
Guttmann, W. 222

H

Hadden, C. A.   204, 353
Hässler, Georg   154
Haisch, E.   320, 368
Hall, M.   292, *300*, 359
Haller, Al. von   46, 213, 217, 227, 355
Harris, L. J.   *219*
Hart, P. C.   155
Harvey, W.   18, 39, *40*, 127, 225 f, 353
Hasse, O.   231
Haushalter, P. E.   58, *179*, *259*, 285, *286*, 361
Heberden, W.   46
Hebra, F. von   52, 221
Hecker, J. F. C.   64, 68, 75
Heine, Heinrich   112, 115, 291
Heine, J. von   57, *299*, 359
Heinrich VIII. (von England)   156
Heinroth, J. C. A.   324
Heinsius, N.   38, 171, *284*, 353
Heitz, P.   24
Heitzmann, C.   52, 359
Helst, Bartholomäus van der   165
Hendy, Sir Philip   203, 366
Henle, F. J.   271
Henoch, E. H.   201
Henrot, H. A.   205
Henschen, F.   64
Heppo, U.   319, 369
Herder, Johann Gottfried   265, 267
Hero   *133*
Herrlinger, R.   11
Hertl, M.   *58*, *59*, *272*, *286*, *345*, *361*
Hervelt, J. van   *135*, 353
Hess, A.   181, 366
Hevelius, Johannes   226
Hildanus, siehe Fabricius
Hiob   89, 101, 128
Hippokrates   29, 119, 189, 219, 232
Hirsch, A.   88, 96, 110, 174, 257, 283, 362
Hirschvogel, Augustin   38
Hodges, N.   83
Hodgkin, Th.   53
Höring, F. O.   64
Hoff, H.   68
Hoffmann, Fr.   213, 353
Hoffmann, M.   230
Hogarth, William   22, *320*, 329
Hohmann, Katharina-Carl   216
Holbein d. Ä., Hans   11, 15, 59, 90, *91*, *190*, 219, 261, 344
Holländer, E.   11, 12, 15, 17, 94, 152
Hondius, H.   308
Hopfer, Daniel   *329*
Horn, E.   *323*, 324 f, *326*, 359
Horst, G.   181, 220, 353
Howell, W. H.   230
Hufeland, C. W.   148
Hughes, Robert Earl   165
Humboldt, Alexander von   54
Hunter, J.   207, 359
Huntington, G.   57
Hurst, W.   222
Hutchinson, J.   222, *240*, 285
Hutten, Ulrich von   29

I

Imperato, Ferrante   *35*
Indagines, J.   261, *262*, 265
Iphofen, A. E.   *197*, 359

J

Jaeckel, G.   324, 369
Jannet, P.   312
Jeanron   *112*
Jenner, E.   46, 102 ff, *105*, 355
Jordaens, Jacob   *304*

K

Kalweck, J.   143, 365
Kane, H. H.   *228*, 367
Kant, Immanuel   15, 266
Karl IX. (von Frankreich)   121
Katt, Heinrich Alexander   264
Kaufmann, C.   247
Kaulbach, Wilhelm von   *327*, 329, 332
Keller, A.   17
Ketham, J. de   23, *28*, 76, *77*, 120, 121, 349
Key, Willem   *219*
Killian, H.   *58*, 59, *272*, *345*, 361
Killian, H. F.   231
Kirchberger, J. H.   *119*, 353
Kirchhof, J.   272, 367
Kirchner, E.   16
Kisselbach, Th.   60, 363
Kisskalt   76
Klages, Ludwig   266
Klebs, A. C.   24, 25, 363
Klebs, E.   204
Klostermann, G. F.   60, 361
Koch, R.   117, 283
Körber, H.   *148*
Kratzenstein, Christian Gottlieb   235
Krebel, R.   183
Krehl, L.   39
Kretschmer, E.   *271*, 271 f
Krieg, R.   135
Krieger, H.   293, 294, 368
Krüger, Johann Gottlieb   234, 235
Kuba, J. von   24, 348
Kubin, Alfred   331 ff, *331*, *333*
Kuck, G. van   *78*, 349
Kühn, H.   15, 363
Kühn, K. G.   *238*
Kühnen, B.   41
Kulenkampff, D.   71
Kurfürst, der Grosse   144

L

Ladmiral   44
Laënnec, R. Th. H.   46, 275 ff, *276*, 344, 355
Laigneau, D. und J.   99
Laignel-Lavastine, M.   12, 19, 362
Lampert, Daniel   165
Lamzweerde, J. B.   41, 125, *135*, *136*, 138, 226, *228*, *233*, 353
Lancisi, G. M.   46, 286, 355
Landois, L.   231
Lange, Fr.   261, 265, 270, 367
Lange-Eichbaum, W.   291, 368
Langenbeck, R.   53
Larmessin, N. de   *121*
Laschitzer, Simon   93, 340
Lasègue, E. C.   222

Laurent, L. P. E.   164, 168
Lavater, Johann Caspar 261, 264 ff, *265, 266*, 336, 359
Lawrence, Thomas   335
Lazarus   87 f
Leblanc, J. C.   44
Lechna, Marthel   *213*
Lefort, Marie Madeleine   *215*
Legg, J.   57
Leichtenstern, M.   156
Leidesdorf, M.   *335*, 359
Leitner, Joseph   228
Leloir, H.   *100*, 359
Leonardo da Vinci   15, 30, *189, 203*, 243
Lersch, P.   272, 368
Lesczinski, Stanislaus   246
Lessing, Gotthold E.   264
Lewin, E.   222
Lewis, F. Ch.   *167*
Leyden, E. von   39, 292, 293 ff, 359
Licetus, F.   *36*, 150, 152, *153*, 156, *160*, 353
Lichtenberg, Georg Christoph   266, 370
Lieser, H.   332, 369
Lind, J.   183
Linné, Carl von   45
Link, Johann Anton   *192*
Little, W.   57
Loder, J. C.   53
Lolkes, Wybrand   *249*
Lombroso, C.   205
Londe, A.   55, 293, 360
Louis Philippe (franz. König)   116
Loyola, Ignatius von   304
Lower, R.   228, 353
Lucas van Leyden   19, 251
Ludwig VIII. (franz. König)   88, 99
Ludwig XII. (franz. König)   151
Ludwig XIII.   138
Ludwig XIV.   163
Ludwig der Heilige   183
Ludwig, C.   345
Luer (Instrumentenmacher)   227
Lütge, Friedrich   76
Lunn   251
Luther, Martin   15, 151, 170, 349
Lycosthenes, C.   36, 149, *150*, 151 ff, 349

M

Macédo, Prof. de   155
Machnow (Riese)   208
Magendi, Fr.   292
Magni, P. P.   *34*, 36, 122 ff, *123*, 350
Major, J. G.   *225*, 230
Major, R. M.   39, 183
Malacarne, M. V.   189, 355
Malfi, T.   *124*, 353
Manget   84
Mantegna, Andrea   26, 247
Manuel, Nicolaus   330
Margain, L.   *311*
Marie, P.   57, 204 ff, *204*, 288, *290*, 293, 312, 316, 360
Marin, Marie de   *212*
Martin, A.   143, 365
Martin, E. A.   231
Masson, N.   251
Matignon   *211*
Matthioli, P. A.   *65*, 350
Maurice   51
Maximilian I. (deutscher Kaiser)   93, 159
McHugh, G.   60
Meckel, J.   161
Mehring, J. von   205
Meige, H.   12, 17, 66, 206 f, 213, 244, 248, *250*, 364, 365
Mellanby, E.   257
Melanchthon, Philipp   122
Memling, Hans   19
Menzel, Adolph   47
Mercklin, G. A.   *230*
Metobius, B.   *141*
Meunier, Constantin   *325*
Michelangelo Buonarroti   30
Mieris, Frans   *18, 252*
Miguard, Pierre   *77, 80*
Milli-Christine   156
Minkowski, O.   *205*, 366
Miranda, Juan Carreño de   *165*
M'Neil   277
Moebius, P. J.   201, 360
Møller-Christensen, V.   *93*, 364
Mola, Pietro Francesco   293, *294*
Molière, Jean-Baptiste   137
Monro d. Ä.   234
Montagnana, P. von   28

Montaigne, Michel de   140, 365
Montgeron, Carré de, siehe C
Morrison, A.   53, 56, 335 ff, *335, 337, 339*, 360
Morton, R.   40, 239, 276, *277*, 360
Morvan, A.   57
Moser   146, 355
Müller, Fr. von   201
Müller, J.   292, 345
Müllerheim, R.   11, 362
Münster, Sebastian   150, 151
Mumby   110
Munch, Eduard   *280*, 331
Munthe, A.   312

N

Nauccomensis, Arnold   33
Naunyn, B.   345
Napoleon III.   117
Nelmes, Sarah   103
Netter, F.   60, 61, 361
Nidner, Carl   197
Nielson, Esaias   42, *43*
Nollet, Abbé   *235*
Nonne, M.   293

O

O'Bryan (Riese)   *207*
Oertel, H. J.   148
Ogle, J. W.   *217*
Oppenheim, H.   57, 293, 360
Ord, W.   57, 200
Orley, Barend van   *94*
Osler, W.   57

P

Pachinger, A. M.   11, 362
Pagel, J. E.   42
Paget, J.   57, 250, 251
Paludanus, J.   79
Pancoast   155 f
Paracelsus, Th. von Hohenheim   *31*, 32, 33, 78, 94, 146, 170, 189, 350
Paré, A.   14, 31, 121, 130, 151, *158*, 350
Parin, P.   317, 368
Paris, François de   309
Parkinson, J.   301 ff
Parrot, A.   57, 247

Parry, C. H. 200
Pecker, A. 12, 262
Pelikan, E. W. 209 f, *210*, 360
Percy 164, 168, 366
Pernetey, Joseph 264
Perrault, Claude 43
Peters, Hermann 122, 128, 232
Petit, Alfred de *201*
Petrarca, Francisco 29, 170
Petrarca-Meister *29, 32, 74,* 75 f, 101, *102,* 128, *170,* 343, 350, 364
Petzhold, A. 104, 360
Pfyffer 142, 365
Phinell, Ph. 263, 354
Phipps, James 102 f
Picard, B. 309
Pictorius *128,* 130
Piderit, Th. 217 f
Pinel, Ph. 48, 322, 333, 360
Piot, Eugène 28
Pissarro, Camille 116
Platter, F. 31, 189, 208, 350, 354
Plessner, H. 272, 368
Plinius 118, 137, 216
Podaleirios 118
Polya, J. *111,* 360
Polyklet 213
Porta, J. B. della 263 f, *264,* 350, 354
Pott, P. 279, 368
Poulsson, E. 257
Poussin, Nicolas 80, 251
Pravaz, C. G. 228
Preciosi *296*
Priessnitz, Vinzenz 148
Prinzhorn, H. 332, 369
Prynot, G. *55*
Pugati, A. 183
Purmann, M. G. *229,* 354
Puschmann, P. 283
Pyle, W., siehe bei Gould
Pyrmontanus 141

Q

Quantz, Johann J. 208

R

Raffael Santi 19, 74, *75, 76, 303*

Raimondi, Marco Antonio 74
Ramadge, Fr. H. *277,* 360
Rath, G. 77, 78, 364
Rayer, P. F. O. 52, 360
Raynaud, M. 57, 259, *260,* 360
Reber, B. 82, 192
Recklinghausen, Fr. von 57, 70
Redeker, C. *143,* 144, 354
Redlefsen, Ellen 21
Regnard, P. 54
Reil, J. Ch. 321
Rembrandt van Rijn 37, 38, 203
Renoir, Auguste 116
Restout, Jean *44, 45, 306, 307*
Reynolds, Sir Joshua 335
Rhazes 83, 102, 343
Ribera, Jusepe de *220*
Richer, Paul 11 f, 17, 55, 60, 90, *291,* 293, 301 ff, *301, 302,* 312 ff, *313-317,* 360, 362
Richter, A. L. 65, *66,* 75
Richter, Ludwig 16
Rickmann 205
Riedel, B. 234
Riesman, D. 67, 364
Robert-Fleury, Tony *323,* 324
Robertson, A. 110
St. Rochus 74
Rodenstein 71
Rodenwald, E. 81, 364
Röntgen, W. C. 345
Rogier van der Weyden 19, *20,* 251
Rokitanski, C. von 216
Rolleston, H. D. 222
Romberg, M. A. 201
Rose, Chevalier 85
Rosenstein 102
Roulland, H. 12, 362
Rowlandson, Thomas 22, 45, 172, *173, 259, 331*
Rubens, Peter Paul 156, 203, 251, *304*
Rudder, B. de 64
Rueff, J. 151, 350
Rüffer 279
Runge, Philipp Otto 344
Ryff, W. H. 33, 351
Rynd, Fr. 227

S

Sacchi, Andrea 164, *165*
Sacchi, E. 217, *218,* 367
Sachse, Friedrich 54
Salmi, T. 20, 263
Sameyoshi 187
Sanctorio, S. *38, 39,* 163, 354
Sandhaas, Karl 53, 268
Sandifort, E. und G. 46, 177
Sandrart, Joachim von *164*
Sans, Abbé de *236*
Santos, J. B. de los 155
Sarto, Andrea del *255*
Saussure, Horace de 189
Sauvage, B. de 45, 344
Scarpa, A. 53
Schäffer, J. G. *235*
Schedel, H. 30, 150, 351
Scheel, P. 230, 360
Scheele, K. W. 174
Scheerer, Th. 60, 363
Scheidig, W. 29, 74, 364
Schilling, G. C. 99
Schilling, J. A. 327 f, 360
Schmidt, J. 136, *137,* 181, 354
Schmidt, P. F. 332
Schmidt-Voigt, J. 60, 272, 361
Schneider, P. J. 25, 324, *325,* 360
Schoenborn, S. 293, *294*
Schöffer, Peter 23 f
Schöppler 81, 364
Schongauer, Martin *333*
Schott, C. *150,* 151, 220, 354
Schott, Johannes 89 f
Schröck, L. 298
Schultes, siehe Scultetus
Schultze, F. 216
Schweicker, Thomas *159*
Scultetus, J. *135, 136,* 226, 228, *233,* 235, 354
St. Sebastian 74
Sebitz, M. 143
Seiffer, W. *289, 290, 291, 292, 293,* 297, 368
Seitz, A. *119,* 120, 351
Seneca 216
Senefelder, Alois 47
Senesino 208, *209*
Sensburg, Fr. *197,* 360

Seurat, Claude 66, *67*
Sévigné, Mme de 229
Sigault, J. R. 286
Sievers, G. 158, 365
Smith, G. E. 279, 368
Smith, W. J. 288
Soldau, W. G. 319, 369
Soltmann, O. 270, 368
Soranus von Ephesus 43
Sormani 198
Sousis 215
Southam 71
Souza Leite, J. D. de 206
Spadara, Mirco 79
Spagnoletto, R. *191*
Spontini, Ciro 263
Steen, Jan *17, 18*
Steinhöwel, H. 26
Stellwag, K. 201
Sternberg, M. 206, 360
Stimmer, Tobias 141
Stix, A. 94, 268, 308
Stöcker, Nanette 245
Stratz, H. 20
Strauss, H. A. 121, 365
Strelow, Liselotte 345, 364
Stromeyer, G. F. L. 103
Strümpell, A. 57, 316, 345, 364
Suckling 240
Sudhoff, K. 26, 28, 200, 363
Südhof, H. 60, 361
Süssmilch, J. P. 102
Sueur, N. le *235*
Swaim, W. *66*, 284, 361
Swan, C. S. 292
Sydenham, Th. 40, 45, 83, 102, 170, 239, 251, 301, 311
Sylvius, F. 276

T

Tacitus 119
Tales von Millet 234
Tandler, J. *209, 211*, 366
Taranta, V. de *118*, 120, 351
Tarare (Vielfrass) 168
Taube, J. *257*
Tempesta, Antonio 190, *191*
Thevenin 232
Thiery, Francois 165

Thomsen, J. 57, 361
Tintoretto, Jacopo 251, 344
Tischendorf, W. 60, 361
Tisellius, W. J. *217*, 361
Tizian Vecellio 251, 261
Toorenfliet, J. F. *18*
Tossignano, P. de 76, 139
Toulouse-Lautrec, Henri de 47, 164, 202
Tourette, G. de la 12, 55, 251, *313*
Toussaud, Mde de 48
Traube, L. 345
Treadgold, Sylvia 60, *243*
Trenel, M. 294
Tresca 51
Tricot-Royer 90, 364
Trioen, C. 257, *258*, 259, 356
Troost, Cornelis 172
Trotter, Th. 183, 356
Troussau, A. 178, 201, 222
Troy d. Jüng., J. F. *85*
Tuczek, F. 184
Türkheim, Baron von 148
Tulp, N. *37*, 187, *233*, 354

U

Urslerin, Barbara *220*, 221

V

Valentin, L. 103, 358
Valvente, J. 31
Vautier, Benjamin 107
Valviel 51
Vedder, G. B. *187*, 366
Veith, J. 317, 368
Velasques, Diego R. de 165, 247, *248*
Ventura, Magdalena *220*
Venus von Willendorf 163
Veronese, Paolo 247, *251*
Vesal, A. 30, 31, 343
Vierordt, O. *180*, 361
Vinchon, J. 303, 368
Vintler, J. *122*
Virchow, R. 11, 88, 90, 155, *208*, 216
Vogel, P. 344
Vogt, H. 156, 169, *296*, 362, 365

Vogt, J. 77, *78*
Voit, C. von 39
Volk, G. 272, 368
Vollmer, H. 198
Volmat 332
Volta, Alexander 236
Volz, Hans *76*, 83, *139*, 349

W

Wadlow, Robert 208
Wäscher, H. 319, 362
Wagner, Valentin 144, 145
Walsh, W. 322, 356
Wardrop 287
Wechtlin, Hans 31, 86, *88, 89*, 99, 262
Weiditz, Hans 20, *33*, 343
Weill, A. 241
Weindler, F. 11, 362
Weixlgärtner, Arpad 17, 257, 367
Wells, T. 152
Wenzel J. und K. 196
Wepfer, J. J. 40
Westphal, K. O. *288*, 293
Weyer, J. 318
Wharton, T. 83
Whistler, D. 176
Whitelamb, Kelbam 246
Whymper, Eduard *199*, 366
Wiechmann 68
Wiertz, Antoine Joseph *115, 333*
Wilde, Oscar 165
Willis, Th. 37, 311, 354
Wilson, F. P. 82, 364
Winiwarter 259
Wölfflin, Heinrich 14, 15
Wollaston, W. H. 174
Wood, J. 160
Wormbergh, Johann *249*
Wren, Christopher 225 f, 228
Wunderlich, K. R. 253, 345

Z

Zambaco, Z. D. 101, 361
Zanneboni, Christine 215
Zappert, M. 134, 365
Zedler 132
Ziemssen, H. von 56
Zimmermann, Anton *108*, 230

Medizinisches Sachregister

A

Abdominelle Erkrankungen 269
Aberglauben 67, 149
Abführprozeduren 181
Abschnürbinde 122, 126
Absperrvorschriften 81
Abszeß 228
—, kalter *277, 279*
Addison'sche Krankheit 51, 53, 72, *221, 222*
Aderlaß 23, *24, 25, 27, 34, 36, 43, 47,* 118-127, *122, 123, 124, 125, 126,* 128, 226, 228 ff, 343
—bilder 26, 120
—bücher 34, 130
—darstellungen 42, 48
—fliete 74, 119
—indikationen 119
—kalender 23, 119
—messer 25
—, Nebenwirkungen 121
—, revulsive Methode 119
—schale 122, 124
—stab 36, 122 f
Adipositas 163-166, *164, 165,* 219 (siehe auch Fettleibigkeit)
Agonie 59
Akromakrie 204
Akromegalie 57, 204-206, *204, 205, 206,* 251
 —, Symptome 204 f
 —, Vorgeschichte 205
Akromikrie 246
Akute Krankheiten 42
Alchemie 31
Alveolarfortsatzatrophie 93

Amelie 158
Amenorrhoe 200, 219
Amputation 85, *258,* 258 ff
Amyotrophische Lateralsklerose 57
Anästhesie 99
Anatomen 31, 268
Anatomie 11, 30, 35, 39, 60, 292, 298
„Anatomien" 30
Anatomische Atlanten 37, 38, 46, 53
Aneurysma, luetisches 46, 52, 55, 72, 255, 285, *287, 288*
Angina pectoris 46
Angst 271
Ankylose 241
Anorexia nervosa 60
Anthrax 26
Antikontagionist 101
Apoplexie 40, 259, *296*
Aposthema 26, 78
Apotheke (r) 27, 33, 35, 212
Appetitzentrum 63
Arc de cercle 300, 310, 312 ff
Arterielle Durchblutungsstörungen 257
Arthropathie, tabische 57, 72, 288 ff, *288, 289, 290, 291*
Arzneien 64
Arzneipflanzen 343
Ascites *233,* 233 f, 255
Ascitespunktion 41, 232 f
Asthenischer Typ 272
Asthma bronchiale 68, 250, 345
Astrologie 31, 37, 262
Ataxie, cerebellare 57
—, spinale 57
Augenbrauenformen *267*
Augenkrankheit *44, 45*

Auskultation *275,* 275 ff
Aussatz, siehe Lepra
—atteste 96
—friedhof 93
—kennzeichen 89
Autoaggressionskrankheiten 68
Autosuggestion 316
Avitaminosen 65, 67, 73, 176-188

B

Babinski'sches Zehenphänomen 19, *20, 21,* 296 ff
Badeanstalten, öffentliche 132-138
Badeausschlag 143, 144
Badebecken 139 ff, 143
Badebehandlung *32, 33*
Badebottich 128 f
Badegerätschaften *134*
Badehut 128
Badekleidung 142, 146
Badeknecht *25*
Bader 127, 129, 130, 132, 133
Badestuben 127 f, 130, *133, 134,* 343
Badewedel 128, 133
Bärtige Frauen 42, 219-223
Basedow'sche Krankheit 54, 55, 72, 200—203, *201, 202*
Bauchpunktion 38, 232—234
Behaarung, abnorme 218, *223*
—, übermäßige 219—221, *219, 220*
Behandlungsmaßnahmen, häusliche 132—138
Beinbruch 27
Beingeschwüre 32, 42
Beinlähmung 93, 94, 96, 279, *294, 295, 299*

Beinlosigkeit   160
Beinschwellung   233 f
Beräucherung   *137*
Beri-Beri   73, 187-188
—, ödematöse Form   *187*, 188
—, Symptome   188
—, trockene Form   *188*
Bernsteineffekt   234
Beschränktheit   266
Besessenheit   303 ff, 318
Bettler   94, 96
Beulen   94
Bewegungsabläufe   302
Bewußtseinsverlust   271
Bills of mortality   81
Bistouri   234
Blähbauch   164
Blattern   78, 94, 101-108
  (siehe auch Pocken)
Blatternabbildungen   107
Blatterninfektion   102
Blausucht   53, 255
Bleichsucht   67, 127, 253
Bleilähmung   294
Blindheit   66, *100*, 141, 143, 309, 343
Blödsinn   198, 318 ff
Blutegel   131
Blutkreislauf, Entdeckung   18, 225
Bluttransfusion siehe:
Blutübertragung   12, 41, 228-232, *230, 231*
Böotischer Konstitutionstyp   265
Branntwein   135 f, 226
Brechweinstein   287
Brenneisen   170, 291 f
Bronchialkarzinom   73
Bronzekrankheit siehe Addison'sche Krankheit
Bruch   142, 146
Brustdrüsen, accessorische   *157*
Brustkrankheiten   275 ff
Bubonen   26, 74, *76, 78*, 80. 120

C

Calciumphosphoricumgesicht   272
Calomel   287
Charakter   262 ff, 272
Chimären   150 ff
Chiromantie   33, 262

Chirurgie   11, 40, 53, 155, 181, 212
Chlorose   67, 269
Cholera asiatica   53, 65, 73, 110-117, *111, 112*, 269
—epidermien   110-117
—Gangrän   *111*
—scheintod   *115*
—schilderung   115 ff
—sterblichkeit   110, 112
—symptome   111
Cholerisches Temperament   265 ff
Chondrodystrophie   *247-249*
Chorea minor   40, 243
—senilis   57
Claudicatio intermittens   259
Clownismus   315 ff
Colitis ulcerosa   68
Craniopharyngeom   246

D

Dämonenglaube   15, 151 f
Dampfbad   128, 132, 135 f, *136*
Darmkrebs   59
Darmleiden   269
Darrsucht   269
Defektmonstren   161
Deformierung der Hände   242
— des Thorax   179
Dekokt   133
Dekubitalgeschwüre   78
Delirium   55, 316
Demonomanie   *334*
Depression   336-338, *336, 337, 338,* 340
—, zyklothyme   336
Dermatologie   52, 100 f, 344
Dermoidzyste   234
Deszendenztheorie   270
Diabetes mellitus   37
Diarrhoe   202
Diathese, hämorrhagische   60
Digestionstrakt   60, 269
Diphallische Terata   155
Diphtherie   65
Diplegie, spastisch kongenitale   57, 295
Dipytos-Wesen   152
Doppelbildungen   151

Doppelmenschen   151, 152
Drehbett   *325*
Drehstuhl   *325*
Drehtrommel   *325*
Durchblutungsstörungen, periphere   257-266
Durchfall   200
Dusche   *145*, 146 f, *148*
Dyspnoe   200, 255, 345
Dystrophia adiposo-genitalis   166
Dystrophie   93

E

Einflußstauung   *56*
Eingeweidebilder   46
Eiteransammlung   278
Ekstase   303, 309
Ekzemkranke   96
Elektrische Menschenversuche   *237*
Elektrisiermaschinen   234 ff
Elektrotherapie   234-238, *235-238,* 241
Elephantiasis   *41*, 41 f, *71, 72,* 255
Endateriitis obliterans   259
Endokrine Krankheiten   46, 72, 189-224, 293
Energetische Betrachtungsweise   39, 163
Engbrüstigkeit   127, 275 f
Englische Krankheit siehe Rachitis
Entdeckung des Kreislaufs   39, 225
Entseuchung   81
Epilepsie   93, 293, *297*, 303, 308, 317
Ergotismus   67, *251*, 257 f
Ernährungskrankheiten   67, 163-188
Erstickung   324
Erythema annulare   93
Essensgewohnheiten   65
Eunuchoide Charakterveränderungen   209 f
Eunuchoider Fettwuchs   209, 211
—Hochwuchs   209, *211*
Exantheme, infektiöse   65, 68
Exophthalmus   *200* ff
Exsikkose   112
Extremitätengangrän   57, 257-260, *259, 260*
Exzitation   305 f

378

F

Fabelwesen 14, 150
Facialislähmung 269, 292 f, *300*
Facies hippocratica 261
Fallsucht siehe Epilepsie
Fehlnahrungskrankheiten 163-188
Fettgeschwulst *73*
Fettleibigkeit 163-166, *164, 165*
Fettsuchtsformen, pathologische 165 f
Fieberkurve 345
Fiebermessung *39*
Filarieninfektion *71*
Fischschuppenmenschen 15, 217
Flagellanten 76, 209
Franzosenkrankheit siehe Lues
Freiluftliegekur 283
Fröhlich'sches Syndrom *166*
Froschbauch 176, 179
Frostbeulen 87
Fußbadewannen 128
Fußdeformität 72, 307
Fußwaschung 33

G

Galenismus 29
Galvanotherapie 237 ff
Gangrän 16, 72, 86, 257, *258, 259*
Gastrische Leiden 268
Gefäßinfektionen 46, 225-228
Gehbänkchen 94 f
Gehbehinderungen 87, 241, 289
Geistesgestörte 86, 93, *266*, 317
Geisteskrankheiten 12, 272, 318-340, *318-340*
Gelenkrheumatismus, chronischer 52, 239-243, *239-243*
Gelenkschwellungen 240 f
Genitalanomalien 219
Genitale Unterentwicklung 66, 97
Genitalien bei Hermaphroditen 213-216
Genius epidemicus 65
Genu recurvatum 95, *289*
Gesangskastraten 208 f, *209*
Geschlechtsreife, vorzeitige siehe Pubertus praecox
Geschwulst des Armes *68*
— des Halses *73*
— des Hodens *218*
— des Magens *273*
— des Nackens *43*
— der Nebennieren *217, 218*
— des Oberschenkels *234*
— des Ovar *71*
— des Rektum *58*
— des Skrotum *71*
— der Wange *69*
Geschwüre, intestinale 68, 73
Gesundheitsgarten, siehe Ortus sanitatis
Gicht 38, 40, 127, 141, 170-175, 239, 259, 344
—ablagerungen *175*
—anfall *173*
—karikaturen *172-174*
—kranke 12, 76, 143, *170-172*
—therapie 171 ff
Gliedlosigkeit *158-162*
Glotzaugenkachexie 200
Glüheisen 76, 259, *291 f*
Gonadotropinzentrum 63
Gonorrhoe *269*
v. Graefe'sches Symptom 202
Grand-mal-Anfall 68, *314 ff*
Graphologie 266
Gravitator 230
Grippe 64
Grundumsatz 72
Gummen 285 ff

H

Hämorrhagische Diathese 60
Hängekropf 196
Halbseitenlähmung 269, 292, *296*
Hallenbad 146 f
Halluzinationen 55, 316, 329 f, 334
Harnbeschau 343
Harnsäure 174
Harnsedimente 54
Hasenscharte 197
Hautemphysem 234
Hauterscheinungen 16, 51, 65, 88, 128
Hautveränderungen, avitaminotische 73, 182, 184
Hebammen 212

Heilbäder und -quellen 139-148, *143-145, 147*
Hermaphroditen 38, 45, 54, 212 ff, *212-216*
Herpes zoster 51
Herzangst 256
Herzinfarkt 345
Herzinsuffizienz 86, 201, 272
Herzklopfen 188, 200, 202
Heufieber 68
Hexenglauben 15, 76, 303, 308, 318 f, *319*
Hirngeschwülste 60
Hirsutismus 219
Hodentumor 218
Holundermarkkügelchen 235 ff, *236*
Holzbottich 133
Homophagie 168
Hospital siehe Krankenhaus
Hottentottenschürze *167*
Hundemenschen 219
Hungersnöte 168
Hungertod *168, 169*
Hutchinson-Trias 285
Hydrocephalus 42, *298*, 340
Hygiene 85
Hyperthyreosen 57, 58, 200-203, *201, 202*
Hypocorticose 57
Hypophysen
—tumor 205
—überfunktion 206
—unterfunktion 63
Hypospadie 42
Hypothyreose 189-200
Hypotonie, muskuläre *290*
Hysterie 44, 55, 68, 300, 303-317, 340
Hysteriker 11, 44, 55, 93, 251, 293, *303-317*, 319, 343
Hysterische Reaktionen 68, 293, 297, 303 ff
Hysterogene Zonen 316

I

Ichthyosis congenita 15
Idiotismus 198
Idiovariation 244
Ikterus 181, 269

Ileitis terminalis 68
Immobilisation 315 f
Impf-Ambulatorien 104
—pflicht 107
—pustel 103 f, *103*
—utensilien 104
Impfung 102-107
Indolenz 71
Infektionskrankheiten 65, 68, 74-117
Infraktionen 178
Injektionen 222-228, *225, 226, 227*
Irrenasyle 318-328, *320, 321, 322, 327, 329*
Irrenpflege 317-328
Isolierung 81

J

Jaktationen 68, 315 f
Januskopf 152
Jodgehalt des Wassers 67
Judenverfolgung 76

K

Kaliumtyp 272
Kalorienverbrauch 164
Karbunkel 26
Karzinom 55, 269
— der Brust (Paget) 57
Kastraten 166, 208-211, *209, 210*
—chor 209
—, Typen 211
—, Verschneidung 210
—, Wesenseigenschaften 208 ff
Katalepsie 303
Katatonie 340
Katheter 37, 41
Kauterisation *291*
Keimschädigung 244
Keratitis parenchymatosa 286
Keuchen 322 f
Kinderlähmung, cerebrale 57, *295*
—, spinale *299*
Kindesmörderin 328
Kinnformen 262
Klapper siehe Lazarusklapper
Klistier 13, 41, 129, 137 f, *137, 138*, 343
Klistierkunst 226

Kniegelenksversteifung 93 ff, 101
Knochenkaris 93 f, 279
Knochenmann 32
Knochenpräparate 46
Knochenzysten 73
Knorpelwachstumsstörung 247
Kollagenosen 68
Kollaps 252
Komplexionen 262
Konduktor 235 f
Konstitutionstypen *265, 267, 268, 271, 272*
Kontrakturen 257, 293, 305 f, 317
Konvergenzschwäche 201
Konvulsionen 309 f
Köpfe siehe Schröpfköpfe
Kopster siehe Schröpfweib
Körperbautypen 268, 271 f
Körpergewicht 39, 165 ff
Kornstaupe 257
Krätze 96, 128
Krallenhand 100
Krampfanfälle 303 ff
Krankenaspekte 261-272
Krankenbild 64, 345
Krankenhäuser
    Bergen, St. Georgs Hospital 100
    Berlin, Nervenklinik der Charité 293, 324, 326
    Brügge, Johanniterhospital 19
    Düsseldorf, Irrenanstalt 327
    Edinburgh, Royal Asylum Morningside 340
    —, Royal Irfirmary 202
    Freiburg, Med. Universitäts-Klinik 268
    Heidelberg, Med. Univ.-Klinik 293
    Isenheim, Antoniterhospital 17, 257
    Kiel, Medizinische Klinik 225
    Königsberg, Med. Univ.-Klinik 205
    Leipzig, Med. Univ.-Klinik 55
    London, St. Bartholomeus Hospital 250
    —, Bedlam (Irrenhaus) 320 f, *320*
    —, Bethlehem Hospital 338 f
    —, Guys Hospital 52, 60
    Nantes, Hôpital général

    Paris, Hôpital Bicêtre 322
    — — St. Louis 48 f, 51, 72
    — — Necker *275*
    — — de la Pitié 179
    — — Rothschild 241
    — — Salpêtrière 48, 54 f, 204, *238*, 293, 302, 311-317, *323*, 332, 334, 339
    Hotel Dieu 48, 112, 115, 201, 215, 306
    Wien, Döblinger Heilanstalt 335
Krankenphysiognomik 53, 261-272
Krankheiten-panorama 13, 64
—wandel 13, 64, 73
Krankheitsauffassung, nosologische 45, 344
—, ontologische 40, 251
Krebskranke 59, 269
Kreislaufleiden 68, 251-260
Kretin 54, 166, 189 ff, *192, 193, 195, 197, 198, 199, 200*
Kretinismus 67, 189-200
—, Symptome 189
Kriebelkrankheit siehe Ergotismus
Kropf 59, 67, 72, 189-200, *189, 190, 191, 193, 195, 198, 201, 202, 203*
—knoten 190 ff
—träger 192 ff
    und Schwachsinn 189, 198
Krüppel 94, *95*
Kuhpockeneruptionen 102, 104
—impfung 46, 103-107, *103*
—lymphe 103, 107
Kuriositäten 14 f, 149
Kymographion 345
Kyphose 204, 250, 299

L

Laboratorium 73, 346
Lachen 270, 272
Lähmung der Beine 293, *295*, 313
—der Hand 292, 293, *294*
Lähmungen 141, 305, 317
Lanugobehaarung 219
Lanzettmesser 127, 226
Lanzinierende Schmerzen *291*
Laßbuch 120 f, 128 f
Laßeisen siehe Fliete (119, 128)
Laßkalender siehe Aderlaßkalender

Laßmann 13, 23 f, *24*, 32, *118*, 119, 120
Laßstab 122, 125
Laßstellen 120 f, 127
Lazaretto 87 f
Lazarusklappern 87, *88*, 89, 90, 95
Leaping ague 68, 308
Lebensalter 33
Lebensmittelüberwachung 81
Leberkranke 143
Lebertran 180, 241
Lepra 11, 17, 53, 65, 87-101, *88*, *89*, *90*, 293
Lepröse(r) 48, 51, 73, 87-101, *92*, *96*, *97*, 251, 343
Leprosorien 88-99
Leptosomer Körperbautyp 272, 333
Letalität 64, 110, 283
Leukämie, akute *59*
Leydener Flaschen 235 f
Lidspaltenklaffen 201 f
Liegebank 133, 135
Liliputaner 244-249
Lipemanie *337*
Little'sche Krankheit 57, *295*
Lues 17, 38, 66, 86, 94, 181, 226, 284-292, siehe auch Syphilis
Luftembolie 227
Lugolsche Lösung 195
Lungengangrän 51, 59
Lungenschwindsucht 216, 268, 278 f
Lungentuberkulose 73, 222, 269, 275-283
Luxation der Schulter 27
Lymphknotentuberkulose 278 ff
Lymphogranulomatose 53

M

Magenkarzinom 269, *273*
Magersucht 66, 168 f, *168*, *169*
Magie 44, 262
Main en trident 247 f
Maistheorie der Pellagra 186
Makrosomie 205
Mal di Sole siehe Pellagra
Mal perforant 290 f, *291*
Manie 338-343, *339*, *340*, *341*
Manisch-depressives Irresein 272, 336-343

Masern 51, 65
Massage *133*, 170
Massenhysterie 12, 67, 145, 303 ff, 314, 317
Mauke 102 f
Melancholie 265, 319, 336-338, *336*, *337*, *338*
Melanosarkom 52
Melkerknoten 103
Metopagen *151*, 152
Metoposkopie 33, *263*, 263 f
Milchdrüsen, akzessorische 157
Mimik 22, 268, 270 f, 329, 337 f
Mineralquellen *139*, 139 f, *141*, 146 f
Mißbildungen 35, 150
Mißgeburten 35, 42, 46, 149-161, *149-162*
Mitralstenose 243, 340
Monatsfluß 238 f, 244
Monstra 13, 23, 35 f, 46, 149-162
—fabulosa *149*, *150*, 153
—per defectum 158-162
—per excessum 151-157
Morphinismus 228
Morphologie siehe Anatomie
Moulagen 48, *69*
Multiple Sklerose 57, 301, 317
Muskelatrophien 52, 54, 55, 57, 95, 100
Mutilationen 87, 93 ff
Mutterkornbrand siehe Ergotismus
Myopathien 57, 66, 272
Myotomia congenita 57
Myxödem 57, 189-200, *189*, *191*, *199*, *200*

N

Nanosomia primordialis 244-246
Narren 248, 319
—haus *327*
—käfig *319*
—reigen *329*
—turm *322*
Nasendeformitäten 87, 284 ff
Nasendornatrophie 93
Nasenmaske 83
Naturalienkabinett *35*
Nebennieren-geschwulst 217 ff, *217*, *218*

—leiden 63, 222
—physiologie 222
Nervenfieber 269
Nervenkrankheiten 55, 57, 292-302
Neurale Muskelatrophie 57
Neuritis, alkoholische 294
Neurofibromatose 57
Neurose 76, 317
Nierenkrankheiten 52
Nierensteine 140, 178
Noma 65, *66*, 179
Nosologie 170, 213, 344 f

O

Ödem 86, 255 f, *255*, *256*
Ohnmacht 125, 251-254, *251*, *252*, *253*, *254*, 343
Ohrformen *262*
Onanie *269*
Opiate 226
Orgasmus 210
Orthopädie 177
Orthopädische Apparate 240, 299
Orthopnoe 86, 255
Ortus sanitatis 24, 25, 30, 32
Osteomalazie 72, 176, *178*, 180
Osteomyelitis 93, 94, 286
— des Kiefers 176
Ostitis deformans (Paget) 57, *250*, 250-251
—fibrosa generalisata 57, 72
Ovarialtumoren 37, 42, *71*

P

Paediatrie 11, 20
Pagetsche Krankheit siehe Ostitis deformans
Palpitationen 200 ff
Panoramawandel 64, 71, 73
Paralysis agitans 293, *301*, *302*
Parasitäre Krankheiten 68
Parazentese siehe Bauchpunktion
Parese, spastische 295 f
Parkinsonsche Erkrankung 293, *301*, 301 f, *302*
Pathologische Anatomie 11, 16, 45, 51 f

Pathologische — anatomische Abbildungen 52, 240, 293
Pathomorphose 65, 101, 102
Pellagra 51, 65, *183*, *184*, 185-186
—, geistige Störungen 186
—, Verbreitung *184*, 186
Periphere Lähmungen 55, 194, 299
Perkussion 46, 275 ff
Perspiration insensibilis 38, 39, 163
Pest 65, *74*, *75*, *79*, *80*, 86, 102, 134, 181
—bazillus 75, 78
—beulen 26, *78*
—bilder 16, 76, 78
—blätter 24, 76
—bücher 25 f, 27, 120
—epidemien 75-86
—friedhof *82*
—heilige 24
—kleidung *84*
—spitäler 45, *81*, *83*, 86
Petechialfieber 65
Petechien 181
Phlebotomie siehe Aderlaß
Phlegmatiker *265*, 268
Phokomelie 158, 162
Phthisis 40, *222*
Physiognomie 59, 196, 203, 329, 333
Physiognomik 13, 33, 45-53, 58, 261-272, *262*, *264*, *265*, 344 f
Physiologie 46, 60, 268, 292, 345
Pillendrehbewegung 301
Plessimeter 268, 275 ff
Pleuraempyem 59
Pleurisie 275
Pneumothorax 234
Pocken 38, 51, 64, 65, 101-109, *105*, *107*, *109*
—effloreszenzen 73, 102-104, *105*, *108*
—epidemien 102-104
—narben *104*, *109*
—schutzimpfung 104-107, *104*, *107*
Podagra 141, 170, siehe auch Gicht
Poliomyelitis anterior acuta 57, 299
Polizeivorschriften 84
Polyarthritis 94, 170, 239-243, *239-243*
Polydypsie 204
Polymastie 156

Polyphage siehe Vielfraß
Potentia generandi 210
Pottscher Buckel 279
Pseudohermaphrodit 42, 213 ff
Psoriasis 99
Psychiatrie 11, 31, 268, 273
Psychische Leiden 56
— Epidemien 307
Pubertas praecox 216-218, *216*, *217*, *218*
Puls 39
—fühlen *17*, *18*, *19*, 84
—qualitäten 42
—zählen 39
Punktionen 71, 232 ff, *232*, *233*, *234*, 255
Purgantien 226, 340
Pygopagus 155
Pykniker 173 f, 272

Q

Quarantäne 81
Quecksilber 66
Quecksilberkur 178, 226
Quellen siehe Heilquellen

R

Rachitis 38, 40, 52, 65, 72, *176-180*, 264, 343
—deformierungen 73
Radialislähmung 294
Ratten 75, 80, 85
Räucherungen 76
Raynaudsche Krankheit 57, 259, *260*
Reaktionsformen, psychische 271 ff
v. Recklinghausensche Erkrankung 57, 191
Reisschälmaschine 187
Rheumatismus, chronischer 239-243, 293
—, exsudative Form 240
—, ankylosierende 241
Riechsubstanzen 253
Riesenbabies 216
Riesenwuchs *205*, 206-208, *206*, *207*, *208*, *209*, *211*
—, Darstellungen 207

—, Größenmaße 208
Röntgenologie 73, 346
Röteln 51, 73
Rückenmarksschwindsucht 65, 269

S

Sakralparasiten *155*
Sanguinisches Temperament 265 f
Sanitäre Verlautbarungen 88
Sattelnase *94*, 100, 285 f
Saugpumpe 130
Scharlach *49*, 51, 65, 73
Schiefhals 298
Schilddrüsenleiden 63, 189-203
Schizophrenie 272, 303, 332
Schizothymie 280, 332 f
Schlafstörungen 255, 338
Schlangenbiß 27, 66
Schlangenaustreibung *67*
Schnepper 130
Schreckbasedow 203
Schröpfen 13, 23, *24*, 33, *127*, 127-131, *129*, 343
Schröpf-eisen 128
—instrumente 134
—köpfe 127 f, *130*, 130 f, 133, 343
—weib *129*
Schüttellähmung 293, 301 f
Schwachsinn 198, 266
„schwarzer Tod" 75 ff
Schwefelbäder 241
Schweißsucht, englische *64*
Schwermut 334, 337
Schwindsucht siehe Lungenschwindsucht
Schwitz-bäder *132*, 132 f
—bänke *132*
—geräte 134, *135*, *136*
Selbstkannibalismus 169
Selbstmord 338
Semiotik 344 ff
Sensibilitätsstörungen 307, 317
Sensualismus 48
Sepsis 259
Siamesische Zwillinge *154*, 154 f
Siegel, großes und kleines 210 f
Sinnestäuschungen 329
Sirenen *160*
Skarifikation 127, 129 f

Skopizen 209 ff
Skopzen 209 ff, *210, 211*
Skorbut 48, 65, 73, 177, 181 f, *182, 185*, 239
Skorpionsbiß 27, 67
Skrofulose 48, 278 ff, *279*
Sodomie 212
Somnolenz 64
Sondersiechen *87*, sonst siehe Lepröse
Spastische Spinalparalyse 57
Spinale Kinderlähmung 299 f
Spinale Muskelatrophie 57
Spinnenbiß 27, 67
Spitzfuß 100
Splanchnomegalie 205
Spontanfraktur 178, *290, 291*
Spritzen 226 ff
Star 86
Steatopygie *167*
Stelzbank 86
Stethoskop 268, 275 ff, *276*
Stirnliniendeutung 263 f
Stoffwechselkrankheiten 39, 60, 163
Stomatitis 60
Striäre Symptome 55, 301 f
Struma 189-203, *189-203*
Stupidität 196
Sturzbäder *324*
Subluxationsverschiebung 241, 243
Symptomatik 40, 63
Sympusmißbildungen *160*
Syphilis 26, 48, 65 f, 91, 96, 134, 284-300, 344
—, kongenitale *284, 285, 286*

T

Tabes dorsalis 65, 285, 288-292, *288, 289, 290, 291, 292*
Tabische Arthropathie 288-292
—Hypotonie 289 f
Tanzepidemien 67, 308
Tarantismus 67, 308
Teleangiektasien, familiäre 57
Temperamente, die vier *265*
Teratom 42
Tetanus 65, *300*
Tetramelie 158
Theriak 78
Thermalquellen 131 f

Thermen siehe Warmbad
Thermometrie 39, 345
Thoraxdeformierung *276, 277*
Tierblase 226 f
Tierbluttransfusion *228, 229, 230, 231, 232*
Tierkreiszeichenmann siehe Zodiakus
Tiersymbolik 261, 264
Tollkoven 86, 321
Tollwut *65*
Tophi 171 ff
Totenschädelaspekt 284
Trägheitsfettsucht 164
Tränengangsfistel 45
Trancezustand 309
Transfusionsröhre 231
Tremor 202, 301
Trinkbrunnen 145 ff
Trommelschlägelfinger 255
Tuberkelbazillus 283
Tuberkulose 275-283
— der Knochen 94, *279*
— der Lungen 59, 73, 222, *278, 280, 281, 283*
—, Freiluftbehandlung 283
—, Sterblichkeit 283
Typhöse Erkrankungen 65

U

Ulcera cruris *29, 31*
Unfruchtbarkeit 142
Unterernährung 168 f
Unterweisung, ärztliche *28*
Urinbeschau 102
Urinsediment 54
Urinveränderungen 65, 88
Uterusgeschwulst 269

V

Vakzination 103 ff
Vakzinationsdarstellungen *104, 107*
Varikosis 40
Variola vera 86, 101-109
Variolois 52
Varizellen 53
Vegetative Dystonie 22, 68, 317
Veitstanz 68
Venaesectio siehe Aderlaß

Venenklappen 39, *40*
Venenpunktion 41, 226 f, 228 f
Verbiegungen der Knochen 176, 179, 250
Verbrennungen 197
Verfolgungswahn 331
Vergiftungen 112
Vielbrüstigkeit *36, 156, 157*
Vielfraße 164 f, *167, 168*
Virilismus 219 f
Visionen 329
Vitaminmangelkrankheiten 65 f, 176-188, 257
Voltasche Säule 236
Vomieren *24*
Vorlesung *46*, 48, *312*

W

Wahnsinn 319, 329-335
Wahnsinnsdarstellungen *329-334*
Wahnvorstellungen 320 f, 329-335
Waldmenschen *318*
Wangenbrand *65*, 179
Warmbad 140 ff, 146 f, *139-142, 146, 147*
Wasserkrebs *65*, 179
Wassermannsche Reaktion 284, 286
Wassersucht 127, 255 f, 309, 340
Wechselfieber 269
Weingeist siehe Branntwein
Wernicke-Mannsche Prädilektionshaltung *296*
Wildbäder 140, 147 f, 343
Windpocken 51
Winiwarter-Bürgersche Erkrankung 259 f
Wirbelsäulendeformierungen 93, 176 f
Wunderbrunnen 141, 143 f
Wunderheilung 44, 309 ff

X

Xanthomatose 222

Z

Zipperlein 169, siehe auch Gicht
Zirkuläres Irresein 336 ff

Zirkuduktion 296
Zitrusfrüchte 181
Zodiakfigur 13, 15, 32, 119 ff, *120, 121*
Zuckerkrankheit 68
Zwangsstehen *324*
Zwangsstuhl *324*

Zwergwuchs 206, *207*, 244-249, *244-249*, 343
—, cerebraler 249
—, chondrodystrophischer 247-249, *247-249*
—, hypophysärer 246
—, primordialer *244, 245*

—, rachitischer 247 f
—, thyreogener *246*
Zwittergeschöpfe 14, 211-216, *212-216*
Zyanose 255, 269

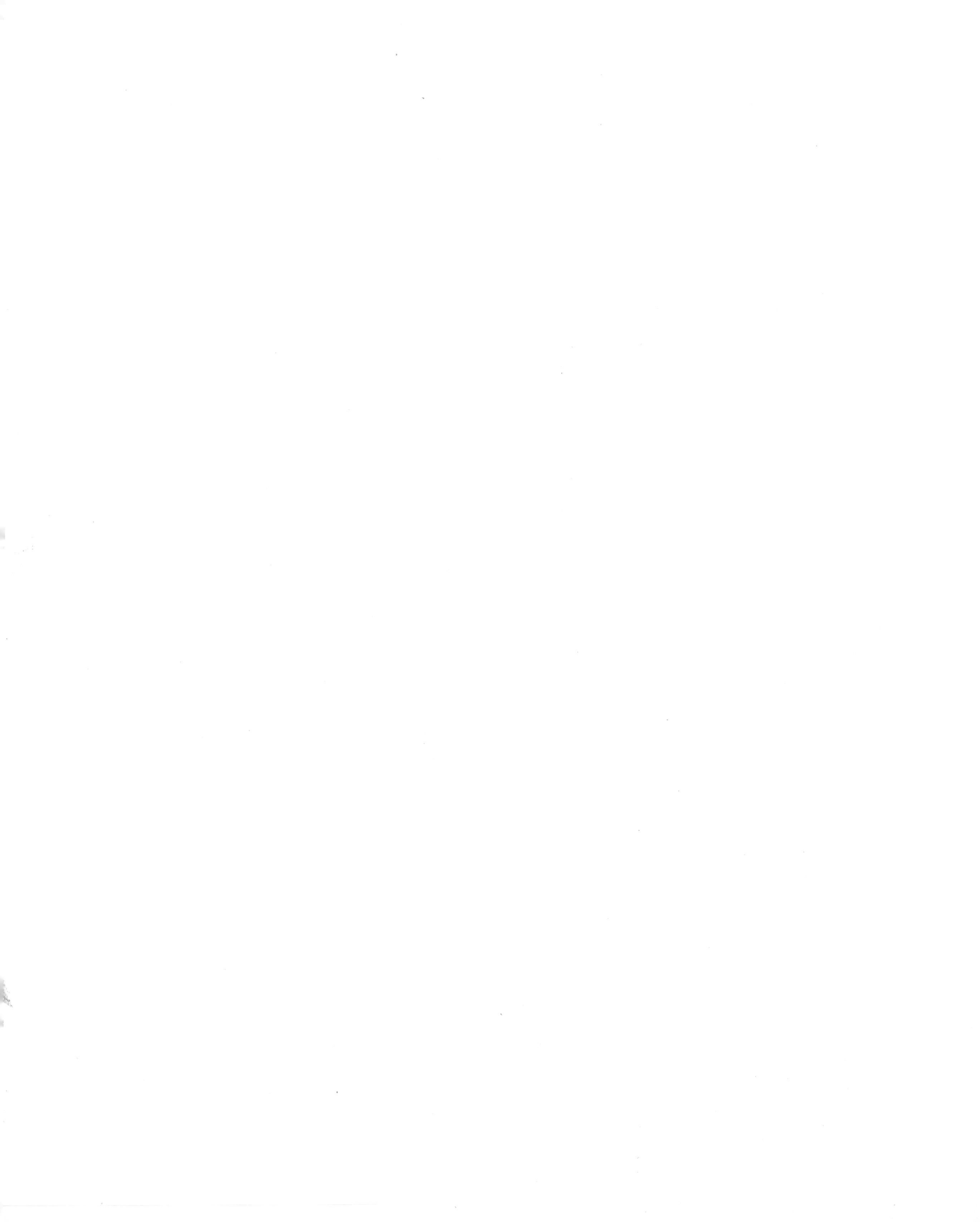